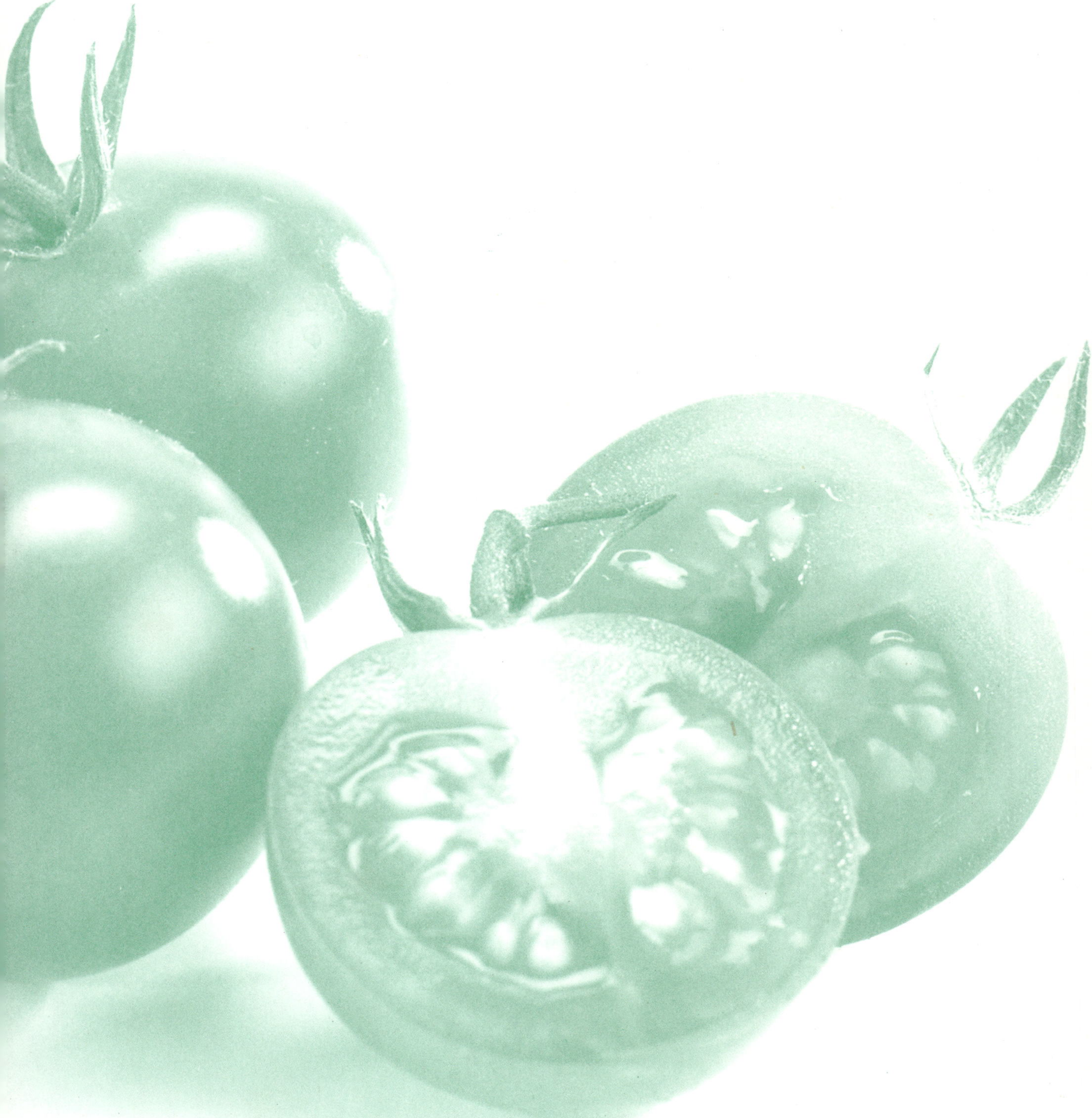

Healing Food

Die Heilkräfte unserer Lebensmittel entdecken

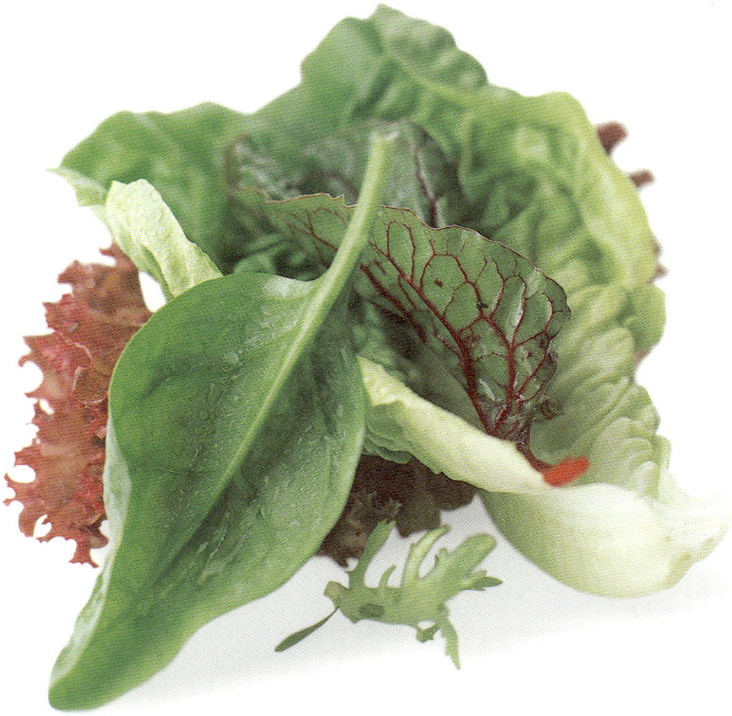

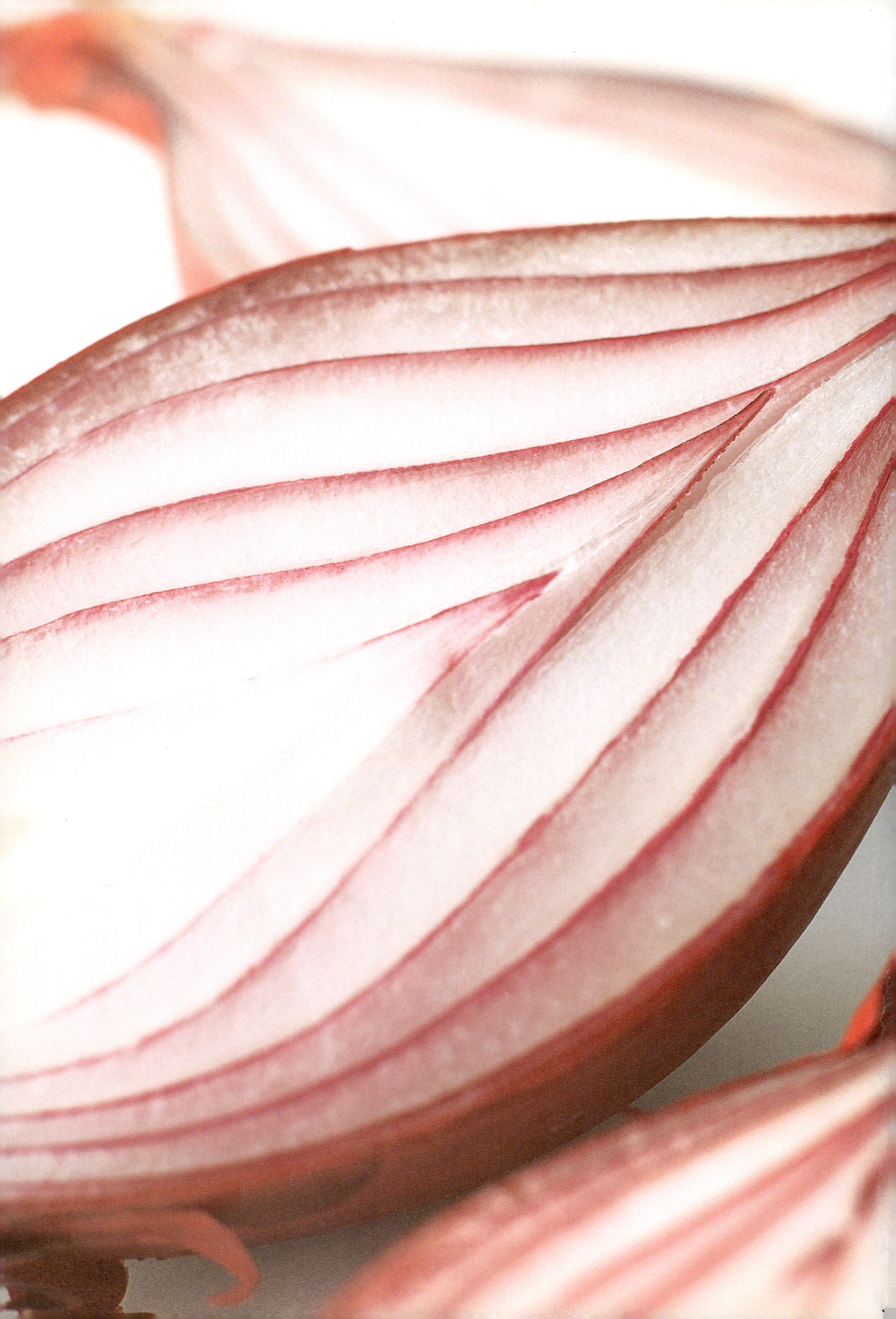

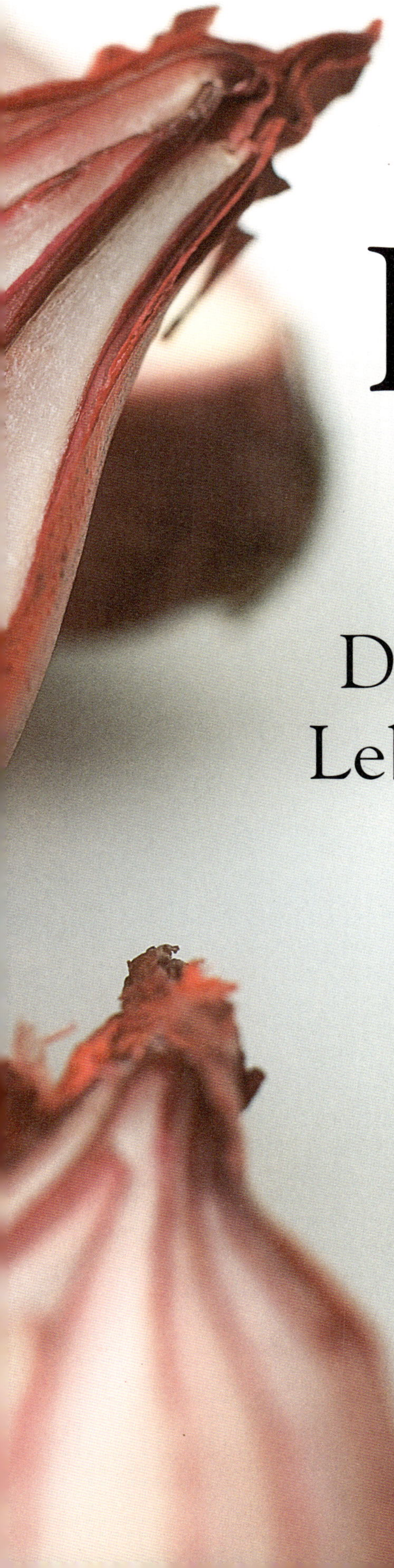

Healing Food

Die Heilkräfte unserer Lebensmittel entdecken

AMANDA URSELL

DORLING KINDERSLEY
LONDON, NEW YORK, MÜNCHEN, SYDNEY

Dorling Kindersley

Für meine Eltern

Für Dorling Kindersley produziert von
Picthall & Gunzi Limited, Bromley, Kent

Projektleitung Christiane Gunzi, Chez Picthall
Redaktion Louise Pritchard, Lauren Robertson,
Judith Sheppard
Gestaltung Floyd Sayers
Bildbetreuung Jacqui Burton
DTP-Design Anthony Cutting

Dorling Kindersley:
Lektorat Jude Garlick
Cheflektorat Krystyna Mayer
Art Director Carole Ash
Herstellung Maryann Webster

Die Deutsche Bibliothek – CIP-Einheitsaufnahme

Ein Titeldatensatz für diese Publikation ist bei der
Deutschen Bibliothek erhältlich.

Titel der englischen Originalausgabe:
Complete Guide to Healing Foods

Übersetzung Ute Galter und Alwine H. Schuler
Redaktion Redaktionsbüro Maryna Zimdars, München
Satz Gaby Herbrecht, München

ISBN 3-8310-0047-6

Lithografie: Colourscan, Singapur

Printed and bound in China

Inhalt

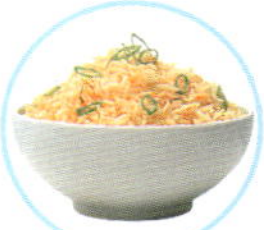

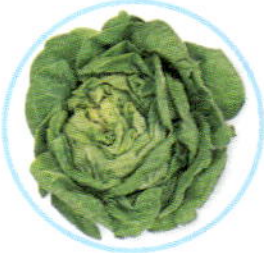

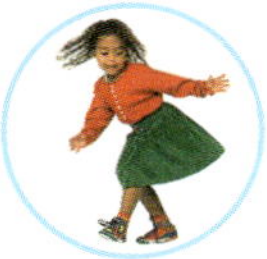

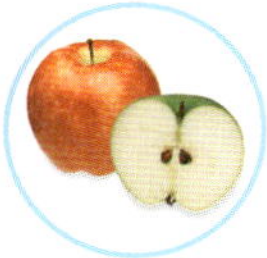

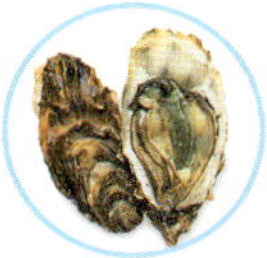

Einführung

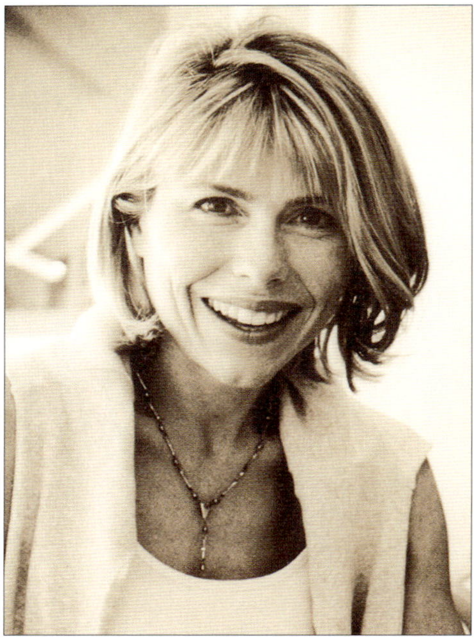

Unsere Gesundheit und unser Wohlbefinden hängen entscheidend davon ab, welche Nahrungsmittel wir zu uns nehmen. Diese Erkenntnis setzt sich mittlerweile auf der ganzen Welt durch. Der Begriff »Ernährung« (medizinisch »Nutritio«, aus dem Lateinischen *nutrire* = ernähren) gibt uns einen wichtigen Hinweis auf die eigentliche Funktion: Essen und Trinken sollen uns nicht nur Freude bereiten, sondern unseren Körper vor allem mit Nährstoffen versorgen.

Heilkundige im Osten wie im Westen sind sich seit langem der immensen Bedeutung der Ernährung bewusst; sie besaßen immer schon ein umfassendes Wissen über die gesundheitsfördernden Eigenschaften und potenziellen Heilkräfte von Nahrungsmitteln. Doch erst kürzlich fing man an, diese Umstände auch mit modernen wissenschaftlichen Methoden zu untersuchen. Das plötzlich aufflammende Interesse für ernährungsspezifische Fragen führte zu faszinierenden Entdeckungen; so manche von ihnen bestätigten althergebrachte Ratschläge, andere brachten neue Erkenntnisse über gesundheitlich günstige Auswirkungen bestimmter Ernährungsformen. Offenbar wirkt sich vom Zeitpunkt der Zeugung bis zum hohen Alter alles, was wir zu uns nehmen, auf sämtliche Lebensbereiche aus, ganz gleich ob es um Intelligenz, Körpergröße oder Fruchtbarkeit geht, um unsere Widerstandskraft oder unsere Anfälligkeit gegenüber bestimmten Krebsarten, Herzerkrankungen oder dem grauen Star.

Inzwischen hat die Wissenschaft herausgefunden, dass nicht nur Protein, Fett, Kohlenhydrate, Vitamine, Mineralstoffe und Ballaststoffe wichtige Nahrungsmittelbestandteile sind, sondern dass auch Obst, Gemüse und Getreide so genannte sekundäre Pflanzenstoffe enthalten, die uns vermutlich dabei helfen, gesund zu bleiben und bestimmte Krankheiten zu verhüten oder gar zu heilen. Einschlägigen Untersuchungen zufolge dienen Vitamine und Mineralstoffe in über die empfohlenen Richtwerte hinaus gehenden Mengen der Gesundheitsvorsorge.

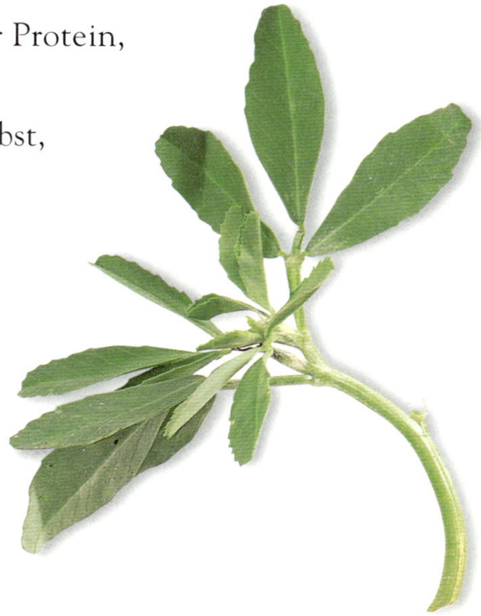

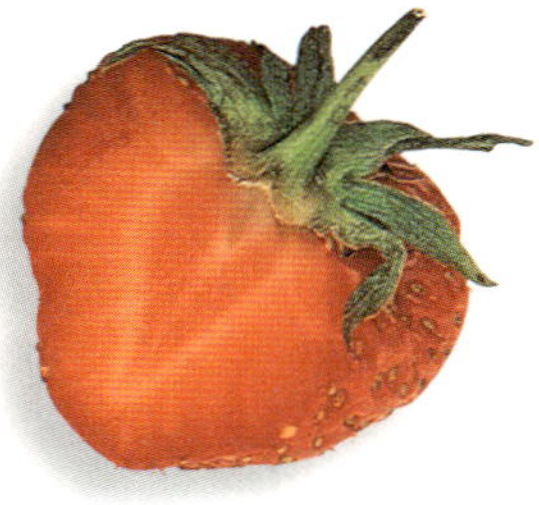

Wir sprechen von einer guten Ernährung, wenn es uns gelingt, Essen und Trinken zu genießen und unseren Körper gleichzeitig nicht nur ausreichend, sondern optimal mit Nährstoffen zu versorgen. Aus diesem Grund raten Fachleute immer wieder dazu, in besonderen Lebensphasen spezielle Substanzen als Nahrungsergänzung zu sich zu nehmen: Sie tragen dazu bei, bestimmte Körpersysteme zu unterstützen und Krankheiten zu heilen. Allerdings wirken Nährstoffe nicht unabhängig voneinander, sondern interagieren stets als dynamisches Ganzes. Eine ausgewogene Ernährung ist also die Basis für eine optimale Nährstoffversorgung.

Dieses Buch macht Sie mit den einzelnen Nährstoffen in den Nahrungsmitteln vertraut und gibt Tipps für eine gesunde Ernährung, die auf Ihr Alter und die speziellen Bedürfnisse Ihres Körpers in jeder Lebensphase zugeschnitten sind. Darüber hinaus finden Sie die Heilwirkung von mehr als 80 Nahrungsmitteln und erfahren beispielsweise, warum Brokkoli als eine der am Besten geeigneten Gemüsesorten zur Krebsverhütung gilt. Schließlich gibt das Buch ernährungs- und nährstoffspezifische Ratschläge und zeigt in dem Kapitel »Heilkraft der Nahrung«, welche Nahrungsmittel Symptome lindern, Ursachen bekämpfen und sich positiv auf einen bestimmten Krankheitsverlauf auswirken.

Ob Sie einer Erkältung vorbeugen wollen oder Näheres zur Behandlung von Sodbrennen, Blasenentzündungen oder Anämie wissen möchten – dieses Buch möge Sie auf Ihrem Weg zu einem aktiven und gesunden Leben unterstützen. Wie andere Lebensbereiche unterliegt auch die Ernährungsforschung einem steten Wandel. So erlangen wir ständig neue Kenntnisse, die uns und unseren Nachkommen dabei helfen könnten, Körper und Seele zu heilen.

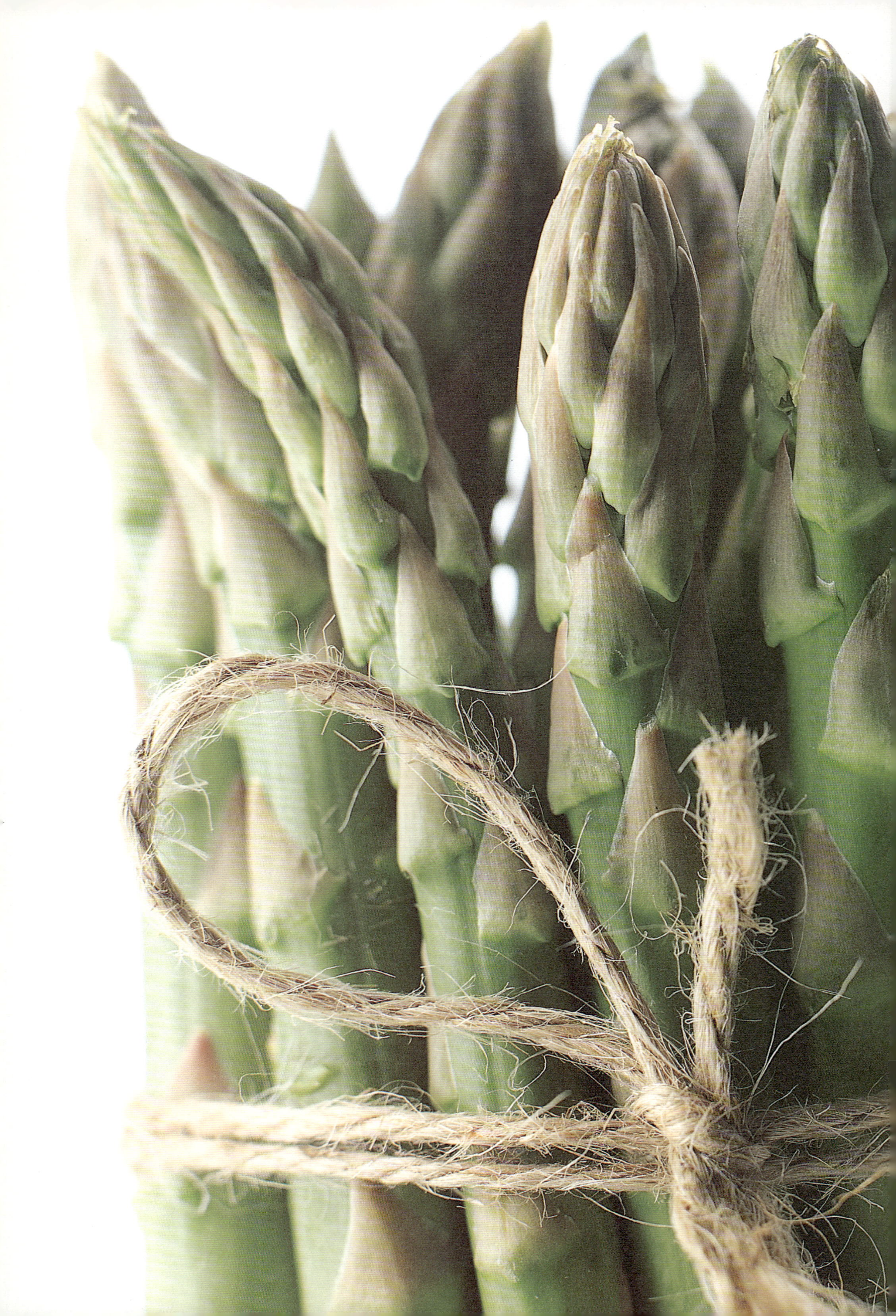

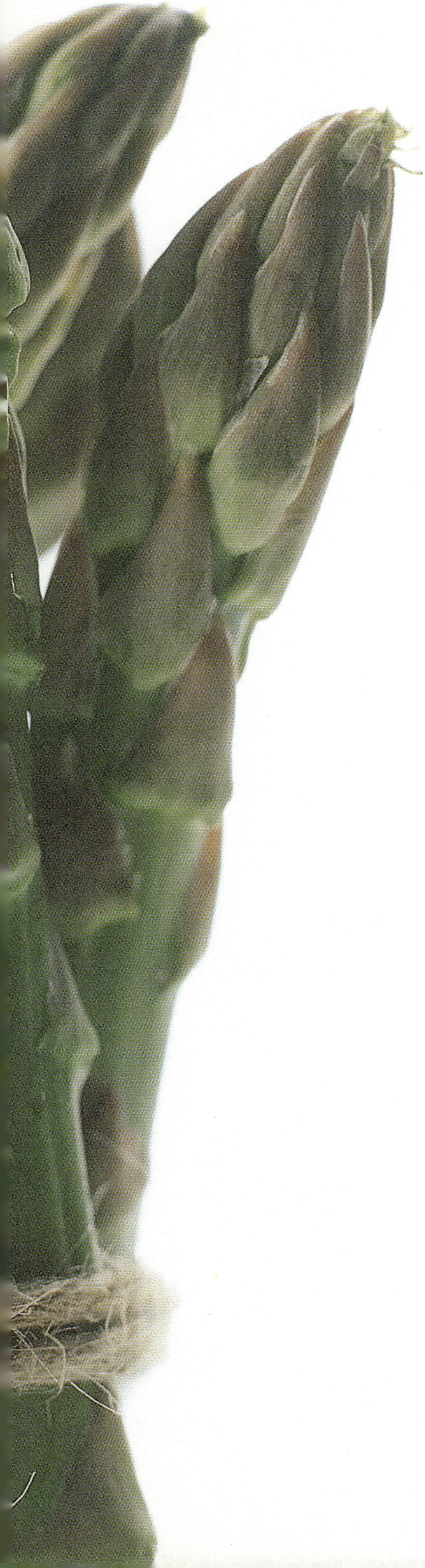

Nahrung für Körper und Seele

Jahrhundertelang kannten traditionelle Heilkundige die heilsame Wirkung bestimmter Nahrungsmittel auf Körper und Seele. Diese Mechanismen versteht man nur, wenn man die ihnen zu Grunde liegenden Bausteine näher betrachtet. In diesem Kapitel geht es um die wichtigsten Nahrungsmittelbestandteile, wie Proteine, Kohlenhydrate, Vitamine und Mineralstoffe, sowie um deren Bedeutung für eine gesunde und ausgewogene Ernährung.

NAHRUNG ALS MEDIZIN

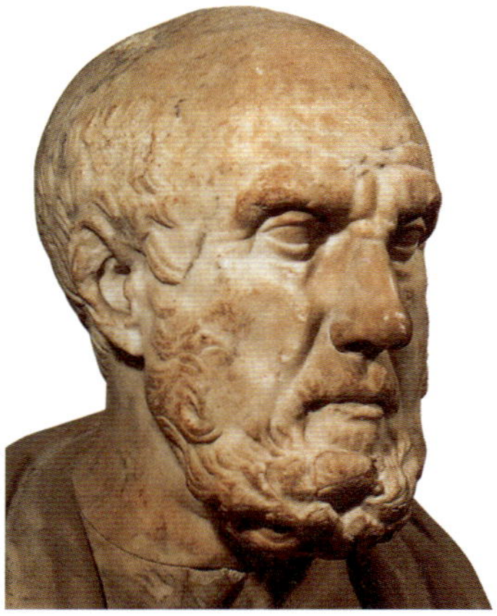

VATER DER MEDIZIN

Hippokrates gilt als Vater der modernen Medizin. Auf der griechischen Insel Kos war er im 5. Jahrhundert v.Chr. als Arzt tätig. Seine Theorien zur Aufrechterhaltung der Gesundheit gründeten sowohl auf einer ausgewogenen Ernährung als auch auf ausreichender Bewegung und frischer Luft. Hippokrates empfahl als Erster, »Gleiches mit Gleichem« zu behandeln, und verschrieb Mittel, die ähnliche Symptome auslösten wie die jeweilige Krankheit. Diese Behandlungsmethode, das Fundament der Homöopathie, basiert auf der Vorstellung, dass die Folgen der Behandlung und der Krankheit sich gegenseitig kompensieren und somit zu einem guten Gesundheitszustand führen.

Lange vor der Entwicklung der Pharmakologie zu Beginn des 19. Jahrhunderts griffen die Menschen zu Nahrungsmitteln und Kräutern, um gesund zu werden oder zu bleiben. Seit jeher gilt der Körper als ein ausgeglichenes System, und so wurden Nahrungsmittel traditionell eingesetzt, um dieses Gleichgewicht wieder herzustellen oder zu bewahren. Heute bestätigen wissenschaftliche Untersuchungen, wie wichtig Essen und Trinken für unser körperliches und seelisches Wohlbefinden sind.

AYURVEDA

Das ganzheitliche Heilsystem wird in Indien und Sri Lanka seit Tausenden von Jahren gelehrt. Nach ayurvedischer Überzeugung sind Körper, Geist und Seele eng miteinander verbunden, und nur wenn diese Elemente im Gleichgewicht sind, ist der Mensch gesund. Gleichermaßen besteht eine Verbindung zwischen Ernährung und Gesundheit.

Die ayurvedische Medizin gründet auf der Vorstellung, dass das Wohlbefinden durch drei Bioenergien, die Doshas, bestimmt wird: Pitta ist Feuer und Wasser, Vata Luft und Äther und Kapha Wasser und Erde. Durch Nahrungsmittel lässt sich jedes Dosha verstärken oder verringern (*siehe ganz rechts*). Demnach nehmen wir mit den Nahrungsmitteln nicht nur deren physikalische Eigenschaften auf, sondern auch feinstoffliche Energien, die unser Wohlbefinden direkt und indirekt beeinflussen.

DIE CHINESISCHE MEDIZIN

Chinesische Ärzte lehren ihre Patienten seit Jahrhunderten die Kunst der ausgewogenen Ernährung. Im chinesischen Medizinsystem ist die Welt in fünf Elemente eingeteilt – Wasser, Metall, Erde, Feuer und Holz –, die mit bestimmten Körperorganen, Emotionen, Geschmacksvorlieben und Jahreszeiten in Verbindung stehen. Nahrung wird nach fünf Geschmacksrichtungen klassifiziert: süß, scharf, sauer, bitter und salzig. Ein weiteres Kriterium ist die Temperatur: heiß wie Ingwer und Paprika, warm wie Sonnenblumenkerne, neutral wie Pilze und Feigen, kühl wie Tofu und Auberginen sowie kalt wie Wassermelone. Bei einer ausgewogenen Ernährung befinden sich Yin und Yang (*siehe links*) bzw. die Lebensenergie, das »Qi«, im Gleichgewicht.

YIN & YANG

Dieses Prinzip beruht auf der Vorstellung, dass sich alles als ein Paar mit entgegengesetzten Eigenschaften betrachten lässt. Die chinesische Medizin versucht, ein Gleichgewicht herzustellen, u. a. durch die Verwendung von Nahrungsmitteln. So wird ein Mensch mit einem Yin- oder Yang-Ungleichgewicht mit Nahrungsmitteln der entgegengesetzten Kategorie behandelt, damit sich Harmonie einstellt.

YANG NAHRUNGSMITTEL	YIN NAHRUNGSMITTEL
süß	bitter
scharf	sauer, salzig
wärmend	kühlend
Energie steigernd	Energie senkend
YANG-ZUSTÄNDE	YIN-ZUSTÄNDE
Hitze	Kälte
trockene Haut	feuchte Haut
wenig Körperflüssigkeit	viel Körperflüssigkeit

DIE ALTEN GRIECHEN UND RÖMER

Auf der chinesischen Medizin aufbauend, teilten die alten Griechen Nahrungsmittel mit heilenden Eigenschaften nach Temperatur und Geschmack ein. Bereits 420 v.Chr. ordnete Hippokrates Nahrungsmittel vier Gruppen zu: heiß wie Zwiebeln und Senf, kalt wie Kopfsalat, feucht wie Trauben und trocken wie Spargel. Die Eigenschaften solcher Nahrungsmittel trugen zum Gleichgewicht der vier Körperflüssigkeiten oder -säfte bei, also Schleim, Blut, dunkler und gelber Galle, bzw. der vier Temperamente, d.h. phlegmatisch, sanguinisch, melancholisch und cholerisch. Diese entsprachen den vier Jahreszeiten. Die Diagnose berücksichtigte das Temperament des Menschen und die aktuelle Jahreszeit. So empfahl man phlegmatischen Menschen zur Behandlung eines Katarrhs im Winter heiße und trockene Nahrungsmittel wie Mandeln und Koriander.

Im 2. Jahrhundert n.Chr. ergänzte der römische Arzt Galen Hippokrates Einteilung. Seine medizinischen Grundsätze breiteten sich später in der arabischen Welt aus und vermischten sich nach dem Niedergang des Römischen Reiches im 5. Jahrhundert mit ägyptischen Theorien und dem Volksglauben. Diese Vielfalt bildete im 12. Jahrhundert die Grundlage für die westliche Medizin.

WESTLICHE ANSÄTZE

Das medizinische Wissen der alten Griechen überlebte im frühen Mittelalter vor allem in den Klöstern. Die Kenntnisse vermischten sich mit traditioneller Volks- und Kräutermedizin und wurden von einer Generation mündlich an die nächste weitergegeben. Um 1530 besann man sich erneut auf die Lehren des Hippokrates. Sie beeinflussten den Schweizer Arzt und Alchimisten Philippus Paracelsus, der als Erster vorschlug, bestimmte Krankheiten gesondert zu behandeln. Anfang des 17. Jahrhunderts übersetzte der britische Naturheilkundige Nicholas Culpeper medizinische Texte aus dem Lateinischen, um traditionelle Heilmethoden allgemein zugänglich zu machen. Durch die Skepsis der Kirche gegenüber der Kräuterkunde und die Entwicklung der Wissenschaft kam es jedoch im Laufe der Zeit zu Konflikten zwischen Ärzten und Naturheilkundigen, und die Kräutermedizin verlor an Bedeutung. Anfang des 19. Jahrhunderts entstand die auf Medikamenten basierende moderne Medizin. Die ärztliche Ausbildung umfasste – wenn überhaupt – nur wenig Kenntnisse über die Auswirkungen von Nahrungsmitteln auf die Gesundheit, und das ist vielerorts leider auch heute noch so.

RÜCKGANG DER TRADITIONEN

Mit der industriellen Revolution und der zunehmenden Verstädterung wurde die Bevölkerung immer mehr von verarbeiteten Nahrungsmitteln abhängig, denen zum Teil wichtige Nährstoffe fehlen. Zusammen mit dem heutigen pharmakologischen Ansatz zur Krankheitsbekämpfung führte diese Entwicklung zu einem Rückgang traditioneller Heilmethoden, und auch die Verbindung zwischen Essen und Gesundheit spielte kaum noch eine Rolle. In der zweiten Hälfte des 20. Jahrhunderts ist das Interesse an diesen Zusammenhängen wieder gestiegen.

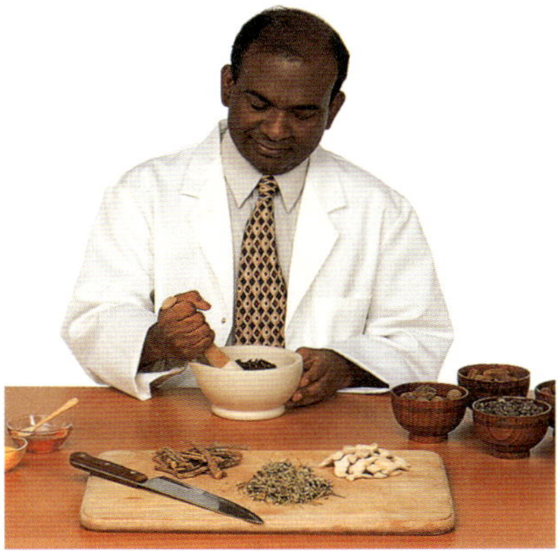

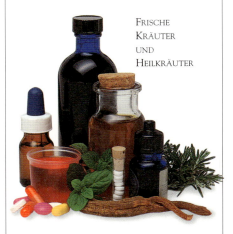

AYURVEDISCHE PRINZIPIEN

Gemäß der ayurvedischen Medizin führt zu viel Energie in einem Dosha *(siehe ganz links)* im Körper möglicherweise zu einem Ungleichgewicht. Durch die Aufnahme bestimmter Nahrungsmittel lässt sich Gleichgewicht und Gesundheit wieder herstellen.

- Birnen, Trockenobst und Wassermelone erhöhen Vata.
- Bananen, Kirschen und Beeren verringern Vata.
- Joghurt und Käse erhöhen Pitta.
- Hüttenkäse und Eiscreme verringern Pitta.
- Kartoffeln und Tomaten erhöhen Kapha.
- Spargel, grüne Bohnen und Linsen verringern Kapha.

FRISCHE KRÄUTER UND HEILKRÄUTER

KRÄUTERHEILKUNDE IM WESTEN

Die ganzheitliche Kräuterheilkunde basiert wie viele andere traditionelle Lehren auf der Vorstellung von Gleichgewicht. Pflanzliche Präparate wirken zwar nicht so schnell wie pharmazeutische, stören die natürlichen Prozesse im Körper aber kaum und bewirken im Allgemeinen weniger Nebenwirkungen. Die Schulmedizin wird pflanzlichen Präparaten gegenüber immer offener und sieht beide Richtungen als einander ergänzend an.

ERNÄHRUNGSWISSENSCHAFT

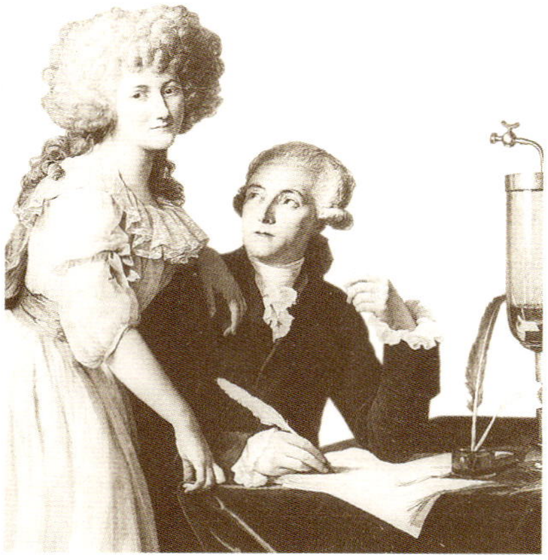

BEGRÜNDER DER ERNÄHRUNGSWISSENSCHAFT
Der französische Chemiker Antoine Lavoisier gilt als Begründer der Ernährungswissenschaft. Ende des 18. Jahrhunderts führte er zusammen mit dem Physiker Pierre Laplace Experimente durch, aus denen er schloss, dass das Leben »ein Verbrennungsprozess« sei und Menschen Energie brauchen, um zu leben. Demnach »verbrennt« der Körper die Nahrung, wodurch Energie freigesetzt wird. Später errechneten Wissenschaftler den Energiegehalt bestimmter Nahrungsmittel und bestimmten, wie viele Kalorien ein Mensch täglich benötigt, um ein gesundes Gewicht beizubehalten.

ENERGIEQUELLEN

Kohlenhydrate, Protein und Fett sind die wichtigsten Energiequellen und werden in Kalorien gemessen. Manche Energiequellen wie Fett oder Alkohol sind sehr kalorienreich und sollten daher nur begrenzt aufgenommen werden.

NÄHRSTOFFE	KALORIEN PRO GRAMM
Kohlenhydrate	4
Protein	4
Fett	9
Alkohol	7

EMPFOHLENE NÄHRSTOFFZUFUHR
Es gibt Richtwerte für die tägliche empfohlene Nährstoffzufuhr. Auch wenn diese Angaben zwischen den einzelnen Ländern leicht variieren, ist das zu Grunde liegende Konzept doch universal. Solche Angaben gehen allerdings immer auf Durchschnittswerte zurück; die individuellen Bedürfnisse einzelner Menschen können daher ganz unterschiedlich sein.

Der britische Marinearzt James Lind untersuchte 1747 zwölf Matrosen an Bord der HMS Salisbury. Er diagnostizierte bei ihnen Skorbut, eine damals unter Seeleuten häufige Krankheit mit Symptomen wie »fauliges Zahnfleisch, Hautflecken, Mattigkeit und weichen Knien«. Lind verschrieb den Matrosen paarweise eine unterschiedliche Medizin: Cidre, Mundspülungen, Essig, Meerwasser, Muskat mit einem medizinischen Pulver sowie Orangen und Zitronen. Innerhalb von sechs Tagen waren die beiden Männer, die die Zitrusfrüchte aßen, wieder arbeitsfähig; bei den anderen war dagegen keine Besserung eingetreten.

DIE LEHRE VON DER ERNÄHRUNG

James Linds Experiment fand bei den damaligen Ärzten viel Beachtung. Ganz offensichtlich hatte ein Bestandteil der Zitrusfrüchte dem schwächenden und potenziell tödlichen Skorbut entgegengewirkt. Bis zum Jahr 1830 entdeckte man weitere Verbindungen zwischen Ernährung und Krankheit. So fand man heraus, dass bei schlecht ernährten Kindern mit krummen, rachitischen Beinen eine Behandlung mit Lebertran und Butter günstig war. 1897 entdeckten holländische Wissenschaftler, dass die unter dem Namen Beriberi bekannte Krankheit in einem Fall durch eine vorwiegend auf poliertem Reis beruhende Ernährung verursacht worden war und sich durch die Umstellung auf Naturreis beheben ließ, der noch seine nährstoffreichen Randschichten besitzt. Im Zuge der Fortentwicklung der Ernährungswissenschaft wurden weitere Verbindungen zwischen Nährstoffzusammensetzung von Nahrungsmitteln und ihrer Rolle bei der Krankheitsprophylaxe offenkundig.

ENTDECKUNG DER VITAMINE

1912 isolierte der britische Biochemiker Sir Frederick Gowland Hopkins Nahrungsmittelsubstanzen, die er als »zusätzliche Ernährungsfaktoren« bezeichnete und die neben Proteinen, Fetten und Kohlenhydraten für die Gesundheit der Menschen wichtig sind. Der polnische Wissenschaftler Casimir Funk nannte diese Substanzen »vitale Amine«, später kurz: Vitamine. Vitamin A, das in Eigelb und Lebertran vorkommt, wurde 1913 entdeckt, andere kurz darauf. Jedes Vitamin erhielt einen Buchstaben sowie eine chemische Bezeichnung, die seine physikalische Beschaffenheit widerspiegelt.

MODERNE ERNÄHRUNGSHEILKUNDE

Im Laufe des 20. Jahrhunderts isolierten Wissenschaftler Vitamine und Mineralstoffe in Nahrungsmitteln und identifizierten ihre Funktionen im Körper. Erst kürzlich wurde erforscht, wie sich so genannte sekundäre Pflanzenstoffe auf den Körper auswirken *(siehe S. 34)*, insbesondere als Vorbeugung gegen Krankheiten. Beispielsweise enthalten Sojabohnen eine Substanz, die anscheinend präventiv gegen Brustkrebs wirkt, und es gibt auch Anzeichen dafür, dass diese Pflanzenstoffe ganz allgemein Herzerkrankungen vorbeugen.

Die globale Betrachtung unterschiedlicher Ernährungs- und Krankheitsmuster erlaubt es uns heutzutage zu analysieren, inwieweit der Verbrauch bestimmter Nahrungsmittelsorten und -kombinationen zum Gesundheitszustand einer Bevölkerung beiträgt. Diese Informationen ergänzen die Forschung über Krankheitsprävention und -behandlung.

Moderne Forschungstechniken erbrachten, wie Nährstoffe die Gesundheit beeinflussen, wie eine erhöhte Vitamin- und Mineralstoffzufuhr sich bei manchen Menschen positiv auswirkt, in welcher Lebensphase auf eine bestimmte Nährstoffzufuhr besonders zu achten ist und wie bestimmte Nahrungsmittelbestandteile dazu beitragen können, Bluthochdruck, Unfruchtbarkeit und vielen anderen Krankheiten entgegenzuwirken.

Die Rolle der Diätetik

Diätassistentinnen und Ernährungswissenschaftler *(siehe S. 244)* übersetzen die Lehre von den Nährstoffen in alltägliche Ernährungshinweise. In vielen Ländern sind sie im Gesundheitssektor die einzigen allgemein anerkannten Fachleute für Ernährung. Sie entwerfen bestimmte Ernährungspläne zur Stärkung der Gesundheit und helfen bei der Behandlung und Prophylaxe von Krankheiten.

Eine ausgewogene Ernährung stellt die Grundlage der diätetischen Praxis dar. In einigen Fällen ist nach der Lehre der Diätetik eine Nährstoffergänzung jedoch sinnvoll. So sollen schwangere Frauen täglich 400 µg Folsäure zu sich nehmen, um der Gefahr vorzubeugen, dass das Baby mit einer Spina bifida (einem angeborenen Wirbelschaden) zur Welt kommt. Älteren Menschen wird Vitamin D verschrieben, um die Calciumabsorption zu erhöhen und dadurch die Knochen zu stärken.

Optimierte Nährstoffzufuhr

Einigen Fachleuten zufolge bleiben bei den Empfehlungen zur Vitamin- und Mineralstoffzufuhr individuelle Umstände unberücksichtigt, also Faktoren wie erbliche Veranlagung, Lebensstil, sozialer und emotionaler Druck und Lebensphase. Ihrer Meinung nach führt eine Optimierung der Nährstoffzufuhr durch individuell abgestimmte Ergänzungen zu Verbesserungen in Bezug auf geistige Klarheit und Konzentration, IQ-Wert, körperliche Leistung, Schlafqualität und Widerstandskraft. Solche Ergänzungen schützen demnach vor Krankheiten und verlängern die gesunde Lebensphase. Aktuelle Forschungen scheinen diese Vorstellungen zu unterstützen.

Essenzielle Nährstoffe

Sie sind zur Gesunderhaltung und ausreichenden Energieversorgung nötig:
- **Biotin** für den Protein- und Fettstoffwechsel.
- **Calcium** für gesunde Knochen und Zähne und für die Hormonausschüttung.
- **Chlorid** für den Wasserhaushalt.
- **Chrom** zur Kontrolle des Blutzuckerspiegels.
- **Eisen** zum Aufbau der roten Blutkörperchen und zum Sauerstofftransport.
- **Fett** als Energielieferant und Quelle für fettlösliche Vitamine und essenzielle Fettsäuren.
- **Fluoride** für den Aufbau von Knochen und Zähnen.
- **Folat** für die Bildung gesunder roter Blutkörperchen und die Entwicklung des Rückenmarks.
- **Jod** zur Regulation des Stoffwechsels.
- **Kalium** für Wasserhaushalt, Nerven und Muskelgesundheit.
- **Kohlenhydrate** liefern Energie, Ballaststoffe und viele B-Vitamine.
- **Kupfer** für das Wachstum.
- **Magnesium** stärkt Knochen und Zähne und bewirkt eine kräftige Muskulatur.
- **Mangan** zur Verwertung von Calcium und Kalium.
- **Molybdän** für die Funktion der Enzyme.
- **Natrium** für ausgeglichenen Wasserhaushalt.
- **Phosphor** für gesunde Knochen und die Energieversorgung der Zellen.
- **Protein** als Baustoff der Körpergewebe.
- **Selen** als wichtiger Bestandteil eines Enzyms, das die Körperzellen schützt.
- **Vitamin A** zur Wachstumsförderung und für schöne Haut und gute Nachtsicht.
- **Vitamin B_1 (Thiamin)** für den Kohlenhydratstoffwechsel.
- **Vitamin B_2 (Riboflavin)** für den Fett- und Proteinstoffwechsel.
- **Vitamin B_3 (Niacin)** für gesunde Haut und einen guten Stoffwechsel.
- **Vitamin B_5 (Pantothensäure)** für den Energiestoffwechsel.
- **Vitamin B_6** für den Proteinstoffwechsel und ein gesundes Nervensystem.
- **Vitamin B_{12}** für die Nervenfunktion und gesunde rote Blutkörperchen.
- **Vitamin C** für Eisenaufnahme und Gesunderhaltung des Bindegewebes.
- **Vitamin D** für Calciumabsorption und somit für gesunde Knochen und Zähne.
- **Vitamin E** für die Zellmembranen.
- **Vitamin K** für die Blutgerinnung und den Stoffwechsel.
- **Zink** für Immunsystem, Geschmackssinn und Knochengesundheit.

ESSEN, UM GESUND ZU BLEIBEN

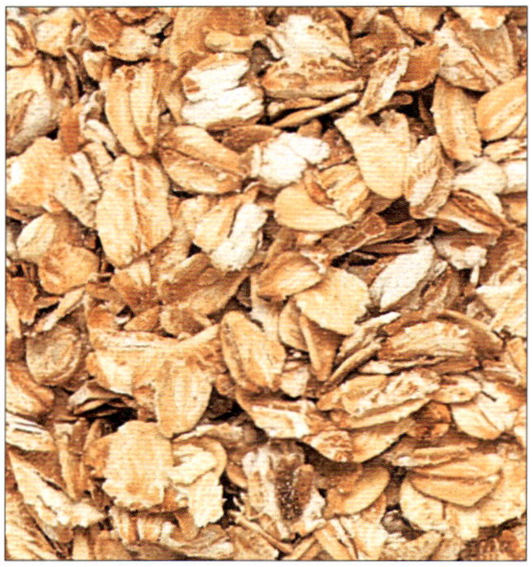

WICHTIGE BALLASTSTOFFE

Ballaststoffe sind in pflanzlichen Nahrungsmitteln wie Obst, Gemüse und Getreideprodukten enthalten. Obwohl sie keinerlei Nährstoffe liefern, üben sie wichtige Funktionen aus. Lösliche Ballaststoffe, wie sie in Hülsenfrüchten, Hafer und einigen Obstsorten zu finden sind, senken erwiesenermaßen den Cholesterinspiegel im Blut. Unlösliche Ballaststoffe – in Getreide und Gemüse enthalten – erhöhen die Stuhlmasse, verkürzen die Darmpassagezeiten und wirken so vorbeugend gegen Verstopfung und Darmkrebs. Der normale Speiseplan westlicher Länder enthält zu wenig Ballaststoffe. Täglich sollten davon etwa 18 g aufgenommen werden.

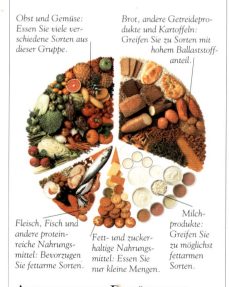

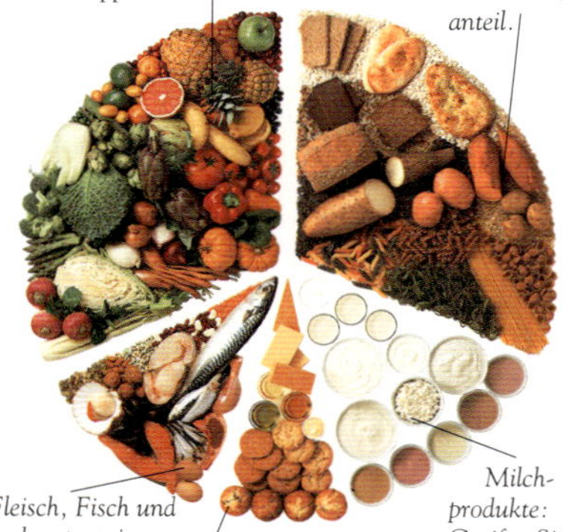
Obst und Gemüse: Essen Sie viele verschiedene Sorten aus dieser Gruppe.
Brot, andere Getreideprodukte und Kartoffeln: Greifen Sie zu Sorten mit hohem Ballaststoffanteil.
Fleisch, Fisch und andere proteinreiche Nahrungsmittel: Bevorzugen Sie fettarme Sorten.
Fett- und zuckerhaltige Nahrungsmittel: Essen Sie nur kleine Mengen.
Milchprodukte: Greifen Sie zu möglichst fettarmen Sorten.

AUSGEWOGENE ERNÄHRUNG

Die obige Darstellung zeigt bildlich, in welchen prozentualen Anteilen die einzelnen Nahrungsmittelgruppen empfehlenswert sind. Auf diese Weise nehmen Sie Protein, Kohlenhydrate, Fett, Vitamine, Mineralstoffe und essenzielle Fettsäuren in einem ausgewogenen Verhältnis zu sich.

Derzeit herrscht im Westen die Überzeugung vor, sämtliche Nahrungsmittel könnten Teil einer gesunden Ernährung sein – man müsse nur das richtige Gleichgewicht finden. Das bedeutet, mehr Obst, Gemüse und Getreideprodukte zu essen und weniger fett- und zuckerreiche Nahrungsmittel.

ESSEN ALS KRANKHEITSPROPHYLAXE

Gesundheitsfachleuten zufolge erhöhen Obst, Gemüse und Getreideprodukte den Vitamin-, Mineralstoff- und Ballaststoffgehalt sowie den Anteil an sekundären Pflanzenstoffen. Offenbar verringern diese Nährstoffe und pflanzlichen Stoffe das Risiko von Herzerkrankungen, bestimmten Krebsarten und Degenerationskrankheiten wie dem grauen Star. Durch eine Verminderung der Gesamt-Fettzufuhr sinkt die Gefahr von Herzerkrankungen und Übergewicht; einige beispielsweise in fettreichen Seefischen enthaltenen essenziellen Fettsäuren dagegen schützen möglicherweise vor Herz- und Entzündungskrankheiten wie Polyarthritis und Psoriasis.

Durch eine ausgewogene Ernährung lässt sich der Cholesterinspiegel im Blut senken. Das meiste Cholesterin im Blut wird von der Leber produziert und von zwei Proteinen transportiert, dem LD-Lipoprotein (low density = geringe Dichte) und dem HD-Lipoprotein (high density = hohe Dichte). Große Mengen an LDL können sich unter Umständen in den Blutgefäßen sammeln, diese blockieren und einen Herzinfarkt auslösen. Durch eine Verringerung der Zufuhr an gesättigten Fettsäuren lässt sich der LDL-Cholesterinspiegel senken. Anstelle von fettem Fleisch, Vollmilchprodukten und vielen verarbeiteten Speisen sind also Nahrungsmittel empfehlenswert, die ungesättigte Fettsäuren enthalten. Bei einem normalen Cholesterinstoffwechsel wirkt sich das beispielsweise in Krabben vorhandene Cholesterin kaum auf die Cholesterinwerte aus *(siehe S. 23)*.

Bluthochdruck und das Risiko eines Herzinfarktes lassen sich durch einen verminderten Salzverbrauch verringern. Nehmen Sie also weniger salzige Snacks und Dosengemüse zu sich sowie weniger salziges Fleisch und Fertiggerichte, und salzen Sie weniger beim Kochen oder bei Tisch.

WIE VIEL MÜSSEN WIR ESSEN?

Die individuell benötigte Nahrungsmenge hängt davon ab, wie viel Energie (Kalorien) ein Mensch verbraucht. Die empfohlene tägliche Kalorienzufuhr gibt Durchschnittspersonen Anhaltspunkte, wie viel sie essen müssen, um ein gesundes Gewicht aufrecht zu erhalten. Aus unterschiedlichen Gründen haben manche Menschen jedoch einen speziellen Energiebedarf: Frauen benötigen weniger Energie als Männer, und ältere Menschen brauchen weniger Energie als Jugendliche und junge Erwachsene. Auch das Gewicht spielt eine Rolle: Bei Übergewicht benötigt man weniger Energie, um ein gesundes Körpergewicht zu erreichen und zu behalten. Schließlich ist die körperliche Aktivität maßgebend: Je mehr man sich bewegt, desto größer ist der Energieverbrauch. Unabhängig vom individuellen Energiebedarf sollten die prozentualen Anteile der jeweiligen Nahrungsmittel gleich bleiben *(siehe Schaubild ganz links)*.

AUSGEWOGENE ERNÄHRUNG

Das Schaubild einer ausgewogenen Ernährung *(siehe links)* gilt für die meisten Menschen, nicht jedoch für Kinder unter zwei Jahren, die Vollmilch und Milchprodukte benötigen. Sobald Kinder im Alter zwischen zwei und fünf Jahren allmählich das Gleiche essen wie der Rest der Familie, gelten diese Empfehlungen auch für sie. Bei medizinischer Behandlung oder besonderen Ernährungsempfehlungen sollte vor einer Umstellung ärztlicher Rat eingeholt werden.

Empfohlen werden täglich fünf Portionen (insgesamt mindestens 400 g) frisches oder tiefgefrorenes Obst und Gemüse; dazu zählen auch Fruchtsäfte und Trockenobst. Einige Gemüsesorten verzehrt man am Besten roh, andere müssen gekocht werden. Gemüsekochwasser lässt sich als vitaminreiche Suppengrundlage anstelle salzhaltiger Brühwürfel weiter verwenden. Zur Erhaltung der Nährstoffe sollten viele Gemüsesorten mit Schale verzehrt und erst kurz vor dem Kochen klein geschnitten werden.

Stärkehaltige Nahrungsmittel wie Brot, andere Getreideprodukte und Kartoffeln sollten mit etwa fünf bis neun Portionen viel Platz im täglichen Speiseplan einnehmen. Unraffinierte Nahrungsmittel wie Naturreis enthalten mehr Ballaststoffe, Vitamine und Mineralstoffe als raffinierte Sorten.

Wichtig sind Fleisch, Fisch und alternative Proteinquellen wie Eier, Sojabohnen und Nüsse. Greifen Sie zu möglichst fettarmen Varianten; empfehlenswert sind täglich drei bis fünf Portionen. Fisch, darunter auch fettreicher Seefisch, sollte möglichst zwei- bis dreimal pro Woche auf dem Speiseplan stehen. Milchprodukte wie Käse sind gute Protein- und Calciumquellen; wegen des oft hohen Fettgehalts sind fettarme Sorten zu bevorzugen.

Fett- und zuckerreiche Nahrungsmittel sind nur in kleinen Mengen ratsam. Hierzu gehören auch Vollmilchprodukte und Öle zum Kochen. Die Menge an Fett, die der Körper unbedingt braucht, sollte er am Besten aus unverarbeiteten Nahrungsmitteln wie Nüssen und Samen bekommen, die essenzielle Fettsäuren enthalten.

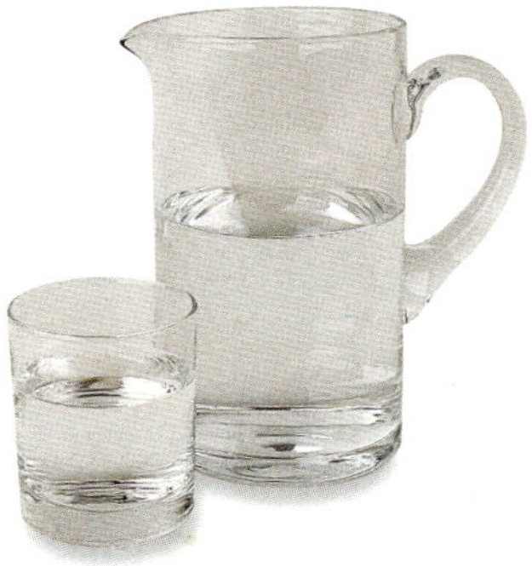

LEBENSWICHTIGES WASSER

Zu 50 bis 60 Prozent besteht unser Körper aus dem lebenswichtigen Wasser, das wir kontinuierlich durch Atmung, Schweiß und Urin verlieren. Es muss also täglich durch Essen und Trinken ergänzt werden. Der genaue Bedarf richtet sich nach Klima und körperlicher Aktivität. Täglich sollten wir mindestens 1,5 l Wasser trinken und für jede Stunde körperlicher Anstrengung 1 l zusätzlich.

NATRIUMCHLORID (KOCHSALZ)

Unsere durchschnittliche Salzzufuhr liegt mit 8–10 g täglich über dem körperlich Notwendigen und erhöht das Bluthochdruck- und Schlaganfallrisiko. Zusätzlich zum natürlichen Salzgehalt von Nahrungsmitteln wird bei deren Verarbeitung Salz zugesetzt. Würzen Sie statt mit Salz lieber mit Kräutern, Gewürzen, Essig und Senf. Empfehlenswert ist eine Salzzufuhr von bis zu 6 g täglich.

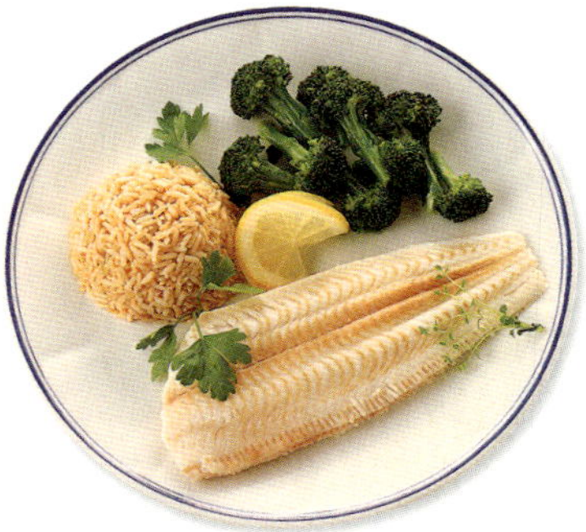

VERBESSERTE ABSORPTION

Bestimmte Nahrungsmittelkombinationen begünstigen die Nährstoffaufnahme: So verwertet der Körper das Eisen in Fisch besser in Verbindung mit dem in Brokkoli vorhandenen Beta-Carotin.

- **Eisen** in Gemüse und Getreideprodukten wird in Verbindung mit Fleisch, Fisch oder Vitamin C besser verwertet.
- **Calcium** wird besser in Verbindung mit Vitamin D absorbiert (in Fisch, Eiern, angereicherten Getreideflocken und Butter).

KOHLENHYDRATE

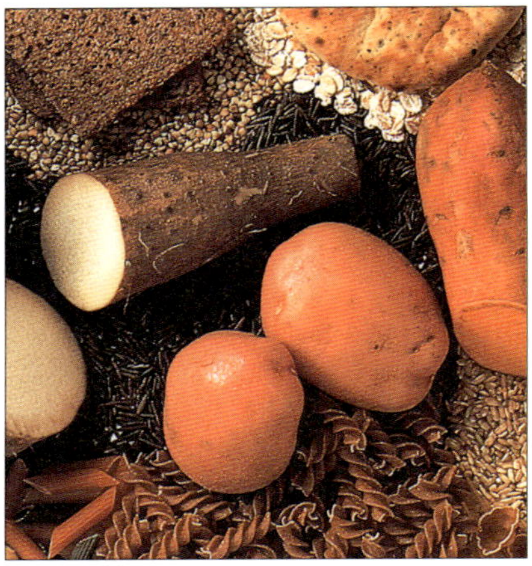

EMPFOHLENE NAHRUNGSMENGE

Die täglich benötigte Menge an Nahrungsmitteln hängt ab von Alter, Geschlecht, Körpergröße und Lebensstil. Kohlenhydrate, die langsam verwertet werden *(siehe Spalte ganz rechts)*, wie Haferflocken oder Nudeln, sollten einen Hauptbestandteil des Speiseplans ausmachen.

- Zwei bis drei Portionen frisches Obst, wie Äpfel, Birnen, Pfirsiche und Bananen sollten täglich verzehrt werden.
- Zwei bis drei Portionen grünes Blattgemüse und Wurzelgemüse sollten täglich verzehrt werden. Hierzu gehören Brunnenkresse, Spinat, Möhren, Süßkartoffeln, Kohl und grüne Bohnen.
- Fünf oder mehr Portionen Vollkornprodukte (Vollkornnudeln, -brot, -reis) sowie Hafer, Gerste, Hirse, Mais oder Weizen sollten täglich verzehrt werden.
- Zuckerhaltige Nahrungsmittel und Produkte aus raffiniertem Weißmehl sowie zu lange gekochte oder angebrannte Speisen sollten selten verzehrt werden.

Kohlenhydrate wie Obst, Vollkornprodukte und Gemüse sollten den Hauptbestandteil des Speiseplans ausmachen.

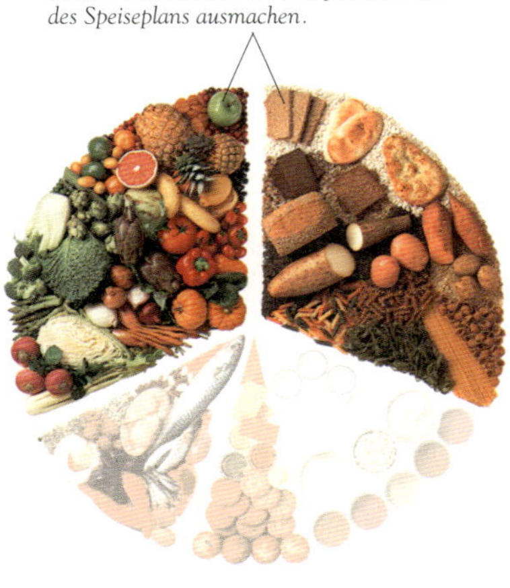

NATÜRLICHE SÄTTIGUNG

Kohlenhydrate machen auf natürliche Weise satt. Man isst nicht leicht zu viel von ihnen, weil kohlenhydratreiche Nahrungsmittel offenbar im Gehirn schneller einen Sättigungsimpuls auslösen als fettreiche.

Kohlenhydrate sind die hauptsächlichen Energielieferanten des Körpers. Sie umfassen Zucker und Stärke und kommen in unterschiedlichen Nahrungsmitteln vor, von Honig bis zu Haferflocken. Auch Cellulose und Glykogen zählen zu den Kohlenhydraten.

Ganz gleich, in welcher Form wir sie zu uns nehmen, Kohlenhydrate werden in Einfachzucker aufgespalten, die direkt ins Blut übergehen. Dadurch wird Energie freigesetzt, die für sämtliche Zellfunktionen des Körpers erforderlich ist, u.a. für die Gehirnfunktion, das Nervensystem und die Muskulatur.

Bis auf den Milchzucker, die Lactose, sind sämtliche für die menschliche Ernährung wichtigen Kohlenhydrate pflanzlicher Natur. Alle Kohlenhydrate, die die Pflanze nicht direkt benötigt, werden gespeichert, und zwar im Stängel, in den Wurzeln, der Knolle, den Samen oder den Blättern.

VERDAUUNG VON KOHLENHYDRATEN

Glucose wird direkt in das Blut aufgenommen. Andere Kohlenhydrate müssen erst in Einfachzucker aufgespalten werden, damit der Körper sie als Energiequelle nutzen kann. Im Hinblick auf die Energie ist es egal, ob Kohlenhydrate von einer Scheibe Brot oder einem Bonbon stammen; den Unterschied machen vielmehr andere Nährstoffe aus. So liefern Haferflocken B-Vitamine, Mineralstoffe und etwas Protein. Dazu kommt, dass Haferflocken langsamer verdaut werden als ein Bonbon; Letzteres besteht nur aus Kohlenhydraten.

Die Verdauung der Kohlenhydrate beginnt im Mund, wo die im Speichel befindlichen Enzyme die Stärke aufspalten. Einfache Kohlenhydrate gehen vom Magen direkt ins Blut über, die meisten anderen jedoch müssen wie die Stärke zunächst den Dünndarm passieren. Dort werden sie erst in Einfachzucker aufgespalten, bevor sie vom Blut aufgenommen werden. Der Blutzuckerspiegel wird von den beiden Hormonen Insulin und Glucagon kontrolliert. Wenn er nach einer kohlenhydratreichen Mahlzeit ansteigt, schüttet die Bauchspeicheldrüse Insulin aus. Dadurch wird die Zuckeraufnahme aus dem Blut erhöht und der Blutzuckerspiegel wieder auf einen normalen Wert gesenkt. Sodann wird der Zucker in zelluläre Energie umgewandelt.

Wie schnell Kohlenhydrate verdaut und vom Blut absorbiert werden, wie schnell also Energie verfügbar ist, besagt der so genannte Glykämische Index, GI *(siehe S. 18)*. Früher dachte man, alle stärkehaltigen Nahrungsmittel würden langsam und alle süßen schnell verdaut. Manche stärkehaltigen Nahrungsmittel, z.B. Reis, haben jedoch einen erstaunlich hohen GI-Wert, während Zucker und Honig länger zur

KOHLENHYDRATARTEN

Kohlenhydrate bestehen aus Molekülen mit Kohlenstoff, Wasserstoff und Sauerstoff. Die einzelnen Verbindungen unterscheiden sich durch Anzahl der Moleküle und Art der Bindung. Es gibt ähnliche Unterschiede wie bei Zucker in Obst und Honig, bei Stärke in Kartoffeln und Bananen und bei Ballaststoffen in Weizen und Hafer.

EINFACHE KOHLENHYDRATE

Diese Zuckerarten schmecken süß, sind kristallin und wasserlöslich. Sie kommen in Obst, einigen Gemüsesorten und Honig vor und werden aus Zuckerrüben und -rohr gewonnen. Die beiden Hauptarten sind Monosaccharide und Disaccharide.

MONOSACCHARIDE

- **Glucose** ist das wichtigste Kohlenhydrat im Blut. Wenn man von Blutzucker spricht, ist damit immer die Glucose gemeint.
- **Fructose** ist der in Obst, einigen Gemüsesorten und Honig vorkommende Einfachzucker.
- **Galactose** ist Bestandteil der Lactose, des Milchzuckers, einem Disaccharid.

DISACCHARIDE

- **Sucrose** (weißer Zucker) besteht aus einem Glucose- und einem Fructosemolekül. Im Körper wird sie in die beiden Einfachzucker aufgespalten.
- **Lactose** (in Milch) besteht aus einem Glucose- und einem Galactosemolekül.
- **Maltose,** auch Malzzucker genannt, besteht aus zwei Glucosemolekülen und ist Bestandteil malziger Nahrungsmittel.

KOMPLEXE KOHLENHYDRATE

Komplexe Kohlenhydrate heißen auch Polysaccharide. Ihre Moleküle setzen sich aus vielen Einfachzuckern zusammen, die Ketten von Hunderten oder gar Tausenden Einheiten bilden. Zu den komplexen Kohlenhydraten gehören Stärke und viele Arten von Ballaststoffen.

STÄRKE

- **Reis, Weizen, Mais,** Hafer, Bananen, Kartoffeln, Bohnen und Erbsen gehören zu dieser Gruppe. Viele dieser Nahrungsmittel müssen gekocht werden, damit die Stärke leichter verdaulich ist.
- Nicht die gesamte Stärke wird bei der Verdauung aufgespalten. Ein Teil gelangt in den Dickdarm und wird von Bakterien zersetzt, wodurch sich die Stuhlmasse vergrößert.

BALLASTSTOFFE

- Aus **Cellulose** besteht ein Großteil der pflanzlichen Zellwände. Sie wird vom menschlichen Körper nicht verdaut, sorgt aber für eine gute Verdauung und eine gesunde Darmflora.
- **Pektin** ist eine wasserlösliche Form von Ballaststoffen, das in Äpfeln, Birnen und Hafer vorkommt. Pektin unterstützt die Absorption einfacher Kohlenhydrate im Blut.

Verwertung brauchen als ursprünglich angenommen. Nahrungsmittel mit niedrigen bis mittleren GI-Werten tragen zur Kontrolle von Hunger, Appetit und Blutzuckerspiegel bei. Solche mit hohem GI-Wert sind unter Umständen sinnvoll für Menschen mit Diabetes, deren Blutzuckerspiegel plötzlich absinkt, oder für Sport Treibende bei und nach dem Training.

PROBLEME MIT DEM STOFFWECHSEL

Diabetiker *(siehe S. 218)* produzieren nicht genügend Insulin. Sie stabilisieren ihren Blutzuckerspiegel durch Tabletteneinnahme oder Insulinspritzen und eine regelmäßige Kohlenhydratzufuhr. Manchen Menschen fehlt Lactase, ein Enzym, das nötig ist, um Lactose in seine Bestandteile Glucose und Galactose aufzuspalten.

Viele Menschen in Asien, Afrika und im Nahen Osten besitzen wenig oder gar keine Lactase. Wenn sie Milchprodukte wie Käse oder Joghurt zu sich nehmen, wird die Lactose nicht verdaut, sondern gelangt unverändert in den Dickdarm, was auf Grund der Darmbakterien zu Blähungen und heftigen Magenkrämpfen führen kann. Menschen mit Lactose-Intoleranz müssen ihren Calciumbedarf durch andere Nahrungsmittel decken, z.B. durch fettreiche Seefische, die mitsamt Gräten verzehrt werden *(siehe S. 118)*, da Calcium für gesunde Zähne und Knochen wichtig ist.

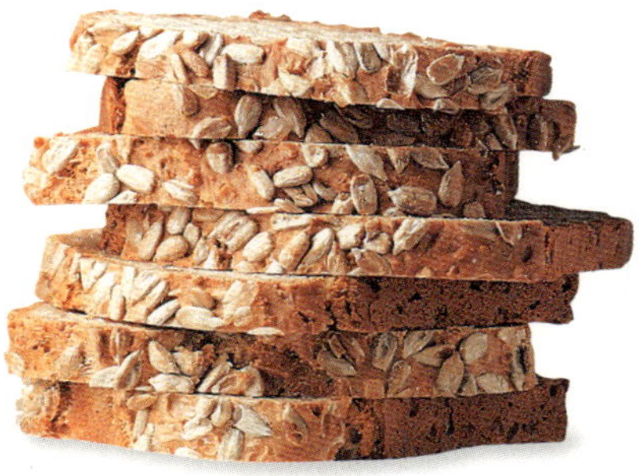

ENERGIE AUS KOHLENHYDRATEN

Eine durchschnittlich aktive Frau verbraucht etwa 300 g Kohlenhydrate täglich, ein durchschnittlich aktiver Mann etwa 400–450 g. Nach anstrengendem Sport müssen die Glykogenspeicher im Körper *(siehe S. 18)* so schnell wie möglich wieder aufgefüllt werden. Diese Speicher sollten stets gefüllt sein, um neue Energien freizusetzen. Etwa 400 g gespeichertes Glykogen wird bei den folgenden Aktivitäten verbrannt:

- 90–180 Minuten Ausdauersport wie Joggen
- 45–90 Minuten Konditionstraining
- 30–45 Minuten Intensivsport wie Aerobic

GLYKÄMISCHER INDEX

Der Glykämische Index (GI) zeigt an, wie schnell Zucker aus Nahrungsmitteln vom Blut absorbiert wird. Glucose ist quasi direkt nach dem Verzehr im Blut nachweisbar; ihr GI-Wert beträgt 100. Je höher der GI-Wert, desto schneller steigt der Blutzuckerspiegel nach dem Verzehr an.

NAHRUNGSMITTEL	NIEDRIG	MITTEL	HOCH
Sojabohnen	18	–	–
Kirschen	22	–	–
Fructose	23	–	–
Pflaumen	24	–	–
Grapefruit	25	–	–
Kidneybohnen	27	–	–
Pfirsiche	28	–	–
Magermilch	32	–	–
Joghurt	33	–	–
Apfelsaft	41	–	–
Nudeln	41	–	–
Haferflocken	42	–	–
Lactose	46	–	–
Weiße Bohnen (Dose)	48	–	–
Erbsen	48	–	–
Roggenbrot	50	–	–
Popcorn	–	55	–
Mangos	–	55	–
Rosinen	–	56	–
Orangensaft	–	57	–
Honig	–	58	–
Sucrose	–	65	–
Bagels	–	–	72
Kürbis	–	–	75
Naturreis	–	–	76
Cornflakes	–	–	77
Geleebonbon	–	–	80
Ofenkartoffeln	–	–	85
Glucose	–	–	100

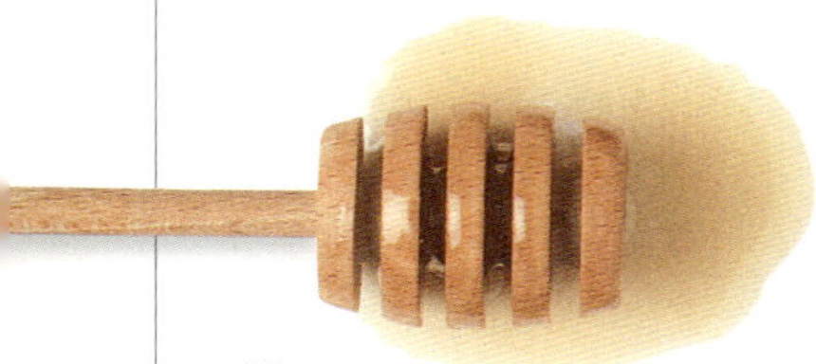

HONIG

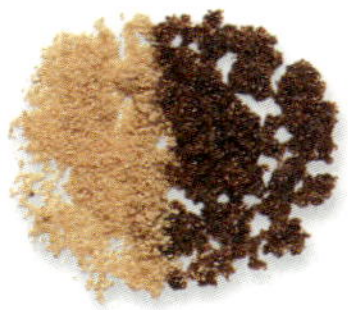

FARINZUCKER

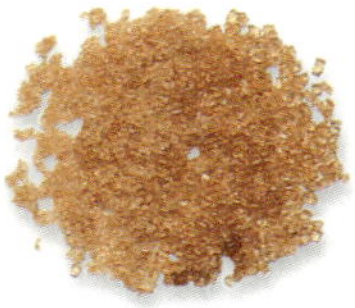

DEMERARA-ZUCKER

IST HONIG BESSER ALS ZUCKER?

In Bezug auf den Nährstoffgehalt unterscheiden sich Honig und braune Zuckersorten nur wenig von weißem Zucker. In Honig sind unter Umständen Spuren von Mineralstoffen enthalten. Honig hat einen etwas geringeren GI-Wert als Zucker, beide gehören aber zur mittleren Kategorie.

KOHLENHYDRATRESERVEN

Unser Körper ist nahezu unbegrenzt in der Lage, aus der täglichen Nahrung überschüssiges Fett zu speichern, nicht aber größere Kohlenhydratreserven. Zu jedem beliebigen Zeitpunkt befindet sich im Blutkreislauf eine für nur etwa eine Stunde ausreichende Menge an Glucose. Die vorhandenen begrenzten Kohlenhydratreserven bestehen aus Glucose und werden in der Leber und Muskulatur gespeichert. Diese Speicher heißen Glykogen oder tierische Stärke. In der Leber werden etwa 100 g und in den Muskeln 300 g Glykogen gespeichert, was in etwa dem halben täglichen Glucosebedarf eines Erwachsenen entspricht. Da darüber hinaus gehende Mengen an Kohlenhydraten nicht gespeichert werden können, werden sie in der Leber in Fett umgewandelt und in speziellen Fettzellen gelagert – den bekannten Fettpolstern an Oberschenkeln, Po und Bauch.

KOHLENHYDRATE UND GEWICHTSZUNAHME

Obwohl wir Menschen in den westlichen Ländern in der zweiten Hälfte des 20. Jahrhunderts weniger essen als unsere Vorfahren, wiegen wir im Durchschnitt mehr. Das liegt zum Teil daran, dass wir zumeist sitzende Tätigkeiten ausüben und dadurch weniger Kalorien verbrennen. Überdies hat sich gegenüber früher auch die Zusammensetzung des Speiseplans geändert, der nun weniger Kohlenhydrate, dafür aber mehr Fett enthält. Dies ist ein wichtiger Faktor, weil Fett – rein gewichtsbezogen – mehr als doppelt so viele Kalorien hat wie Kohlenhydrate: Ein Gramm Kohlenhydrate versorgt den Körper mit knapp vier Kalorien, dieselbe Menge an Fett dagegen mit neun. Daher nehmen wir zu, obwohl wir weniger essen. Das Gleichgewicht lässt sich wieder herstellen, indem wir unsere Ernährung umstellen und mehr Kohlenhydrate und weniger Fett zu uns nehmen.

KOHLENHYDRATE UND KARIES

Theoretisch dürften zuckerhaltige Nahrungsmittel während der Mahlzeiten das Kariesrisiko nicht erhöhen – insbesondere wenn man sich die Zähne nach dem Essen putzt –, da die Zähne durch den beim Essen entstehenden zusätzlichen Speichel gereinigt werden. Zucker- und stärkehaltige Zwischenmahlzeiten dagegen sind ein anderes Thema. Ein Teil des Zuckers und der Stärke bleibt an den Zähnen haften und führt zur Bildung von Zahnbelag, einer Nahrungsgrundlage für die ohnehin im Mund vorhandenen Bakterien. Daraufhin entsteht Säure, die den Zahnschmelz angreift. Die Folge ist Karies. Sofern das Putzen der Zähne nach dem Essen nicht möglich ist, sollte man Kaugummi kauen, insbesondere xylitolhaltige Sorten, die den Speichelfluss erhöhen, die Ausbreitung der Bakterien eindämmen (*siehe S. 207*) und somit der Karies Einhalt gebieten.

ALKOHOL

Ethylalkohol – oder Ethanol – wird in den meisten Kulturkreisen der Welt hergestellt. Er wird durch Fermentation von Kohlenhydraten gewonnen und dient dem Haltbarmachen von Nahrungsmitteln wie Obst sowie der Bekämpfung von Bakterien. Auf Grund seiner sinnesbetäubenden Wirkung – sowohl in geistiger als auch in körperlicher Hinsicht – setzte man Alkohol vor der Entdeckung der Betäubungsmittel im Vorfeld von Operationen ein. Alkoholika sind unterschiedlich stark, bewirken aber alle Appetitsteigerung und eine verminderte Selbstkontrolle. Zusammen mit dem Kaloriengehalt führt das häufig zur Gewichtszunahme.

ALKOHOLVERDAUUNG

Alkohol wird im Körper durch das in der Magenschleimhaut und Leber befindliche Enzym Alkoholdehydrogenase aufgespalten. Dieser Prozess beginnt im Magen. Wird Alkohol zum Essen getrunken, hat das Enzym für die Aufspaltung im Magen mehr Zeit, so dass die Auswirkungen auf den Körper schwächer erscheinen. Nicht im Magen zersetzter Alkohol gelangt in den Blutkreislauf und wird in der Leber weiter abgebaut. Ungeachtet individueller Unterschiede ist die Leber im Allgemeinen in der Lage, etwa 6 g Alkohol pro Stunde abzubauen. Aus mehreren Gründen vertragen Männer mehr Alkohol als Frauen: In ihrem Magen befindet sich eine größere Menge an Alkoholdehydrogenase, so dass der Alkohol dort schneller aufgespalten wird. Daher steigt der Blutalkoholspiegel bei Männern langsamer an als bei Frauen. Zudem befindet sich in ihrem Körpergewebe mehr Wasser, das den Alkohol verdünnt und dessen Konzentration im Körper verringert.

AUSWIRKUNGEN VON ALKOHOL

Wer aus »sozialen Gründen« trinkt, nimmt möglicherweise zwei bis drei Einheiten Alkohol täglich zu sich – wobei eine Einheit einem Glas Wein entspricht – und verspürt geringe Wirkungen. Alkoholabhängige vertragen mitunter erhebliche Mengen, wobei das mit der Zeit auch nachlassen kann. Bei regelmäßig vier bis sechs Einheiten Alkohol pro Tag kommt es unter Umständen zu einem ernsthaften Problem mit negativen Konsequenzen für die eigene Person und die Familie. Bei zwei Einheiten werden Konzentration und Gleichgewichtssinn beeinträchtigt. Bei fünf Einheiten ist die Reaktionsfähigkeit erheblich eingeschränkt, wodurch die Unfallgefahr steigt; in den meisten Ländern liegt die beim Autofahren gesetzlich erlaubte Höchstgrenze beträchtlich unter diesem Wert. Übermäßige Alkoholeinnahme führt zu Benommenheit, Vergesslichkeit und sogar zum Koma. Beim Alkoholentzug kommt es zu Nervenschädigungen und Symptomen wie heftigem Zittern.

UNBEDENKLICHE ALKOHOLMENGEN

Männer sollten nicht mehr als 28, Frauen nicht mehr als 21 Einheiten Alkohol pro Woche zu sich nehmen; manche Ärzte raten auch nur zu zwei Einheiten täglich. Die Menge des Getränks hängt von dem jeweiligen Äquivalent ab *(siehe unten)*.

GETRÄNK	MÄNNER	FRAUEN
Dunkles Bier (0,5 l)	14	10,5
Gin (20 ml)	28	21
Helles Bier (0,5 l)	14	10,5
Radler (0,5 l)	14	10,5
Sherry (Glas)	28	21
Whisky (20 ml)	28	21
Wein (Glas)	28	21

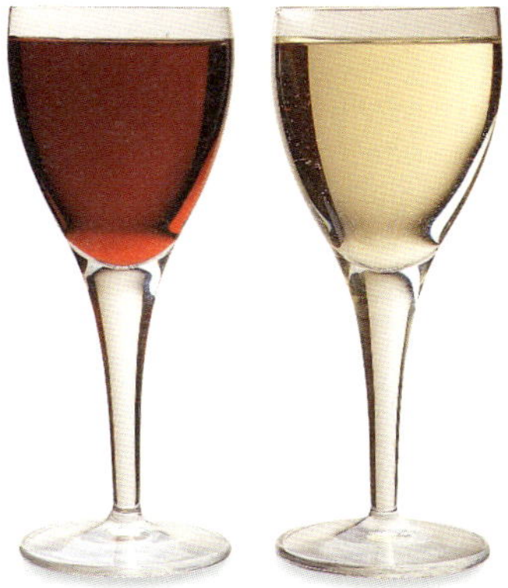

WEIN

Früher wurde Wein als Narkosemittel eingesetzt. Heutzutage gelten die antioxidativen Eigenschaften von Rotwein als vorbeugend gegen Herzerkrankungen. Die Flavonoide scheinen das LDL-Cholesterin zu reduzieren.

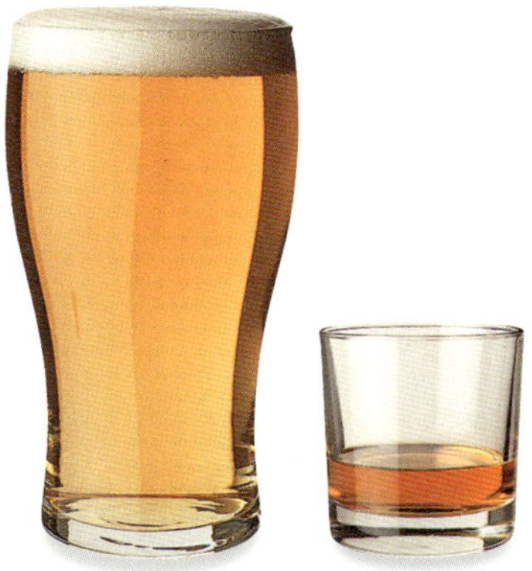

ALKOHOLEINHEITEN

Ein halber Liter Bier entspricht zwei Einheiten Alkohol, ein Gläschen Gin oder Whisky einer Einheit. Die regelmäßige Einnahme von zwei Einheiten Alkohol täglich soll das Risiko der koronaren Herzkrankheit verringern. Allerdings scheinen schon geringe Mengen Alkohol die Gefahr von Brustkrebs bei Frauen zu erhöhen.

PROTEINE

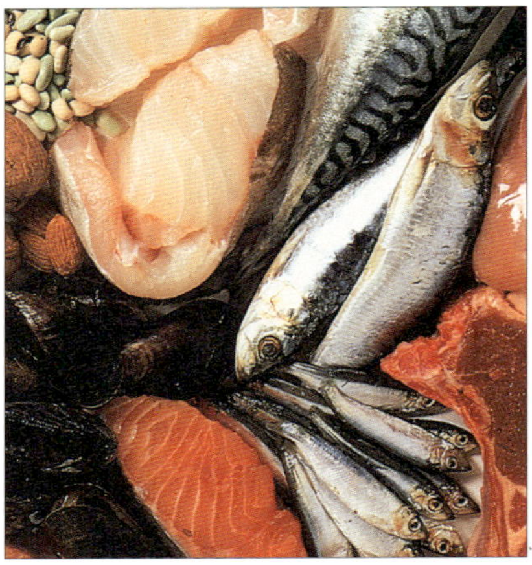

EMPFOHLENE NAHRUNGSMENGE

Der Proteinbedarf ist unterschiedlich: Wer eine Infektionskrankheit hat oder einen körperlich anstrengenden Beruf ausübt, benötigt überdurchschnittlich viel Protein. Ab etwa 50 Jahren geht der Bedarf etwas zurück.

- **Männer** müssen je nach Körpergewicht etwa 55 g Protein täglich essen.
- **Frauen** sollten etwa 45 g Protein täglich aufnehmen.
- **Schwangere Frauen** haben einen erhöhten Proteinbedarf von zusätzlich 6 g täglich.
- **Stillende Mütter** brauchen in den ersten vier Monaten zusätzlich 11 g Protein täglich, danach etwa 8 g.
- **Sport Treibende** müssen ihre Proteinzufuhr bei anstrengendem Training eventuell verdoppeln.
- **Kleinkinder** haben – bezogen auf ihr Körpergewicht – auf Grund ihres schnellen Wachstums einen höheren Proteinbedarf als Erwachsene.

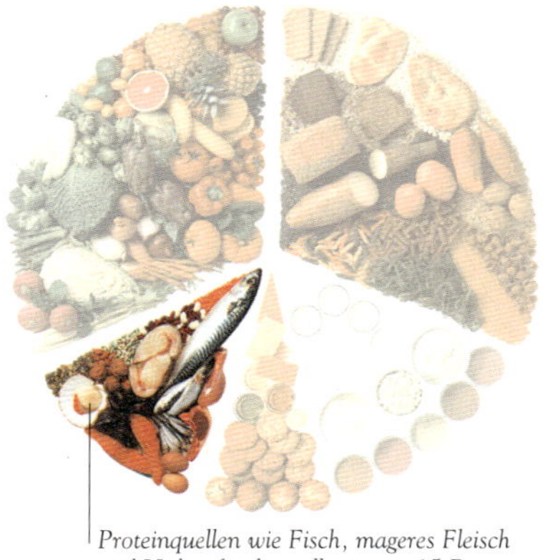

Proteinquellen wie Fisch, mageres Fleisch und Hülsenfrüchte sollten etwa 15 Prozent des täglichen Speiseplans ausmachen.

PFLANZLICHE PROTEINQUELLEN

Das wertvollste pflanzliche Protein ist Quinoa, das einstige Grundnahrungsmittel der Azteken und Inkas in Südamerika. Quinoa lässt sich anstelle von Reis verwenden. Auch Sojaprodukte sind hervorragende Proteinquellen.

Der Begriff Protein stammt von dem griechischen Wort *protos* ab, das »Erste« bedeutet. Proteine bestehen aus Aminosäuren und gehören zu den wichtigsten Bausteinen des menschlichen Körpers. Das kettenförmige Proteinmolekül setzt sich aus etwa 25 verschiedenen Aminosäuren zusammen. Deren Moleküle bestehen aus Kohlenstoff-, Wasserstoff- und Sauerstoffatomen plus einer Stickstoff-Wasserstoff-Verbindung, der Aminogruppe. Proteine stammen aus tierischen Quellen wie Fleisch, Fisch, Geflügel, Wild, Eiern und Milchprodukten oder aus pflanzlichen wie Hülsenfrüchten, Tofu, Sojamilch, Nüssen, Samen und Getreide. Sobald Proteine aufgenommen und verdaut sind, werden sie im ganzen Körper verwertet. Sie stellen einen Hauptbestandteil aller Zellen und der Erbinformation dar. Proteine befinden sich als Actin und Myosin in den Muskeln, in Zähnen und Knochen, als Keratin in Haaren und Fingernägeln und bilden einen Teil der Enzyme, Hormone und anderer Substanzen, die wichtige Moleküle im Blut transportieren.

AMINOSÄUREN

Der menschliche Körper benötigt 22 unterschiedliche Aminosäuren, um sämtliche, auf Proteinen beruhende Funktionen auszuführen. Acht von ihnen sind essenzielle (= lebenswichtige) Aminosäuren; sie müssen mit der Nahrung aufgenommen werden. Zu ihnen gehören Tryptophan, Lysin und Valin. Die restlichen 14 Aminosäuren, z. B. Arginin, Tyrosin und Hydroxyprolin, kann der Körper aus den essenziellen Aminosäuren selbst bilden. Aus tierischen Quellen stammendes Protein enthält sämtliche essenziellen Aminosäuren und besitzt daher einen hohen biologischen Wert. Da pflanzlichen Nahrungsmitteln einige essenzielle Aminosäuren fehlen, muss man bei vegetarischer oder veganer Ernährung ohne tierisches Eiweiß auf eine günstige Zusammensetzung der pflanzlichen Proteinquellen achten – wie Nüsse, Hülsenfrüchte, Getreide und Samen –, um die regelmäßige Versorgung des Körpers mit essenziellen Aminosäuren zu gewährleisten.

PROTEINVERDAUUNG

Bevor der Körper das in Nahrungsmitteln enthaltene Protein für die Erneuerung, Erhaltung und Reparatur von Zellen und Gewebe verwerten kann, muss er es in Aminosäuren zerlegen. In dieser Form wird das Protein durch die Darmwände und in den Blutkreislauf aufgenommen. Die Magensäure verändert die Form der Aminosäuren, und im Dünndarm spalten spezielle Enzyme die Aminosäureketten in einzelne Einheiten auf. Je nach Proteinquelle sind für die Proteinverdauung unterschiedliche Enzyme erforderlich, die durch eine ausgewogene Ernährung mit ausreichend Vitamin B_6 gebildet werden.

PROTEINARTEN

Man unterscheidet so genannte vollständige und unvollständige Proteine. Anders als Letztere versorgen Erstere den Körper mit den acht essenziellen Aminosäuren. Um diese zu bekommen, muss man bei vegetarischer Ernährung auf eine möglichst große Vielfalt an pflanzlichen Nahrungsmitteln achten.

VOLLSTÄNDIGE PROTEINE

Zu dieser Gruppe gehören Fleisch, Fisch, Eier, Käse und Milch; sie enthalten alle essenziellen Aminosäuren.

- Fleisch, auch Lamm-, Rind- und Schweinefleisch
- Fisch
- Meeresfrüchte
- Geflügel und Jagdgeflügel
- Eier
- Milch
- Käse
- Joghurt
- Weitere Milchprodukte

ESSENZIELLE AMINOSÄUREN

Diese müssen über die Nahrung aufgenommen werden. Kleinkinder brauchen ferner die semi-essenzielle Aminosäure Taurin.

- Isoleucin
- Leucin
- Lysin
- Methionin
- Phenylalanin
- Threonin
- Tryptophan
- Valin

NICHT-ESSENZIELLE AMINOSÄUREN

Da der Körper diese Aminosäuren bildet, müssen sie nicht über die Nahrung aufgenommen werden.

- Alanin
- Arginin
- Asparagin
- Asparaginsäure
- Cystein
- Cystin
- Glutaminsäure
- Glutamin
- Glutathion
- Glycin
- Hydroxyprolin
- Prolin
- Serin
- Tyrosin

APPETITREGULIERUNG

Bei der Appetitregulierung spielen Proteine offenbar eine wichtige Rolle, weil sie dem Sättigungszentrum im Gehirn signalisieren, sobald der Körper genug Nahrung aufgenommen hat. Einigen Diätempfehlungen zufolge sollte man daher den proteinreichen Teil einer Mahlzeit zuerst einnehmen, um diesen Impuls auszulösen. Wer aufs Gewicht achtet, sollte auf jeden Fall zu fettarmen Proteinquellen greifen, Haut und überschüssiges Fett entfernen und fettarm und ohne fettreiche Saucen und Dressings kochen.

PROTEINMANGEL

Bei Proteinmangel greift der Körper auf seine eigenen Eiweißspeicher zurück, insbesondere die der Muskulatur, um wichtige Funktionen auszuführen. Anzeichen für eine ungenügende Proteinzufuhr sind Muskelschwäche, dünner werdendes Haar, langsame Wundheilung, eine schlechte Verdauung und ein schwaches Herz. Im Extremfall führt Proteinmangel zu Wassereinlagerungen im Gewebe und Magenüberdehnung.

PROTEINÜBERSCHUSS

Bei übermäßiger Proteinzufuhr entfernt der Körper den Stickstoffanteil des Moleküls und verwendet den verbleibenden Kohlenstoff, Wasserstoff und Sauerstoff als zusätzliche Kalorien. Ein Gramm Protein ergibt vier Kalorien. Menschen mit Nierenkrankheiten *(siehe S. 192)* müssen eine proteinreduzierte Diät einhalten.

ERNEUERUNGSFUNKTION

Bei Verletzungen benötigt der Körper zusätzliches Protein zum Gewebeaufbau *(siehe S. 167)* und zum Ausgleich der erhöhten Stoffwechselrate. Bei Knochenbrüchen besteht ein höherer Proteinbedarf, weil Knochen eine so genannte »Protein-Matrix« besitzen, auf der sich Calcium und andere Mineralstoffe ablagern.

PROTEINQUELLEN

Täglich sollten wir zwei Proteinquellen zu uns nehmen. Den Bedarf decken vielfältige Nahrungsmittel wie Milch, Fleisch, Geflügel und Fisch. Wer sich vegetarisch ernährt, greift zu Getreide, Hülsenfrüchten, Nüssen und Samen.

NAHRUNGSMITTEL	PORTION	PROTEIN
Mageres gegrilltes Rumpsteak	155 g	44 g
Mageres gegrilltes Schweinekotelett	135 g	26 g
Mageres geröstetes Lammfleisch	85 g	25 g
Mageres gebratenes Hähnchen	85 g	19 g
Magere gebratene Pute	85 g	25 g
Magere gebratene Ente	100 g	25 g
Magerer Röstschinken	50 g	9 g
Gegrilltes Kabeljausteak	130 g	27 g
Gedämpftes Lachsschnitzel	135 g	23 g
Gegrilltes Tunfischsteak	45 g	10 g
Gekochtes Ei	60 g	8 g
Fettarme Milch	0,5 l	19 g
Fettarmer Joghurt	150 g	7 g
Cheddar	40 g	10 g
Hüttenkäse	110 g	16 g
Vollkornbrot	2 Scheiben	6 g
Weizenkleie	25 g	3 g
Gekochter Naturreis	165 g	4 g
Weiße Bohnen (Dose)	200 g	10 g
Sojabohnen	100 g	14 g
Tofu	100 g	8 g
Erdnüsse	30 g	7 g
Sesamsamen	15 g	4 g

FETTE

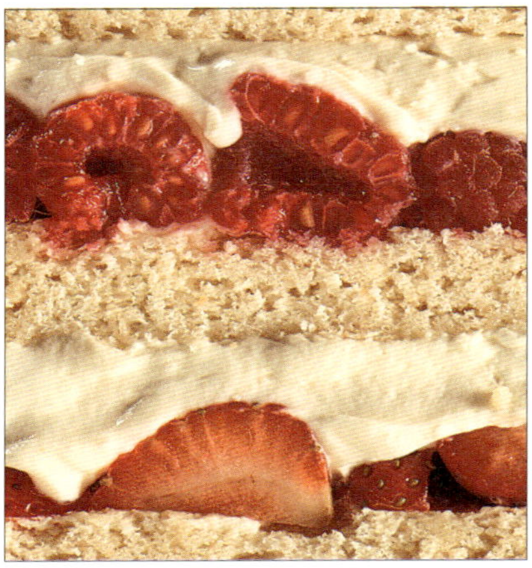

EMPFOHLENE NAHRUNGSMENGE

Bei einer gesunden Ernährungsweise stammen höchstens 35 Prozent der Kalorien aus Fetten. Durchschnittlich bedeutet das für einen Mann etwa 90 g Fett pro Tag, für eine Frau etwa 70 g.

- Mageres Fleisch ohne Speck, Geflügel ohne Haut und Magermilchprodukte sind empfehlenswert.
- Fettes Fleisch und Vollmilchprodukte sollten selten verzehrt werden.
- Fleischprodukte wie Fleischpasteten oder Hamburger sind äußerst fettreich und sollten nur begrenzt im Speiseplan auftauchen.
- Kuchen, Gebäck und Schmalzgebäck sollten nur in kleinen Mengen gegessen werden.
- Fette und Öle sollte man beim Kochen und für Salatdressings nur sparsam verwenden.

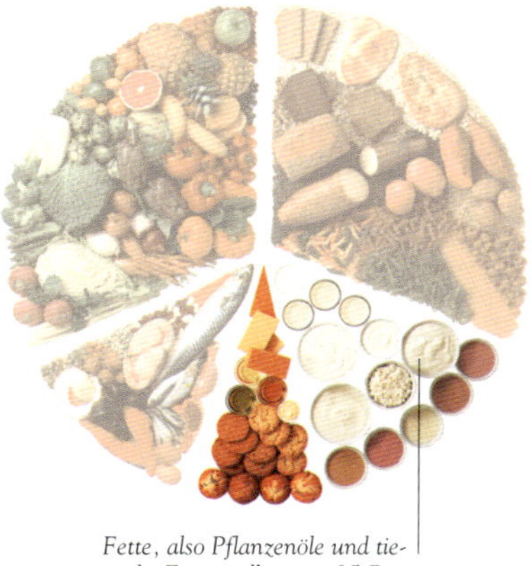

Fette, also Pflanzenöle und tierische Fette, sollten ca. 35 Prozent des täglichen Speiseplans ausmachen.

ZUSAMMENSETZUNG DER FETTZUFUHR

Etwa 25 Prozent der Gesamtfettzufuhr in westlichen Ländern stammen aus Fleisch und Fleischprodukten. Kuchen und Desserts machen ca. 20 Prozent aus, Brotaufstriche 16 Prozent und Milchprodukte 15 Prozent. Den Rest stellen Pommes frites, Kartoffelchips und Salzgebäck dar.

In Fetten, auch Lipiden genannt, ist die Energie am höchsten konzentriert. Wie bereits erwähnt, liefert 1 g Fett neun Kalorien. Fette sind in Nahrungsmitteln entweder sichtbar, z. B. in Butter, Margarine, Sonnenblumenöl oder den Fetträndern bei Fleisch, oder unsichtbar, z. B. in Käse, Grillspeisen, Kuchen und Gebäck. Fette sind Energie- bzw. Kalorienträger und versorgen den Körper mit fettlöslichen Vitaminen und essenziellen Fettsäuren. Obwohl oftmals zwischen Fetten und Ölen unterschieden wird, gehören sie in Bezug auf ihre chemische Zusammensetzung zur gleichen Kategorie.

ZUSAMMENSETZUNG DER FETTE

Fette und Öle bestehen aus Fettsäuremolekülen und Glycerol. Ein Fettsäuremolekül ist eine Kette aus Einheiten mit Kohlenstoffatomen, die sich jeweils mit zwei Wasserstoffatomen verbinden können. Wie viele letztlich gebunden werden, hängt davon ab, ob es sich um gesättigte oder um einfach oder mehrfach ungesättigte Fettsäuren handelt. Je mehr Wasserstoffatome sich mit der Kohlenstoffkette verbinden, desto gesättigter ist das Fett und desto fester ist es bei Zimmertemperatur. Kohlenstoffketten mit weniger Wasserstoffatomen sind eher flüssigere Fette, die man als Öle bezeichnet. Mehrfach ungesättigte Fettsäuren besitzen die geringste Anzahl an Wasserstoffatomen.

GLEICHGEWICHT DER FETTSÄUREN

Sämtliche Fette bestehen aus einer Kombination aus allen drei Arten von Fettsäuren. Je nachdem, welche davon den Hauptbestandteil bildet, spricht man von gesättigten oder von einfach bzw. mehrfach ungesättigten Fettsäuren. Butter besitzt die meisten gesättigten Fettsäuren und ist bei Zimmertemperatur fest. Olivenöl besteht vor allem aus einfach ungesättigten Fettsäuren und ist bei Zimmertemperatur flüssig; gekühlt wird es zähflüssig. Sonnenblumenöl enthält vor allem mehrfach ungesättigte Fettsäuren; es ist sowohl bei Zimmer- als auch bei Kühlschranktemperatur flüssig.

FETTSÄUREN UND CHOLESTERIN

Eine an gesättigten Fettsäuren reiche Ernährung unterstützt die körpereigene Produktion von LD-Lipoprotein, das einen erhöhten Cholesterinspiegel bewirkt. Dieser verstärkt das Risiko von Herzerkrankungen. Mehrfach ungesättigte Fettsäuren dagegen haben keinen Einfluss auf den Cholesterinspiegel. Einfach ungesättigte Fettsäuren scheinen die LDL-Produktion sogar zu reduzieren (*siehe S. 152 und 154*). Offenbar wirkt eine Ernährung vor allem mit einfach ungesättigten Fettsäuren, die vor allem in Olivenöl oder Rapsöl enthalten sind, vorbeugend gegen Herzerkrankungen.

FETTARTEN

Je nach den enthaltenen Fettsäuren bezeichnet man Fette als gesättigt oder einfach bzw. mehrfach ungesättigt. Fleisch und Butter setzen sich primär aus gesättigten Fettsäuren zusammen, Olivenöl dagegen aus einfach ungesättigten Fettsäuren. Sonnenblumen- und Sesamkerne sind reich an mehrfach ungesättigten Fettsäuren.

GESÄTTIGTE FETTSÄUREN

Gesättigte Fettsäuren, wie sie in Speck vorkommen, sind bei Zimmertemperatur fest. Eine an gesättigten Fettsäuren reiche Ernährung scheint den Cholesterinspiegel zu erhöhen. Ihr Anteil sollte daher unter 10 Prozent betragen.

- Fleisch mit sichtbarem Fett, z.B. Lammkotelett
- Sahne
- Butter
- Käse
- Kokosnuss und Kokosnussöl
- Kuchen und Gebäck
- Schweineschmalz

EINFACH UNGESÄTTIGTE FETTSÄUREN

Ungesättigte Fettsäuren, z.B. in fettreichen Seefischen sowie in Nüssen und Samen und aus ihnen gewonnenen Ölen, sind bei Zimmertemperatur meist flüssig. Einfach ungesättigte Fette und Öle scheinen den Cholesterinspiegel im Blut zu senken.

- Oliven
- Olivenöl
- Rapsöl
- Erdnussöl
- Margarine aus Oliven- und Rapsöl

MEHRFACH UNGESÄTTIGTE FETTSÄUREN

Sie kommen hauptsächlich in fettreichen Seefischen sowie in Nüssen und Samen und aus ihnen gewonnenen Ölen vor und sind bei Zimmertemperatur flüssig. Mehrfach ungesättigte Fettsäuren beeinflussen offenbar den Cholesterinspiegel nicht.

- Fischöl
- Sonnenblumenkerne
- Sonnenblumenöl
- Sesamsamen
- Sesamöl
- Nüsse

CHOLESTERIN

Der Körper bildet Cholesterin selbst, kleinere Mengen werden jedoch auch aus Fleisch und Vollmilchprodukten aufgenommen. Eier und Krabben gelten als cholesterinreiche Nahrungsmittel. Früher nahm man an, dass diese Nahrungsmittel den Cholesterinspiegel im Blut und somit auch das Risiko von Herzerkrankungen erhöhen würden. Neueren Untersuchungen zufolge gilt dies jedoch nicht für Menschen mit einem normalen Fett- und Cholesterinstoffwechsel. Vielmehr erhöht sich der Cholesterinspiegel durch die Aufnahme gesättigter Fettsäuren, nicht aber durch Cholesterin in Nahrungsmitteln. Eine bestimmte Menge an Cholesterin in der Ernährung erscheint sogar empfehlenswert, da es positiv auf den Körper wirkt und das Schlaganfallrisiko vermindert.

FETTE UND KALORIEN

Mit jedem Gramm Fett oder Öl in der Nahrung versorgen wir unseren Körper mit neun Kalorien, d.h. mit doppelt so vielen Kalorien, wie die gleiche Menge Proteine oder Kohlenhydrate liefert. Daher ist eine fettreiche Ernährung kalorienreich und führt unter Umständen zur Gewichtszunahme. Je mehr Fett wir zu uns nehmen, desto mehr produziert das Gehirn offenbar das Hormon Galanin, das das Verlangen nach Fett verstärkt. Erhöht sich daraufhin die Fettzufuhr, entsteht auch mehr Galanin, und der Appetit wird noch größer. Bei übermäßiger Kalorienzufuhr in Form von Fetten oder Ölen bildet der Körper aus diesen Kalorien körpereigenes Fett, statt sie in Energie umzuwandeln; das in den Zellen eingelagerte Fett führt zur Gewichtszunahme.

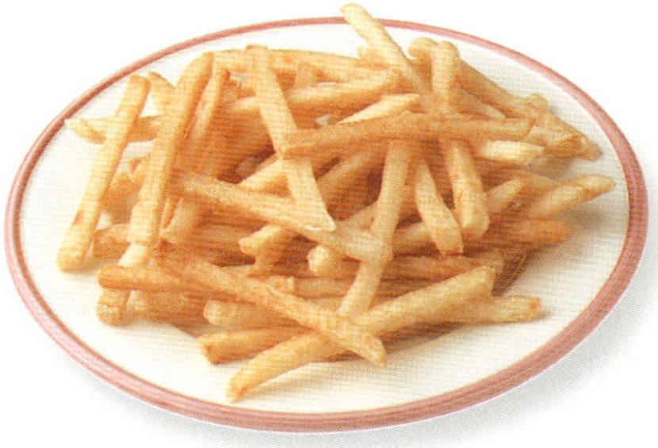

WARUM SCHMECKT UNS FETT?

Mit Hilfe von Fett schmeckt das Essen besser. Fette geben Aroma und verstärken das Geschmackserlebnis im Mund – das geheimnisvolle Erfolgsrezept von Kartoffelchips und Pommes frites. In vernünftigen Mengen stellen manche Fette einen wichtigen Teil der täglichen Ernährung dar, insbesondere pflanzliche Fette wie Nüsse und Samen und auch Fisch, weil sie den Körper mit essenziellen Fettsäuren versorgen.

In Verbindung mit Zucker werden Fette besonders schmackhaft, was leicht zu übermäßigem Verzehr von Kuchen sowie süßem und salzigem Gebäck führt. Offenbar lösen Fette kein Sättigungsgefühl im Gehirn aus, so dass wir unbewusst schnell zu viel Fett aufnehmen. Dieser passive übermäßige Verzehr ist im Westen ein entscheidender Faktor beim Problem Übergewicht. Durch die allmähliche Reduzierung fettreicher Nahrungsmittel in der Ernährung gewöhnen sich die Geschmacksknospen wieder um, und Fettes erscheint weniger attraktiv. So lässt sich der Fettverbrauch einschränken *(siehe S. 178)*.

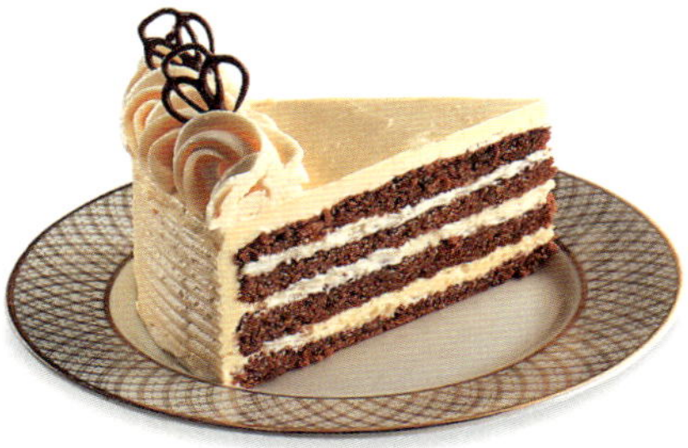

TRANS-FETTSÄUREN

Bei der industriellen Herstellung vieler Backwaren wie Kuchen oder Gebäck werden billige Margarinen mit hohem Gehalt an Trans-Fettsäuren verwendet. Wenn Öle zu Margarine verarbeitet werden, wird Wasserstoff zugesetzt, der sich mit einem Teil der Kohlenstoffkette der Fettsäuren verbindet, die auf diese Weise gesättigter werden. Das Produkt ist deshalb bei Zimmertemperatur fest. Bei diesem Prozess bilden sich so genannte Trans-Fettsäuren, die im Körper ähnlich wirken wie gesättigte Fettsäuren und möglicherweise zu einer Erhöhung des Cholesterinspiegels im Blut und einem höheren Risiko von Herzerkrankungen führen. Eine an mehrfach ungesättigten Fettsäuren reiche Margarine besteht aus lediglich fünf bis sieben Prozent Trans-Fettsäuren, feste Margarinen dagegen aus etwa 40 Prozent.

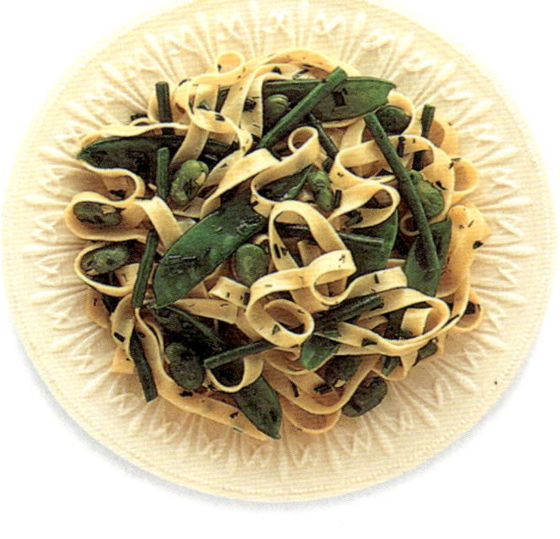

FETTARME ERNÄHRUNG

Einige Gesundheitsfachleute empfehlen eine weniger fettreiche Ernährung. Um das Gewicht zu halten und das Risiko von Herzerkrankungen zu vermindern, sollten nur 15–20 Prozent der gesamten Kalorienzufuhr aus Fetten stammen – für Männer heißt das täglich ca. 50 g und für Frauen ca. 42 g Fett. Eine extrem fettarme Ernährung empfehlen einige Spezialisten zur Vorbeugung gegen Herzerkrankungen. Das Aufgeben des Rauchens, weniger Stress und viel Bewegung könnten in Verbindung mit einer solchen Ernährung bewirken, dass sich der Bedarf an Bypass-Chirurgie, Angioplastie und Cholesterin senkenden Medikamenten verringert.

ESSENZIELLE FETTSÄUREN

Einige Fettsäuren in Nahrungsmitteln sind lebensnotwendig oder »essenziell«. Sie kommen in Pflanzen- und Fischölen vor. Linolsäure findet sich vor allem in Nüssen und Samen sowie in aus diesen Nahrungsmitteln gewonnenen Ölen. Alpha-Linolensäure ist im Öl von Fischen wie Lachs und Makrele enthalten. Diese essenziellen Fettsäuren werden auch als Omega-6- und Omega-3-Fettsäuren bezeichnet. Da der Körper sie nicht bilden kann, müssen sie wie Vitamine und Mineralstoffe mit der Nahrung zugeführt werden. Essenzielle Fettsäuren sind wichtige Bestandteile der Zellwände im ganzen Körper, insbesondere im Gehirn und in den Augen. Eine ungenügende Zufuhr führt unter Umständen zu durchlässigen Zellwänden und ausgetrockneten Zellen. Essenzielle Fettsäuren werden auch für die Bildung von hormonähnlichen Substanzen benötigt, so genannten Prostaglandinen, die verschiedene Körperfunktionen steuern, z. B. den Blutdruck. Aus essenziellen Fettsäuren gebildete Prostaglandine lindern Entzündungsprozesse und verbessern die Symptome bei Polyarthritis und Psoriasis. Da eine hohe Zufuhr von Trans-Fettsäuren *(siehe Spalte links)* und gesättigten Fettsäuren die Verwertung der essenziellen Fettsäuren behindert, sollten wir möglichst wenig Nahrungsmittel mit hohem Gehalt an Trans-Fettsäuren zu uns nehmen.

FISCHÖLE

Fischöle enthalten zwei Derivate von Alpha-Linolensäure, die als Eicosapentaensäure, EPA, und Docosahexaensäure, DHA, bekannt sind. Eine erhöhte Zufuhr an EPA und DHA scheint das Blut flüssiger zu machen und die Blutgerinnung herabzusetzen. Weiterhin werden bestimmte Blutfettwerte gesenkt – entgegen landläufiger Meinung jedoch nicht das Cholesterin. Bei Menschen, die regelmäßig fettreiche Seefische wie Lachs, Hering oder Makrele essen, besteht ein geringeres Risiko von Herzerkrankungen als bei denen, die wenig fettreiche Seefische verzehren. Durch die Aufnahme solcher Fische in den täglichen Speiseplan lassen sich Psoriasis oder andere Entzündungskrankheiten sowie Anämie nachweislich positiv beeinflussen; überdies wird das Immunsystem gestärkt.

FETTLÖSLICHE VITAMINE

Einige fettlösliche Vitamine sind nur in Fetten und Ölen enthalten. Vitamin A beispielsweise kommt in Milch, Butter, Käse und Eigelb vor, aber auch in einigen fettreichen Seefischen, in den aus der Leber von Kabeljau, Heilbutt und Hai gewonnenen Ölen sowie in tierischer Leber. Vitamin D befindet sich meist auch in Vitamin-A-haltigen Nahrungsmitteln. Zu ihnen gehören Butter, Eier, einige fettreiche Seefische und Lebertran. Das meiste Vitamin D wird jedoch gebildet, indem Sonnenlicht auf die Haut einwirkt und das so genannte Provitamin D in seine aktive Form umwandelt. Vitamin E ist in großen Mengen im Öl von Nüssen und Samen und im ölhaltigen Keim von Vollkorngetreide vorhanden. Vitamin K befindet sich in Sojabohnen und Ölen sowie in der allerersten Muttermilch (Kolostrum). Ein Großteil des vom Körper benötigten Vitamin K wird im Darm mit Hilfe der Darmbakterien gebildet. Die Vitamine A, D, E und K werden im Körper gespeichert; zu große Mengen könnten daher giftig sein. Menschen, bei denen die Fettverdauung auf Grund von Krankheit oder Medikamenten wie Abführmitteln nicht richtig funktioniert, müssen diese Vitamine unter Umständen zusätzlich einnehmen.

LIPOPROTEINE

Fette und Öle werden unter dem Begriff Lipide zusammengefasst; als Lipoproteine bezeichnet man Verbindungen aus Fett und Protein. Lipoproteine transportieren das Cholesterin im Blut. Der Körper stellt vier Typen von Lipoproteinen her: solche mit sehr geringer, mit geringer und mit hoher Dichte (VLDL, LDL und HDL) sowie Chylomikronen, also mikroskopisch kleine Fetttropfen im Blut. Es wird oft zwischen LDL- oder HDL-Cholesterin unterschieden.

Etwa 65 Prozent des gesamten Cholesterins im Blut wird durch LDL transportiert. Es lagert sich in den Gewebezellen ab, u.a. auch in den Arterien von Herz und Gehirn. Hohe LD-Lipoprotein-Werte gelten als erhöhtes Risiko von Herzerkrankungen. HDL dagegen enthält weniger Cholesterin und mehr Protein; es transportiert das Cholesterin aus dem Körpergewebe zur Leber, wo es zersetzt und anschließend ausgeschieden wird. Höhere HDL-Werte gelten daher als Schutz vor Herzerkrankungen. Zur Senkung der LDL-Werte ist es ratsam, eine fettarme Diät mit wenigen gesättigten Fettsäuren einzuhalten und regelmäßig Fischöl und lösliche Ballaststoffe aus Hafer, Hülsenfrüchten, Äpfeln und Birnen zu sich zu nehmen.

BEDEUTUNG DER FETTE

Fette sind nicht nur ein Energielieferant und versorgen den Körper mit fettlöslichen Vitaminen und essenziellen Fettsäuren, sondern sie haben auch andere wichtige Funktionen im Organismus. Eine Fettschicht direkt unter der Haut beispielsweise dient der Wärmeisolierung, und das Fettgewebe, das lebenswichtige Organe wie die Nieren umhüllt, hat Schutzfunktion. Fette sind ein wichtiger Bestandteil der Zellwände, sie isolieren Nervenfasern und leiten elektrische Impulse weiter.

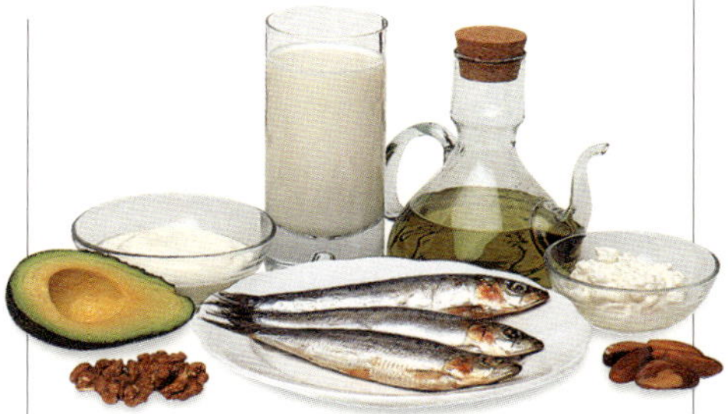

SCHWANGERSCHAFT UND STILLEN

Essenzielle Fettsäuren sind für schwangere und stillende Frauen wichtig, da sie für die Gehirnentwicklung des Babys im Mutterleib und in den ersten Lebensmonaten sorgen.

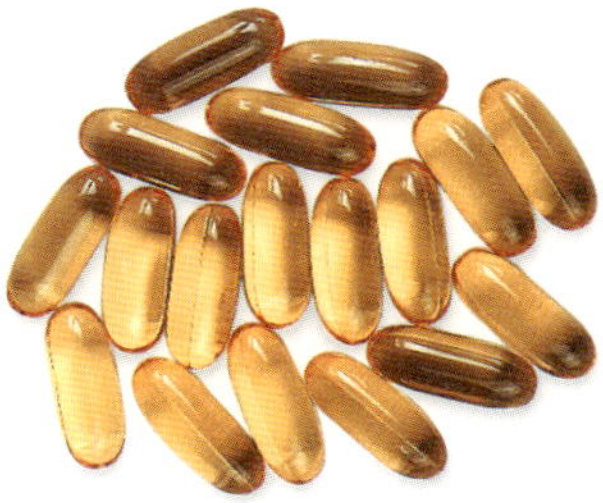

NACHTKERZENÖL

Das aus den Samen der Nachtkerze gewonnene Öl gilt als eine der wenigen Quellen für ein Omega-6-Fettsäurederivat, das als Gamma-Linolensäure (GLA) bezeichnet wird. Im Laborversuch zeigte sich, dass eine erhöhte Zufuhr an GLA milde Formen von Ekzemen und zyklusbedingte Brustbeschwerden lindern kann. Aus GLA entstehen Prostaglandine, die als Mittel gegen das Prämenstruelle Syndrom gelten.

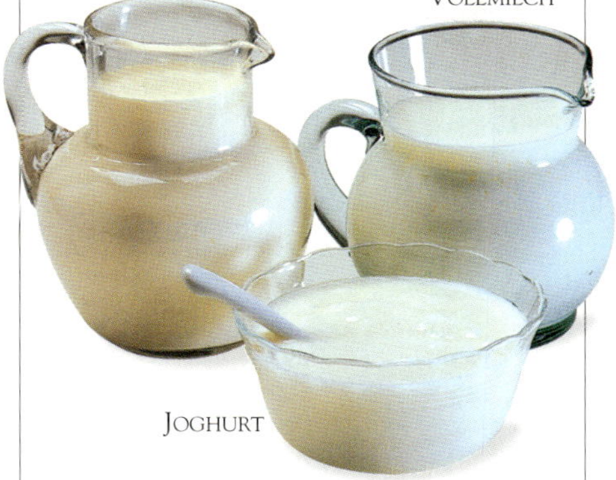

MAGERMILCH

VOLLMILCH

JOGHURT

KINDER UND FETTE

Kinder unter zwei Jahren sollten Vollmilch und keine fettarmen Produkte bekommen. Sie brauchen Fett für Wachstum und körperliche Leistungsfähigkeit. Ab dem fünften Lebensjahr sollten Kinder wie Erwachsene etwa 35 Prozent ihrer Kalorien aus Fetten beziehen.

VITAMINE

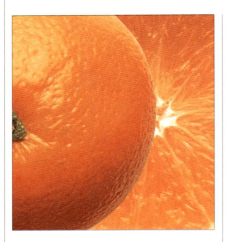

BEZEICHNUNG DER VITAMINE

Der Begriff Vitamin stammt aus dem Lateinischen: vita bedeutet Leben und Amin weist auf eine Stickstoffverbindung hin. Anfänglich bezeichnete man jedes Vitamin mit einem Buchstaben, und erst nachdem seine chemische Zusammensetzung bestimmt worden war, erhielt es auch einen Namen. Mittlerweile sind 13 Vitamine bekannt.

- Die Bezeichnungen können verwirren. Bei Vitamin B handelt es sich beispielsweise nicht um ein einzelnes Vitamin, sondern um eine ganze Gruppe. Den ersten B-Vitaminen ordnete man Zahlen zu, später erhielten sie jedoch nur einen chemischen Namen, z. B. Biotin.
- Einige Vitamine haben aus mehreren Gründen noch andere Namen. So wird Vitamin A auch als Retinol oder Beta-Carotin bezeichnet, obwohl sich die Substanzen unterscheiden. Allerdings kann der Körper aus Beta-Carotin Vitamin A bilden.
- Auf Vitaminpräparaten erscheint zuweilen die chemische Bezeichnung und nicht der Buchstabe. Eine Auswahl dieser Namen finden Sie auf Seite 38.

EMPFOHLENE VITAMINZUFUHR

Die täglich empfohlene Vitaminzufuhr wird von Regierungsgremien und internationalen Komitees festgelegt; die Zahlenwerte können daher von Land zu Land variieren.

Vitamin	Männer	Frauen	7-10 J. alt
Vitamin A (µg)	700	600	500
Vitamin C (mg)	40	40	30
Vitamin D (µg)	–	–	–
Vitamin E (mg)	> 4	> 3	–
Vitamin B_1 (mg)	1,0	0,8	1,0
Vitamin B_2 (mg)	1,3	1,1	1,0
Niacin (mg)	17	13	12
Vitamin B_6 (mg)	1,4	1,2	1,0
Vitamin B_{12} (µg)	1,5	1,5	1,0
Folat (µg)	200	200	150
Pantothensäure (mg)	3–7	3–7	3–7

Diese organischen Substanzen sind in kleinen Mengen in Nahrungsmitteln enthalten und bilden einen notwendigen Bestandteil unserer Ernährung. Bei Mangel an jedem der 13 hauptsächlichen Vitamine wird die Körperfunktion eingeschränkt, und es kommt unter Umständen zu einer Vitaminmangelkrankheit. Bereits in früheren Zeiten erkannten Ärzte, unter ihnen Hippokrates im 4. Jahrhundert v.Chr., dass einige Nahrungsmittel vorbeugend gegen bestimmte Krankheiten wirken, aber erst im 20. Jahrhundert isolierten Wissenschaftler einige dieser Substanzen – die Vitamine – und identifizierten ihre chemische Zusammensetzung.

FETT- UND WASSERLÖSLICHE VITAMINE

Die fettlöslichen Vitamine sind A, D, E und K. Sie werden im Körper nur in Verbindung mit Fett aufgenommen. Eine über den aktuellen Bedarf hinausgehende Dosis dieser Vitamine wird im Körper gespeichert. Bei länger andauernder, hoher Zufuhr an fettlöslichen Vitaminen kann es zu Übelkeit oder Haarausfall kommen. Die wasserlöslichen Vitamine umfassen die der B-Gruppe und Vitamin C. Eine eventuelle Überdosis dieser Vitamine wird mit dem Urin ausgeschieden.

BIOTIN

Biotinmangel kommt selten vor; er führt zu Müdigkeit, Muskelschmerzen, trockener und schuppiger Haut, Anämie und Haarausfall. Biotin wird von den Darmbakterien gebildet und ist für den Protein- und Fettstoffwechsel notwendig. Gute Biotinlieferanten sind Leber, Nieren, Eigelb, Milchprodukte, Getreide, Nüsse, Fisch, Obst und Gemüse.

FOLAT UND FOLSÄURE

Folat (alter Name Vitamin B_c) kommt in Roter Bete, grünem Blattgemüse, Rosenkohl, Sojabohnen und anderen Hülsenfrüchten sowie in Vollkornprodukten vor. Dieses Vitamin spielt bei der Bildung der roten Blutkörperchen und der Synthese der Erbinformation DNA eine bedeutsame Rolle. Wichtig ist es auch für das Immunsystem. Eine folatarme Ernährung, eine verminderte Folatabsorption, mehrere Schwangerschaften, bestimmte Medikamente und hoher Alkoholkonsum können zu Folatmangel führen, der sofort die Bildung der roten Blutkörperchen beeinträchtigt und eine Art Anämie bewirkt. Bei ausreichender Folatversorgung verringert sich die Gefahr, dass ein Baby mit einer Spina bifida zur Welt kommt. Folat vermindert auch den Homocysteingehalt, eine Substanz, die im Übermaß das Risiko von Herzerkrankungen erhöht. Da der Körper Folat aus Nahrungsmitteln nicht immer gut verwertet, sollten schwangere Frauen täglich 400 µg der synthetischen Form des Folats, der so genannten Folsäure, zu sich nehmen.

Wie wirken sich Lagerung und Kochen auf die Vitamine aus?

Im Allgemeinen reduziert sich der Vitamingehalt von Nahrungsmitteln beim Lagern oder Kochen. Luft, Hitze oder Wasser wirken sich nachteilig aus. Durch das Beachten einiger einfacher Regeln beim Lagern und Kochen von frischem Obst und Gemüse lässt sich dieser Nährstoffverlust beträchtlich verringern.

Hitze

Hitzeeinwirkung erfolgt durch Kochen in Wasser, Dämpfen, Backen, Garen im Dampfdrucktopf, Rührbraten, Dünsten, Grillen und Braten. Bei trockener Hitze ist der Vitaminverlust geringer als in heißem Wasser.

- Die Vitamine B_1, B_6, B_{12}, C, E, Folat und Pantothensäure gehen durch Hitzeeinwirkung zum Teil verloren. Daher sollten möglichst kurze Kochzeiten angewandt werden.

Luft

An der Luft neigen einige Vitamine zur Oxidation. Dies lässt sich einschränken, wenn solche Nahrungsmittel kühler als bei Zimmertemperatur gelagert werden.

- An der Luft werden die Vitamine B_6, C, E und Folat zerstört. Vitamin-E-haltige Nahrungsmittel sollten luftdicht gelagert und innerhalb des empfohlenen Zeitraums verzehrt werden. Bei zu langer Lagerung werden Nüsse und Samen ranzig; dann ist das Vitamin E mit Sicherheit zerstört. Lagern Sie Vitamin-C-haltige Nahrungsmittel kühl.

Wasser

Wasserlösliche Vitamine lösen sich beim Kochen in Wasser natürlich auf. Je größer die Wassermenge, desto größer ist der Verlust. Verwenden Sie die Kochflüssigkeit für Saucen, um die herausgelösten Vitamine zu verwerten.

- Die Vitamine B_1, B_2, B_6, B_{12}, C und Biotin sind wasserlöslich. Der geringste Vitaminverlust erfolgt bei Kochmethoden mit wenig Wasser, also beim Dämpfen und Rührbraten.

Vitamin A

Natürliches Vitamin A, Retinol, kommt nur in tierischen Nahrungsmitteln vor, z. B. in Leber, Vollmilch, Butter und Eiern. Es hält die Schleimhäute von Augen, Nase, Mund und Rachen weich und geschmeidig und wirkt entzündungshemmend. Dieses antioxidative Vitamin wird im Körper aus Beta-Carotin gebildet – einem in gelbem, rotem, orangefarbenem und grünem Gemüse vorkommenden Pigment. Die meisten Erwachsenen haben für Monate, wenn nicht Jahre genug Vitamin A, das in der Leber gespeichert wird. Ein Vitamin-A-Mangel führt zu einer möglicherweise irreversiblen Schädigung des Sehvermögens.

Vitamin B_1 (Thiamin)

Vitamin-B_1-Mangel bewirkt Angst, Appetitlosigkeit, schnelle Ermüdung und Schlafstörungen. Zu diesen Symptomen kommt es, wenn bei der Energiegewinnung aus Nahrungsmitteln, insbesondere aus Kohlenhydraten, zu wenig Thiamin im Spiel ist. Gute Thiaminlieferanten sind Vollkornprodukte, Hülsenfrüchte, Weizenkeime und -kleie, Eier und Naturreis; polierter Reis und raffinierte Getreideprodukte dagegen enthalten kaum Thiamin.

Vitamin B_2 (Riboflavin)

Dieses Vitamin wird zur Energiegewinnung gebraucht, insbesondere von Proteinen und Fetten. Riboflavinmangel führt zu aufgesprungenen, wunden Lippen. Riboflavin ist in Vollkornweizenprodukten enthalten sowie in angereicherten Getreideflocken, frischen Hülsenfrüchten, Fisch, Leber, Fleisch, Eiern, Milch, Käse und Hefeextrakten.

Vitaminmangelsymptome

Da der Körper nur begrenzt wasserlösliche Vitamine speichern kann, ist regelmäßige Zufuhr notwendig. Hier ist ein Nährstoffmangel wahrscheinlicher als bei fettlöslichen Vitaminen, die eine Zeit lang gespeichert werden.

- **Biotin** Müdigkeit, Appetitlosigkeit, Übelkeit, schuppige Haut, Muskelschmerzen
- **Folat** Durch Anämie verursachte Schwäche, Wundstellen im Mund und auf der Zunge
- **Vitamin A** Nachtblindheit, trockene und schuppige Haut, Wachstumsverzögerung bei Kindern
- **Vitamin B_1 (Thiamin)** Muskelschwäche
- **Vitamin B_2** Aufgeplatzte Lippen, wunde Zunge
- **Vitamin B_3 (Niacin)** Schuppige Haut, Entzündungen im Mund, allgemeine Schwäche, Gewichtsverlust
- **Vitamin B_5 (Pantothensäure)** Müdigkeit, Übelkeit, Kopfschmerzen, Muskelkrämpfe, Magenschmerzen
- **Vitamin B_6** Hautveränderungen, Risse im Mundwinkel, Depression
- **Vitamin B_{12}** Anämie, Wundstellen im Mund und auf der Zunge, Durchfall, allgemeine Schwäche
- **Vitamin C** Verzögerte Wundheilung, Neigung zu blauen Flecken, Zahnfleischbluten
- **Vitamin D** Rachitis, Muskelkrämpfe, Osteomalzie (schwache, weiche Knochen)
- **Vitamin E** Anämie und Nervenprobleme, die zu eingeschränkter Sicht und Gehschwierigkeiten führen
- **Vitamin K** Schlechte Blutgerinnung

ANGEREICHERTE FRÜHSTÜCKSFLOCKEN

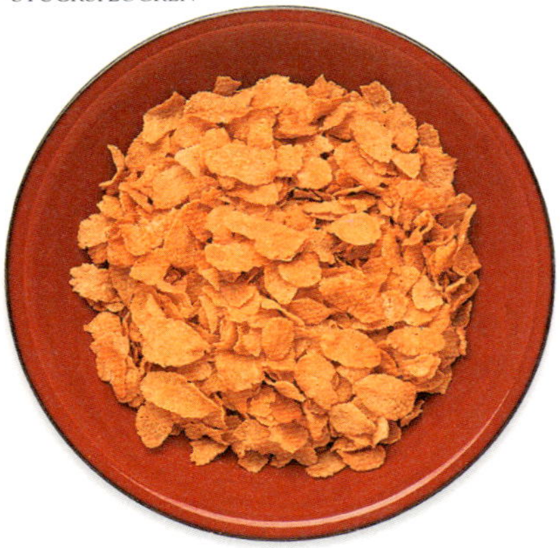

WER BENÖTIGT ZUSÄTZLICHE VITAMINE?

Bei einer abwechslungsreichen Ernährung ist die Vitaminversorgung meist ausreichend. In einigen Ländern, z. B. in den USA, werden die meisten Frühstücksflocken heute mit Folsäure angereichert, um den Homocysteingehalt im Blut zu reduzieren und somit das Risiko von Herzerkrankungen zu verringern. Ernährungsexperten haben nicht nur einige Krankheiten mit Vitaminmangel in Verbindung gebracht, sondern auch festgelegt, wer einen zusätzlichen Vitaminbedarf hat.

- **Frauen,** die eine Schwangerschaft planen, sollten täglich 400 µg Folsäure zusätzlich zu sich nehmen, um die Gefahr einer Rückenmarksschädigung des Fetus zu verringern.
- **Schwangere Frauen** haben einen erhöhten Bedarf an den Vitaminen A, B_2 und C; in den letzten drei Schwangerschaftsmonaten und beim Stillen brauchen sie mehr Vitamine A, B_1, B_2, B_3, B_{12}, C und D.
- **Menschen über 65 Jahre** sowie schwangere und stillende Frauen sollten täglich 10 µg Vitamin D zusätzlich einnehmen und mehr Vitamin-D-haltige Nahrungsmittel essen.
- **Kinder bis 3 Jahre** sollten etwa 10 µg Vitamin D täglich zu sich nehmen.
- Wer große Mengen an **mehrfach ungesättigten Fettsäuren** zu sich nimmt, benötigt entsprechend mehr Vitamin E. Offenbar werden für jedes Gramm mehrfach ungesättigte Fettsäuren 0,4 mg dieses Vitamins gebraucht.
- Wer **wenig Sonnenlicht** ausgesetzt ist, sollte täglich 10 µg Vitamin D zusätzlich einnehmen und mehr Vitamin-D-haltige Nahrungsmittel essen.
- Wer sich **vegetarisch, vegan** oder sonst wie ohne tierische Produkte ernährt, muss für andere Vitamin-B_{12}-Quellen sorgen.
- Durch **Rauchen** verbraucht man offenbar mehr Vitamin C; der tägliche Vitamin-C-Bedarf erhöht sich dann auf mindestens 80 mg.

VITAMIN B_3 (NIACIN)

Der Name Niacin bezieht sich auf zwei natürlicherweise vorkommende Nährstoffe: Nicotinsäure und Nicotinamid. Niacin ist für die Energiegewinnung aus Nahrungsmitteln essenziell. Es verhindert die Mangelkrankheit Pellagra, bei der Hautentzündungen wie Dermatitis auftreten, und beugt Problemen mit dem Nervensystem wie Depressionen vor. Niacin ist in beträchtlichen Mengen in Leber, Nieren, rotem Fleisch, Fisch, Hefeextrakten und Erdnüssen enthalten. Auch Hülsenfrüchte, Trockenobst und andere Nüsse sind recht gute Niacinlieferanten.

VITAMIN B_5 (PANTOTHENSÄURE)

Ein Mangel an diesem B-Vitamin kommt nur selten vor; er führt zu Hautproblemen wie Taubheit und Kribbeln sowie Brennen in den Füßen. Pantothensäure ist für den Protein- und Fettstoffwechsel, für eine gesunde Haut und gesunde Haare nötig und befindet sich in tierischen Nahrungsmitteln, Vollkornprodukten und Hülsenfrüchten. Sie ist überall im Körpergewebe enthalten und sorgt für einen gut funktionierenden Stoffwechsel, für Wachstum und Entwicklung sowie für die Energiegewinnung durch Fettverbrennung.

VITAMIN B_6

In Nahrungsmitteln sind drei Formen von Vitamin B_6 enthalten: Pyridoxin befindet sich vor allem in Gemüse, während Pyridoxal und Pyridoxamin eher aus tierischen Quellen stammen. Diese drei Formen sind im Gewebe austauschbar und spielen beim Proteinstoffwechsel sowie bei der Bildung von roten Blutkörperchen und Antikörpern eine wichtige Rolle. Überdies werden sie für ein gesundes Nervensystem benötigt. Vitamin B_6 ist in fast allen Nahrungsmitteln vorhanden, allen voran in Fleisch, Leber, Fisch, Vollkorngetreide, Erdnüssen, Kartoffeln, Grünkohl, Erbsen und Bananen.

VITAMIN D

Es gibt zwei Formen von Vitamin D: Vitamin D_2, genannt Ergocalciferol, und Vitamin D_3, genannt Cholecalciferol. Beide werden in Substanzen umgewandelt, die für das Calciumgleichgewicht im Körper sorgen. Bei strenger vegetarischer Ernährung ist die Gefahr eines Mangels größer, da Vitamin D nur in wenigen Nahrungsmitteln vorkommt, u. a. in bestimmten fettreichen Seefischen wie Makrelen und Sardinen sowie in Eigelb, Butter und einigen angereicherten Frühstücksflocken. Vitamin D entsteht auch unter der Haut durch Einwirkung von ultravioletten Sonnenstrahlen. Bei zu niedriger Zufuhr dieses Vitamins in Verbindung mit wenig Sonne können nach einiger Zeit Knochenprobleme auftreten, beispielsweise Rachitis bei Kindern und Knochenschwäche bei Erwachsenen.

VITAMIN B_{12}

Dieses auch unter Cyanocobalamin bekannte Vitamin ist für die Bildung der roten Blutkörperchen und der genetischen Erbinformation DNA nötig und sorgt mit für ein gesundes Nervensystem. Vitamin B_{12} wird von Bakterien, Pilzen oder Algen gebildet und erreicht den Menschen über Tiere, die diese Nährstoffe aufgenommen haben. Die Hauptquellen sind Leber, Nieren, Fleisch, Geflügel, Fisch und Milchprodukte. Da Vitamin B_{12} kaum in Pflanzen vorkommt, sollte man bei vegetarischer Ernährung angereicherte Produkte und Nahrungsergänzungen zu sich nehmen. Vitamin-B_{12}-Mangel führt unter Umständen zu Anämie, Depression und schweren neurologischen Problemen.

VITAMIN C

Vitamin C, auch als Ascorbinsäure bekannt, sorgt für einen guten Zustand des Kollagens, das als eine Art Zement zwischen den einzelnen Zellen fungiert. Bei Vitamin-C-Mangel baut sich das Kollagen regelrecht ab, d.h. alte Wunden brechen auf, Zähne lockern sich, es kommt zu Zahnfleischbluten, und die Blutgefäßwände werden dünner und durchlässig. Vitamin C ist für das Immunsystem wichtig, und es spielt eine Rolle bei der Hormonbildung und der Eisenabsorption im Darm. Da Vitamin C nicht gespeichert wird, muss es regelmäßig mit der Nahrung zugeführt werden. So genannte »Megadosen« von bis zu einem Gramm dieses antioxidativen Vitamins sollen Erkältungen vorbeugen und möglicherweise auch bestimmte Krebserkrankungen bekämpfen.

VITAMIN E

Vitamin E setzt sich aus so genannten Tocopherolen zusammen, die auf Grund ihrer antioxidativen Eigenschaften die Lipide bzw. Fette in den Zellwänden vor Schädigungen schützen. Vitamin E wirkt entzündungshemmend und stimuliert das Immunsystem und die DNA-Synthese. Hohe Vitamin-E-Dosen sollen Herzerkrankungen vorbeugen. Hauptlieferanten sind Avocados, Nüsse, Samen, Weizenkeime, Pflanzenöle, Vollkornbrot und Getreideflocken.

VITAMIN K

Vitamin K erhielt seine Bezeichnung durch dänische Wissenschaftler, die seinen Zusammenhang mit der Blutgerinnung entdeckten. Vitamin K ist an der Bildung von Proteinen in der Leber beteiligt, die Bestandteil des Gerinnungsprozesses sind. Es gibt verschiedene Formen: So kommt Vitamin K_1 in Kohl, Blumenkohl und Spinat vor, während Vitamin K_2 von Darmbakterien gebildet wird. Vitamin-K-Mangel tritt heutzutage selten auf.

VITAMIN- UND NAHRUNGSERGÄNZUNGEN

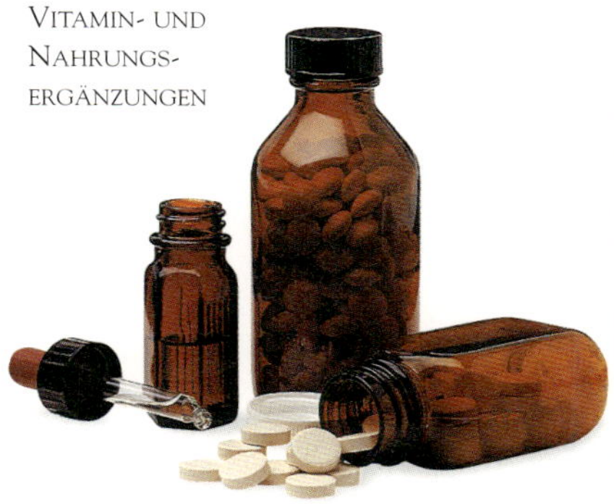

WECHSELSEITIGE WIRKUNG VON VITAMINEN

Durch die Zufuhr anderer Nährstoffe lässt sich die Wirkung von Vitaminen verstärken, denn einige von ihnen können nicht ohne weiteres vom Körper verwertet werden. Führen wir diese Vitamine in Verbindung mit bestimmten anderen Vitaminen zu, die deren Absorption verbessern, erzielen wir eine optimale Wirkung. Umgekehrt beeinflussen manche Nahrungsmittel und Getränke die Vitaminverwertung auch nachteilig.

- **Vitamin A** Eine adäquate Zufuhr der Vitamine C und E hält den Vitamin-A-Gehalt im Körper aufrecht. Durch übermäßigen Alkoholgenuss wird dieses Vitamin unter Umständen abgebaut. Überdosen der Mineralstoffe Kupfer, Eisen und Mangan erschöpfen die Vitamin-A-Speicher.
- **Vitamine des B-Komplexes** Durch übergroße Mengen an Coffein werden wasserlösliche Vitamine schneller als sonst aus dem Körper gespült. Empfängnisverhütende Pillen können den Vitamin-B-Gehalt im Blut reduzieren.
- **Vitamin B_{12}** Entsprechende Dosen an Folat und der Aminosäure Methionin sorgen für einen ausreichenden Vitamin-B_{12}-Gehalt.
- **Beta-Carotin** In Verbindung mit Fett wird Beta-Carotin vom Körper am Besten verwertet. So verstärkt etwas Olivenöl im Karottensalat die Carotinabsorption.
- **Vitamin D** Bei hoher Zufuhr der Mineralstoffe Eisen, Kupfer und Mangan kann es zu einer Oxidation von Vitamin D und somit zu Vitamin-D-Mangel kommen.
- **Vitamin E** Durch die ausreichende Zufuhr von Selen und Vitamin C lässt sich der Vitamin-E-Gehalt im Körper aufrechterhalten. Dagegen führen hohe Dosen von Kupfer, Eisen und Mangan zu einer Oxidation des Vitamins E, wodurch sich die Speicher erschöpfen.
- **Folat** Mit Hilfe genügend folatreicher Nahrungsmittel werden die körpereigenen Eisenspeicher geschützt.

MINERALSTOFFE

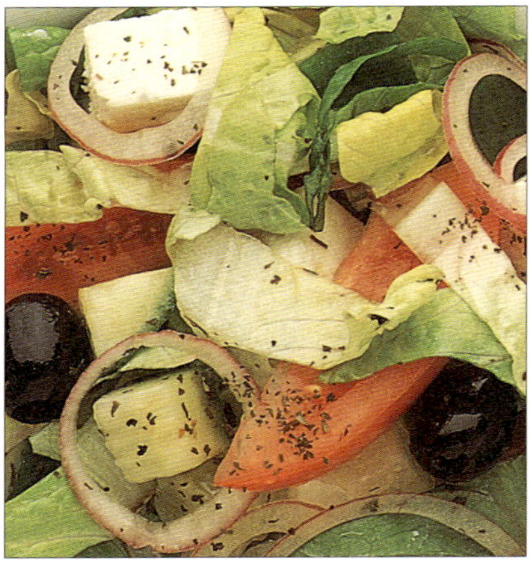

QUELLEN FÜR MENGENELEMENTE

Da Mengenelemente in vielen Nahrungsmitteln enthalten sind, sorgt eine ausgewogene Ernährung meist für eine ausreichende Versorgung. Einige Beispiele:

- **Calcium** Milch, Käse, Joghurt, Nüsse, Hülsenfrüchte, Vollkorngetreide, Tofu, Tahin, mit Calcium angereicherte Sojagetränke
- **Chlorid** Natriumchlorid, bekannt als Kochsalz
- **Kalium** Gemüse, frische und getrocknete Früchte, Hülsenfrüchte, Nüsse, löslicher Kaffee
- **Magnesium** Milch, Käse, Hülsenfrüchte, Nüsse, Fisch, Vollkornbrot, Kartoffeln
- **Natrium** Verarbeitete Nahrungsmittel, Backwaren, Frühstücksflocken
- **Phosphor** Milch, Käse, Hülsenfrüchte, Nüsse, Eigelb
- **Schwefel** Fleisch, Käse, Milch, Nüsse

QUELLEN FÜR SPURENELEMENTE

Spurenelemente sind lebenswichtig, obwohl sie nur in ganz geringen Dosen benötigt werden. Gute Quellen für die meisten Spurenelemente sind Vollkorngetreide, grünes Blattgemüse und Meeresfrüchte.

- **Chrom** Vollkorngetreide, Nüsse, Hülsenfrüchte, Gemüse, Fleisch, Fisch
- **Eisen** Fleisch, Leber, Geflügel, Jagdgeflügel, dunkle fettreiche Seefische, grünes Blattgemüse, Nüsse, Samen, Trockenobst
- **Fluorid** Fisch, Meeresfrüchte, Algen, Tee, Trinkwasser
- **Jod** Meeresfrüchte, jodiertes Meersalz, Milch
- **Kupfer** Fleisch, Fisch, Schalentiere, Nüsse, Vollkorngetreide, Weizenkeime
- **Mangan** Vollkorngetreide, grünes Blattgemüse, Hülsenfrüchte
- **Molybdän** Vollkorngetreide, Hülsenfrüchte, grünes Blattgemüse, Innereien
- **Selen** Meeresfrüchte, Fleisch, Vollkorngetreide, Hülsenfrüchte, Paranüsse
- **Zink** Austern und andere Schalentiere, Fleisch, Vollkorngetreide

Für den Menschen sind 16 Mineralstoffe lebensnotwendig; ihre wichtigsten Funktionen bestehen im Knochenaufbau und -erhalt sowie in der Kontrolle des Wasserhaushalts und der Blutbildung. Mineralstoffe sind in kleinen, aber regelmäßigen Dosen vonnöten; Mineralstoffmängel sind ebenso schädlich wie dauernde Überdosen bestimmter Mineralstoffe.

Mineralstoffe sind chemische Elemente; sie kommen in nicht lebenden Materialien wie Steinen und Metallerzen vor. Diese Substanzen befinden sich in der Erde, in der die Pflanzen wurzeln. Unsere Nahrung besteht zu etwa einem Prozent aus Mineralstoffen, die wir entweder direkt mit pflanzlichen Nahrungsmitteln aufnehmen oder über Tiere, die sich von diesen Pflanzen ernähren.

Früher traten in bestimmten Regionen der Erde Mineralstoffmangelkrankheiten auf. So bekamen viele Menschen, die im Binnenland und somit weit entfernt von jodhaltigen Meeresfrüchten wohnten, einen Jodmangelkropf. Zu den heute bekannten gebietsabhängigen Mangelkrankheiten gehören gewisse Formen von Fehlernährung bei Kleinkindern in tropischen Ländern, wo der Selengehalt im Boden sehr niedrig ist. Durch die moderne Landwirtschaft und das Anreichern von Wasser und Grundnahrungsmitteln mit Mineralstoffen ließen sich viele solcher geographisch bedingten Mineralstoffmängel beseitigen.

MENGEN- UND SPURENELEMENTE

In der Ernährungslehre wird zwischen Mengen- und Spurenelementen unterschieden, je nachdem wie viel von einem jeweiligen Mineralstoff nötig ist, um die körpereigenen Speicher zu füllen. Mengenelemente (Calcium, Chlor, Kalium, Magnesium, Natrium und Phosphor) benötigt der Körper in größeren Mengen als Spurenelemente (Chrom, Eisen, Fluor, Jod, Kupfer, Mangan, Molybdän, Selen und Zink). Auch Schwefel gehört zu den Mengenelementen; da er jedoch Bestandteil bestimmter Proteine ist, wird er häufig nicht extra genannt. Solange der Speiseplan genügend Proteine enthält, ist auch ausreichend Schwefel vorhanden. Bei einer typischen Ernährungsweise bestehen 60–80 Prozent des anorganischen Materials aus den Mengenelementen, der Rest aus Spurenelementen.

CALCIUM

Neugeborene haben etwa 30 g Calcium in den Knochen; bis zum Erwachsenenalter müssen sich ca. 1170 g Calcium gebildet haben. 99 Prozent des Calciums bei Erwachsenen befindet sich in der Proteinstruktur von Knochen und Zähnen, denen es Stärke und Festigkeit verleiht. Gerade beim Höhepunkt der Knochendichte im Alter von

DIE VERWERTUNG VON MINERALSTOFFEN

Absorption und Stoffwechsel von Mineralstoffen hängt sehr von anderen Nahrungsbestandteilen ab. So verstärken bestimmte Nährstoffe die Aufnahme und den Stoffwechsel einiger Mineralstoffe, während Überdosen anderer Nährstoffe diese Vorgänge negativ beeinflussen. Auf Grund dieser unterschiedlichen Wirkungsweisen erscheint die »Megadosierung« von lebenswichtigen Nährstoffen problematisch.

ABSORPTIONSFÖRDERNDE SUBSTANZEN

- **Calcium** Eine optimale Absorption wird durch die gleichzeitige Aufnahme von Vitamin D, Lactose (in Milch) und Kupfer erreicht. Auch essenzielle Fettsäuren, z. B. in fettreichen Seefischen, begünstigen die Calciumabsorption.
- **Eisen** Zur optimalen Aufnahme sollte Eisen mit Nahrungsmitteln kombiniert werden, die Vitamin C, Folsäure, Beta-Carotin und Kupfer enthalten.
- **Phosphor** Die Phosphorabsorption wird durch Nahrungsmittel unterstützt, die Calcium, Kupfer, Vitamin D und Lactose (in Milch) enthalten.
- **Zink** Durch Protein wird die Zinkaufnahme begünstigt.

ABSORPTIONSREDUZIERENDE SUBSTANZEN

- **Calcium** Vollkorngetreide, Rhabarber, Spinat und kohlensäurehaltige Colagetränke stören das Calciumgleichgewicht.
- **Eisen** Vollkorngetreide, Rhabarber, Spinat und Schwarztee mindern die Eisenaufnahme.
- **Jod** Thiocyanate, organische Kropf bildende Substanzen und Kalium reduzieren unter Umständen die Jodabsorption.
- **Kupfer** Durch Eisen und Zink wird die Kupferabsorption vermindert.
- **Magnesium** Rhabarber und Spinat beeinträchtigen die Magnesiumabsorption.
- **Mangan** Durch Calcium und Phytate wird die Verwertung von Mangan blockiert.
- **Phosphor** Eisen und Aluminium sollten nicht mit Phosphor kombiniert werden.
- **Zink** Vollkorngetreide, Alkohol, übermäßiger Zucker, Eisen und Calcium beeinträchtigen die Zinkabsorption.

20 Jahren ist eine ausreichende tägliche Calciumzufuhr vonnöten, um das Knochengerüst zu stärken. Das restliche eine Prozent Calcium bei Erwachsenen befindet sich im Gewebe und in den Körperflüssigkeiten. Calcium sorgt hier für die Wasserversorgung der Zellen, für die Übermittlung von Informationen zwischen den Zellen und die Erhaltung der Muskelzellen. Zu den besten Calciumquellen gehören Milch und Milchprodukte, fettreiche Seefische mit Gräten, Nüsse, Samen, Tofu und grünes Blattgemüse.

CHLORID

Chlor verbindet sich mit anderen chemischen Substanzen zu Chloriden wie z. B. Natriumchlorid (Kochsalz). Chloride befinden sich in den Körperflüssigkeiten sowohl innerhalb als auch außerhalb der Körperzellen. Chlor ist Bestandteil von Salzsäure, die die Verdauung im Magen unterstützt. Zu den chlorhaltigen Nahrungsmitteln zählen Salz, Brot, Getreideflocken und viele industriell verarbeitete Speisen.

CHROM

Chrom unterstützt die Funktion des Hormons Insulin, das bei der Regulation des Glucosespiegels im Blut beteiligt ist. Die Hauptlieferanten dieses Spurenelements sind Vollkorngetreide und Gemüse.

KUPFER

Kupfer ist für die Bildung vieler Enzyme nötig, insbesondere solcher, die am Aufbau von Blut und Knochen beteiligt sind. Kupfer stärkt das Immunsystem und spielt bei der Weiterleitung von Nervenreizen eine Rolle. Gute Kupferquellen sind Fleisch, insbesondere Innereien, Vollkorngetreide und Weizenkeime.

MINERALSTOFFSYMBOLE

Im Allgemeinen verstehen sich die chemischen Symbole für Mineralstoffe von selbst, weil es sich schlicht um Abkürzungen des chemischen Namens handelt, beispielsweise P für Phosphor, Ca für Calcium, Mg für Magnesium, K für Kalium oder Na für Natrium. Einige leiten sich jedoch aus dem Lateinischen ab.

- Kupfer Cu (von cuprum)
- Eisen Fe (von ferrum)

EMPFOHLENE MINERALSTOFFZUFUHR

Hier handelt es sich um Durchschnittswerte. Kleinkinder, Jugendliche, angehende Seniorinnen und Senioren sowie Frauen in bestimmten Lebensphasen haben einen speziellen Bedarf. Vermeiden Sie Überdosen an Fluor.

MINERALSTOFF	MÄNNER	FRAUEN	7–10 JAHRE
Calcium (mg)	700	700	550
Chlorid (mg)	2500	2500	1800
Chrom (µg)	25	25	–
Eisen (mg)	8,7	14,8	9
Fluorid (mg)	–	–	–
Jod (µg)	140	140	110
Kalium (mg)	3500	3500	2000
Kupfer (mg)	1,2	1,2	0,7
Magnesium (mg)	300	270	200
Mangan (mg)	–	–	–
Molybdän (µg)	50–400	50–400	0,5–1,5
Natrium (mg)	1600	1600	1200
Phosphor (mg)	550	550	450
Selen (µg)	75	60	30
Zink (mg)	9,5	7	7

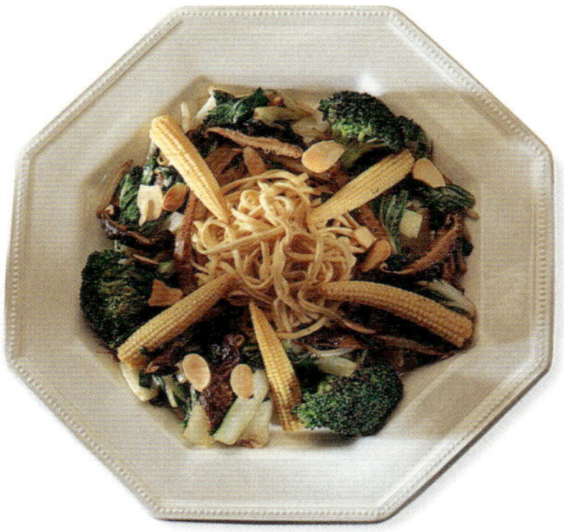

WER HAT ERHÖHTEN MINERALSTOFFBEDARF?

Im Allgemeinen sorgt eine vielseitige, ausgewogene Ernährung für eine ausreichende Mineralstoffzufuhr. Manche Menschen profitieren jedoch von Mineralstoffergänzungen.

- **Stillende Frauen** sollten täglich 550 mg Calcium und 440 mg Phosphor zusätzlich zu sich nehmen. In den ersten vier Stillmonaten benötigen sie überdies täglich 6 mg mehr Zink sowie etwas mehr Kupfer und Jod.
- **Frauen** mit starken Monatsblutungen müssen auf eine ausreichende Eisenversorgung achten, insbesondere wenn ihr Speiseplan nur wenig oder gar kein rotes Fleisch, Geflügel und keinen Fisch enthält.
- Bei **vegetarischer Ernährung** sind zusätzliche Eisenlieferanten wichtig, beispielsweise angereicherte Frühstücksflocken sowie pflanzliche Quellen wie grünes Blattgemüse, Nüsse und Samen. Die gängigsten Eisenquellen sind Fleisch, Geflügel und Fisch.
- Bei **veganer Ernährung** muss man auf eine ausreichende Calciumzufuhr achten, gerade in den ersten 20 Lebensjahren. Neben angereicherten Sojamilchprodukten gelten grünes Blattgemüse, Sesamsamen, Sonnenblumenkerne, Tahin und Tofu als gute Quellen.
- **Ältere Menschen** neigen bei Kaliummangel zu Verwirrung. Obst und Gemüse fördern die Kaliumzufuhr.
- **Männer,** die weder rotes Fleisch noch Meeresfrüchte mögen, brauchen unter Umständen zusätzliche Zinkgaben. Gute Zinklieferanten sind Nüsse und Samen; aber ähnlich wie bei Eisen ist auch Zink aus tierischen Produkten besser verwertbar als aus pflanzlichen Quellen.
- **Menschen,** in deren Heimat selenarme Weizensorten zum Brotbacken verwendet werden, nehmen möglicherweise zu wenig Selen zu sich. Hier sind selenreiche Nahrungsmittel wie Meeresfrüchte, Fleisch, Innereien, Eier und Milchprodukte sowie zusätzliche Selenpräparate empfehlenswert.

FLUOR

Fluor liegt als Fluorid im Trinkwasser vor. Es wird in Knochen und Zähnen gespeichert und fördert deren Härtung. Zur Kariesvorbeugung wird Fluor als Fluorid auch Zahnpasten zugesetzt. Eine übermäßige Fluoridzufuhr führt zu unansehnlichen Flecken an den Zähnen.

JOD

Jod ist Bestandteil der Schilddrüsenhormone, die viele Zellvorgänge regeln sowie beim Proteinaufbau, Zellwachstum und bei der Fortpflanzung eine Rolle spielen. Jodmangel führt zur Bildung eines Kropfes und beeinflusst die geistige Leistung; Überdosen können giftig wirken. Zu den besten natürlichen Jodquellen gehören Meeresfrüchte, Seefische, Algen und Milch.

EISEN

Dieses Spurenelement wird zum Aufbau von Hämoglobin im Blut benötigt, das für den Sauerstofftransport von den Lungen zu den Körperzellen sorgt. Durch eine eisenarme Ernährung werden die körpereigenen Eisenvorräte erschöpft, was unter Umständen zu Anämie führt (*siehe S. 160*). Eisen spielt auch für die Funktion verschiedener Enzyme eine Rolle. Insbesondere Frauen und Mädchen neigen zu einer Unterversorgung mit Eisen. Aber auch Überdosen können gesundheitliche Störungen auslösen. Das in Fleisch, Fisch und Geflügel vorhandene Eisen (so genanntes Häm-Eisen) wird vom Körper leichter absorbiert als das Eisen pflanzlichen Ursprungs, z. B. aus Nüssen, Samen und grünem Blattgemüse.

MAGNESIUM

Dieser Mineralstoff sorgt für die Festigkeit von Knochen und Zähnen, für die Weiterleitung von Nervenimpulsen und die Muskelfunktion. Weiterhin ist es zum Aufbau vieler Enzyme nötig, die im ganzen Körper Reaktionen auslösen, sowie für die Weitergabe der menschlichen Erbinformation DNA. Magnesiumquellen sind Milch, Brot, Getreide und Kartoffeln. Als Bestandteil des in Grünpflanzen vorkommenden Pigmentes Chlorophyll ist Magnesium in grünem Gemüse enthalten. Magnesiummangel führt zu Muskelschwäche, Nervenstörungen und Herzklopfen.

MANGAN

Mangan ist an den Enzymreaktionen beteiligt und beeinflusst somit den Calcium- und Kaliumbedarf; überdies trägt es zur Erhaltung der Zellstruktur bei. Gute Manganquellen sind Vollkorngetreide, Nüsse, Tee, Obst und Gemüse.

Molybdän

Molybdän kommt in Gemüse und Hülsenfrüchten vor und wird mit bestimmten Enzymen in Zusammenhang gebracht, die für die Zerlegung von Proteinen wichtig sind. Da das Spurenelement für gesunde Fortpflanzungsorgane wichtig ist, sollte während der Schwangerschaft auf eine ausreichende tägliche Versorgung geachtet werden.

Phosphor

Etwa 80 Prozent des Phosphors im Körper befindet sich in den Knochen, denen es Stabilität verleiht, und in den Zähnen. Im übrigen Gewebe wird Phosphor für den Kohlenhydratstoffwechsel und als Energiespeicher benötigt. Phosphor sorgt mit für die Funktion der Zellwände sowie für Zellwachstum und Fortpflanzung. Es kommt in Milchprodukten, Getreide und Fleisch vor. Überhöhte Phosphorgaben stören das Calciumgleichgewicht in den Knochen.

Kalium

Kalium befindet sich in den Zellen und ist für die Regulation des Wasserhaushaltes wichtig. Kalium ist in allen Früchten, Gemüsesorten und Obstsäften enthalten. Kaliummangel führt zu geistiger Verwirrung und Muskelproblemen. Eine erhöhte Zufuhr kann den Blutdruck senken.

Selen

Selen spielt bei der Umwandlung von Fetten und Proteinen in Energie eine Rolle und verringert das Risiko von Herzerkrankungen und Krebs. Eine Selenunterversorgung beeinträchtigt die Fruchtbarkeit bei Männern und führt unter Umständen zu Fehlernährung. Eine sehr geringe Selenzufuhr bewirkt eventuell Herzstörungen. Selen befindet sich in Getreide von selenreichen Böden, in Paranüssen, Meeresfrüchten und Fleisch. Überdosen an Selen können zu brüchigen Nägeln führen.

Natrium

Natrium ist an der lebenswichtigen Regulation des Wasserhaushaltes beteiligt. Gelöst befindet sich Natrium in den Zellflüssigkeiten, im Blutplasma, in den Lymphdrüsen, in Sekreten wie Schweiß und im Urin. Am häufigsten kommt Natrium in unseren Speisen als Natriumchlorid (Kochsalz) vor. Zu hohe Dosen führen zu Bluthochdruck.

Zink

Dieses Spurenelement ist wichtig für gesunde Knochen, die Enzymaktivität, das Freisetzen von Vitamin A, für Wachstum, das Immunsystem, männliche Fruchtbarkeit und die Insulinausschüttung. Zu den zinkreichen Nahrungsmitteln gehören Austern und andere Schalentiere, rotes Fleisch und Vollkorngetreide.

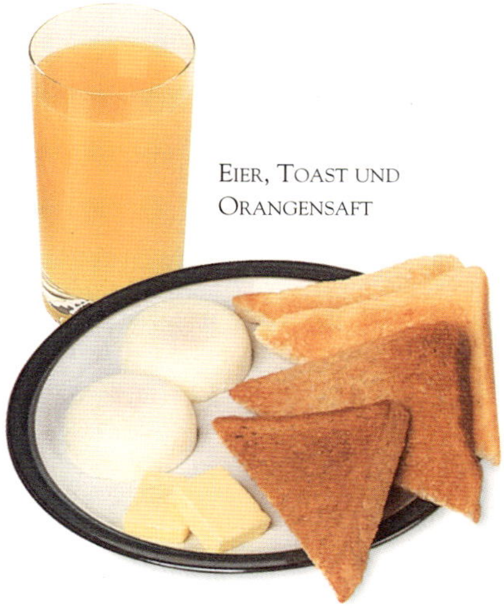

Eier, Toast und Orangensaft

Die Absorption fördern

Die Absorption und Verdauung einiger Mineralstoffe lässt sich durch die Kombination mit bestimmten Nahrungsmitteln verstärken.

- **Eier und Toast** zum Frühstück versorgen den Körper mit Eisen. Ein Glas Orangensaft (Vitamin C) begünstigt die Eisenabsorption.
- **Rotes Fleisch** ist reich an gut verwertbarem Eisen. Eine weitere Verbesserung der Aufnahme erreicht man durch Möhren oder Süßkartoffeln als Beilage, die viel Beta-Carotin enthalten.
- **Fischkonserven** sind Vitamin-D-haltig. Essen Sie die weichen Gräten mit; sie sind eine gute Calciumquelle.
- **Vollkorntoast** ist ein Zinklieferant. Zusammen mit weißen Bohnen erhält der Körper zusätzliches Protein.
- **Essenzielle Fettsäuren** aus fettreichen Seefischen sollen die Calciumabsorption aus dem Verdauungstrakt erhöhen.

Phosphor und Calcium

Phosphor fördert die Calciumaufnahme in die Knochen. Eine Überdosis verzögert jedoch möglicherweise die Zurückhaltung von Calcium und führt zu Demineralisierung. Ein günstiges Phosphor-Calcium-Verhältnis von eins zu vier wird durch eine ausgewogene Ernährung erreicht, die Milchprodukte, Nüsse, Samen, Gemüse, Obst, Stärkeprodukte und Protein beinhaltet. Zu hohe Phosphordosen enthält ein Speiseplan, der große Mengen an verarbeiteten Nahrungsmitteln wie Fleischkonserven, industriell hergestelltem Käse, Instantsuppen und -desserts sowie Colagetränken umfasst.

SEKUNDÄRE PFLANZENSTOFFE

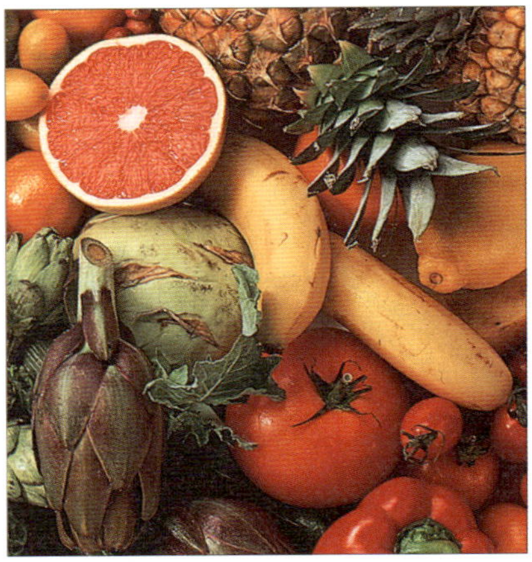

Wie wir heute wissen, besitzen Pflanzen neben Fetten, Proteinen, Kohlenhydraten, Vitaminen und Mineralstoffen so genannte sekundäre Pflanzenstoffe. Diese chemischen Substanzen sind zu Tausenden in Getreide, Obst und Gemüse enthalten und schützen die Pflanze z. B. vor starker ultravioletter Strahlung, Infektionen und Umweltverschmutzung. Wenn wir Obst, Gemüse, Getreidekörner und -flocken zu uns nehmen, profitieren wir möglicherweise von den Vorzügen dieser Stoffe.

ENTDECKUNG DER PFLANZENSTOFFE

Inzwischen sind mehr als tausend dieser Pflanzenstoffe entschlüsselt worden. Mit größter Sorgfalt werden die Pflanzen zunächst in ihre Einzelbestandteile zerlegt, um dann zu erforschen, wie diese einzeln und miteinander reagieren. So hat man jene Inhaltsstoffe der Sojabohne, die Brustkrebs hemmend wirken, als Isoflavone identifiziert – diese Substanzen sind ähnlich aufgebaut wie das menschliche Hormon Östrogen. Danach werden die sekundären Pflanzenstoffe getestet, damit man weiß, wozu sie unter Laborbedingungen imstande sind. Noch ist nicht eindeutig erwiesen, dass sie vorbeugend gegen bestimmte Krankheiten wirken. Fest steht allerdings, dass der erhöhte Verzehr von Obst, Gemüse und anderen pflanzlichen Nahrungsmitteln der Gesundheit förderlich ist. Dass möglicherweise nun auch lebensrettende Aspekte hinzukommen, verleiht dem Ganzen eine neue, spannende Dimension.

VERHINDERN PFLANZEN KRANKHEITEN?

Der Zusammenhang zwischen dem hohen Verzehr einiger Nahrungsmittel in bestimmten Ländern und dem geringen Auftreten spezifischer Krankheiten ist wissenschaftlich nachgewiesen. So erkranken in Japan, wo Nahrungsmittel auf Sojabasis wie Tofu zum täglichen Speiseplan gehören, weniger Frauen an Brustkrebs als anderswo. Das Auftreten dieser Krankheit erhöht sich allerdings bei Japanerinnen, die in andere Länder umziehen und dort weniger Sojaprodukte verzehren. Solche Forschungen ermöglichen die Suche nach den eigentlich wirksamen Substanzen.

PFLANZENSTOFFE UND HERZERKRANKUNGEN

Nach neuesten Erkenntnissen sollen bestimmte Pflanzenstoffe vorbeugend gegen Herzerkrankungen wirken. So scheint der rote Farbstoff Lycopin, der in Tomaten enthalten ist, auf Grund seiner antioxidativen Funktion die Blutgefäße daran zu hindern, Cholesterin an den Arterienwänden abzusetzen. Andere sekundäre Pflan-

EMPFOHLENE MENGE

Um eine gute Versorgung mit sekundären Pflanzenstoffen zu gewährleisten, wird gemeinhin der regelmäßige Verzehr unterschiedlicher Sorten an Obst, Gemüse und Getreideprodukten empfohlen. Das entspricht mindestens fünf Portionen Obst und Gemüse täglich, wobei es sich um frische oder tiefgefrorene Ware handeln kann oder auch – wie bei Möhren und Hülsenfrüchten – um Konserven. Obst- und Gemüsesäfte zählen jeweils als eine Portion.

- Jede Portion sollte etwa 80 g wiegen, so dass die tägliche Zufuhr an Obst und Gemüse etwa 400 g beträgt. Um sich auf einfache Weise mit einer Vielfalt an sekundären Pflanzenstoffen zu versorgen, wählen Sie am Besten verschiedenfarbige Obst- und Gemüsesorten aus.
- **Getreide** sollte Bestandteil möglichst aller Mahlzeiten sein. Wirksame Pflanzenstoffe sind am ehesten in Vollkornprodukten enthalten, also in Vollkornbrot, Vollkornnudeln, Naturreis, Buchweizen und Bulgur. Auch Vollkorngetreideflocken zum Frühstück tragen zur täglichen Versorgung bei.
- **Bohnen** und andere Hülsenfrüchte enthalten viele sekundäre Pflanzenstoffe und eignen sich als alternative Proteinquelle anstelle von Fleisch, Fisch und Geflügel. Wenn Sie Hülsenfrüchte als Haupteiweißlieferanten einmal täglich zu sich nehmen, erhöhen Sie Ihre Versorgung mit sekundären Pflanzenstoffen beträchtlich.
- **Nüsse und Samen** liefern zahlreiche sekundäre Pflanzenstoffe wie Lignane und dazu viele Vitamine, Mineralstoffe, Proteine und essenzielle Fettsäuren. Sonnenblumen- und Kürbiskerne sowie Sesamsamen und unterschiedliche Nüsse sollten zum gewohnten Speiseplan gehören.
- **Kräuter und Gewürze** sind gute Quellen für sekundäre Pflanzenstoffe; sie lassen sich ohne weiteres bei jeder Mahlzeit verwenden.

HÄUFIGE SEKUNDÄRE PFLANZENSTOFFE

Erst kürzlich wurde wissenschaftlich erkannt, welchen Beitrag die sekundären Pflanzenstoffe zu unserer Gesundheit leisten. So werden immer mehr Substanzen gefunden und entsprechend nur Eigenschaften untersucht. Die hier aufgeführten Gruppen sind nur eine Auswahl der bereits analysierten Pflanzenstoffe.

CAROTINOIDE

Sie sollen Herzerkrankungen und Krebs vorbeugen, indem sie Schädigungen des HDL-Cholesterins einschränken, gesundes Zellwachstum maßgeblich fördern und Krebszellwachstum hemmen.

FLAVONOIDE

Sie schützen eventuell vor Herzerkrankungen, indem sie die Ablagerung von Cholesterin an den Arterienwänden verhindern. Die Flavonoide wirken offenbar Krebserkrankungen entgegen.

ISOFLAVONE

Diese Substanzen wirken anscheinend wie menschliches Östrogen. Sie haben nachweislich antioxidative Eigenschaften und sollen vorbeugend gegen Herzerkrankungen und Krebs wirken.

ISOTHIOCYANATE

Diese Substanzen scheinen freie Radikale zu neutralisieren und die Aktivität von Anti-Krebs-Enzymen zu erhöhen. Dadurch reduziert sich das Lungenkrebsrisiko.

LIGNANE

Diese Substanzen haben schwache Östrogenwirkung und scheinen kanzerogene Veränderungen zu begrenzen. Überdies wirken sie antioxidativ und schützen vor Herzerkrankungen.

PHENOLISCHE VERBINDUNGEN

Diese Substanzen sollen die negative Wirkung von Schadstoffen, z. B. Zigarettenrauch, kompensieren. Die Antioxidantien kontrollieren möglicherweise kanzerogene Zellveränderungen.

SAPONINE

Saponine wirken möglicherweise der Tumorbildung entgegen und unterstützen die Fettverdauung. Eventuell reduzieren sie u. a. auch den Fettgehalt im Blut und vermindern das Risiko von Herzerkrankungen.

TERPENE

Terpene sollen Krebs auslösende Substanzen beeinflussen; überdies scheinen sie vorbeugend gegen Karies zu wirken und das Magenkrebsrisiko zu senken.

zenstoffe tragen wohl mit zur Regulierung des Blutdrucks bei und verhindern Blutgerinnsel.

SEKUNDÄRE PFLANZENSTOFFE UND KREBS

Möglicherweise bieten einige sekundäre Pflanzenstoffe Schutz vor bestimmten Krebsarten, wobei offenbar mehrere Mechanismen eine Rolle spielen. Stoffe wie die Bioflavonoide hindern Krebs auslösende Substanzen eventuell am Erreichen von Gewebe und Zellen. Gleichzeitig verhindern sie möglicherweise, dass neu gebildete Karzinome die Blutgefäße erreichen, und hungern diese förmlich aus. Unter Umständen setzen einige Pflanzenstoffe Enzyme frei, die Krebs auslösende Substanzen aus dem Körper entfernen, während andere dazu beitragen, dass Zellen, die diesen Substanzen ausgesetzt waren, nicht bösartig werden und sich nicht unkontrolliert vermehren. Einige sekundäre Pflanzenstoffe wie Chlorophyll wirken wohl einfach deshalb Krebs hemmend, weil sie das Immunsystem stärken. Andere, wie Isoflavone, isolieren unter Umständen Stellen, an denen körpereigene Hormone Krebswachstum auslösen könnten.

WO SIND PFLANZENSTOFFE ENTHALTEN?

Mittlerweile sind zwar viele tausend Pflanzenstoffe identifiziert, eingehend untersucht wurde jedoch nur eine begrenzte Zahl von ihnen. Sie sind in allen Obst- und Gemüsesorten enthalten sowie in Getreide und Hülsenfrüchten und auch in Getränken wie Tee, Kaffee, Wein und Säften. Der Gehalt an sekundären Pflanzenstoffen ist auch abhängig von der Bodenqualität der Herkunftspflanze.

NAHRUNGSMITTELQUELLEN

Hier einige Beispiele für die Vielfalt von sekundären Pflanzenstoffen und ihr Vorkommen in Nahrungsmitteln.

- **Beta-Cryptoxanthin** Mangos, Papayas, Pfirsiche
- **Carotinoide** Möhren, Süßkartoffeln, Mangos, Aprikosen
- **Cumarine** Orangen, Grapefruits, Leinsamen, grünes Gemüse, grüner Tee
- **Ellagsäure** Erdbeeren, Himbeeren, Brombeeren
- **Flavonoide** Äpfel, Zwiebeln, Trauben
- **Indole** Grünes Blattgemüse
- **Isoflavone** Sojabohnen, Tofu, Sojamilch, Vollkorngetreide, Kichererbsen, Hirse, Sorghum
- **Isothiocyanate** Brokkoli und andere Kreuzblütler
- **Kaempferol** Rettich, Radieschen, Grünkohl, Lauch, Endivien, Brokkoli, Schwarztee
- **Lentinan** Pilze
- **Lignane** Vollkorngetreide, Samen, Beeren
- **Organische Schwefelverbindungen** Knoblauch, Zwiebeln
- **Phenolische Verbindungen** Zitrusfrüchte, Tomaten, Paprika, Schwarztee, Wein
- **Phytoen** Mangos, Kürbis
- **Saponine** Sojabohnen
- **Terpene** Zitrusfrüchte
- **Zeaxanthin** Rote und gelbe Paprika

NAHRUNGSERGÄNZUNGEN

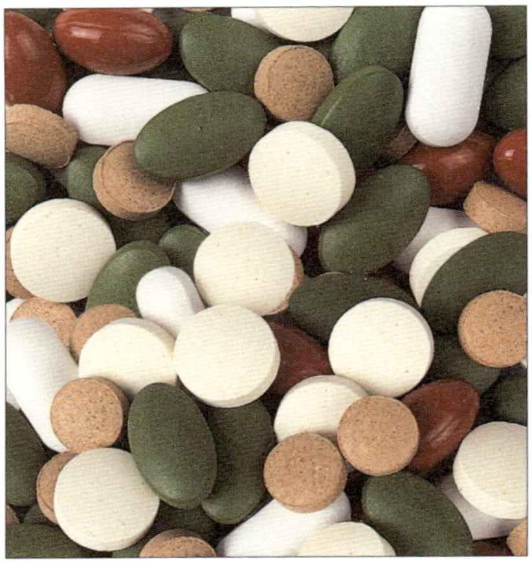

WANN IST DIE EINNAHME AM BESTEN?

Am Besten baut man die Nahrungsergänzung in den täglichen Ablauf ein. Da die meisten zusätzlichen Nährstoffe am Tag benötigt werden, empfiehlt sich der Morgen als Zeitpunkt der Einnahme. Calcium bildet eine Ausnahme. In diesem Fall ist der Abend besser geeignet, weil Calcium während der Nacht in die Knochen aufgenommen wird. Zudem soll es Schlaf fördernd wirken. Üblicherweise nimmt man die Ergänzungen mit der Nahrung ein, weil sie dann besser verwertet werden. Bei einigen ist die Absorption in Kombination mit anderen Substanzen am Besten.

- **Eisen** nimmt man am Besten zusammen mit Vitamin C ein, weil dieses Vitamin die Eisenabsorption erhöht.
- **Vitamin-B-Ergänzungen** sollten stets in einem Vitamin-B-Komplex eingenommen werden.
- Bei **Vitamin C** ist die Absorption in Kombination mit Bioflavonoiden am höchsten. Ergänzungen sollten daher beide Nährstoffe enthalten.
- **Vitamin E** ist in Verbindung mit Vitamin C am wirksamsten.

OPTIMIERTE ZUFUHR

Einigen Theorien zufolge sollen die hier angegebenen Richtwerte nicht nur vorbeugend gegen Krankheiten wirken, sondern die Gesundheit aktiv fördern *(siehe rechts)*.

VITAMINE UND MINERALSTOFFE	MÄNNER 25–50	MÄNNER 51+	FRAUEN 25–50	FRAUEN 51+
Vitamin A (µg)	1000	2000	800	2000
Vitamin B_1 (mg)	7,5	9,2	7,1	9
Vitamin B_2 (mg)	2,5	2	2,5	2
Vitamin B_3 (mg)	30	25	30	25
Vitamin B_6 (mg)	10	25	10	20
Vitamin B_{12} (µg)	2	3	2	2
Vitamin C (mg)	400	800	400	1000
Vitamin E (mg)	400	800	400	800
Calcium (mg)	1500	1500	1500	1500
Folsäure (mg)	800	1000	800	1000
Selen (mg)	200	200	200	200
Zink (mg)	20	20	20	20

Heutzutage gilt als erwiesen, dass man auch bei einer ausgewogenen Ernährung möglicherweise nicht alle Nährstoffe in ausreichender Menge zu sich nimmt. In bestimmten Lebensphasen können Nahrungsergänzungen daher sinnvoll sein, beispielsweise in der Pubertät, während der Schwangerschaft oder im Alter. Auch wer chronisch krank ist, eine bestimmte Diät einhalten muss oder an einem Langzeitprogramm zur Gewichtsreduzierung teilnimmt, profitiert unter Umständen von solchen Ergänzungen. Einschlägige Untersuchungen weisen darauf hin, dass große Mengen an bestimmten Vitaminen, Mineralstoffen und auch sekundären Pflanzenstoffen krankheitsvorbeugend wirken können.

OPTIMIERTE NÄHRSTOFFZUFUHR

Nach Meinung einiger Wissenschaftler und Ernährungswissenschaftler sind die gegenwärtigen Empfehlungen für die Vitamin- und Mineralstoffzufuhr zu niedrig. Diese Richtwerte *(siehe S. 12)* beziehen sich auf Mengen, die Mangelkrankheiten vorbeugen. So liegt der Richtwert für Vitamin C bei 40 mg täglich, einer Menge, die Skorbut verhindert. Manchen Theorien zufolge dienen Nährstoffe jedoch nicht nur zur Vorbeugung gegen Mangelerscheinungen, sondern zur Förderung der Gesundheit. Um eine optimale Versorgung zu gewährleisten, läge die Empfehlung im Falle von Vitamin C dann eher zwischen 400 und 1000 mg täglich. Eine derart hohe Vitamin-C-Zufuhr trägt offenbar dazu bei, das Immunsystem zu stärken und Infektionskrankheiten wie Erkältungen abzuwehren, Krebsabwehrmechanismen im Körper zu stützen und dem vorzeitigen Alterungsprozess entgegenzuwirken.

NOTWENDIGE ERGÄNZUNGEN

Einige Nahrungsergänzungen werden unabhängig von der jeweiligen Theorierichtung empfohlen. So sollten Frauen, die eine Schwangerschaft planen, täglich 400 µg Folsäure zusätzlich einnehmen, um das Risiko embryonaler Wirbelsäulenschädigungen wie Spina bifida zu verringern. Empfehlenswert für alle, die sich streng vegetarisch oder vegan ernähren, sind Ergänzungen des Vitamins B_{12}, da dieses Vitamin außer in Fleisch nur in angereicherten Produkten enthalten ist. Bei Menschen, die sich im Sommer kaum dem Sonnenlicht aussetzen, kann sich in der Haut kaum Vitamin D bilden; sie sollten ihren Speiseplan zusätzlich mit diesem Vitamin ergänzen. Älteren Leuten über 65 Jahren sowie schwangeren und stillenden Frauen wird ein Plus von 10 µg Vitamin D täglich empfohlen. Auch Kinder bis drei Jahre sollten von diesem Vitamin zusätzliche Gaben von ca. 8 µg pro Tag bekommen.

Nicht in Nahrungsmitteln enthaltene Ergänzungen

Präparate zur Nahrungsergänzung sind in Naturkostläden, Drogerien und Supermärkten in großer Vielfalt erhältlich. Hier lohnt sich die Wahl der hochwertigsten Produkte, die auf standardisierten Extrakten basieren und ausreichend getestet wurden. Ihre Wirksamkeit ist wissenschaftlich nachgewiesen.

Anthocyanidine

Diese stark antioxidativ wirkenden Extrakte aus Heidelbeeren, roten Traubenschalen und Preiselbeeren halten offenbar das Kollagen geschmeidig, die Arterien- und Venenwände biegsam und sorgen für eine straffe Haut. Sie unterstützen ein gesundes Aussehen.

Coenzym Q

Das Coenzym Q, kurz: CoQ, wird üblicherweise im Körper hergestellt und verbessert die zelluläre Sauerstoffverwertung. Untersuchungen zufolge könnte die zusätzliche CoQ-Einnahme bei Menschen mit Erkrankungen wie Angina pectoris den Sauerstofftransport zum Herz verbessern.

Phyto-Östrogene

Heutzutage sind Kapseln mit Isoflavonen aus Sojamehl und anderen Quellen wie Rotklee erhältlich, die bei Frauen vor den Wechseljahren vorbeugend gegen Brustkrebs wirken sollen. Überdies sollen sie auch Klimakteriumssymptome wie Hitzewallungen lindern.

Sägepalme (Serenoa repens)

Untersuchungen haben gezeigt, dass Extrakte aus den Früchten der Sägepalme die Symptome einer gutartigen Vergrößerung der Prostata abschwächen können. Sie scheinen das Enzym zu hemmen, das Testosteron umwandelt und eine Prostatavergrößerung bewirkt. Somit eignet sich das Präparat besonders für Männer.

Echinacea

Die an sekundären Pflanzenstoffen reichen Echinacea-Präparate sollen das Immunsystem stärken. Bei den ersten Erkältungs- oder Grippeanzeichen einnehmen.

Knoblauch

Knoblauch enthält Allicin in seiner aktiven Form, das den Cholesterinspiegel im Blut senkt. Eine extra Knoblauchzufuhr verringert das Risiko von Thrombose und Arterienverkalkung.

Ginkgo biloba

Standardisierte Extrakte des Ginkgobaumes wirken nachweislich Kreislauf fördernd und sind daher besonders für Menschen mit Herzerkrankungen geeignet.

Johanniskraut

Extrakte aus dem Johanniskraut können stimmungsaufhellend wirken und eine leichte Depression abwenden. Johanniskraut wird zur Behandlung saisonal bedingter affektiver Störungen eingesetzt.

Hilfreiche Ergänzungen

Für eine Ergänzung des Speiseplans gibt es gute Gründe. Durch das Wachstum oder einen besonders starken Energieverbrauch erschöpfen sich möglicherweise die natürlichen Speicher eines bestimmten Nährstoffs im Körper, so dass es notwendig ist, diese wieder aufzufüllen. Überdies kann eine erhöhte Nährstoffzufuhr auch künftigen Mangelerscheinungen vorbeugen. Junge Mädchen und Frauen, die sich streng vegetarisch ernähren, profitieren unter Umständen von einer zusätzlichen Eisenzufuhr von 15 mg täglich. Frauen, die gerade ein Kind geboren haben oder kurz hintereinander mehrere Schwangerschaften planen, belasten ihre Reserven an Eisen und essenziellen Fettsäuren; sie sollten diese Substanzen daher zusätzlich einnehmen.

In der Pubertät fällt der Calciumwert meist deutlich unter den empfohlenen Richtwert. Da die Knochenstabilität aber nur in den ersten 20 Lebensjahren anwächst und sich danach nicht mehr verändert, kommt der Bildung eines starken Knochenbaus gerade in dieser Zeit eine immense Bedeutung zu. Enthält der Speiseplan nur wenige calciumreiche Nahrungsmittel wie Milchprodukte, empfiehlt sich daher eine zusätzliche Calciumzufuhr von 800 bis 1500 mg täglich.

In den westlichen Ländern scheinen Fruchtbarkeitsstörungen beim Mann zu einem zunehmenden Problem zu werden. Bei der Spermienbildung spielt der Mineralstoff Selen eine wichtige Rolle.

Kontraindikationen

Einige Nahrungsergänzungen sind bei bestimmten Medikamenten kontraindiziert, andere zeigen in Verbindung mit bestimmten Substanzen, z. B. Kaffee, eine veränderte Wirkung. Holen Sie grundsätzlich ärztlichen Rat ein, bevor Sie zu Nahrungsergänzungen greifen.

- **Calcium** reagiert mit Tetracyclinen; daher sollten Calcium-Präparate nicht gleichzeitig mit diesen Antibiotika eingenommen werden.
- **Fischöl** stört unter Umständen die Funktion des Medikaments Warfarin, das bei Problemen mit der Blutgerinnung verschrieben wird.
- **Folsäure** reagiert mit Phenytoin, einem krampflösenden Medikament, das die Abbaurate von Folat im Körper erhöht. Bei Einnahme dieses Medikamentes ist also eine extra Folsäure-Zufuhr unbedingt erforderlich.
- **Vitamin-A-Ergänzungen** sollten von schwangeren Frauen nicht eingenommen werden, da Überdosen dieses Vitamins zu Missbildungen am Kind führen können.
- **Vitamin-B-Ergänzungen** bewirken in Verbindung mit Kaffee oder schwarzem Tee genau das Gegenteil und sollten daher nicht zusammen mit diesen Getränken eingenommen werden.

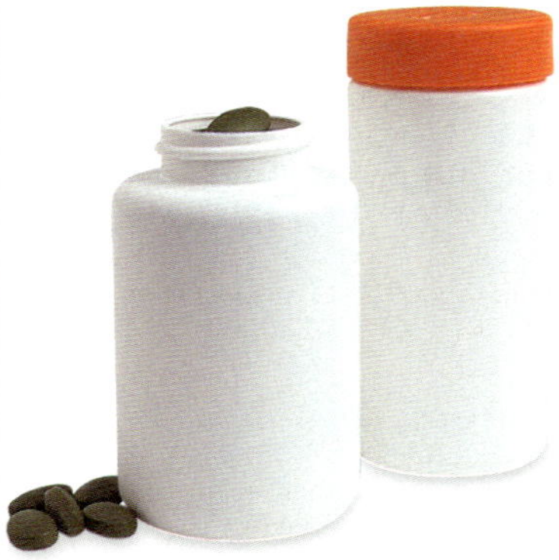

CHEMISCHE BEZEICHNUNGEN

Die Aufschrift auf Nährstoffpräparaten ist zuweilen verwirrend, weil manchmal anstelle der gebräuchlichen Buchstaben für Vitamine und Mineralstoffe ihre chemischen Namen auftauchen.

- **Folsäure** ist die synthetische Form von Folat.
- **Vitamin A** heißt Retinol, Retinylpalmitat oder Beta-Carotin.
- **Vitamin B_1** heißt Thiamin, Thiaminhydrochlorid oder Thiaminmononitrat.
- **Vitamin B_2** heißt Riboflavin.
- **Vitamin B_3** heißt Niacin oder Niacinamid.
- **Vitamin B_5** heißt Pantothensäure oder Calciumpantothenat.
- **Vitamin B_{12}** heißt Cyanocobalamin.
- **Vitamin C** heißt Ascorbinsäure, Calciumascorbat, Magnesiumascorbat oder Natriumascorbat.
- **Vitamin D** heißt Ergocalciferol oder Cholecalciferol.
- **Vitamin E** ist als Alpha-Tocopherol, Tocopherylacetat oder Tocopherylsuccinat bekannt.

NÄHRSTOFFGLEICHGEWICHT

Ein Mineralstoff oder Vitamin sollte stets als Teil einer Multivitamin- oder Mineralstoffergänzung eingenommen werden. Auf diese Weise beugt man einem Ungleichgewicht vor, das eventuell durch die Zufuhr einer Einzelsubstanz entsteht.

- Eine **erhöhte** Eisenzufuhr wirkt sich auf den Phosphorgehalt aus und führt unter Umständen zu einem Zinkungleichgewicht. Eine hohe Zinkzufuhr stört den Eisenhaushalt, und verstärkte Eisen-Zink-Dosen können die Kupferwerte negativ beeinflussen.
- **Überdosen** an Eisen, Kupfer und Mangan erhöhen die Oxidation der Vitamine A, D und E, wodurch sich der Gehalt dieser Nährstoffe möglicherweise verringert.
- **Hohe** Phosphorgaben laugen Calcium aus den Knochen aus.
- **Zu viel** Calcium und Phosphor beeinflussen den Mangangehalt.

In einigen Ländern sinkt die Selenversorgung, weil Nahrungsmittel auf Weizenbasis, wie beispielsweise Brot, heutzutage weniger Selen enthalten als früher. In den USA tritt dieses Problem nicht auf, weil Weizen dort auf selenreichen Böden angebaut wird. Zusätzliche Einnahmen von 100 bis 200 µg Selen täglich haben die männliche Fruchtbarkeit nachweislich erhöht. Für selenarme Gebiete sind solche Ergänzungen also empfehlenswert.

Nachtkerzenöl enthält Gamma-Linolensäure (GLA); sie wird im Allgemeinen im Körper aus der essenziellen Omega-6-Fettsäure Linolsäure gebildet, die in Nüssen und Samen enthalten ist. Da manche Menschen keine GLA bilden können, profitieren sie von einer Zufuhr in Form von Nachtkerzenöl. Als Nahrungsergänzung lindert Nachtkerzenöl erwiesenermaßen einige Symptome des Prämenstruellen Syndroms, harmlose Brustbeschwerden, Hyperaktivität bei Kindern und in Kombination mit Fischöl auch manche mit Polyarthritis einhergehende Entzündungen.

Fischöle aus fettreichen Seefischen enthalten die beiden Nährstoffe Eicosapentaensäure, EPA, und Docosahexaensäure, DHA, die im Körper aus der essenziellen Fettsäure der Omega-3-Gruppe, Alpha-Linolensäure, gebildet wird. Durch regelmäßige Einnahme von EPA und DHA in Form von Fischölpräparaten wird die Viskosität des Blutes herabgesetzt – es wird flüssiger, wodurch sich das Risiko von Blutgerinnseln verringert. Weiterhin scheinen sich Entzündungskrankheiten wie Polyarthritis, Psoriasis oder auch die Raynaud-Krankheit zu bessern. Gerade für Menschen, die fettreiche Seefische wie Hering, Makrele, Lachs und Sardinen nicht mögen oder nicht vertragen, sind solche regelmäßigen Ergänzungen empfehlenswert. EPA- und DHA-Ergänzungen scheinen auch für schwangere und stillende Frauen sinnvoll zu sein, um eine ausreichende Versorgung des Babys mit diesen Substanzen zu gewährleisten; sie sind nämlich wichtig für die Entwicklung des Gehirns und der Augen.

Wer raucht, benötigt zusätzliches Vitamin C, da das Rauchen die Stoffwechselrate dieses Vitamins erhöht. Je nach Theorierichtung *(siehe S. 13)* werden zwischen 80 mg und 1000 mg täglich empfohlen.

SEKUNDÄRE PFLANZENSTOFFE ERGÄNZEN

Das wachsende Interesse an pflanzlichen Wirkstoffen und ihrer potenziellen Fähigkeit zur Vorbeugung gegen Degenerationskrankheiten, wie bestimmte Krebsarten, Herzerkrankungen und den grauen Star, hat zur Entwicklung synthetischer Formen dieser Substanzen geführt. So sind heute Quercetin und Rutin, Carotinoide und Anthocyanidine in Kapsel- und Tablettenform erhältlich. Bislang ist nicht erwiesen, dass die sekundären Pflanzenstoffe in dieser synthetischen Form eine Schutzfunktion ausüben. Als Nahrungsbestandteil lässt sich ihre potenzielle Schutzwirkung zum Teil durch den Synergieeffekt mit anderen Pflanzenstoffen, Vitaminen und Mineralstoffen erklären.

Inhaltsstoffe von Präparaten

Nahrungsergänzungen in Tablettenform beinhalten neben Vitaminen, Mineralien und anderen Nährstoffen weitere Substanzen. So werden Füllstoffe wie Dicalciumphosphat zugesetzt, weil die Wirksubstanzen allein nicht voluminös genug sind, während Bindemittel wie Cellulose, Alginsäure und Natriumalginat für die gewünschte Konsistenz sorgen. Zuweilen werden auch Gleitmittel wie Kieselsäure oder Magnesiumstearat eingesetzt. Ein Überzug in Form von Zein oder Wachsen wirkt als Schutz und sorgt für eine glatte Oberfläche, so dass die Tabletten sich leicht schlucken lassen. Die meisten Kapseln bestehen aus einer aus tierischen Produkten gewonnenen Gelatine, aber mittlerweile sind – wichtig bei vegetarischer Ernährung – auch solche auf Agar-Agar-Basis *(siehe S. 71)* erhältlich.

Einnahme von Ergänzungspräparaten

Anders als Medikamente stellen Nahrungsergänzungen keine schnelle Lösung dar. Für den Stoffwechsel sowie für das Wachstum und die Erneuerung der Körpergewebe benötigt der Körper eine gleichmäßige und regelmäßige Versorgung mit Nährstoffen, die bevorzugt aus Nahrungsmitteln oder alternativ aus Ergänzungspräparaten stammen sollten, denn nicht alle Nährstoffe können im Körper gespeichert werden. Wer eine Diät einhalten muss, kann langfristig und regelmäßig auf Nahrungsergänzungen zurückgreifen. Fest steht allerdings, dass solche Präparate allein meist keine Krankheit heilen, obwohl sie als Vorbeugung oder in der Rekonvaleszenz durchaus sinnvoll sind. Bitte beachten Sie, dass in Überdosis genossen bestimmte Nahrungsergänzungen schädlich sein können *(siehe rechte Randspalte)*.

Präparate oder ausgewogene Ernährung?

Um eine optimale Nährstoffversorgung zu gewährleisten, sollten wir uns möglichst vielfältig und ausgewogen ernähren. Vorübergehend sind Ergänzungen dann sinnvoll, wenn nicht die richtigen Nahrungsmittel zur Verfügung stehen, bei einem erhöhten Nährstoffbedarf in bestimmten Lebensphasen oder im Falle einer Krankheit. Präparate liefern die Mikronährstoffe, aber sie ersetzen keineswegs die Makronährstoffe, also Kohlenhydrate, Fett und Protein.

Risiko der Überdosierung

- **Beta-Carotin** Bei einer täglichen Zufuhr von Beta-Carotin von über 15 mg färben sich Handflächen und Fußsohlen unter Umständen orange, weil Carotinoide im Körper gespeichert werden. Die Verfärbungen gehen nach Senkung der Beta-Carotin-Zufuhr wieder zurück.
- **Vitamin A** Einmalige Dosen von 300 mg für Erwachsene und 100 mg für Kinder können schädlich sein. Eine regelmäßige Zufuhr von mehr als 9000 µg täglich für Männer und 7500 µg täglich für Frauen ist zu vermeiden. Überdosen führen unter Umständen zu Knochenschäden, Haarausfall, Doppeltsehen und Erbrechen. Bei Schwangeren können Vitamin-A-Dosen von über 3300 µg täglich zu Missbildungen des Kindes führen.
- **Vitamin B_1** Dosen von über 3 g täglich über einen längeren Zeitraum hinweg führen eventuell zu Kopfschmerzen, Schlaflosigkeit, Gereiztheit, erhöhtem Puls und allgemeiner Schwäche.
- **Vitamin B_3** Nikotinsäure in Dosen von mehr als 200 mg täglich bewirken eine Erweiterung der Blutgefäße in der Haut, also Rötungen. Auch andere Blutgefäße im Körper können sich erweitern und zu Blutdrucksenkung führen.
- **Vitamin B_6** Möglicherweise führt Vitamin B_6 in Dosen von 2–7 g täglich zu Nervenproblemen, insbesondere in Händen und Füßen.
- **Vitamin C** Mehr als 1 g Vitamin C täglich kann bei manchen Menschen zu Durchfall führen. Wer viel Vitamin C zu sich nimmt, sollte die Zufuhr nicht zu schnell reduzieren. Dies führt möglicherweise zu Skorbut, weil sich der Körper an die hohen Dosen gewöhnt hat.
- **Vitamin D** Bei Kindern sollten über die empfohlene Menge hinaus gehende Dosen vermieden werden, weil es sonst zu schlechtem Wachstum und eingeschränkter Entwicklung kommen könnte.

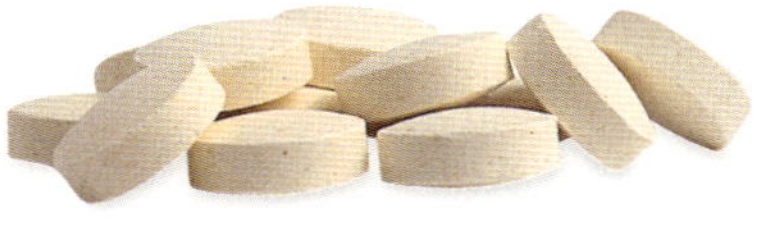

Nahrungsergänzung in Tablettenform

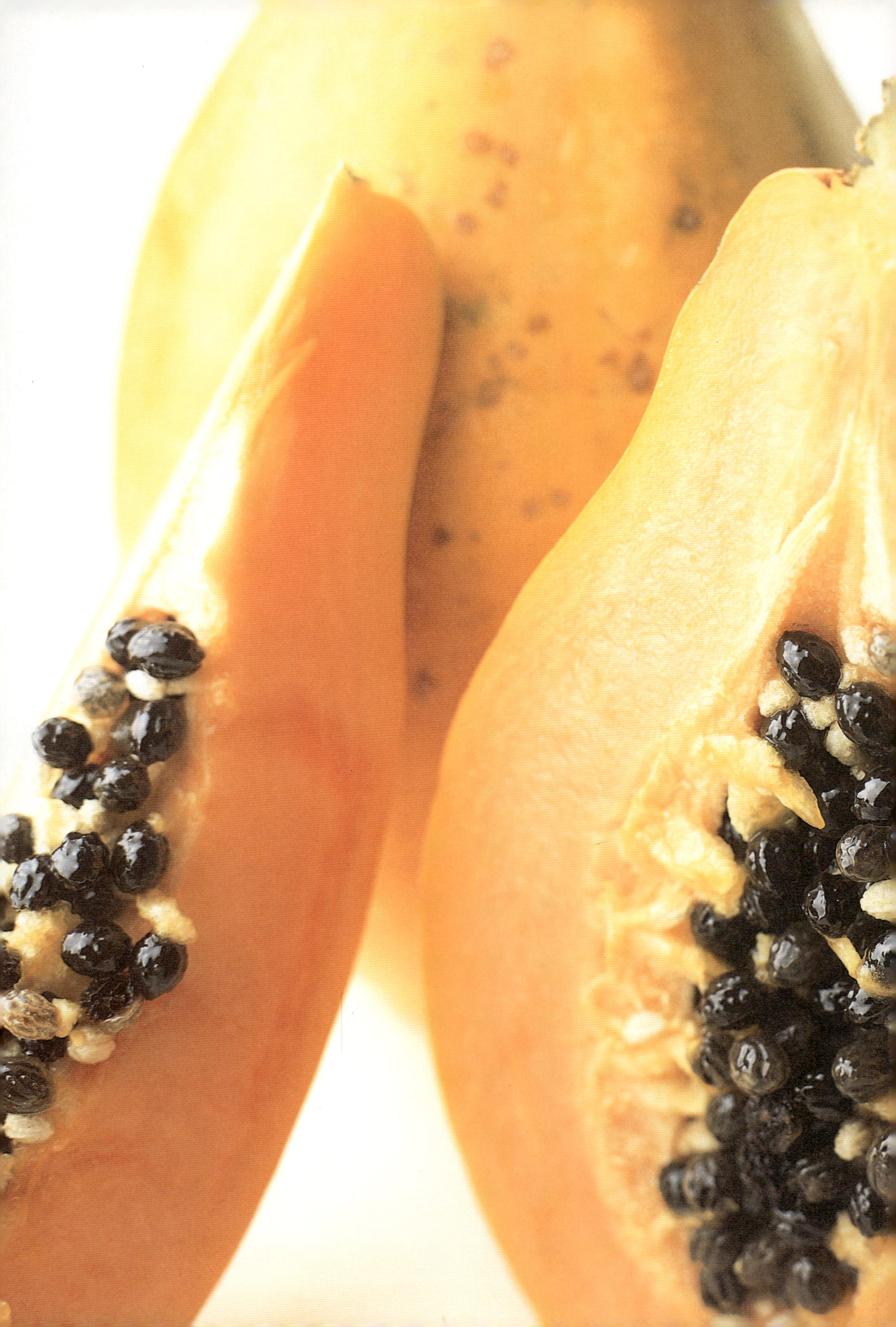

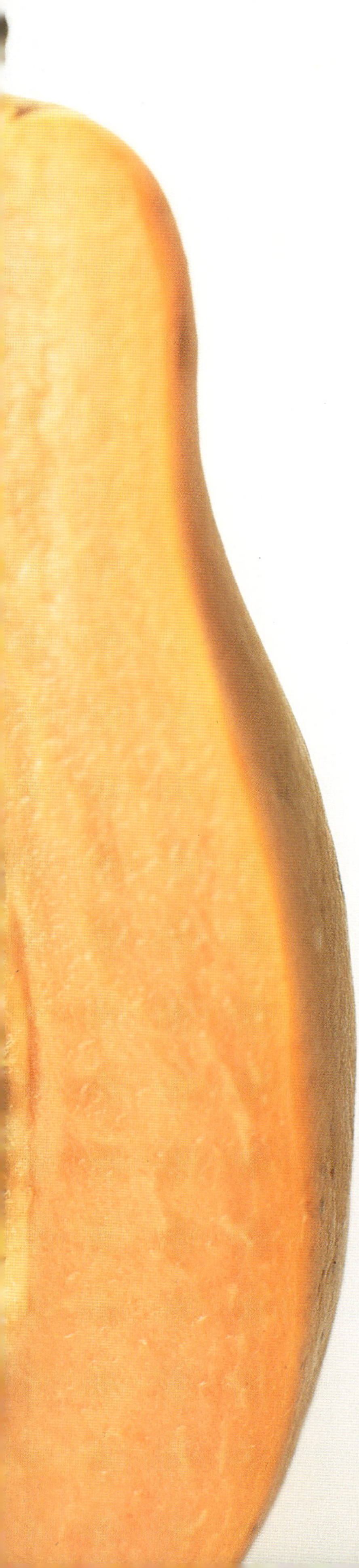

Nahrungs-mittelporträts

Dieses Kapitel ermöglicht einen tieferen Einblick in die gesundheitsfördernden Eigenschaften bestimmter Nahrungsmittel. Hier finden Sie nicht nur die traditionelle Verwendung der Produkte und ihre jeweilige Nährstoffzusammensetzung, sondern auch die neuesten wissenschaftlichen Erkenntnisse über ihre heilkräftige Wirkung. Die wichtigsten Inhaltsstoffe sind jeweils angegeben.

DIE WICHTIGSTEN NÄHRSTOFFE

Wertvolle Nährstoffe der porträtierten Nahrungsmittel finden sich unter der Rubrik **Hauptnährstoffe und sekundäre Pflanzenstoffe**. Substanzen, deren Nährstoffwert noch nicht offiziell anerkannt ist, sind nicht aufgeführt.

MINERALSTOFFE

Ca	Cu	Fe	I	K	Mg	P	Se	Zn
Calcium	Kupfer	Eisen	Jod	Kalium	Magnesium	Phosphor	Selen	Zink

VITAMINE

B_1	B_2	B_3	B_5	B_6	B_{12}
Vitamin B_1	Vitamin B_2	Vitamin B_3	Vitamin B_5	Vitamin B_6	Vitamin B_{12}

Bc	C	D	E	H
Folsäure	Vitamin C	Vitamin D	Vitamin E	Biotin

GEMÜSE

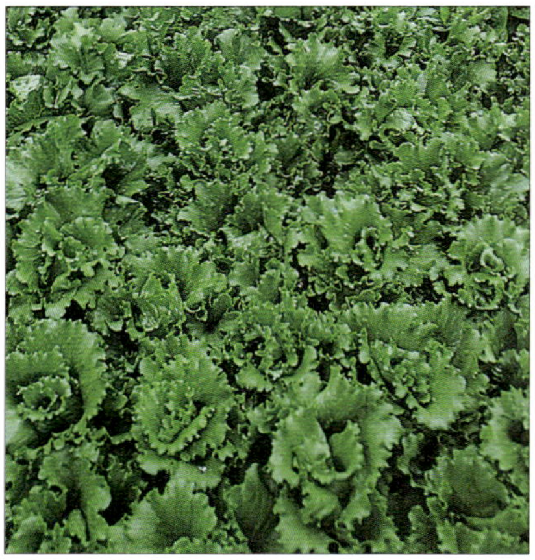

BIOGEMÜSE

Der biologische Anbau von Gemüse ist umweltfreundlicher als die moderne Agrarwirtschaft, ein erhöhter Nährstoffwert der Produkte lässt sich jedoch nicht nachweisen. Ob Biogemüse besser schmeckt als konventionell erzeugtes, ist Ansichtssache. Anstelle des Pestizideinsatzes spielen beim Bioanbau Mikroorganismen, die Bodenfauna und -flora sowie andere Pflanzen und Tiere wichtige Rollen. Das größte Risiko der Nebenwirkungen von Pestiziden tragen anscheinend die Landwirte selbst.

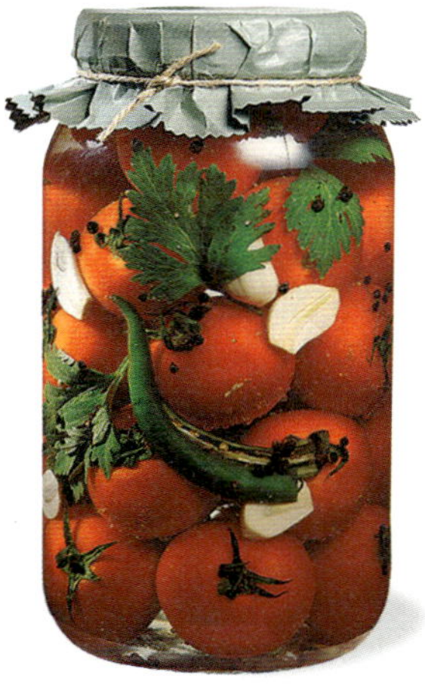

EINGELEGTES

Gemüse lässt sich – alleine oder mit mehreren Sorten – in Essig einlegen, um Pickles oder Chutneys herzustellen. Die Ergebnisse sind süß oder sauer, stückig oder breiig und eignen sich als Imbiss oder als Beilage zu Fleisch, Käse und Fisch. Wählen Sie zum Einlegen feste, junge Gemüsesorten aus, bei kleineren Arten möglichst die ganze Frucht. Haltbar wird das Gemüse durch die im Essig enthaltene Essigsäure, die vor Mikroorganismen schützt. Zum Einlegen eignen sich kleine Zwiebeln, gehobelter Kohl, Gurken, Blumenkohlröschen und rote Bete ganz oder in Scheiben.

Weltweit gibt es Hunderte von Gemüsesorten, die sich in verschiedene Kategorien einordnen lassen. Ihr gesundheitlicher Wert wird zunehmend anerkannt. Das kalorienarme und ballaststoffreiche Gemüse ergänzt den Speiseplan durch wichtige Vitamine und Mineralstoffe. Es enthält eine ganze Reihe an sekundären Pflanzenstoffen, deren Rolle bei der Vorbeugung gegen Krankheiten, wie Herzerkrankungen, bestimmte Krebsarten, den grauen Star und Wirbelsäulenschäden, heute mit zunehmendem Interesse erforscht wird.

SCHUTZFUNKTION

In Jahrtausenden der Evolution haben Pflanzen Möglichkeiten entwickelt, um den unterschiedlichen Belastungen in ihrer Umgebung zu begegnen, so z. B. der ultravioletten Sonnenstrahlung, dem Befall durch Bakterien, Viren und Insekten sowie der Umweltverschmutzung. Eine Art des Selbstschutzes bestand in der Entwicklung bestimmter chemischer Substanzen, die heute als sekundäre Pflanzenstoffe bezeichnet werden. Wenn wir Gemüse verzehren, das diese Wirkstoffe enthält, scheint deren Schutzfunktion auf uns überzugehen und dazu beizutragen, bestimmten Krankheiten und den Belastungen des modernen Zeitalters entgegenzuwirken.

BESONDERE PLUSPUNKTE

Der spezifische Energiegehalt von Gemüse ist ganz unterschiedlich. Einige stärkehaltige Sorten, wie Kartoffeln, Süßkartoffeln und Pastinaken, liefern mehr Energie als Blattgemüse wie Kohl, Spinat und Kopfsalat; insgesamt gesehen ist der Anteil von Gemüse am Energiegehalt der Nahrung jedoch gering. Man müsste 2 bis 3 kg Gemüse verzehren, um 1000 Kalorien zu sich zu nehmen. Gemüse enthält praktisch kein Protein und wenig Fett. Viele Sorten liefern nennenswerte Mengen an Calcium und Eisen, viel Kalium und einige B-Vitamine. Zu den wichtigsten Nährstoffen im Gemüse zählen neben den Ballaststoffen Vitamin C, Folat (Folsäure) und Carotin.

SEKUNDÄRE PFLANZENSTOFFE

Im Zuge immer ausgereifterer Analysemethoden ist es heute möglich, jene chemischen Substanzen im Gemüse zu identifizieren, die für zahlreiche Heilwirkungen verantwortlich sind. So entdeckten Wissenschaftler kürzlich die potenziell Krebs hemmenden Eigenschaften von Genistein und Daidzein, den in Sojaprodukten enthaltenen Phyto-Östrogenen. Das in Zwiebeln und Knoblauch vorkommende Allicin stärkt das Immunsystem und wirkt entzündungshemmend. Und die in Kreuzblütlern *(siehe S. 46)* verfügbaren Isothiocyanate scheinen der Tumorbildung entgegenzuwirken.

LAGERUNGSMETHODEN

Grünes Blattgemüse, das bei warmer Umgebungstemperatur gelagert wird, verliert bis zu 20 Prozent seines Vitamin-C-Gehalts innerhalb der ersten beiden Stunden und bis zu 90 Prozent innerhalb von 24 Stunden nach der Ernte. In kühlerer Umgebung sind die Verluste weniger drastisch. Nach einem anfänglichen starken Rückgang wird der Vitamin-C-Verlust allmählich schwächer und beträgt nach zwei Wochen noch etwa acht Prozent. Verantwortlich für den Verlust ist meist der Oxidationsprozess; er wird durch Enzyme ausgelöst, die innerhalb des Gemüses durch Druckstellen, den Welkprozess, Wärme und Verderb freigesetzt werden. Um Nährstoffverluste zu verhindern, sollte Gemüse daher im Kühlschrank aufbewahrt werden. Wird Tiefkühl-Gemüse innerhalb von zwei Stunden nach der Ernte eingefroren, richtig gelagert und gemäß der Packungsvorschrift gekocht, ist sein Vitamingehalt ebenso hoch oder gar noch höher wie der frisch geernteter Ware und in jedem Falle höher als vieles, was in Gemüsegeschäften oder Supermärkten erhältlich ist. Durch das Konservieren wird die Verfügbarkeit von Beta-Carotin verbessert, und bis auf Vitamin B_1 bleiben auch die meisten B-Vitamine sowie Vitamin E intakt. Lediglich Vitamin C wird durch diese Haltbarkeitsmethode größtenteils zerstört, und zwar durch die Wirkung des in der Konserve verbleibenden Sauerstoffs.

ZUBEREITUNG

Um möglichst viele Nährstoffe und sekundäre Pflanzenstoffe zu erhalten, sollte Gemüse nur minimal geputzt oder geschält werden. Beim Reißen bleiben mehr Vitamine erhalten als beim Schneiden. Der Großteil der Ballaststoffe von Kartoffeln befindet sich in der Schale, und die dunklen äußeren Blätter von Kohl und Salat sind am carotinreichsten. Bereiten Sie das Gemüse möglichst kurz vor dem Essen zu, damit die Schneideflächen nicht unnötig Licht und Sauerstoff ausgesetzt sind, was zu Oxidation und somit zum Verlust instabiler Vitamine wie dem Vitamin C führt.

KOCHEN

Viele Gemüsesorten sind roh zum Verzehr geeignet, andere müssen gekocht werden. Da die Vitamine B_1, B_2, B_6, B_{12}, Biotin und Vitamin C wasserlöslich sind, sollte beim Kochen so wenig Wasser wie möglich verwendet werden. Versuche mit Brokkoli haben ergeben, dass durchschnittlich 73 Prozent des Vitamins C beim Dämpfen oder im Dampfdrucktopf erhalten bleiben, beim Kochen dagegen nur 35 Prozent. Braten Sie Gemüse besser nicht an, um nicht zusätzlich Fett und Kalorien hinzuzufügen.

GEMÜSEVIELFALT

Bei uns sind heutzutage hunderte essbarer Gemüsesorten erhältlich, die sich nach unterschiedlichen Kriterien kategorisieren lassen.

- **Hülsenfrüchte:** U.a. Stangenbohnen und grüne Bohnen, Erbsen, Sojabohnen, Kichererbsen und Linsen.
- **Kohlgemüse:** U.a. Weißkohl, Rosenkohl, Blumenkohl, Brokkoli, Brunnenkresse, Schwarzer Senf und Gartenkresse.
- **Blattgemüse:** U.a. Spinat, Chinakohl, Grünkohl und Sauerampfer.
- **Chilies und Paprika:** Mehrere Chilisorten sowie rote, gelbe, grüne, violette und weiße Paprikaschoten.
- **Fruchtgemüse:** U.a. grüne, gelbe und rote Tomaten, dazu Cocktail- und Eiertomaten sowie Auberginen, Salatgurken und Einlegegurken.
- **Pilze:** U.a. Champignons, Klapperschwamm sowie Shiitake-, Austern- und Steinpilze.
- Zur **Zwiebelfamilie** gehören Zwiebeln, Schalotten, Lauch, Knoblauch und Schnittlauch.
- **Wurzelgemüse:** U.a. Steckrüben, Wasserrüben, Schwarzwurzeln, Karotten, Pastinaken, Sellerie, Rote Bete, Rettich und Radieschen.
- **Blattsalate:** U.a. Kopfsalat, Chicorée, Rucola, Radicchio und Endivien.
- **Meeresgemüse** schließt Meerfenchel und Algen mit ein.
- **Kürbisgewächse:** U.a. Gartenkürbis, Gemüsekürbis, Zucchini und Eichelkürbis.
- **Stärkehaltige Wurzelgemüsesorten:** U.a. Kartoffeln, Maniok, Süßkartoffeln und Yams.
- **Stielgemüse:** U.a. Stangensellerie, Spargel und Bambussprossen.

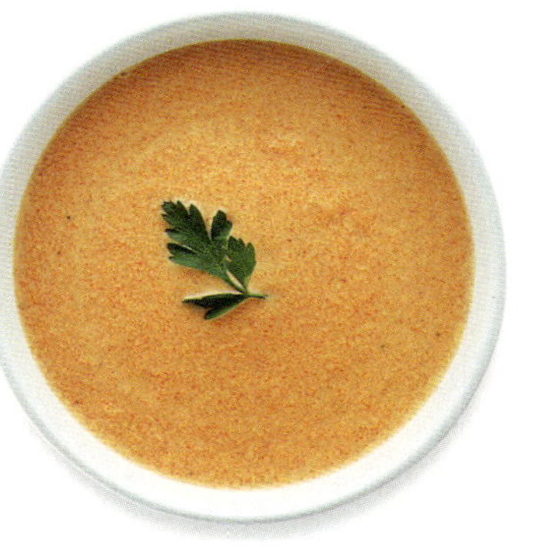

GEMÜSESUPPEN UND -SÄFTE

Mit selbst gemachten Suppen und Dosensuppen kann man auf leckere, nährstoffreiche und einfache Art Gemüse zu sich nehmen. Wegen ihres hohen Nährstoffgehalts werden auch Gemüsesäfte immer beliebter. Roher Gemüsesaft enthält noch sämtliche Vitamine und Mineralstoffe, die beim Kochen verloren gehen.

KOHLGEMÜSE

HAUPTNÄHRSTOFFE & SEK. PFLANZENSTOFFE

C Ca Fe Beta-Carotin, Indole

Unter den zur Gattung *Brassica* gehörenden Gemüsesorten befindet sich eine Vielfalt von Pflanzen, die weltweit verzehrt werden, z. B. Brokkoli, Weißkohl, Blumenkohl, Grünkohl, Rosenkohl, Wasserrüben, Kohlrabi, Steckrüben und Pak Choi. Sie sind kalorienarm und enthalten viele Nährstoffe und sekundäre Pflanzenstoffe sowie Eisen, Carotin und die Vitamine B, C und E.

PLUSPUNKTE

- Stärkt das Immunsystem
- Wirkt eventuell vorbeugend gegen Krebs
- Wirkt möglicherweise vorbeugend gegen Spina bifida
- Könnte Herzerkrankungen vorbeugen

PORTRÄT

★ EMPFOHLENE MENGE

- 90 g der meisten Kohlsorten liefern mehr Vitamin C als den Tagesbedarf von Erwachsenen.

AUSWAHL UND LAGERUNG

- Wählen Sie feste Kohlköpfe aus; Röschen sollten noch geschlossen sein.
- Lagern Sie Kohlgemüse dunkel und kühl, damit Nährstoffe, Geschmack und Konsistenz optimal erhalten bleiben.

ZUBEREITUNG

- Die meisten Kohlgemüse – außer Wasserrüben und Rosenkohl – können roh verzehrt werden. Wasserrübenspitzen sind giftig.
- Durch Schneiden, Kauen und Kochen werden Verbindungen, Indole, freigesetzt, die eventuell vorbeugend gegen östrogenabhängige Krebsarten wirken.

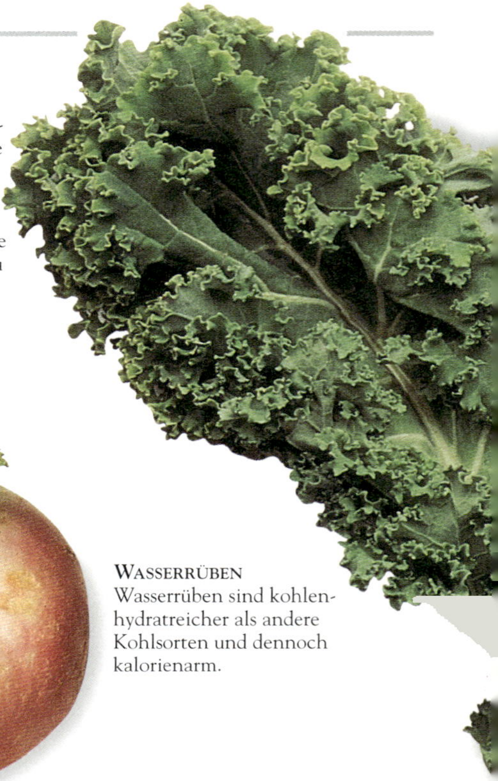

GRÜNKOHL
Grünkohl ist reich an Beta-Carotin; diese Substanz benötigen die Augen, um sich an die Dunkelheit zu gewöhnen.

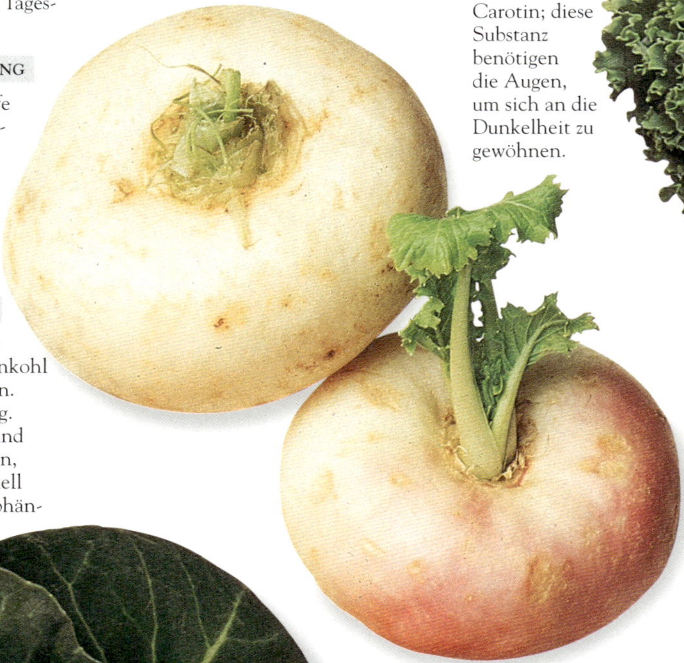

WASSERRÜBEN
Wasserrüben sind kohlenhydratreicher als andere Kohlsorten und dennoch kalorienarm.

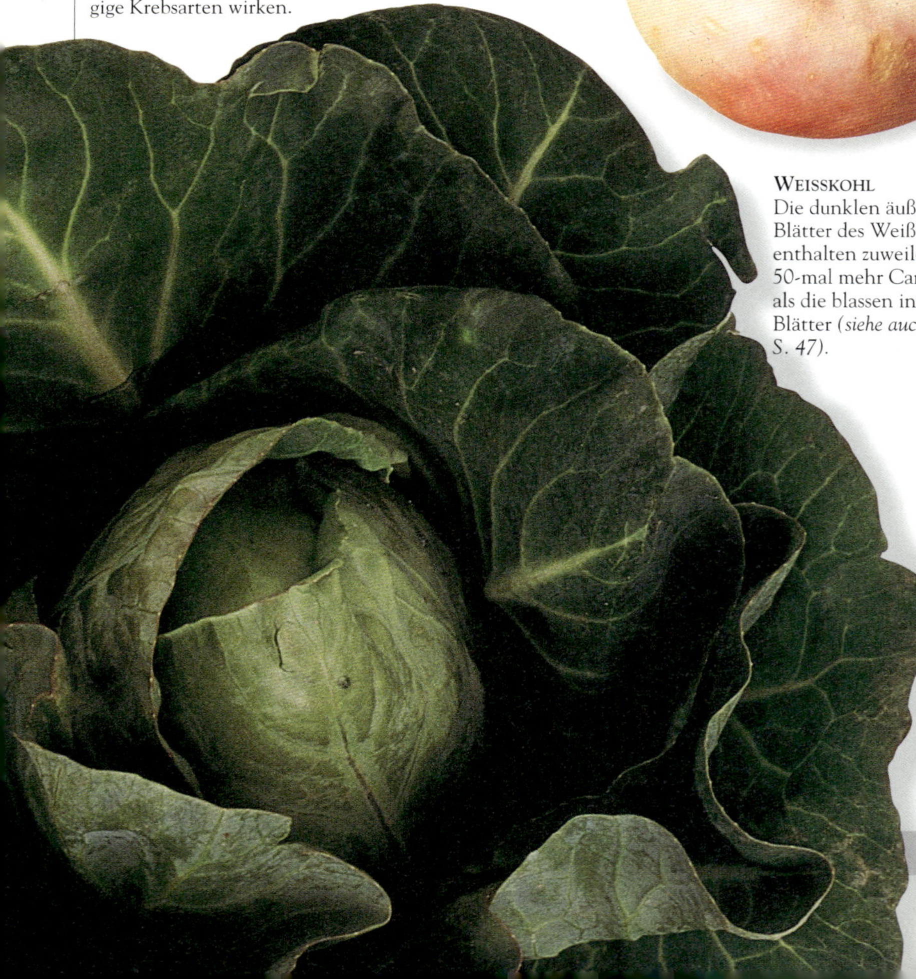

WEISSKOHL
Die dunklen äußeren Blätter des Weißkohls enthalten zuweilen 50-mal mehr Carotin als die blassen inneren Blätter (*siehe auch S. 47*).

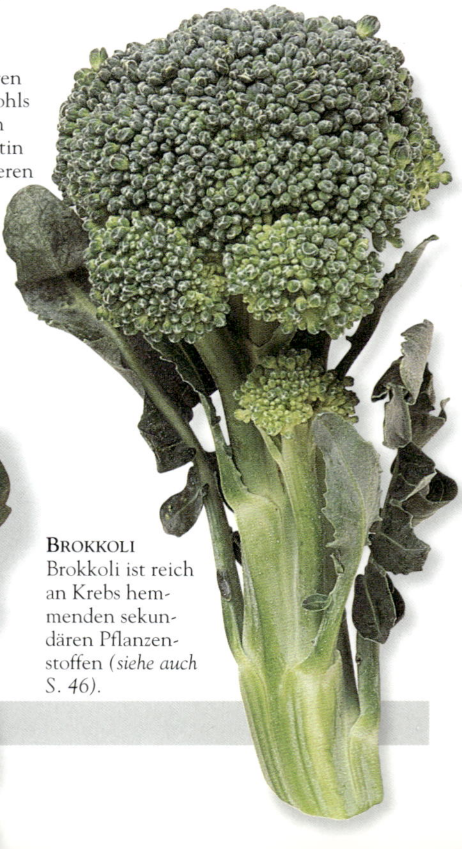

BROKKOLI
Brokkoli ist reich an Krebs hemmenden sekundären Pflanzenstoffen (*siehe auch S. 46*).

HAUPTNÄHRSTOFFE *pro 100 g (roh)*	WEISSKOHL	BROKKOLI	ROSENKOHL	BLUMENKOHL	GRÜNKOHL	WASSERRÜBEN	ROTKOHL
Kalorien	26	33	42	34	33	23	26
Eisen (mg)	1	2	1	1	2	0,2	1
Folat (µg)	75	90	135	66	120	14	75
Vitamin C (mg)	49	87	115	43	110	17	49
Vitamin B_6 (mg)	0,2	0,1	0,4	0,3	0,3	0,1	0,04
Beta-Carotin (µg)	385	575	215	50	3145	20	385
Vitamin E (mg)	1	1	1	0,2	2	–	–
Calcium (mg)	52	56	26	21	130	48	52
Kalium (mg)	270	370	450	380	450	280	270
Ballaststoffe (g)	2	3	4	2	3	2	3

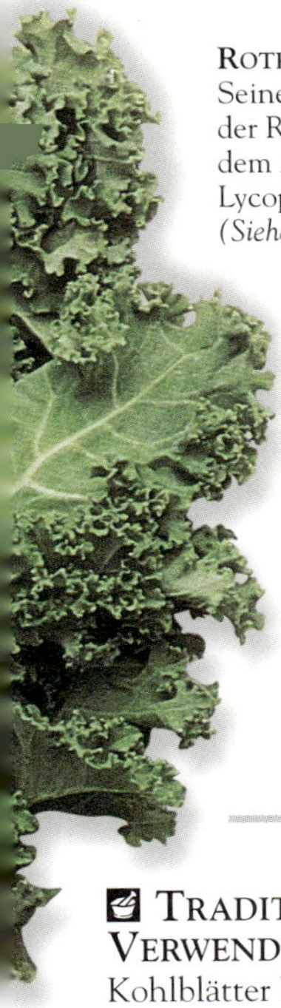

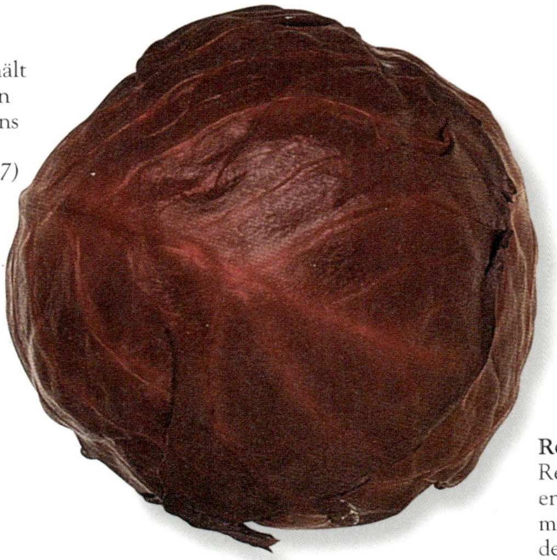

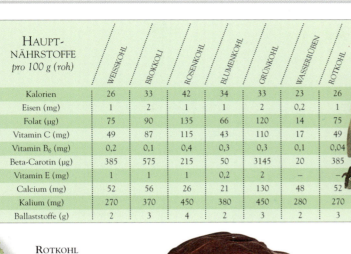

ROTKOHL
Seine Farbe erhält der Rotkohl von dem Antioxidans Lycopin. *(Siehe auch S. 47)*

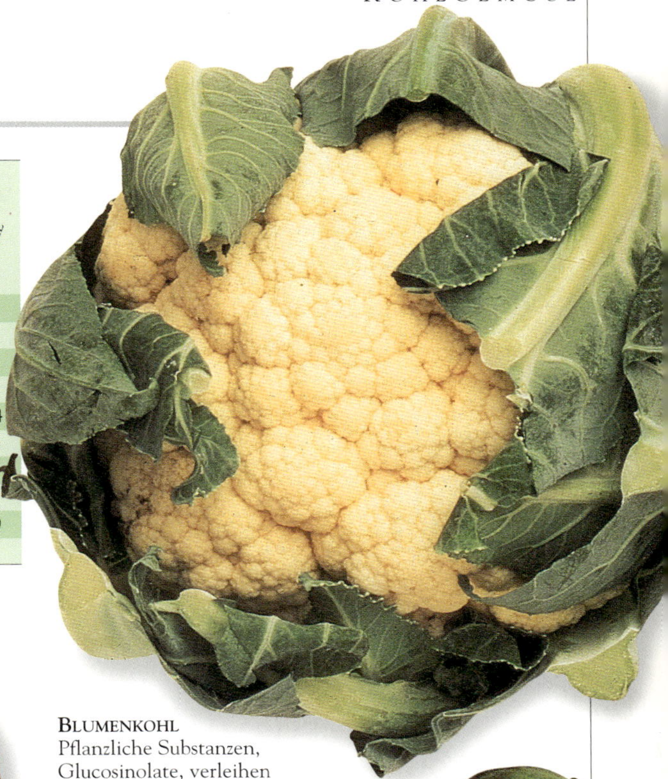

BLUMENKOHL
Pflanzliche Substanzen, Glucosinolate, verleihen dem Blumenkohl sein senfähnliches Aroma, was besonders beim Rohverzehr zum Ausdruck kommt.

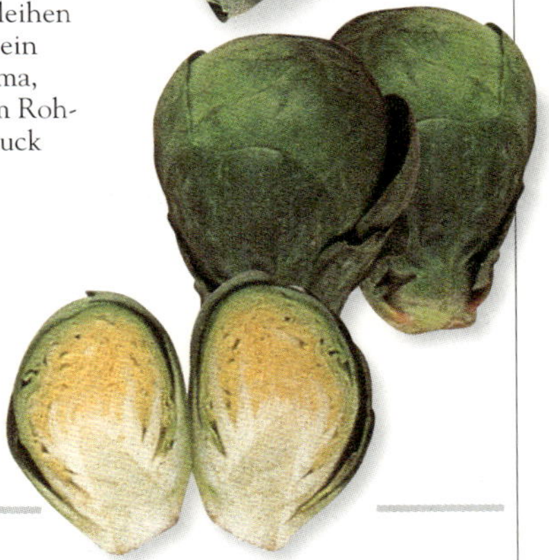

ROSENKOHL
Rein gewichtsbezogen enthält Rosenkohl mehr Folat als jede andere Kohlsorte.

HEILWIRKUNGEN

TRADITIONELLE VERWENDUNG

Kohlblätter lassen sich direkt auf Wunden, schmerzende Brustwarzen beim Stillen, arthritische Gelenke, Entzündungen und Akne legen. In der chinesischen Medizin gilt Grünkohl als linderndes Mittel bei Lungenentzündung im 1. Stadium, sein Saft wird zur Behandlung von Magengeschwüren verwendet. Kohlrabi setzt man zum Ausgleich des Blutzuckerspiegels ein und zur Unterstützung einer Alkoholentgiftung.

BESONDERE VORZÜGE

Krankheiten

Untersuchungen zufolge wirkt sich das antioxidative Pigment Beta-Carotin – das im Kohlgemüse besonders reichlich vorliegende Carotinoid – stärkend auf das Immunsystem aus. Es versetzt den Körper somit eher in die Lage, sich gegen Krankheiten zu wehren. Folat (und seine synthetische Form Folsäure) wird zur Bildung von Antikörpern und weißen Blutkörperchen benötigt. Folatreich sind Rosenkohl, Grünkohl, Brokkoli, Weißkohl und Blumenkohl.

Krebs

Forschungsprojekte, die sich auf Laborversuche und Bevölkerungsstudien stützen, haben ergeben, dass Blumenkohl, Weißkohl und Brokkoli möglicherweise Krebs hemmende Eigenschaften besitzen. Dabei spielen offenbar sowohl Vitamin C als auch die Aminosäure Cystein eine Rolle. Kohlgemüse enthält überdies Indole, wodurch sich eventuell das Brustkrebsrisiko reduziert, sowie Sulforaphen, das durch eine Kettenreaktion potenzielle Krebs auslösende Substanzen entgiften soll.

Spina bifida

Erwiesenermaßen beugt Folat Spina bifida vor, einem Wirbelsäulenschaden ungeborener Babys. Da sich die Wirbelsäule in den ersten Schwangerschaftsmonaten entwickelt, sollten Frauen im gebärfähigen Alter eine ausreichende Folatversorgung gewährleisten und überdies zusätzlich 400 µg Folsäure täglich einnehmen.

Herzerkrankungen

Folat wird offenbar vom Körper benötigt, um Homocystein nicht über den Normalwert ansteigen zu lassen. Erhöhte Werte dieser Substanz können Herzerkrankungen verursachen. Homocystein wird als Teil des normalen Stoffwechsels aus einer Aminosäure gebildet. Nachdem es seine Funktionen ausgeübt hat, wird es mit Hilfe von Folat in eine Aminosäure rückverwandelt. Bei etwa 60 Prozent der Bevölkerung funktioniert diese Rückbildung nicht vollständig, so dass bei ihnen erhöhte Homocysteinwerte vorliegen. Eine zusätzliche Einnahme von Folat wirkt diesem Prozess entgegen.

VORSICHT

Wer einen Jodmangelkropf hat, sollte nicht zu viel Kohlgemüse essen. Einige im Kohl enthaltene Glucosinolate werden in Isothiocyanate zerlegt, die die Jodabsorption der Schilddrüse verhindern.

SIEHE AUCH KREBS, S. 214; HERZERKRANKUNGEN, S. 152

BROKKOLI

HAUPTNÄHRSTOFFE & SEK. PFLANZENSTOFFE
C Bc Fe Ca Beta-Carotin

Brokkoli gehört zu den eisenreichsten pflanzlichen Nahrungsmitteln. Auf Grund seiner Krebs hemmenden Eigenschaften hat er in letzter Zeit mehr Interesse geweckt als andere Gemüsesorten. Wie Weißkohl, Grünkohl und Blumenkohl gehört er zur Familie der Kreuzblütler. Brokkoli enthält neben möglicherweise Krebs hemmenden sekundären Pflanzenstoffen zahlreiche Vitamine und Mineralstoffe, darunter die Vitamine C und E, Calcium und Eisen.

PLUSPUNKTE

- Wirkt möglicherweise Krebs hemmend
- Wirkt eventuell vorbeugend gegen Anämie
- Reduziert unter Umständen das Risiko von verbreiteten Infektionskrankheiten
- Besonders für Raucher empfehlenswert

PORTRÄT

HAUPTNÄHRSTOFFE
pro 100 g (roh)

Kalorien	33
Eisen (mg)	2
Ballaststoffe (µg)	3
Beta-Carotin (µg)	575
Folat (µg)	90
Vitamin C (mg)	87
Calcium (mg)	56
Kalium (mg)	370
Vitamin E (mg)	1
Natrium (mg)	8

BITTERER GESCHMACK
Wegen seines durch Glucosinolate verursachten senfähnlichen Aromas ist Brokkoli nicht überall beliebt. Zwei Drittel der Menschen besitzen ein Gen, weswegen sie auf Bitteres empfindlich reagieren. Mit Bechamelsauce schmeckt Brokkoli besonders lecker.

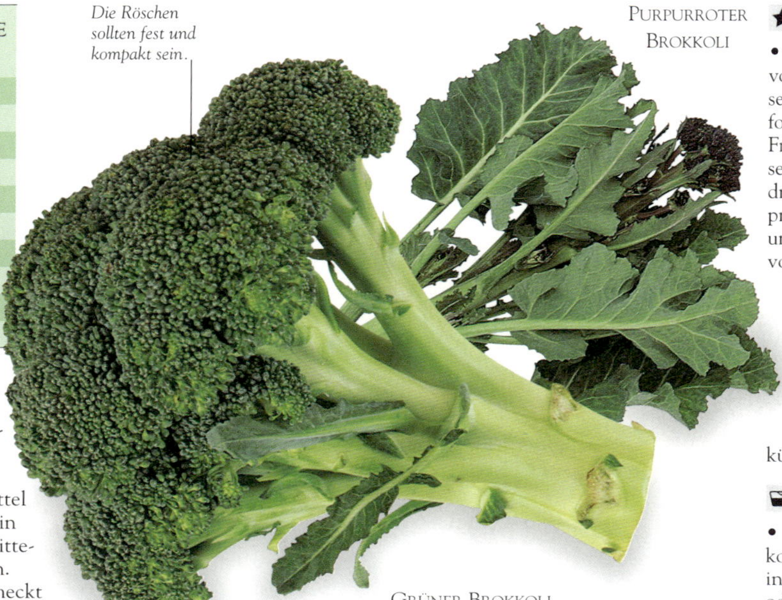

Die Röschen sollten fest und kompakt sein.

PURPURROTER BROKKOLI

GRÜNER BROKKOLI

★ EMPFOHLENE MENGE

- Eine durchschnittliche Portion von 90 g Brokkoli liefert 2 mg Eisen. Das sind 25 Prozent der empfohlenen Tagesdosis für Männer; Frauen sollten täglich 15 mg Eisen zu sich nehmen. Der zwei- bis dreimalige Verzehr von Brokkoli pro Woche erhöht den Eisenwert und wirkt möglicherweise Krebs vorbeugend.

AUSWAHL UND LAGERUNG

- Kaufen Sie frischen, festen Brokkoli.
- Brokkoli hält sich ungewaschen ein bis zwei Tage im Kühlschrank oder an einem kühlen Ort.

ZUBEREITUNG

- Brokkoli lässt sich dämpfen, kochen, unter Rühren braten und in Suppen, Omelettes, zu Nudeln oder in Salaten verwenden.

HEILWIRKUNGEN

TRADITIONELLE VERWENDUNG

Die chinesische Medizin empfiehlt Brokkoli bei Augenentzündungen und Kurzsichtigkeit. Seine »kühlende Natur« und der leicht bittere Geschmack sollen für die Harn treibende Wirkung verantwortlich sein.

BESONDERE VORZÜGE

Krebs
In der Liste aller Krebs hemmend wirkenden Gemüsesorten des National Cancer Institute in den USA steht Brokkoli an erster Stelle. Eingehende Forschungen haben ergeben, dass Brokkoli unter Umständen vorbeugend gegen Lungen-, Magen-, Mund-, Eierstock-, Brust-, Gebärmutterhals-, Dickdarm- und Prostatakrebs wirkt. Er enthält einige als Krebs hemmend geltende Substanzen wie Indole, Glucosinolate, Beta-Carotin und Vitamin C. Eine Substanz, Sulforaphen, ist im Labor gründlich erforscht worden. Dieser Pflanzenwirkstoff regt die Bildung und Funktion so genannter »Phase-II-Enzyme« an, die im Laborversuch Krebs auslösende Substanzen aus den Zellen entfernten. Möglicherweise wirken diese Enzyme im menschlichen Körper ähnlich.

Anämie
Gerade bei fleischloser Ernährung ist der eisen- und Beta-Carotin-haltige Brokkoli ein guter Schutz vor Anämie. Die Eisenreserve vieler Frauen liegt unterhalb der empfohlenen 500 mg, und ein Großteil der Frauen im Westen besitzt überhaupt keine Eisenspeicher. Dies kann zu einer Vollbild-Anämie führen und Ursache sein für extreme Müdigkeit, Konzentrationsschwierigkeiten und Immunschwäche, so dass die Betroffenen für Infektionskrankheiten anfälliger werden. Auf Grund von Substanzen wie Phytaten, die die Eisenabsorption hemmen, geht die Wissenschaft davon aus, dass der Körper Eisen aus pflanzlichen Quellen bis zu einem Drittel schlechter verwerten kann als das in rotem Fleisch vorliegende Eisen. Neuere Untersuchungen haben ergeben, dass das in eisenreichem Gemüse wie Brokkoli vorhandene Beta-Carotin pflanzliches Eisen möglicherweise besser verfügbar macht.

Infektionen bei Kindern
Bei Kindern mit Atemwegserkrankungen, Masern und Magen-Darm-Entzündungen ist ein extrem niedriger Vitamin-A-Gehalt im Blut festgestellt worden. Das im Brokkoli enthaltene Beta-Carotin wird bei erschöpften Reserven in Vitamin A umgewandelt. Theoretisch ließen sich also durch Brokkolimahlzeiten solche Infektionskrankheiten reduzieren.

Rauchen
Die im Brokkoli enthaltenen Isothiocyanate wirken der Krebs auslösenden Wirkung des Rauchens möglicherweise entgegen. Zudem ist Brokkoli reich an Vitamin C, wovon Raucher zusätzliche Mengen benötigen.

SIEHE AUCH ANÄMIE, S. 160; KREBS, S. 214; KINDER UND ERNÄHRUNG, S. 136; INFEKTIONSKRANKHEITEN, S. 212

KOHL

HAUPTNÄHRSTOFFE & SEK. PFLANZENSTOFFE

Bc C Ca Fe Beta-Carotin

Den zur Familie der Kreuzblütler gehörenden Kohl gibt es in verschiedenen Varietäten, darunter Kopf- und Spitzkohlarten. Sämtliche Kohlsorten liefern reichlich Vitamin C, Folat, Beta-Carotin und Ballaststoffe. In der traditionellen Heilkunst werden die Heilwirkungen des Kohls seit langem geschätzt. Inzwischen gibt es für diese Eigenschaften, die der Schulmedizin lange Zeit unerklärlich erschienen, wissenschaftliche Nachweise.

PLUSPUNKTE

- Wirkt möglicherweise Krebs hemmend
- Lindert Magengeschwüre
- Wirkt Schmerz stillend bei Brustdrüsenentzündung
- Reduziert unter Umständen das Risiko von Herzerkrankungen

PORTRÄT

HAUPTNÄHRSTOFFE *pro 100 g (roh)*

Kalorien	26
Ballaststoffe (g)	2
Kalium (mg)	270
Calcium (mg)	52
Vitamin C (mg)	49
Vitamin E (mg)	1
Eisen (mg)	1
Vitamin B_1 (mg)	0,2
Beta-Carotin (µg)	385
Folat (µg)	75

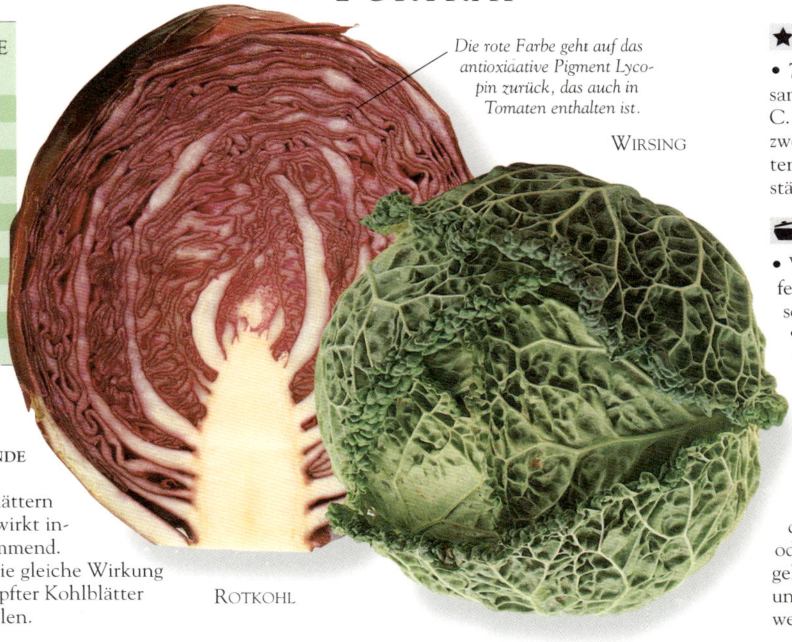

Die rote Farbe geht auf das antioxidative Pigment Lycopin zurück, das auch in Tomaten enthalten ist.

WIRSING

ROTKOHL

ENTZÜNDUNGSHEMMENDE WIRKUNG
Der Verzehr von Kohlblättern oder frischem Kohlsaft wirkt innerlich entzündungshemmend. Äußerlich erzielt man die gleiche Wirkung durch Auflegen zerstampfter Kohlblätter auf entzündete Hautstellen.

EMPFOHLENE MENGE

- 75 g Kohl liefern fast den gesamten Tagesbedarf an Vitamin C. Der regelmäßige Verzehr von zwei bis drei rohen Kohlmahlzeiten pro Woche wirkt unter Umständen vorbeugend gegen Krebs.

AUSWAHL UND LAGERUNG

- Wählen Sie einen knackigen, festen Kohlkopf aus, der sich schwer anfühlt.
- In Plastik oder Papier eingewickelt, bleibt Kohl im Kühlschrank mehrere Tage frisch.

ZUBEREITUNG

- Die meisten Nährstoffe liefert roher Kohl. Entfernen Sie vor dem Kochen gelbe Blätter; dann wird der Kohl gedämpft oder in möglichst wenig Wasser gekocht, um das wasserlösliche und hitzeempfindliche Vitamin C weitgehend zu erhalten.

HEILWIRKUNGEN

TRADITIONELLE VERWENDUNG

In der westlichen Volksmedizin wird Kohl seit Jahrhunderten bei Verdauungsstörungen, Lungenkrankheiten und diversen Schmerzen eingesetzt. Äußerlich angewandt, wurden mit Kohlblättern Wunden, Geschwüre, Brustdrüsenentzündung (Mastitis), Gelenkentzündungen und Akne behandelt. Auch bei Migräne und Ödemen griff man zu Kohl. In der chinesischen Medizin wird bei Absonderungen von gelbem Schleim Kohl verwendet; im Fernen Osten wird er auch bei Verstopfung empfohlen.

BESONDERE VORZÜGE

Brust- und Prostatakrebs
In Kohl enthaltene sekundäre Pflanzenstoffe, so genannte Indole, wirken sich auf Enzyme aus, die u.a. Brust- und Prostatakrebs auslösende Hormone abbauen. Im Laborversuch schränkte Indol-3-Carbinol nachweislich das Brustkrebswachstum ein.

Bakterielle Infektionen
Seit langem ist Kohl als Mittel gegen bakterielle Infektionen bekannt. Wissenschaftler führen diese Wirkung auf bestimmte sekundäre Pflanzenstoffe, so genannte Glucosinolate, zurück.

Magengeschwür
Seit über 40 Jahren wird Kohlsaft erfolgreich bei der Behandlung von Magengeschwüren eingesetzt. Diese Wirkung geht offenbar auf die Substanz S-Methylcystein-Sulfoxid zurück. Bei einem Magen- oder Zwölffingerdarmgeschwür empfiehlt die Volksmedizin, zwei Wochen lang täglich eine halbe Tasse frischen Kohlsaft zwischen den Mahlzeiten zu trinken.

Brustdrüsenentzündung
Beim Stillen kommt es zuweilen zu Mastitis und geschwollenen Brüsten; hier wirken die entzündungshemmenden Eigenschaften von Kohl schmerzlindernd. Dazu die Mittelrippe des Kohlblatts entfernen, das Blatt vorsichtig zerstoßen und sofort auf die Haut auflegen.

Herzerkrankungen
Rotkohl enthält das Antioxidans Lycopin, das Untersuchungen zufolge die Rate an Herzerkrankungen bei Männern senkt.

VARIATION

Sauerkraut
Sauerkraut ist gehobelter, gesalzener und anschließend vergorener Weißkohl. Sauerkraut soll die Verdauung anregen und passt gut zu schwerem Essen. Wegen seines hohen Salzgehalts sollten Menschen mit Bluthochdruck, die auf eine natriumarme Ernährung achten müssen, darauf verzichten.

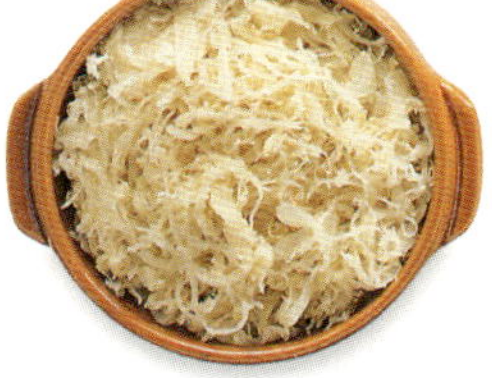

SAUERKRAUT

SIEHE AUCH KREBS, S. 214; HERZERKRANKUNGEN, S. 152; MAGENGESCHWÜR, S. 171; FRAUEN UND ERNÄHRUNG, S. 140

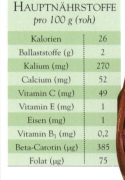

ARTISCHOCKEN

HAUPTNÄHRSTOFFE & SEK. PFLANZENSTOFFE
K Fe Cynarin, Silymarin, Inulin

Die distelähnliche Pflanze gilt als Aristokratin im traditionellen Küchengarten und wird auch heutzutage eher zu speziellen Anlässen serviert. Artischocken sind kaliumreich und kalorienarm. Sie enthalten viel Cynarin, einen sekundären Pflanzenstoff, der dazu beitragen soll, den Cholesterin- und Triglyceridspiegel im Blut zu senken und Leber und Galle anzuregen.

PLUSPUNKTE

- Senken möglicherweise hohe Cholesterin- und Fettwerte
- Schützen eventuell vor Hepatitis
- Erhöhen die Anzahl nützlicher Bakterien im Dickdarm
- Wirken unter Umständen vorbeugend gegen Hautkrebs

PORTRÄT

HAUPTNÄHRSTOFFE *pro 100 g (roh)*	
Kalorien	18
Kalium (mg)	360
Eisen (mg)	1
Folat (µg)	21
Calcium (mg)	41
Pantothensäure (mg)	0,3
Vitamin B_1 (mg)	0,1
Natrium (mg)	27
Beta-Carotin (µg)	39
Ballaststoffe (g)	4

EINE ART DISTEL
Artischocken gehören wie Disteln zur Familie der Korbblütler. Bevor man das »Herz« verzehrt, muss das »Stroh« im Zentrum der Pflanze entfernt werden. Dies ist nach dem Kochen ohne weiteres möglich.

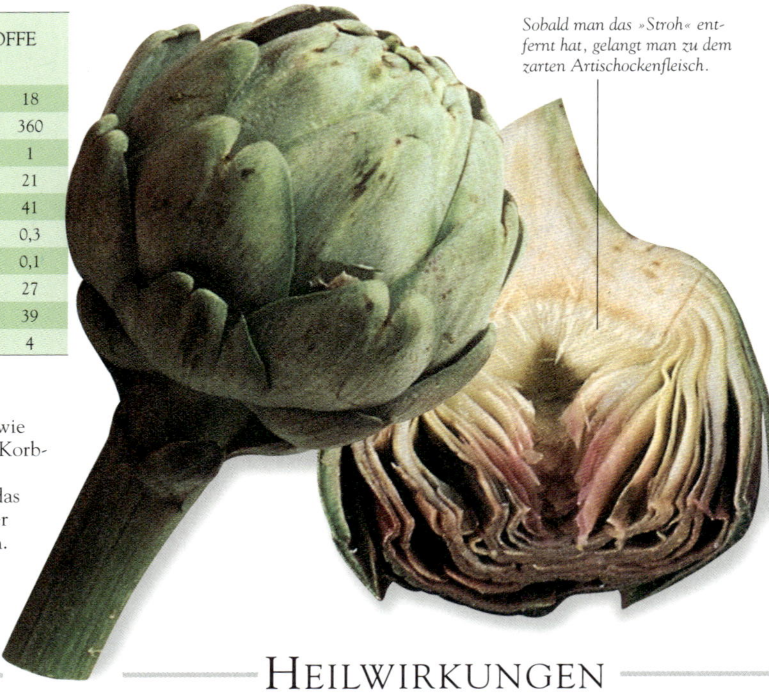

Sobald man das »Stroh« entfernt hat, gelangt man zu dem zarten Artischockenfleisch.

★ EMPFOHLENE MENGE

- 50 g Artischockenherzen liefern 180 von den 3500 mg Kalium, die wir täglich benötigen. Der regelmäßige Verzehr wirkt Herzerkrankungen und zu hohen Cholesterinwerten entgegen.

AUSWAHL UND LAGERUNG

- Bevorzugen Sie schwere, fleischige Artischocken mit großen, festen Blättern.
- Artischocken halten sich im Kühlschrank bis zu einer Woche.

ZUBEREITUNG

- Artischocken putzen und eine Stunde lang »kopfüber« in Salzwasser stellen, um den Schmutz zwischen den Blättern zu entfernen. Dämpfen oder im Backofen garen. Kleine Früchte können ganz oder in Scheiben gegessen werden, von großen Exemplaren nur das Herz und die weichen Teile der Blätter nehmen.

HEILWIRKUNGEN

TRADITIONELLE VERWENDUNG

Früher wurden viele Disteln zur Linderung der Symptome bei Lebererkrankungen eingesetzt. Im Westen galten Artischocken als Reinigungstonikum, das die Leber beim Entgiften des Blutes unterstützt. In der Kräuterheilkunde werden Artischocken zur Kräftigung der Leber empfohlen, was gerade für ältere Menschen wichtig ist. Artischocken sollen sich auch günstig auf den Gallenfluss aus der Gallenblase auswirken und unterstützen somit das Verdauungssystem beim Abbau und Stoffwechsel der Nahrungsfette. Auch die Nieren profitieren offenbar von den aktiven Bestandteilen der Artischocke, weil diese ihre Stoffwechselfunktionen stärken.

BESONDERE VORZÜGE

Hoher Cholesterinspiegel
Mit Hilfe moderner wissenschaftlicher Methoden wurde entdeckt, dass Artischocken offenbar Cholesterin senkende Substanzen enthalten. Der am gründlichsten erforschte Pflanzenwirkstoff ist Cynarin; bei Menschen mit hohem Cholesterinwert, denen aus Artischocken extrahiertes Cynarin verabreicht wurde, reduzierte sich der Cholesteringehalt. Neueren Forschungen zufolge wirkt sich ein anderer Artischockenextrakt, die Monocaffeoylchinasäure, möglicherweise noch günstiger aus.

Hohe Bluttriglyceridwerte
Im Laborversuch konnten mit den Artischockenextrakten Cynarin und Monocaffeoylchinasäure die Triglyceridwerte im Blut gesenkt werden.

Lebererkrankungen
Tierversuche haben ergeben, dass Cynarin und eine andere Substanz in Artischocken, die Kaffeesäure, die Leber vor Hepatitisinfektionen schützen könnten. Diese sekundären Pflanzenstoffe scheinen die Regeneration der Leber nach einer Schädigung oder einem operativen Eingriff zu unterstützen.

Verstopfung
Artischocken könnten Verstopfung beheben, weil die darin enthaltenen komplexen Kohlenhydrate, Inulin, von Menschen nicht verdaut werden und eine abführende Wirkung zeigen. Bei älteren Patienten bewirkten Inulingaben hier eine deutliche Verbesserung, sie waren nur von leichten Gefühlen des Unwohlseins begleitet.

Darmkrebs
Das in Artischocken enthaltene Inulin erhöht erwiesenermaßen die Anzahl der nützlichen Bifidobakterien im Stuhl und senkt die Anzahl an Enterobakterien und Enterokokken. Dadurch verbessert sich die Darmflora, und eventuell sinkt das Darmkrebsrisiko.

Hautkrebs
Im Laborversuch hat sich das in Artischocken enthaltene Antioxidans Silymarin als Hautkrebs hemmend erwiesen. Ob der regelmäßige Verzehr von Artischocken vorbeugend wirkt, ist noch nicht nachgewiesen.

SIEHE AUCH KREBS, S. 214; VERSTOPFUNG, S. 175; HOHER CHOLESTERINSPIEGEL IM BLUT, S. 154; LEBERERKRANKUNGEN, S. 177

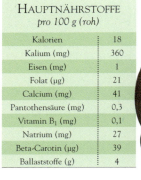

SPARGEL

HAUPTNÄHRSTOFFE & SEK. PFLANZENSTOFFE

Bc K E Asparagin, Ballaststoffe

Von den als Feinschmeckergemüse angebauten Pflanzen werden die jungen, in der Erde verborgenen Schosse verzehrt. Spargel hat ein bitteres, leicht scharfes Aroma und ist für seine Harn treibende Wirkung bekannt. Er ist reich an dem Spurenelement Kalium, das für einen guten Wasserhaushalt sorgt. Eine Portion Spargel ist überdies eine sehr gute Folatquelle.

PLUSPUNKTE

- Stimuliert die Nieren und hilft bei Ödemen
- Wirkt möglicherweise vorbeugend gegen Herzerkrankungen und Bluthochdruck
- Wirkt eventuell vorbeugend gegen den grauen Star

PORTRÄT

HAUPTNÄHRSTOFFE *pro 100 g (roh)*	
Kalorien	25
Kalium (mg)	260
Folat (µg)	175
Vitamin B_1 (mg)	0,2
Vitamin E (mg)	1
Eisen (mg)	1
Zink (mg)	1
Phosphor (mg)	72
Ballaststoffe (g)	2
Vitamin C (mg)	12

ENTGIFTENDE WIRKUNG

Wegen seiner aktiven Pflanzenstoffe hat Spargel ein bitteres, leicht scharfes Aroma und wirkt entgiftend. Er wird oft verzehrt, um die Folgen übermäßigen Essens abzumildern. Einer seiner Bestandteile, das Asparagin, wirkt sich eventuell günstig auf den Zellaufbau aus.

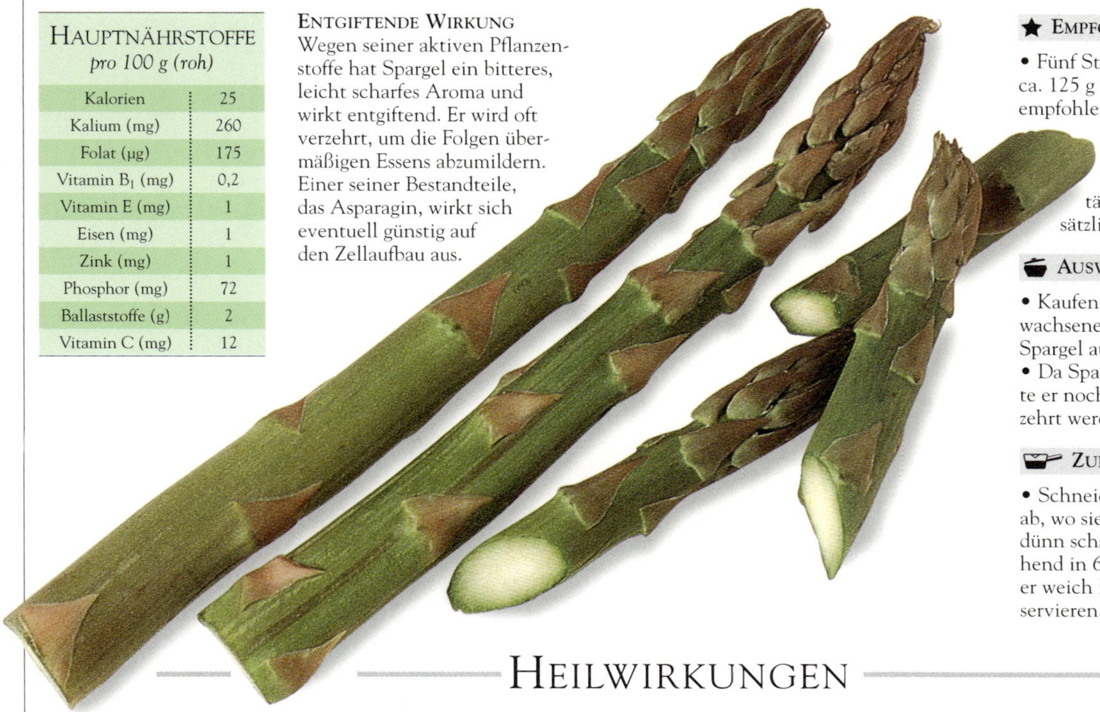

★ EMPFOHLENE MENGE

- Fünf Stangen Spargel wiegen ca. 125 g und liefern mehr als die empfohlene Tagesdosis an Folat für Erwachsene. Frauen, die eine Schwangerschaft planen, sollten täglich 400 µg Folsäure zusätzlich einnehmen.

AUSWAHL UND LAGERUNG

- Kaufen Sie frischen, gerade gewachsenen weißen oder grünen Spargel aus der Region.
- Da Spargel sich nicht hält, sollte er noch am gleichen Tag verzehrt werden.

ZUBEREITUNG

- Schneiden Sie die Stangen dort ab, wo sie dicker werden. Spargel dünn schälen und möglichst stehend in 6 cm Wasser kochen, bis er weich ist. Mit einer Vinaigrette servieren.

HEILWIRKUNGEN

TRADITIONELLE VERWENDUNG

Die medizinische Anwendung von Spargel lässt sich Jahrtausende zurückverfolgen. In China wurde er zuerst als »kühlende« Medizin zur Behandlung von chronischer Bronchitis, Lungenentzündung (1. Phase) und Tuberkulose eingesetzt. Überdies sollte er aggressive Frauen femininer machen, Menstruationsbeschwerden lindern und die Folgen süßer, raffinierter und berauschender Nahrung ausgleichen. In Griechenland empfahl man Spargel zur Anregung und Stärkung der Nieren, und Hippokrates verschrieb ihn Menschen mit Übergewicht und Hautproblemen. Im Ayurveda wird Spargel bei Verdauungsstörungen eingesetzt. Als altes Hausmittel isst man ihn bei Nieren- und Blasenproblemen, Rheuma und Gicht. Man empfahl Spargel, um schlechter werdendes Sehvermögen wiederherzustellen und um Zahnschmerzen und schmerzhafte Insektenstiche zu lindern.

BESONDERE VORZÜGE

Blähungen

Die Harn treibende Wirkung von Spargel beruht auf der Kombination der aktiven Bestandteile des Spargels, zu denen Asparagin, Asparagose, Chelidonsäure, Coniferin und Kalium zählen. Bei einer durch Herzversagen verursachten Wasserretention und bei Bluthochdruck werden gemeinhin Harn treibende Medikamente verschrieben. Bei weniger schwerwiegenden Fällen, z.B. beim Prämenstruellen Syndrom, können mehrere Portionen Spargel in den zehn Tagen vor der Menstruation hilfreich sein.

Bluthochdruck

Bluthochdruck ist meist erblich bedingt, auch wenn die genauen Ursachen nicht immer klar sind. Eine Möglichkeit ist ein verminderter Blutfluss durch die Nieren. Filtern die Nieren weniger Blut, wird weniger Wasser ausgeschieden, so dass Blutvolumen und Blutdruck übermäßig ansteigen. In der modernen Medizin gibt es spezielle Medikamente; früher wurde zur Symptomlinderung und Vermeidung von Herzerkrankungen und Migräne jedoch Spargel verabreicht. Bei erblicher Veranlagung könnte sich eine salzarme Ernährung, die regelmäßige Spargelmahlzeiten beinhaltet, günstig auswirken.

Grauer Star

Menschen mit grauem Star haben einen niedrigen Gehalt an antioxidativem Glutathion. In der Antike wurde daher ein Kräutermittel namens »Hachimijiogan« eingesetzt, um den Glutathionwert im Auge zu erhöhen. Spargel enthält diese Substanz und könnte eine ähnliche Wirkung haben.

VORSICHT

Der regelmäßige Verzehr von mehr als 50–100 g Spargel täglich kann Nierenstörungen verursachen. Spargelkonserven enthalten viel Salz, was den Harn treibenden Effekt zunichte macht.

SIEHE AUCH BLÄHUNGEN, S. 179; GRAUER STAR, S. 202; BLUTHOCHDRUCK, S. 155

STANGENSELLERIE

HAUPTNÄHRSTOFFE & SEK. PFLANZENSTOFFE
K Ca C Phthalide, Ballaststoffe

Die Selleriepflanze mit ihren knackigen Stangen stammt aus Europa. Sie wurde erstmals 850 v.Chr. in Homers »Odyssee« erwähnt und jahrtausendelang wegen ihrer Heilwirkungen angebaut. Das ballaststoffreiche und Harn treibende Gemüse besteht zu 95 Prozent aus Wasser und enthält wenig Protein, Fett und Zucker, dafür aber viele Mineralstoffe und Vitamine.

PLUSPUNKTE

- Zweckmäßig zur Gewichtsreduzierung
- Wirkt möglicherweise gegen Bluthochdruck
- Bekannt für seine beruhigende Wirkung
- Wird zur Behandlung von Polyarthritis eingesetzt

PORTRÄT

HAUPTNÄHRSTOFFE
pro 100 g (roh)

Kalorien	7
Ballaststoffe (g)	1
Cellulose (g)	0,5
Kalium (mg)	320
Vitamin C (mg)	8
Calcium (mg)	41
Beta-Carotin (µg)	50
Vitamin B_1 (mg)	0,1
Cholesterin (mg)	–
Vitamin E (mg)	0,2

WIRKUNGSVOLLE INHALTSSTOFFE
In Samen, Wurzel, Frucht und den ätherischen Ölen der Selleriepflanze sind biologisch aktive Substanzen konzentriert. Die Stangen besitzen diese Eigenschaften in abgeschwächter Form.

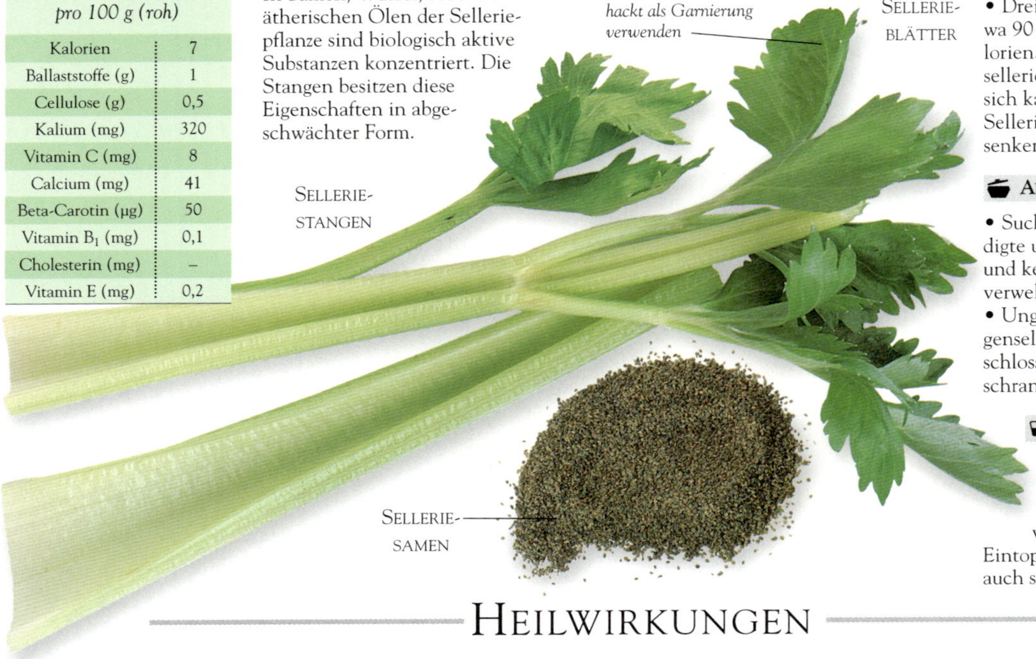
Blätter zum Würzen von Brühen oder gehackt als Garnierung verwenden
SELLERIEBLÄTTER
SELLERIESTANGEN
SELLERIESAMEN

★ EMPFOHLENE MENGE

- Drei Selleriestangen wiegen etwa 90 g, liefern jedoch nur 21 Kalorien. Wer regelmäßig Stangensellerie isst, wird satt und ernährt sich kalorienarm. Zudem wirkt Sellerie eventuell Blutdruck senkend.

AUSWAHL UND LAGERUNG

- Suchen Sie saubere, unbeschädigte und knackige Stangen aus und keine dicken Stangen mit verwelkten Blättern.
- Ungewaschen hält sich Stangensellerie in einem luftdicht verschlossenen Behälter im Kühlschrank bis zu einer Woche.

ZUBEREITUNG

- Stangensellerie schmeckt roh im Salat, als Beilage zu Käse oder als Bestandteil von Suppen, Aufläufen oder Eintopfgerichten. Er lässt sich auch schmoren.

HEILWIRKUNGEN

TRADITIONELLE VERWENDUNG

In der Antike wurde Stangensellerie von Hippokrates eingesetzt, um die Verdauung anzuregen und ein Zuviel an Flüssigkeit aus dem Körper auszuscheiden. In der chinesischen Medizin gilt er mit seinem süß-bitteren Aroma als »kühlend«. Deshalb tut er Magen, Milz und Bauchspeicheldrüse gut, wirkt bei Leberreizung beruhigend und hilft auch bei Augenentzündungen und Schmerzen beim Wasserlassen. Seine blutreinigende Wirkung ist bei Akne günstig. Im Westen wurde Stangensellerie traditionell als Reinigungstonikum nach den Wintermonaten empfohlen. In der Kräuterheilkunde wird Selleriesaft zur Behandlung von Harnwegsinfektionen verwendet.

BESONDERE VORZÜGE

Gewichtsprobleme
Wegen seines extrem niedrigen Kaloriengehalts nehmen wir auch beim Verzehr großer Mengen Stangensellerie nur wenige Kalorien und praktisch kein Fett zu uns. Deswegen eignet sich das Gemüse roh oder gekocht prima als Bestandteil von Mahlzeiten oder Snacks. Wer unter einer Essstörung leidet, kann eine Mahlzeit eher mit Hilfe einiger Stangen Sellerie beenden. Ursache dafür ist wohl sein leicht bitteres Aroma, für das das Glykosid Apiin verantwortlich ist.

Bluthochdruck
Stangensellerie enthält den sekundären Pflanzenstoff 3-n-Butylphthalid. Phthalide sind zur Regulation von Hormonen imstande, die den Blutdruck kontrollieren. Bei Versuchspersonen mit Bluthochdruck führte die Behandlung mit Sellerieextrakt, der aktives Phthalid enthielt, in den meisten Fällen zu einer Linderung dieses hormonellen Problems.

Stress und Angst
Wissenschaftliche Untersuchungen haben ergeben, dass die im Stangensellerie enthaltenen Phthalide nicht nur Harn treibend wirken, sondern auch Krampf lösend und beruhigend auf das zentrale Nervensystem. Dies mag der Grund sein, warum Stangensellerie in der westlichen Kräuterheilkunde seit langem als Beruhigungsmittel empfohlen wird.

Polyarthritis
Stangensellerie soll auch bei der Behandlung von Polyarthritis hilfreich sein. Zwar liegen bislang noch keine wissenschaftlichen Beweise dafür vor, es gibt aber zahlreiche Geschichten, die die Wirksamkeit von Saft und Stangen untermauern. Möglicherweise trägt die neutralisierende Wirkung von Stangensellerie in Verbindung mit Silicium, das die Pflanze ebenfalls enthalten soll, zur Erneuerung der Gelenke und des Bindegewebes bei.

VORSICHT

Setzen Sie sich nach dem Verzehr großer Mengen Stangensellerie nicht allzu lange intensivem Sonnenlicht aus; auf Grund von so genannten Psoralenen könnte es zu Hautreaktionen kommen.

SIEHE AUCH BLUTHOCHDRUCK, S. 155; POLYARTHRITIS, S. 197; STRESS UND ANGST, S. 231

AVOCADOS

HAUPTNÄHRSTOFFE & SEK. PFLANZENSTOFFE

E K B6 Einfach ungesättigte Fettsäuren, Ballaststoffe

Obwohl eine Frucht, zählt man die Avocado meist zum Gemüse, da sie hauptsächlich in pikanten Gerichten Verwendung findet. Bereits um 7000 v.Chr. war sie bei den Azteken und Inkas wegen ihrer weichen Konsistenz und ihrer gesundheitsfördernden Eigenschaften beliebt. Anders als andere Obst- und Gemüsesorten enthalten Avocados viel Öl und Vitamin E sowie mehrere B-Vitamine.

PLUSPUNKTE

- Spielen unter Umständen bei der Vorbeugung gegen Herzerkrankungen eine Rolle
- Stärken das Immunsystem bei älteren Menschen
- Verbessern möglicherweise die männliche Fruchtbarkeit

PORTRÄT

HAUPTNÄHRSTOFFE
pro 100 g (roh)

Kalorien	190
Einf. unges. Fettsäuren (g)	12
Mehrf. unges. Fettsäuren (g)	2
Gesamtfettgehalt (g)	20
Vitamin E (mg)	3
Kalium (mg)	450
Kupfer (mg)	0,2
Vitamin B_6 (mg)	0,4
Pantothensäure (mg)	1
Ballaststoffe (g)	3

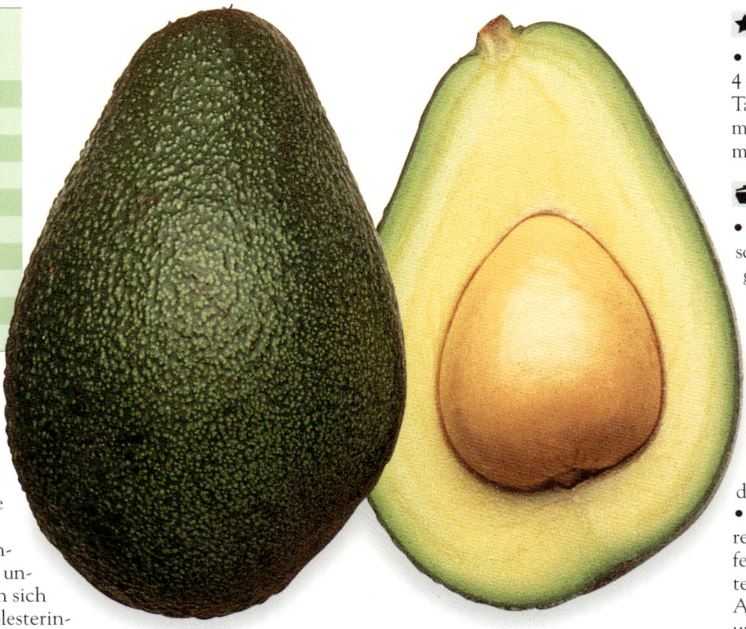

FAST PERFEKT
Avocados sind äußerst nährstoffreich und gelten ernährungswissenschaftlich gesehen als fast perfekt. Wer abnehmen möchte, sollte die kalorien- und fettreichen Früchte nur in Maßen verzehren. Die vorwiegend einfach ungesättigten Fettsäuren wirken sich nicht erhöhend auf den Cholesterinspiegel aus.

★ EMPFOHLENE MENGE

- Eine halbe Avocado liefert etwa 4 mg Vitamin E. Die empfohlene Tagesdosis liegt für Männer bei mindestens 4 mg, für Frauen bei mindestens 3 mg.

AUSWAHL UND LAGERUNG

- Wählen Sie Früchte ohne schadhafte Stellen. Zum sofortigen Gebrauch eignen sich Avocados, die auf Druck nachgeben.
- Damit Avocados schneller reifen, legt man sie mit einer Banane einige Tage lang in eine Papiertüte.

ZUBEREITUNG

- Die Avocado längs halbieren, drehen und die Hälften trennen.
- Avocado in der Schale servieren oder das Fruchtfleisch auslöffeln und einen Dip oder eine kalte Suppe bereiten. Variation: Avocado schälen, klein schneiden und einem Salat beimischen.

HEILWIRKUNGEN

TRADITIONELLE VERWENDUNG

Der Traditionellen Chinesischen Medizin zufolge wirken Avocados wegen ihrer »kühlenden« Natur harmonisierend auf die Leber und befeuchten gleichzeitig Lunge und Darm. Die kupferreiche Frucht trägt auch zur Bildung der roten Blutkörperchen bei. Da sie leicht verdaulich sind, werden Avocados stillenden Müttern ebenso empfohlen wie Menschen mit Geschwüren. Ihr hoher Vitamin-E-Gehalt macht die Haut schön und verbessert die Wundheilung. Die Forschung im Westen ergab, dass Avocados die Insulinausschüttung über den Zucker Manno-Heptulose verringern. Sie sind daher bei Hunger zu empfehlen.

BESONDERE VORZÜGE

Herzerkrankungen
Wissenschaftliche Untersuchungen haben hohe Vitamin-E-Dosen, die von Präparaten oder von Nahrungsmitteln wie Avocados stammen, mit einem verringerten Risiko von Herz-Kreislauf-Erkrankungen in Zusammenhang gebracht. Ursache dafür ist wahrscheinlich, dass Vitamin E das LDL-Cholesterin *(siehe S. 24)* vor der Schädigung durch freie Radikale im Blut schützt. Da geschädigtes LDL-Cholesterin sich offenbar an den Blutgefäßwänden absetzt, trägt eine Unterbrechung dieses Prozesses zu einer Senkung von Herz-Kreislauf-Erkrankungen bei. Bei vielen anderen Vitamin-E-haltigen Nahrungsmitteln wird diese Substanz bei der Verarbeitung entfernt oder zerstört – Avocados erfordern jedoch keinerlei Verarbeitung. Zwar gibt es wissenschaftliche Empfehlungen, wonach Vitaminergänzungen den besten Schutz vor Herzerkrankungen bieten; andererseits kann sich auch eine Ernährung, die viel natürliches Vitamin E enthält, als günstig erweisen.

Infektionen im Alter
Untersuchungen zufolge stärken Vitamin-E-Ergänzungen bei älteren Menschen das Immunsystem. Unter Umständen liegt das zum Teil an der Fähigkeit des Vitamin E, die Anzahl schädlicher Substanzen im Körper, die den Alterungsprozess vorantreiben, zu reduzieren. Da Vitamin E in Avocados in wohlschmeckender Form enthalten ist, könnte eine Bereicherung des Speiseplans damit vorbeugend gegen Infektionen wirken.

Männliche Unfruchtbarkeit
Offenbar spielt Vitamin E eine wichtige Rolle bei der Anzahl und Beweglichkeit der Spermien. In Verbindung mit Vitamin C kleben sie offenbar weniger zusammen und erreichen die Eizelle eher. Durch Vitamin-E-haltige Nahrungsmittel und Ergänzungen von etwa 600 mg täglich lässt sich die männliche Fruchtbarkeit erhöhen.

Parkinson-Syndrom
Laut jüngsten Untersuchungen von Menschen mit einer bestimmten Form des Parkinson-Syndroms könnte eine Vitamin-E-reiche Ernährung einen gewissen Schutz vor dieser Krankheit bieten. Hier sind weitere Studien vonnöten.

SIEHE AUCH HERZERKRANKUNGEN, S. 152; INFEKTIONSKRANKHEITEN, S. 212; MÄNNLICHE UNFRUCHTBARKEIT, S. 225

KÜRBISSE

HAUPTNÄHRSTOFFE & SEK. PFLANZENSTOFFE

C K Beta-Carotin, Ballaststoffe

Bei der Gattung *Cucurbita* handelt es sich um rankende oder kletternde Pflanzen. Dazu gehören Kürbis- und Zucchinisorten. Unreife Kürbisfrüchte mit weicher Schale heißen Sommerkürbisse, die vollreifen Winterkürbisse dagegen besitzen eine harte Schale. Kürbisse beinhalten Beta- und Alpha-Carotin, was ihnen ihre Farbe verleiht, sowie die antioxidativen Vitamine C und E.

PLUSPUNKTE

- Beugen möglicherweise Prostatakrebs vor
- Tragen unter Umständen dazu bei, Schädigungen an Augennetzhaut und -linse zu mindern
- Stärken das Immunsystem
- Senken eventuell das Risiko von Herzerkrankungen

PORTRÄT

★ EMPFOHLENE MENGE

- Eine Portion Butternusskürbis von ca. 100 g wirkt eventuell vorbeugend gegen Krebs, könnte den grauen Star verhindern und die Nachtsicht verbessern.

AUSWAHL UND LAGERUNG

- Wählen Sie saubere, unbeschädigte Früchte aus, die sich schwer anfühlen.
- Lagern Sie ganze Kürbisse an einem kühlen, gut belüfteten Ort.
- Kürbisstücke am Besten mit Schale und Kernen in einer Plastiktüte im Kühlschrank aufbewahren.

ZUBEREITUNG

- Von großen Früchten Schale und Kerne entfernen. Kürbis in Stücke schneiden und kochen.

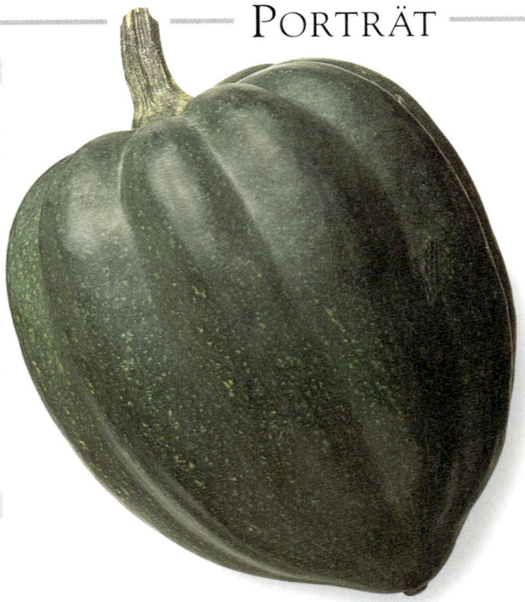

EICHELKÜRBIS
Eichelkürbisse enthalten das antioxidative Carotinoid Beta-Cryptoxanthin.

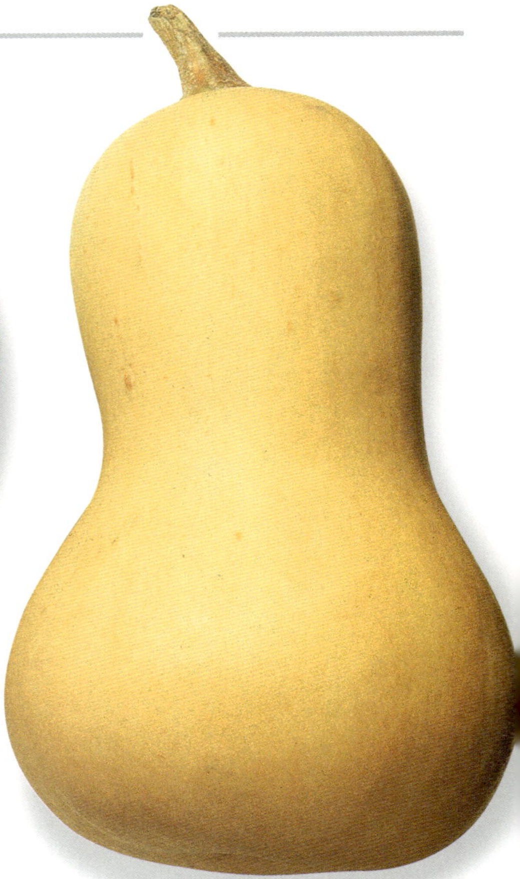

BUTTERNUSSKÜRBIS
In Butternusskürbissen und allen anderen Kürbissorten sind so genannte Cumarine enthalten, die potenziell Krebs auslösende Enzyme entgiften.

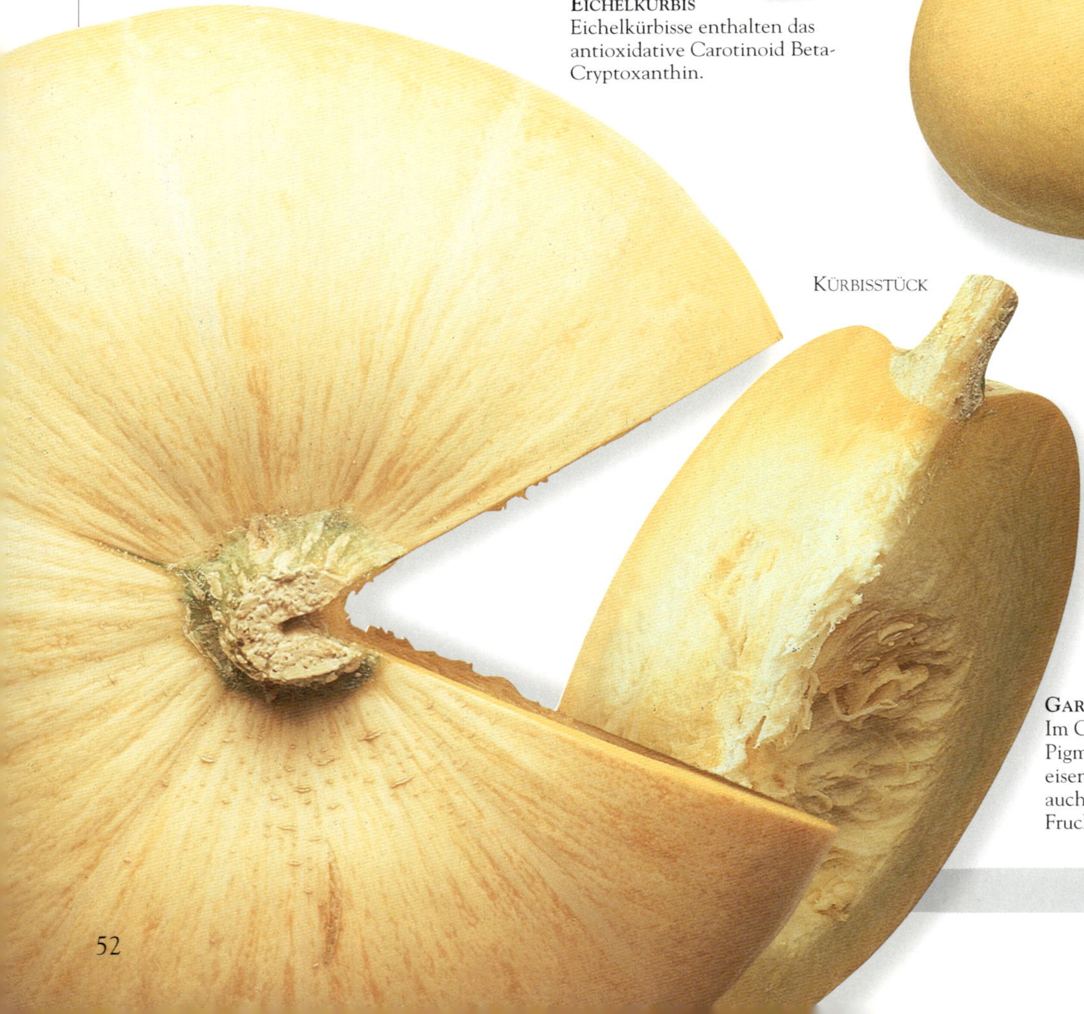

KÜRBISSTÜCK

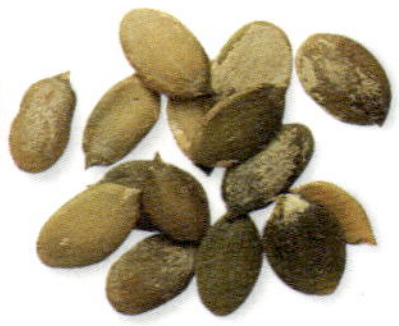

KÜRBISKERNE

GARTENKÜRBIS
Im Gartenkürbis befindet sich das Pigment Lycopin. Die Kerne sind eisen- und zinkreich und enthalten auch Selen, das für die männliche Fruchtbarkeit wichtig ist.

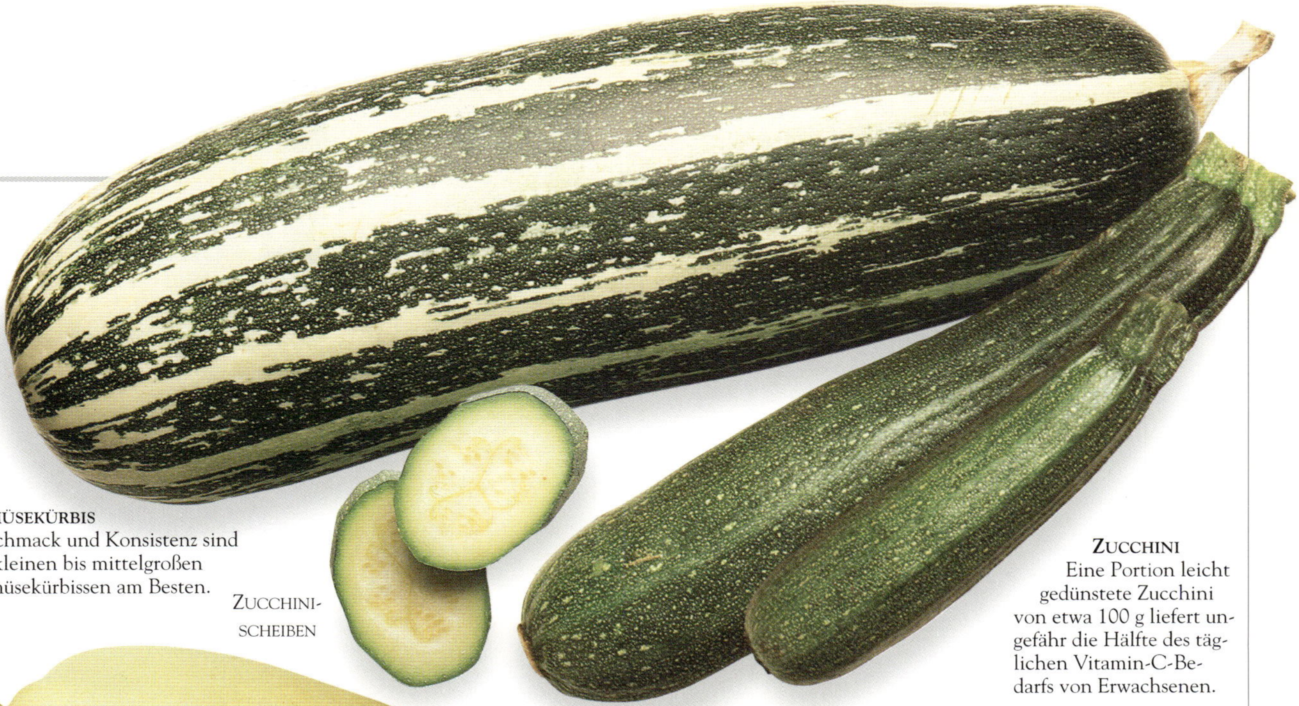

GEMÜSEKÜRBIS
Geschmack und Konsistenz sind bei kleinen bis mittelgroßen Gemüsekürbissen am Besten.

ZUCCHINI-SCHEIBEN

ZUCCHINI
Eine Portion leicht gedünstete Zucchini von etwa 100 g liefert ungefähr die Hälfte des täglichen Vitamin-C-Bedarfs von Erwachsenen.

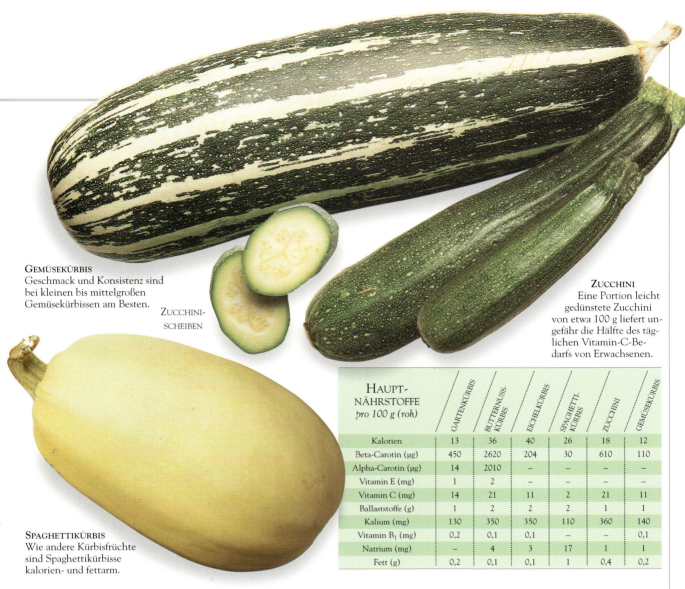

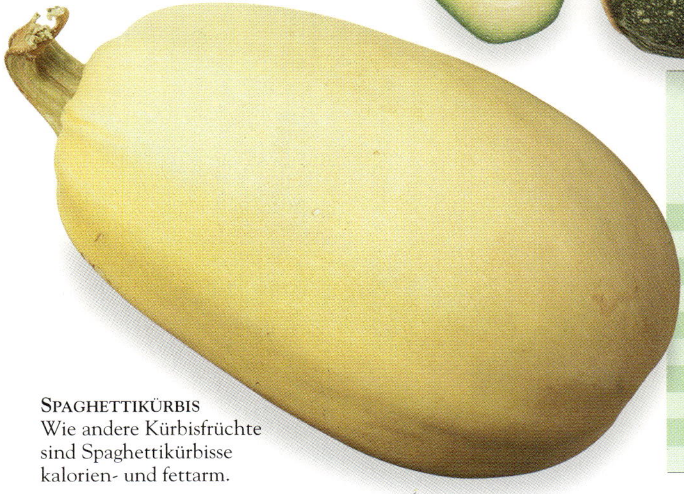

SPAGHETTIKÜRBIS
Wie andere Kürbisfrüchte sind Spaghettikürbisse kalorien- und fettarm.

HAUPT-NÄHRSTOFFE *pro 100 g (roh)*	GARTENKÜRBIS	BUTTERNUSS-KÜRBIS	EICHELKÜRBIS	SPAGHETTI-KÜRBIS	ZUCCHINI	GEMÜSEKÜRBIS
Kalorien	13	36	40	26	18	12
Beta-Carotin (μg)	450	2620	204	30	610	110
Alpha-Carotin (μg)	14	2010	–	–	–	–
Vitamin E (mg)	1	2	–	–	–	–
Vitamin C (mg)	14	21	11	2	21	11
Ballaststoffe (g)	1	2	2	2	1	1
Kalium (mg)	130	350	350	110	360	140
Vitamin B_1 (mg)	0,2	0,1	0,1	–	–	0,1
Natrium (mg)	–	4	3	17	1	1
Fett (g)	0,2	0,1	0,1	1	0,4	0,2

HEILWIRKUNGEN

TRADITIONELLE VERWENDUNG

Nach der Traditionellen Chinesischen Medizin besitzt der Gartenkürbis »kühlende« Eigenschaften und schafft Linderung bei Ruhr, Ekzemen und Ödemen. Weiterhin soll er zur Regulierung des Blutzuckerspiegels beitragen und die Funktion der Bauchspeicheldrüse anregen. Daher wird Menschen mit Diabetes oder Hypoglykämie der regelmäßige Verzehr von Kürbis empfohlen. Kürbis und Kürbiskerne helfen gegen Darmwürmer und wirken schleimlösend auf Lunge, Bronchien und Rachen. Wasserhaltige Sommerkürbisse wie Zucchini wirken auf den Körper kühlend, erfrischend und Harn treibend und somit lindernd bei Wassereinlagerungen im Gewebe. Sie sollten mit Schale verzehrt werden. Die chinesische Medizin empfiehlt den Saft mancher Kürbisse bei Verbrennungen zur direkten Anwendung auf der Haut, während der Saft anderer Sorten als natürliches Abführmittel gilt und die Entgiftung des Körpers fördert.

BESONDERE VORZÜGE

Prostatakrebs
Stehen gelbe und grüne Gemüsesorten, z. B. Kürbis, bei Männern über 60 Jahren regelmäßig auf dem Speiseplan, verringert sich dadurch eventuell das Risiko von Prostatakrebs. Das in Gartenkürbis, Butternusskürbis und Zucchini enthaltene Beta- und Alpha-Carotin soll jene Substanzen absorbieren, die die Krebskrankheit auslösen. Diese sind entweder ohnehin im Körper vorhanden oder haben sich auf Grund von Umweltverschmutzung gebildet.

Grauer Star
Bei älteren Menschen mit geringem Beta-Carotin-Gehalt im Blut besteht eher die Gefahr von Augenerkrankungen wie dem grauen Star oder der Makuladegeneration als bei Personen mit hohem Beta-Carotin-Gehalt im Blut. Um die Versorgung mit Beta-Carotin zu erhöhen, sollte man Suppen und Eintöpfen leicht verdauliche und leckere Kürbisstücke zufügen.

Erkältung und Grippe
Bei virenbedingten Erkältungs- und Grippeerkrankungen sinkt erwiesenermaßen der Gehalt an Antioxidantien, u. a. an den Vitaminen C und E, sowie an Beta- und Alpha-Carotin. Da Kürbisse und Zucchini diese Antioxidantien liefern, könnte ihr regelmäßiger Verzehr vorbeugend gegen Erkältungs- und Grippeerkrankungen wirken.

Herzerkrankungen
Alle Kürbissorten enthalten das Pigment Lycopin sowie Vitamin E, Vitamin C und Beta-Carotin. Diese Substanzen reduzieren eventuell das Risiko von Herzerkrankungen und schützen vor durch LDL-Cholesterin (*siehe S. 25*) verursachte Schädigungen der Arterienwände.

SIEHE AUCH KREBS, S. 214; GRAUER STAR, S. 202; ERKÄLTUNG UND GRIPPE, S. 184; HERZERKRANKUNGEN, S. 152

WURZELGEMÜSE

HAUPTNÄHRSTOFFE & SEK. PFLANZENSTOFFE

K C Bc Ballaststoffe, Carotine

Zu dieser Gruppe gehört eine Vielzahl an Gemüsesorten, z. B. die für Salate geeigneten Wurzeln Rettich, Radieschen und Rote Bete, die Korbblütler Wasserrübe, Steckrübe und Schwarzwurzel sowie die Doldenblütler Karotte, Pastinake und Sellerie. Dazu gibt es stärkehaltige Sorten wie Kartoffel, Yams, Maniok und Taro. Wurzelgemüse besitzt unterschiedliche Nährwerte.

PLUSPUNKTE

- Beugt möglicherweise Blutgerinnseln und -stauungen vor, wodurch sich das Risiko von Herzerkrankungen vermindert
- Trägt unter Umständen zur Vorbeugung gegen bestimmte Krebsarten bei
- Schützt vor Schäden, die durch das beim Rauchen inhalierte Nikotin entstehen

PORTRÄT

★ EMPFOHLENE MENGE

- 90 g Pastinaken liefern fast 25 Prozent des täglichen Ballaststoffbedarfs von Erwachsenen.
- 105 g gekochte Rote Bete liefern mehr als 50 Prozent der für Erwachsene empfohlenen Tagesdosis an dem B-Vitamin Folat.
- 85 g Karotten liefern 6 mg Beta-Carotin. Zwar gibt es für diese Substanz keine offiziell empfohlene Tagesdosis, in manchen Fachkreisen rät man Erwachsenen jedoch zu 10 mg täglich.

AUSWAHL UND LAGERUNG

- Wählen Sie festes, unbeschädigtes Wurzelgemüse aus, das noch nicht keimt.
- Achten Sie darauf, dass die Blätter frisch und grün aussehen und nicht welken.
- Geputzt hält sich Wurzelgemüse im Kühlschrank recht gut.

ZUBEREITUNG

- Kochen, dämpfen, braten oder backen.
- Manche Wurzelgemüse wie Karotten, Rettich und Radieschen können roh verzehrt werden.

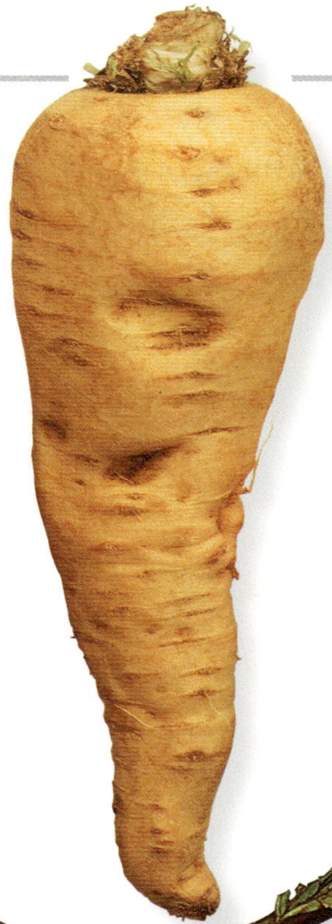

PASTINAKEN
Pastinaken enthalten Niacin, ein für den Energiestoffwechsel wichtiges B-Vitamin, sowie etwas Folat und Vitamin C.

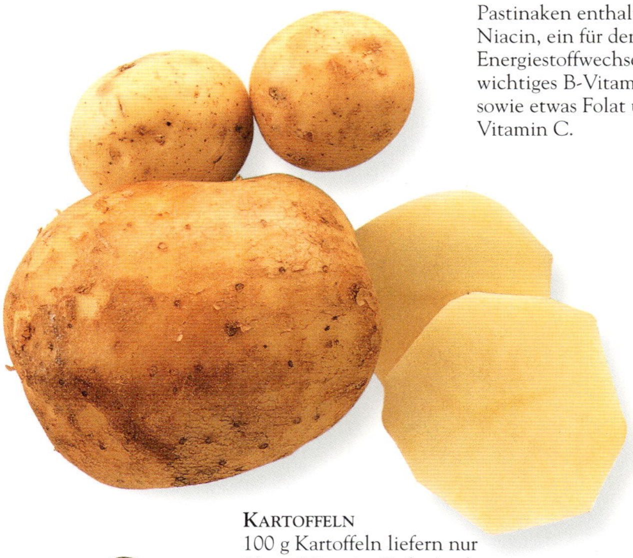

KARTOFFELN
100 g Kartoffeln liefern nur 11 mg Vitamin C; da sie aber in großen Mengen verzehrt werden, tragen sie erheblich zur Vitamin-C-Versorgung bei.

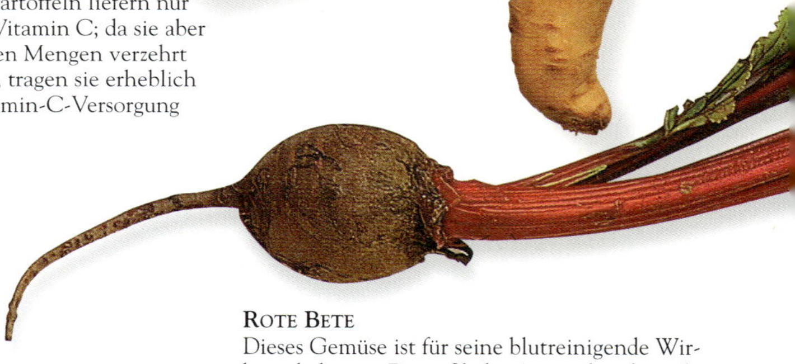

ROTE BETE
Dieses Gemüse ist für seine blutreinigende Wirkung bekannt. Das süßliche Aroma beruht auf seinem natürlichen Zuckergehalt. *(Siehe auch S. 57)*

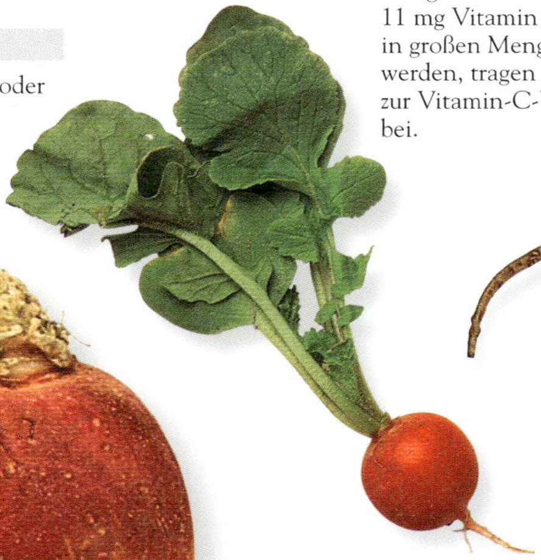

RADIESCHEN
Die für den besonderen pfeffrigen Geschmack der Radieschen verantwortlichen Substanzen sollen schleimlösend wirken.

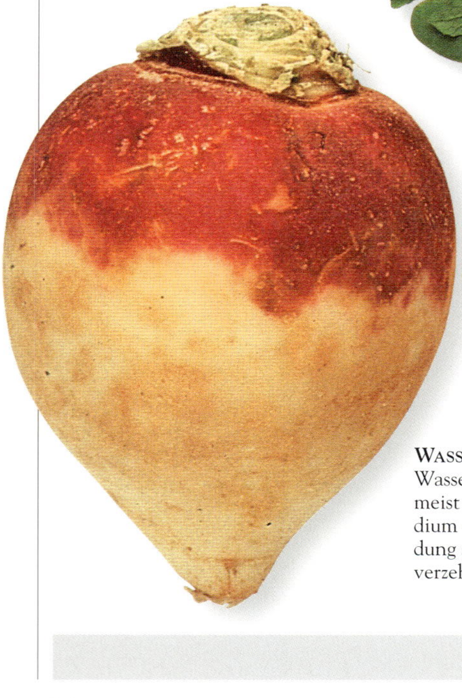

WASSERRÜBEN
Wasserrüben werden zwar meist gekocht; im 1. Stadium einer Lungenentzündung sollen sie jedoch roh verzehrt heilend wirken.

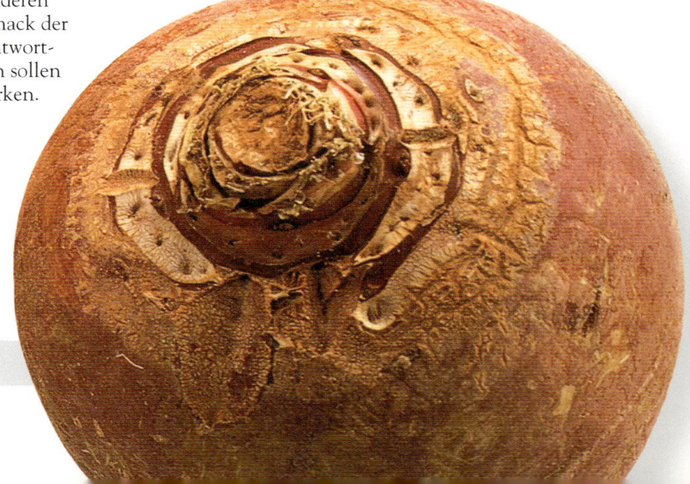

STECKRÜBEN
Mit nur 11 Kalorien pro 100 g gekochten Steckrüben ist dieses Gemüse ein fast fettfreies, sättigendes und kalorienarmes Nahrungsmittel.

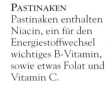

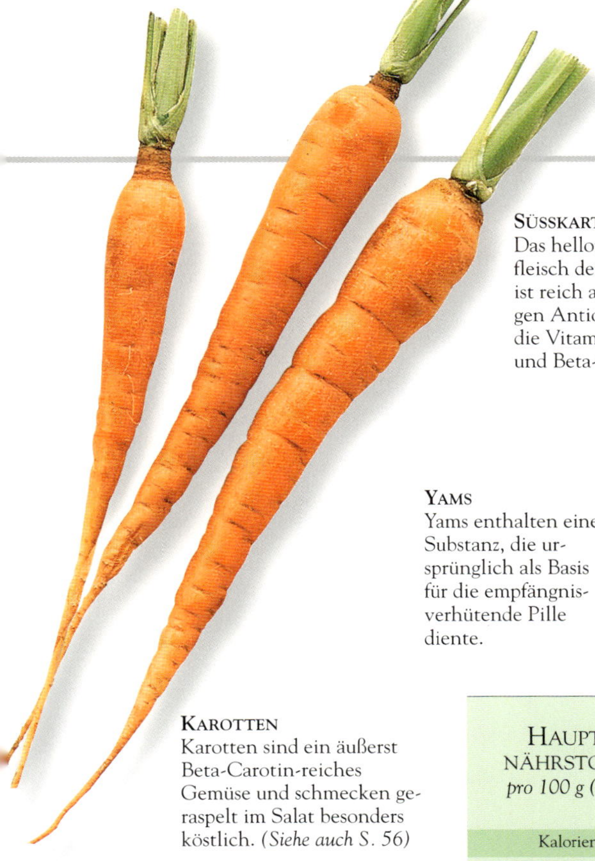

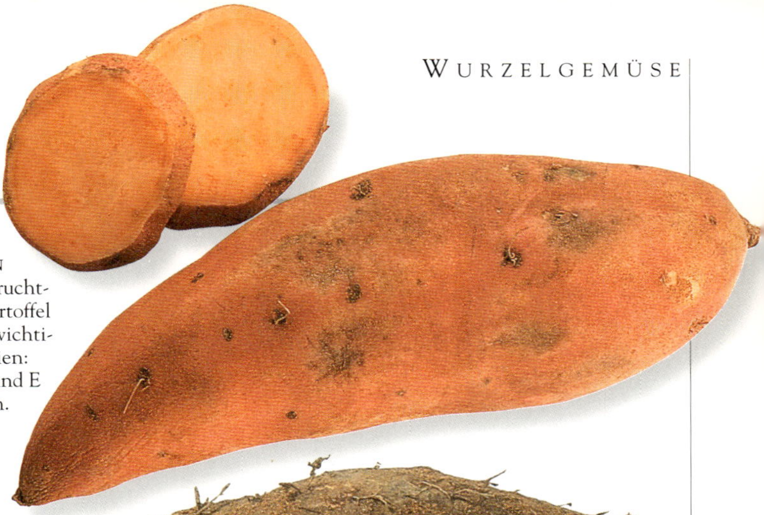

SÜSSKARTOFFELN
Das hellorange Fruchtfleisch der Süßkartoffel ist reich an drei wichtigen Antioxidantien: die Vitamine C und E und Beta-Carotin.

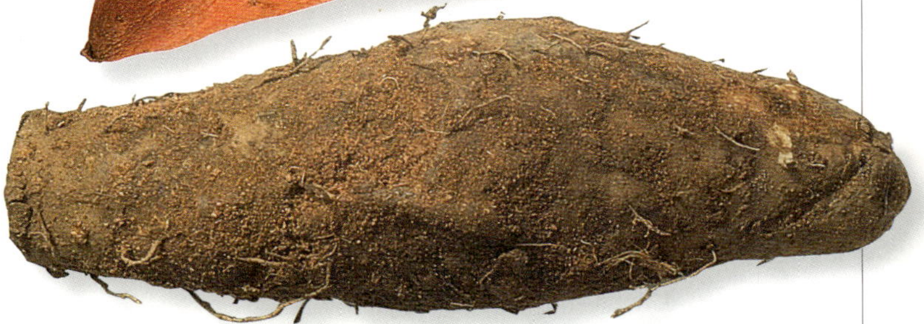

YAMS
Yams enthalten eine Substanz, die ursprünglich als Basis für die empfängnisverhütende Pille diente.

KAROTTEN
Karotten sind ein äußerst Beta-Carotin-reiches Gemüse und schmecken geraspelt im Salat besonders köstlich. *(Siehe auch S. 56)*

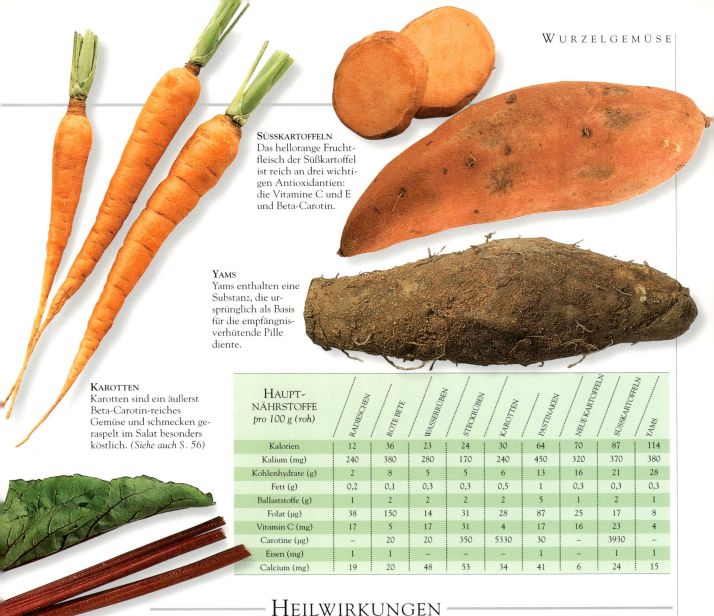

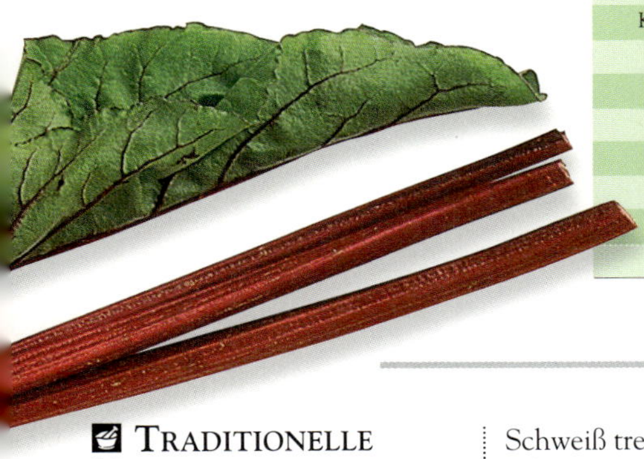

HAUPT-NÄHRSTOFFE *pro 100 g (roh)*	RADIESCHEN	ROTE BETE	WASSERRÜBEN	STECKRÜBEN	KAROTTEN	PASTINAKEN	NEUE KARTOFFELN	SÜSSKARTOFFELN	YAMS
Kalorien	12	36	23	24	30	64	70	87	114
Kalium (mg)	240	380	280	170	240	450	320	370	380
Kohlenhydrate (g)	2	8	5	5	6	13	16	21	28
Fett (g)	0,2	0,1	0,3	0,3	0,5	1	0,3	0,3	0,3
Ballaststoffe (g)	1	2	2	2	2	5	1	2	1
Folat (µg)	38	150	14	31	28	87	25	17	8
Vitamin C (mg)	17	5	17	31	4	17	16	23	4
Carotine (µg)	–	20	20	350	5330	30	–	3930	–
Eisen (mg)	1	1	–	–	–	1	–	1	1
Calcium (mg)	19	20	48	53	34	41	6	24	15

HEILWIRKUNGEN

TRADITIONELLE VERWENDUNG

Wegen ihrer entgiftenden Eigenschaften gelten Rettiche und Radieschen im Fernen Osten als vorbeugend gegen Virusinfektionen wie Erkältungen und Grippe. Sie halten die Nasennebenhöhlen frei und lindern Halsschmerzen. In der traditionellen westlichen Heilkunde gilt ein Esslöffel geriebener Rettich, täglich über mehrere Wochen eingenommen, als bewährtes Mittel gegen Nieren- und Blasensteine. In der chinesischen Medizin wurde Rote Bete zusammen mit Karotten zur Hormonregulation während der Wechseljahre eingesetzt. Rote Bete wird auch bei Lebererkrankungen und Verstopfung sowie zur Reduktion der Harnsäureproduktion empfohlen. Wasserrüben sind Schweiß treibend. Pastinaken gelten im Fernen Osten als Harn treibend und leicht Schmerz stillend; sie sollen Leber und Gallenblase von Blockaden befreien. Da Kartoffeln der Übersäuerung des Körpers entgegenwirken, wurden sie bei Arthritis und Rheuma verschrieben. Auf Grund ihres hohen Beta-Carotin-Gehalts wurden Süßkartoffeln im Fernen Osten bei der Behandlung von Nachtblindheit eingesetzt. Die in Mexiko wild wachsende Yamswurzel ist ein natürliches Verhütungsmittel. Sie enthält Diosgenin, eine Vorstufe des Hormons Progesteron, das als Basis für die »Pille« diente, bevor diese synthetisch hergestellt wurde. In China werden einige Yamsarten bei Harnwegserkrankungen verwendet, andere zur Magenberuhigung.

BESONDERE VORZÜGE

Herzerkrankungen
Untersuchungen zufolge soll der regelmäßige Verzehr von Wurzelgemüse Blutgerinnsel und Stauungen in Blutgefäßen verhindern. Demnach könnte der reichliche Verzehr von Wurzelgemüse die auf Herz- und Gefäßerkrankungen beruhende Todesrate senken.

Krebs
Nach neuesten Erkenntnissen mindert der regelmäßige Verzehr von rohem Gemüse, insbesondere Karotten, das Risiko von Magen- und Lungenkrebs, möglicherweise auch von Mund- und Dickdarmkrebs. Die größte Wirkung geht wohl auf das Beta-Carotin zurück, gefolgt von den Vitaminen C und E. Man nimmt an, dass diese Nährstoffe potenzielle Karzinogene aufsaugen und vielleicht auch deaktivieren und somit eine Krebs auslösende Schädigung der DNA verhindern. Daher sollen Süßkartoffeln vor den Gefahren des Nikotins schützen und vorbeugend gegen Gebärmutter- und Lungenkrebs wirken. Andere Carotinoide und aktive sekundäre Pflanzenstoffe, z. B. Alpha-Carotin in Roter Bete und Lutein in Kartoffeln, scheinen ähnliche Eigenschaften zu besitzen.

VORSICHT

Essen Sie keine gekeimten oder grünen Kartoffeln, da diese das Alkaloid Solanin enthalten. Bei einer Solaninvergiftung kommt es unter Umständen zu Magen-Darm-Beschwerden oder neurologischen Störungen.

SIEHE AUCH KREBS, S. 214; HERZERKRANKUNGEN, S. 152

KAROTTEN

HAUPTNÄHRSTOFFE & SEK. PFLANZENSTOFFE

E K Beta-Carotin, Alpha-Carotin, Ballaststoffe

Dieses knackige Wurzelgemüse mit seiner charakteristischen orangeroten Farbe ist von Natur aus süßlich und enthält reichlich schützendes antioxidatives Pigment Beta-Carotin. Auch Alpha-Carotin, das ebenfalls antioxidativ wirkt, ist enthalten. Durch das Kochen wird das Beta-Carotin für den Körper noch besser verfügbar, insbesondere in Verbindung mit etwas Fett.

PLUSPUNKTE

- Wirken möglicherweise vorbeugend gegen Mund-, Magen-, Lungen- und Mastdarmkrebs
- Wirken offenbar gegen durch Listeria-Bakterien verursachte Infektionen
- Erhöhen die Eisenabsorption

PORTRÄT

HAUPTNÄHRSTOFFE
pro 100 g (roh)

Kalorien	30
Carotine (µg)	5330
Kalium (mg)	240
Kohlenhydrate (g)	6
Ballaststoffe (g)	2
Calcium (mg)	34
Folat (µg)	28
Fett (g)	0,5
Vitamin E (mg)	1
Vitamin C (mg)	4

CAROTINE SATT

Als Carotine bezeichnet man die antioxidativen Pigmente in Karotten und anderem Gemüse, die ihnen die leuchtende Farbe verleihen. Sobald die körpereigenen Vitamin-A-Speicher erschöpft sind, wird Beta-Carotin in der Darmwand und in der Leber in Vitamin A umgewandelt.

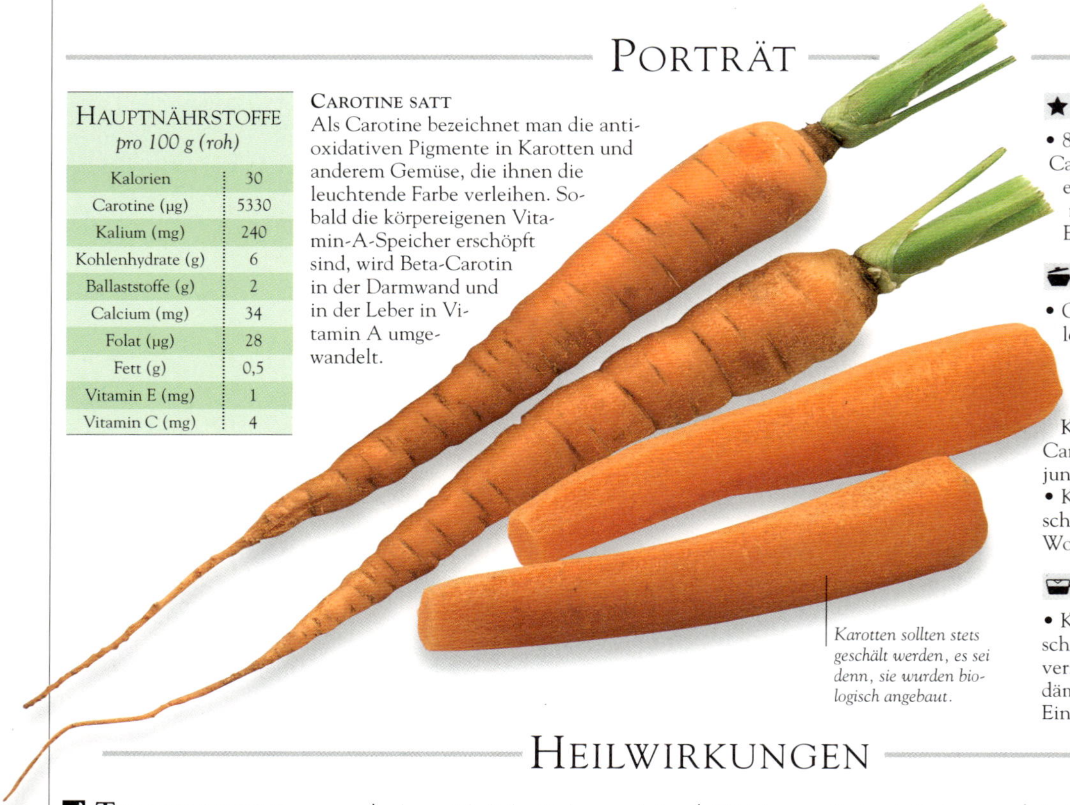

Karotten sollten stets geschält werden, es sei denn, sie wurden biologisch angebaut.

★ EMPFOHLENE MENGE

- 85 g Karotten liefern 6 mg Beta-Carotin. Zwar gibt es keine offizi-ell empfohlene Tagesdosis, in manchen Fachkreisen rät man Erwachsenen jedoch zu 10 mg.

AUSWAHL UND LAGERUNG

- Greifen Sie zu festen, glatten, leuchtend orangen Karotten, und lassen Sie solche mit Rissen und weichen oder feuchten Stellen liegen. Ältere Karotten enthalten weniger Carotinoide als junge. Das Grün junger Karotten sollte leuchten.
- Karotten halten sich ungewaschen im Kühlschrank etwa eine Woche.

ZUBEREITUNG

- Karotten roh im Ganzen, geschnitten oder gerieben im Salat verzehren bzw. kochen oder dämpfen. Sie eignen sich für Eintöpfe und Suppen.

HEILWIRKUNGEN

TRADITIONELLE VERWENDUNG

In der chinesischen Medizin werden Karotten eingesetzt, um die Ausscheidung von Abfallstoffen anzuregen und Gallensteine zu zersetzen. Karotten sollen Fäulnisbakterien im Darm beseitigen und ein Öl enthalten, das gegen Hautpilz hilft. Der Verzehr von zwei bis drei rohen Karotten am Tag kann eine Hautpilzerkrankung verhindern. In der westlichen Kräuterheilkunde gilt Karottensaft als Harn treibend und wirksam gegen Sodbrennen.

BESONDERE VORZÜGE

Magen- und Lungenkrebs
Karotten gehören zu den Nahrungsmitteln, die am meisten Beta-Carotin enthalten. Dieses Antioxidans ist imstande, die so genannten freien Radikale, also gefährliche Nebenprodukte des Stoffwechsels und der Folgen von Umweltverschmutzung, unschädlich zu machen. Freie Radikale wirken offenbar zellschädigend und Krebs auslösend. Einschlägige Forschungsstudien haben ergeben, dass eine erhöhte Beta-Carotin-Zufuhr wahrscheinlich vorbeugend gegen Lungen- und Magenkrebs wirkt, möglicherweise auch gegen Mund- und Mastdarmkrebs.

Nahrungsmittelvergiftung
Einige Fertigsalate enthalten gefährlich hohe Mengen des Bakteriums *Listeria monocytogenes*, das Nahrungsmittelvergiftungen auslösen kann. Versuche, bei denen Karotten mit *Listeria* geimpft wurden, ergaben, dass Karotten den Bakteriengehalt reduzieren können. Welcher antibakterielle Inhaltsstoff dafür sorgt, ist allerdings noch nicht bekannt.

Eisenmangel
Erwiesenermaßen wird die Eisenabsorption aus Frühstücksflocken durch die Zugabe von Beta-Carotin verdreifacht. Möglicherweise hält Beta-Carotin das Eisen in einer löslichen Form, so dass in Getreideflocken enthaltene Phytate, die die Eisenabsorption behindern, außer Kraft gesetzt werden. Wer also mehr Karotten isst, um die Beta-Carotin-Zufuhr zu erhöhen, verbessert damit wohl auch die Eisenabsorption.

Nachtblindheit
Wer Karotten isst, sieht im Dunkeln besser – für diese althergebrachte Weisheit gibt es gute Gründe. Nachtblindheit entsteht gewöhnlich durch Mangel an Sehpurpur (Rhodopsin), zu dessen Bildung Beta-Carotin nötig ist. Letzteres wird durch den Verzehr von Karotten bereitgestellt.

Sexuelle Probleme
Im antiken Griechenland galt Karottensaft als Aphrodisiakum. Untersuchungen zufolge enthalten Karotten eine Substanz, die die sexuelle Lust anregt. Auf diesem Gebiet wird weiter geforscht.

VORSICHT

Der übermäßige Verzehr von Karotten führt mitunter zu Carotinspeichern unter der Haut, die dann gelblich erscheint. Das ist zwar ungefährlich, aber vielleicht unerwünscht.

SIEHE AUCH ANÄMIE, S. 160; KREBS, S. 214; UNBEDENKLICHKEIT VON NAHRUNGSMITTELN, S. 242

ROTE BETE

HAUPTNÄHRSTOFFE & SEK. PFLANZENSTOFFE

Bc C Fe Ballaststoffe, Anthocyanidine

Dieses für Salate geeignete Wurzelgemüse ist mit Rübenarten verwandt, die an europäischen und asiatischen Küsten verbreitet sind. Bis die Römer dieses Gemüse seiner Wurzel wegen anbauten, aß man nur die Blätter. Bereits Dioskurides (um 70 n.Chr.) schrieb ihm Heilkräfte zu. Roh verzehrt, stellen Rote Bete eine ausgezeichnete Folat- und Eisenquelle dar.

PLUSPUNKTE

- Bei Schwangerschaften reduziert sich eventuell das Risiko einer Spina bifida des Babys
- Senkt möglicherweise das Risiko von Herzerkrankungen
- Trägt unter Umständen zu stabilen Cholesterinwerten bei
- Versorgt ermüdete Muskeln mit neuer Energie

PORTRÄT

HAUPTNÄHRSTOFFE
pro 100 g (roh)

Kalorien	36
Kalium (mg)	380
Fett (g)	0,1
Kohlenhydrate (g)	8
Ballaststoffe (g)	2
Folat (µg)	150
Eisen (mg)	1
Carotine (µg)	20
Calcium (mg)	20
Vitamin C (mg)	5

Die tiefrote Farbe wird durch das Pigment Betanin verursacht, einen gängigen Lebensmittelfarbstoff.

FRISCHE, ROHE ROTE BETE

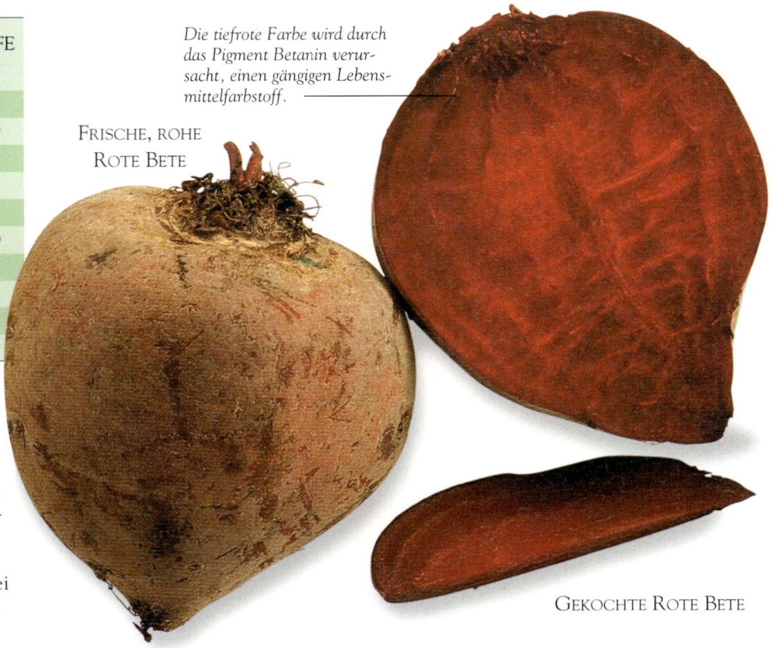

GEKOCHTE ROTE BETE

SÜSSES AROMA
Dafür dass Rote Bete ein zuckersüßes Aroma besitzen, sind sie ausgesprochen kalorienarm. Wegen ihres süßen Geschmacks sind sie bei vielen Kindern beliebt.

★ EMPFOHLENE MENGE

Drei kleine gekochte Rote Bete von insgesamt 105 g liefern etwa 53 Prozent der empfohlenen Tagesdosis an dem B-Vitamin Folat.

AUSWAHL UND LAGERUNG

- Wählen Sie feste, saubere und glatte Exemplare aus, die frisch und rot aussehen und keine weichen, feuchten Stellen aufweisen. Kleine Knollen sind besonders zart.
- Rote Bete hält sich im Kühlschrank vier bis fünf Tage.

ZUBEREITUNG

- Rote Bete abspülen, aber nicht schrubben, um die Schale nicht zu verletzen. Das Gemüse roh verwenden oder mit einem Esslöffel Salz pro Kilogramm eine Stunde kochen.
- Rote Bete passt kalt als Salat oder als Suppeneinlage. Rote-Bete-Blätter lassen sich genauso zubereiten wie Spinat.

HEILWIRKUNGEN

TRADITIONELLE VERWENDUNG

Die alten Griechen und Römer verwendeten die Rote Bete als Fieber senkendes Mittel. Im mittelalterlichen Europa empfahl man sie, wenn andere Nahrungsmittel nicht vertragen wurden. In der Naturheilkunde sind seit langem die reinigenden Eigenschaften der Roten Bete bekannt, die sich auf Leber, Nieren, Gallenblase, Milz und Darm auswirken. Überdies soll Rote Bete auch antibakteriell wirken, das Lymphsystem anregen und das Immunsystem stärken und somit Erkältungen und Grippe vorbeugen. Der chinesischen Medizin zufolge stärkt Rote Bete das Herz, beruhigt die Nerven, reinigt das Blut und wirkt einer Leberträgheit entgegen. Frauen in den Wechseljahren bekommen das Gemüse zur Regulation hormoneller Probleme.

BESONDERE VORZÜGE

Spina bifida
Frauen, die ein Kind erwarten, wird eindringlich empfohlen, ihre Folatzufuhr durch die tägliche Einnahme von Folsäure und den Verzehr folatreicher Nahrungsmittel wie Roter Bete zu erhöhen. Eine Extradosis Folat scheint das Risiko von Spina bifida beim ungeborenen Baby zu reduzieren. Gekochte Rote Bete enthält zwar weniger Folat, aber immer noch 110 µg pro 100 g. In eingelegter Roter Bete ist nahezu der gesamte Folatgehalt zerstört.

Herzerkrankungen
Der hohe Folatgehalt ist auch günstig für die Vorbeugung gegen Herzerkrankungen. Eine folatreiche Ernährung scheint die im Blut enthaltene Substanz Homocystein zu verringern, die bei hohen Werten als Risikofaktor für Herzerkrankungen gilt.

Hoher Cholesterinspiegel
Rote Bete enthält lösliche Ballaststoffe, die möglicherweise dazu beitragen, das LDL-Cholesterin im Blut zu senken *(siehe S. 25)*. Ein hoher LDL-Cholesteringehalt wird mit einem erhöhten Risiko von Herzerkrankungen in Verbindung gebracht. Die in Roter Bete enthaltenen Carotinoide und Flavonoide verhindern möglicherweise auch eine durch freie Radikale verursachte Oxidation des LDL-Cholesterins und eine Beschädigung der Arterienwände, was zu Herzinfarkt oder Schlaganfall führen kann.

Muskelermüdung
Rote Bete hat einen Glykämischen Index *(siehe S. 18)* von 64, d.h. sie wird vom Körper schnell verwertet und der Blutzuckergehalt steigt nach dem Verzehr recht schnell an. Diese Art von Nahrungsmittel wird beispielsweise nach anstrengendem sportlichem Training benötigt, um die Energiespeicher der Muskeln wieder aufzufüllen. Hier sind eingelegte Rote Bete und Rote-Bete-Suppe ebenso wirksam wie gebratene oder gekochte Variationen.

VORSICHT

Rote-Bete-Blätter enthalten Oxalsäure, die bei übermäßiger Dosis die Calciumabsorption behindert und zu Nierensteinen führen kann.

SIEHE AUCH FETTE, S. 22; HERZERKRANKUNGEN, S. 152; HOHER CHOLESTERINSPIEGEL IM BLUT, S. 154; FRAUEN UND ERNÄHRUNG, S. 140

HÜLSENFRÜCHTE

HAUPTNÄHRSTOFFE & SEK. PFLANZENSTOFFE

Ca Fe Zn Protein, Ballaststoffe

Als Hülsenfrüchte bezeichnet man die in Schoten wachsenden essbaren Früchte und Samen von Schmetterlingsblütlern. Zu jenen, die an der Pflanze ausreifen und trocknen, gehören Kichererbsen, Linsen, Sojabohnen und weiße Bohnen. Unreif geerntet werden beispielsweise grüne Erbsen. Hülsenfrüchte enthalten eine Reihe krankheitsbekämpfender sekundärer Pflanzenstoffe.

PLUSPUNKTE

- Senken eventuell das Risiko von Herzerkrankungen
- Tragen zur Kontrolle des Blutzuckergehaltes bei
- Wirken möglicherweise Krebs hemmend
- Tragen mitunter zum Erhalt gesunder Eisen- und Calciumwerte bei

PORTRÄT

★ EMPFOHLENE MENGE

- 100 g rote Kidneybohnen liefern etwa 16 Prozent des täglichen Proteinbedarfs von Frauen und ca. 14 Prozent von Männern.
- 100 g rote Kidneybohnen stellen auch 33 Prozent des täglichen Ballaststoffbedarfs von Erwachsenen bereit.
- 100 g Kichererbsen liefern fast sieben Prozent der von Frauen täglich benötigten Calciummenge.

AUSWAHL UND LAGERUNG

- Achten Sie bei getrockneten Hülsenfrüchten darauf, dass sie unbeschädigt sind und es keine Farbunterschiede gibt.
- Verwerten Sie keine getrockneten sauer riechenden Hülsenfrüchte.
- Lagern Sie sie höchstens ein Jahr in einem luftdicht verschlossenen Behälter.

ZUBEREITUNG

- Alle Hülsenfrüchte außer Linsen und gelben Schälerbsen werden in vierfacher Menge Wasser vier Stunden lang eingeweicht.
- Hülsenfrüchte kochen oder im Dampfdrucktopf garen.

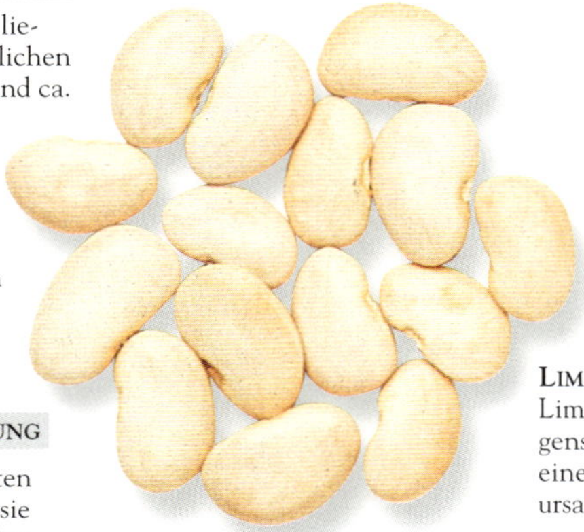

LINSEN
Linsen enthalten neben anderen Mineralstoffen Magnesium, Eisen, Zink und Calcium. In roten Linsen befindet sich auch etwas Carotin.

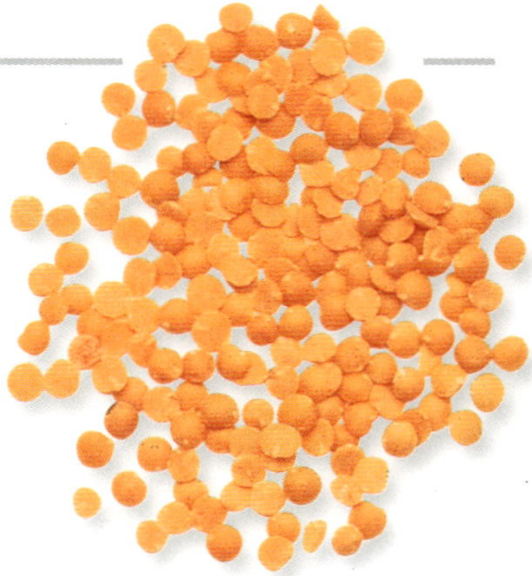

ROTE LINSEN

LIMABOHNEN
Limabohnen sollen die Magensäure neutralisieren, die durch einen hohen Fleischverzehr verursacht wird.

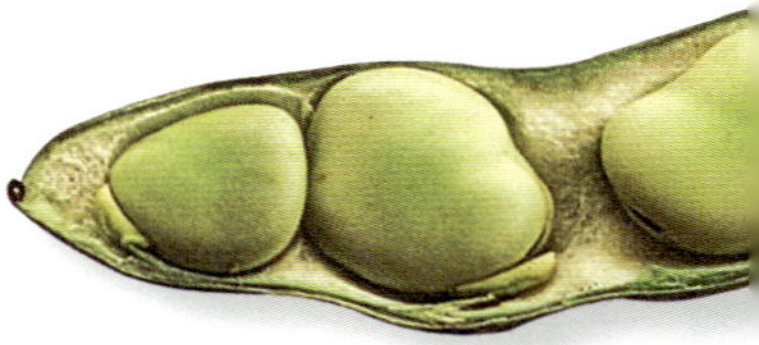

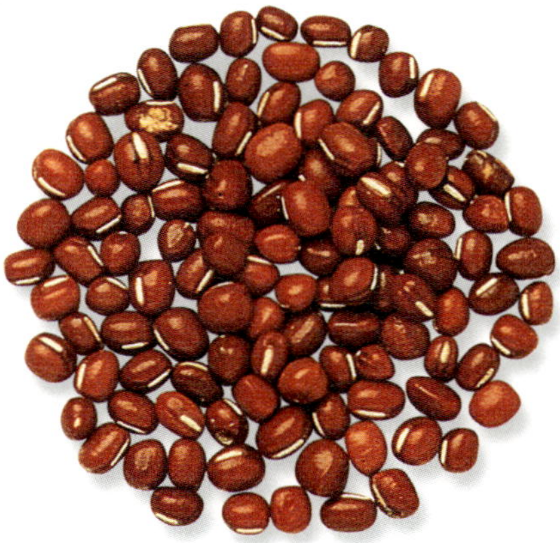

AZUKIBOHNEN
Die kleinen roten Azukibohnen besitzen ein süßlicheres Aroma als andere Hülsenfrüchte und passen besonders gut zu Reis. Diese Verbindung liefert recht viel pflanzliches Protein und dazu wertvolle Mengen an Zink.

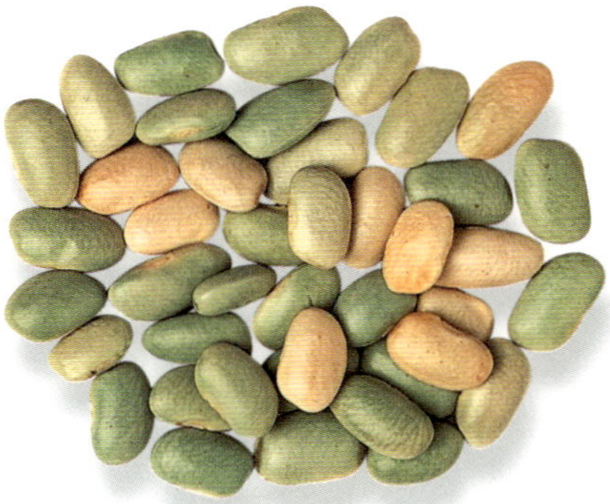

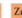

PERLBOHNEN
Perlbohnen sind eine besonders gute Quelle für lösliche Ballaststoffe und enthalten mehr Calcium als andere Hülsenfrüchte. In Konserven sind sie als weiße Bohnen, in Tomatensauce gekocht, erhältlich.

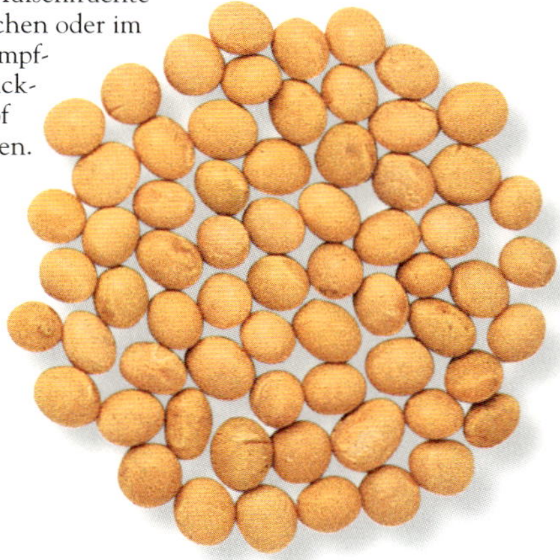

SOJABOHNEN
Die seit Tausenden von Jahren in China angebauten Sojabohnen liefern mehr Protein als alle anderen Hülsenfrüchte und haben auch einen höheren Fettgehalt. Sie sind das Ausgangsprodukt für Sojamehl, Tofu, Sojasauce, Sojaöl oder Sojamilch.

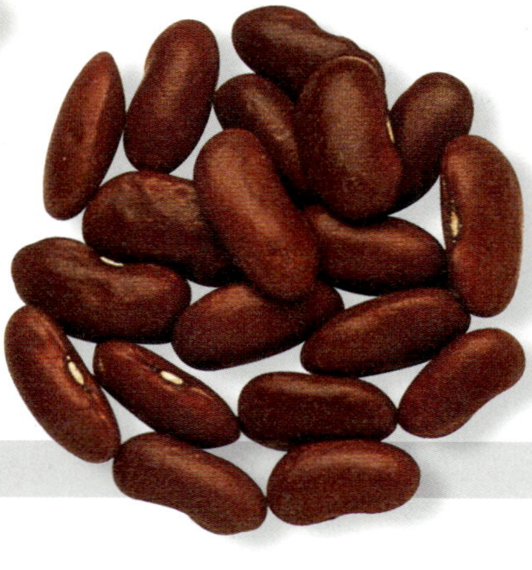

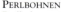

ROTE KIDNEYBOHNEN
Zusammen mit Kichererbsen gehören rote Kidneybohnen zu den besonders proteinreichen Hülsenfrüchten.

KICHERERBSEN
Wie Sojabohnen enthalten Kichererbsen den sekundären Pflanzenstoff Isoflavon, der möglicherweise Krebs hemmend wirkt.

SCHÄLERBSEN
Auch gekocht enthalten Schälerbsen noch eine beträchtliche Menge des B-Vitamins Folat.

ERBSEN
Frische Erbsen sind eine gute Vitamin-C-Quelle. Überdies liefern sie Eisen, Carotine und B-Vitamine.

GETROCKNETE DICKE BOHNEN

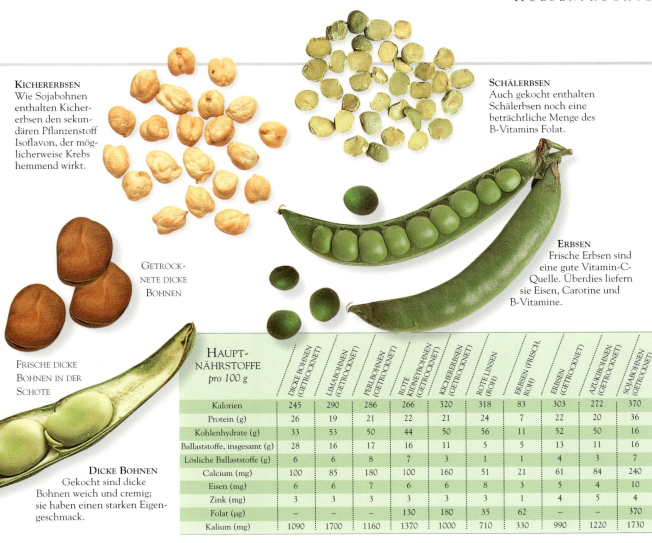

FRISCHE DICKE BOHNEN IN DER SCHOTE

DICKE BOHNEN
Gekocht sind dicke Bohnen weich und cremig; sie haben einen starken Eigengeschmack.

HAUPTNÄHRSTOFFE *pro 100 g*	DICKE BOHNEN (GETROCKNET)	LIMABOHNEN (GETROCKNET)	PERLBOHNEN (GETROCKNET)	ROTE KIDNEYBOHNEN (GETROCKNET)	KICHERERBSEN (GETROCKNET)	ROTE LINSEN (ROH)	ERBSEN (FRISCH, ROH)	ERBSEN (GETROCKNET)	AZUKIBOHNEN (GETROCKNET)	SOJABOHNEN (GETROCKNET)
Kalorien	245	290	286	266	320	318	83	303	272	370
Protein (g)	26	19	21	22	21	24	7	22	20	36
Kohlenhydrate (g)	33	53	50	44	50	56	11	52	50	16
Ballaststoffe, insgesamt (g)	28	16	17	16	11	5	5	13	11	16
Lösliche Ballaststoffe (g)	6	6	8	7	3	1	1	4	3	7
Calcium (mg)	100	85	180	100	160	51	21	61	84	240
Eisen (mg)	6	6	7	6	6	8	3	5	4	10
Zink (mg)	3	3	3	3	3	3	1	4	5	4
Folat (µg)	–	–	–	130	180	35	62	–	–	370
Kalium (mg)	1090	1700	1160	1370	1000	710	330	990	1220	1730

HEILWIRKUNGEN

TRADITIONELLE VERWENDUNG

Auf Grund ihrer Harn treibenden Eigenschaften sollen Hülsenfrüchte nach der chinesischen Medizin gut für die Nieren sein. Rote Hülsenfrüchte wie Azukibohnen und rote Linsen beeinflussen Herz und Dünndarm. Gelbe Hülsenfrüchte wie Sojabohnen sollen für Milz, Bauchspeicheldrüse und Magen günstig sein. Weiße Hülsenfrüchte wie Limabohnen sind förderlich für Lunge und Dickdarm. Schwarze und braune Hülsenfrüchte wie braune Linsen sind wohltuend für die Blase. Grüne Hülsenfrüchte wie grüne Erbsen unterstützen Leber und Gallenblase. Das ayurvedische Gericht »Kitcheri«, das gelbe Mungbohnen enthält, soll für geregelte Verdauung sorgen.

BESONDERE VORZÜGE

Herzerkrankungen

Untersuchungen haben erbracht, dass hohe Blutfett- und Cholesterinwerte zurückgingen, nachdem die Betroffenen ihren Speiseplan mit Hülsenfrüchten ergänzt hatten. Somit könnte eine an Hülsenfrüchten reiche Ernährung zur Reduzierung von Herzerkrankungen beitragen. Die cholesterin- und fettsenkenden Eigenschaften beruhen wahrscheinlich auf den enthaltenen Proteinen und Ballaststoffen, möglicherweise auch auf den Phytaten.

Diabetes

Hülsenfrüchte werden langsam verdaut. Sobald sie im Darm zersetzt sind, werden sie allmählich als Glucose in das Blut aufgenommen und führen zu stufenweisem Anstieg der Blutzuckerwerte. So sind nur geringe Mengen an Insulin nötig, um den Blutzuckergehalt innerhalb des Normalbereichs zu halten. Menschen mit insulinabhängigem und nicht insulinabhängigem Diabetes können durch regelmäßigen Verzehr von Hülsenfrüchten ihre Blutzuckerwerte unter Umständen langfristig verbessern.

Dickdarmkrebs

Die in Hülsenfrüchten enthaltenen unlöslichen Ballaststoffe werden im Dünndarm nicht verdaut und gelangen in den Dickdarm, wo Bakterien sie zu kurzkettigen Fettsäuren abbauen. Diese dienen der Darmschleimhaut offenbar als Nahrung und schützen sie somit vor karzinogenen Substanzen. Unlösliche Ballaststoffe erhöhen das Stuhlvolumen und verkürzen die Darmpassagezeit. Dadurch wird verhindert, dass sich Krebs auslösende Substanzen an der Darmwand absetzen.

Anämie

Der regelmäßige Verzehr von Hülsenfrüchten erhöht den Calcium- und Eisenanteil des Speiseplans beträchtlich, gerade bei vegetarischer Ernährung. Diese Mineralstoffe sind wichtig zum Aufbau und Erhalt starker Knochen und zur Vorbeugung gegen Anämie.

VORSICHT

Hülsenfrüchte enthalten Lectine. Nach ungekocht verzehrten Hülsenfrüchten können diese Proteine Erbrechen und Durchfall verursachen. Durch zehnminütiges Kochen werden die Lectine zerstört.

SIEHE AUCH ANÄMIE, S. 160; KREBS, S. 214; DIABETES, S. 218; HERZERKRANKUNGEN, S. 152

SOJABOHNEN

HAUPTNÄHRSTOFFE & SEK. PFLANZENSTOFFE
Ca Fe Bc Protein, Isoflavone

Diese erbsengroße Gemüsesorte ist eine ausgezeichnete Proteinquelle und besonders für Menschen geeignet, die kein Fleisch essen. Sojabohnen sind reich an Isoflavonen, d.h. sekundären Pflanzenstoffen, die in Ländern mit hohem Sojabohnenverzehr offenbar für ein geringeres Auftreten von Brust- und Prostatakrebs sorgen. Es gibt gelbe, schwarze und rote Sojabohnen.

PLUSPUNKTE

- Wirken eventuell vorbeugend gegen Brustkrebs
- Reduzieren möglicherweise die Häufigkeit von Prostatakrebs
- Senken den Cholesterinspiegel im Blut
- Verringern unter Umständen das Osteoporoserisiko

PORTRÄT

HAUPTNÄHRSTOFFE
pro 100 g (getrocknet)

Kalorien	370
Protein (g)	36
Fett (g)	19
Ballaststoffe (g)	16
Calcium (mg)	240
Eisen (mg)	10
Folat (µg)	370
Kohlenhydrate (g)	16
Lösliche Ballaststoffe (g)	7
Kalium (mg)	1730

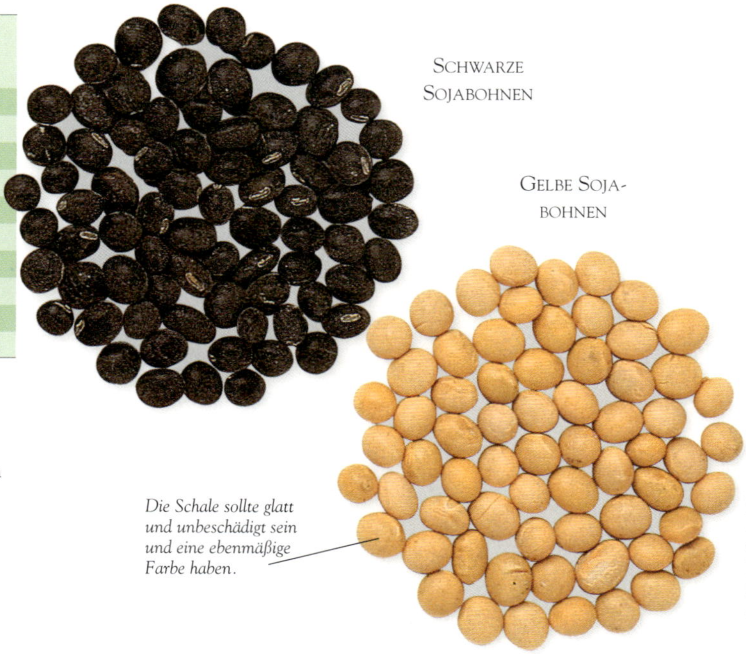

SCHWARZE SOJABOHNEN

GELBE SOJABOHNEN

Die Schale sollte glatt und unbeschädigt sein und eine ebenmäßige Farbe haben.

KRANKHEITSBEKÄMPFEND
Sojabohnen enthalten so genannte Lignane, die sich gegen Viren-, Bakterien- und Pilzinfektionen als wirksam erwiesen haben. Überdies spielen sie möglicherweise auch bei der Krebsvorbeugung eine Rolle.

★ EMPFOHLENE MENGE

- 120 g Sojabohnen liefern ca. 15 Prozent der für Frauen täglich empfohlenen Calciumdosis und ca. 25 Prozent der für Männer täglich empfohlenen Proteinmenge. Der regelmäßige Verzehr von Sojaprodukten erhöht die Calciumzufuhr beträchtlich und trägt zum Erhalt der Knochenstärke bei.

AUSWAHL UND LAGERUNG

- Lagern Sie Sojabohnen höchstens sechs Monate luftdicht verschlossen im Kühlschrank, damit sie nicht ranzig werden.

ZUBEREITUNG

- Getrocknete Sojabohnen müssen mindestens drei Stunden gekocht werden, frische lassen sich auch dämpfen. Sie passen zu Eintöpfen, Suppen oder Salat. Sojabohnen mit Reis liefern alle essenziellen Aminosäuren.

HEILWIRKUNGEN

TRADITIONELLE VERWENDUNG

Zum ersten Mal werden Sojabohnen in alten chinesischen Schriften um 2800 v. Chr. beschrieben; damals galten sie als das »Fleisch« Chinas. Der traditionellen chinesischen Medizin zufolge besitzen Sojabohnen »kühlende« Eigenschaften, die sich auf Milz und Bauchspeicheldrüse stärkend auswirken, das Blut reinigen und den Milchfluss bei stillenden Müttern anregen.

BESONDERE VORZÜGE

Brustkrebs
Die in Sojabohnen enthaltenen Isoflavone Genistein und Daidzein schränken möglicherweise das Wachstum kanzerogener Brustzellen ein. Offenbar hemmen sie die Folgen potenziell gefährlicher, natürlicherweise im Blut vorkommender Östrogene. Im Laborversuch begrenzte Genistein nachweislich das Wachstum Brustkrebs auslösender Zellen.

Prostatakrebs und andere Krebsarten
Wie Darm und Gebärmutter enthält auch die Prostata so genannte Östrogenrezeptoren. In Gebieten mit regelmäßigem Verzehr von Sojabohnen und -produkten tritt Krebs an diesen Organen seltener auf.

Hoher Cholesterinspiegel
Zahlreichen Studien zufolge verringert sich bei Menschen mit hohem Cholesterinspiegel im Blut das LDL-Cholesterin *(siehe S. 25)* um 10–20 Prozent, wenn sie über einen Zeitraum von vier Wochen täglich 25–50 g Sojaprotein zu sich nehmen. Auch bei normalen Cholesterinwerten profitiert man von dieser Maßnahme. LDL-Cholesterin schädigt unter Umständen die Arterien und erhöht somit das Risiko von Herzerkrankungen. Die LDL-senkende Wirkung lässt sich auf Saponine und Isoflavone, insbesondere Genistein, zurückführen. Letzteres trägt eventuell auch zu einer Weitung der Arterien bei, wodurch Stauungen verhindert werden.

Osteoporose
Möglicherweise verhindert die Substanz Daidzein eine Verminderung der Knochenmasse bei Menschen mit Osteoporose. Demzufolge trägt dieses Isoflavon dazu bei, die auf natürliche Weise aus den Knochen austretende Calciummenge zu reduzieren.

VARIATION

Sojaprodukte
Sojabohnen sind das Ausgangsprodukt für Tofu und Sojamilchprodukte, gute Alternativen für Menschen mit Milchallergie. Tofu liefert Protein und Calcium. Zu seiner Herstellung werden Sojabohnen eingeweicht und mit Wasser zu einem Püree verarbeitet. Dann wird das Ganze durch ein Sieb gegossen, die Masse gepresst und geformt.

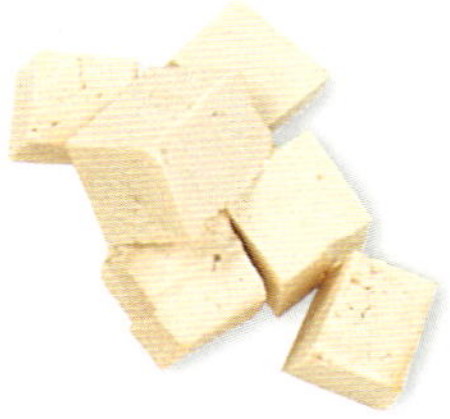

TOFUWÜRFEL

SIEHE AUCH KREBS, S. 214; HOHER CHOLESTERINSPIEGEL IM BLUT, S. 154; OSTEOPOROSE, S. 199

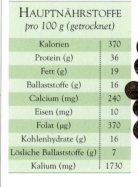

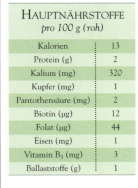

PILZE

HAUPTNÄHRSTOFFE & SEK. PFLANZENSTOFFE

K Bc Lentinan, D-Fraktion, Biotin

Es gibt schätzungsweise über 38 000 Pilzarten. Einige von ihnen sind giftig, der Großteil jedoch ist essbar. Man unterscheidet zwischen kultivierten und wild wachsenden Pilzen. Manche besitzen offenbar gesundheitsfördernde Eigenschaften und wirken z. B. Blut verdünnend oder beugen dem Tumorwachstum vor. Pilze haben wenig Kalorien und eignen sich zur Gewichtsabnahme.

PLUSPUNKTE

- Stärken möglicherweise das Immunsystem durch die Anregung weißer Blutkörperchen
- Besitzen eventuell Krebs hemmende Eigenschaften
- Beugen unter Umständen Blutgerinnseln vor, indem sie das Blut verdünnen

PORTRÄT

HAUPTNÄHRSTOFFE
pro 100 g (roh)

Kalorien	13
Protein (g)	2
Kalium (mg)	320
Kupfer (mg)	1
Pantothensäure (mg)	2
Biotin (µg)	12
Folat (µg)	44
Eisen (mg)	1
Vitamin B_3 (mg)	3
Ballaststoffe (g)	1

NÜTZLICHE EISENQUELLE
100 g Pilze enthalten etwa 1 mg Eisen. Anders als viele andere pflanzliche Eisenquellen besitzen Pilze keine Phytate, die die Eisenabsorption des Körpers herabsetzen. Das in Pilzen vorliegende Eisen ist leicht verfügbar.

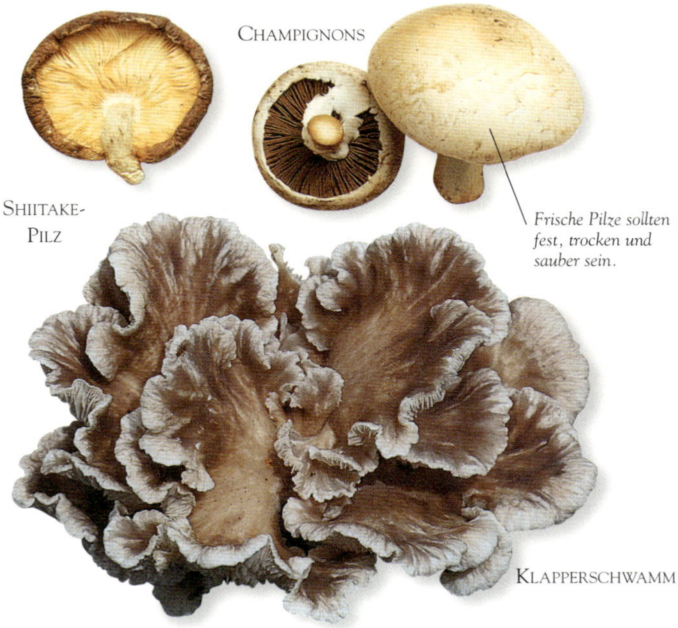
CHAMPIGNONS
SHIITAKE-PILZ
Frische Pilze sollten fest, trocken und sauber sein.
KLAPPERSCHWAMM

★ EMPFOHLENE MENGE

- Fünf durchschnittlich große Pilze liefern etwa 50 Prozent der empfohlenen Kupfertagesdosis für Erwachsene. Bei regelmäßigem Verzehr könnten Shiitake-Pilze und der Klapperschwamm das Immunsystems unterstützen.

AUSWAHL UND LAGERUNG

- Wählen Sie unbeschädigte Pilze mit erdigem Aroma aus.
- In einer braunen Papiertüte halten sich Pilze im Kühlschrank bis zu einer Woche.

ZUBEREITUNG

- Pilze abwischen, um Schmutz zu entfernen. Nicht schälen.
- Kultivierte Pilze eignen sich zum Rohverzehr, die meisten muss man aber kochen.
- Wegen des Glutamats, eines natürlichen Geschmacksverstärkers, schmecken Shiitake-Pilze nach Fleisch.

HEILWIRKUNGEN

TRADITIONELLE VERWENDUNG

In der traditionellen östlichen Medizin werden Pilze seit Jahrhunderten verwendet. In Japan gilt der Shiitake als wirksames Mittel bei unterschiedlichen Störungen. Er wurde zur Vorbeugung gegen Herzerkrankungen eingesetzt, zur Abwehrstärkung gegen Viren und Krankheiten und als Heilmittel gegen Müdigkeit und Virusinfektionen. In der chinesischen Ming-Dynastie empfahl man diesen Pilz zur Kräftigung des Durchhaltevermögens, im 15. Jahrhundert wurde er Kriegern wegen seiner Energie liefernden Eigenschaften verabreicht.

BESONDERE VORZÜGE

Immunschwäche
Die Verwandten der Pilzfamilie *Polyporaceae* besitzen ungewöhnlich viele Heilkräfte. Am gründlichsten wurde wahrscheinlich der Klapperschwamm *(Grifola frondosa)* untersucht, mittlerweile auch im Westen. Klapperschwamm-Extrakte stärken erwiesenermaßen das Immunsystem, indem sie die Aktivität weißer Blutkörperchen anregen. Zu den in diesen Pilzen enthaltenen wirksamen Substanzen gehören zwei Zuckerarten, Trehalose und Chitin, sowie Beta-1-6-D-Glucane. Diese Extrakte unterstützen das Immunsystem offenbar darin, sich gegen eindringende Bakterien und Viren zur Wehr zu setzen, und stärken es auch für ähnliche künftige Angriffe. Der Klapperschwamm enthält darüber hinaus Polyporensäuren, u. a. Nemotinsäure, Essigsäure und Äpfelsäure, die mikroskopische Organismen wie Bakterien abtöten können. Den gleichen Effekt erzielen die in vielen anderen Pilzen enthaltenen phenolischen Verbindungen, Chinone und Terpenoide. Diese Vielfalt an antibiotisch wirkenden Stoffen trägt dazu bei, dass Pilze Bakterien abtöten können, die sich in der warmen, feuchten Umgebung, wo Pilze wachsen, bilden.

Krebs
Pilze enthalten den sekundären Pflanzenstoff Lentinan. Zusammen mit anderen im Klapperschwamm entdeckten Wirkstoffen, die man auch als D-Fraktion bezeichnet, scheint diese Substanz dem Tumorwachstum entgegenzuwirken. Dieser Krebs hemmende Effekt ist weiterhin Gegenstand der Forschung.

Herzerkrankungen
Ein weiterer wild wachsender Pilz, das Judasohr, soll verhindern, dass Blutzellen klumpen und sich an Arterienwänden ansammeln. Indem diese Pilze das Blut flüssig halten, wirken sie ähnlich wie Fischöle und reduzieren somit das Risiko von Herzerkrankungen.

VORSICHT

Kaufen Sie im Freiland gesammelte Pilze nur in renommierten Einzelhandelsgeschäften. Einige dieser Pilze schädigen unter Umständen Herz, Leber und Nieren, andere sind tödlich.

SIEHE AUCH KREBS, S. 214; HERZERKRANKUNGEN, S. 152

BLATTSALAT

HAUPTNÄHRSTOFFE & SEK. PFLANZENSTOFFE

K Ca Bc Beta-Carotin, Ballaststoffe

Die Blätter von Kopfsalat, jungem Spinat, Endivien, Chicorée und Gartenkresse werden zu vielfältigen Salaten verwendet. Mittlerweile werden auch viele andere, ungewöhnlichere Sorten in unseren Breiten immer beliebter, z. B. Radicchio, Rucola und Lollo Rosso. Salat ist kalorienarm und enthält erstaunlich viele Mineralstoffe und Vitamine, die uns helfen, gesund zu bleiben.

PLUSPUNKTE

- Bietet etwas Schutz vor grauem Star
- Wirkt möglicherweise vorbeugend gegen Dickdarmkrebs, Herzerkrankungen und Spina bifida
- Wirkt gegen Schlaflosigkeit
- Liefert Eisen und Calcium für die Knochen

PORTRÄT

★ EMPFOHLENE MENGE

- Spinat und Endivien enthalten am meisten Folat, nämlich 130 µg pro 90 g. Nimmt eine Schwangere täglich 200 µg Folat und zusätzlich 400 µg Folsäure zu sich, verringert sich das Risiko einer Spina bifida beim Baby.

AUSWAHL UND LAGERUNG

- Wählen Sie Kopf- und Chicoréesalate aus, die sich für ihre Größe schwer anfühlen.
- Lagern Sie den Salat im Kühlschrank.

ZUBEREITUNG

- Salatblätter in kaltem Wasser waschen und mit einem Geschirrtuch trocken tupfen.
- Blätter zerreißen und nicht schneiden, um den Vitamin-C-Verlust möglichst gering zu halten.

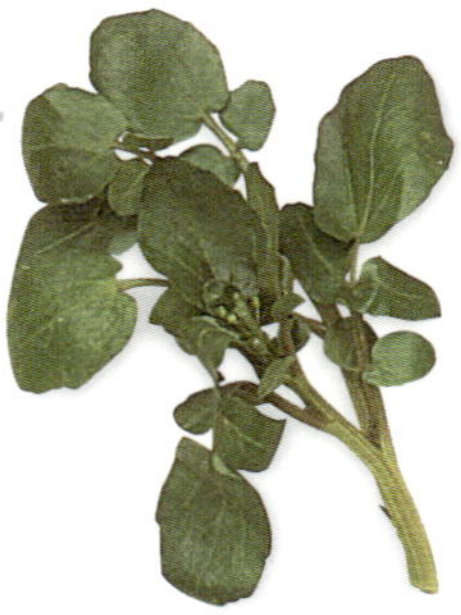

BRUNNENKRESSE
Frische Brunnenkresse ergänzt die Behandlung von Lungenkrebs, Porphyrie, Muskelkrämpfen und Nachtblindheit. *(Siehe auch S. 64)*

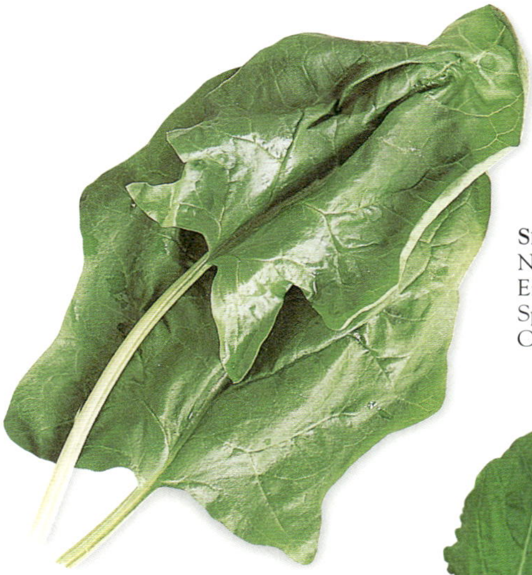

SPINAT
Neben dem bekannten Eisengehalt liefern Spinatblätter auch Calcium.

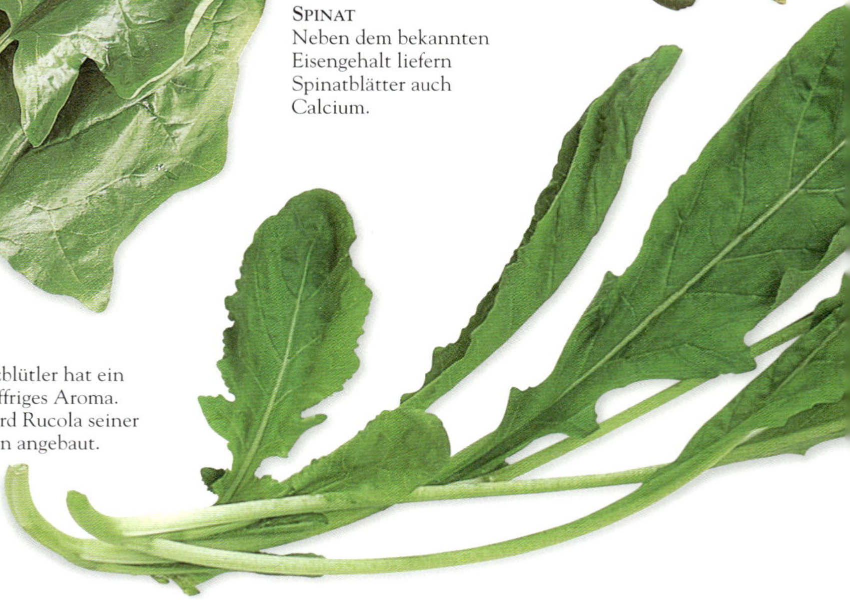

RUCOLA
Dieser Kreuzblütler hat ein scharfes, pfeffriges Aroma. In Indien wird Rucola seiner Samen wegen angebaut.

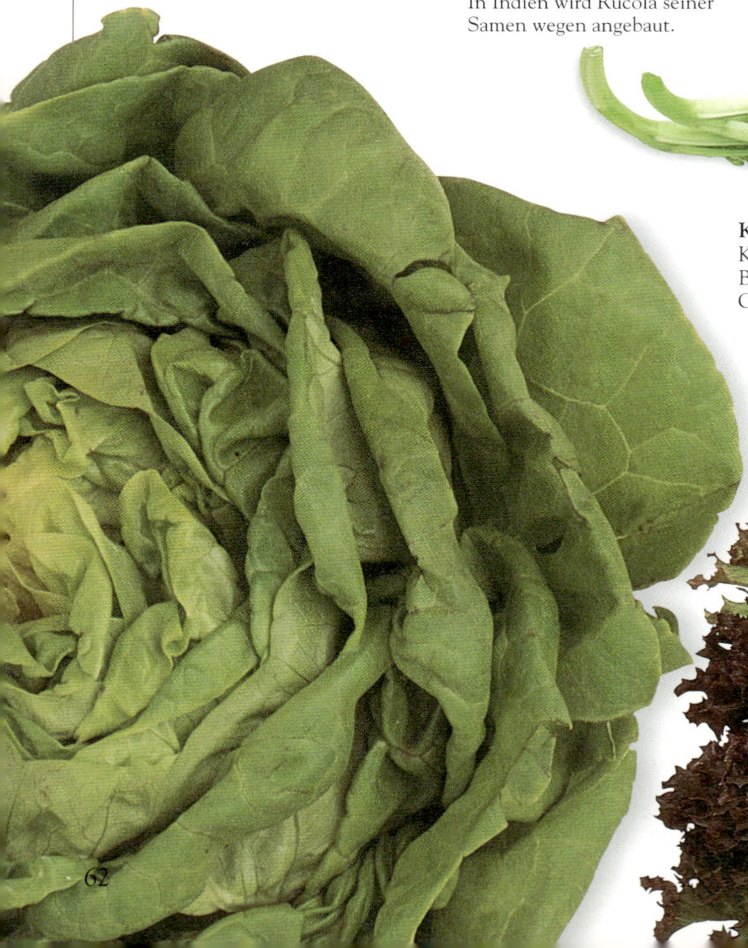

KOPFSALAT
Kopfsalat besitzt mehr Beta-Carotin und Vitamin C als andere Sorten.

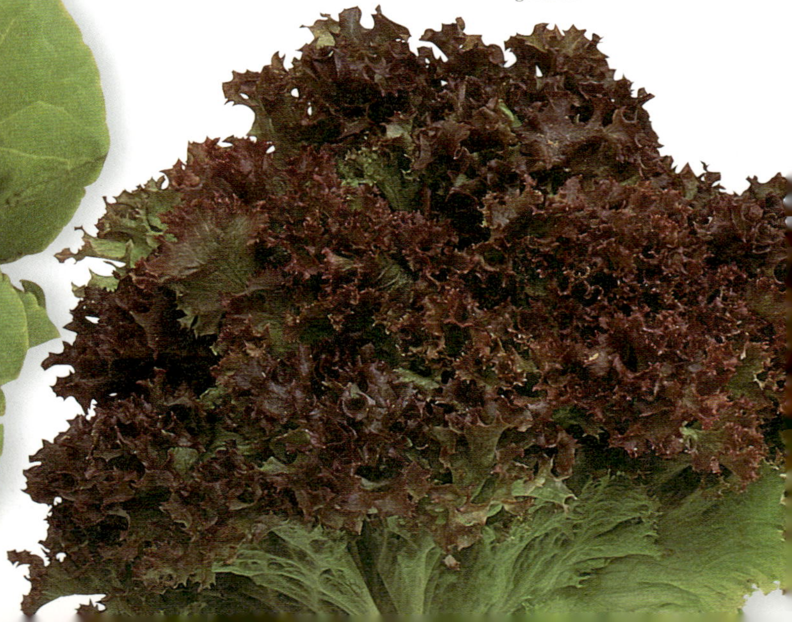

LOLLO ROSSO
Die roten Ränder dieser Salatsorte werden durch Anthocyanidine hervorgerufen.

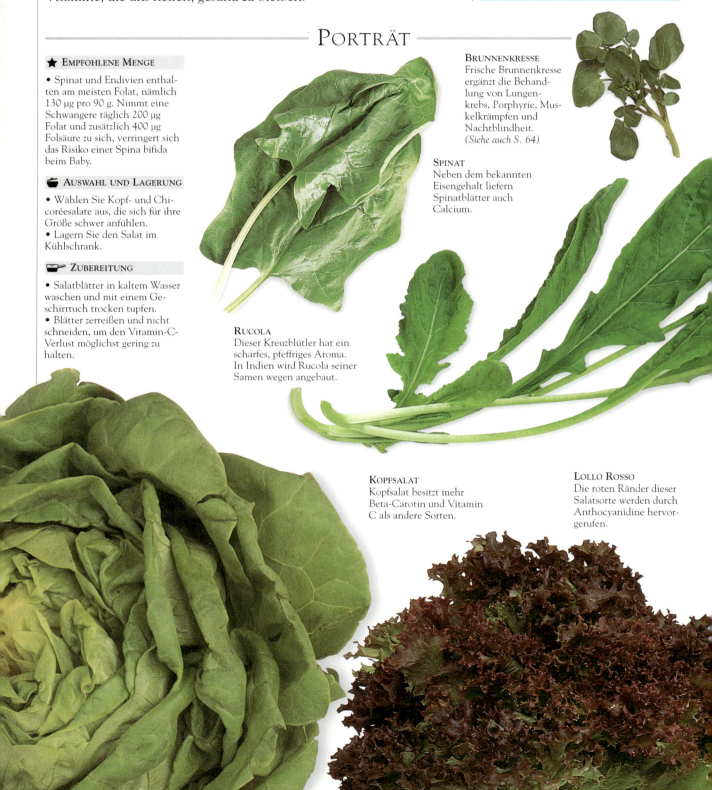

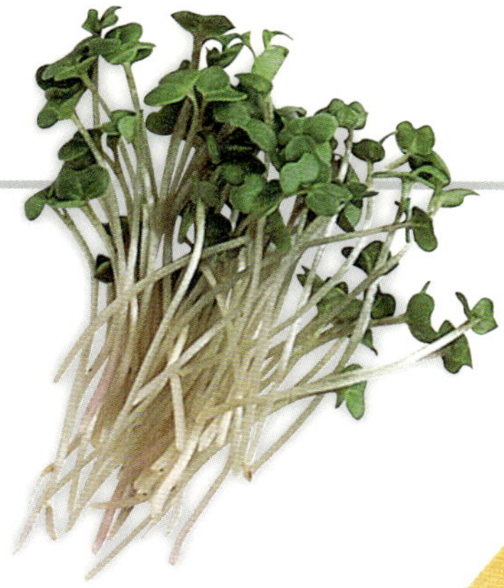

GARTENKRESSE
Gartenkresse wird oft zusammen mit Senf angebaut. Die Blätter der Kressekeimlinge sind sehr reich an Vitamin C und zahlreichen Carotinen.

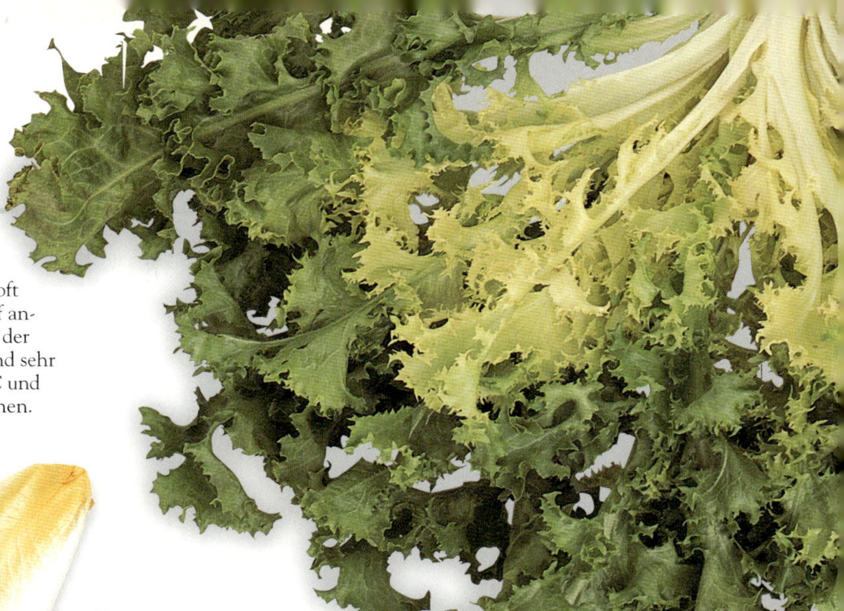

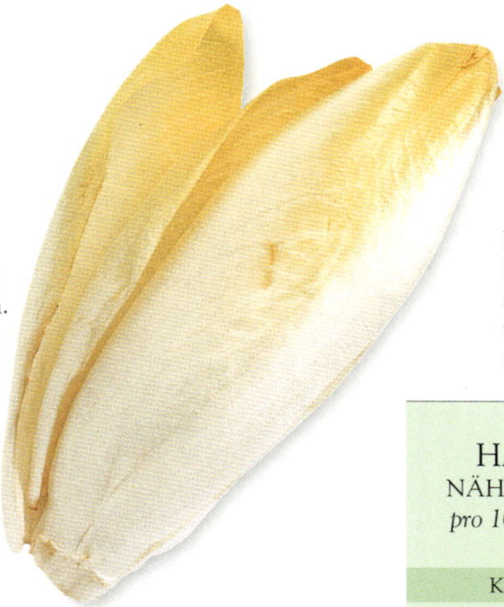

CHICORÉE
In der traditionellen Medizin gilt Chicorée als wirksames Mittel gegen Gicht und Rheuma.

ENDIVIEN
Endivienblätter enthalten das antioxidative Flavonoid Kaempferol, das offenbar Krebs hemmende Eigenschaften besitzt.

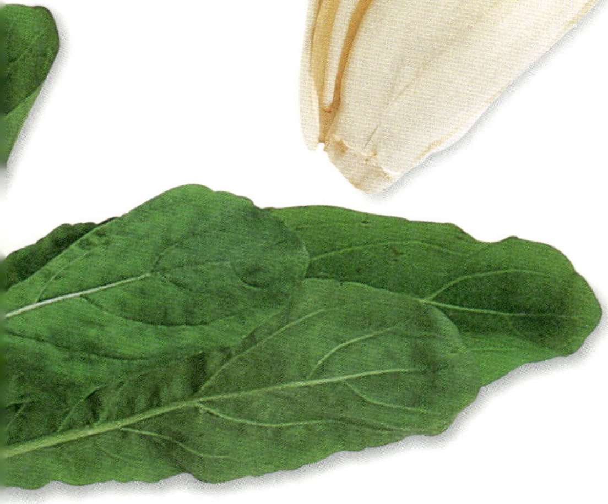

HAUPT-NÄHRSTOFFE *pro 100 g (roh)*	KOPFSALAT	CHICORÉE	GARTENKRESSE	ENDIVIEN	SPINAT	BRUNNENKRESSE
Kalorien	12	11	13	13	25	22
Kalium (mg)	360	170	110	380	500	230
Folat (µg)	57	14	60	140	150	–
Ballaststoffe (g)	1	1	1	2	2	2
Beta-Carotin (µg)	910	120	1280	440	3535	2520
Calcium (mg)	53	21	50	44	170	170
Eisen (mg)	2	–	1	3	2	2
Vitamin C (mg)	7	1	33	12	26	62
Vitamin E (mg)	1	–	1	–	2	2
Fett (g)	1	1	1	0,2	2	1

HEILWIRKUNGEN

TRADITIONELLE VERWENDUNG

Die Blätter von wild wachsendem Kopfsalat werden in der traditionellen westlichen Kräuterheilkunde als Beruhigungsmittel und gegen Schlaflosigkeit eingesetzt. Spinat stärkt das Blut und reinigt es von Giftstoffen, die Hautkrankheiten verursachen können. In China glaubt man, dass Spinat die Darmperistaltik und den Harnfluss anregt und die Schmerzen bei Herpesbläschen lindert.

BESONDERE VORZÜGE

Grauer Star
Untersuchungen zufolge reduziert der regelmäßige Verzehr von Spinat möglicherweise das Risiko, an grauem Star zu erkranken. Hierfür scheinen die sekundären Pflanzenstoffe Lutein und Zeaxanthin verantwortlich zu sein. Ihre antioxidativen Eigenschaften schützen die Proteine in der Augenlinse offenbar vor dauerhafter Schädigung.

Dickdarmkrebs
Der regelmäßige Verzehr von grünem Salat verringert erwiesenermaßen die Gefahr von Dickdarmkrebs. Dies liegt zum Teil an den Antioxidantien, die eventuell der Bildung von Karzinogenen vorbeugen, und zum Teil an den Ballaststoffen, die das Darmkrebsrisiko auf unterschiedliche Weise senken: Sie binden Karzinogene und halten sie von der Darmwand fern; sie vergrößern das Stuhlvolumen und lösen potenzielle Karzinogene auf; sie stellen Darmbakterien Nahrung zur Verfügung, die daraufhin Säure erhöhende Substanzen bilden. In einer sauren Umgebung ist das Krebswachstum weniger wahrscheinlich.

Herzerkrankungen
Blattsalate, insbesondere Gartenkresse, Endivien, Spinat und Kopfsalat, sind sehr folatreich. Bei gefährdeten Menschen soll der regelmäßige Verzehr folatreicher Nahrung das Risiko von Herzerkrankungen reduzieren.

Spina bifida
Folat- und Folsäuregaben können die Gefahr von Spina bifida, einer Schädigung der Wirbelsäule, verringern.

Stress und Schlaflosigkeit
Der weiße milchige Saft, der beim Zerbrechen der Blattrippen austritt, enthält kleine Mengen des natürlichen Beruhigungsmittels Lactucarium. Davon ist in wild wachsendem Salat mehr enthalten als in kultivierten Sorten.

Anämie
Endiviensalat enthält große Mengen an Eisen, das im Blut zur Bildung von Hämoglobin benötigt wird. Zwar findet sich Eisen auch in Spinat, dort wird die Eisenabsorption aber zum Teil durch die ebenfalls vorhandenen Phytate behindert.

Osteoporose
Blattsalate, insbesondere Spinat, Gartenkresse und Endivien, enthalten Calcium, das der Körper zum Knochenaufbau benötigt. Wie bei Eisen wird auch die Calciumabsorption allerdings etwas durch Phytate eingeschränkt.

SIEHE AUCH ANÄMIE, S. 160; GRAUER STAR, S. 202; KREBS, S. 214; HERZERKRANKUNGEN, S. 152

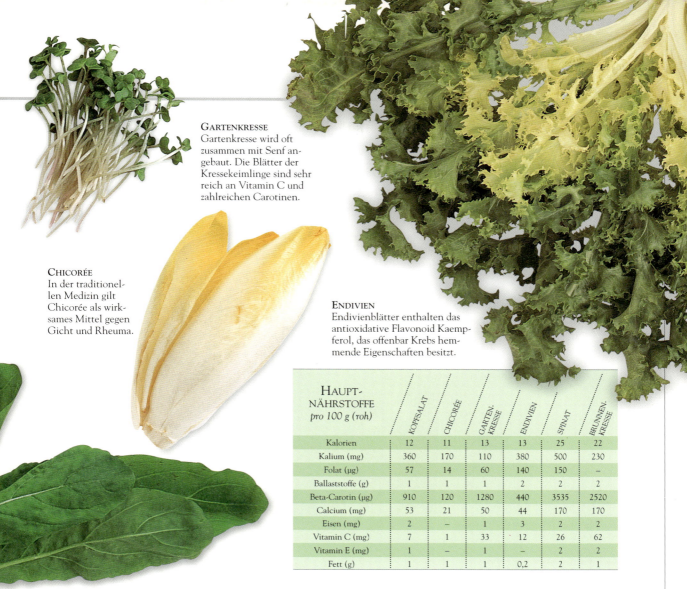

BRUNNENKRESSE

HAUPTNÄHRSTOFFE & SEK. PFLANZENSTOFFE
Ca C K E Isothiocyanat

Dieser Kreuzblütler hat ein scharfes Aroma. Brunnenkresse wurde von alters her gesammelt und gegessen, wird aber erst seit dem 19. Jahrhundert als Nutzpflanze angebaut. Die für ihre Leber reinigenden Eigenschaften bekannte Brunnenkresse liefert Eisen und enthält zahlreiche antioxidative Nährstoffe und sekundäre Pflanzenstoffe, darunter viel Vitamin C und Beta-Carotin.

PLUSPUNKTE

- Verbessert die Leberfunktion
- Ist wegen der Harn treibenden Wirkung leicht entwässernd
- Wirkt möglicherweise Krebs hemmend
- Verbessert die Nachtsicht

PORTRÄT

HAUPTNÄHRSTOFFE *pro 100 g (roh)*	
Kalorien	22
Vitamin C (mg)	62
Calcium (mg)	170
Eisen (mg)	2
Kalium (mg)	230
Beta-Carotin (µg)	2520
Vitamin E (mg)	2
Nikotinsäure (mg)	1
Ballaststoffe (g)	2
Fett (g)	1

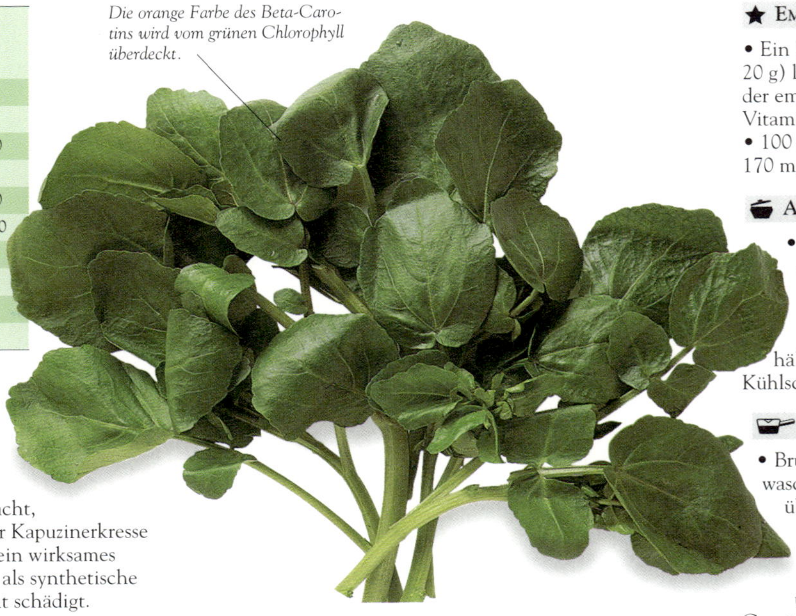

Die orange Farbe des Beta-Carotins wird vom grünen Chlorophyll überdeckt.

NATÜRLICHES ANTIBIOTIKUM
Das pfeffrige Aroma der Brunnenkresse wird durch Benzylisothiocyanat verursacht, das auch in den Blättern der Kapuzinerkresse enthalten ist. Dieses Öl ist ein wirksames Antibiotikum, das – anders als synthetische Mittel – die Darmflora nicht schädigt.

★ EMPFOHLENE MENGE

- Ein Bund Brunnenkresse (ca. 20 g) liefert mehr als 25 Prozent der empfohlenen Tagesdosis an Vitamin C.
- 100 g Brunnenkresse liefern 170 mg Calcium.

AUSWAHL UND LAGERUNG

- Achten Sie darauf, dass die Stängel knackig und leuchtend grün und die Blätter dunkelgrün sind.
- In Papier eingewickelt, hält sich Brunnenkresse im Kühlschrank bis zu fünf Tage.

ZUBEREITUNG

- Brunnenkresse gründlich waschen und schütteln, um überschüssiges Wasser zu entfernen.
- Sie eignet sich für Salate, Suppen, Sandwiches und selbst gemachten Gemüsesaft.

HEILWIRKUNGEN

TRADITIONELLE VERWENDUNG

Dem griechischen Schriftsteller Xenophon zufolge verzehrten die Perser große Mengen an roher Brunnenkresse, wenn sie schwere körperliche Arbeit verrichten mussten. Im mittelalterlichen Europa galt das Gemüse als Blutreinigungs- und Stärkungsmittel und sollte Milz, Leber und Gallenblase anregen. Wegen ihrer Harn treibenden Wirkung ist die Brunnenkresse Hauptbestandteil vieler Behandlungen zur innerlichen Reinigung auf Grund der senfähnlichen Öle.

BESONDERE VORZÜGE

Lungenkrebs
Versuche mit Rauchern haben ergeben, dass die im Tabakrauch enthaltene und Lungenkrebs auslösende Substanz NNK (N-Nitrosamino-Keton) durch den dreimal täglichen Verzehr von 50 g Brunnenkresse zum Teil entgiftet wurde. Ursache dafür ist offenbar Isothiocyanat, das vermutlich auch andere Enzyme beeinflusst, die Krebs auslösende Substanzen entgiften. 50 g Brunnenkresse liefern 5–10 mg dieser schützenden Substanz. Überdies besitzt Brunnenkresse eine Vielzahl an antioxidativen Pflanzenstoffen, die bei der Krebsprophylaxe offenbar eine Rolle spielen. Laut Studien weisen Volksgruppen, bei denen Kreuzblütler wie Brunnenkresse zum alltäglichen Speiseplan gehören, niedrigere Raten an Dickdarm-, Mastdarm- und Schilddrüsenkrebs auf als andere. Laborversuche ergaben, dass die Isothiocyanate in der Brunnenkresse bestimmte Enzyme behindern, die DNA-Schädigungen und Krebs verursachen. Der regelmäßige Verzehr von Brunnenkresse könnte also Krebs hemmend wirken.

Porphyrie
Wer an Porphyrie leidet, ist sehr lichtempfindlich. In Versuchen zeigte sich, dass die Sonnenverträglichkeit bei hoher Beta-Carotin-Zufuhr um das Dreifache anstieg. Das in Brunnenkresse reichlich vorhandene Beta-Carotin wird vom Körper offenbar gut absorbiert, weil gleichzeitig auch Vitamin C vorliegt.

Muskelkrämpfe
Brunnenkresse ist calciumreich. Dieser Mineralstoff ist für starke Knochen und Zähne sowie für die Gesundheit von Muskeln, Nerven und Blut unabdingbar. Brunnenkresse enthält zudem Eisen, das auf Grund von Beta-Carotin und Vitamin C gut absorbiert wird.

Nachtblindheit
Brunnenkresse verbessert unter Umständen die Nachtsicht. Beta-Carotin in den Blättern wird für die Bildung von Sehpurpur (Rhodopsin) gebraucht, dem für das Dämmerungssehen benötigten Pigment in der Netzhaut.

VORSICHT

Wilde Brunnenkresse wächst vorwiegend in verschmutzten Gewässern und könnte mit Leberegeln infiziert sein. Kaufen Sie daher nur Brunnenkresse, die auf gefilterten, flachen Kiesböden kultiviert wurde.

SIEHE AUCH KREBS, S. 214; MUSKELKRÄMPFE, S. 196; SEKUNDÄRE PFLANZENSTOFFE, S. 34

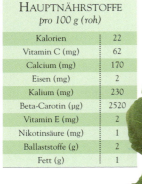

TOMATEN

HAUPTNÄHRSTOFFE & SEK. PFLANZENSTOFFE

C E Lycopin, Beta-Carotin

Die zu den beliebtesten Gemüsesorten der Welt zählende Tomate ist eigentlich eine Frucht. Tomaten werden roh, gekocht, sonnengetrocknet und als Konserven gegessen und zu zahlreichen Produkten verarbeitet, u. a. zu Saft, Suppen, Saucen, Ketchup und Chutneys. Das kalium-, Vitamin-C- und ballaststoffreiche Gemüse gehört zu den lycopinreichsten Nahrungsmitteln.

PLUSPUNKTE

- Sollen das Risiko von Prostatakrebs und anderen Krebsarten verringern
- Vermindern möglicherweise das Auftreten von Herzerkrankungen
- Sollten die geistige und körperliche Leistungsfähigkeit im Alter verbessern

PORTRÄT

HAUPTNÄHRSTOFFE
pro 100 g (roh)

Kalorien	17
Protein (g)	1
Fett (g)	0,3
Ballaststoffe (g)	1
Kalium (mg)	250
Beta-Carotin (µg)	620
Betacryptoxanthin (µg)	35
Vitamin C (mg)	17
Vitamin E (mg)	1
Folat (µg)	17

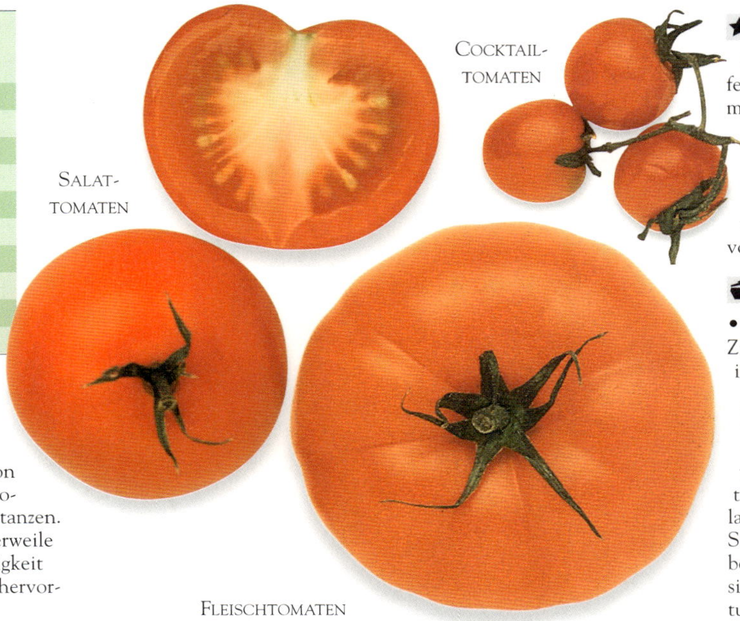

SALATTOMATEN

COCKTAILTOMATEN

FLEISCHTOMATEN

LAGERFÄHIGES GEMÜSE
Ihr köstlicher Geschmack beruht auf der Verbindung von Zuckern, Äpfelsäure und Zitronensäure sowie weiterer Substanzen. Neuzüchtungen haben mittlerweile Sorten mit besserer Lagerfähigkeit und höherem Lycopingehalt hervorgebracht.

★ EMPFOHLENE MENGE

- Eine Tomate von ca. 85 g liefert 36 Prozent des täglichen Vitamin-C-Bedarfs von Erwachsenen; der Vitamin-C-Gehalt von Dosentomaten ist etwas geringer. Durch den regelmäßigen Verzehr der lycopinreichen Tomaten verringert sich das Risiko von Herzerkrankungen.

AUSWAHL UND LAGERUNG

- Lagern Sie Tomaten bei Zimmertemperatur, aber nicht in direktem Sonnenlicht.

ZUBEREITUNG

- Am Besten schmecken Tomaten roh. Sie eignen sich für Salate, zum Grillen oder Backen und lassen sich zu Suppen, Pasten und Saucen verarbeiten. Da Lycopin beim Kochen nicht zerstört wird, sind Tomaten bei jeder Zubereitungsart eine gute Quelle für dieses Antioxidans.

HEILWIRKUNGEN

TRADITIONELLE VERWENDUNG

In der fernöstlichen Medizin werden Tomaten seit langem zur Leberreinigung eingesetzt; sie sollen »kühlende« Eigenschaften besitzen. In Verbindung mit ihrem süß-sauren Aroma unterstützen sie offenbar die Bildung von »Yin«-Flüssigkeiten im Körper, die Trockenheit und Durst entgegenwirken. Ein erhöhter Verzehr von Tomaten gilt als Magen- und Verdauungstonikum. Tomaten machen das Blut alkalisch und sind bei der Behandlung von Rheuma und Gicht günstig.

BESONDERE VORZÜGE

Prostatakrebs
Im Rahmen von Forschungsstudien, die sich mit dem Zusammenhang zwischen Prostatakrebs und dem Verzehr von Obst und Gemüse beschäftigten, wurden in den USA 46 unterschiedliche Obst- und Gemüsesorten analysiert. Demzufolge verringert der Verzehr von Tomaten und Tomatenprodukten eindeutig das Prostatakrebsrisiko. Bei Männern, die wöchentlich zehn Portionen dieser Nahrungsmittel zu sich nahmen, war die Krebsrate erheblich niedriger als bei jenen, die sich mit eineinhalb Portionen pro Woche begnügten. Die Schutzwirkung geht offenbar von dem Antioxidans Lycopin aus – einem der wirksamsten Carotinoide bei der »Beseitigung« Krebs auslösender freier Radikale im Körper.

Andere Krebsarten
Laut Forschungsstudien in Italien besteht bei Menschen, die sieben oder mehr Portionen Tomaten pro Woche essen, ein um 60 Prozent vermindertes Risiko von Mund-, Speiseröhren-, Magen-, Dickdarm- und Mastdarmkrebs. Tomaten enthalten die Substanzen P-Cumarinsäure und Chlorogensäure, die der Bildung potenziell Krebs auslösender Nitrosamine entgegenwirken sollen.

Herzerkrankungen
Untersuchungen in Europa ergaben, dass bei Männern mit hohem Lycopingehalt in ihren Fettspeichern die Gefahr eines Herzinfarktes nur halb so hoch war wie bei Männern mit niedrigem Lycopinspeicher. Offenbar schützt das in Tomaten enthaltene Lycopin vor Herzerkrankungen, indem es freie Radikale deaktiviert, die das LDL-Cholesterin (*siehe S. 25*) schädigen. Geschädigtes LDL-Cholesterin führt anscheinend zu Blutstauungen, die möglicherweise einen Herzinfarkt auslösen.

Alterungsprozess
Laut dem Ergebnis einer wissenschaftlichen Studie der University of Kentucky schützt der Verzehr von Tomaten und somit die Lycopin-Zufuhr vor Herzerkrankungen und Krebs. Von den 88 untersuchten Frauen über 75 Jahren waren jene mit niedrigem Lycopingehalt weniger imstande, für sich zu sorgen, als diejenigen mit höheren Lycopinwerten. Diese erstaunlichen Ergebnisse führte man auf die Fähigkeit dieses Antioxidans zurück, Schädigungen von Muskeln und Gehirnzellen durch freie Radikale abzuwehren.

SIEHE AUCH KREBS, S. 214; FETTE, S. 22; HERZERKRANKUNGEN, S. 152; ERNÄHRUNG IM ALTER, S. 144

KNOBLAUCH

HAUPTNÄHRSTOFFE & SEK. PFLANZENSTOFFE

K Zn Fe Se Bc Allicin

Über die Heilwirkungen des Knoblauchs existieren Aufzeichnungen aus frühester Zeit. Archäologischen Studien zufolge wurde er in Zentralasien seit mindestens 3000 v.Chr. angebaut. Das Liliengewächs wurde zur Behandlung von Bronchitis, Erkältungen, Keuchhusten und Grippe eingesetzt. Mittlerweile wird sein Wert auch bei der Vorbeugung gegen Herzerkrankungen erkannt.

PLUSPUNKTE

- Senkt möglicherweise den Cholesterinspiegel
- Wirkt gegen Bakterien und Pilze
- Scheint Viren zu bekämpfen
- Schützt unter Umständen vor Magenkrebs

PORTRÄT

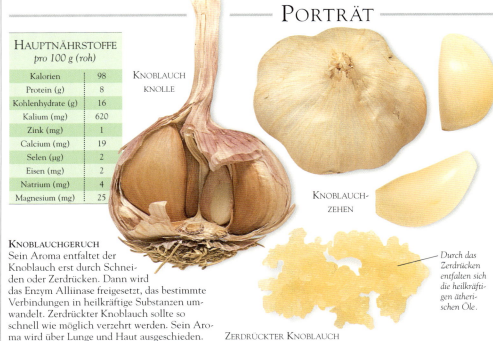

HAUPTNÄHRSTOFFE
pro 100 g (roh)

Kalorien	98
Protein (g)	8
Kohlenhydrate (g)	16
Kalium (mg)	620
Zink (mg)	1
Calcium (mg)	19
Selen (µg)	2
Eisen (mg)	2
Natrium (mg)	4
Magnesium (mg)	25

KNOBLAUCHKNOLLE

KNOBLAUCHZEHEN

KNOBLAUCHGERUCH
Sein Aroma entfaltet der Knoblauch erst durch Schneiden oder Zerdrücken. Dann wird das Enzym Alliinase freigesetzt, das bestimmte Verbindungen in heilkräftige Substanzen umwandelt. Zerdrückter Knoblauch sollte so schnell wie möglich verzehrt werden. Sein Aroma wird über Lunge und Haut ausgeschieden.

Durch das Zerdrücken entfalten sich die heilkräftigen ätherischen Öle.

ZERDRÜCKTER KNOBLAUCH

★ EMPFOHLENE MENGE

- Eine durchschnittliche Portion Knoblauch von ca. 10 g liefert angesichts empfohlener Tagesdosen nur wenige Nährstoffe. Dafür enthält jede Zehe infektionshemmende Schwefelverbindungen. Mehrmals Knoblauch pro Woche zu essen, reduziert das Risiko von Herzerkrankungen.

AUSWAHL UND LAGERUNG

- Wählen Sie noch nicht keimende Knollen, die nicht weich und feucht sind, aber auch noch nicht ausgetrocknet.
- Trocken, luftig und abseits von anderem Gemüse gelagert, hält sich Knoblauch mehrere Wochen.

ZUBEREITUNG

- Fügen Sie zerdrückten Knoblauch erst gegen Ende der Garzeit zu. Ganze Zehen zwei Minuten kochen, schälen und Eintöpfen zugeben.

HEILWIRKUNGEN

TRADITIONELLE VERWENDUNG

Im antiken Rom zählte Plinius 61 Krankheiten auf, die sich mit Knoblauch heilen ließen. Bekannt ist der Knoblauch für seine Kreislauf anregende und erkältungshemmende Wirkung. In der Volksmedizin wurden Umschläge mit zerdrücktem Knoblauch auf Furunkel gelegt, damit die Schwellung zurückgeht. Dokumentiert ist auch seine antibakterielle Wirkung. Im Ersten Weltkrieg setzte man Knoblauchsaft bei Operationen ein, um eine Vereiterung der Wunden zu verhindern.

BESONDERE VORZÜGE

Hoher Cholesterinspiegel
Knoblauch senkt den Gehalt an LDL-Cholesterin (*siehe S. 25*), erhöht das HDL-Cholesterin und senkt den Blutfettwert, was offenbar auf Allicin und andere Verbindungen zurückgeht. Untersuchungen zufolge besteht ein Zusammenhang zwischen niedrigen Blutfettwerten und regelmäßigem Knoblauchkonsum. Öfters mit frischem Knoblauch zu kochen, könnte somit das Risiko von Herzerkrankungen senken.

Blutgerinnsel
Eines der ätherischen Öle, die beim Zerdrücken von Knoblauch freigesetzt werden, das Ajoen, scheint der Bildung von Blutgerinnseln entgegenzuwirken. Somit könnte sich Knoblauch bei der Behandlung von Herzerkrankungen als günstig erweisen. Studien ergaben, dass bei täglichem Knoblauchverzehr über einen Monat die Neigung zu Blutverklumpungen beträchtlich abnahm.

Bluthochdruck
Knoblauchpulver (entsprechend 2,5 g frischem Knoblauch) wirkt erwiesenermaßen Blutdruck senkend, frischer Knoblauch ebenso.

Nahrungsmittelvergiftung
Knoblauch wirkt erwiesenermaßen vielen Bakterien entgegen, die Nahrungsmittelvergiftungen auslösen können, u.a. Salmonellen.

Pilzinfektionen
Knoblauch soll gegen Pilzerkrankungen wie Candidamycosis (Soor) wirksam sein.

Virusinfektionen
Forschungen ergaben, dass Knoblauch gegen das Parainfluenza-Virus Typ 3, das Herpes-simplex-Virus Typ 1 und das Influenza-B-Virus wirkt.

Magenkrebs
Weltweiten Studien zufolge verringert eine knoblauchreiche Ernährung das Risiko von Magenkrebs, was offenbar auf den Allicinverbindungen beruht, die kanzerogene Veränderungen an der Magenwand verhindern. Überdies wirken die antibakteriellen Eigenschaften des Knoblauchs gegen das Bakterium *Helicobacter pylori*, das Magengeschwüre hervorruft, die wiederum kanzerogen werden können.

VORSICHT

Mit Knoblauch sollte weder während einer Behandlung zur Blutverdünnung noch bei Diabetes therapiert werden. Auch Schwangeren ist davon abzuraten, weil Knoblauch Wehen auslösen kann.

SIEHE AUCH KREBS, S. 214; HOHER CHOLESTERINSPIEGEL IM BLUT, S. 154; INFEKTIONSKRANKHEITEN, S. 212

ZWIEBELN

HAUPTNÄHRSTOFFE & SEK. PFLANZENSTOFFE
C K Bc Quercetin, Allicin

Wie der Knoblauch gehören auch Zwiebeln, Schnittlauch, Schalotten und Lauch zu den Liliengewächsen. Seit Tausenden von Jahren werden Zwiebeln zum Kochen und als heilkräftiges Hausmittel verwendet. Das weltweit verzehrte Gemüse hat sich bei Husten und Erkältung bewährt. Neuere Forschungen über ihre antioxidative Wirkung machen die Zwiebel zu einem besonders interessanten Gemüse.

PLUSPUNKTE

- Wirken möglicherweise vorbeugend gegen Krebs und Kreislauferkrankungen
- Schützen unter Umständen vor Herzerkrankungen
- Werden mit einem verminderten Risiko von Blasenkrebs bei Rauchern in Verbindung gebracht

PORTRÄT

HAUPT-NÄHRSTOFFE *pro 100 g (roh)*	ZWIEBELN	FRÜHLINGS-ZWIEBELN
Kalorien	36	23
Ballaststoffe (g)	1	2
Fett (g)	–	0,5
Kalium (mg)	160	260
Vitamin C (mg)	5	26
Calcium (mg)	25	39
Folat (µg)	17	54
Biotin (µg)	1	–
Vitamin B_6 (mg)	0,2	0,1
Vitamin E (mg)	0,3	–

ZWIEBELN SCHÄLEN
Beim Zwiebelschälen fangen viele Menschen an zu weinen. Dies liegt an verschiedenen komplizierten Prozessen, bei denen sich aus den Schwefelverbindungen das Propanthial-S-oxid bildet, das die Tränendrüsen anregt.

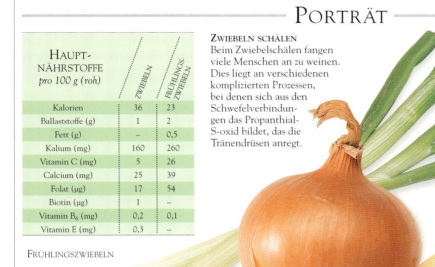

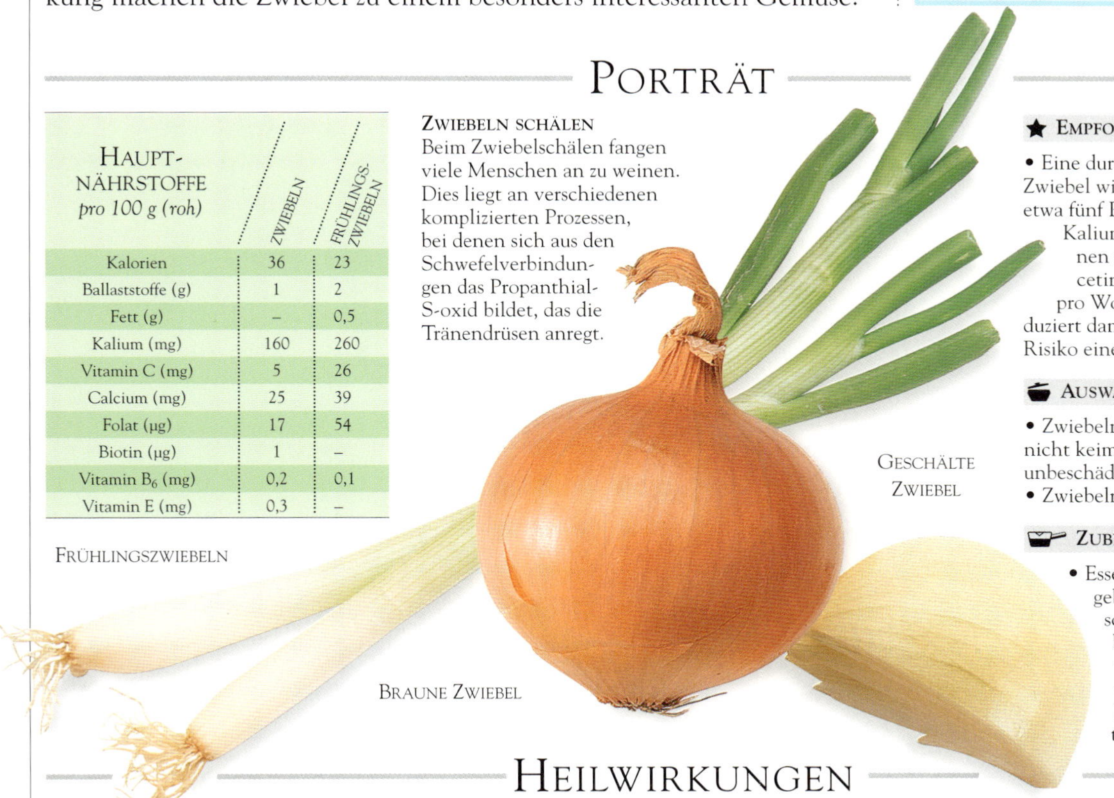

GESCHÄLTE ZWIEBEL

FRÜHLINGSZWIEBELN

BRAUNE ZWIEBEL

★ EMPFOHLENE MENGE

- Eine durchschnittlich große Zwiebel wiegt ca. 90 g und liefert etwa fünf Prozent des täglichen Kaliumbedarfs von Erwachsenen sowie recht viel Quercetin. Wer drei- bis viermal pro Woche Zwiebeln isst, reduziert damit möglicherweise das Risiko einer Herzerkrankung.

AUSWAHL UND LAGERUNG

- Zwiebeln sollten fest sein, noch nicht keimen und eine dünne, unbeschädigte Schale haben.
- Zwiebeln trocken aufbewahren.

ZUBEREITUNG

- Essen Sie Zwiebeln roh, gebacken, gekocht, geschmort, gedünstet, gebraten oder geröstet sowie in Eintöpfen oder Suppen. Frische, rohe Zwiebeln sind heilkräftiger als gekochte.

HEILWIRKUNGEN

TRADITIONELLE VERWENDUNG

Zwiebeln gelten als altes Hausmittel bei Husten, Erkältung und Bronchitis. Der Verzehr einer in Wasser mit etwas Honig gedünsteten Zwiebel, alle vier Stunden wiederholt, ist ein bekanntes Hustenmittel. Auf die Brust aufgelegte Zwiebeln wurden auch zur Behandlung entzündeter Bronchien eingesetzt. Frische Zwiebelscheiben lassen Insektenstiche abschwellen. In der Kräuterheilkunde wird Zwiebeltee als Beruhigungsmittel empfohlen, das auch den Schlaf fördert.

BESONDERE VORZÜGE

Krebs- und Kreislauferkrankungen
Wie die Vitamine E und D ist auch der in Zwiebeln enthaltene sekundäre Pflanzenstoff Quercetin ein starkes Antioxidans. Offenbar beseitigt er potenziell schädliche freie Radikale im Körper, die ansonsten unter Umständen kanzerogene Veränderungen und Krankheiten wie Atherosklerose auslösen. Zwar ist Quercetin auch in Äpfeln und Tee enthalten; Untersuchungen zufolge ist die Absorption aus Zwiebeln jedoch um das 32fache erhöht und zudem schneller als aus anderen Quellen. Da Quercetin aus Zwiebeln im Versuch etwa 24 Stunden im Körper blieb, könnte der regelmäßige Verzehr von Zwiebeln zu einem höheren Quercetingehalt im Blutplasma führen. Diese Substanz trägt unter Umständen erheblich zur antioxidativen Abwehr im Blut bei und könnte vor verschiedenen Krankheiten schützen.

Herzerkrankungen
In Bezug auf die Vorbeugung gegen Herzerkrankungen wirken sich die hohen Quercetinwerte gerade für Frauen günstig aus. Eine auf 26 Jahre angelegte finnische Studie über Flavonoide erbrachte, dass Menschen mit höherer Flavonoidzufuhr erwiesenermaßen weniger Gefahr liefen, an einer Herzerkrankung zu sterben als jene mit niedrigerer Zufuhr. Die hauptsächlichen Flavonoidquellen dieser Studie waren Zwiebeln und Äpfel – beide äußerst quercetinreich. Diese Substanz soll das Risiko von Herzerkrankungen herabsetzen, indem es der Schädigung von LDL-Cholesterin (*siehe S. 25*) durch freie Radikale vorbeugt. Quercetin verhindert offenbar auch die Bildung von Blutgerinnseln. Für die Vorbeugung gegen Herzerkrankungen sind Zwiebeln daher sehr wichtig, gerade wenn andere Gemüse- und Obstsorten mit nützlichem Gehalt an Antioxidantien, z.B. den Vitaminen C und E, schlecht erhältlich sind.

Blasenkrebs bei Rauchern
Rauchen ist eine der Hauptursachen für Blasenkrebs. Man nimmt an, dass Flavonoide, z.B. das in Zwiebeln enthaltene Quercetin, sich in Substanzen umwandeln, die die Blasenschleimhaut vor Karzinogenen schützen. Diese Substanzen scheinen sich mit Toxinen zu verbinden und somit die Geschwindigkeit zu verändern, mit der Krebs auslösende Substanzen absorbiert werden. Gerade bei Rauchern könnte der regelmäßige Verzehr von Zwiebeln Krebs vorbeugen.

SIEHE AUCH KREBS, S. 214; ERKÄLTUNG UND GRIPPE, S. 184; HERZERKRANKUNGEN, S. 152

CHILIS UND PAPRIKA

HAUPTNÄHRSTOFFE & SEK. PFLANZENSTOFFE

C K Bc Capsaicin, Carotine

In Mittel- und Südamerika aß man Chili- und Paprikaschoten bereits 7000 v.Chr. Sie werden dort seit etwa 5000 v.Chr. angebaut und sind seither ein fester Bestandteil des Speiseplans. Kolumbus führte die Pflanzen 1492 in Europa ein, und seitdem werden sie in der ganzen Welt angebaut. Die für ihre Schärfe bekannten Gemüsesorten sind reich an Carotinoiden und Vitamin C.

PLUSPUNKTE

- Schützen möglicherweise vor Magengeschwüren und kanzerogenen Veränderungen im Körper
- Wirken Infektionskrankheiten entgegen
- Fungieren als natürliches Schmerzmittel
- Günstig bei Erkältungen

PORTRÄT

HAUPTNÄHRSTOFFE pro 100 g (roh)	GRÜNE UND ROTE CHILIS	GRÜNE PAPRIKA	ROTE PAPRIKA
Kalorien	20	15	32
Fett (g)	1	–	–
Ballaststoffe (g)	–	2	2
Beta-Carotin (µg)	175	265	3840
Alpha-Carotin (µg)	–	9	135
Beta-Cryptoxanthin (µg)	–	–	1220
Vitamin C (mg)	120	120	140
Vitamin E (mg)	–	1	1
Folat (µg)	29	36	21
Kalium (mg)	220	120	160

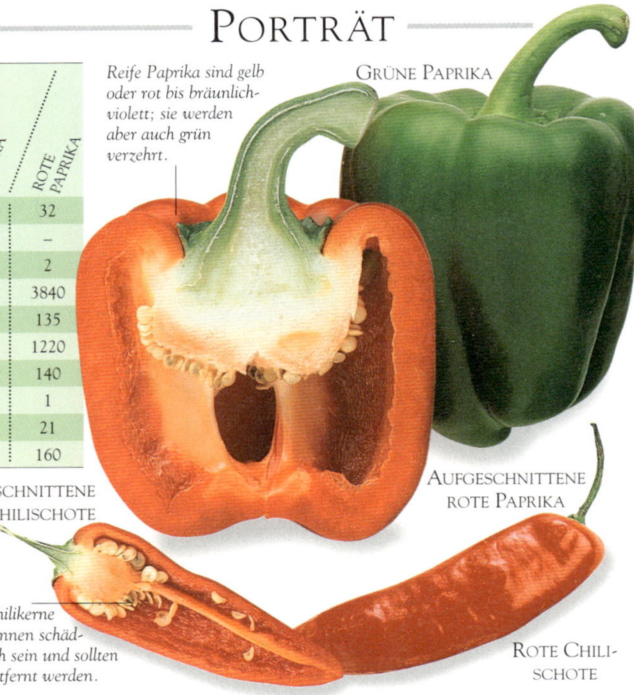
Reife Paprika sind gelb oder rot bis bräunlich-violett; sie werden aber auch grün verzehrt.
GRÜNE PAPRIKA
AUFGESCHNITTENE ROTE CHILISCHOTE
AUFGESCHNITTENE ROTE PAPRIKA
Chilikerne können schädlich sein und sollten entfernt werden.
ROTE CHILISCHOTE

WARUM SIND CHILIS SO SCHARF?
Das scharfe Aroma von Chilis und Paprika beruht auf der Substanz Capsaicin. Je nach enthaltener Menge dieser Substanz sind die Sorten unterschiedlich scharf.

★ EMPFOHLENE MENGE

- Eine mittelgroße Paprika von ca. 160 g liefert mehr als die dreifache Menge des täglichen Vitamin-C-Bedarfs von Erwachsenen.

AUSWAHL UND LAGERUNG

- Kaufen Sie schön geformte, feste Paprikaschoten mit heller, glänzender Haut. Im Kühlschrank halten sie sich bis zu 12 Tage.

ZUBEREITUNG

- Stängel und Kerne vor Gebrauch entfernen. Paprika in Streifen schneiden und für gekochte Gerichte oder im Salat verwenden. Paprika lassen sich auch füllen und backen.
- Kleine Mengen frischer Chilis geben Eintöpfen und anderen Gerichten zusätzliches Aroma.
- Fügen Sie je nach Rezept Pulver unterschiedlicher Gewürze hinzu, u.a. Cayennepfeffer und Piment.

HEILWIRKUNGEN

TRADITIONELLE VERWENDUNG

Chilis sind ein wirksames Stimulans, das den Blutfluss erhöht, das Nervensystem harmonisiert, den Appetit fördert, Verdauungsstörungen behebt und die Schweißproduktion anregt. Wegen seiner antibakteriellen Eigenschaften werden Chilis gerne bei Erkältungen und Halsschmerzen eingesetzt. Die chinesische Kräuterheilkunde empfiehlt Frauen, eine Woche vor ihrer Periode scharfe Gerichte zu essen, um Menstruationsschmerzen zu lindern. Die Jívaro in Peru legen Chilis bei Zahnschmerzen direkt auf die Zähne. Chili-Umschläge und -Salben werden im Osten und Westen seit langem bei Arthritis, Rheuma und Krampfadern sowie zur Entfernung von Warzen eingesetzt.

BESONDERE VORZÜGE

Magengeschwüre
In Singapur und Malaysia treten Magengeschwüre bei der chinesischen Bevölkerung eher auf als bei Malaien und Indern, die oft Chilis essen. Die schützende Wirkung beruht möglicherweise auf dem Capsaicin, das den Blutfluss zur Magenschleimhaut erhöht, sowie auf einer Schutzschicht, die von der Magenwand gebildet wird. Untersuchungen zufolge verhindern 20 g Chilis, eine halbe Stunde vor der Einnahme von 600 mg Aspirin verzehrt, Schäden an Magen und Zwölffingerdarm, die durch Aspirin üblicherweise auftreten. Andere Studien ergaben, dass der regelmäßige Verzehr von Chilis die durch Alkohol verursachte Schädigung der Magenschleimhaut reduziert.

Infektionskrankheiten
Chilischoten regen die Bildung von Magensäure an, die Bakterien abtötet. Eine an Chilis reiche Ernährung wurde bereits mit Erfolg gegen Infektionskrankheiten wie Cholera und Ruhr eingesetzt. Versuche mit Capsaicinextrakten erbrachten, dass dieser Wirkstoff Teile des Immunsystems stärkt und Infektionskrankheiten entgegenwirkt.

Krebs
Experimente haben gezeigt, dass Capsaicin zahlreiche chemische Karzinogene entgiftet, die ansonsten zu Krebs auslösenden Mutationen führen könnten. Wissenschaftliche Ergebnisse legen die Vermutung nahe, dass Chilis sich bei der Krebsbehandlung günstig auswirken.

Schmerzen
Die moderne Forschung erbrachte, dass die wiederholte Anwendung von Capsaicin Nerven desensibilisiert und Schmerz lindernd wirkt. Capsaicin regt die Schmerzrezeptoren in der Haut stark an und macht sie somit für andere Schmerzen unempfindlich.

Erkältungen
Paprika sind eine gute Vitamin-C-Quelle. Durch den regelmäßigen Verzehr heilen Erkältungen schneller aus.

VORSICHT

Nach dem Umgang mit Chilis nicht Augen oder Wunden berühren! Schwangere oder stillende Frauen sollten keine Anwendungen mit Cayennepfeffer machen.

SIEHE AUCH KREBS, S. 214; ERKÄLTUNG UND GRIPPE, S. 184; INFEKTIONSKRANKHEITEN, S. 212; MAGENGESCHWÜR, S. 171

KEIMLINGE UND SPROSSEN

HAUPTNÄHRSTOFFE & SEK. PFLANZENSTOFFE
C E Carotine, Genistein, Daidzein

Der Keimprozess der Samen stellt den Zeitraum höchster Vitalität im Lebenszyklus einer Pflanze dar, weil die Vitamin- und Enzymwerte während der Keimung beträchtlich ansteigen. Zum Keimen eignet sich eine Vielzahl von Bohnen- und Getreidesorten, beispielsweise Alfalfa, Mungbohnen, Linsen, Weizen, Gerste, Mais und Hafer.

PLUSPUNKTE

- Günstig bei kalorienarmer Ernährung
- Wirken möglicherweise vorbeugend gegen Herzerkrankungen
- Senken unter Umständen den Cholesterinspiegel im Blut
- Wirken eventuell Krebs hemmend

PORTRÄT

HAUPTNÄHRSTOFFE

Daraufhin sind bislang nicht alle Sprossen hinreichend untersucht worden. So enthalten Mungbohnen, Alfalfa und Soja Protein, Weizenkeime und Mungbohnen kleine Mengen an Magnesium, Eisen, Zink, Carotin, Folat und Vitamin C.

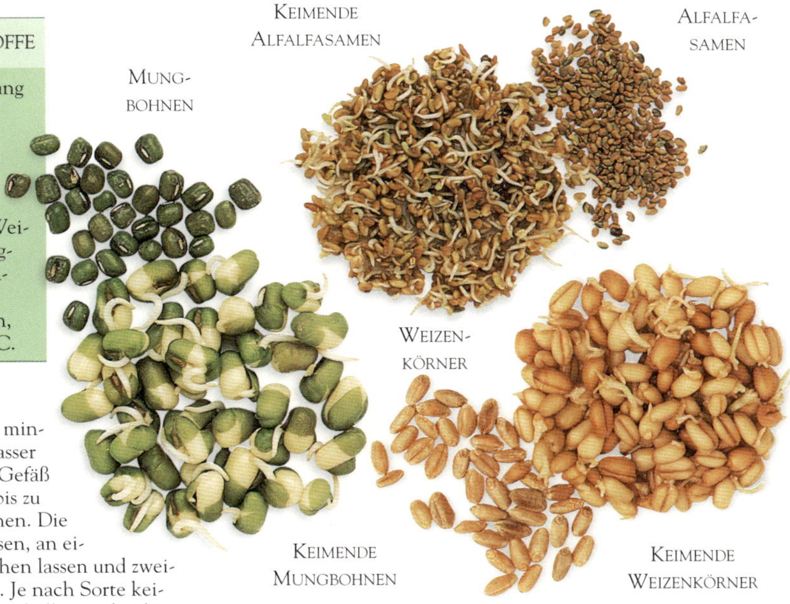

KEIMENDE ALFALFASAMEN

ALFALFASAMEN

MUNGBOHNEN

WEIZENKÖRNER

KEIMENDE MUNGBOHNEN

KEIMENDE WEIZENKÖRNER

ZU HAUSE KEIMEN
Einen Teil Samen in mindestens drei Teile Wasser geben und in einem Gefäß mit großer Öffnung bis zu 12 Stunden einweichen. Die Samen abtropfen lassen, an einem warmen Ort stehen lassen und zweimal täglich abspülen. Je nach Sorte keimen die Sprossen innerhalb von drei bis fünf Tagen. Möglichst bald verzehren.

★ EMPFOHLENE MENGE

- 100 g frische Alfalfasprossen liefern etwa 15 Prozent des täglichen Eisenbedarfs von Frauen.
- 100 g gekeimte Mungbohnen liefern mehr als 25 Prozent des täglichen Folatbedarfs von Erwachsenen.

AUSWAHL UND LAGERUNG

- Achten Sie beim Kauf von Keimlingen auf knackige, gut duftende Sprossen.
- Verwenden Sie keine schleimigen, feuchten Sprossen.

ZUBEREITUNG

- Frische Sprossen mit kaltem Wasser abspülen, abtropfen lassen und roh auf Sandwiches oder im Salat verwenden.
- Sprossen eignen sich auch als Zutat zu Dips, in Suppen (zum Schluss zugeben) und sogar Eiscreme.

HEILWIRKUNGEN

TRADITIONELLE VERWENDUNG

Der Keimprozess macht die in Samen und Körnern enthaltenen Nährstoffe leichter verdaulich. Das liegt daran, dass Enzyme Stärke, Protein und Fett in Zucker, Aminosäuren und Fettsäuren umwandeln, während der Keimling wächst. Diese heilkräftige Wirkung ist besonders von östlichen Ärzten erkannt worden, die keimendes Gemüse häufig als Mittel gegen durch Leberstörungen verursachte Schwellungen und Geschwülste, Depressionen und Stresszustände verschreiben. Am meisten verbreitet sind keimende Alfalfasprossen, die Appetit anregend und Harn treibend wirken; so wird der Körper gereinigt und Wassereinlagerungen gelindert. In östlichen Ländern wird keimendes Gemüse zur Behandlung von Magengeschwüren und zur Suchtentwöhnung eingesetzt.

BESONDERE VORZÜGE

Gewichtsprobleme
Keimende Samen sind sättigend, aber kalorienarm und somit empfehlenswert für alle, die abnehmen wollen. Wie andere kalorienarme Gemüsesorten enthalten Sprossen zahlreiche Vitamine und Mineralstoffe, darunter Vitamin C und die Vitamin-B-Gruppe sowie Eisen und Calcium.

Degenerationskrankheiten
Sprossen sind eine Quelle für die Vitamine C und E sowie für die sekundären Pflanzenstoffe Cumarine, Anthocyanidine, Xanthophyll und Lutein, die alle antioxidativ wirken. Diese Vitamine und Pflanzenstoffe hemmen offenbar verschiedene Substanzen, die Herzerkrankungen und bestimmte Krebsarten auslösen können.

Hoher Cholesterinspiegel
Stängel und Blätter der Alfalfapflanze enthalten Saponine, die erwiesenermaßen den Cholesterinspiegel im Blut senken, die Absorption von Cholesterin aus dem Darm reduzieren und der Atherosklerose, einer Form der Arteriosklerose (Verhärtung und Verdickung der Arterienwände), entgegenwirken. Bei einer Studie über einige Personen mit hohem Cholesterinspiegel im Blut stellte sich heraus, dass sich ihre Cholesterinwerte normalisierten, nachdem sie ihren Speiseplan durch Alfalfasamen ergänzt hatten.

Krebs
Alfalfasamen enthalten die Isoflavonoide Daidzein und Genistein, die auch in Sojabohnen vorhanden sind. Diese Antioxidantien wirken ähnlich wie das Hormon Östrogen. Im Körper können sie dessen Funktion übernehmen und die entsprechenden Rezeptoren in den Brüsten blockieren. Somit tragen sie möglicherweise zur Vorbeugung gegen Brustkrebs bei, aber auch Prostatakrebs. Genistein unterbricht erwiesenermaßen die Zellvermehrung und verhindert, dass sich Blutgefäße zu neuen Krebszellen hin bilden. Aus diesem Grund scheint Genistein im Körper Krebs hemmend zu wirken.

SIEHE AUCH KREBS, S. 214; HERZERKRANKUNGEN, S. 152; HOHER CHOLESTERINSPIEGEL IM BLUT, S. 154; FETTSUCHT, S. 178

ALGEN

HAUPTNÄHRSTOFFE & SEK. PFLANZENSTOFFE

Ca K Fe Jod, Carotine

Algen sind seit vielen tausend Jahren Bestandteil der menschlichen Ernährung. Ausgrabungen zufolge waren sie bereits in der Steinzeit bekannt; auch in alten medizinischen Aufzeichnungen aus China und Japan werden sie erwähnt. Algen enthalten wenig Fett und liefern eine Vielzahl an Mineralstoffen, darunter Kalium, Jod, Calcium, Magnesium und Eisen sowie Ballaststoffe.

PLUSPUNKTE

- Wirken möglicherweise Krebs hemmend
- Gerade bei vegetarischer Ernährung eine günstige Eisen- und Calciumquelle
- Sättigende Beilage und daher gerade zur Gewichtsabnahme geeignet

PORTRÄT

★ EMPFOHLENE MENGE

- 50 g getrocknete Kombualgen liefern mindestens 50 Prozent des täglichen Calciumbedarfs von Erwachsenen.
- Der regelmäßige Verzehr von bis zu 25 g Algen pro Woche trägt zur Jodversorgung bei. Algen enthalten mehr Jod als Fisch.

AUSWAHL UND LAGERUNG

- Erhältlich sind Algen im Allgemeinen in unterschiedlicher getrockneter Form, z. B. als Blätter, Flocken, Granulat oder Pulver.
- Algen sind im Reformhaus, im Naturkostladen oder in gut sortierten Supermärkten erhältlich.
- Lagern Sie Algen kühl und trocken im luftdicht verschlossenen Behälter.

ZUBEREITUNG

- Frische Algen sollten möglichst sofort verzehrt werden.
- Algen eignen sich wegen ihres salzigen Geschmacks ideal als Zusatz zu Suppen und Eintöpfen.

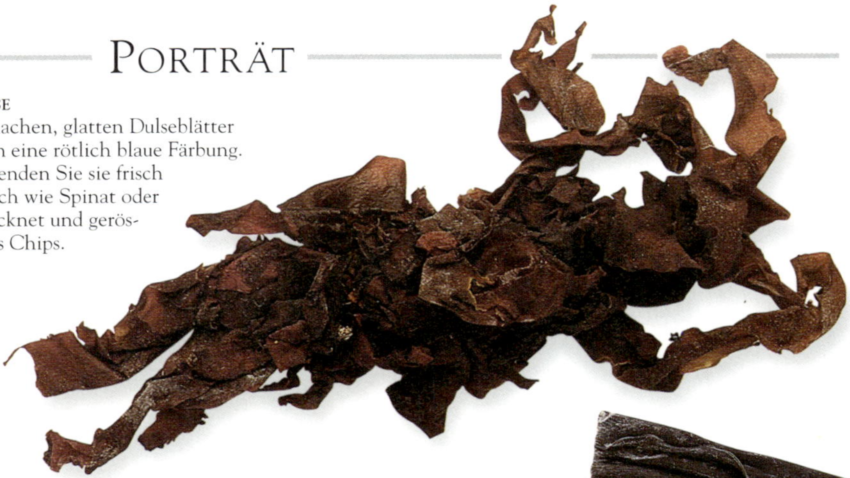

DULSE
Die flachen, glatten Dulseblätter haben eine rötlich blaue Färbung. Verwenden Sie sie frisch ähnlich wie Spinat oder getrocknet und geröstet als Chips.

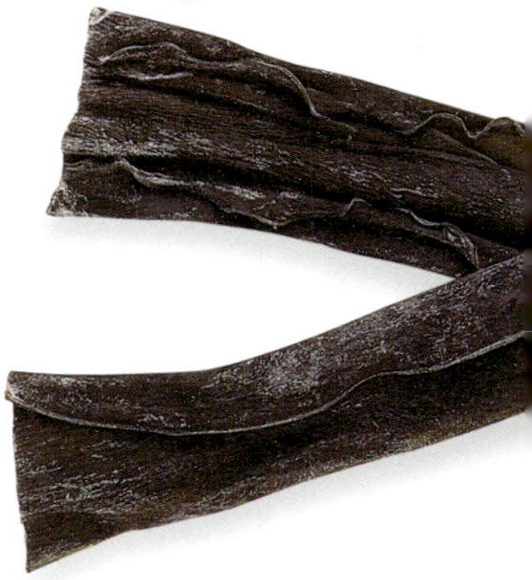

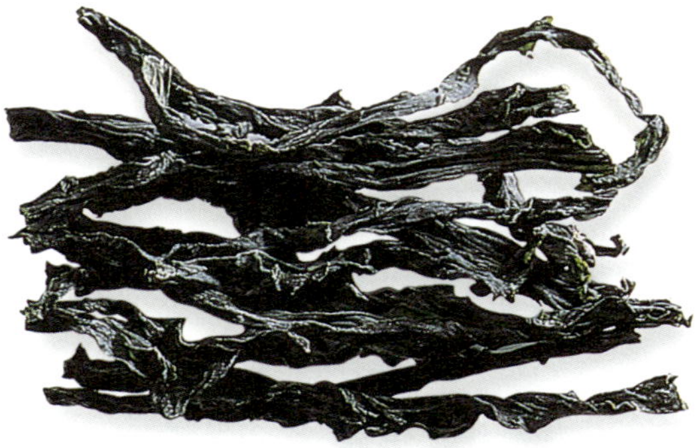

WAKAME
Die dunkelgrünen, gewellten Wakamealgen gelten in Japan als gut für den Teint. Nach dem Einweichen muss die harte Mittelrippe der Wakame entfernt werden; sie wird beim Kochen nicht weich.

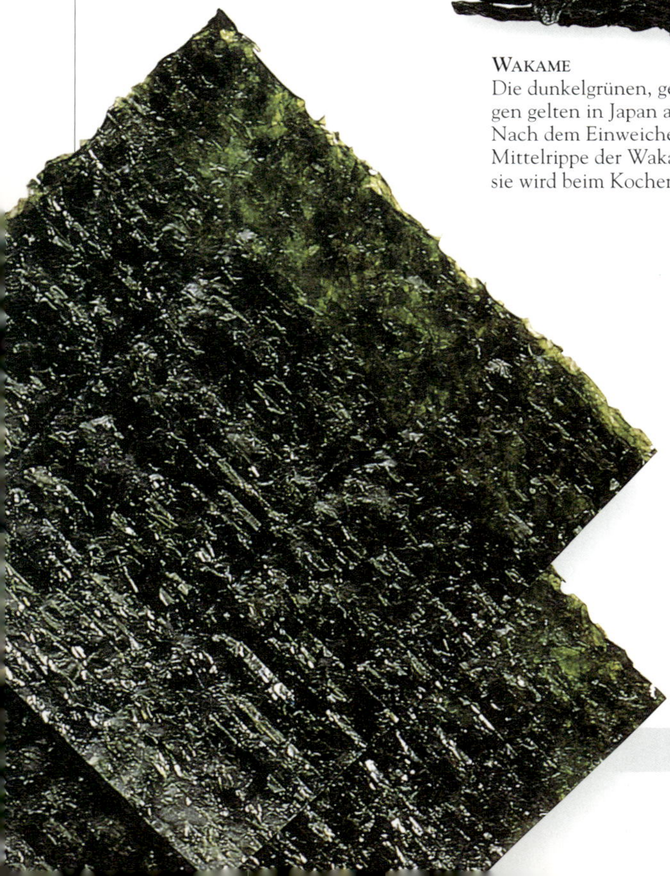

NORI
Die besonders eisen- und kaliumreiche Norialge rangiert farblich zwischen hellgrün und violett. Der hohe Jodgehalt trägt zu einem guten Gehör bei.

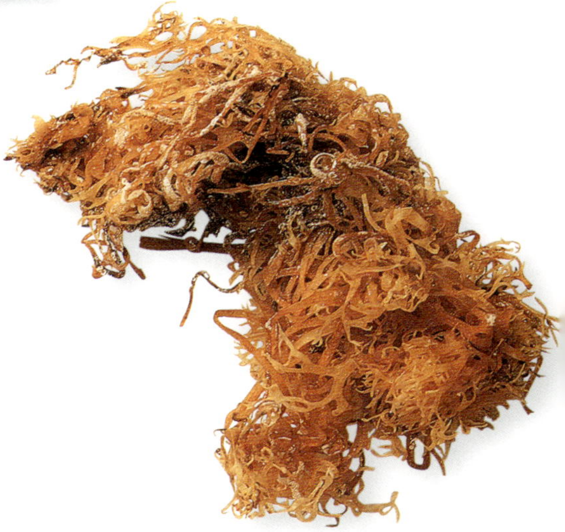

IRISCH MOOS
Das rötlich violette bis rötlich grüne Irisch Moos ist eine ausgezeichnete Eisenquelle. In der Nahrungsmittelindustrie wird es als Gelatineersatz verwendet.

HAUPTNÄHRSTOFFE *pro 100 g (roh)*	KOMBU (GETROCKNET)	NORI (GETROCKNET)	WAKAME (GETROCKNET)	IRISCH MOOS (FRISCH)	AGAR-AGAR (EINGEWEICHT)	AGAR-AGAR (GETROCKNET)
Kalorien	43	136	71	8	2	16
Protein (g)	7	31	12	2	0,2	1,3
Fett (g)	2	2	2	0,2	0,1	1,2
Ballaststoffe (g)	59	44	47	12	15	81
Kalium (mg)	450	2840	220	63	20	110
Calcium (mg)	900	430	660	72	110	760
Eisen (mg)	13	20	12	9	4	21
Jod (µg)	440	1470	16830	–	–	–
Carotin (µg)	340	14910	515	–	–	–
Vitamin B_{12} (mg)	3	28	3	–	–	–

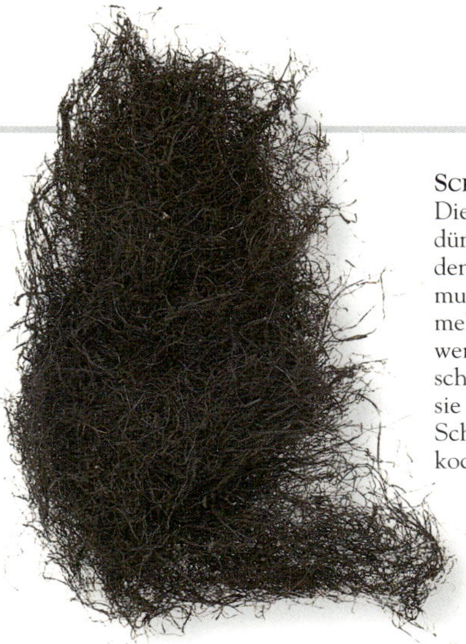

SCHWARZER HAARPILZ
Die haarähnliche, aus dünnen schwarzen Fäden bestehende Alge muss vor Gebrauch mehrmals eingeweicht werden. Zum chinesischen Neujahrsfest wird sie häufig zusammen mit Schweinefleisch gekocht.

KOMBU
Die äußerst calciumreiche Kombualge ist eine breite, bandähnliche Meerespflanze und eignet sich gut als Brühengrundlage. Sie enthält Glutaminsäure, die das Gemüse weich macht und geschmacksverstärkend wirkt.

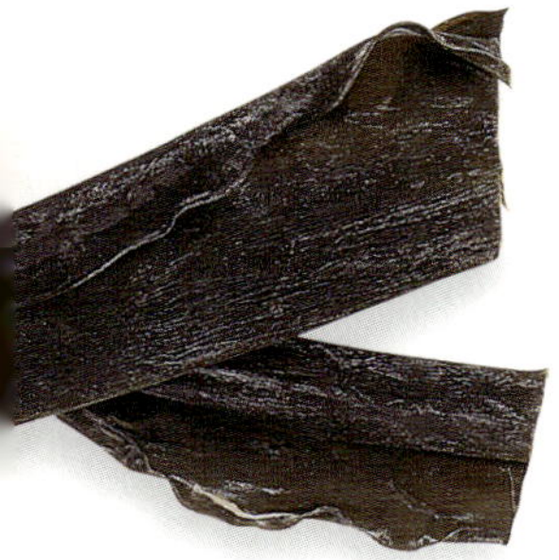

ROTES AGAR-AGAR

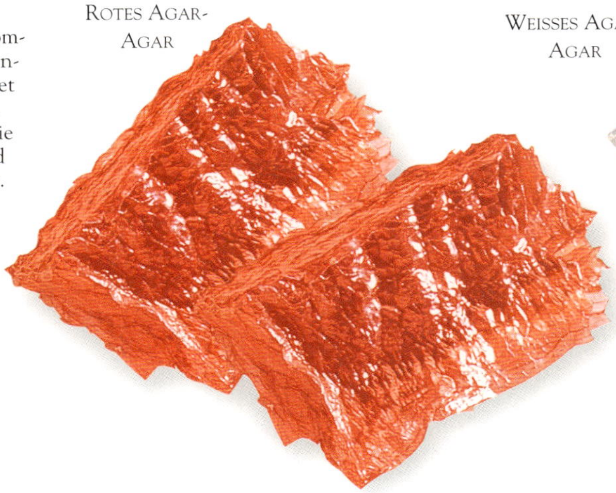

WEISSES AGAR-AGAR

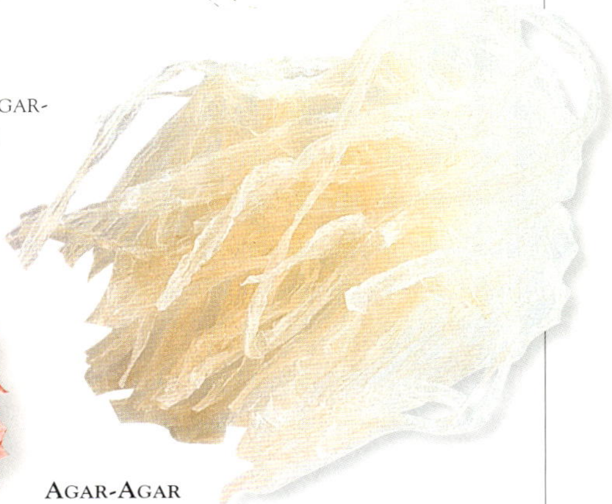

AGAR-AGAR
Agar-Agar sind aus einigen Algen gewonnene komplexe Kohlenhydrate, die hauptsächlich zum Andicken von Speisen eingesetzt werden. Es ist in Form von Fäden oder als Pulver erhältlich. Das geschmacksneutrale Agar-Agar wird oft als vegetarische Gelatine bezeichnet.

HEILWIRKUNGEN

TRADITIONELLE VERWENDUNG

In fernöstlichen Ländern werden einige Algenarten zur Gewichtsreduzierung empfohlen. Sie sollen den Wasserhaushalt verbessern, das Lymphsystem reinigen und das Blut alkalischer machen. Viele Ärzte verschreiben sie bei Funktionsstörungen von Leber und Schilddrüse. Überdies werden Algen bei der Behandlung von Schwellungen, Knötchen und Geschwülsten, bei Kropf sowie Hautleiden eingesetzt. Kombu verhindert Blutverklumpungen, soll ein hormonelles Ungleichgewicht ausgleichen und wird besonders bei Kropf sowie zur Behandlung von Bluthochdruck, Prostataleiden, Anämie und Schluckbeschwerden empfohlen. Nori gilt in der chinesischen Medizin als Heilmittel gegen Kropf, Rachitis und Schwierigkeiten beim Wasserlassen. Wakame wird bei schlechter Haut und Haarproblemen angeraten und soll bei Müttern nach der Entbindung Blut reinigend wirken. Irisch Moos enthält viel Carrageenan, das in der chinesischen Medizin zur Behandlung von Magen- und Zwölffingerdarmgeschwüren verwendet wird, der Arteriosklerose entgegenwirkt und den Cholesterinspiegel senkt. Dulse besitzt erwiesenermaßen virenhemmende Eigenschaften und hilft bei Reisekrankheit.

BESONDERE VORZÜGE

Im Westen sind Algen noch nicht eingehend auf ihre potenzielle Verwendung bei der Vorbeugung und Behandlung von Krankheiten untersucht worden. Inzwischen sind bestimmte Algenextrakte jedoch Gegenstand der Forschung.

Krebs
Japanischen Forschungsstudien zufolge bremst ein Extrakt aus der essbaren Rotalge Asakusanori (*Porphyra tenera)* die Mutation bestimmter kanzerogener Zellen; für diese Schutzwirkung sind die in der Alge enthaltenen Pigmente verantwortlich.

Anämie
Wer wenig oder gar kein rotes Fleisch und keinen Fisch isst oder sich ganz vegetarisch ernährt, kann mit Hilfe von Algen die körpereigenen Eisenspeicher auffüllen. Der regelmäßige Verzehr von Algen beugt somit einer Anämie vor.

Brüchige Knochen
Algen sind eine ausgezeichnete Quelle für Calcium, das vom Körper auch gut absorbiert und zu den Knochen transportiert wird, wo es eingelagert wird.

Gewichtsprobleme
Algen sind kalorien- und fettarm. Ihre gelähnliche Beschaffenheit und ihr hoher Ballaststoffgehalt machen sie zu einem sättigenden und daher nützlichen Teil der Ernährung für alle, die abnehmen wollen.

VORSICHT

Bestimmte Teile der Ozeane sind mit giftigen Schwermetallen verunreinigt. Kaufen Sie daher nur unbelastete Qualitätsware, die aus sauberen Gewässern stammt.

SIEHE AUCH ANÄMIE, S. 160; KREBS, S. 214; FETTSUCHT, S. 178

OBST

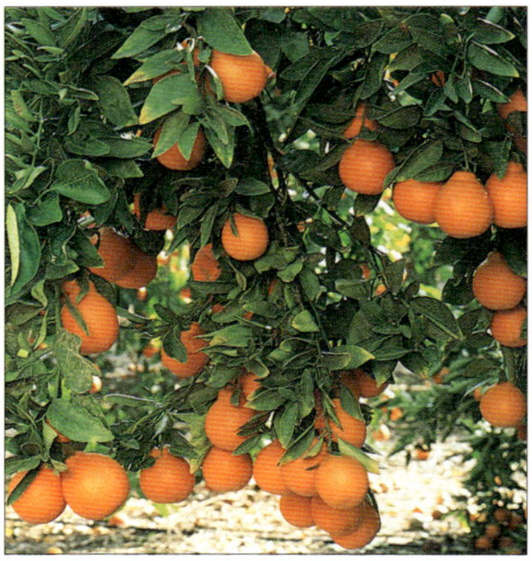

OBSTANBAU

Auf Grund moderner Anbau-, Lagerungs- und Transportmethoden stehen uns heute praktisch das ganze Jahr über vielfältige Obstsorten aus allen Klimaregionen zur Verfügung. Mittlerweile steigt die Nachfrage nach biologisch erzeugtem Obst. Bei dieser Methode setzt man auf Fruchtwechsel und natürliche Düngung. Biologisch angebautes Obst sieht häufig weniger perfekt aus als die unter modernen Verfahren mit Qualitätskontrolle erwirtschafteten Früchte.

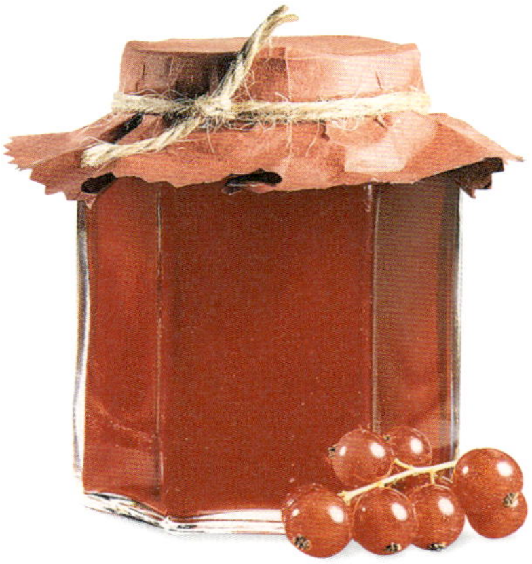

KONSERVIERTE FRÜCHTE

Einige Früchte enthalten außer Zucker das natürliche Geliermittel Pektin; im Ganzen oder zerkleinert lassen sie sich unter Zugabe von Zucker zu Marmelade und eingelegten Früchten verarbeiten. Allerdings werden durch das Einkochen einige Vitamine und Mineralstoffe zerstört, und da Marmelade zu 60 Prozent aus Zucker besteht, kann ihr Verzehr Karies fördern. Säuerliche Früchte eignen sich zum Einlegen; die beste Marmelade ergibt sich aus fast reifem Obst, weil der Pektingehalt dann am höchsten ist. Künstlich hergestelltes Pektin wird als Geliermittel in Gelee verwendet.

Obst enthält wenig bis gar kein Protein und Fett; die Energie liegt zum größten Teil in Form von Kohlenhydraten vor. Hier handelt es sich meist um die Fruchtzucker Fructose und Glucose, einige nicht vollreife Früchte wie beispielsweise Bananen enthalten auch etwas Stärke. Der Zucker verleiht dem Obst die Süße, während einige organische Säuren, wie Zitronensäure oder Äpfelsäure, für die erfrischende Note sorgen. Beim Reifeprozess steigt der Zuckergehalt an, die Säurewerte dagegen sinken. Obst liefert Vitamin C, einige B-Vitamine, beträchtliche Mengen an Kalium und Ballaststoffen und sekundäre Pflanzenstoffe. In jüngster Zeit häufen sich die Beweise dafür, dass der regelmäßige Verzehr von Obst den Körper gegen eine Reihe von Degenerationskrankheiten wappnet.

BALLASTSTOFFE

Entscheidend für die Konsistenz der Obstsorte ist der jeweilige Ballaststoffgehalt. Er bestimmt, wie saftig ein Apfel, wie weich eine Birne und wie faserig eine Orange ist. Die geringen Mengen an unlöslichen Ballaststoffen im Obst erhöhen die Stuhlmasse und verkürzen die Darmpassagezeit. Lösliche Ballaststoffe wie Pektin sorgen offenbar für die Regulation der Blutzucker- und Cholesterinwerte.

FRUCHTZUCKER

Fructose ist etwa eineinhalb Mal so süß wie Saccharose (weißer Zucker). Offenbar stammt die angeborene Vorliebe der Menschen für süße Nahrungsmittel von einer Erkenntnis aus frühester Zeit, wonach süße Früchte ungefährlicher sind als andere und vermutlich keine natürlichen Alkaloide und Toxine enthalten, die oftmals mit einem bitteren Geschmack in Verbindung gebracht werden. Bei der erblich bedingten Fructose-Intoleranz ist der Fructosestoffwechsel gestört; bei Verzehr von Obst kommt es bei den Betroffenen zu Symptomen wie Durchfall oder Leber- und Nierenproblemen. In diesen Fällen sind Ergänzungen zur ausreichenden Vitamin-C-Versorgung nötig. Allerdings lassen sich leider nicht alle sekundären Pflanzenstoffe im Obst so leicht ersetzen.

DIE HEILKRAFT DER FRÜCHTE

Obst ist sozusagen vollbepackt mit einer Vielzahl von sekundären Pflanzenstoffen. In roten, gelben und orangefarbenen Früchten liegen diese in Form von Carotinoiden vor, die sich auf alle Vorgänge im Körper günstig auswirken. Carotinoide sind als Alpha- und Beta-Carotin in Orangen, Bananen, Beeren, Weintrauben, schwarzen Johannisbeeren, Mangos, Papayas, Wassermelonen und Sternfrüchten enthalten sowie als Beta-Cryptoxanthin in Mangos, Pfirsichen, Papayas und

Orangen. Lutein findet sich in Bananen, Orangen, Beeren und Weintrauben, Lycopin ist Inhaltsstoff von Wassermelonen. Phytoene sind in Mangos und Papayas enthalten und Phytofluene in Aprikosen und Pfirsichen. Wie Vitamin C besitzen all diese sekundären Pflanzenstoffe antioxidative Eigenschaften, die vor verstopften Arterien schützen und die normale Zellteilung anregen. Flavonoide wie Quercetin und Rutin, die in Äpfeln, Weintrauben und Zitrusfrüchten vorkommen, scheinen die schädliche Wirkung Krebs auslösender Substanzen zu verhindern, das Risiko bösartiger Zellveränderungen einzuschränken und dazu beizutragen, dass der strukturgebende Bestandteil der Haut, das Kollagen, fest und stark bleibt. Äpfel, Weintrauben und Erdbeeren enthalten als weiteren sekundären Pflanzenstoff die Ellagsäure, die offenbar schädliche Einwirkungen wie Zigarettenrauch neutralisieren kann. Beeren sind reich an Lignanen, Substanzen, die im Körper wie Östrogene wirken und kanzerogene Veränderungen eindämmen, insbesondere in den Brüsten und im Dickdarm; zudem sollen sie auch das Risiko von Herzerkrankungen verringern.

Ganze Früchte

Bestandteile von Früchten lassen sich ohne weiteres extrahieren und zu entsprechenden Nahrungsergänzungen weiterverarbeiten, die in bestimmten Lebenssituationen eventuell sinnvoll sind. Sie sind jedoch keineswegs ein Ersatz für den Verzehr ganzer Früchte, die eine Vielzahl an Vitaminen, Mineralstoffen, Ballaststoffen und sekundären Pflanzenstoffen enthalten. Auf Grund des Synergieeffektes werden Absorption und Funktion der einzelnen Komponenten gegenseitig begünstigt. Als empfehlenswert gelten fünf Portionen Obst oder Gemüse am Tag, der übermäßige Verzehr kann jedoch Durchfall auslösen. In einigen Früchten sind Derivate der Substanz Hydroxyphenylisatin enthalten, die die Peristaltik anregt und die Darmpassagezeit verkürzt.

Lagerung und Zubereitung

Zitrusfrüchte, Beeren und anderes Obst verleihen sowohl süßen als auch pikanten Gerichten Farbe, Aroma und eine natürliche Süße. Die meisten Früchte halten sich an einem kühlen Ort am Besten; so bleiben auch Konsistenz und die Nährstoffe weitgehend erhalten. Obst sollte grundsätzlich gewaschen und dann möglichst roh und mit Schale verzehrt werden.

Hauptkategorien

Die Frucht ist der Teil einer Pflanze, der die Samen enthält und schützt. Süße, saftige Früchte sind essbar, manche sind jedoch unter Umständen giftig. Man unterscheidet hauptsächlich folgende Gruppen:

- Zu den **Beerenfrüchten** gehören botanisch gesehen Himbeeren, Bananen, Preiselbeeren, Melonen, Stachelbeeren, Kiwis, Weintrauben und Johannisbeeren.
- **Zitrusfrüchte** umfassen Orangen, Zitronen, Limonen, Mandarinen, Kumquats, Clementinen und Grapefruits.
- Zu den **getrockneten und halb getrockneten Früchten** zählen Rosinen, Korinthen, Sultaninen und Datteln. Auch andere getrocknete Früchte sind im Handel, z.B. Aprikosen, Bananen, Feigen, Äpfel und sonnengetrocknete Tomaten.
- **Steinfrüchte** sind Pfirsiche, Kirschen, Aprikosen, Brombeeren, Nektarinen, Damaszenerpflaumen, Pflaumen, Mangos, Renekloden und Kokosnüsse.
- Als **Scheinfrüchte** bezeichnet man Äpfel, Birnen, Feigen und Erdbeeren.
- **Fruchtgemüse** ist der Oberbegriff für grüne, gelbe und rote Tomaten sowie für Cocktail- und Eiertomaten, für Auberginen, Salatgurken, rote, gelbe und grüne Paprika und Rhabarber.

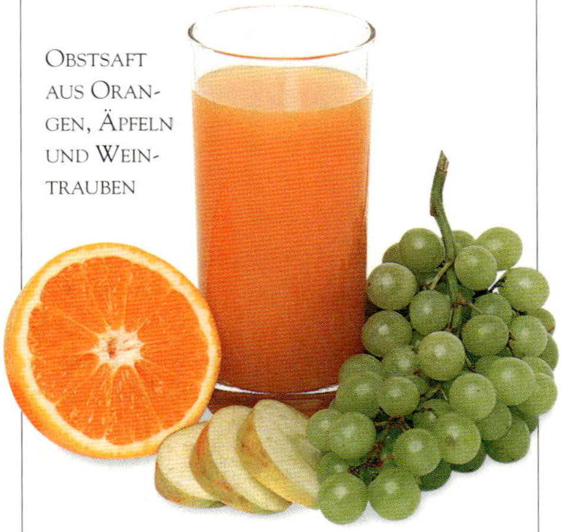

Obstsaft aus Orangen, Äpfeln und Weintrauben

Obstsäfte

Frisch gepresste Obstsäfte zählen zu der täglich empfohlenen Menge von fünf Portionen oder 400 g (Rohgewicht) an frischem Obst und Gemüse. Früchtetees verlieren einen Teil ihrer Nährstoffe, wenn sie mit heißem Wasser bereitet werden. Am gesündesten sind frische, ungesüßte Obstsäfte, die – mit Wasser verdünnt – ein bekömmliches und erfrischendes Getränk darstellen. Noch besser ist es, den Saft selbst zu pressen; dann sind mit Sicherheit kein Zucker und keine Konservierungsstoffe enthalten. Mit Obstsaft kann man täglich mehr Wasser und Obst zu sich nehmen.

ÄPFEL

HAUPTNÄHRSTOFFE & SEK. PFLANZENSTOFFE

K C Quercetin, lösliche Ballaststoffe, Cellulose

Der Apfel ist bei uns das mit Abstand beliebteste Obst und gilt nicht zu Unrecht als äußerst gesund. Die noch anhaltende Forschung über die Bedeutung der sekundären Pflanzenstoffe zeigt, dass Äpfel eine wichtige Rolle für unser Wohlbefinden spielen. Ursache dafür sind nicht nur die vorliegenden Vitamine, Mineral- und Ballaststoffe, sondern auch bestimmte Antioxidantien.

PLUSPUNKTE

- Tragen zu einem verminderten Risiko von Herzerkrankungen bei
- Der regelmäßige Verzehr senkt möglicherweise den Cholesterinspiegel im Blut.
- Günstig für Menschen mit Diabetes

PORTRÄT

HAUPTNÄHRSTOFFE
pro 100 g (roh)

Kalorien	47
Protein (g)	0,4
Fett (g)	0,1
Kohlenhydrate (g)	12
Ballaststoffe (g)	2
Lösliche Ballaststoffe (g)	1
Unlösl. Ballaststoffe (g)	0,4
Cellulose (g)	0,6
Kalium (mg)	120
Vitamin E (mg)	1
Vitamin C (mg)	6

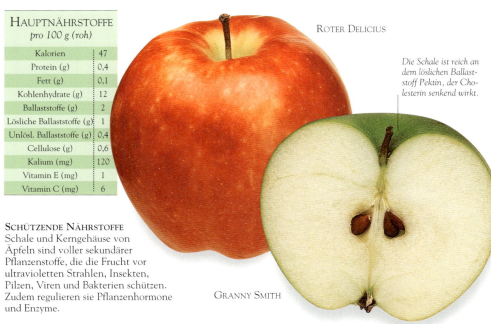

ROTER DELICIUS

Die Schale ist reich an dem löslichen Ballaststoff Pektin, der Cholesterin senkend wirkt.

GRANNY SMITH

SCHÜTZENDE NÄHRSTOFFE
Schale und Kerngehäuse von Äpfeln sind voller sekundärer Pflanzenstoffe, die die Frucht vor ultravioletten Strahlen, Insekten, Pilzen, Viren und Bakterien schützen. Zudem regulieren sie Pflanzenhormone und Enzyme.

★ EMPFOHLENE MENGE

- Ein durchschnittlich großer Apfel wiegt etwa 110 g und liefert 25 Prozent der empfohlenen Tagesdosis an Vitamin C. Äpfel enthalten viele lösliche Ballaststoffe. Der regelmäßige Verzehr kann den Cholesterinspiegel im Blut senken.

AUSWAHL UND LAGERUNG

- Äpfel sind das ganze Jahr über erhältlich, im Herbst jedoch ganz frisch. Wählen Sie solche mit leuchtender, unbeschädigter Schale aus.
- Äpfel bis zu 14 Tage im Kühlschrank lagern.

ZUBEREITUNG

- Waschen und trocknen; ganz verzehren, in Scheiben schneiden oder zu Käse servieren. Kerngehäuse ausstechen und als Bratapfel zubereiten. Zu Apfelkuchen verarbeiten.

HEILWIRKUNGEN

TRADITIONELLE VERWENDUNG

Äpfel sind für ihre reinigende Wirkung bekannt. Bereits die alten Römer setzten reife Äpfel wegen ihrer abführenden Eigenschaften ein. 1653 beschrieb der britische Naturheilkundige Nicholas Culpeper Apfelsirup als »gutes Stärkungsmittel bei Ohnmacht, Herzklopfen und Melancholie«. Der chinesischen Medizin zufolge sollen Äpfel »Hitze« reduzieren und auf die Lunge kühlend wirken. Die in Äpfeln enthaltene Äpfel- und Weinsäure scheinen die Vermehrung krankheitserregender Bakterien im Verdauungstrakt zu verhindern.

BESONDERE VORZÜGE

Herzerkrankungen
Zahlreichen Studien zufolge verbessern Nahrungsmittel mit hohem Quercetingehalt wie Äpfel die antioxidative Funktion des Blutes und machen das LDL-Cholesterin *(siehe S. 25)* weniger anfällig für Schädigungen. Einschlägige Untersuchungen ergaben, dass bei Menschen mit hoher Quercetinzufuhr ein geringeres Risiko von Herzerkrankungen und Schlaganfall besteht. Dies wurde auf die Antiatherosklerose- und Antithrombosewirkung des Quercetin in Äpfeln zurückgeführt.

Krebs
Laborversuche mit menschlichen Tumorzellen legen nahe, dass Quercetin in relativ hohen Dosen bestimmte Krebsarten zum Stillstand bringen kann. Allerdings haben weltweit durchgeführte Studien noch nicht ergeben, dass eine quercetinreiche Ernährung generell Krebs hemmend wirkt. Mittlerweile hat sich aber gezeigt, dass Quercetin gerade für Raucher sinnvoll sein kann. Im Tabakrauch enthaltene Karzinogene schädigen erwiesenermaßen die Zellen der Blasenwand und lösen dort Krebswachstum aus. Von dieser Schädigung bleiben Raucher, die mehr Flavonoide zu sich nehmen, darunter auch das in Äpfeln vorhandene Quercetin, zum Teil verschont.

Hoher Cholesterinspiegel
Äpfel enthalten reichlich Pektin, einen löslichen Ballaststoff, der im nassen Zustand klebrig und zähflüssig wird. Untersuchungen haben erbracht, dass eine pektinreiche Ernährung den Cholesterinspiegel im Blut etwas senkt, was möglicherweise daran liegt, dass das Pektin Gallensäure bindet. Bei hohem Cholesterinspiegel im Blut empfiehlt sich daher der Verzehr von Äpfeln.

Diabetes
Das in Äpfeln enthaltene Pektin reguliert unter Umständen den Blutzuckergehalt. Der natürliche Zucker wird nur langsam absorbiert und verdaut, wahrscheinlich weil das Pektin im Verdauungstrakt ein Gel bildet. Wegen dieses langsamen Anstiegs des Blutzuckergehalts haben Äpfel einen niedrigen Glykämischen Index, GI *(siehe S. 18)*, was sie bei Diabetes zu empfehlenswerten Nahrungsmitteln macht.

SIEHE AUCH KREBS, S. 214; DIABETES, S. 218; HOHER CHOLESTERINSPIEGEL IM BLUT, S. 154

BIRNEN

HAUPTNÄHRSTOFFE & SEK. PFLANZENSTOFFE
C K Ballaststoffe, Beta-Carotin, Kohlenhydrate

Die das ganze Jahr über erhältlichen Birnen reifen nach der Ernte kontinuierlich nach. Die Birne stammt wahrscheinlich aus Westasien und wurde durch die alten Griechen nach Europa gebracht. Da sie vom Körper nur langsam verdaut werden, sind sie sehr sättigend. Zu den beliebtesten Sorten gehören Conference, Comice, Williams Christ und Packhams Triumph.

PLUSPUNKTE
- Ein gutes Nahrungsmittel bei Diabetes
- Günstig bei Programmen zur Gewichtsabnahme
- Der regelmäßige Verzehr trägt zur Regulierung des Cholesterinspiegels bei.

PORTRÄT

HAUPTNÄHRSTOFFE *pro 100 g (roh)*

Kalorien	40
Protein (g)	0,3
Kohlenhydrate (g)	10
Fructose (g)	7
Fett (g)	0,1
Ballaststoffe (g)	2
Kalium (mg)	150
Vitamin C (mg)	6
Beta-Carotin (µg)	18

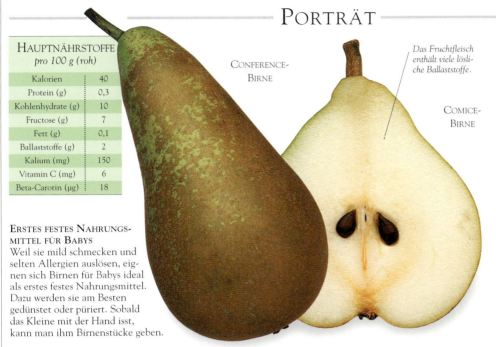

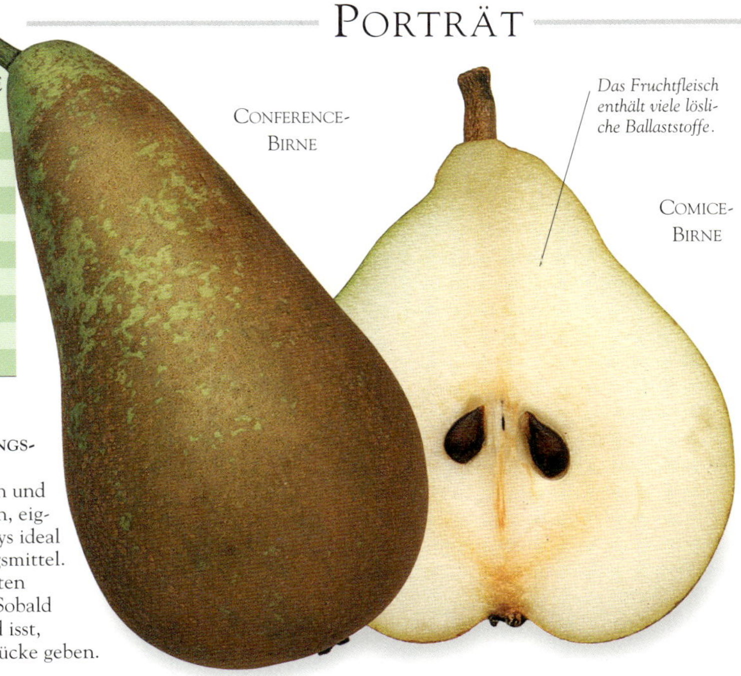

CONFERENCE-BIRNE

COMICE-BIRNE

Das Fruchtfleisch enthält viele lösliche Ballaststoffe.

ERSTES FESTES NAHRUNGSMITTEL FÜR BABYS
Weil sie mild schmecken und selten Allergien auslösen, eignen sich Birnen für Babys ideal als erstes festes Nahrungsmittel. Dazu werden sie am Besten gedünstet oder püriert. Sobald das Kleine mit der Hand isst, kann man ihm Birnenstücke geben.

EMPFOHLENE MENGE
- Eine Conference-Birne liefert 20 Prozent des täglichen Ballaststoffbedarfs von Erwachsenen. Der Großteil davon ist löslich und trägt so zur Senkung des Cholesterinspiegels und Regulierung des Blutzuckergehalts bei. Der regelmäßige Verzehr von Birnen wird Diabetikern empfohlen.

AUSWAHL UND LAGERUNG
- Greifen Sie zu schweren, festen und unbeschädigten Birnen.
- Nehmen Sie keine mit stumpfer Schale und Punkten; sie sind eventuell zäh und trocken.
- Lagern Sie Birnen einige Tage im Kühlschrank.

ZUBEREITUNG
- Birnen waschen und roh essen oder zum Obstsalat geben. Ganze Früchte in Wein dünsten oder pürieren und ein Sorbet bereiten. Oder einen Kuchen backen.

HEILWIRKUNGEN

TRADITIONELLE VERWENDUNG
Der chinesischen Medizin zufolge haben Birnen eine »kühlende« Natur. Sie sollen wegen ihrer »Hitze ausleitenden« und Schleim lösenden Eigenschaften bei Lungenkrankheiten förderlich sein und Husten stillend wirken. Birnen werden auch empfohlen, um Lunge und Rachen anzufeuchten und einer Trockenheit im Brustbereich entgegenzuwirken. In der Volksmedizin wurden Birnen bei Diabetes und als Mittel gegen Verstopfung und Gallenblasenentzündung eingesetzt. Birnen sollen auch bei der Behandlung von Hautverletzungen wirksam sein.

BESONDERE VORZÜGE
Diabetes
Birnen haben einen niedrigen Glykämischen Index, GI (*siehe S. 18*), d.h. sie eignen sich für Diabetiker, weil sie den Blutzuckerspiegel nicht in die Höhe treiben. Da die enthaltenen Fruchtzucker langsam absorbiert werden, braucht der Körper zu ihrer Verdauung nicht viel Insulin. Somit tragen Birnen zu einer Regulierung des Blutzuckerspiegels bei, wovon Menschen mit insulinabhängigem und nicht insulinabhängigem Diabetes profitieren.

Gewichtsprobleme
Birnen erhöhen den Blutzuckergehalt nur ganz allmählich. So entstehen keine Höhen und Tiefen, die oftmals Heißhunger auslösen. Nahrungsmittel mit niedrigem Glykämischem Index können bei einer langfristigen Gewichtsreduzierung eine wichtige Rolle spielen, weil es hier vorrangig darum geht, Hungergefühle zu vermeiden. Frische, rohe Birnen haben einen GI-Wert von 36 – einen der niedrigsten Werte aller Obstsorten. Ihr hoher Ballaststoffanteil wirkt übermäßigem Essen entgegen, weil Birnen lange sättigen.

Hoher Cholesterinspiegel
Birnen enthalten viele lösliche Ballaststoffe, die erwiesenermaßen den Cholesterinspiegel im Blut mit regulieren. Für Menschen mit hohen Cholesterinwerten eignen sich Birnen daher gut für zwischendurch oder als Nachtisch.

Nahrungsmittelallergien
Birnen lösen bei Erwachsenen und Kindern nur selten Allergien aus. Somit sind sie häufig Bestandteil einer Eliminationsdiät (*siehe S. 245*), die dazu dient, die Allergie auslösenden Nahrungsmittel zu bestimmen.

Energiequelle
Da die in Birnen vorhandenen Kohlenhydrate nur langsam an den Körper abgegeben werden, eignet sich dieses Obst besonders für alle, die Sport treiben oder anstrengende körperliche Arbeit verrichten. Die beste Wirkung erzielt man, indem man Birnen zwei bis vier Stunden vor dem Sport und in den jeweiligen Pausen zu sich nimmt.

Geistig fit
Die Ergebnisse einiger US-Studien lassen vermuten, dass Birnen, die das Spurenelement Bor enthalten sollen, möglicherweise die elektrische Aktivität im Gehirn erhöhen.

SIEHE AUCH DIABETES, S. 218; NAHRUNGSMITTELALLERGIEN, S. 210; HOHER CHOLESTERINSPIEGEL IM BLUT, S. 154; FETTSUCHT, S. 178

APRIKOSEN

HAUPTNÄHRSTOFFE & SEK. PFLANZENSTOFFE

K Ca C Beta-Carotin, Ballaststoffe

Die Aprikose wurde bereits 2000 v.Chr. in chinesischen Schriften erwähnt. Sie stammt aus Ostasien, kam mit den Arabern nach Europa und wurde von den Römern im Mittelmeerraum eingeführt. Ihr süßes Aroma beruht auf dem hohen Anteil an Saccharose, und das gelborange Fruchtfleisch geht auf das antioxidative Pigment Beta-Carotin zurück.

PLUSPUNKTE

- Wirken möglicherweise Krebs hemmend
- Besitzen unter Umständen Blutdruck senkende Eigenschaften
- Helfen gegen Nachtblindheit
- Günstig zur Gewichtsabnahme

PORTRÄT

HAUPT-NÄHRSTOFFE *pro 100 g (roh)*	FRISCH	GETROCKNET
Kalorien	31	158
Kohlenhydrate	7	37
Fett (g)	0,1	0,6
Ballaststoffe (g)	2	6
Lösliche Ballaststoffe (g)	1	4
Kalium (mg)	270	1380
Beta-Carotin (µg)	405	545
Vitamin C (mg)	6	1
Eisen (mg)	1	3
Calcium (mg)	15	73

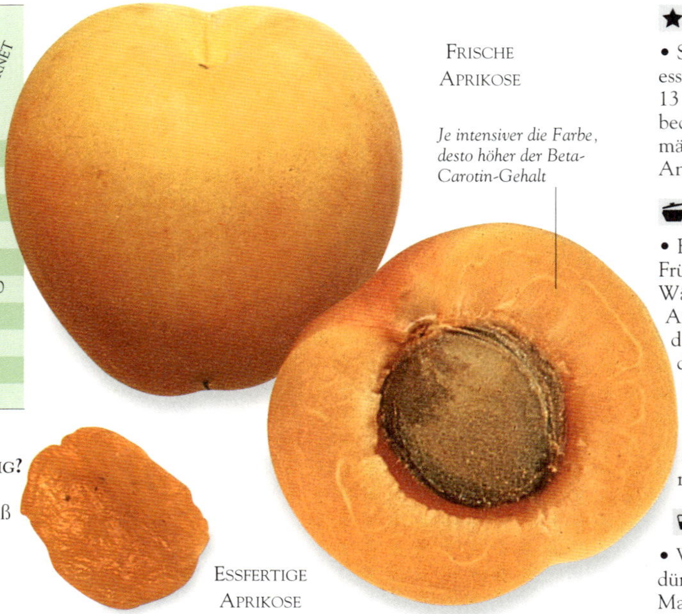

FRISCHE APRIKOSE

Je intensiver die Farbe, desto höher der Beta-Carotin-Gehalt

ESSFERTIGE APRIKOSE

FRISCH, GETROCKNET ODER ESSFERTIG? Frische, getrocknete und essfertige (halb getrocknete) Aprikosen sind süß und nährstoffreich. Dunkle, frische Aprikosen liefern das Antioxidans Beta-Carotin, getrocknete Früchte sind eine gute Kaliumquelle.

★ EMPFOHLENE MENGE

- Sechs durchschnittlich große, essfertige Aprikosen liefern etwa 13 Prozent des täglichen Eisenbedarfs von Frauen. Ihr regelmäßiger Verzehr verringert die Anämiegefahr.

AUSWAHL UND LAGERUNG

- Bevorzugen Sie weiche, schwere Früchte vor den festen gelben. Wählen Sie bei getrockneten Aprikosen keine hellen aus, weil diese mit Schwefeldioxid behandelt wurden.
- Bei Zimmertemperatur in einer Papiertüte reifen lassen. In einer Plastiktüte im Kühlschrank aufbewahren und innerhalb weniger Tage verzehren.

ZUBEREITUNG

- Waschen und roh essen oder dünsten und zu Sorbet, Kuchen, Marmelade oder Chutney verarbeiten.

HEILWIRKUNGEN

TRADITIONELLE VERWENDUNG

Die in der traditionellen chinesischen Medizin wegen ihres Kupfergehalts geschätzten Aprikosen werden in China heute zur Behandlung von Anämie eingesetzt. Da sie die »Yin«-Flüssigkeiten im Körper erhöhen sollen, nimmt man sie auch zum Befeuchten der Lunge. Aus diesem Grund werden sie bei trockenen Lungenkrankheiten wie Asthma empfohlen sowie als Mittel gegen Durst und trockene Kehle.

BESONDERE VORZÜGE

Magen- und Lungenkrebs

Aprikosen sind eine gute Beta-Carotin-Quelle. Eine weltweite Krebsforschungsstudie, bei der der Zusammenhang zwischen Beta-Carotin und Magenkrebs untersucht wurde, kam 1998 zu dem Ergebnis, dass eine hohe Zufuhr von Carotinoiden das Risiko dieser Krankheit verringern kann. Die Krebs hemmende Wirkung geht vermutlich darauf zurück, dass Beta-Carotin Substanzen beseitigt, die kanzerogene Zellveränderungen auslösen.

Die gleiche Studie weist überdies darauf hin, dass Carotine – unabhängig vom Rauchen – vermutlich Schutz vor Lungenkrebs bieten. Der regelmäßige Verzehr von Aprikosen erhöht die Carotinzufuhr beträchtlich.

Bluthochdruck

Essfertige Aprikosen sind mit 1,4 g pro 100 g eine äußerst gute Kaliumquelle. Bei Menschen mit normalem und hohem Blutdruck haben sich niedrigere Blutdruckwerte eingestellt, nachdem sie täglich zwischen 2,5 und 3,9 g Kalium zusätzlich zu sich nahmen.

Altersdepression

Pürierte Aprikosen sind ein ausgezeichneter Nachtisch für ältere Menschen, die auf Grund von Kaliummangel geistig verwirrt sind und an Depressionen leiden.

Nachtblindheit

Der Mangel an carotinreichen Nahrungsmitteln kann gerade bei älteren Menschen, die wenig frisches Obst und Gemüse essen, zu einer schlechten Nachtsicht führen. Aprikosen sind eine gute Carotinquelle.

Energiequelle

Frische Aprikosen werden langsam verdaut und geben ihren Zucker allmählich an das Blut ab. Wer regelmäßig Sport treibt, braucht diese Art von »Brennstoff« einige Stunden vor dem Training und in den Pausen, um die Energiespeicher der Muskeln aufzufüllen.

Gewichtsprobleme

Aprikosen haben vergleichsweise wenige Kalorien. Überdies liefern sie Ballaststoffe und geben einen langsam verbrennenden Zucker ans Blut ab. Daher sind sie ein kalorienarmer Snack für alle, die auf ihr Gewicht achten.

VORSICHT

Aprikosenkerne niemals essen! Sie enthalten Amygdalin, das Cyanid an den Körper abgibt. Es kann unter Umständen zu tödlicher Atemlähmung kommen.

SIEHE AUCH KREBS, S. 214; MÜDIGKEIT, S. 235; BLUTHOCHDRUCK, S. 155

PFIRSICHE

HAUPTNÄHRSTOFFE & SEK. PFLANZENSTOFFE

C K Beta-Carotin, Ballaststoffe, Alpha-Carotin

Pfirsiche wurden erstmals um 2000 v.Chr. im tibetischen und chinesischen Bergland kultiviert. Um 300 v.Chr. erreichten sie Griechenland, und im ersten Jahrhundert unserer Zeitrechnung profitierten zunächst die Römer und dann das übrige Europa von dieser nährstoffreichen, köstlichen Frucht. Für die Farbe des Fruchtfleisches sind Carotine verantwortlich.

PLUSPUNKTE

- Wirken möglicherweise Blutdruck senkend
- Wirken möglicherweise Krebs hemmend
- Verbessern unter Umständen die männliche Fruchtbarkeit
- Verhindern Zahnfleischerkrankungen

PORTRÄT

HAUPT-NÄHRSTOFFE *pro 100 g (roh)*	FRISCH	GETROCKNET
Kalorien	33	219
Kohlenhydrate (g)	8	53
Kalium (mg)	160	1100
Vitamin C (mg)	31	–
Ballaststoffe (g)	1	7
Lösliche Ballaststoffe (g)	1	4
Carotine (µg)	58	445
Calcium (mg)	7	36
Natrium (mg)	1	6
Fett (g)	0,1	1

Die Farbe der Pfirsiche beruht auf einer Verbindung von Alpha- und Beta-Carotin sowie Beta-Cryptoxanthin.

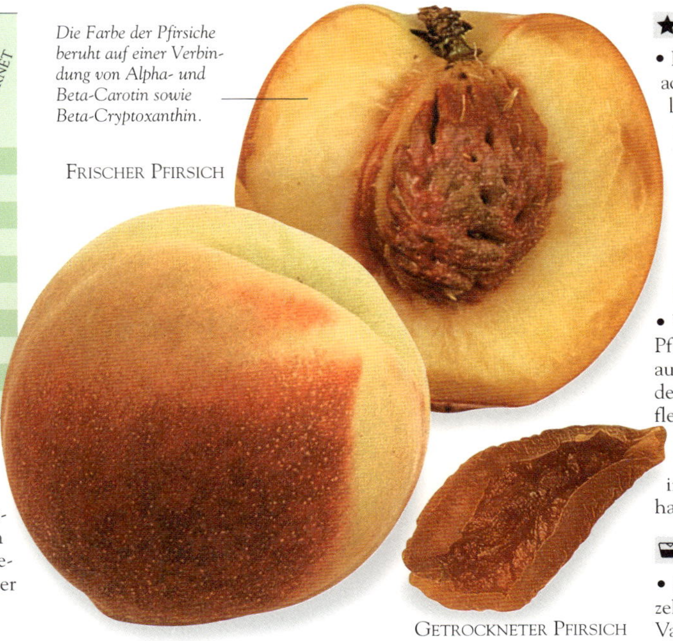

FRISCHER PFIRSICH

GETROCKNETER PFIRSICH

PFIRSICHKERNE
Pfirsiche unterscheidet man danach, wie leicht sie sich vom Kern lösen lassen. Jene mit leicht auslösbarem Kern haben weiches Fruchtfleisch, die anderen, deren Kern am Fleisch haftet, eher festes.

★ EMPFOHLENE MENGE

- Ein Pfirsich von 150 g liefert acht Prozent des täglichen Ballaststoffbedarfs von Erwachsenen. Der Großteil liegt in Form löslicher Ballaststoffe vor, die den Cholesterinspiegel im Blut niedrig halten. Der regelmäßige Verzehr verringert eventuell das Risiko von Herzerkrankungen.

AUSWAHL UND LAGERUNG

- Wählen Sie hell- bis goldgelbe Pfirsiche mit rötlichem Schimmer aus. Frische Pfirsiche reifen nach der Ernte nicht nach. Das Fruchtfleisch sollte auf sanften Druck nachgeben.
- Bei Zimmertemperatur oder im Kühlschrank einige Tage haltbar.

ZUBEREITUNG

- Roh ganz oder in Scheiben verzehren, einem Obstsalat zugeben. Variation: dünsten oder backen.

HEILWIRKUNGEN

TRADITIONELLE VERWENDUNG

Der chinesischen Medizin zufolge eignet sich der Pfirsich wegen seines weichen Fruchtfleisches ideal zur Behandlung akuter Magenentzündungen. Dazu sollte er gekocht und püriert werden. Auch bei trockenem Husten und trockener Lunge sind Pfirsiche empfehlenswert. Durch den regelmäßigen Verzehr werden Lunge und Darm befeuchtet. Ein Umschlag mit frischen Pfirsichen soll für den Teint günstig sein. Der gemahlene Pfirsichkern wirkt Kreislauf stärkend.

BESONDERE VORZÜGE

Bluthochdruck
Weil sich nicht immer eindeutige Symptome zeigen, wird ein erhöhter Blutdruck zuweilen gar nicht diagnostiziert. Er kann zu Herzerkrankungen und Schlaganfällen führen. Wirksame Blutdruck senkende Mittel sind Gewichtsabnahme bei Übergewicht und eine erhöhte Kaliumzufuhr, die durch den regelmäßigen Verzehr von Pfirsichen gewährleistet wird. Außerhalb der Saison sind getrocknete Pfirsiche empfehlenswert.

Krebs und Herzerkrankungen
Die enthaltenen antioxidativen Carotine, Flavonoide und das Vitamin C machen Pfirsiche zu einem wichtigen Nahrungsmittel beim Kampf gegen Herzerkrankungen und bestimmte Krebsarten. Bei regelmäßigem Verzehr wirken sich die Nährstoffe in den verschiedenen Phasen auf den Krankheitsverlauf aus.

Unfruchtbarkeit beim Mann
Studien zufolge lässt sich die männliche Fruchtbarkeit durch eine Gabe von zweimal täglich 500 mg Vitamin C günstig beeinflussen. Nach nur einer Woche zeigte sich in Tests, dass die Anzahl der vorhandenen Spermien, ihre Beweglichkeit und Lebensdauer gestiegen waren. Der Anteil an Spermien, die »zusammenklebten« und sich nicht frei bewegten, reduzierte sich von 37 auf 14 Prozent und nach vier Wochen auf nur 11 Prozent. Eine an Vitamin-C-haltigen Früchten wie Pfirsichen reiche Ernährung treibt den Vitamin-C-Gehalt im Körper in die Höhe. Das ist gerade für Raucher wichtig, bei denen freie Radikale mehr Schaden anrichten, wenn die Vitamin-C-Zufuhr gering ist. Eine erhöhte Spermienanzahl tritt bereits bei Vitamin-C-Gaben von 250 mg täglich ein. Diese Menge lässt sich mit Früchten wie Pfirsichen durchaus bereitstellen. Bei einer täglichen Vitamin-C-Zufuhr von 250 mg verbessert sich die Spermienanzahl bei Rauchern um 24 Prozent und die Spermienmobilität um 18 Prozent.

Zahnfleischerkrankungen
Zu den ersten Symptomen für einen Vitamin-C-Mangel gehören Zahnlockerung und blutendes Zahnfleisch. Untersuchungen zufolge treten Zahnfleischerkrankungen bei Menschen mit niedrigem Vitamin-C-Gehalt dreieinhalb Mal öfter auf als bei Personen mit normalen Vitamin-C-Werten. Ein mittelgroßer Pfirsich liefert fast 34 mg dieses wichtigen Vitamins.

SIEHE AUCH KREBS, S. 214; ZAHNFLEISCHERKRANKUNGEN, S. 206; BLUTHOCHDRUCK, S. 155; MÄNNLICHE UNFRUCHTBARKEIT, S. 227

ANANAS

HAUPTNÄHRSTOFFE & SEK. PFLANZENSTOFFE
C K Bromelain, Ballaststoffe, P-Cumarinsäure

Die heilkräftigen Eigenschaften der Ananas wurden in Südamerika entdeckt, wo man diese saftige Frucht zum ersten Mal anbaute. Die Ananas enthält neben vielen schützenden sekundären Pflanzenstoffen das Antioxidans Vitamin C sowie das Protein spaltende Enzym Bromelain. Ananas sind frisch und in Dosen erhältlich; aus dem Saft lässt sich ein erfrischendes Getränk herstellen.

PLUSPUNKTE

- Löst Blutgerinnsel auf, die Thrombose auslösen können
- Hilft bei Verdauungsstörungen
- Wirkt möglicherweise Krebs hemmend
- Unterstützt die Wundheilung

PORTRÄT

HAUPTNÄHRSTOFFE *pro 100 g (roh)*

Kalorien	41
Kohlenhydrate (g)	10
Fett (g)	0,2
Ballaststoffe (g)	1
Vitamin C (mg)	12
Lösliche Ballaststoffe (g)	0,1
Unlösl. Ballaststoffe (g)	0,6
Kalium (mg)	160
Folat (µg)	5
Beta-Carotin (µg)	18

AKTIVE ENZYME
Frische Ananas enthält nützliche Enzyme, die jedoch durch das Kochen und Haltbarmachen zerstört werden. Die Enzymaktivität ist bei den verschiedenen Ananassorten ganz unterschiedlich.

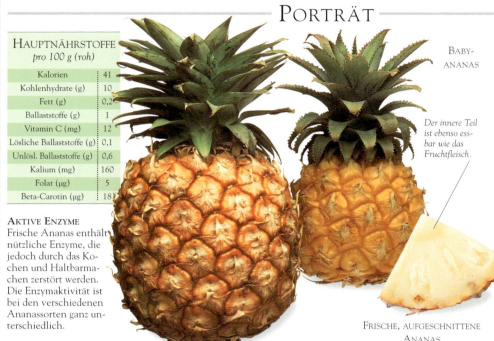

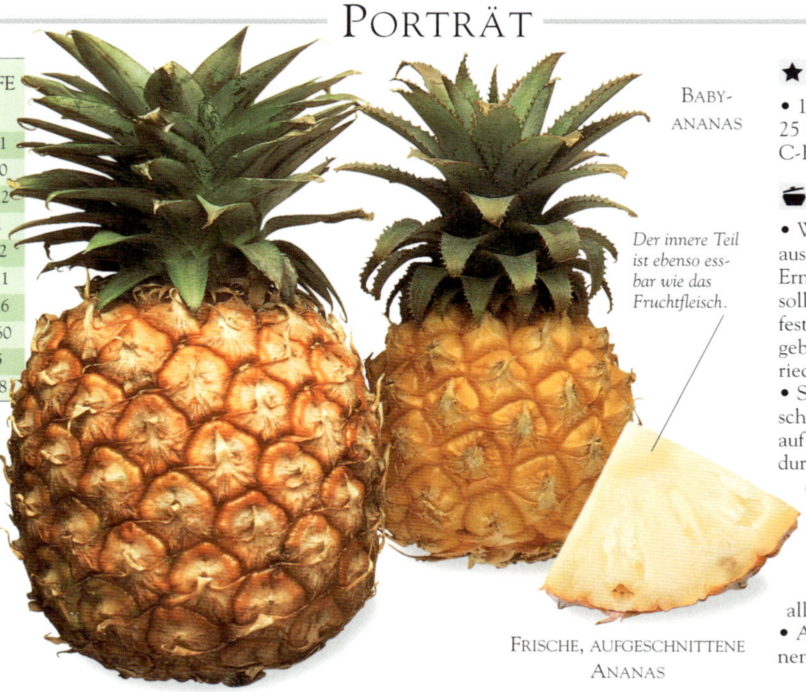

BABY-ANANAS

Der innere Teil ist ebenso essbar wie das Fruchtfleisch.

FRISCHE, AUFGESCHNITTENE ANANAS

★ EMPFOHLENE MENGE

- 100 g Ananas liefern mehr als 25 Prozent des täglichen Vitamin-C-Bedarfs von Erwachsenen.

AUSWAHL UND LAGERUNG

- Wählen Sie eine reife Frucht aus, denn Ananas reifen nach der Ernte nicht nach. Die Ananas sollte nicht zu grün sein – zwar fest, aber doch ein wenig »nachgebend«. Die Unterseite sollte süß riechen.
- Stellen Sie die nicht angeschnittene Ananas über Nacht auf den Kopf, so dass der Zucker durch die Frucht nach oben wandert. Bei Zimmertemperatur lagern.

ZUBEREITUNG

- Genießen Sie rohe Ananas alleine oder im Salat.
- Ananasstücke verfeinern Pfannengerührtes oder Fischgerichte.

HEILWIRKUNGEN

TRADITIONELLE VERWENDUNG

Die Bevölkerung Südamerikas schätzte die Ananas wegen ihrer heilkräftigen Eigenschaften, besonders wegen ihrer verdauungsfördernden Wirkung. Krieger legten Ananasumschläge auf Wunden und verwendeten die Blätter als Bandagen. Nach chinesischer Überzeugung ist diese Frucht »neutral« und hat ein süß-saures Aroma. Daher kühlt sie den Körper in heißen Sommern. In China werden mit Ananas Sonnenbrand, Durchfall, Verdauungsstörungen und Wurmerkrankungen behandelt.

BESONDERE VORZÜGE

Thrombose
Das Enzym Bromelain, das sich aus Ananas extrahieren lässt, hat sich bei der Behandlung von Blutgerinnseln, die möglicherweise zu Thrombose führen, als wirksam erwiesen. Die Funktion normaler Blutgerinnsel besteht darin zu verhindern, dass Blut in die Organe eintritt. Sobald sie nicht mehr benötigt werden, sollten sie sich von alleine auflösen. Ist das nicht der Fall, blockieren sie unter Umständen die Blutgefäße und verursachen einen Herzinfarkt oder Schlaganfall. Erwiesenermaßen reduzieren Bromelainpräparate die Todesrate bei Menschen mit Herzerkrankungen von 20 Prozent auf weniger als zwei Prozent. Das Bromelain regt offenbar die Bildung von Plasmin im Blut an, das Blutgerinnsel auflöst.

Verdauungsstörungen
In der Nahrungsmittelindustrie wird Bromelain als Fleischzartmacher verwendet. Das Enzym trägt zur Aufspaltung der Proteinstrukturen im Fleisch bei. Ein ähnlicher Prozess scheint im Magen stattzufinden, wenn Bromelain in Form frischer Ananas oder als Nahrungsergänzung aufgenommen wird. Das Enzym ist gerade für Menschen mit schlechter Verdauung empfehlenswert. Mit Hilfe von Bromelain werden im Magen feste oder halbfeste unverdaute Speisen aufgespalten, die ansonsten Magenschmerzen verursachen. Diese so genannten Magensteine werden zunächst endoskopisch aufgeschnitten; dann bekommt der Patient ein bromelainhaltiges Getränk. Sitzt beispielsweise ein großes Stück Fleisch im Rachen fest, wird es durch ein schluckweise getrunkenes bromelainhaltiges Getränk kleiner und lässt sich irgendwann hinunterschlucken.

Krebs
Ananas enthält P-Cumarinsäure und Chlorogensäure, die offenbar verhindern, dass sich Stickoxid und Amine im Magen zu Krebs auslösenden Nitrosaminen verbinden.

Wunden
Mit Bromelain und Antibiotika werden spezielle Bandagen imprägniert.

VORSICHT

Wer schon einmal ein Magengeschwür hatte, sollte keine Ananas essen, insbesondere keine unreife, die viel Säure enthält. Die Fruchtsäure kann auch die Zähne angreifen.

SIEHE AUCH KREBS, S. 214; SODBRENNEN, S. 170; THROMBOSE, S. 157

TROCKENPFLAUMEN

HAUPTNÄHRSTOFFE & SEK. PFLANZENSTOFFE
Fe K Ca Se Ballaststoffe

Trockenpflaumen wurden ursprünglich von den aus Frankreich stammenden »Pruneaux d'Agen« bereitet. Die Kreuzritter brachten sie aus dem Nahen Osten ins mittelalterliche Europa. Heute kommen mehr als 70 Prozent der Welternte aus Kalifornien. Trockenpflaumen sind ballaststoffreich und wirken verdauungsfördernd. Sie enthalten viele Vitamine und Mineralstoffe.

PLUSPUNKTE

- Helfen (auch vorbeugend) gegen Verstopfung
- Beugen möglicherweise einem Eisenmangel vor
- Reduzieren unter Umständen den Fettgehalt bei Backwaren
- Sind eventuell günstig bei Bluthochdruck

PORTRÄT

HAUPT-NÄHRSTOFFE *pro 100 g (roh)*	GETROCKNET	ESSFERTIG	IN DOSEN
Kalorien	160	141	79
Fett (g)	0,5	0,4	0,2
Kohlenhydrate (g)	38	34	20
Ballaststoffe (g)	7	6	2
Lösliche Ballaststoffe (g)	4	4	1,5
Kalium (mg)	860	760	340
Eisen (mg)	3	3	2
Calcium (mg)	38	34	26
Beta-Carotin (µg)	155	140	140
Selen (µg)	3	3	–

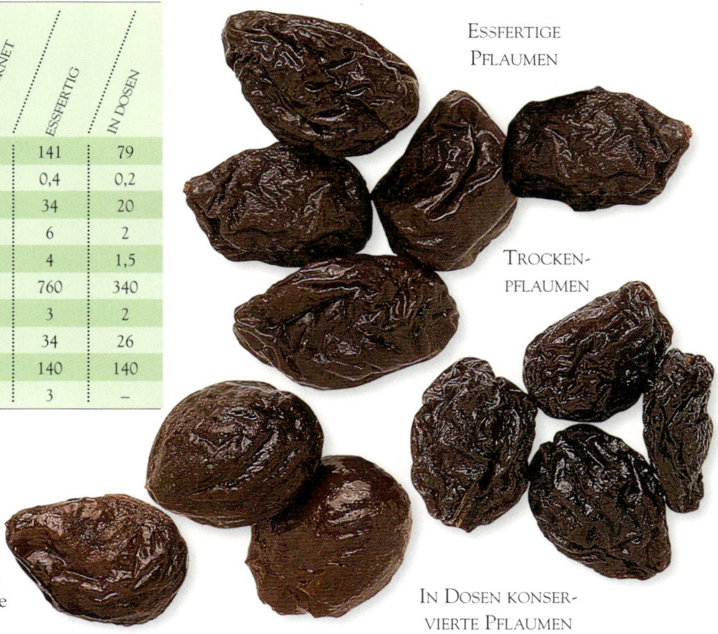

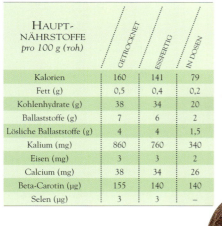

ESSFERTIGE PFLAUMEN

TROCKENPFLAUMEN

IN DOSEN KONSERVIERTE PFLAUMEN

FALTIGER REICHTUM
Die in der violetten Außenhaut enthaltenen Carotine überstehen den Trockenprozess, so dass Trockenpflaumen die Ernährung durch wertvolle Antioxidantien ergänzen.

★ EMPFOHLENE MENGE

- 100 g essfertige Trockenpflaumen liefern 33 Prozent des täglichen Ballaststoffbedarfs von Erwachsenen.
- Die gleiche Portion liefert 20 Prozent des täglichen Eisenbedarfs von Frauen.

AUSWAHL UND LAGERUNG

- Kaufen Sie essfertige Pflaumen in Dosen oder vakuumverpackt.
- Vakuumverpackte Pflaumen halten sich bis zu sechs Monate, solche in Dosen bis zu einem Jahr.

ZUBEREITUNG

- Trockenpflaumen für den Winterobstsalat mit anderen Trockenfrüchten einweichen.
- Als Füllung für Schweinefleisch und Wildbret geeignet oder als Beilage zu Kaninchengerichten.
- Pflaumenmus eignet sich als Fettersatz für manche Backwaren, z. B. für Möhrenkuchen.

HEILWIRKUNGEN

TRADITIONELLE VERWENDUNG

In der chinesischen Medizin wird Trockenpflaumensaft als nützliches Morgenelixier empfohlen, das den Körper nach dem Schlafen erfrischt und entgiftet. Am Besten wird der Saft leicht angewärmt getrunken; er sollte auf jeden Fall nicht kälter sein als die Körpertemperatur. Nach traditioneller japanischer Auffassung verleiht der Saft eine besondere natürliche Schönheit. Im Westen wird er seit Jahrhunderten als wirksames Mittel gegen Verstopfung eingesetzt.

BESONDERE VORZÜGE

Verstopfung
Frische, getrocknete und essfertige Pflaumen wirken (auch vorbeugend) gegen Verstopfung, weil sie die Darmpassagezeit verkürzen. Für diese Wirkung sind zwei Ursachen verantwortlich: Zum einen stellen Pflaumen ein Nahrungsmittel für die Darmbakterien dar; diese zersetzen die Ballaststoffe, wodurch sich das Stuhlvolumen erhöht. Auf diese Weise haben die Muskelwände im Darm mehr zu tun, d.h. die Kontraktionen werden stärker und schneller, und der Stuhl bewegt sich leichter durch den Darm. Zum zweiten enthalten Pflaumen und Pflaumensaft das so genannte Hydroxyphenylisatin, das den Eingeweidemuskel der Dickdarmwand direkt anregt. Auch das fördert die Peristaltik und beschleunigt die Stuhlpassage. Eine normale Portion von 100 g Trockenpflaumen enthält 10 g Sorbitol, einen abführend wirkenden Zuckerstoff.

Eisenmangel
Wer vegetarisch lebt oder sehr wenig rotes Fleisch verzehrt, riskiert eine unzureichende Eisenversorgung und die eventuelle Erschöpfung der körpereigenen Eisenspeicher. Eisenmangel führt unter Umständen zu Anämie; Symptome dafür sind Müdigkeit und Konzentrationsschwierigkeiten. Trockenpflaumen sind eine gute Quelle für Eisen pflanzlicher Herkunft *(siehe S. 160)*; 100 g liefern 3 mg Eisen.

Bluthochdruck
Der regelmäßige Verzehr von Trockenpflaumen trägt zu einem normalen Blutdruck bei. Mit Hilfe dieses kaliumreichen Obstes lässt sich die täglich empfohlene Kaliummenge von 3500 mg erreichen. Eine gute Kaliumversorgung unterstützt den Flüssigkeitshaushalt.

Gewichtsprobleme
Köchinnen und Köche wissen seit langem, dass in Zeiten knapper Fettressourcen Pflaumenmus eine Alternative für Margarine und Butter darstellt, und zwar für weiche Backwaren wie Fruchtmuffins, Schokoladen-Brownies und Möhrenkuchen. Pflaumenmus verleiht dem Rezept Masse und hat einen niedrigeren Fettgehalt als Butter oder Margarine. Es empfiehlt sich daher für Menschen, die sich kalorienarm ernähren, auf Süßes aber nicht verzichten wollen. Pflaumenmus ist essfertig im Handel.

SIEHE AUCH VERSTOPFUNG, S. 175; BLUTHOCHDRUCK, S. 155; MINERALSTOFFE, S. 30; FETTSUCHT, S. 178

FEIGEN

HAUPTNÄHRSTOFFE & SEK. PFLANZENSTOFFE

Ca | Fe | K | Zn | Ballaststoffe

Feigen gehören zu den ältesten Früchten überhaupt; Überreste in historischen Ausgrabungsstätten gehen bis 7800 v.Chr. zurück. Seit Jahrhunderten werden Feigen wegen ihrer leicht abführenden Wirkung verwendet. Ihr Nährwert hängt davon ab, ob sie in frischer, getrockneter oder essfertiger Form vorliegen. Getrocknete und essfertige Feigen sind sehr eisen- und kaliumreich.

PLUSPUNKTE

- Beheben leichte Verstopfung und unterstützen eine geregelte Verdauung
- Wirken möglicherweise Anämie entgegen
- Tragen unter Umständen zur Vorbeugung gegen Osteoporose bei

PORTRÄT

HAUPT-NÄHRSTOFFE *pro 100 g (roh)*	FRISCH	GETROCKNET	ESSFERTIG
Kalorien	43	227	209
Fett (g)	0,3	2	2
Ballaststoffe (g)	2	8	7
Kalium (mg)	200	970	890
Calcium (mg)	38	250	230
Eisen (mg)	0,3	4	4
Zink (mg)	0,3	0,7	0,6
Carotine (µg)	150	64	59
Folat (µg)	–	9	8
Vitamin C (mg)	2	1	1

NATÜRLICHES ABFÜHRMITTEL
Die leicht abführende Wirkung von Feigen geht offenbar auf Mucin zurück. Seinetwegen sollen Feigen den Darm beruhigen und sanft reinigen und die Bildung von Hämorrhoiden verhindern. Feigensirup aus frischen oder getrockneten Früchten hat eine stärker abführende Wirkung.

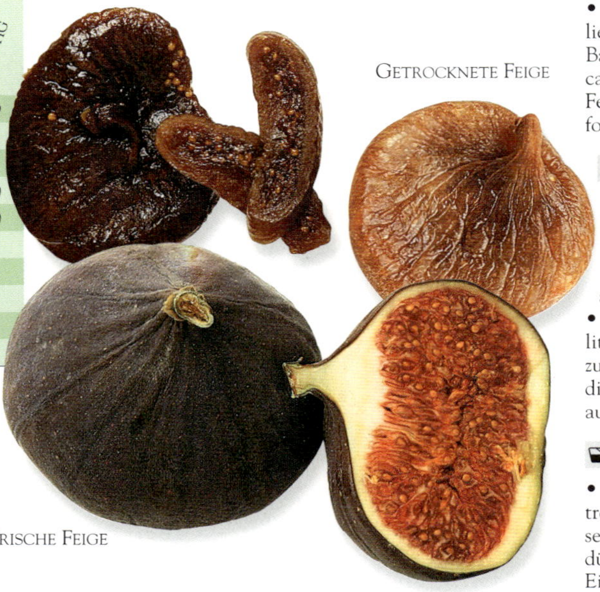

ESSFERTIGE FEIGE

GETROCKNETE FEIGE

FRISCHE FEIGE

★ EMPFOHLENE MENGE

- Zwei frische Feigen (etwa 110 g) liefern 11 Prozent des täglichen Ballaststoffbedarfs. Feigen sind calciumreich. Drei getrocknete Feigen liefern 21 Prozent der empfohlenen Tagesdosis für Frauen.

AUSWAHL UND LAGERUNG

- Frische Feigen sollten weich und schwer sein, süß riechen und eine unverletzte Haut haben. Sie halten sich im Kühlschrank einige Tage.
- Bei getrockneten Feigen Qualitätsware auswählen und sie bis zu einem Monat in einem luftdicht verschlossenen Behälter aufbewahren.

ZUBEREITUNG

- Frische Feigen waschen und trocknen und mit Frischkäse, Käse oder Schinken servieren. Oder dünsten, karamellisieren oder zu Eiscreme verarbeiten.

HEILWIRKUNGEN

TRADITIONELLE VERWENDUNG

Der traditionellen chinesischen Medizin zufolge leiten Feigen Gifte aus und werden daher bei Furunkeln eingesetzt. Die äußerst alkalische Frucht wirkt bei Übersäuerung des Körpers durch zu viel Fleisch oder raffinierte Nahrungsmittel ausgleichend. Bei Asthma und Halsschmerzen wird in China Feigensuppe empfohlen. Bei Zahnschmerzen reibt man frische Feigen auf das Zahnfleisch, die milchige Flüssigkeit im Feigeninneren soll gut gegen Warzen sein. Laut der westlichen Kräuterheilkunde hilft eine Feigenzubereitung bei Erkältungen und wirkt Schleim lösend. Feigenabkochung wird bei Darmträgheit und zur Vorbeugung gegen Verstopfung empfohlen.

BESONDERE VORZÜGE

Verstopfung
Obwohl die Funktion von Feigen bei der Behandlung chronischer Verstopfung bislang nicht ausreichend erforscht wurde, heißt es generell, dass sie die Peristaltik im Dickdarm anregen und eine kürzere Darmpassagezeit bewirken. Von Ärzten werden Feigen und Feigenabkochung oft gegen Verstopfung empfohlen. Gerade für Kinder, die nur ein leichtes Abführmittel benötigen, sind Feigen eine gute Alternative.

Anämie
Sowohl getrocknete als auch essfertige Feigen sind eisenreich. Für die Bildung von Hämoglobin im Blut ist eine ausreichende Eisenzufuhr unerlässlich. Im Westen haben Frauen häufig nur einen mäßig gefüllten oder gar keinen Eisenspeicher, was in Zeiten erhöhten Bedarfs wie der Menstruation oder einer Schwangerschaft zu Blutarmut führen kann. Das in Feigen enthaltene Eisen wird weniger gut absorbiert als das Häm-Eisen in Fleisch (*siehe S. 160*). Um die Eisenaufnahme zu steigern, sollte man Feigen zusammen mit Vitamin C verzehren, z.B. mit Orangensaft. Getrocknete und essfertige Feigen eignen sich ideal als Snack, gerade für junge Mädchen, die sich vegetarisch ernähren; sie erhöhen so ihre Eisenzufuhr.

Osteoporose
Getrocknete und essfertige Feigen sind eine ausgezeichnete pflanzliche Quelle für das Knochen aufbauende Calcium. Daher sind Feigen gerade für junge Mädchen empfehlenswert, die sich vegan (ohne Milchprodukte) ernähren. Calcium ist für Kinder und Jugendliche für ein gesundes Knochenwachstum wichtig. Ist die Calciumzufuhr in der Wachstumsphase zu gering, bildet sich keine maximale Knochenmasse. Erreichen die körpereigenen Calciumspeicher nicht während der Wachstumsphase ihren Höhepunkt, kann es später zu erhöhtem Risiko von Knochenbrüchen und Osteoporose kommen.

VORSICHT

Frische Feigen enthalten einen milchigen, gummiartigen Saft, der bei manchen Menschen zu Mund- und Hautausschlägen führt. In diesem Fall sollte man auf den Verzehr roher Feigen verzichten.

SIEHE AUCH ANÄMIE, S. 160; VERSTOPFUNG, S. 175; OSTEOPOROSE, S. 199

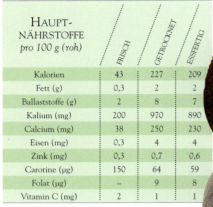

WEINTRAUBEN

HAUPTNÄHRSTOFFE & SEK. PFLANZENSTOFFE

K Ellagsäure, Anthocyanidine, Ballaststoffe, Flavonoide

Die in heißen Klimazonen seit langem als erfrischende, Energie liefernde Nahrungsmittel geschätzten Weintrauben wurden traditionell bei der Behandlung von Arthritis und Rheuma sowie als Harn treibendes Mittel eingesetzt. Sie sollen reinigend, stärkend und verjüngend wirken. Getrocknete Trauben – Rosinen – sind besonders kaliumreich.

PLUSPUNKTE

- Tragen möglicherweise zur Bekämpfung kanzerogener Stoffe bei
- Lindern Symptome bei Arthritis
- Helfen unter Umständen bei Harnwegserkrankungen
- Wirken eventuell Blutdruck senkend

PORTRÄT

HAUPTNÄHRSTOFFE *pro 100 g (roh)*	GRÜNE UND BLAUE TRAUBEN	ROSINEN
Kalorien	50	272
Kohlenhydrate (g)	16	69
Glucose (g)	8	34,5
Fructose (g)	8	34,8
Kalium (mg)	210	1020
Ballaststoffe (g)	1	2
Lösliche Ballaststoffe (g)	0,4	1
Vitamin C (mg)	3	1
Carotine (µg)	17	12

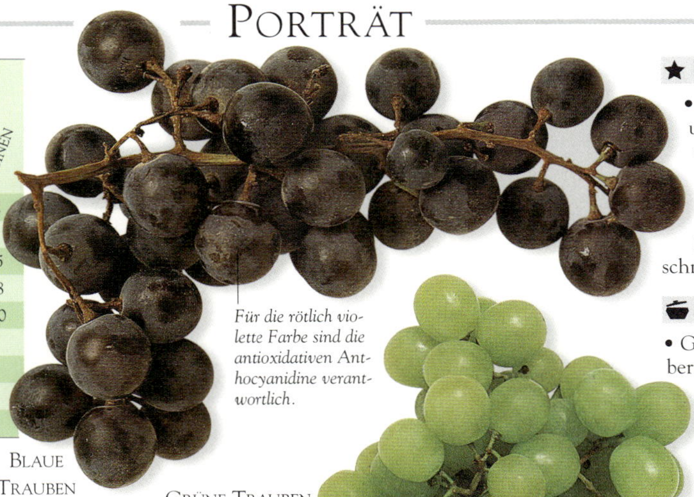

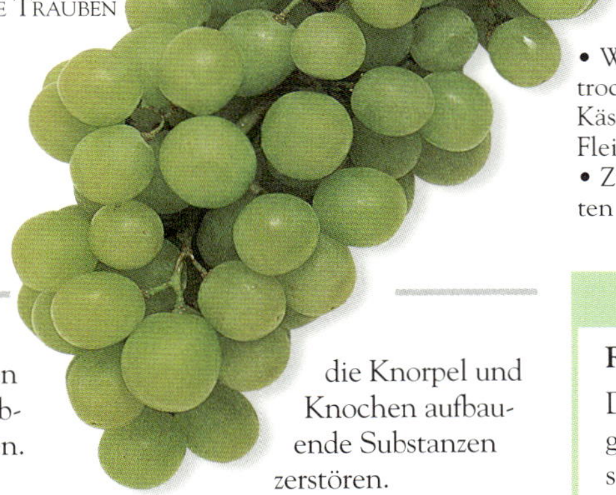

Für die rötlich violette Farbe sind die antioxidativen Anthocyanidine verantwortlich.

BLAUE TRAUBEN

GRÜNE TRAUBEN

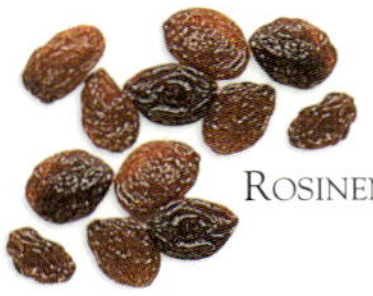

ROSINEN

ENERGIEREICH
Weintrauben haben einen hohen Zuckergehalt. Etwa 15–25 Prozent ihrer Kalorien stammen von Glucose und Fructose. Weintrauben haben einen niedrigen Glykämischen Index *(siehe S. 18)*, da sie den Blutzuckerspiegel nur langsam ansteigen lassen.

★ EMPFOHLENE MENGE

- Trauben liefern Vitamine und Mineralstoffe sowie viele antioxidative Pflanzenstoffe wie Ellagsäure. Bei mehrmaligem Verzehr pro Woche verringert sich eventuell das Risiko von durch Umweltverschmutzung ausgelöstem Krebs.

AUSWAHL UND LAGERUNG

- Grüne Trauben sollten einen bernsteinfarbenen Schimmer und blaue eine dunkle Farbe haben.
- Im Kühlschrank mehrere Tage haltbar.

ZUBEREITUNG

- Waschen, abtropfen lassen und trocken tupfen. Separat oder mit Käse servieren oder Fisch- und Fleischgerichte garnieren.
- Zum Kochen Trauben enthäuten und entkernen.

HEILWIRKUNGEN

TRADITIONELLE VERWENDUNG

Der traditionellen chinesischen Medizin zufolge enthalten Weintrauben Salze, die das Blut reinigen und Drüsen und Organe »säubern«. Zur allgemeinen Reinigung des Körpers empfehlen chinesische Ärzte eine zehntägige Weintraubenkur, bei der ausschließlich Trauben und Traubensaft verzehrt werden. Weintrauben sollen überdies das »Qi« erhöhen und Knochen und Sehnen stärken. Im Westen werden Trauben zur Behandlung von Rheuma, Arthritis, Wassereinlagerungen und Schmerzen beim Wasserlassen eingesetzt. Bei chronischen Harnwegsproblemen ist der Verzehr von 200 g Weintrauben täglich empfehlenswert, bei akuten Störungen 400 g täglich. Traubensaft soll sich bei Leberstörungen wie Hepatitis und Gelbsucht günstig auswirken.

BESONDERE VORZÜGE

Krebs
Weintrauben enthalten den sekundären Pflanzenstoff Ellagsäure, der im Laborversuch bestimmte Krebs erregende Substanzen neutralisiert, bevor sie im Körper Mutationen auslösen. Ellagsäure wirkt offenbar Karzinogenen entgegen, deren Ursache auf Umweltverschmutzung, Grillfleisch und Tabakrauch zurückgeht.

Polyarthritis
Bei der Arthritisbehandlung könnten die an zahlreichen Antioxidantien reichen Weintrauben eine Rolle spielen. Offenbar hemmen sie die Funktion bestimmter Enzyme, die Knorpel und Knochen aufbauende Substanzen zerstören.

Bluthochdruck
Weintrauben enthalten viel Kalium, das kann Blutdruck senken. Versuche mit Männern ergaben, dass 2,5–3,9 g täglich den Blutdruck senkte. Schätzungen zufolge könnte eine Tagesdosis von 2,3–3,1 g Kalium die durch Bluthochdruck verursachten Todesfälle um 25 Prozent verringern.

Geistige Verwirrung
Kaliummangel kann zu geistiger Verwirrung und Depression führen. Hier sind gerade ältere Menschen gefährdet, die wenig Obst und Gemüse essen. Mit Weintrauben lässt sich die Kaliumzufuhr erhöhen.

VARIATION

Rotwein
Der aus blauen Trauben gewonnene Wein enthält schützende Antioxidantien, die angeblich das Risiko von Herzerkrankungen verringern. Das gilt jedoch nur für eine Menge von ein bis zwei Gläsern pro Tag.

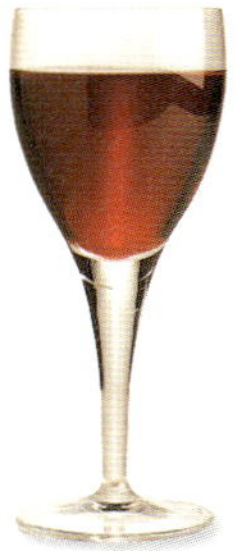

EIN GLAS ROTWEIN

SIEHE AUCH KREBS, S. 214; BLUTHOCHDRUCK, S. 155; NIERENKRANKHEITEN, S. 192; POLYARTHRITIS, S. 197

BEEREN

HAUPTNÄHRSTOFFE & SEK. PFLANZENSTOFFE

C K Bc Anthocyanidine, Ballaststoffe

Zu dieser großen Gruppe kultivierter und wild wachsender Früchte gehören u. a. Blaubeeren, Stachelbeeren, Erdbeeren, Himbeeren, Maulbeeren, Preiselbeeren und Johannisbeeren. Sie alle enthalten zahlreiche wasserlösliche Bioflavonoide. Diese wirksamen Antioxidantien sind vermutlich für die gesundheitsfördernde Wirkung der Beeren und ihre kräftigen Farben verantwortlich.

PLUSPUNKTE

- Wirken eventuell vorbeugend gegen Krampfadern
- Lindern unter Umständen Polyarthritis
- Günstig als Teil einer gewichtsreduzierenden Diät
- Wirken möglicherweise Krebs hemmend

PORTRÄT

★ EMPFOHLENE MENGE

- 90 g Erdbeeren liefern 173 Prozent des täglichen Vitamin-C-Bedarfs von Erwachsenen.
- 90 g Himbeeren liefern 15 Prozent des täglichen Folatbedarfs von Erwachsenen.
- Täglich 300 ml Preiselbeersaft soll das Risiko von Harnwegsinfektionen senken.
- 100 g schwarze Johannisbeeren liefern 200 mg Vitamin C – die fünffache Menge der empfohlenen Tagesdosis.

AUSWAHL, LAGERUNG

- Wählen Sie schwere, farbenkräftige Beeren aus, die keine braunen oder weichen Stellen und keinen Schimmel aufweisen.
- Beeren im Kühlschrank aufbewahren.

ZUBEREITUNG

- Beeren vor dem Verzehr waschen.
- Die meisten Beeren schmecken roh am Besten.
- Verarbeitung zu Marmelade, Kuchen, Gebäck, Sorbet oder Fruchtsaft.

PREISELBEEREN
Ihr saures Aroma macht rohe Preiselbeeren für die meisten Menschen ungenießbar. Für Saft werden sie gepresst und mit Zuckerwasser vermischt *(siehe auch S. 85)*.

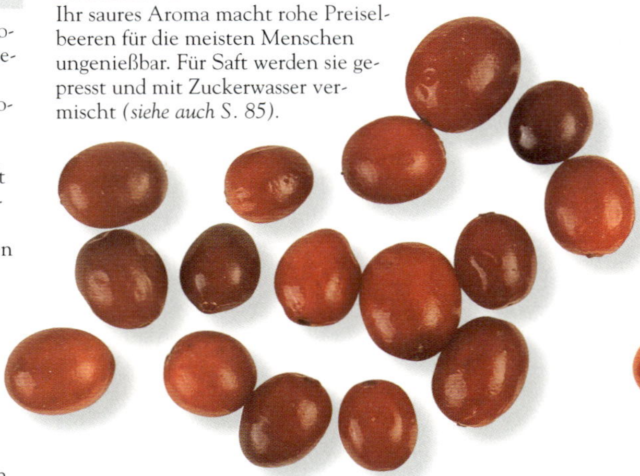

ROTE JOHANNISBEEREN
Rote Johannisbeeren enthalten weniger Zitronensäure als schwarze. Bei einem ähnlichen Zuckergehalt schmecken sie süßer.

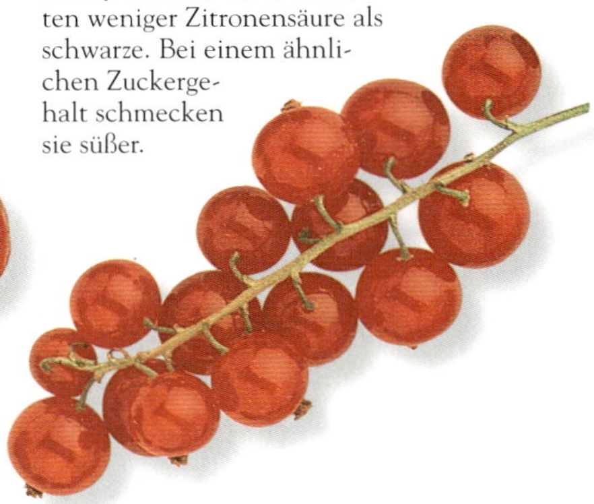

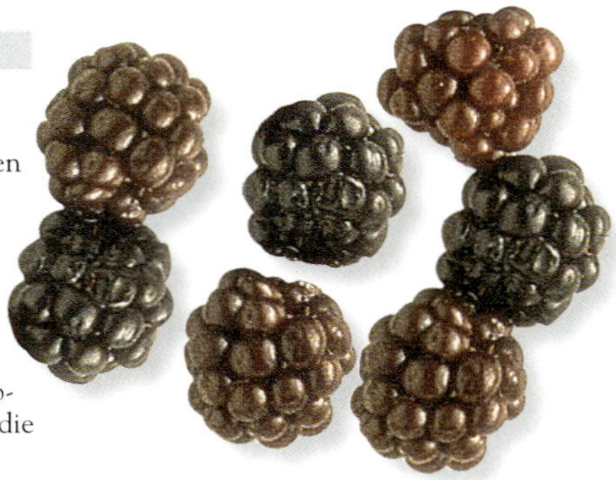

BROMBEEREN
Brombeeren enthalten doppelt so viel Vitamin E wie die meisten Beeren, außerdem auch mehr Folat.

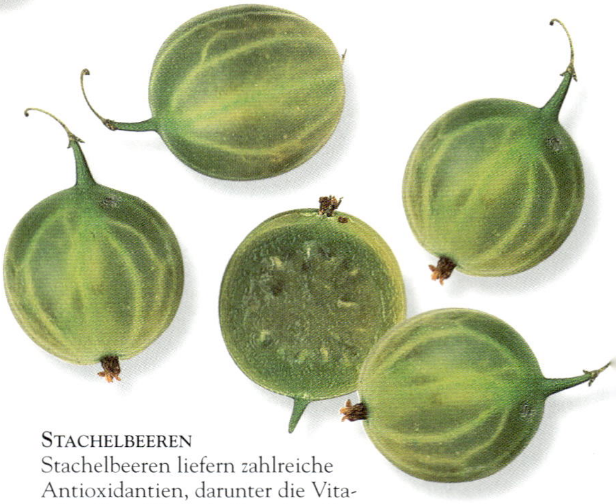

STACHELBEEREN
Stachelbeeren liefern zahlreiche Antioxidantien, darunter die Vitamine C und E sowie Carotine. Gekocht schmecken sie am leckersten.

ERDBEEREN
Erdbeersaft soll antibakteriell wirken. Zu allen Zeiten haben Frauen mit zerstoßenen, wild wachsenden Früchten Sommersprossen ausgebleicht.

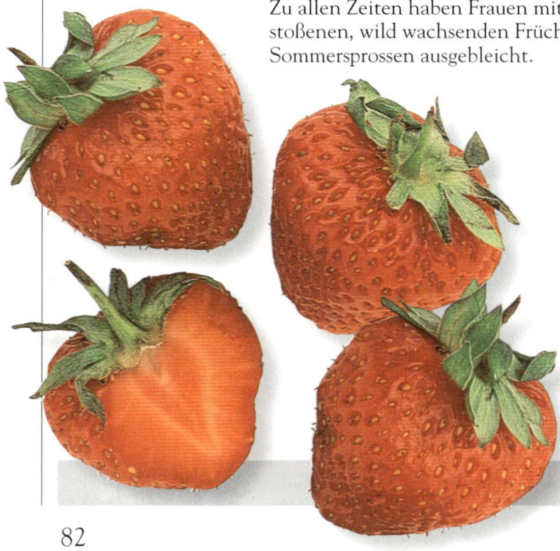

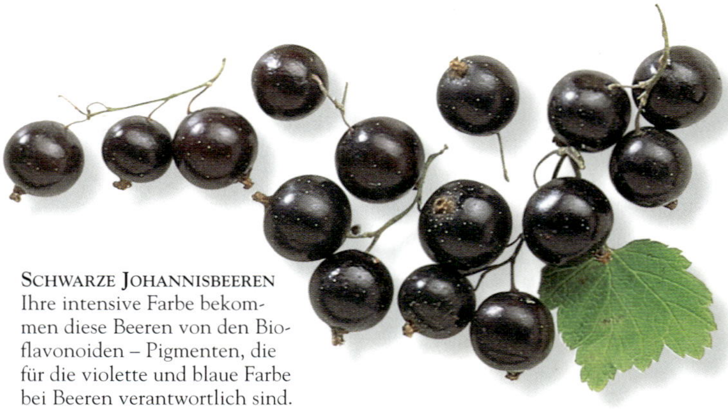

SCHWARZE JOHANNISBEEREN
Ihre intensive Farbe bekommen diese Beeren von den Bioflavonoiden – Pigmenten, die für die violette und blaue Farbe bei Beeren verantwortlich sind.

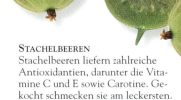

AMERIKANISCHE BLAUBEEREN
Amerikanische Blaubeeren enthalten wie Preiselbeeren einen Stoff, der Harnwegsinfektionen lindert.

LOGANBEEREN
Die Kreuzung aus Brombeere und Himbeere ist etwas größer als diese beiden, sehr saftig und enthält zahlreiche Antioxidantien.

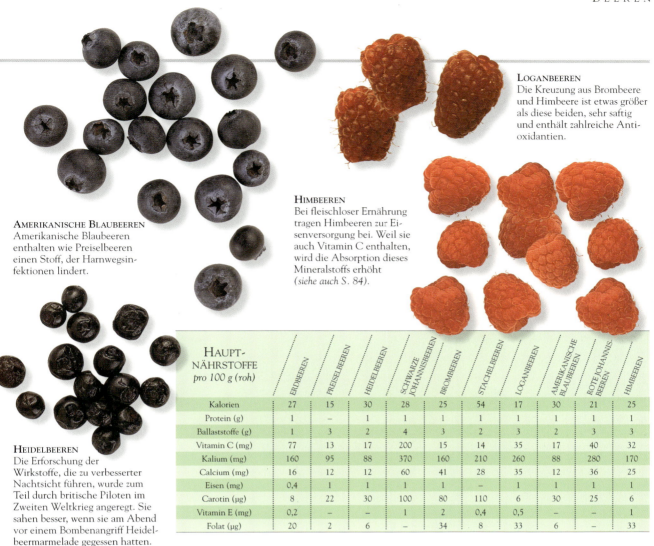

HIMBEEREN
Bei fleischloser Ernährung tragen Himbeeren zur Eisenversorgung bei. Weil sie auch Vitamin C enthalten, wird die Absorption dieses Mineralstoffs erhöht *(siehe auch S. 84)*.

HEIDELBEEREN
Die Erforschung der Wirkstoffe, die zu verbesserter Nachtsicht führen, wurde zum Teil durch britische Piloten im Zweiten Weltkrieg angeregt. Sie sahen besser, wenn sie am Abend vor einem Bombenangriff Heidelbeermarmelade gegessen hatten.

HAUPT-NÄHRSTOFFE *pro 100 g (roh)*	ERDBEEREN	PREISELBEEREN	HEIDELBEEREN	SCHWARZE JOHANNISBEEREN	BROMBEEREN	STACHELBEEREN	LOGANBEEREN	AMERIKANISCHE BLAUBEEREN	ROTE JOHANNISBEEREN	HIMBEEREN
Kalorien	27	15	30	28	25	54	17	30	21	25
Protein (g)	1	–	1	1	1	1	1	1	1	1
Ballaststoffe (g)	1	3	2	4	3	2	3	2	3	3
Vitamin C (mg)	77	13	17	200	15	14	35	17	40	32
Kalium (mg)	160	95	88	370	160	210	260	88	280	170
Calcium (mg)	16	12	12	60	41	28	35	12	36	25
Eisen (mg)	0,4	1	1	1	1	–	1	1	1	1
Carotin (µg)	8	22	30	100	80	110	6	30	25	6
Vitamin E (mg)	0,2	–	–	1	2	0,4	0,5	–	–	1
Folat (µg)	20	2	6	–	34	8	33	6	–	33

HEILWIRKUNGEN

TRADITIONELLE VERWENDUNG

Himbeerblätter werden in der Kräuterheilkunde zur Stärkung der Gebärmutter und als wirksames Mittel gegen starke Menstruationsblutungen verwendet. Im Westen nutzte man die antibakteriellen Eigenschaften von Erdbeersaft als Schutz vor Typhusepidemien. Mit Preiselbeer- und Himbeersaft werden im Westen Harnwegsinfektionen behandelt. In der chinesischen Medizin nimmt man Erdbeeren zur Behandlung bei Störungen von Milz und Bauchspeicheldrüse, zum Befeuchten der Lunge und zur Linderung von Halsschmerzen. Der chinesischen Vorstellung zufolge wirken Maulbeeren gegen vorzeitiges Ergrauen, Schlaflosigkeit, Verstopfung und Gelenksteife.

BESONDERE VORZÜGE

Krampfadern
Bioflavonoide, insbesondere Anthocyanidine, sind in Heidelbeeren und anderen roten, blauen und violetten Beeren enthalten. Diese Substanzen beugen möglicherweise der Bildung von Krampfadern und der Schädigung von Venen und Kapillaren vor und stärken die Arterienwände. Offenbar verhindern sie die Zerstörung des Proteins Kollagen, das für den Erhalt der Struktur von Haut und Blutgefäßwänden sorgt.

Polyarthritis
Mehrwöchige Studien über Polyarthritis erbrachten, dass das in schwarzen Johannisbeersamen enthaltene Öl zur Behandlung der Krankheit beitragen könnte. Das Öl enthält die beiden essenziellen Fettsäuren Gamma-Linolensäure und Alpha-Linolensäure, die Entzündungen im Körper abmildern. Bei einer über sechs Monate dauernden Behandlung mit täglich 10,5 g Öl aus schwarzen Johannisbeeren zeigte sich eine zwar geringe, aber dennoch spürbare Schmerzlinderung.

Gewichtsprobleme
Da 100 g Beeren nur etwa 15–30 Kalorien haben, kann man auch bei einer kalorienarmen Ernährung eine große Menge dieser Früchte essen. Beeren lassen den Blutzuckerspiegel nur langsam ansteigen; sie sättigen, ohne dass es zu einer großen Insulinausschüttung kommt. Insulin produziert der Körper, um den Blutzuckerspiegel zu kontrollieren und überschüssigen Zucker als Fett zu speichern.

Dickdarmkrebs
Beeren liefern Ballaststoffe, die die Stuhlmasse vergrößern und die Darmpassagezeit verkürzen. Dadurch verringert sich das Risiko von Dickdarmkrebs.

Magenkrebs
Erdbeeren enthalten die sekundären Pflanzenstoffe P-Cumarinsäure und Chlorogensäure. Diese Substanzen verhindern offenbar die Bildung karzinogener Nitrosamine im Magen, wodurch sich das Krebsrisiko verringert.

VORSICHT

Schwangere sollten in den ersten Schwangerschaftsmonaten nicht viel Himbeerblättertee trinken, weil es sonst zu Gebärmutterkontraktionen kommen könnte.

SIEHE AUCH KREBS, S. 214; GRAUER STAR, S. 202; ERKÄLTUNG UND GRIPPE, S. 184

HIMBEEREN

HAUPTNÄHRSTOFFE & SEK. PFLANZENSTOFFE

C Quercetin, Lutein, Myricetin, Ellagsäure

Die als »Königin der Beeren« geltende Himbeere wurde zum ersten Mal vor etwa 500 Jahren angebaut. In Europa und Westasien wächst sie wild. Seit Jahrhunderten gehören sowohl Früchte als auch Blätter zu den wichtigen Hausmitteln. Forschungen aus jüngerer Zeit lassen vermuten, dass die Beeren möglicherweise auch bei der Krebsvorbeugung eine wichtige Rolle spielen.

PLUSPUNKTE

- Wirken eventuell vorbeugend gegen durch Tabak und Umweltverschmutzung verursachte Krebsarten
- Günstig zur Geburtsvorbereitung
- Erhöhen den Antioxidantiengehalt des Körpers

PORTRÄT

HAUPTNÄHRSTOFFE
pro 100 g (roh)

Kalorien	25
Protein (g)	1
Ballaststoffe (g)	3
Calcium (mg)	25
Magnesium (mg)	19
Kalium (mg)	170
Vitamin C (mg)	32
Folat (µg)	33
Vitamin E (mg)	1
Eisen (mg)	1

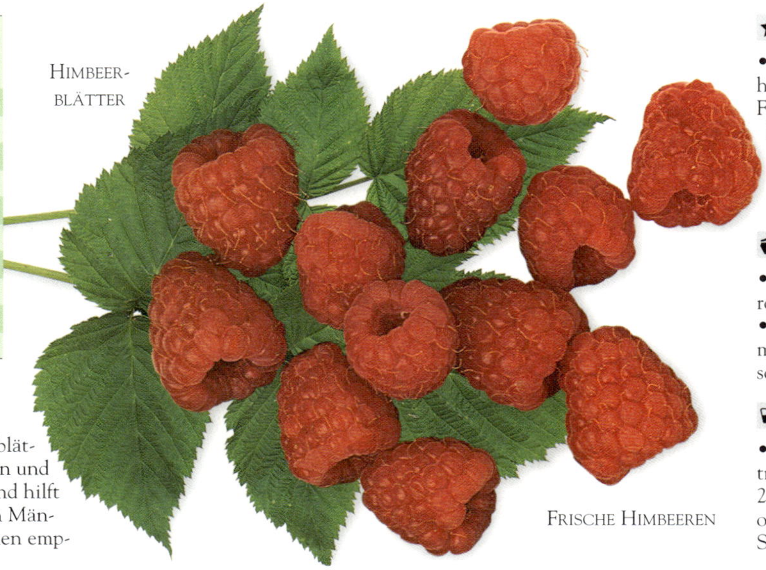

HIMBEERBLÄTTER

FRISCHE HIMBEEREN

REINIGUNGSWIRKUNG
Ein Aufguss aus Himbeerblättern hat einen reinigenden und Harn treibenden Effekt und hilft bei Rheuma. Er wird auch Männern mit Prostataproblemen empfohlen.

★ EMPFOHLENE MENGE

- 100 g frische Himbeeren enthalten 16 Prozent des täglichen Folatbedarfs von Erwachsenen. Eine ähnliche Menge liefert zudem 80 Prozent der empfohlenen täglichen Vitamin-C-Zufuhr.

AUSWAHL UND LAGERUNG

- Kaufen Sie schwere, leuchtend rote Beeren ohne braune Stellen.
- Himbeeren nur so kurz wie möglich abgedeckt im Kühlschrank aufbewahren.

ZUBEREITUNG

- Beeren vorsichtig waschen und trocken tupfen. Innerhalb von 24 Stunden nach dem Kauf essen oder für Kuchen, Sorbets und Soufflees weiterverarbeiten.

HEILWIRKUNGEN

TRADITIONELLE VERWENDUNG

Der chinesischen Medizin zufolge wirken sich Himbeeren günstig auf Leber und Nieren aus, indem sie diese Organe bei der Reinigung des Blutes von Giftstoffen unterstützen. Auch bei wiederholtem und häufigem Harndrang, insbesondere nachts, sind Himbeeren hilfreich. Frauen mit unregelmäßigem Menstruationszyklus wird der Verzehr von Himbeeren empfohlen; in östlichen Ländern setzt man die Früchte bei der Behandlung von Anämie und als Wehen förderndes Mittel ein. Laut der chinesischen Kräuterheilkunde hilft die getrocknete, unreife Frucht bei männlicher Impotenz und vorzeitiger Ejakulation. Reife Himbeeren sollen das Sehvermögen verbessern. Unreife Himbeeren wirken auf die weiblichen Sexualorgane angeblich ähnlich wie Östrogen. In der westlichen Kräuterheilkunde werden Himbeeren zur Linderung von Verdauungsstörungen und Rheuma eingesetzt und Himbeersaft bei Halsschmerzen und Husten.

BESONDERE VORZÜGE

Krebs
Himbeeren enthalten Ellagsäure, die sich bei der Bekämpfung von Schadstoffen aus Zigarettenrauch, verarbeiteten Nahrungsmitteln und Grillfleisch als äußerst wirksam erwiesen hat. Offenbar werden Krebs erregende Substanzen von der Ellagsäure neutralisiert, bevor sie gesunde Zellen befallen. Im Laborversuch hat Ellagsäure die Ausbreitung von Lungenkrebs verhindert.

Geburt
In der traditionellen wie der modernen Medizin ist die anregende Wirkung von Himbeerblättern auf die Gebärmutter bekannt. Auf Grund zahlreicher in Himbeeren enthaltener Stimulantien löst ein Aufguss Kontraktionen der Gebärmuttermuskulatur schwangerer Frauen aus.

Virusinfektionen
Die in Himbeeren enthaltene Gerbsäure ist offenbar für die virushemmende Eigenschaft verantwortlich, die in Himbeersaftextrakten nachgewiesen wurde.

Herzerkrankungen
Himbeeren enthalten ein breites Spektrum an antioxidativen Substanzen. Neben den Vitaminen C und E liefern sie Quercetin, Lutein, Myricetin und Ellagsäure. Diese sekundären Pflanzenstoffe wirken stark antioxidativ und sind offenbar auch bei der Vorbeugung gegen Herzerkrankungen und bestimmte Krebsarten förderlich.

Gewichtsprobleme
Himbeeren sind empfehlenswert für alle, die einen kalorienreduzierten Ernährungsplan befolgen, bei dem die Nahrungsaufnahme erhöht, die Gesamtkalorienzufuhr dagegen gesenkt wird. Von 100 g Himbeeren liegen nämlich 87 g als Wasser vor. Die süßen Beeren verleihen überdies allen fettreduzierten Diäten ein angenehmes Aroma.

VORSICHT

Himbeerblättertee wirkt sich bei einer anstehenden Entbindung günstig aus. In den ersten Schwangerschaftsmonaten kann es dadurch jedoch zu Fehlgeburten kommen.

SIEHE AUCH KREBS, S. 214; HERZERKRANKUNGEN, S. 152; INFEKTIONSKRANKHEITEN, S. 212; FRAUEN UND ERNÄHRUNG, S. 140

PREISELBEEREN

HAUPTNÄHRSTOFFE & SEK. PFLANZENSTOFFE

C K Benzoesäure, Ballaststoffe, Kohlenhydrate

Die Preiselbeere kommt sowohl in Mittel- und Nordeuropa als auch in Nordasien und -amerika vor. Die Indianer nutzten sie schon lange vor der Landung der europäischen Pilger im Jahre 1620. Die Beeren liefern Ballaststoffe und Vitamin C. Ihre heilkräftigste Wirkung geht jedoch auf einen sekundären Pflanzenstoff zurück, der sich günstig auf die Harnwege auswirkt.

PLUSPUNKTE

- Wirken gegen Harnwegsinfektionen
- Natürliches Antibactericum
- Sind möglicherweise günstig bei Harnsteinen
- Sind möglicherweise günstig bei Nierensteinen

PORTRÄT

HAUPTNÄHRSTOFFE *pro 100 g (roh)*	
Kalorien	15
Eisen (mg)	1
Fett (g)	0,1
Kohlenhydrate (g)	3
Ballaststoffe (g)	3
Vitamin C (mg)	13
Kalium (mg)	95
Carotin (µg)	22
Folat (µg)	2
Calcium (mg)	12

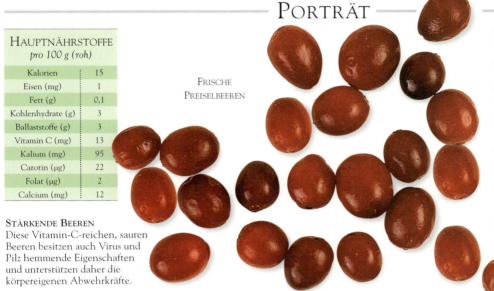

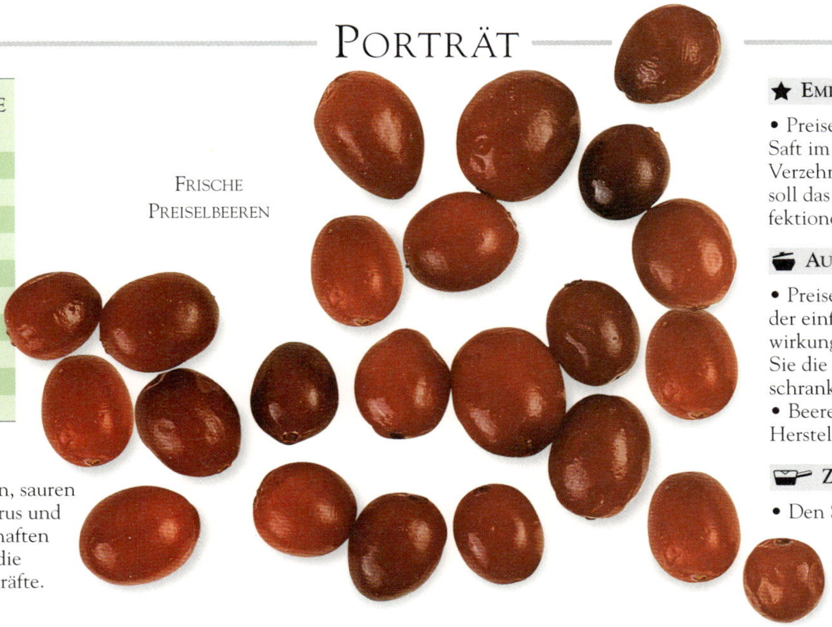

FRISCHE PREISELBEEREN

STÄRKENDE BEEREN
Diese Vitamin-C-reichen, sauren Beeren besitzen auch Virus und Pilz hemmende Eigenschaften und unterstützen daher die körpereigenen Abwehrkräfte.

★ EMPFOHLENE MENGE

- Preiselbeeren sind vielerorts als Saft im Handel. Der regelmäßige Verzehr von einem Glas (300 ml) soll das Risiko von Harnwegsinfektionen reduzieren.

AUSWAHL UND LAGERUNG

- Preiselbeersaft zu trinken, ist der einfachste Weg, um die Heilwirkungen auszukosten. Bewahren Sie die geöffnete Flasche im Kühlschrank auf.
- Beeren, Gelee und Mus nach Herstellerangaben lagern.

ZUBEREITUNG

- Den Saft sollten Sie kalt trinken. Er lässt sich zu Gelee und Sorbets verarbeiten.
- Preiselbeermarmelade passt zu Truthahn und Wild.

HEILWIRKUNGEN

TRADITIONELLE VERWENDUNG

Lange vor der Entdeckung der Antibiotika verwendeten die Indianer Amerikas zerkleinerte Preiselbeeren und Preiselbeersaft zur (auch vorbeugenden) Behandlung von Harnwegsinfektionen. Angeblich machten sie die europäischen Siedler mit diesen Beeren als Mittel gegen Skorbut bekannt. Im Westen wurde der medizinische Einsatz von Preiselbeeren zur Behandlung von Harnwegsinfektionen erstmals 1923 dokumentiert. Damals nahm man an, dass die Beeren den Urin sauer machten und eine Vermehrung der Bakterien verhinderten. Später hielt man die enthaltene Benzoesäure für infektionshemmend. Beide Theorien sind inzwischen widerlegt. Offenbar verhindert ein noch unbekannter sekundärer Pflanzenstoff, dass Bakterien in den Harnwegen Infektionen auslösen.

BESONDERE VORZÜGE

Blasenentzündung
85 Prozent aller Harnwegsinfektionen werden durch das Bakterium *Escherichia coli* verursacht. Gerade bei Frauen sind Blasenentzündungen verbreitet. Heute werden Preiselbeeren und Preiselbeersaft zur Behandlung solcher Infektionen empfohlen. Ursprünglich führte man ihre heilkräftige Wirkung auf die Benzoesäure zurück. Mittlerweile gilt jedoch eine »polymerische Verbindung« unbekannter Struktur als Ursache. Sie verhindert, dass sich *Escherichia coli* in der Blasenwand und in den Harnwegen einnisten, so dass sich die Bakterien dort nicht vermehren und keine Infektion auslösen können. Ähnlich wirken Amerikanische Blaubeeren und deren Saft. Der regelmäßige Verzehr dieser Beeren und Säfte könnte das Auftreten von Harnwegsinfektionen und den Gebrauch entsprechender Antibiotika verringern.

Bakterielle Infektionen
Preiselbeeren besitzen erwiesenermaßen eine »Anti-Haftwirkung« gegenüber bestimmten im Urin und im Stuhl vorhandenen Bakterienarten und helfen diese aus dem Körper auszuspülen. Einer Studie zufolge konnte infizierter Urin mit Hilfe von Preiselbeersaft in gewissem Maße von Bakterien befreit werden. Bei einer anderen Untersuchung tranken Patienten eine Mischung aus Orangensaft, Vitamin C und Preiselbeersaft, wodurch ihr Urin saurer wurde – möglicherweise ein Mittel bei der künftigen Behandlung chronischer Harnwegsinfektionen. Auch wenn Preiselbeeren keine vollständige Alternative zu Antibiotika sind, lässt sich mit Früchten und Saft unter Umständen die Wirkung dieser Medikamente verstärken.

Harnsteine
Der regelmäßige Verzehr von Preiselbeersaft macht den Urin sauer und soll bei Menschen mit Blasenkatheter gegen übel riechenden Urin und Harnsteine wirken. Noch effektiver gegen Nierengrieß und Nierensteine ist ein Teeaufguss der getrockneten Preiselbeerblätter, da sie reich an Arbutin sind.

VORSICHT

Das Trinken von mehr als 1 l Preiselbeersaft täglich kann zu Durchfall oder Harnsäuresteinen führen. Empfehlenswert sind 250 ml zweimal täglich.

SIEHE AUCH BLASENENTZÜNDUNG, S. 190; INFEKTIONSKRANKHEITEN, S. 212

ZITRUSFRÜCHTE

HAUPTNÄHRSTOFFE & SEK. PFLANZENSTOFFE

C Bc K Lycopin, Ballaststoffe

Die immergrünen, meist bis zehn Meter hohen Sträucher oder Bäume gedeihen am Besten im subtropischen, mediterranen Klima. Zitrusfrüchte sind für ihren hohen und der Gesundheit zuträglichen Vitamin-C-Gehalt bekannt. Inzwischen weiß man, dass sie auch eine Reihe von sekundären Pflanzenstoffen sowie verschiedene Ballaststoffe enthalten.

PLUSPUNKTE

- Wirken möglicherweise vorbeugend gegen Magen- und Dickdarmkrebs
- Bei hohem Verzehr verringert sich das Risiko von grauem Star.
- Verstärken die Eisenabsorption und senken das Anämierisiko

PORTRÄT

★ EMPFOHLENE MENGE

- Eine mittelgroße, 160 g schwere Grapefruit liefert etwa 10 Prozent der empfohlenen Tagesdosis an Kalium.
- Eine Orange liefert mehr als die doppelte Menge des täglichen Vitamin-C-Bedarfs von Erwachsenen. Blutorangen enthalten das Antioxidans Beta-Carotin.

AUSWAHL UND LAGERUNG

- Wählen Sie Früchte von gleichmäßiger Farbe ohne braune oder weiche Stellen aus.
- Bevorzugen Sie Früchte mit leuchtender Schale.
- Bei Zimmertemperatur lagern.

ZUBEREITUNG

- Orangen roh verzehren, zu Saft pressen oder geschnitten Gemüse- oder Obstsalaten beigeben.
- Zu Marmelade, Chutney, Sorbet, Gelee und Mousse verarbeiten.

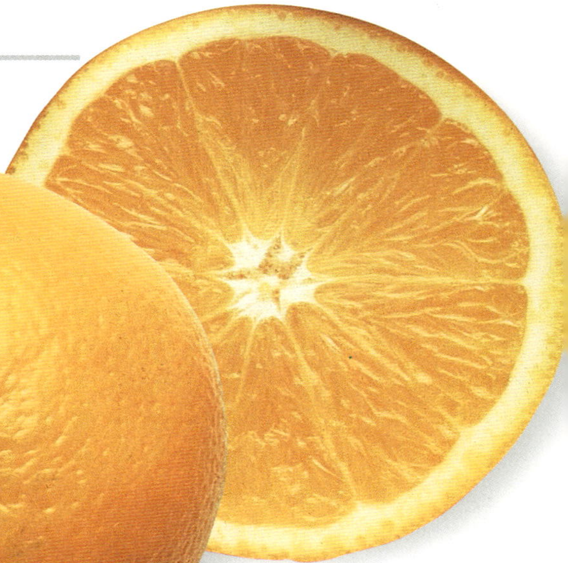

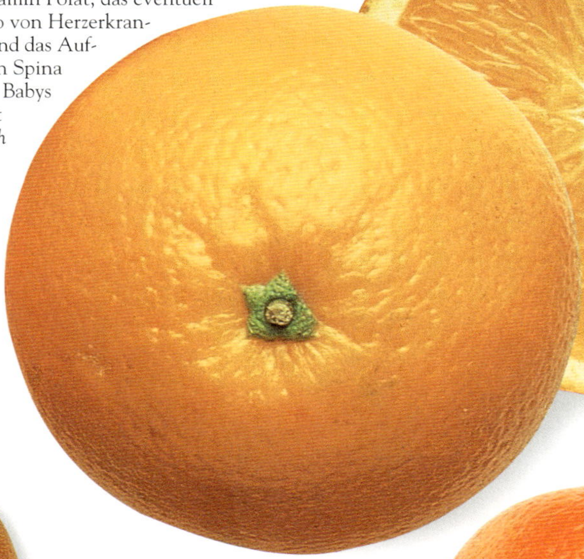

ORANGEN
Für Obst ungewöhnlich, liefern Orangen das B-Vitamin Folat, das eventuell das Risiko von Herzerkrankungen und das Auftreten von Spina bifida bei Babys verringert (*siehe auch S. 88*).

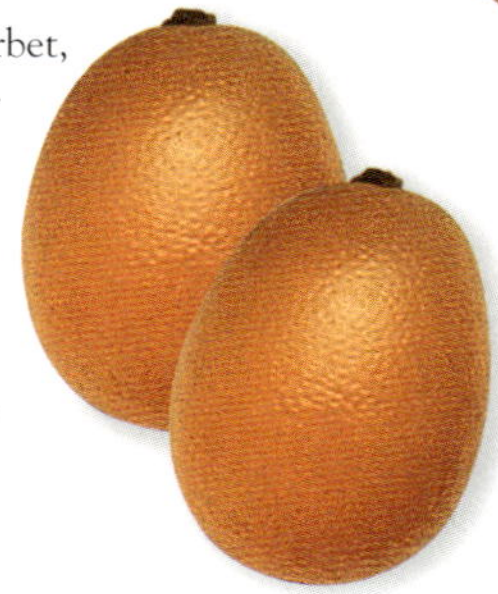

KUMQUATS
Diese Zitrusfrüchte können mit ihrer weichen Schale verzehrt werden; sie enthalten viele schützende sekundäre Pflanzenstoffe.

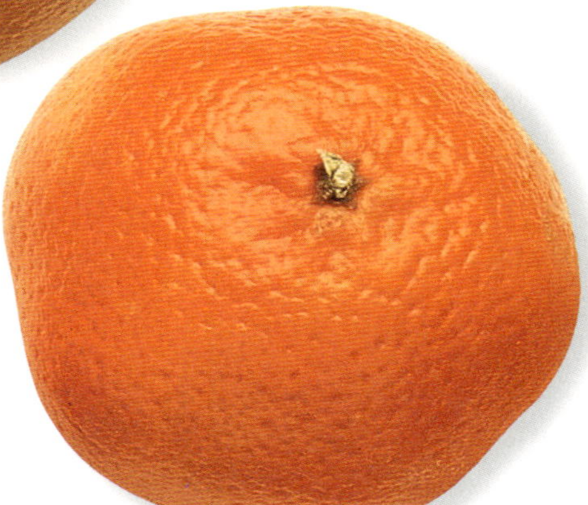

MANDARINEN
Auch Satsumas oder Tangerinen genannt, lassen sich Mandarinen leicht schälen, weshalb Kinder sie besonders gern mögen.

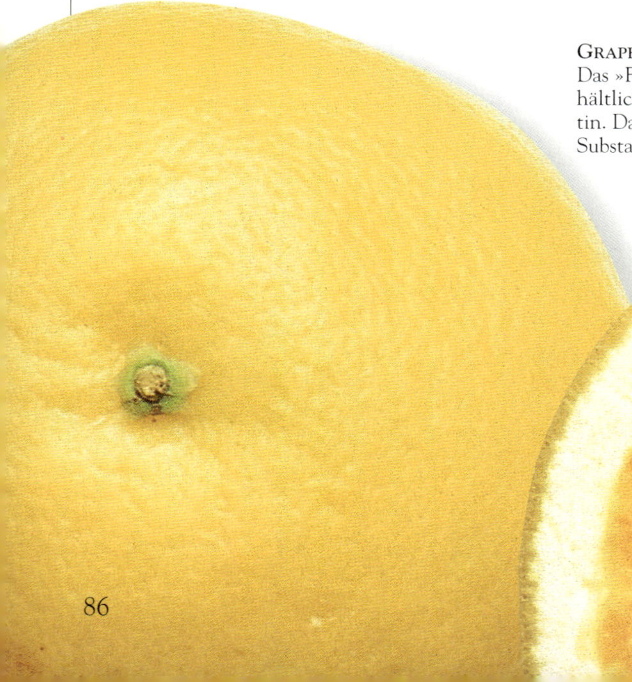

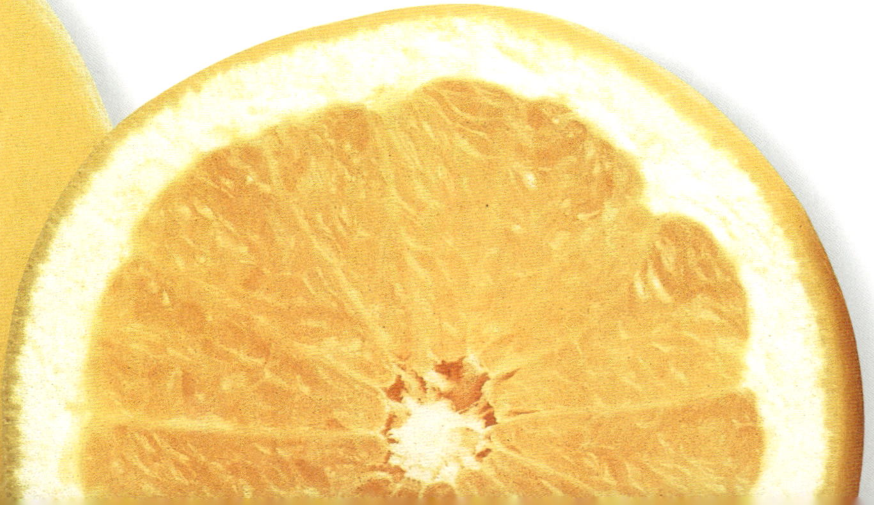

GRAPEFRUITS
Das »Frühstücksobst« ist als gelbe und rosa Sorte erhältlich. Letztere enthalten mehr Lycopin, ein Carotin. Das bittere Aroma der Grapefruits geht auf die Substanz Naringin zurück.

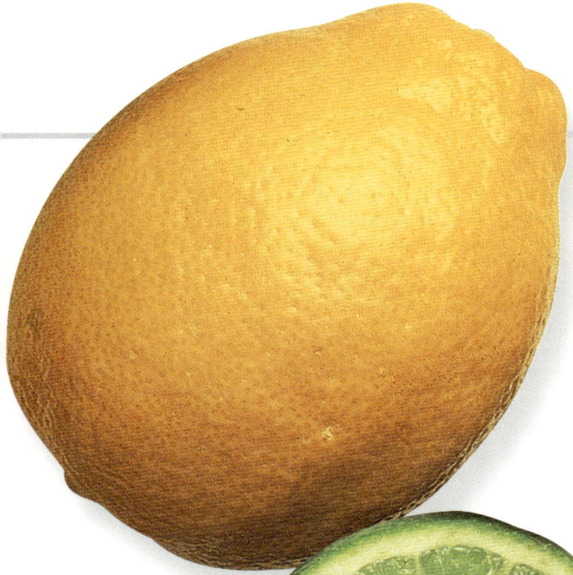

Zitronen
Zitronen enthalten fast fünf Prozent Zitronensäure. Ihr hoher Säuregehalt macht sie für den Rohverzehr ungeeignet.

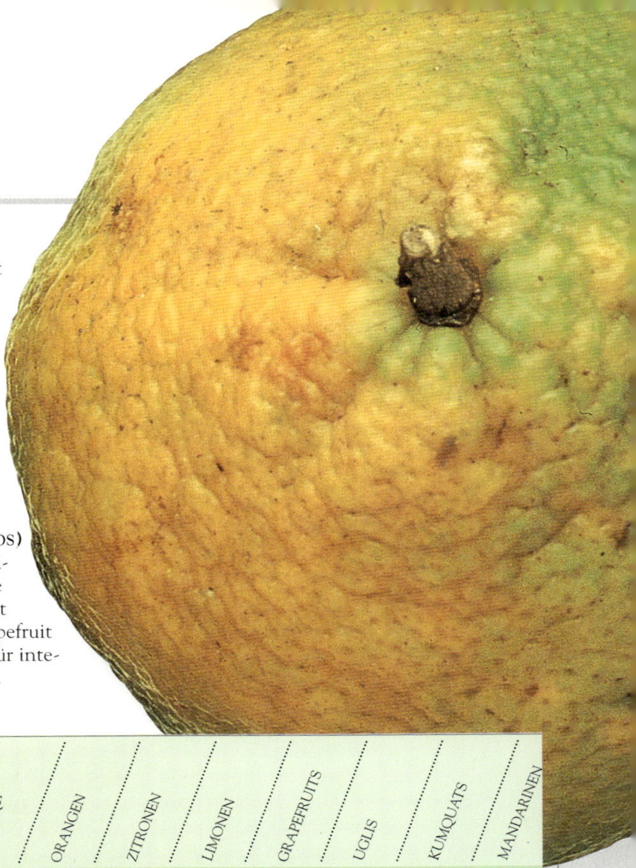

Uglis (Tangelos)
Die Kreuzung zwischen Mandarine und Grapefruit ist süßer als die Grapefruit und eignet sich für interessante Desserts.

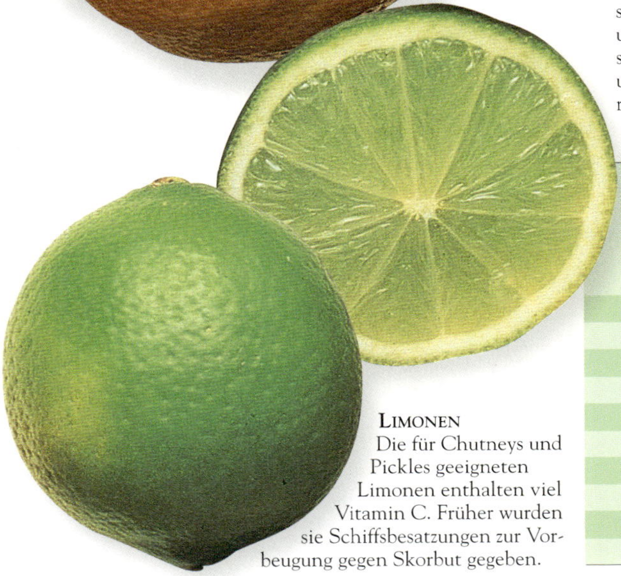

Limonen
Die für Chutneys und Pickles geeigneten Limonen enthalten viel Vitamin C. Früher wurden sie Schiffsbesatzungen zur Vorbeugung gegen Skorbut gegeben.

Haupt-nährstoffe *pro 100 g (roh)*	Orangen	Zitronen	Limonen	Grapefruits	Uglis	Kumquats	Mandarinen
Kalorien	37	14	9	30	36	43	35
Vitamin C (mg)	54	53	46	36	27	39	30
Ballaststoffe (g)	2	–	–	1	1	4	1
Kalium (mg)	150	140	130	200	130	180	160
Folat (µg)	31	–	8	26	33	–	21
Carotine (µg)	28	7	11	17	73	175	97
Calcium (mg)	47	27	23	23	31	25	42
Kohlenhydrate (g)	9	2	1	7	9	9	8
Fructose (g)	2	1	0,3	2	2	3	1,6
Fett (g)	0,1	0,2	0,3	0,1	–	1	0,1

Heilwirkungen

Traditionelle Verwendung

In der chinesischen Medizin werden Grapefruits als Mittel gegen Verdauungsstörungen und vermehrtes Aufstoßen eingesetzt. Auch nach übermäßigem Alkoholgenuss werden sie empfohlen. Ein aus Saft und Fruchtfleisch zubereiteter Tee soll bei Fieber helfen. Die Schale soll regulierend auf Milz und Bauchspeicheldrüse wirken und Gasbildung im Verdauungstrakt verhindern. Im Osten gilt der Extrakt aus Grapefruitkernen als starkes natürliches Antibiotikum. Zitronen und Limonen werden zur Behandlung von Ruhr, Erkältungen, Grippe, Husten und Parasitenbefall eingesetzt. Sie sollen die Gallensaftproduktion fördern, den Blutkreislauf anregen und die Nerven beruhigen.

Besondere Vorzüge

Magenkrebs

Studien zufolge leiden Menschen, die regelmäßig Zitrusfrüchte essen, bis zu 60 Prozent weniger an Magenkrebs als andere. Möglicherweise hemmt das Vitamin C die Bildung kanzerogener Substanzen im Magen. Zitrusfrüchte wirken auch vorbeugend gegen Gastritis (Magenschleimhautentzündung), die zur Bildung von Krebszellen in der Magenschleimhaut führen kann.

Dickdarmkrebs

Die in der weißen Haut von Zitrusfrüchten enthaltenen Ballaststoffe sind unlöslich, d.h. sie vergrößern die Stuhlmasse und verkürzen die Darmpassagezeit. Dadurch verringert sich das Risiko von Dickdarmkrebs.

Grauer Star

Die Linse im menschlichen Auge enthält normalerweise viel Vitamin C. Erwiesenermaßen ist bei Menschen, die weniger als 125 mg Vitamin C täglich zu sich nehmen, das Risiko, am grauen Star zu erkranken, viermal größer als bei jenen, deren Zufuhr bei mehr als 500 mg täglich liegt. Zitrusfrüchte in der Ernährung könnten daher für den Schutz des Augenlichtes nützlich sein.

Anämie

Vitamin C erhöht die Eisenabsorption des Körpers. Gerade bei vegetarischer Ernährung ist die Aufnahme von Vitamin-C-reichen Nahrungsmitteln wie Zitrusfrüchten wichtig, um einem Eisenmangel vorzubeugen, der zu Anämie führen könnte.

Variation

Orangenmarmelade

Für diese Marmelade, die wahrscheinlich 1692 von dem Koch eines französischen Edelmannes erfunden wurde, werden neben Orangen auch Limonen, Grapefruits und Zitronen verarbeitet. Da die Marmelade auch die Fruchtschalen enthält, sind viele sekundäre Pflanzenstoffe vorhanden.

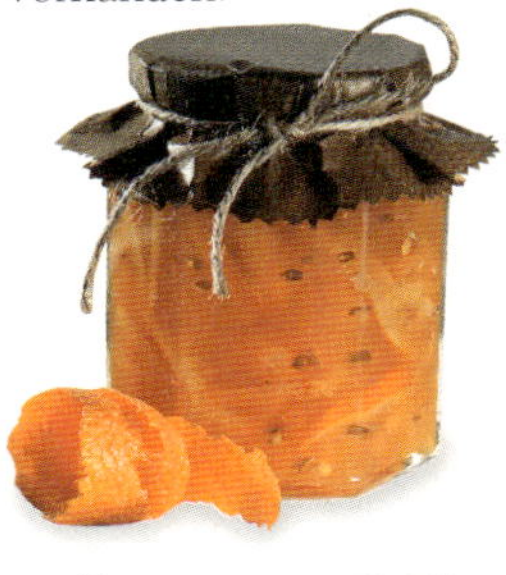

Orangenmarmelade

Siehe auch Anämie, S. 160; Krebs, S. 214; Grauer Star, S. 202

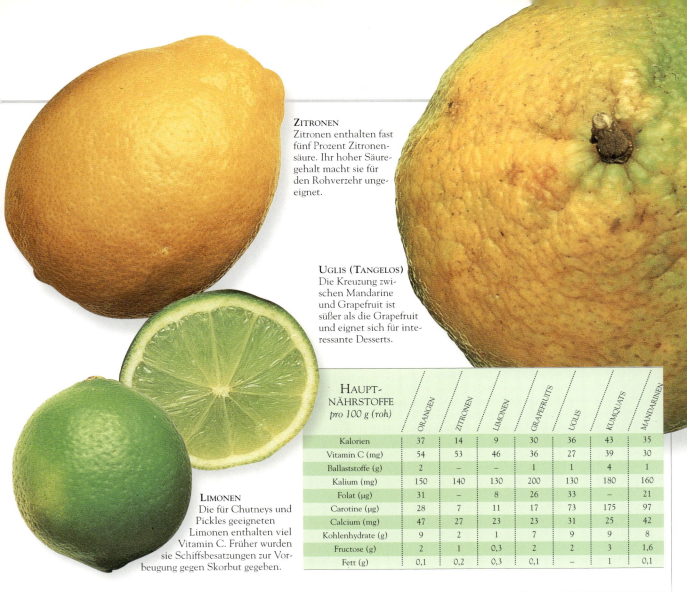

ORANGEN

HAUPTNÄHRSTOFFE & SEK. PFLANZENSTOFFE

C K Lutein, Carotine

Die angeblich aus China und Südostasien stammende Orange wird in der chinesischen Medizin seit langem verwendet. Heute wird sie in der ganzen Welt angebaut und gehört zu den beliebtesten Zitrusfrüchten. Süße Sorten umfassen die Valencia, rotfleischige Blutorangen und die Navelorange. Pomeranzen sind für den Rohverzehr zu bitter, eignen sich aber gut für Marmeladen.

PLUSPUNKTE

- Wirken möglicherweise Herzerkrankungen entgegen
- Sorgen für gleich bleibende Vitamin-C-Werte bei Rauchern
- Wirken vorbeugend gegen Erkältung
- Hemmen eventuell Krebszellenwachstum

PORTRÄT

HAUPTNÄHRSTOFFE
pro 100 g (roh)

Kalorien	37
Vitamin C (mg)	54
Ballaststoffe (g)	2
Folat (µg)	31
Kalium (mg)	150
Kohlenhydrate (g)	9
Fructose (g)	2
Fett (g)	0,1
Carotine (µg)	28
Calcium (mg)	47

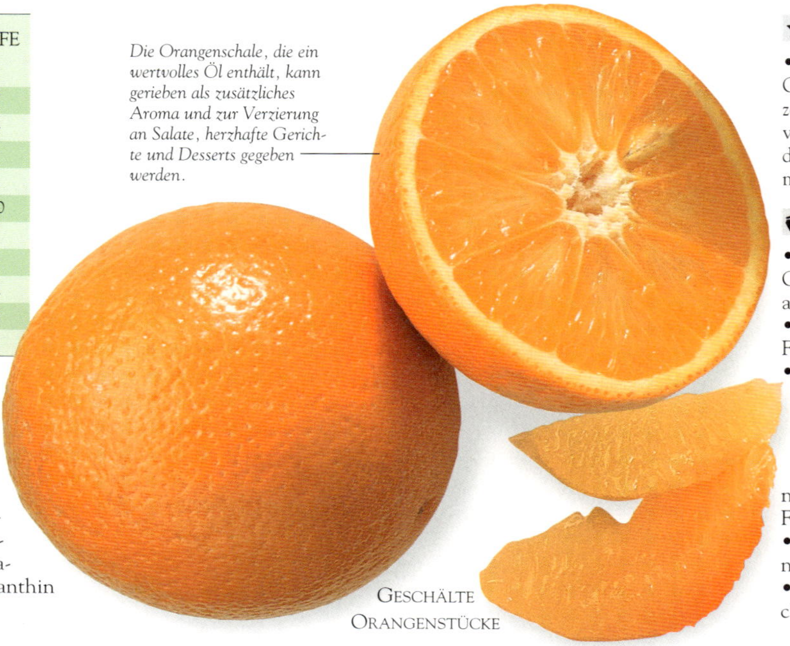

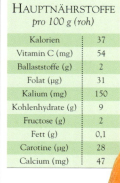

Die Orangenschale, die ein wertvolles Öl enthält, kann gerieben als zusätzliches Aroma und zur Verzierung an Salate, herzhafte Gerichte und Desserts gegeben werden.

GESCHÄLTE ORANGENSTÜCKE

SCHÜTZENDE EIGENSCHAFTEN
Neben viel Vitamin C liefern Orangen eine Reihe schützender, antioxidativer Pflanzenstoffe, darunter Alpha- und Beta-Carotin, Beta-Cryptoxanthin und Lutein.

★ EMPFOHLENE MENGE

- Eine durchschnittlich große Orange von 160 g liefert 25 Prozent des täglichen Folatbedarfs von Erwachsenen und mehr als doppelt so viel des täglichen Vitamin-C-Bedarfs.

AUSWAHL UND LAGERUNG

- Wählen Sie dünnschalige Orangen aus, die sich schwer anfühlen.
- Weiche Stellen verweisen auf Fäulnis.
- Früchte mit schrumpeliger Schale sind schon älter.

ZUBEREITUNG

- Orange schälen und die einzelnen Stücke essen oder die ganze Frucht vierteln.
- Orange zum Obstsalat oder grünen Salat geben.
- Mit Ente, Kalbfleisch, Hähnchen oder Schinken servieren.

HEILWIRKUNGEN

TRADITIONELLE VERWENDUNG

In der chinesischen Medizin werden Orangen als Mittel gegen Verstopfung eingesetzt. Sie sollen gegen Ruhr, Verdauungsstörungen und übermäßige Schleimbildung wirken. Da sie »Stau auflösen«, gelten Orangen auch als Auswurf förderndes Mittel bei Husten. Sie werden bei Stress und Schlaflosigkeit sowie zur Nervenberuhigung verabreicht. Seit langem ist bekannt, dass Orangen Skorbut entgegenwirken und das Zahnfleisch kräftigen.

BESONDERE VORZÜGE

Cholesterinschädigung
Weltweite Untersuchungen haben ergeben, dass eine Vitamin-C-reiche Ernährung vor Herzerkrankungen schützt. In Verbindung mit Vitamin E verhindert das Vitamin C eventuell eine Schädigung des LDL-Cholesterins *(siehe S. 24)* durch freie Radikale. Geschädigtes LDL-Cholesterin blockiert unter Umständen die Arterien, was zu Herzerkrankungen führen kann.

Vitamin-C-Mangel
Die offiziell empfohlene Tagesdosis an Vitamin C liegt bei 40 mg. Einigen Theorien zufolge *(siehe S. 13)* wird Menschen im Alter zwischen 25 und 50 Jahren jedoch geraten, 400 mg zu sich zu nehmen, und jenen über 50 Jahren sogar 800 mg. Diese tägliche Vitamin-C-Zufuhr lässt sich mit Orangen und Orangensaft erzielen.

Erkältung
Erhöhte Vitamin-C-Gaben lindern schwere Symptome bei Erkältungen und verkürzen die Krankheitsdauer.

Krebs
Orangen und Orangensaft enthalten viel Hesperidin. Im Laborversuch zeigte sich, dass Extrakte dieses Stoffs das Wachstum von Brustkrebszellen und die Tumorbildung eindämmten. Er erwies sich auch als wirksam gegen Mundkrebs. Orangenschalen enthalten die sekundären Pflanzenstoffe Nobiletin und Tangeretin, die möglicherweise den Befall durch kanzerogene Zellen verhindern. Orangensaft enthält Limonoide, die ebenfalls Krebs hemmend wirken.

Spina bifida
Orangen enthalten Folat, das dazu beiträgt, Spina bifida bei Babys zu verhindern.

VARIATION

Orangensaft
Orangensaft ist in Packungen, Flaschen, tiefgefroren oder frisch gepresst erhältlich. 200 ml Saft liefern fast 80 mg Vitamin C und 40 µg Folat. Beim Errechnen der täglichen Obst- und Gemüsezufuhr zählt ein Glas Orangensaft als eine »Portion«.

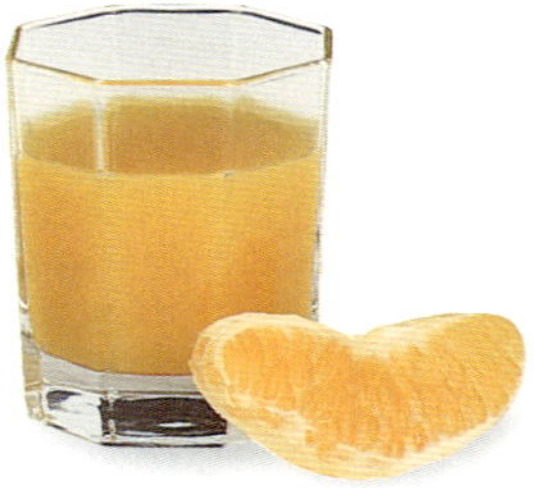

FRISCH GEPRESSTER ORANGENSAFT

SIEHE AUCH KREBS, S. 214; ERKÄLTUNG UND GRIPPE, S. 184; HERZERKRANKUNGEN, S. 152; HOHER CHOLESTERINSPIEGEL IM BLUT, S. 154

PAPAYAS

HAUPTNÄHRSTOFFE & SEK. PFLANZENSTOFFE

C K Carotine, Ballaststoffe, Papain

Die baumähnliche Papayapflanze wird bis zu zehn Meter hoch; sie stammt ursprünglich vermutlich aus Mexiko. Die ausgesprochen Vitamin-C-reichen Papayas enthalten auch Antioxidantien und Ballaststoffe und sind heute vielerorts erhältlich. Wegen ihres niedrigen Säuregehalts schmecken sie nicht so sauer wie viele andere Früchte, weshalb auch kleine Kinder sie mögen.

PLUSPUNKTE

- Wirken möglicherweise Krebs hemmend
- Halten die Vitamin-C-Werte bei Rauchern aufrecht
- Wirken unter Umständen günstig auf die männliche Fruchtbarkeit
- Führen zu einer Kräftigung der weißen Blutkörperchen bei älteren Menschen

PORTRÄT

HAUPTNÄHRSTOFFE
pro 100 g (roh)

Kalorien	36
Vitamin C (mg)	60
Carotine (µg)	810
Ballaststoffe (g)	2
Kalium (mg)	200
Natrium (mg)	5
Glucose (mg)	3
Fructose (mg)	3
Sucrose (mg)	3
Eisen (µg)	1

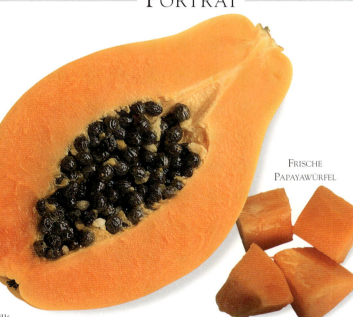

FRISCHE PAPAYAWÜRFEL

FLEISCHZARTMACHER
Das Protein spaltende Enzym Papain ist in den Früchten und Blättern der Papaya enthalten. In der mexikanischen Küche wickelt man das Fleisch in Papayablätter ein, damit es zart und besser verdaulich wird.

★ EMPFOHLENE MENGE

- 140 g Papayas liefern 210 Prozent des täglichen Vitamin-C-Bedarfs von Erwachsenen.

AUSWAHL UND LAGERUNG

- Wählen Sie süß riechende Früchte mit fester, glatter gelber Schale aus.
- Unreife Früchte reifen bei Zimmertemperatur nach; sie sind reif, wenn sie auf Druck nachgeben.
- Reife Früchte halten sich bis zu zwei Wochen im Kühlschrank.

ZUBEREITUNG

- Papayas längs aufschneiden, Kerne herauskratzen, mit Limonensaft beträufeln und Fruchtfleisch auslöffeln.
- Für Obstsalate, Sorbets und Eiscreme Früchte schälen, Kerne entfernen und in Scheiben schneiden; auch zu Hähnchen, Schweinefleisch und Jakobsmuscheln geeignet.

HEILWIRKUNGEN

TRADITIONELLE VERWENDUNG

In der chinesischen Medizin werden Papayas traditionell verabreicht, wenn man Probleme mit der Verdauung proteinreicher Speisen hat. Sie sollen Zahn reinigend wirken, weil sie versteckte Essensreste auflösen. Papayas eignen sich auch zur Behandlung von Würmern im Darm: Dazu werden die Früchte in Apfelessig eingelegt und mit der Flüssigkeit verzehrt, oder man bereitet aus den in Wasser eingeweichten Kernen einen Tee. Reife Papayas lindern Symptome bei Ruhr, Rheuma und übermäßiger Schleimbildung.

BESONDERE VORZÜGE

Krebs
Der 1997 erschienene Bericht einer weltweiten Krebsforschungsstudie über den Zusammenhang zwischen Ernährung und Krebs wies darauf hin, dass die regelmäßige Zufuhr von Vitamin C und Carotinoiden wahrscheinlich vorbeugend gegen Lungenkrebs wirkt und möglicherweise auch gegen Gebärmutterhals-, Dickdarm-, Bauchspeicheldrüsen-, Brust- und Blasenkrebs. Diese Stoffe schränken die Aktivität potenziell schädlicher freier Radikale ein, die kanzerogene Veränderungen in Körperzellen und -organen auslösen bzw. verstärken könnten. Papayas enthalten viel Vitamin C und dazu zahlreiche Carotinoide.

Vitamin-C-Mangel
Zigaretten enthalten eine Vielzahl an Oxidantien, die das antioxidative Verteidigungssystem des Körpers beeinträchtigen, so dass sich das Vitamin C im Körper schneller verbraucht. Um dieselben Werte zu erzielen wie Nichtraucher, müssen Raucher 120 mg Vitamin C täglich zu sich nehmen. Eine Papaya wird diesem Bedarf gerecht. Einigen Theorien zufolge *(siehe S. 13)* sollte die tägliche Vitamin-C-Zufuhr bei 400 mg und mehr liegen.

Unfruchtbarkeit beim Mann
Vitamin C ist für die Bildung von Samen und Spermien wichtig. Bei Männern mit niedriger Vitamin-C-Zufuhr hat die Schädigung des Erbmaterials erwiesenermaßen dramatisch zugenommen. Innerhalb eines Monats ließ sich dieser Schaden durch eine erhöhte Vitamin-C-Zufuhr beheben. Dadurch verbessert sich auch Qualität, Quantität, Beweglichkeit und Lebensdauer der Spermien.

Alterungsprozess
Vitamin C könnte grauem Star vorbeugen, die Kapillarwände stärken und die Gefahr von Herzerkrankungen vermindern. Einigen Theorien zufolge wird der Alterungsprozess durch die Kräftigung der weißen Blutkörperchen hinausgeschoben. Papayas eignen sich gut für ältere Menschen, weil sie leicht verdaulich sind.

VORSICHT

Papayas nicht zu Gelees o. Ä. verarbeiten, weil das Enzym Papain die in Gelatine und Eiern enthaltenen Eiweißbrücken zerstört und ein Festwerden der Masse verhindert.

SIEHE AUCH KREBS, S. 214; MÄNNLICHE UNFRUCHTBARKEIT, S. 225; ERNÄHRUNG IM ALTER, S. 144

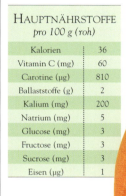

BANANEN

HAUPTNÄHRSTOFFE & SEK. PFLANZENSTOFFE
K C Kohlenhydrate, Lutein, Ballaststoffe

Die Banane gehört zu den ältesten Kulturpflanzen der Welt und stammt wahrscheinlich aus dem indo-malaiischen Raum. Die baumähnliche Staude wird bis zu neun Meter hoch; ihre Früchte enthalten Ballaststoffe, Kalium und Magnesium. Die Bedeutung der Bananen über die Jahrhunderte hinweg zeigt sich u. a. darin, dass sie bereits in alten Schriften um 600 v.Chr. erwähnt wurden.

PLUSPUNKTE

- Eine praktische und fettarme Energiequelle
- Tragen zur Kontrolle des Blutzuckerspiegels bei
- Wirken geistiger Verwirrung entgegen
- Wirken Blutdruck senkend
- Schützen vor Herzerkrankungen

PORTRÄT

HAUPTNÄHRSTOFFE pro 100 g (roh)

Kalorien	95
Kohlenhydrate (g)	23
Ballaststoffe (g)	1
Kalium (mg)	400
Vitamin C (mg)	11
Magnesium (mg)	34
Kupfer (mg)	0,1
Folat (µg)	14
Vitamin B_6 (mg)	0,3
Fett (g)	0,3

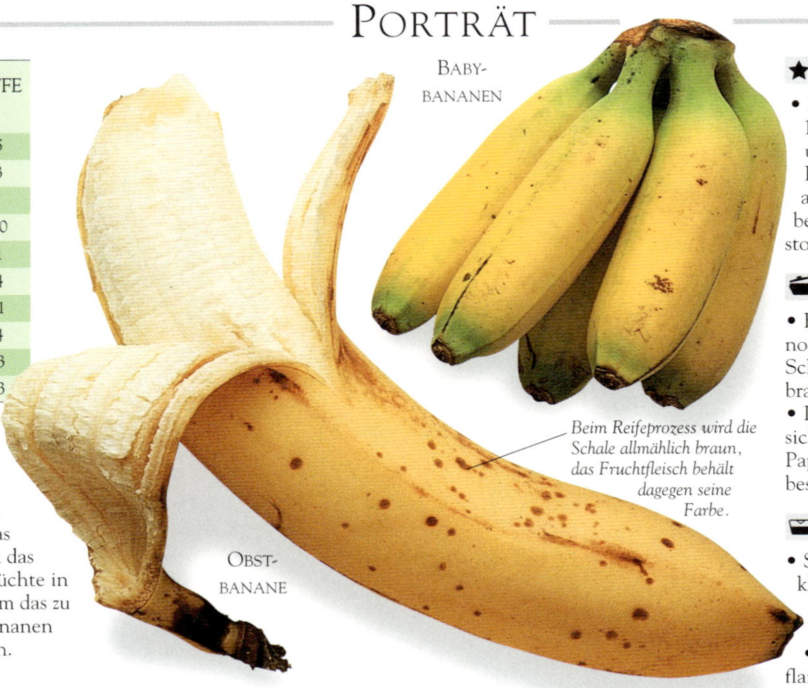
BABY-BANANEN
OBST-BANANE
Beim Reifeprozess wird die Schale allmählich braun, das Fruchtfleisch behält dagegen seine Farbe.

SCHNELLE REIFE
Beim Reifeprozess von Bananen bildet sich das Gas Äthylen, das auch das Nachreifen anderer Früchte in ihrer Nähe bewirkt. Um das zu verhindern, sollten Bananen separat gelagert werden.

★ EMPFOHLENE MENGE

- Eine mittelgroße Banane liefert 11 Prozent des täglichen Kaliumbedarfs von Erwachsenen. Der Verzehr von einer Banane am Tag könnte der Verwirrung bei älteren Menschen sowie Verstopfung vorbeugen.

AUSWAHL UND LAGERUNG

- Bananen mit grüner Schale sind noch nicht reif, solche mit gelber Schale sind reifer und jene mit braunen Flecken vollreif.
- Im Kühlschrank verlangsamt sich der Reifeprozess, in einer Papiertüte bei Zimmertemperatur beschleunigt er sich.

ZUBEREITUNG

- Schälen und so essen, oder klein schneiden und zu Obstsalat, Milchshakes, Sandwiches und Kuchen geben.
- Bananen lassen sich auch flambieren, grillen und backen.

HEILWIRKUNGEN

TRADITIONELLE VERWENDUNG

In der chinesischen Medizin werden Bananen zur Befeuchtung von Darm und Lunge und als Mittel gegen Verstopfung und Geschwüre verwendet. In Form einer dicken Suppe werden sie bei trockenem Husten empfohlen. Unreife Bananen sollen adstringierende Eigenschaften besitzen und in gedämpfter Form als Mittel gegen Durchfall wirken.

BESONDERE VORZÜGE

Schneller Energielieferant
Eine vollreife Banane mit braunen Stellen enthält etwa 23 g Zucker und 2 g Stärke. Der Zucker wird schnell verdaut und durch die Darmwand in den Blutkreislauf resorbiert. Deshalb ist die Banane ein optimaler Snack nach dem Sport, wenn ein Blutzuckeranstieg innerhalb einer Stunde erforderlich ist, um die Glykogenspeicher (Kohlenhydrate) in den Muskeln wieder aufzufüllen. Wegen dieser schnellen Zuckerabsorption haben vollreife Bananen einen hohen Glykämischen Index *(siehe S. 18)*. Für Diabetiker und Menschen, die abnehmen möchten, sind sie jedoch ungeeignet. Überwiegend gelbe Bananen haben einen mittleren Glykämischen Index.

Diabetes
Unreife Bananen sind empfehlenswert für alle, die auf konstante Blutzuckerwerte achten müssen, beispielsweise Diabetiker. Eine überwiegend grüne Banane mit kleinen gelben Stellen enthält 2 g Zucker und 23 g Stärke, die jedoch im Dünndarm nicht gut verdaut wird. Sie gelangt daher in den Dickdarm, wird dort umgewandelt, ins Blut abgegeben und als Energie genutzt. Diese langsame Aufspaltung der Kohlenhydrate unreifer Bananen bewirkt einen allmählichen Anstieg des Blutzuckergehalts.

Verwirrung älterer Menschen
Kaliummangel kann zu Depression und geistiger Verwirrung führen. Hier sind gerade ältere Menschen gefährdet, die tendenziell wenig frisches Obst und Gemüse essen. Kaliumreiche reife Bananen sind leicht zu kauen und bestens verdaulich. Eine reife Banane liefert etwa 11 Prozent des täglichen Kaliumbedarfs.

Bluthochdruck
Da Bananen wenig Salz (Natriumchlorid) und viel Kalium enthalten, eignen sie sich besonders für Menschen mit Bluthochdruck, wobei das Kalium offenbar auf unterschiedliche Weise Blutdruck senkend wirkt: Es scheint sowohl die Salzausscheidung anzuregen als auch die Blutgefäße zu weiten, so dass sich der Blutdruck verringert.

Herzerkrankungen
Das in Bananen enthaltene Kalium wirkt sich nicht nur wegen der Senkung des Blutdrucks günstig auf das Herz aus; vielmehr scheint es zusammen mit Magnesium die Aktivität potenziell schädlicher freier Radikale einzudämmen und die Bildung von Blutgerinnseln zu verhindern.

SIEHE AUCH DIABETES, S. 218; HERZERKRANKUNGEN, S. 152; BLUTHOCHDRUCK, S. 155

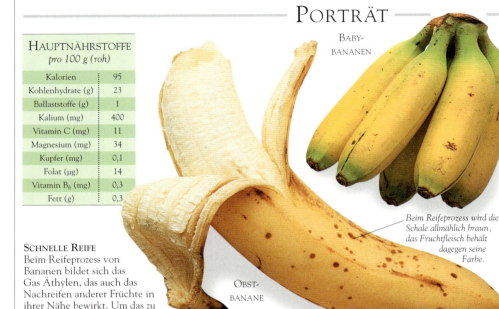

MANGOS

HAUPTNÄHRSTOFFE & SEK. PFLANZENSTOFFE
C E K Beta-Carotin, Ballaststoffe

Diese Früchte sind seit frühester Zeit bekannt und stammen von den Ausläufern des Himalaya in Indien und Burma. Mangos werden seit über 4000 Jahren kultiviert und heute in tropischen und subtropischen Klimaregionen auf der ganzen Welt angebaut. Im Westen werden sie immer beliebter. Sie liefern viel Vitamin C, Carotine, Ballaststoffe und leicht verdauliche Kohlenhydrate.

PLUSPUNKTE

- Tragen eventuell zur Regulierung des Blutdrucks bei
- Wirken möglicherweise vorbeugend gegen Anämie
- Verhindern unter Umständen Gebärmutterhalskrebs
- Stärken eventuell das Immunsystem

PORTRÄT

HAUPTNÄHRSTOFFE *pro 100 g (roh)*

Kalorien	57
Kalium (mg)	180
Vitamin C (mg)	37
Beta-Carotin (µg)	2000
Vitamin E (mg)	1
Ballaststoffe (g)	3
Lösliche Ballaststoffe (g)	0,5
Unlösl. Ballaststoffe (g)	1,6
Eisen (mg)	1
Vitamin B_3 (mg)	1

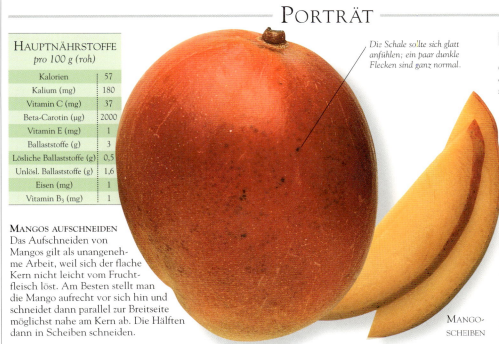

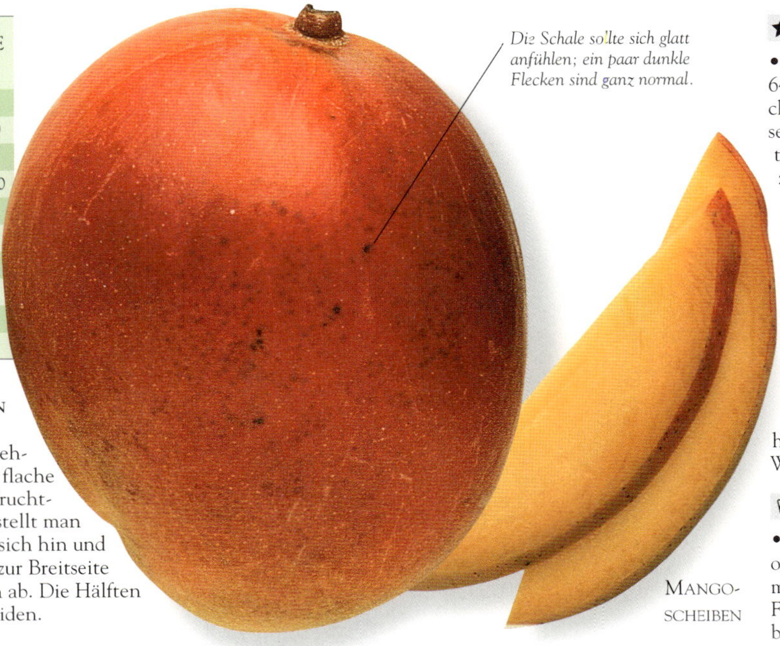

Die Schale sollte sich glatt anfühlen; ein paar dunkle Flecken sind ganz normal.

MANGO-SCHEIBEN

MANGOS AUFSCHNEIDEN
Das Aufschneiden von Mangos gilt als unangenehme Arbeit, weil sich der flache Kern nicht leicht vom Fruchtfleisch löst. Am Besten stellt man die Mango aufrecht vor sich hin und schneidet dann parallel zur Breitseite möglichst nahe am Kern ab. Die Hälften dann in Scheiben schneiden.

★ EMPFOHLENE MENGE

- Eine ganze Mango von etwa 640 g liefert 33 Prozent des täglichen Kaliumbedarfs von Erwachsenen. Bei regelmäßigem Verzehr tragen Mangos möglicherweise zur Blutdrucksenkung bei.

AUSWAHL UND LAGERUNG

- Wählen Sie Früchte mit glatter Schale aus, die grüne, gelbe und rote Stellen haben. Auf leichten Druck sollte sie etwas nachgeben.
- Unreife grüne Mangos reifen bei Zimmertemperatur in wenigen Tagen nach. Reife Früchte halten sich im Kühlschrank zwei Wochen frisch.

ZUBEREITUNG

- Mango schälen und roh essen oder in Scheiben schneiden und mit Limonensaft beträufeln. In Fischgerichten, Milchshakes, Sorbets und Eiscreme verwenden.

HEILWIRKUNGEN

TRADITIONELLE VERWENDUNG

Der chinesischen Medizin zufolge wirken Mangos »trocknend« auf Beschwerden wie übermäßiges Schwitzen und Durchfall. Überdies sollen sie schwere, fette Speisen bekömmlicher machen, indem sie die Fette und Proteine aufspalten. Nach chinesischer Auffassung schaffen Mangos eine Verbindung zwischen Herz und Hirn und bringen unzusammenhängende Gedanken auf den Punkt.

BESONDERE VORZÜGE

Bluthochdruck
Auf Grund wissenschaftlicher Studien hat man errechnet, dass 2300–3100 mg Kalium täglich den Blutdruck allgemein senken würden; die Folge wäre ein Rückgang von durch Bluthochdruck verursachten Todesfällen um 25 Prozent.

Anämie
Bei Menschen, die sich fleischlos ernähren, insbesondere bei Frauen in westlichen Ländern, deren Eisenspeicher oftmals erschöpft sind, besteht ein hohes Anämierisiko. Pflanzliche Eisenquellen müssen unbedingt zusammen mit Nährstoffen verzehrt werden, die die Eisenabsorption erhöhen. Genau das tun die in Mangos enthaltenen Substanzen Vitamin C und Beta-Carotin. Während das Vitamin C schon seit langem für diese Fähigkeit bekannt ist, hat man erst jetzt herausgefunden, dass Beta-Carotin ähnlich wirkt. Offenbar verbindet es sich mit Eisen zu einer komplexen Substanz, die das Eisen im Darm löslich hält und somit pflanzliche Chemikalien wie Phytate an einer Blockade der Eisenabsorption hindert.

Gebärmutterhalskrebs
Mangos enthalten das Antioxidans Beta-Cryptoxanthin. Eine über mehr als 15 Jahre angelegte Studie, an der mehr als 15 000 Frauen beteiligt waren, ergab, dass hohe Beta-Cryptoxanthin-Werte im Blut mit einer signifikanten Verringerung des Risikos von Gebärmutterhalskrebs einhergingen. Zur Vorbeugung gegen diese Krebsart sollten Frauen also ihre Beta-Cryptoxanthin-Zufuhr erhöhen.

Infektionen und Tumoren
Eine Beta-Carotin-reiche Ernährung stärkt unter Umständen das Immunsystem, insbesondere bei älteren Menschen. Untersuchungen zufolge sind bestimmte Arten von Immunzellen nach der Einnahme von Beta-Carotin-haltigen Präparaten aktiver. Die an diesem antioxidativen Pigment reichen Mangos könnten die Aktivität dieser natürlichen »Killerzellen« gegen Viren und Tumoren verbessern. Bei regelmäßigem Verzehr könnten Mangos also dazu beitragen, das Risiko von Virusinfektionen und Tumorwachstum einzudämmen.

VORSICHT

Die Mangoschale enthält eine Substanz, auf die manche Menschen allergisch reagieren. Bei Hautkontakt kommt es sofort zu Rötungen. Das Fruchtfleisch kann trotzdem verzehrt werden.

SIEHE AUCH ANÄMIE, S. 160; KREBS, S. 214; BLUTHOCHDRUCK, S. 155

GETREIDE

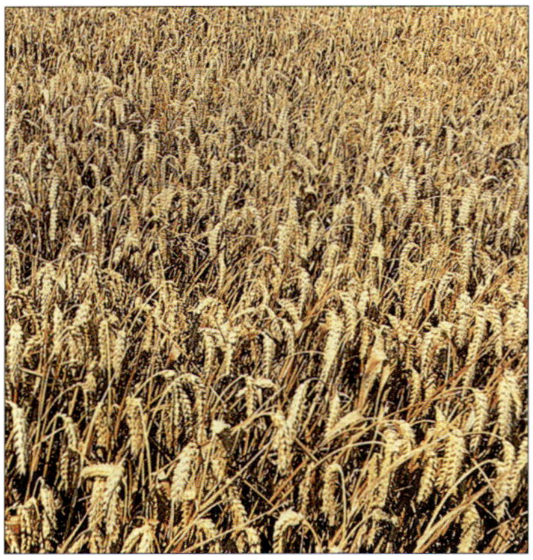

Getreide gehört zur Familie der Gräser. Die Getreidekörner befinden sich in der Ähre und stellen die Frucht der Pflanze dar. Das Korn besteht aus den äußeren Randschichten (Kleie), dem stärkehaltigen inneren Teil (Endosperm) und dem nährstoffreichen Samen (Keim). In westlichen Ländern machen Getreideprodukte etwa 30 Prozent der gesamten Kalorienzufuhr aus, in einigen ländlichen Regionen Asiens und Afrikas liegt der Anteil bei 70 bis 80 Prozent.

GRUNDNAHRUNGSMITTEL

Auf der ganzen Welt gehören unterschiedliche Getreidesorten zu den jeweiligen Grundnahrungsmitteln. So macht der Weizen in vielen europäischen Ländern den größten Anteil aus, während im Fernen Osten vorwiegend Reis und in Afrika und Mittelamerika hauptsächlich Mais verzehrt wird. Diese weltweiten Unterschiede ergeben sich durch die verschiedenen klimatischen Bedingungen. Weizen, Gerste und Hafer gedeihen in gemäßigten Klimazonen am Besten, Reis, Mais und Hirse dagegen in tropischen und subtropischen Regionen.

ERNÄHRUNGSPROFILE

Bei der menschlichen Ernährung ist Getreide der Hauptlieferant für Kohlenhydrate, die hier hauptsächlich als Stärke vorliegen. Darüber hinaus enthält Getreide lösliche und unlösliche Ballaststoffe und beträchtliche Mengen an Protein. Der Proteingehalt von Getreide ist unterschiedlich hoch: Hafer und Weizen liefern 11 bzw. 13 g pro 100 g, Reis und Hirse etwa 6 g pro 100 g. Getreide beinhaltet auch Mineralstoffe wie Calcium, Eisen und Zink; allerdings können bestimmte faserige Verbindungen, so genannte Phytate, die Fähigkeit des Körpers zur Mineralstoffabsorption herabsetzen. Getreide enthält viele Vitamine der B-Gruppe, der Keim liefert Vitamin E.

ANREICHERUNG VON FRÜHSTÜCKSFLOCKEN

Beim Mahlen von Getreide werden stets die Randschichten entfernt, das fein gemahlene Mehl besteht nur noch aus dem Endosperm.
Bei weniger raffiniertem Getreide sind noch Teile der äußeren Randschichten vorhanden, Keim und alle Randschichten finden sich jedoch nur in reinem Vollkorngetreide. Mit der Entfernung der Randschichten gehen auch Vitamine, Mineralstoffe, Ballaststoffe und sekundäre Pflanzenstoffe verloren. In einigen Ländern, wie den USA, werden Calcium, Eisen und die Vitamine B_1 und B_3 (Niacin), die durch den Mahlvorgang eingebüßt wurden, dem zur Brotherstellung dienenden Mehl nach gesetzlicher Regelung wieder zugesetzt. Vollkornbrot enthält mehr Folat und Vitamin E als Weißbrot und doppelt so viele Ballaststoffe.

EMPFOHLENE MENGE

Etwa ein Drittel der Nahrungszufuhr sollte aus Brot, anderen Getreideprodukten und Kartoffeln bestehen, d.h. dass jede Mahlzeit – möglichst fettarm zubereitetes – Getreide enthalten sollte. Nach den Richtlinien für eine gesunde Ernährung nimmt man am Besten zwischen fünf und elf Portionen täglich zu sich, wobei zwei Esslöffel gekochter Reis, eine Scheibe Brot oder Toast und drei Esslöffel Frühstücksflocken als eine Portion zählen. Da Getreide erst seit etwa 10000 Jahren angebaut wird, gehen einige Theorien davon aus, dass der Mensch es nicht hundertprozentig verträgt. Übermäßiger Getreideverzehr kann gesundheitliche Probleme wie Glutenallergie auslösen.

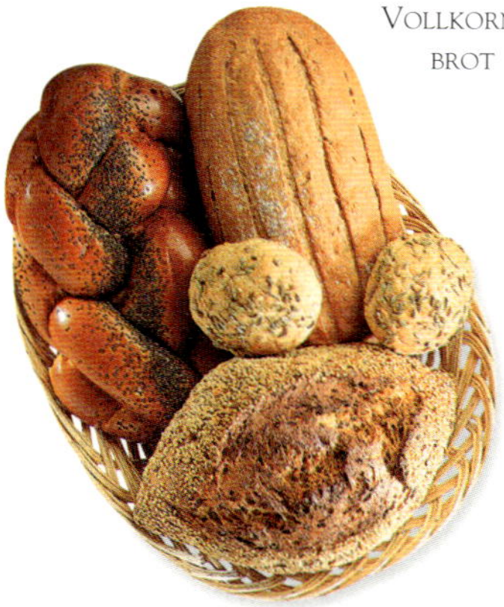

VOLLKORNBROT

VOLLKORNPRODUKTE

Vollwertige Produkte wie Vollkorngetreide, Nüsse, Linsen, Bohnen, Samen sowie frisches Obst und Gemüse liefern viele Kohlenhydrate, die in Blutzucker aufgespalten werden. Vollkornprodukte sind generell nährstoffreicher als raffinierte Varianten. Bei erhöhtem Verzehr von ballaststoffreichem Vollkorngetreide muss auf ausreichende Flüssigkeitszufuhr geachtet werden. Zur Vermeidung eines harten, trockenen Stuhls sind sechs bis acht Gläser Flüssigkeit pro Tag ratsam.

GETREIDE UND KRANKHEITEN

Getreide versorgt den Körper mit einer wirksamen Mischung gesundheitsfördernder Substanzen, darunter Ballaststoffen, antioxidativen Vitaminen und Mineralstoffen sowie sekundären Pflanzenstoffen, die vermutlich bei der Vorbeugung gegen Krebs und Herzerkrankungen eine Rolle spielen. Allerdings ist Weizengluten eines der gängigsten Nahrungsmittelallergene; es greift die Wand des Dünndarms an und sollte von entsprechend empfindlichen Menschen gemieden werden. Gluten findet sich in Keksen, Brot, Frühstücksflocken, Kuchen, Gebäck und Nudeln. Glutenfreie Alternativen sind Roggen, Buchweizen, Quinoa und Mais.

KREBS UND HERZERKRANKUNGEN

Nach Auffassung der Europäischen Forschungsgruppe zur Krebsvorbeugung steht eine an ballaststoffhaltigem Getreide reiche Ernährung mit einem verringerten Risiko von Dickdarm- und Mastdarmkrebs in Verbindung. Als Ursache dafür gelten die in Vollkorngetreide enthaltenen unlöslichen Ballaststoffe, die die Stuhlmasse vergrößern und die Darmpassagezeit verkürzen. Überdies scheint ein voluminöser, lockerer Stuhl Darminhalte eher aufzulösen, also auch potenzielle Karzinogene, so dass Letztere für die Darmwand eine geringere Gefahr darstellen. Weiterhin gibt es Hinweise darauf, dass eine ballaststoffreiche Ernährung vorbeugend gegen Brustkrebs wirkt, da bei einem schnell passierenden, voluminösen Stuhl weniger Zeit zur Östrogenabsorption im Darm verbleibt; somit nimmt der Östrogengehalt im Körper ab. Je weniger Östrogene im Körper zirkulieren, desto geringer ist wohl das Risiko einer abnormalen Zellteilung von Brustzellen, die zur Tumorbildung führen könnte. Vollkornprodukte liefern überdies Lignane, Roggen, Hafer und Weizen saure Lactone. Beide Substanzen sind Phyto-Östrogene. Sie scheinen sich an Östrogenrezeptoren im Brustgewebe zu binden (und auch an Rezeptoren in den Eierstöcken und der Gebärmutterschleimhaut bzw. bei Männern in der Prostata), blockieren dadurch menschliches Östrogen und verringern das Risiko einer abnormalen Zellteilung.

Die in Vollkorngetreide enthaltenen Lignane besitzen auch antioxidative und entzündungshemmende Eigenschaften, die zusammen mit Vitamin E vor Herzerkrankungen schützen. Die in Hafer vorhandenen löslichen Ballaststoffe senken das LDL-Cholesterin (*siehe S. 25*), wodurch die Gefahr verstopfter Arterien eventuell sinkt. Bei einem voluminösen Stuhl kommt es seltener zu Verstopfung und somit auch weniger zu anderen Beschwerden, z.B. Reizkolon.

HAUPTTYPEN VON GETREIDE

Die im Handel erhältlichen Getreidesorten lassen sich vielfältig verwenden. Hier einige Beispiele:

- **Weizen** ist das beliebteste Getreide. Da europäischer Weizen jedoch wenig Selen enthält, leiden viele Europäer unter Selenmangel.
- **Reis** folgt in puncto Bedeutung für die menschliche Ernährung an zweiter Stelle. Im polierten weißen Reis sind Vitamin B und Ballaststoffe verloren gegangen.
- **Mais** ist als Gemüsemais sehr beliebt. Er wird frühzeitig geerntet, bevor die Körner reif sind.
- **Roggen** wird für die Herstellung von Knäckebrot und Roggenbrot verwendet.
- **Gerste** wird vorwiegend für die Gewinnung von Malz zum Bierbrauen oder Fermentieren von Whisky angebaut. Ein Großteil der weltweiten Gerstenernte dient als Tierfutter.
- **Hafer** enthält einen löslichen Ballaststoff, der Cholesterin senkend wirkt. In unserem Speiseplan kommt er vorwiegend in Form von Haferflocken vor.
- **Hirse** wird zu Mehl gemahlen und dann zu ungesäuertem Brot oder Porridge verarbeitet. Sie kann vor dem Kochen auch geröstet werden.
- **Sorghum** wird zur Bierherstellung fermentiert; meist mahlt man es jedoch zu Mehl und verarbeitet es zu Porridge, Chapatis und Tortillas.
- **Quinoa** wird für Frühstücksflocken, Kekse und andere Nahrungsmittel verwendet; die Körner sind eine gute Alternative zu glutenhaltigem Getreide wie Weizen, Hafer, Roggen und Gerste. Quinoa liefert Calcium und Eisen.
- **Buchweizen** kann gemahlen werden und eignet sich zur Herstellung von Pfannkuchen, Keksen, Nudeln und Brot.

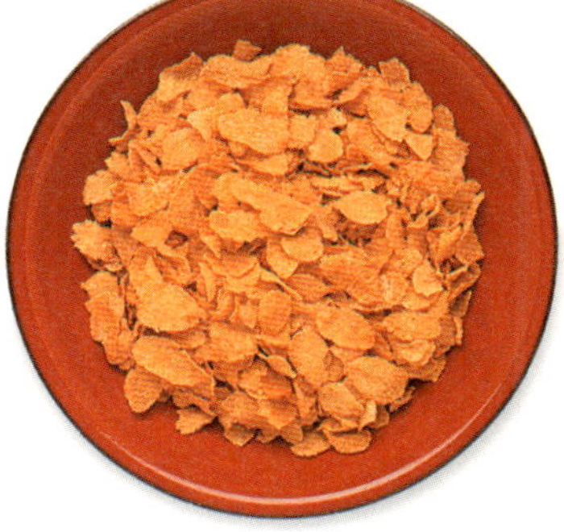

FRÜHSTÜCKSFLOCKEN

Fertige Frühstücksflocken enthalten meist zugesetzten, schnell verfügbaren Zucker. Gesunde Alternativen sind Haferflocken, zuckerfreie Cornflakes und Hirseflocken sowie andere Flocken mit zusätzlichen Vitaminen und Mineralstoffen.

REIS

HAUPTNÄHRSTOFFE & SEK. PFLANZENSTOFFE

B_1 B_3 K Kohlenhydrate, Ballaststoffe

Das aus Asien stammende Getreide war bereits 2800 v.Chr. in China und wenig später auch in Indien Grundnahrungsmittel. Der Nährwert von Reis hängt vom Grad der Bearbeitung ab. Wird er lediglich entspelzt, bleibt die Randschicht des Korns erhalten – dies ist der ballaststoffreiche Naturreis. Weißer Reis enthält weder Randschichten, Samenschale noch Keim.

PLUSPUNKTE

- Liefert schnell verfügbare Energie
- Wirkt möglicherweise vorbeugend gegen Dickdarmkrebs
- Unterstützt das Nervensystem
- Senkt unter Umständen den Blutdruck und den Cholesterinspiegel

PORTRÄT

HAUPT-NÄHRSTOFFE *pro 100 g*	NATURREIS (GEKOCHT)	WEISSER REIS (GEKOCHT)
Kalorien	141	138
Protein (g)	3	3
Fett (g)	1	1
Kohlenhydrate (g)	32	31
Ballaststoffe (g)	1	0,1
Kalium (mg)	99	54
Magnesium (mg)	43	11
Phosphor (mg)	120	54
Vitamin B_1 (mg)	0,14	0
Vitamin B_3 (mg)	1,3	1

NÄHRWERT

Bei vorgekochtem (parboiled) Reis sind die B-Vitamine aus den Randschichten ins Korn übergegangen. Dieser Nährwert zeigte sich zunächst in Malaysia, wo die chinesischen Immigranten, die weißen Reis aßen, im Gegensatz zur vorgekochten Reis essenden indischen Bevölkerung an der Vitamin-B-Mangelkrankheit Beriberi erkrankten.

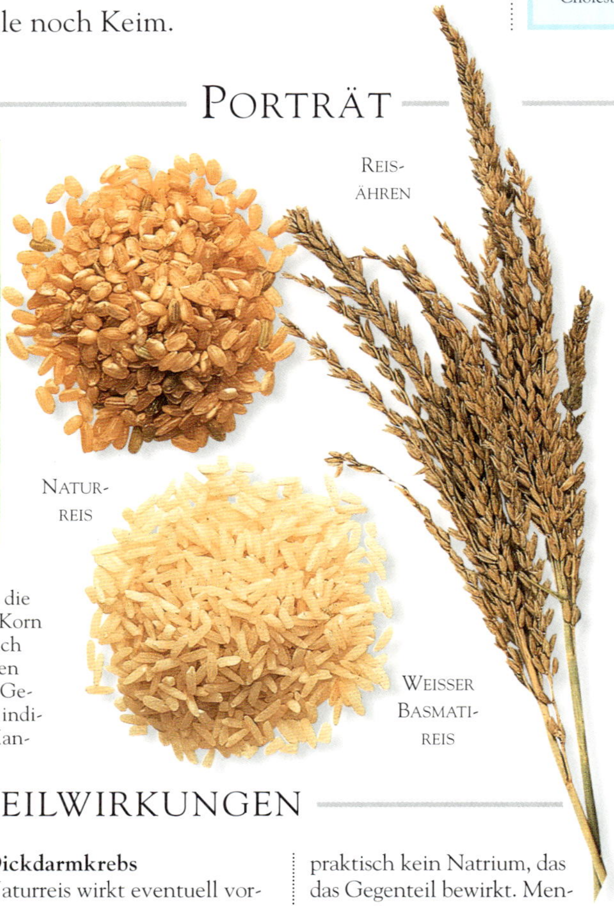

REIS-ÄHREN

NATUR-REIS

WEISSER BASMATI-REIS

★ EMPFOHLENE MENGE

- 150 g gekochter Naturreis liefert acht Prozent des täglichen Ballaststoffbedarfs von Erwachsenen.

AUSWAHL UND LAGERUNG

- Kaufen Sie Qualitätsware. Heutzutage sind ganz unterschiedliche Sorten im Handel, darunter Schnellkochreis, Reis in Dosen und weißer Reis.
- Reis in einem verschlossenen Behälter kühl und trocken lagern.

ZUBEREITUNG

- Reis lässt sich kochen, dämpfen, im Ofen kochen und braten.
- Naturreis muss länger kochen als weißer Reis, weil Wasser und Hitze erst die Randschichten durchdringen müssen.
- Die Verwendung ist vielfältig. Zu den gängigen Gerichten gehören Risotto, Paella, Kedgeree und Milchreis.

HEILWIRKUNGEN

TRADITIONELLE VERWENDUNG

Laut der chinesischen Medizin hilft Reis bei Problemen des Nervensystems, z.B. bei Depression. Er wird auch zur Magenberuhigung und bei Durchfall verabreicht. Basmatireis gilt als besonders leicht verdaulich. Gekeimter Reis soll Appetit anregend und verdauungsfördernd wirken.

BESONDERE VORZÜGE

Energiemangel

Die im Reis vorhandenen Kohlenhydrate werden vom Körper relativ schnell aufgenommen und verdaut. Daher eignet sich Reis besonders nach Sport, um die Muskeln mit neuer Energie zu versorgen. Naturreis liefert überdies Magnesium, das für den Muskeltonus und die Proteinsynthese nötig ist.

Dickdarmkrebs

Naturreis wirkt eventuell vorbeugend gegen Dickdarmkrebs, weil die Randschichten für eine größere Stuhlmasse sorgen und die Peristaltik anregen. So haben Karzinogene weniger Zeit, um an der Darmwand zu haften und dort kanzerogene Veränderungen auszulösen.

Störungen des Nervensystems und des Stoffwechsels

Die im Naturreis vorhandenen B-Vitamine halten das Nervensystem in gutem Zustand und unterstützen die Umwandlung von Blutzucker in Zellenergie.

Bluthochdruck

Gerade Naturreis beinhaltet viel Kalium, das zur Regulation des Wasserhaushalts und zur Vermeidung von Bluthochdruck benötigt wird. Er enthält praktisch kein Natrium, das das Gegenteil bewirkt. Menschen mit Bluthochdruck sollten Reis (ohne Salz) regelmäßig in ihren Speiseplan aufnehmen.

Hoher Cholesterinspiegel

Das aus den Randschichten gewonnene Öl enthält eine Reihe von Substanzen, die unter dem Namen »Oryzanol« zusammengefasst werden. Oryzanol senkt die Absorption und Synthese von Cholesterin.

Zöliakie

Reis enthält kein Gluten und ist daher besonders empfehlenswert für Zöliakiekranke, die sich glutenfrei ernähren müssen. Da Reis selten Allergien auslöst, wird er bei der Diagnose dienenden Eliminationsdiäten gerne als Grundnahrungsmittel eingesetzt.

VARIATION

Reiswaffeln

Aus Puffreis werden Reiswaffeln hergestellt, die für alle, die auf ihr Gewicht achten wollen, einen fettarmen und kohlenhydratreichen Snack darstellen. Wer auf Weizen allergisch reagiert, kann Reiswaffeln als Brotersatz nehmen. Sie sind gesalzen und ungesalzen erhältlich.

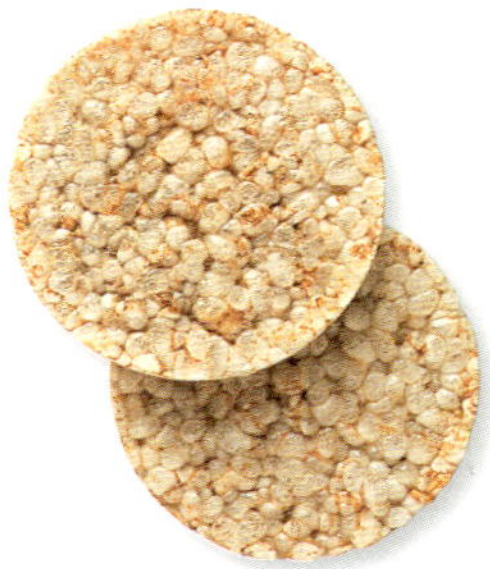

UNGESALZENE REISWAFFELN

SIEHE AUCH ALLERGIEN, S. 210; KREBS, S. 214; HOHER CHOLESTERINSPIEGEL IM BLUT, S. 154; BLUTHOCHDRUCK, S. 155

HAFER

HAUPTNÄHRSTOFFE & SEK. PFLANZENSTOFFE
Fe Zn Kohlenhydrate, Protein, unlösliche Ballaststoffe

Hafer wird seit 1000 v.Chr. kultiviert und ist in Europa ein wichtiges Getreide. Die Körner werden zu Flocken, Schrot bzw. Mehl verarbeitet, um Porridge und Brot herzustellen. Hafer enthält mehr Protein als anderes Getreide und ist für seine Cholesterin senkende Wirkung bekannt. Hafer und Haferkleie sind zu 100 Prozent natürliche Nahrungsmittel und frei von Zusatzstoffen.

PLUSPUNKTE

- Senkt den Cholesterinspiegel im Blut
- Wegen der sättigenden Wirkung zur Gewichtsabnahme geeignet
- Empfehlenswert für Diabetiker

PORTRÄT

HAUPTNÄHRSTOFFE *pro 100 g*	HAFERSCHROT (ROH)	HAFERFLOCKEN (GEKOCHT)
Kalorien	375	49
Protein (g)	11	2
Fett (g)	9	1
Kohlenhydrate (g)	66	9
Ballaststoffe (g)	7	1
Lösliche Ballaststoffe (g)	4	0,5
Unlösliche Ballaststoffe (g)	2	0,3
Eisen (mg)	4	1
Zink (mg)	3	0,4
Vitamin E (mg)	2	0,2

HAFERSCHROT
Haferschrot sind gemahlene Haferkörner. Sie enthalten Vitamin E und Fett. Haferschrot wird wärmebehandelt, damit das Fett nicht ranzig wird. So verhindert man, dass die Lipaseenzyme die Fettsäuren angreifen und einen bitteren Geschmack bewirken.

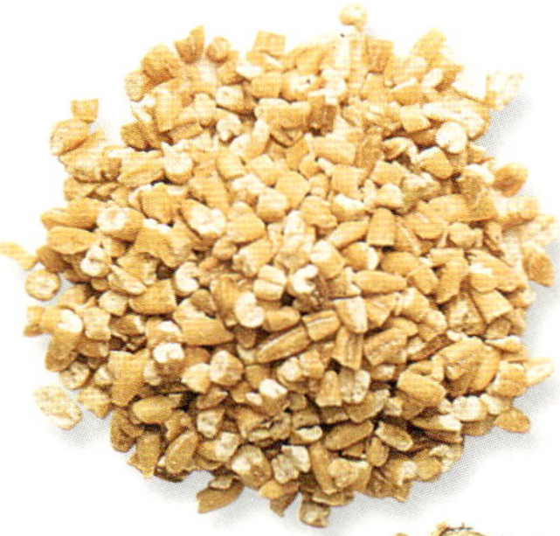

HAFERSCHROT

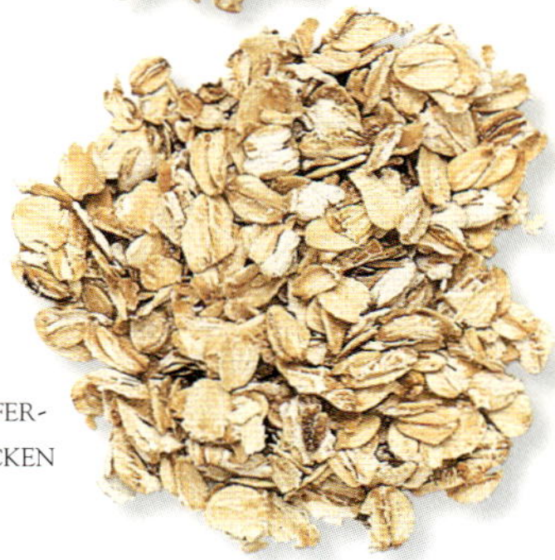

HAFERFLOCKEN

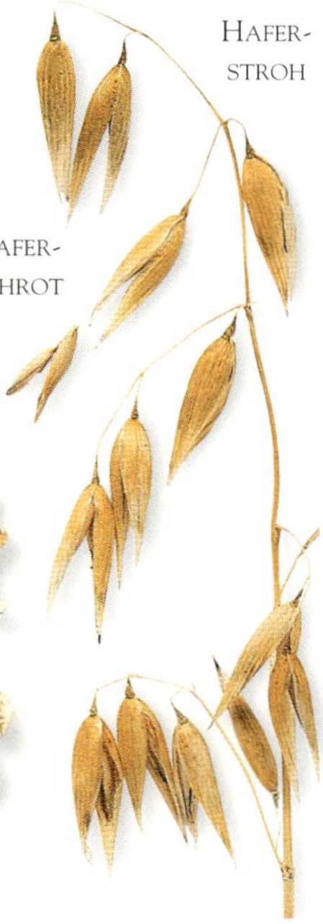

HAFERSTROH

★ EMPFOHLENE MENGE

- 100 g Haferschrot liefern etwa 27 Prozent des täglichen Eisenbedarfs von Frauen und etwa 50 Prozent von Männern.

AUSWAHL UND LAGERUNG

- Haferschrot sollte cremefarben und braun gesprenkelt aussehen.
- Es sollte süß und nussig riechen und nicht bitter schmecken.

ZUBEREITUNG

- Aus Haferschrot kocht man mit heißem Wasser oder heißer Milch Porridge, oder man nimmt es für Kuchen und Gebäck.
- Instant-Haferschrot lässt sich mit kalter Milch anrühren.
- Die aus den groben Randschichten hergestellte Haferkleie wird Eintöpfen zugefügt. Sie gehört zu den besten Quellen für lösliche Ballaststoffe.

HEILWIRKUNGEN

TRADITIONELLE VERWENDUNG

Die westliche Kräuterheilkunde empfiehlt Haferschrot äußerlich bei Hautproblemen; der hohe Kieselsäuregehalt trägt zur Erneuerung des Bindegewebes bei. Aus dem Haferstroh stellt man Tinkturen und Abkochungen her, die Schlaflosigkeit, Angst und Depression entgegenwirken. Sie sind Schweiß treibend und somit bei Erkältungen nützlich. Im Osten wie im Westen werden Haferflocken wegen ihrer antidepressiven Eigenschaften verabreicht. Sie enthalten Saponine, Alkaloide und B-Vitamine, die allesamt stimmungserhellend wirken. Im Westen wird Haferkleie bei Herzerkrankungen eingesetzt. Die chinesische Medizin empfiehlt Haferwasser innerlich als Antiseptikum.

BESONDERE VORZÜGE

Hoher Cholesterinspiegel
Haferprodukte könnten zur Senkung des Cholesterinspiegels im Blut beitragen. 30–40 g Haferschrot täglich als Teil einer fettarmen Ernährung könnte den Cholesterinspiegel um neun Prozent senken. Schätzungen zufolge führt die Senkung des Cholesterinspiegels um ein Prozent zu einem um 2 Prozent verringerten Risiko von Herzerkrankungen.

Gewichtsprobleme
Mit Hilfe von ballaststoff- und kohlenhydratreichem Getreide wie Hafer als regulärem Teil der Ernährung kann man leichter abnehmen und das neue Gewicht halten, weil sich damit fett- und kalorienreiche Nahrungsmittel ersetzen lassen. Hafer muss gut gekaut werden, was recht bald ein Sättigungsgefühl erzeugt. Zudem bewirkt er eine verlangsamte Leerung des Magens. Die Verdauung von Hafer dauert ziemlich lang, so dass Zucker regelmäßig in den Blutkreislauf abgegeben und weniger Insulin ausgeschüttet wird. Insulin verstärkt die Speicherung überschüssigen Zuckers als Fett. Kohlenhydratreiche Nahrungsmittel wie Hafer lösen angeblich im Gehirn auch eher einen Sättigungsimpuls aus.

Diabetes
Diabetiker sollten auf einen möglichst normalen Blutzuckergehalt achten. Große Mengen an Kohlenhydraten lassen den Blutzucker kräftig ansteigen. Da Hafer jedoch langsam verdaut wird, ist er bei Diabetes empfehlenswert.

VARIATION

Hafermehl
Hafermehl wird zu Porridge, Brot oder Haferplätzchen weiterverarbeitet. Das charakteristische Aroma stammt zum Teil daher, dass die Körner vor dem Mahlen bedampft werden. Hafermehl liefert Eisen und sollte zusammen mit Vitamin-C-reichen Nahrungsmitteln verzehrt werden.

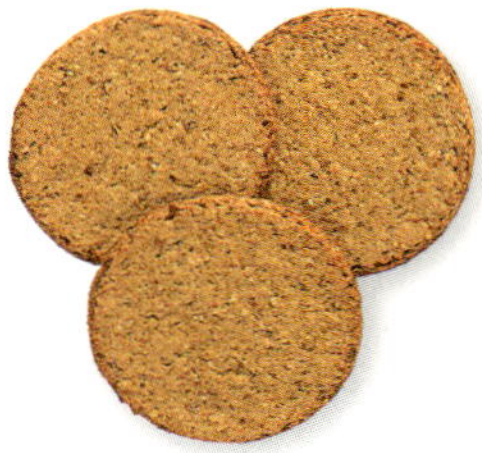

HAFERPLÄTZCHEN

SIEHE AUCH DEPRESSION, S. 233; DIABETES, S. 218; HOHER CHOLESTERINSPIEGEL IM BLUT, S. 154; FETTSUCHT, S. 178

MAIS

HAUPTNÄHRSTOFFE & SEK. PFLANZENSTOFFE

K P Kohlenhydrate, Niacin, Ballaststoffe

Mais, auch Zuckermais genannt, stammt aus Amerika, wo er bereits um 5000 v.Chr. angebaut wurde. Insbesondere für die Inkas, Azteken und Mayas stellte Mais ein wichtiges Grundnahrungsmittel dar. Um 1700 wurde das Getreide in Europa eingeführt. Mais enthält zahlreiche Kohlenhydrate und Mineralstoffe, darunter Kalium und Magnesium.

PLUSPUNKTE

- Senkt unter Umständen das Risiko von Spina bifida bei Babys
- Wirkt möglicherweise vorbeugend gegen Herzerkrankungen
- Empfehlenswert zur Gewichtsabnahme
- Könnte das Risiko von Dickdarmkrebs verringern

PORTRÄT

HAUPTNÄHRSTOFFE *pro 100 g (in Dosen)*	MAISKÖRNER
Kalorien	122
Protein (g)	3
Fett (g)	1
Kohlenhydrate (g)	27
Ballaststoffe (g)	1
Kalium (mg)	220
Magnesium (mg)	23
Phosphor (mg)	79
Vitamin B_3 (mg)	2
Folat (µg)	8

NIACIN VERFÜGBAR MACHEN
Der Körper kann das im Mais vorkommende B-Vitamin Niacin nur absorbieren, wenn das Getreide in einer basischen Flüssigkeit wie Limonenwasser gekocht wurde. Dies ist gerade in Ländern wichtig, in denen Mais ein Grundnahrungsmittel darstellt und es kaum andere Niacinquellen gibt.

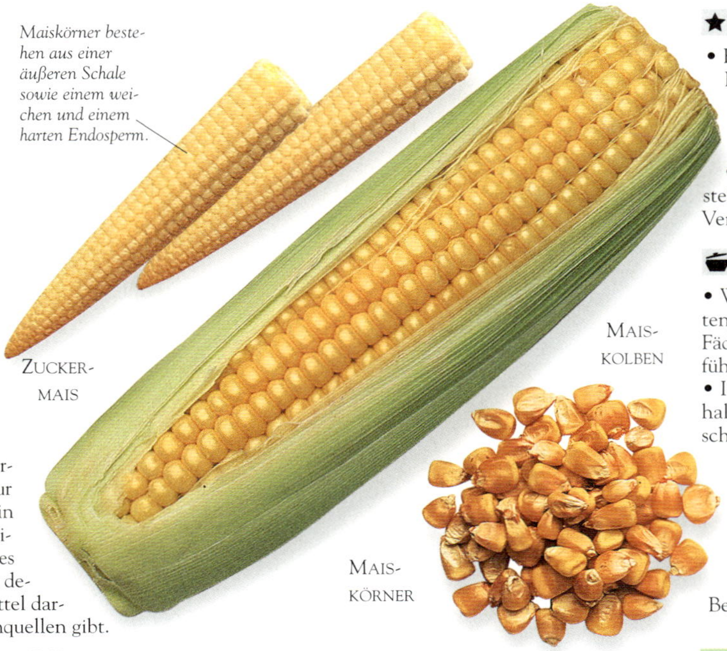
Maiskörner bestehen aus einer äußeren Schale sowie einem weichen und einem harten Endosperm.
ZUCKER-MAIS
MAIS-KOLBEN
MAIS-KÖRNER

★ EMPFOHLENE MENGE

- Eine Portion (30 g) von mit Folsäure angereicherten Cornflakes und Milch liefert 55 Prozent des Tagesbedarfs an diesem wichtigen B-Vitamin.
- Maiskörner und Maiskolben stellen reichlich Ballaststoffe zur Verfügung.

AUSWAHL UND LAGERUNG

- Wählen Sie Maiskolben mit festen, saftigen Körnern und dunklen Fäden aus, die sich feucht anfühlen.
- In feuchtes Papier gewickelt, halten sich Maiskolben im Kühlschrank einen Tag.

ZUBEREITUNG

- Hüllblätter und Fäden entfernen. Kolben kochen, braten oder grillen.
- Cornflakes schmecken am Besten mit frischer, kalter Milch.

HEILWIRKUNGEN

TRADITIONELLE VERWENDUNG

Im Osten gilt Mais als Herz stärkend, verdauungsregulierend und Harn treibend, ein Tee aus getrockneten Maiskörnern stärkt die Nieren. Ein Aufguss aus Maisfäden wirkt Harn treibend und ist bei Bluthochdruck, Wassereinlagerung, Gallen- und Nierensteinen sowie Harnwegsinfektionen günstig.

BESONDERE VORZÜGE

Spina bifida
Mit Folsäure angereicherte Nahrungsmittel und Folsäurepräparate könnten das Risko von Spina bifida bei ungeborenen Babys verringern.

Herzerkrankungen
Eine erhöhte tägliche Zufuhr von Folat und Folsäure kann den Homocysteingehalt im Blut senken. Offenbar schädigen hohe Mengen dieser Substanz die Arterienwände durch Verletzung der Blutgefäßschleimhaut und Bildung von Narbengewebe. Dadurch entstehende Blutgerinnsel können zu Herzerkrankungen führen.

Gewichtsprobleme
Menschen neigen bei fettreicher Ernährung eher zur Gewichtszunahme. Jene, bei denen der Fettanteil im Speiseplan am höchsten ist, nehmen offenbar wenig kohlenhydrathaltige Nahrungsmittel zu sich. Und bei jenen, deren Ernährung vor allem aus stärke- und zuckerhaltigen Nahrungsmitteln besteht, ist die Fettzufuhr geringer. Fett hat doppelt so viele Kalorien wie Zucker und Stärke. Wer abnehmen möchte, sollte sich also mit kohlenhydratreichen Nahrungsmitteln versorgen. Eine solche Ernährungsumstellung ist ohne weiteres möglich, indem man täglich 60 g Getreide wie Cornflakes mit fettarmer Milch isst.

Dickdarmkrebs
Stärkehaltige Speisen wirken möglicherweise vorbeugend gegen Dickdarmkrebs. Die in Getreide wie z.B. Mais enthaltene Stärke wird im Dünndarm nicht vollständig absorbiert. Ein Teil davon gelangt in den Dickdarm, wo er von den dort lebenden Bakterien zu kurzkettigen Fettsäuren abgebaut wird. Diese erhöhen den Säuregehalt im Dickdarm, regulieren die Zellteilung und tragen zur Wiederherstellung beschädigter DNA bei, die ansonsten zur Tumorbildung führen könnte.

VARIATION

Popcorn
Durch Hitzeeinwirkung platzen die Körner einiger Maisarten auf und werden leicht und luftig. Mais lässt sich in der Mikrowelle oder in einem geschlossenen Topf mit etwas Öl »aufpuffen«. Der jeweilige Nährwert hängt von der Garmethode, dem Öl und den Gewürzen ab.

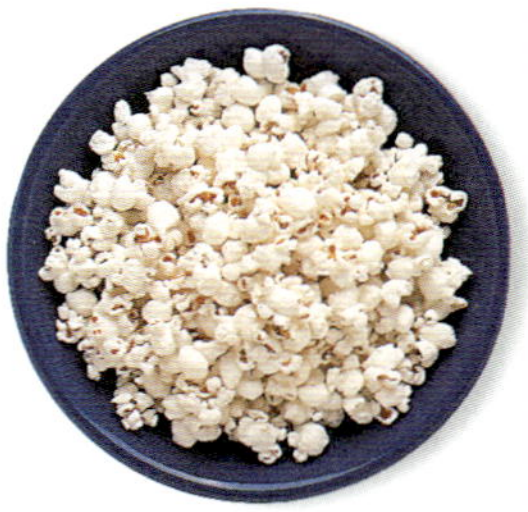

UNGEWÜRZTES POPCORN

SIEHE AUCH KREBS, S. 214; HERZERKRANKUNGEN, S. 152; FETTSUCHT, S. 178

WEIZEN

HAUPTNÄHRSTOFFE & SEK. PFLANZENSTOFFE

K Kohlenhydrate, Protein, Phytosterine, Ballaststoffe

Wahrscheinlich wurde Weizen ursprünglich in Südwestasien aus einer wilden Form um 8000 v.Chr. kultiviert. Heute gehört er zu den wichtigsten pflanzlichen Nahrungsmitteln. Hartweizen wird zu Brot und Nudeln verarbeitet und ist besonders proteinreich; weichere Sorten, die sich für Kuchen und Gebäck eignen, liefern Kohlenhydrate, Vitamine und Mineralstoffe.

PLUSPUNKTE

- Wirkt möglicherweise vorbeugend gegen Dickdarmkrebs
- Senkt unter Umständen das Brustkrebsrisiko
- Verhindert und beseitigt eventuell Ablagerungen in den Arterien und senkt somit das Risiko von Herzerkrankungen

PORTRÄT

HAUPT-NÄHRSTOFFE pro 100 g (roh)	VOLLKORN-WEIZENMEHL	WEIZENKEIME
Kalorien	310	302
Kohlenhydrate (g)	64	45
Protein (g)	13	27
Fett (g)	2	9
Ballaststoffe (g)	9	16
Selen (µg)	53	3
Eisen (mg)	4	9
Calcium (mg)	38	55
Vitamin B_1 (mg)	0,5	2
Vitamin E (mg)	1,4	22

WEIZENBROT
In einigen Ländern wird das zur Brotherstellung verwendete weiße Weizenmehl mit Calcium und Eisen angereichert, so dass es einen ähnlichen Nährstoffgehalt besitzt wie reines Vollkornmehl. Die nordamerikanischen Brotmehle sind von Natur aus selenreich.

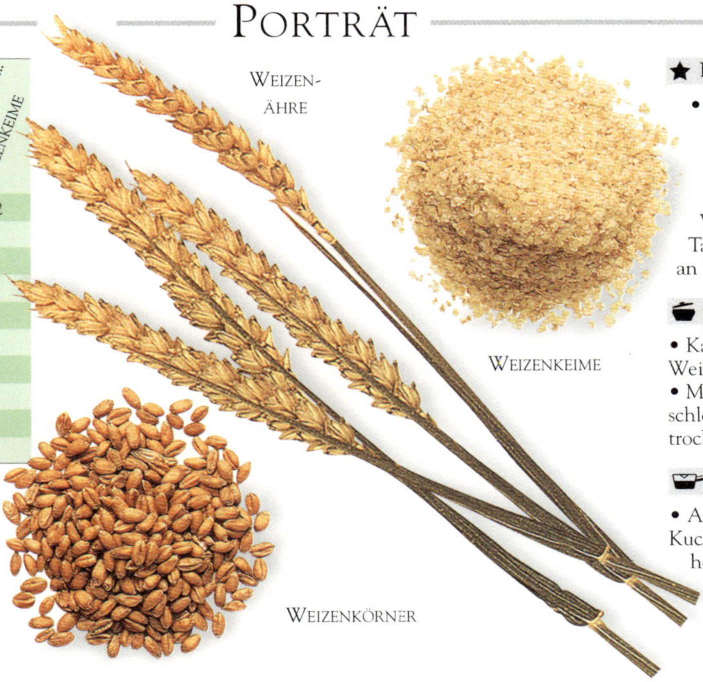

★ EMPFOHLENE MENGE

- 100 g Vollkornmehl liefern etwa die Hälfte des täglichen Ballaststoffbedarfs von Erwachsenen.
- Ein gehäufter Esslöffel Weizenkeime entspricht dem Tagesbedarf von Erwachsenen an Vitamin E.

AUSWAHL UND LAGERUNG

- Kaufen Sie nur kleine Mengen Weizenmehl.
- Mehl in sauberen, luftdicht verschlossenen Behältern kühl und trocken lagern. Rasch verbrauchen.

ZUBEREITUNG

- Aus Mehl werden Brot, Kuchen, Gebäck und Nudeln hergestellt.
- Eingeweichte und geschrotete Weizenkörner können dem Brotteig beigegeben werden.

HEILWIRKUNGEN

TRADITIONELLE VERWENDUNG

In östlichen Ländern gilt Weizen als nierenkräftigend. Zudem soll er günstig für das Nervensystem sein und beruhigend und konzentrationsfördernd wirken, insbesondere bei Schlaflosigkeit, Gereiztheit oder während der Wechseljahre. Weizen wird auch bei Herzklopfen empfohlen. Er wirkt leicht adstringierend und soll auch bei Bettnässen, Durchfall und vermehrtem Schwitzen helfen.

BESONDERE VORZÜGE

Dickdarmkrebs
Untersuchungen zufolge schützen Vollweizenprodukte vor Dickdarmkrebs. Weizenkleie ist reich an unlöslichen Ballaststoffen, die auf ihrem Weg zum Dickdarm nicht verdaut werden. Sie führen zu einem voluminöseren Stuhl und verkürzen die Darmpassagezeit. Somit haben Karzinogene weniger Zeit, sich an der Darmwand abzusetzen und kanzerogene Veränderungen auszulösen. Weizenkleie wird von Darmbakterien zu kurzkettigen Fettsäuremolekülen abgebaut.

Brustkrebs
Nahrungsmittel auf reiner Vollkornweizenbasis tragen möglicherweise zu einem verminderten Brustkrebsrisiko bei; das liegt zum Teil an den enthaltenen Phytosterinen – das sind Phyto-Östrogene, die ähnlich wirken wie Östrogen. Phytosterine binden sich an Östrogenrezeptoren im Brustgewebe, blockieren das menschliche Östrogen, das Krebs auslösend sein kann, und vermindern dadurch das Risiko kanzerogener Veränderungen in den Brustzellen. Vollweizenprodukte wirken sich darüber hinaus auf das zirkulierende Östrogen aus. Sie verkürzen die Darmpassagezeit, so dass das Östrogen weniger Zeit hat, durch die Darmwand wieder in die Blutbahn zu gelangen.

Arterienverkalkung
Durch Ergänzung des Speiseplans mit Weizenkleie verbessert sich langfristig die Vitamin-E-Zufuhr. Zudem wird der Oxidation des LDL-Cholesterins *(siehe S. 25)* Einhalt geboten. Im oxidierten Zustand kann diese Cholesterinart zu Ablagerungen in den Arterien führen und Herzerkrankungen auslösen. Eine gute Vitamin-E-Versorgung macht eine Arterienverstopfung möglicherweise rückgängig und wirkt auch vorbeugend.

VARIATION

Nudeln
Aus Weizenmehl oder -grieß plus Wasser und eventuell Eiern werden verschiedene Nudelsorten hergestellt. Im Handel sind frische und getrocknete Nudeln erhältlich. Sie sind reich an Kohlenhydraten, B-Vitaminen und im Falle von Vollkornnudeln auch an unlöslichen Ballaststoffen.

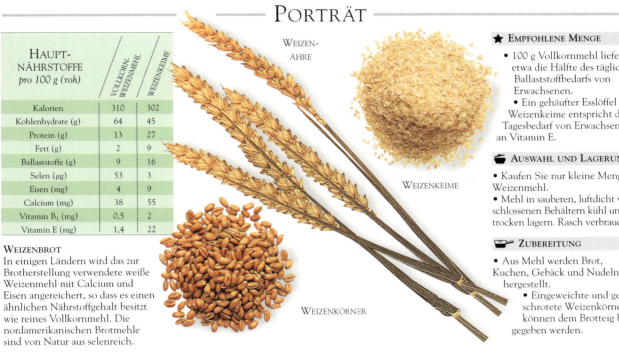

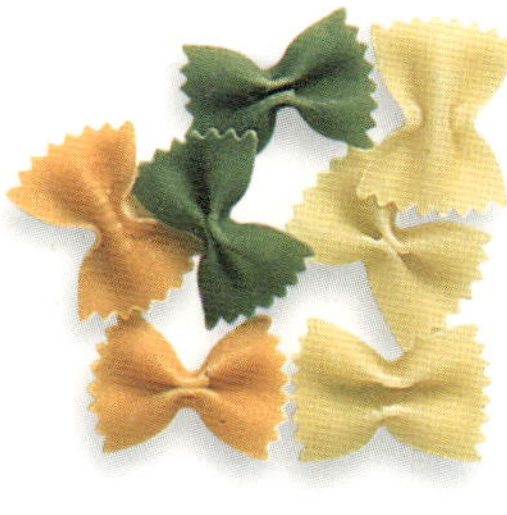

FARFALLE

SIEHE AUCH KREBS, S. 214; HOHER CHOLESTERINSPIEGEL IM BLUT, S. 154; FRAUEN UND GESUNDHEIT, S. 220

BROT

HAUPTNÄHRSTOFFE & SEK. PFLANZENSTOFFE

Ca C Bc

Die ersten »flachen« Brote wurden wohl im Nahen Osten vor ca. 9000 Jahren aus grob geschrotetem Weizen und Gerste hergestellt. Die mit Treibmittel gebackenen Brote, die wir heute essen, sollen im alten Ägypten erfunden worden sein. In vielen Ländern ist Brot eine der wichtigsten Energiequellen; es ist nährstoffreich und liefert Protein, Eisen, Calcium und B-Vitamine.

PLUSPUNKTE

- Liefert leicht verwertbare Energie
- Senkt möglicherweise das Risiko von Dickdarmkrebs
- Vermindert unter Umständen die Gefahr von Osteoporose, Anämie und Unfruchtbarkeit

PORTRÄT

★ EMPFOHLENE MENGE

- Zwei dicke Scheiben Vollkornbrot täglich liefern 33 Prozent der täglich von Erwachsenen benötigten 18 g Ballaststoffe. Die gleiche Portion versorgt eine Frau mit sieben Prozent ihres täglichen Calciumbedarfs.

AUSWAHL UND LAGERUNG

- Beim Kauf sollte Brot ganz frisch sein.
- Brot im Brotkasten aufbewahren oder einfrieren.

ZUBEREITUNG

- Als Beilage zu Suppen, Eintöpfen und anderen Speisen sollte frisches Brot den hauptsächlichen Stärkeanteil einer Mahlzeit ausmachen.
- Brot mit etwas Butter und einer süßen oder herzhaften Auflage verzehren.
- Zu Brotauflauf oder Paniermehl verarbeiten.

WEISSBROT
Zur Herstellung des Mehls für Weißbrote werden die faserreichen Randschichten der Weizenkörner entfernt. In manchen Ländern sind die Hersteller gesetzlich dazu verpflichtet, viele der bei diesem Prozess verloren gegangenen Nährstoffe, wie Calcium, Eisen, Thiamin und das B-Vitamin Niacin, wieder zuzufügen.

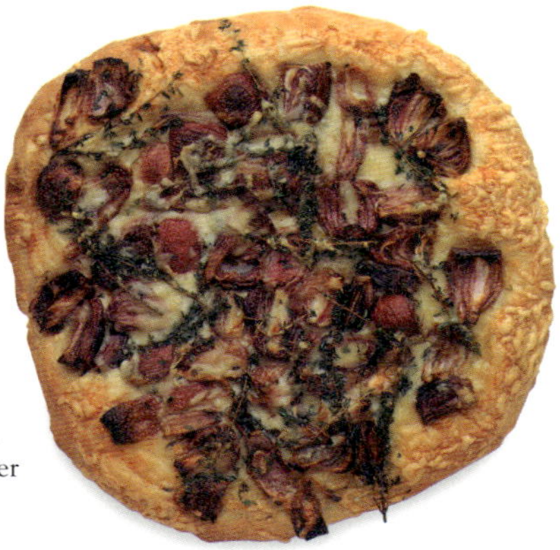

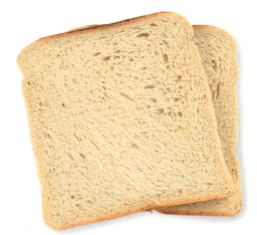

FOCACCIA
Das aus dem Mittelmeerraum stammende Fladenbrot wird bei uns immer beliebter. Es wird mit Olivenöl bestrichen und gesalzen und ist daher etwas kalorienreicher als Weißbrot.

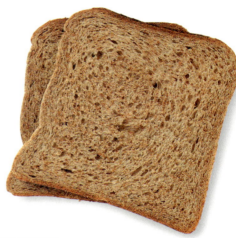

VOLLKORNBROT
Das zu 100 Prozent aus Vollkornweizen hergestellte Brot enthält doppelt so viele unlösliche Ballaststoffe wie Weißbrot, die zu einer Erhöhung der Stuhlmasse beitragen. Wegen der vorhandenen Weizenkeime liefert es auch Vitamin E und doppelt so viel Folat.

HEILWIRKUNGEN

TRADITIONELLE VERWENDUNG

Brot gehört seit jeher zu den wichtigsten Grundnahrungsmitteln der Menschen. Ende des 19. Jahrhunderts wurde der Verzehr von Vollkornbrot in westlichen Ländern als natürliche Darmspülungsmethode verschrieben.

BESONDERE VORZÜGE

Energieversorgung
Brot enthält wenig Fett und viele Kohlenhydrate und ist somit im Vergleich zu vielen anderen Backwaren relativ kalorienarm. Weißbrot und Vollkornbrot werden schnell verdaut und eignen sich daher optimal für alle, die rasch neue Energie tanken müssen, z. B. nach dem Sport. Auf Grund der vorhandenen B-Vitamine wird die Energie von den Körperzellen vollständig genutzt.

Dickdarmkrebs
Die im Vollkornbrot enthaltene Weizenkleie erhöht das Stuhlvolumen, verkürzt die Darmpassagezeit und trägt möglicherweise zur Entfernung potenziell karzinogener Substanzen bei, bevor sie Krebs im Darm auslösen können. Alle Brotsorten enthalten Stärke, von der ein Teil nicht verdaut und von den Darmbakterien in kurzkettige Fettsäuren umgewandelt wird. Diese stellen für den Körper eine Energiequelle dar und schaffen eine unwirtliche Umgebung für kanzerogene Substanzen.

Osteoporose
Weißbrot liefert Calcium, das der Körper gut aufnehmen kann, weil die Phytate, die die Calciumabsorption behindern, beim Mahlvorgang entfernt wurden. Für alle, die wenig Milchprodukte verzehren, sowie für Kinder ist Weißbrot eine gute Calciumquelle. Ist ein Kind während der entscheidenden Wachstumsphase mit Calcium unterversorgt, besteht später ein höheres Osteoporoserisiko.

SIEHE AUCH ANÄMIE, S. 160; VERSTOPFUNG, S. 175; HERZERKRANKUNGEN, S. 152; MÄNNLICHE UNFRUCHTBARKEIT, S. 225

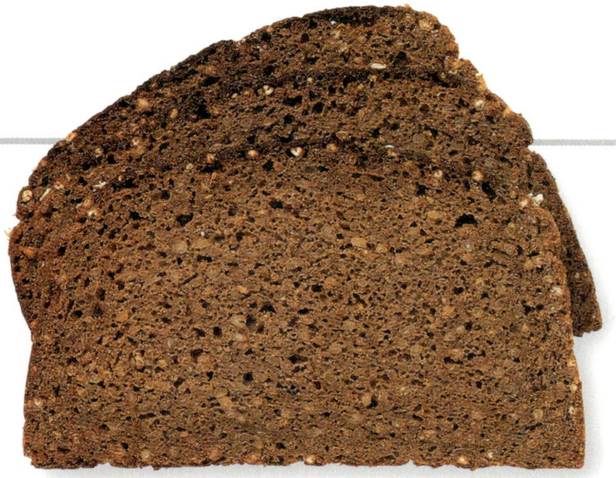

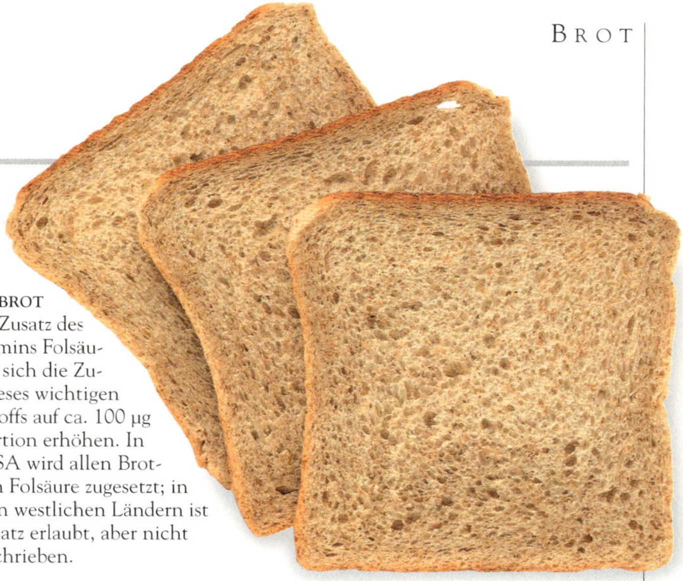

MISCHBROT
Durch Zusatz des B-Vitamins Folsäure lässt sich die Zufuhr dieses wichtigen Nährstoffs auf ca. 100 µg pro Portion erhöhen. In den USA wird allen Brotmehlen Folsäure zugesetzt; in anderen westlichen Ländern ist der Zusatz erlaubt, aber nicht vorgeschrieben.

ROGGENBROT
Das in Deutschland und Russland zu den Grundnahrungsmitteln zählende Brot besteht aus einem hohen Anteil an Roggenmehl und ist thiamin- und eisenreich. Dunkles Roggenbrot enthält doppelt so viele Ballaststoffe wie helles. Pumpernickel wird aus dunklem Roggenmehl, Roggenschrot und zerstoßenen Roggenkörnern hergestellt.

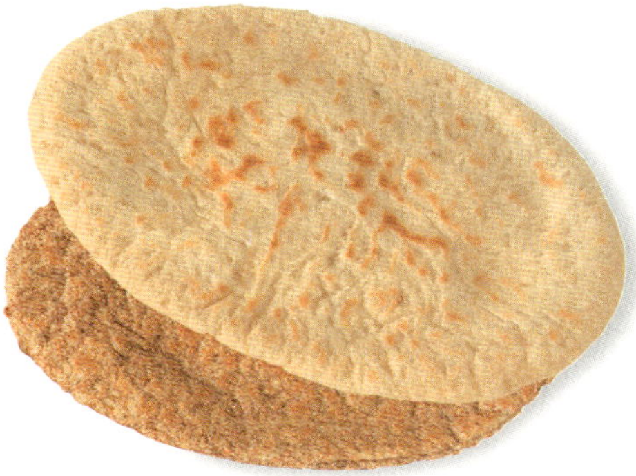

PITABROT
Dieses flache Brot erinnert an die frühe Brotherstellung. Pitabrot liefert beträchtliche Mengen an Eisen, Vitamin B_1 und Niacin.

NAAN
Das traditionelle indische Brot wird aus Weißmehl und etwas Hefe hergestellt, zu kleinen tropfenförmigen Stücken ausgerollt und im heißen Tandoori-Ofen gebacken. Man bestreicht es vor dem Servieren mit Butterschmalz (Ghee), so dass eine Portion bis zu 79 g Fett enthalten kann.

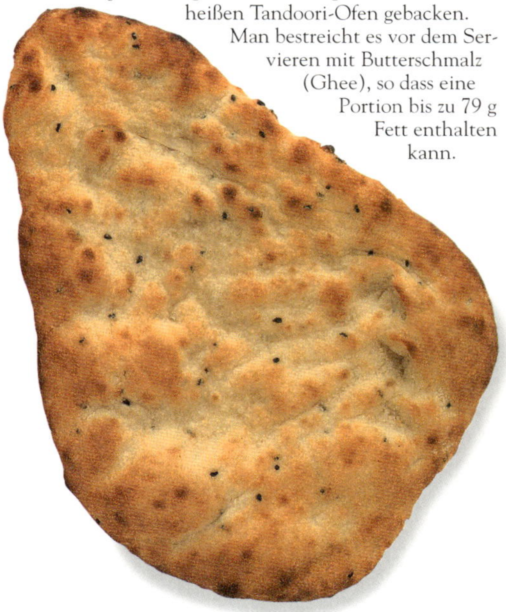

HAUPT-NÄHRSTOFFE *pro 100 g (frisch)*	VOLLKORNBROT	MISCHBROT	WEISSBROT	PITABROT	ROGGENBROT	NAAN	FOCACCIA
Kalorien	215	218	235	265	219	336	278
Protein (g)	9	9	8	9	8	9	7
Fett (g)	3	2	2	1	2	13	10
Kohlenhydrate (g)	42	44	49	58	46	50	40
Ballaststoffe (g)	6	4	2	2	4	2	2
Lösliche Ballaststoffe (g)	2	1	1	–	2	1	–
Unlösliche Ballaststoffe (g)	3	2	0,5	–	1,8	1	–
Calcium (mg)	54	100	110	91	80	160	–
Eisen (mg)	3	2	2	2	3	1	–
Zink (mg)	2	1	1	1	1	1	–

Anämie

Mit Eisen angereichertes Weißbrot ist eine gute Quelle für diesen Mineralstoff, insbesondere bei vegetarischer Ernährung, bei der die Zufuhr leicht verfügbaren Eisens häufig niedrig ist. Da Phytate im Weißbrot fehlen, kann der Körper das Eisen leichter durch die Darmwand in die Blutbahn resorbieren, wo es zur Bildung von Hämoglobin verwendet wird. Das Hämoglobin ist für den Sauerstofftransport verantwortlich.

Unfruchtbarkeit beim Mann

Selen ist ein wirksames Antioxidans, das freie Radikale abwehrt, die ansonsten Herzerkrankungen auslösen könnten. Darüber hinaus wird Selen für die männliche Fruchtbarkeit benötigt. Der aus Nordamerika stammende Hartweizen gedeiht auf selenreichen Böden; das aus europäischem Weizen hergestellte Brot dagegen, das künstlich mit Gluten angereichert wird, hat zu einem Rückgang der Selenversorgung geführt.

Wirbelsäulen- und Herzerkrankungen

Vollkornbrote und mit Folsäure angereicherte Brote spielen bei der allgemeinen täglichen Versorgung mit diesem wichtigen B-Vitamin eine bedeutsame Rolle. Zusätzliche Folsäuredosen für schwangere Frauen haben erwiesenermaßen dazu beigetragen, ungeborene Babys vor Spina bifida zu schützen. Die Folsäure sorgt für das vollständige Zusammenwachsen der Wirbel in den ersten Schwangerschaftswochen. Überdies scheint Folsäure schädliche hohe Homocysteinwerte zu senken, die als Risiko für Herzerkrankungen gelten.

VORSICHT

Weizenkörner enthalten das Protein Gluten, das Menschen mit Zöliakie nicht vertragen. Die Ursachen dafür sind noch immer nicht bekannt.

SIEHE AUCH MINERALSTOFFE, S. 30; OSTEOPOROSE, S. 199; VITAMINE, S. 2

NÜSSE

HAUPTNÄHRSTOFFE & SEK. PFLANZENSTOFFE

Fe E Ca Protein, Lignane

Nussbäume sollen bereits 10000 v.Chr. zur menschlichen Ernährung angepflanzt worden sein; somit gehören Nüsse zu den frühesten kultivierten Pflanzen. Heutzutage kennen wir weltweit etwa 25 unterschiedliche Nusssorten. Sie ergänzen die menschliche Ernährung mit einer Vielzahl an Nährstoffen, von Protein über Eisen, Zink, Calcium und Kalium bis zu vielen Spurenelementen.

PLUSPUNKTE

- Tragen zur Stärkung des Immunsystems bei
- Senken den Cholesterinspiegel im Blut
- Senken möglicherweise das Risiko von Herzerkrankungen und anderen altersbedingten Krankheiten
- Wirken vorbeugend gegen Osteoporose

PORTRÄT

★ EMPFOHLENE MENGE

- Sechs frische Paranüsse liefern etwa die vierfache Tagesdosis an Selen.
- 50 g Cashewnüsse liefern 20 Prozent des täglichen Eisenbedarfs von Frauen. Zwanzig frische Cashewnüsse versorgen einen Mann mit 13 Prozent seines täglichen Zinkbedarfs.
- 50 g Mandeln liefern etwa 15 Prozent des Calciumbedarfs junger Mädchen.

AUSWAHL UND LAGERUNG

- Achten Sie bei Nüssen stets auf das Haltbarkeitsdatum.
- Ungeschälte Nüsse sollten beim Schütteln nicht klappern; dies tun nur alte, trockene Nüsse.
- Kaufen Sie keine Nüsse, die muffig oder ranzig riechen.

ZUBEREITUNG

- Nüsse – geröstet oder roh – sind empfehlenswert »für zwischendurch«.
- Gerieben oder gehackt in herzhaften und süßen Gerichten verwenden.

KOKOSNÜSSE
Im Gegensatz zu anderen Nüssen enthält die Kokosnuss vor allem gesättigte Fettsäuren. Kokosflocken gewinnt man durch Zerkleinern und Trocknen des Endosperms. Kokosmilch im Inneren der Frucht enthält Vitamin C.

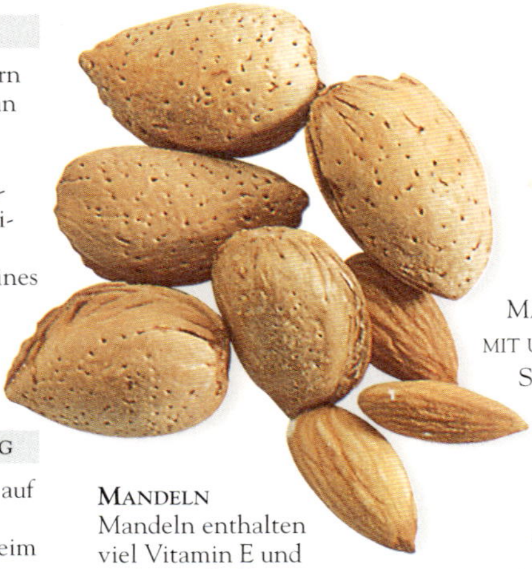

MANDELN MIT UND OHNE SCHALE

MANDELN
Mandeln enthalten viel Vitamin E und sind eine der besten pflanzlichen Calciumquellen.

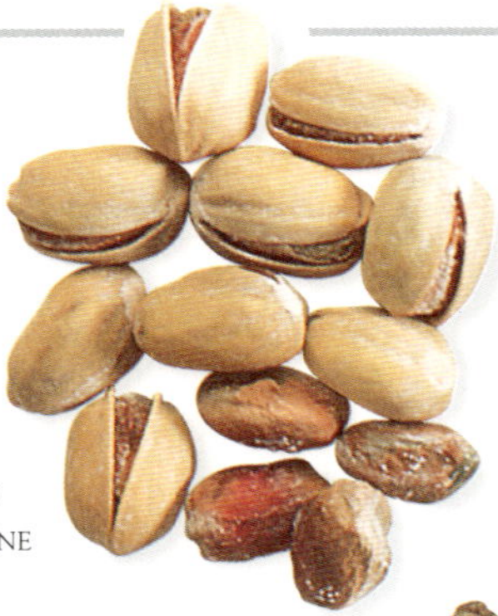

PISTAZIEN MIT UND OHNE SCHALE

PISTAZIEN
Pistazien enthalten viel Eisen und Calcium und sind daher eine ideale Ergänzung bei vegetarischer Ernährung.

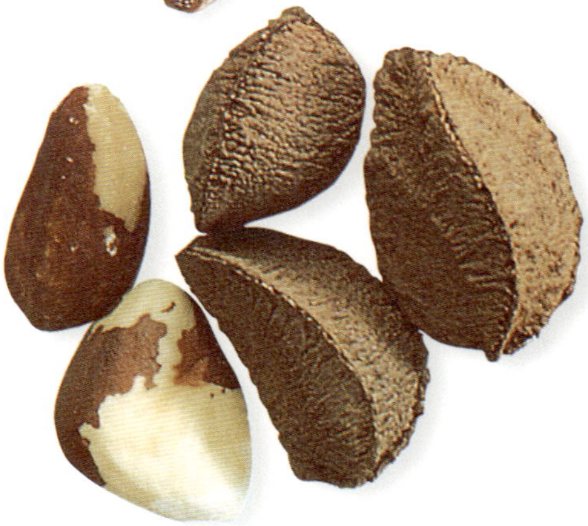

PARANÜSSE MIT UND OHNE SCHALE

PARANÜSSE
Paranüsse gelten als eine der besten Selenquellen. Manche Paranüsse enthalten pro 100 g bis zu 5300 µg Selen.

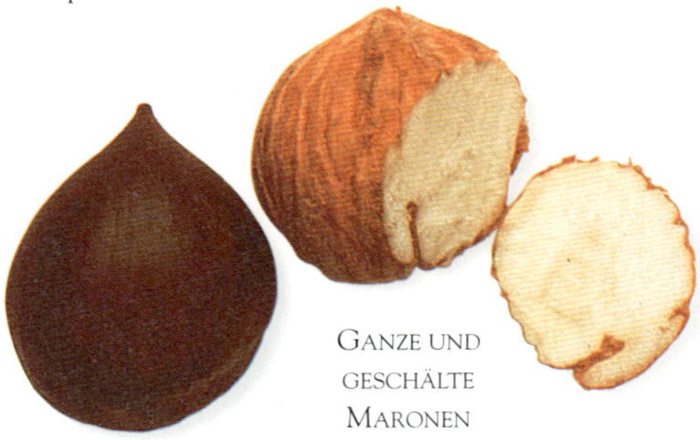

GANZE UND GESCHÄLTE MARONEN

ESSKASTANIEN (MARONEN)
Die Kalorien dieser fettarmen Nuss stammen zu 86 Prozent aus Kohlenhydraten. Esskastanien sind daher ein ausgezeichneter fettarmer Snack.

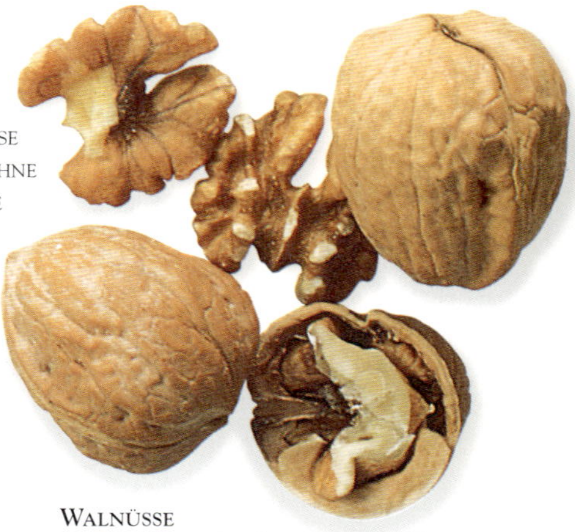

WALNÜSSE MIT UND OHNE SCHALE

WALNÜSSE
Es gibt 15 verschiedene Sorten Walnüsse. Sie enthalten viel Linolensäure, die cholesterinsenkende Eigenschaften haben soll *(siehe auch S. 102)*.

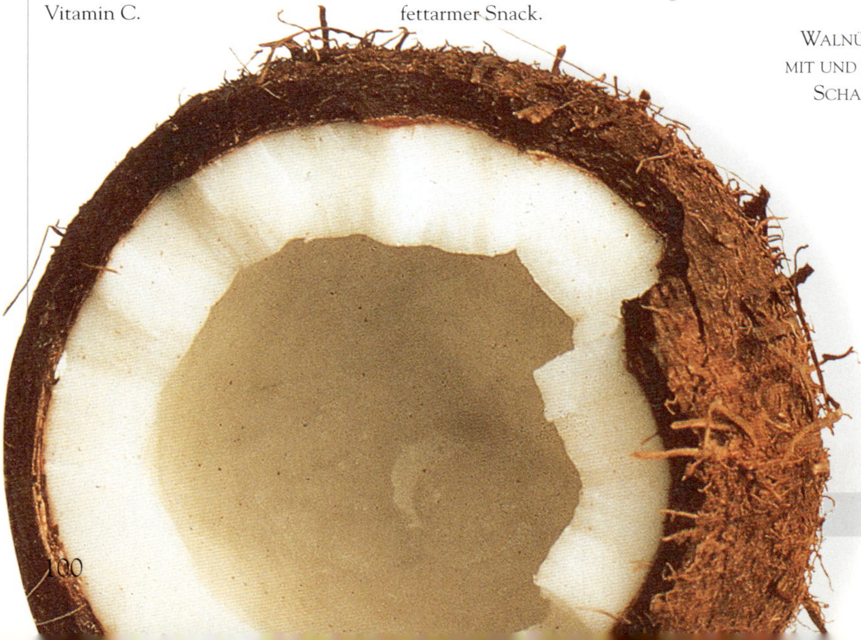

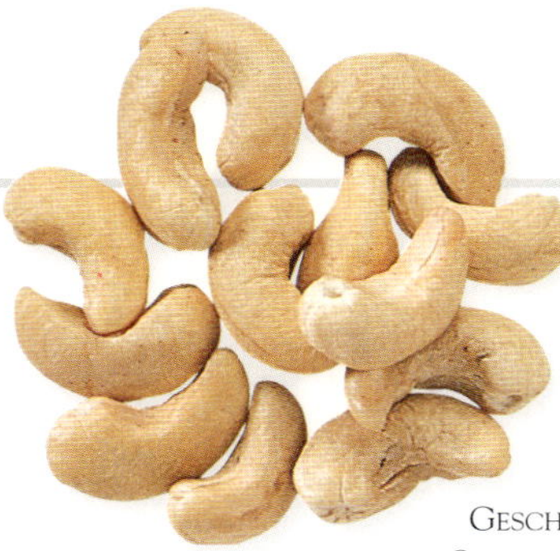

GESCHÄLTE CASHEWNÜSSE

CASHEWNÜSSE
Cashewnüsse enthalten besonders viel Kalium, Phosphor und Zink und sind daher ideale, nährstoffreiche Ergänzungen zu Hauptgerichten und Snacks.

HASELNÜSSE
Das in Haselnüssen enthaltene Öl setzt sich ähnlich zusammen wie Olivenöl. Wegen ihres hohen Vitamin-E-Gehalts werden Haselnüsse nicht so schnell ranzig.

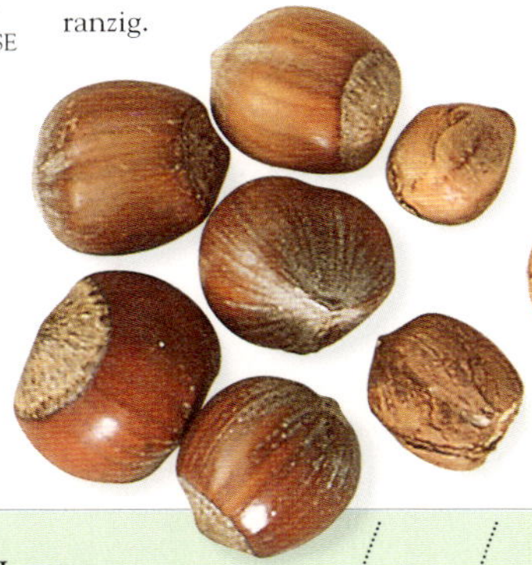

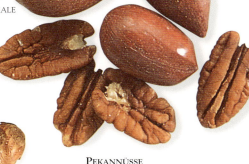

HASELNÜSSE MIT UND OHNE SCHALE

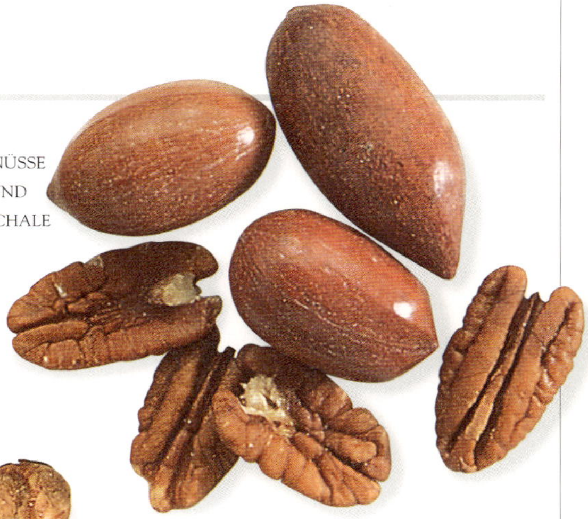

PEKANNÜSSE MIT UND OHNE SCHALE

PEKANNÜSSE
Die äußerst zinkreichen Pekannüsse sind für all jene empfehlenswert, die ihr Immunsystem stärken wollen.

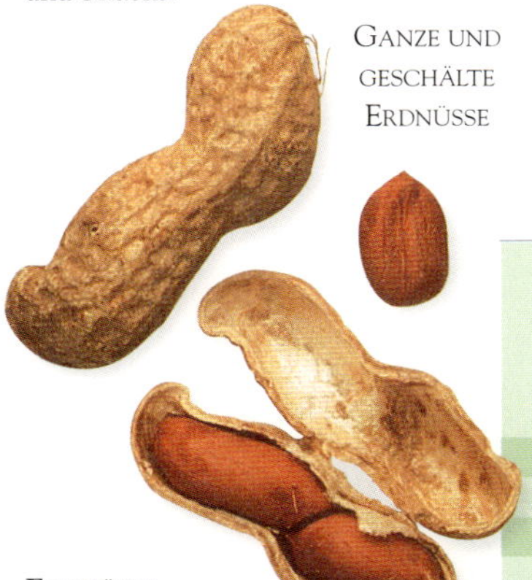

GANZE UND GESCHÄLTE ERDNÜSSE

ERDNÜSSE
Erdnüsse gehören wie Hülsenfrüchte zur Familie der Leguminosen. Das in ihnen vorhandene Fett besteht zum Großteil aus ungesättigten Öl- und Linolensäuren, die beträchtliche Mengen an Vitamin E liefern.

HAUPTNÄHRSTOFFE *pro 100 g (roh)*	MARONEN	PARANÜSSE	MANDELN	KOKOSNÜSSE	PISTAZIEN (GERÖSTET)	PEKANNÜSSE	CASHEWNÜSSE	HASELNÜSSE	ERDNÜSSE	WALNÜSSE
Kalorien	170	682	612	351	601	689	573	650	564	688
Protein (g)	2	14	21	3	17	9	18	14	26	15
Fett (g)	3	68	56	36	55	70	48	64	46	69
Ballaststoffe (g)	4	4	7	7	6	5	3	7	6	4
Vitamin E (mg)	1	7	24	1	4	4	1	25	10	4
Calcium (mg)	46	170	240	1	110	61	32	140	60	94
Eisen (mg)	1	3	3	2	3	2	6	3	3	3
Zink (mg)	1	4	3	1	2	5	6	2	4	3
Selen (µg)	–	1530	4	1	6	12	29	–	3	19
Folat (µg)	–	21	48	26	58	39	67	72	110	66

HEILWIRKUNGEN

TRADITIONELLE VERWENDUNG

In der chinesischen Medizin wird ein aus gemahlenen Mandeln bereitetes Getränk zur Linderung von Husten und Asthma verabreicht. Im indischen Ayurveda gelten Mandeln als förderlich auf Intellekt und Geist und sollen die Fortpflanzungsfähigkeit begünstigen. Erdnüsse werden bei Lungenbeschwerden empfohlen und sollen – roh und ungesalzen – Blutungen zum Stillstand bringen. Ein Getränk aus Erdnussschalen wird bei Bluthochdruck verabreicht. Der chinesischen Medizin zufolge wirken Walnüsse entzündungshemmend und helfen bei Husten und keuchendem Atem. Sie sollen die Potenz steigern, die Spermaqualität verbessern und gelten als Gehirnnahrung.

BESONDERE VORZÜGE

Geschädigtes Immunsystem
Pekannüsse, Erdnüsse, Paranüsse und Cashewnüsse sind äußerst zinkreich. Zinkmangel scheint die Abwehrreaktionen des Immunsystems zu beeinträchtigen, insbesondere jene des Lymphsystems.

Hoher Cholesterinspiegel
Mandeln senken erwiesenermaßen den Cholesteringehalt. Einer Studie zufolge hatte sich das LDL-Cholesterin *(siehe S. 25)* um zehn Prozent reduziert, nachdem die Betroffenen drei Wochen lang regelmäßig Mandeln verzehrt hatten.

Herzerkrankungen
Erdnüsse, Walnüsse, Haselnüsse und Cashewnüsse liefern Folat, das das Risiko von Herzerkrankungen vermindert.

Unfruchtbarkeit beim Mann
Eine unzureichende Selenzufuhr beeinträchtigt die männliche Fruchtbarkeit. Untersuchungen zufolge geht bei niedrigen Selenwerten die Anzahl der produzierten Spermien zurück. Bei erhöhter Selenzufuhr verbessern sich Anzahl und Beweglichkeit der Spermien. Paranüsse sind äußert selenreich; bereits drei oder vier Nüsse täglich reichen, um die Selenwerte zu erhöhen.

Niedrige Knochendichte
Mandeln, Haselnüsse, Paranüsse und Pistazien sind gute Calciumquellen, insbesondere wenn man keine Milchprodukte zu sich nimmt, wie bei veganer Ernährung. Bei Calciumunterversorgung in jungen Jahren besteht später ein höheres Osteoporoserisiko.

VARIATION

Erdnussbutter
Anfang des 19. Jahrhunderts stellten die Kellogg-Brüder erstmals Erdnussbutter aus gemahlenen, gerösteten Erdnüssen her. Sie enthält viel Öl sowie sämtliche in den Nüssen vorhandenen Nährstoffe. Der Brotaufstrich ist eine gute Calcium- und Eisenquelle bei vegetarischer Ernährung. Es gibt auch fettarme Varianten.

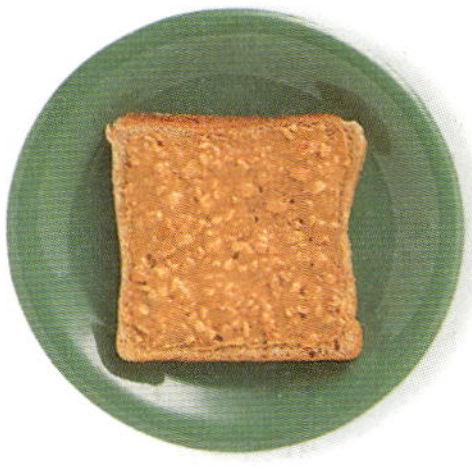

ERDNUSSBUTTER

SIEHE AUCH ANÄMIE, S. 160; INFEKTIONSKRANKHEITEN, S. 212; MÄNNLICHE UNFRUCHTBARKEIT, S. 227

WALNÜSSE

HAUPTNÄHRSTOFFE & SEK. PFLANZENSTOFFE

Ca Fe Zn E Protein

Der im gemäßigten Klima beheimatete Walnussbaum, ein Laubbaum, gehört zur Familie der Walnussgewächse. Die gängigsten der insgesamt 15 essbaren Sorten sind Gemeine oder Persische Walnüsse, Schwarznüsse und Butternüsse bzw. Weiße Walnüsse. Vor Tausenden von Jahren wurden Walnüsse bereits im heutigen Iran angebaut; mittlerweile stammen die meisten Walnüsse aus Kalifornien.

PLUSPUNKTE

- Wirken vorbeugend gegen Herzerkrankungen
- Lindern eventuell Beschwerden des Prämenstruellen Syndroms
- Stärken das Immunsystem
- Beugen der Austrocknung der Haut vor
- Wirken möglicherweise Ekzemen entgegen

PORTRÄT

HAUPTNÄHRSTOFFE
pro 100 g (roh)

Kalorien	688
Protein (g)	15
Fett (g)	69
Gesättigte Fettsäuren (g)	6
Einf. unges. Fettsäuren (g)	12
Mehrf. unges. Fettsäuren (g)	48
Calcium (mg)	94
Eisen (mg)	3
Zink (mg)	3
Vitamin E (mg)	4

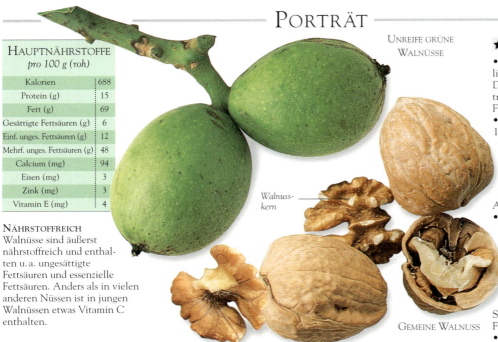

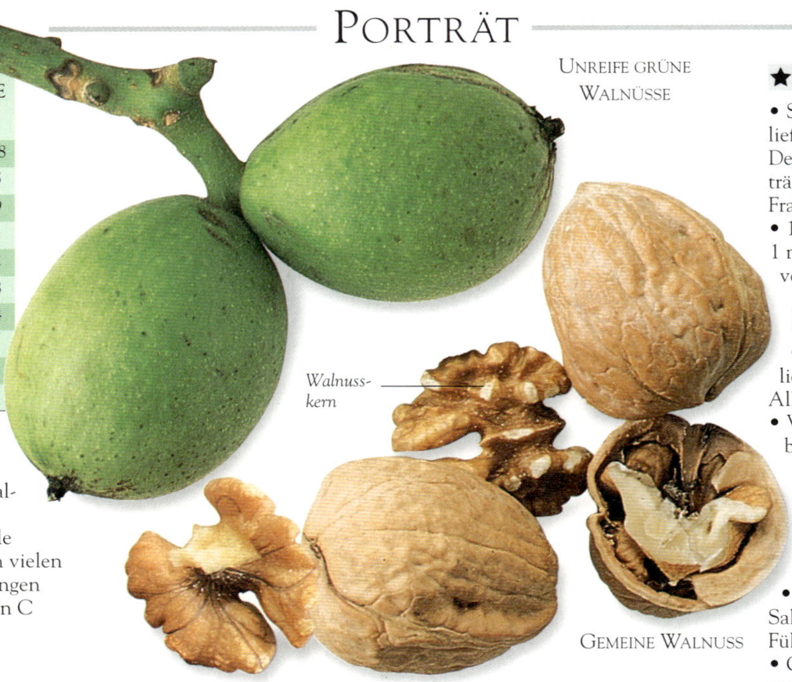

NÄHRSTOFFREICH
Walnüsse sind äußerst nährstoffreich und enthalten u. a. ungesättigte Fettsäuren und essenzielle Fettsäuren. Anders als in vielen anderen Nüssen ist in jungen Walnüssen etwas Vitamin C enthalten.

★ EMPFOHLENE MENGE

- Sechs Walnüsse von etwa 40 g liefern nahezu 2 mg Vitamin E. Der Tagesbedarf an Vitamin E beträgt für Männer 4 mg und für Frauen 3 mg.
- 100 g Walnüsse liefern mehr als 1 mg Kupfer, was der Tagesdosis von Frauen entspricht.

AUSWAHL, LAGERUNG

- Kaufen Sie Walnüsse möglichst mit Schale; sie sind im Allgemeinen frischer.
- Walnüsse sind im Kühlschrank bis zu sechs Monate haltbar.

ZUBEREITUNG

- Schalen mit dem Nussknacker öffnen und den Nusskern so verzehren.
- Als Zusatz zu Fleischgerichten, Salaten, Kuchen, Gebäck und Füllungen verwenden.
- Gemahlene Walnüsse Teigwaren, Kuchen und Gebäck zufügen.

HEILWIRKUNGEN

TRADITIONELLE VERWENDUNG

In der chinesischen Medizin gelten Walnüsse als wirksames Mittel gegen Impotenz und zur Erhöhung der Spermienqualität. Darüber hinaus sollen sie Symptome bei Rücken- und Knieentzündungen lindern. Der westlichen Kräuterheilkunde zufolge helfen Aufgüsse aus Walnussblättern bei Darmwürmern.

BESONDERE VORZÜGE

Hoher Cholesterinspiegel
Untersuchungen ergaben, dass bei Menschen, die mindestens viermal pro Woche Walnüsse essen, tödliche Herzinfarkte nur halb so oft auftreten wie bei anderen, deren Speiseplan keine Walnüsse enthält. Wissenschaftlichen Studien zufolge lässt sich bei einer cholesterinarmen Ernährung das LDL-Cholesterin *(siehe S. 25)* um weitere 16,4 Prozent senken, wenn auch Walnüsse regelmäßig verzehrt werden. Ursache für diesen Effekt sind wohl die enthaltenen ungesättigten Fettsäuren, insbesondere die Linolensäure. Diese wird zunächst in Gamma-Linolensäure und dann in hormonähnliche Prostaglandine umgewandelt, die Blut verdünnend wirken, somit der Bildung von Blutgerinnseln vorbeugen, die Blutgefäße weiten und letztlich den Blutdruck senken.

Prämenstruelles Syndrom
Der regelmäßige Verzehr von B-Vitaminen ist für ein gesundes Nervensystem entscheidend. Da Walnüsse relativ viel Vitamin B_6 enthalten, sollen sie sich gerade auf Frauen, die immer wieder am Prämenstruellen Syndrom (PMS) leiden, günstig auswirken.

Infektionen
Nüsse im Allgemeinen und Walnüsse im Besonderen sind gute Kupferquellen. Das Spurenelement Kupfer wird für ein einwandfreies Funktionieren des Immunsystems benötigt. Eine kupferarme Ernährung führt erwiesenermaßen zu Schädigungen des Immunsystems. Selbst eine nur geringe Kupferunterversorgung senkt den Gehalt so genannter Interleukine, die durch Bakterien und Viren verursachte Infektionen bekämpfen helfen. Dieser Schutz ist bei unzureichenden Kupferwerten nicht gewährleistet.

Austrocknung der Haut
Wer regelmäßig Walnüsse verzehrt, bekommt eine glattere, weichere Haut. Walnussöl enthält Linolensäure, die zur Versorgung der Haut beiträgt und sie vor Austrocknung schützt. Auch Vitamin E und Zink, ebenfalls in Walnüssen enthalten, sind gut für die Haut.

Ekzeme
Allergische Reaktionen wie Ekzeme kommen besonders bei Kindern häufig vor. Ausgelöst werden Ekzeme vorwiegend von Keratinozyten und peripheren Lymphoidzellen. Offenbar verhindern so genannte polyphenolische Verbindungen, die in Walnüssen enthalten sind, dass diese Zellen durch die in der Umwelt vorhandenen Allergene stimuliert werden.

SIEHE AUCH HOHER CHOLESTERINSPIEGEL IM BLUT, S. 154; PRÄMENSTRUELLES SYNDROM, S. 222

SESAMSAMEN

HAUPTNÄHRSTOFFE & SEK. PFLANZENSTOFFE

Ca Fe Zn C Protein

Aus Sesam gewann der Mensch eines der ersten Öle für seine Ernährung. Ursprünglich stammt Sesam aus Afrika; über Indien eroberte er später die ganze Welt. Die Samen bestehen zu 20 bis 25 Prozent aus Protein und zu etwa 50 Prozent aus ungesättigten Ölen. Sie weisen ein perfektes Kalium-Natrium-Verhältnis auf und tragen zur Regulation des Wasserhaushalts bei.

PLUSPUNKTE

- Helfen möglicherweise bei Müdigkeit und Anämie
- Tragen bei vegetarischer Ernährung zur Calciumversorgung bei und wirken eventuell vorbeugend gegen Osteoporose
- Steigern unter Umständen die männliche Fruchtbarkeit

PORTRÄT

HAUPTNÄHRSTOFFE
pro 100 g (roh)

Kalorien	598
Protein (g)	18
Fett (g)	58
Calcium (mg)	670
Eisen (mg)	10
Zink (mg)	5
Vitamin B_3 (mg)	5
Vitamin E (mg)	3
Folat (µg)	97

SCHWARZE UND WEISSE SAMEN
Sesamsamen können weiß, schwarz, braun, gelb, rot oder grau sein. Wegen ihres hohen Gehalts an ungesättigten Fettsäuren und einiger oxidativen Substanzen werden sie sehr schnell ranzig. Sesamsamen lassen sich ganz und gemahlen beim Kochen verwenden und zu Öl auspressen.

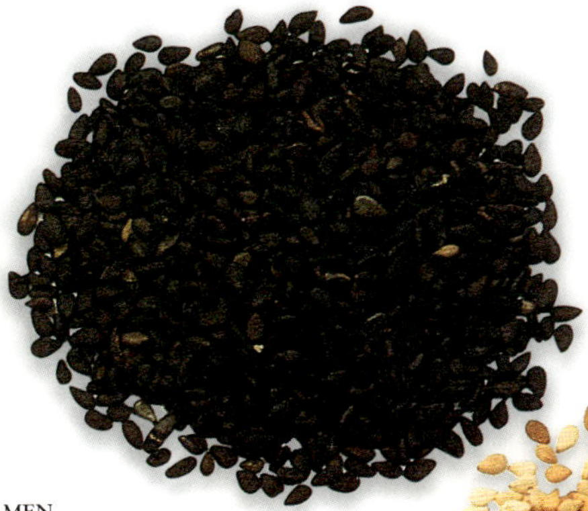

SCHWARZE SESAMSAMEN

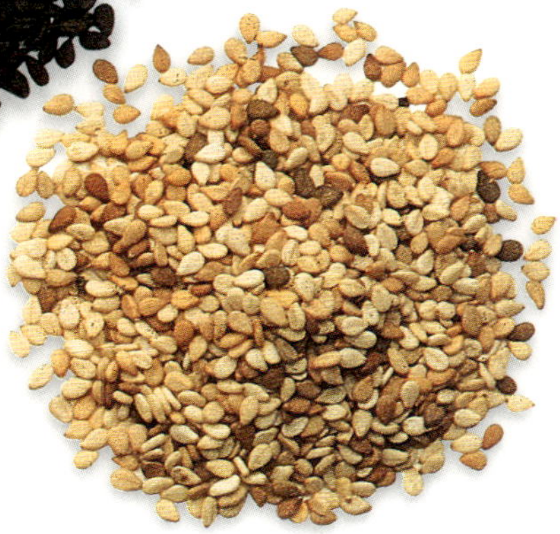

WEISSE SESAMSAMEN

★ EMPFOHLENE MENGE

- Ein Esslöffel Sesamsamen liefert 14 Prozent des täglichen Calciumbedarfs von Frauen.
- 50 g Sesam liefern 25 Prozent der Folattagesdosis von Frauen.

AUSWAHL UND LAGERUNG

- Kaufen Sie Qualitätsware in Fachgeschäften mit hohem Warenumsatz.
- Lagern Sie Sesam bis zu einem Jahr trocken in einem luftdicht verschlossenen Glas ohne direkte Sonneneinstrahlung.

ZUBEREITUNG

- Gemahlenen Sesam zum Kochen und Backen oder als Tahin verwenden.
- Ganze Samen in der Pfanne rösten und zu Pasteten, Fleisch- und Fischgerichten geben.
- Sesamsamen auf Backwaren und ins Müsli streuen.

HEILWIRKUNGEN

TRADITIONELLE VERWENDUNG

In der chinesischen Medizin werden schwarze Sesamsamen zur Befeuchtung von Herz, Leber, Nieren, Bauchspeicheldrüse und Lunge empfohlen. Sie gelten auch als gutes Mittel gegen Verstopfung und Gelenksteife. Hellere Sesamsamen haben schwächere Heilkräfte.

BESONDERE VORZÜGE

Müdigkeit
Eisen braucht der Körper zur Bildung von Hämoglobin. Hämoglobinmangel führt zu Müdigkeit, allgemeiner Mattigkeit und möglicherweise sogar zu Anämie. Vegetarier haben unter Umständen Schwierigkeiten mit einer ausreichenden Eisenversorgung. Sesamsamen sind eine gute pflanzliche Eisenquelle.

Osteoporose
Sesamsamen enthalten viel Calcium, das Knochen stärkend wirkt. Obwohl es nicht so leicht verfügbar ist wie Calcium aus Milchprodukten, sind Sesamsamen bei vegetarischer Ernährung dennoch eine nützliche Calciumquelle. Gerade in jungen Jahren ist eine gute Versorgung mit diesem Mineralstoff wichtig, weil er sich dann in den Knochen einlagert. Wird in dieser Zeit keine optimale Knochendichte erreicht, besteht später ein größeres Risiko, an Osteoporose zu erkranken.

Unfruchtbarkeit beim Mann
Die regelmäßige Zufuhr von Sesamsamen trägt zur Zinkversorgung des Körpers bei. Sperma ist zinkhaltig, und 100 mg Sesam stellen die Menge an Zink zur Verfügung, die bei der Ejakulation verloren geht – etwa 5 mg. Auch für die Spermienqualität ist Zink ein wichtiger Faktor. Zink schützt die Spermien vor dem potenziell schädigenden Angriff durch freie Radikale und bewahrt ihr genetisches Material. Eine hohe Zinkkonzentration trägt zu einer eingeschränkten Beweglichkeit der Spermien kurz vor der Ejakulation bei. Dadurch verbrauchen diese weniger Sauerstoff und speichern die Energie, die sie brauchen, sobald sie in der Gebärmutter angelangt sind. Schließlich wird Zink für die optimale »Akrosomreaktion« benötigt, sobald die Samenzelle mit der Eizelle verschmilzt. In der Spermienkappe werden dabei Enzyme freigesetzt, die das Eindringen in die Eizelle ermöglichen.

VARIATION

Tahin
Aus gerösteten, gemahlenen Sesamsamen lässt sich Tahin herstellen, das mit Kichererbsen zu Hummus weiterverarbeitet wird. Tahin eignet sich als Zusatz zu Dips und Saucen, als Brotaufstrich oder Bestandteil von Kuchen und Gebäck. Es schmeckt nussig und leicht bitter.

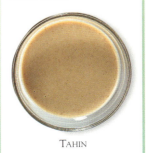

TAHIN

SIEHE AUCH MÜDIGKEIT, S. 235; MÄNNLICHE UNFRUCHTBARKEIT, S. 227; OSTEOPOROSE, S. 198

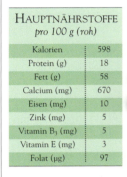

SAMEN UND KERNE

HAUPTNÄHRSTOFFE & SEK. PFLANZENSTOFFE

Zn E Ca Protein, Omega-Fettsäuren

Samen enthalten Protein, ungesättigte Fettsäuren, Mineralstoffe und Vitamine und besitzen einen ähnlichen Nährstoffgehalt wie Nüsse. Unser Speiseplan lässt sich durch eine Vielzahl essbarer Samen in rohem und gekochtem Zustand bereichern. Als alternative Eisen- und Calciumquelle sind Samen für all jene besonders empfehlenswert, die keine tierischen Produkte zu sich nehmen.

PLUSPUNKTE

- Beugen eventuell Prostataerkrankungen vor
- Lindern Darmbeschwerden
- Senken möglicherweise das Risiko von Herzerkrankungen
- Können unter Umständen Anämie vorbeugen
- Lindern Symptome von Psoriasis und Ekzemen

PORTRÄT

EMPFOHLENE MENGE

- 15 g Kürbiskerne liefern zehn Prozent des täglichen Eisenbedarfs von Frauen.
- 50 g Kürbiskerne liefern fast die Hälfte des täglichen Zinkbedarfs von Männern.
- Ein Esslöffel Sonnenblumenkerne liefert 6 mg Vitamin E.

AUSWAHL UND LAGERUNG

- Samen bis zu einem Jahr in einem luftdicht verschlossenen Behälter trocken lagern, ohne direkte Sonneneinstrahlung.

ZUBEREITUNG

- Sonnenblumen- und Melonenkerne sind ein gesunder Snack.
- Geröstete Sesamsamen ergänzen Salate und Müsli.
- Mohn und Kümmel passen gut zu selbst gebackenem Brot.
- Dillsamen über Fischgerichte streuen oder auf Brötchen mitbacken.

ANIS
Die alten Römer verwendeten Anissamen für Kuchen, der als Abschluss einer Mahlzeit als Verdauungshilfe gereicht wurde.

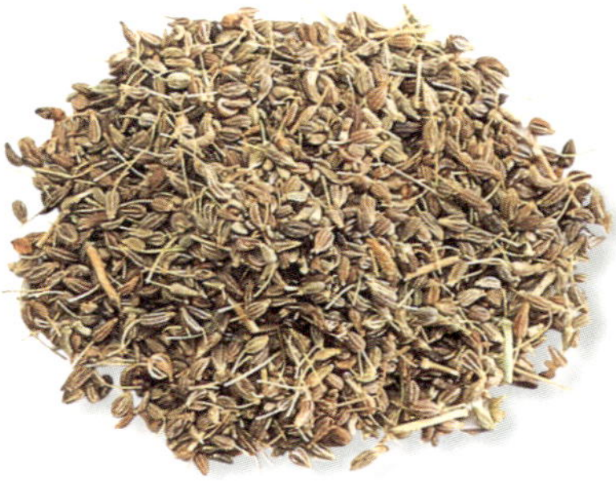

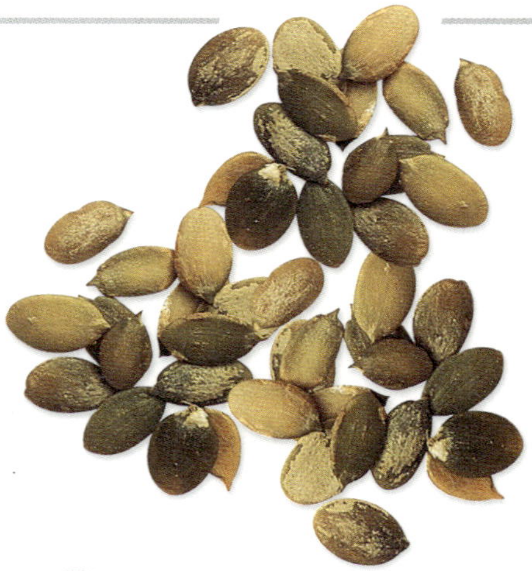

KÜRBISKERNE
Die zink-, eisen- und selenreichen Kerne sollten gut gekaut werden; dann kann der Körper ihre wertvollen Nährstoffe besser absorbieren.

SONNENBLUMENKERNE
Sonnenblumen stammen aus Mittelamerika und Peru. Die Kerne sind Vitamin-E-reich. Der regelmäßige Verzehr stärkt unter Umständen das Immunsystem.

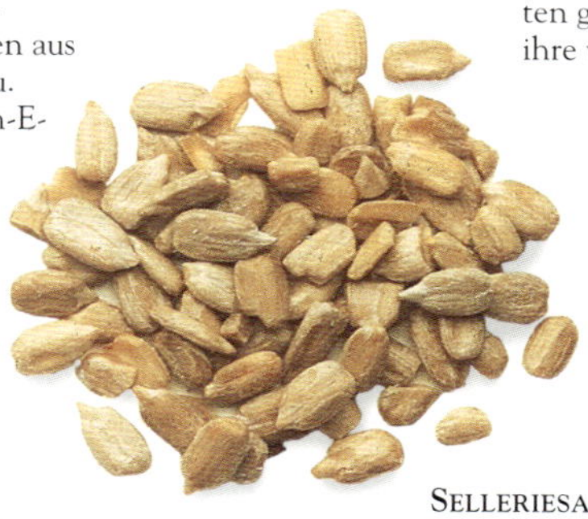

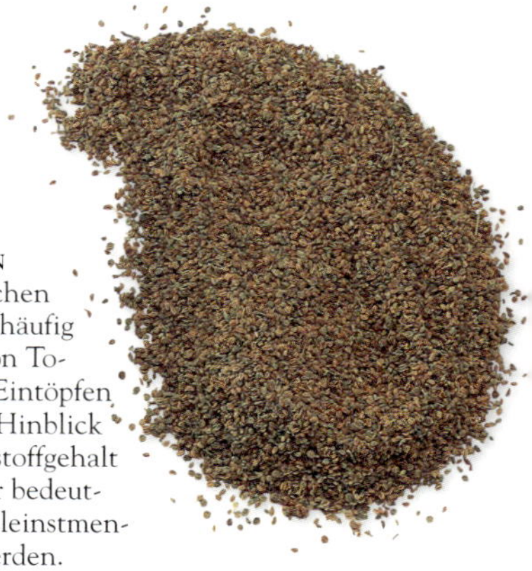

SELLERIESAMEN
Diese aromatischen Samen werden häufig zum Würzen von Tomatensaft und Eintöpfen verwendet. Im Hinblick auf ihren Nährstoffgehalt sind sie weniger bedeutsam, weil nur Kleinstmengen verzehrt werden.

KÜMMEL
Kümmel soll die Speichelproduktion anregen und verdauungsfördernd wirken. Die äußerst aromatischen Samen werden auch zu Likör verarbeitet.

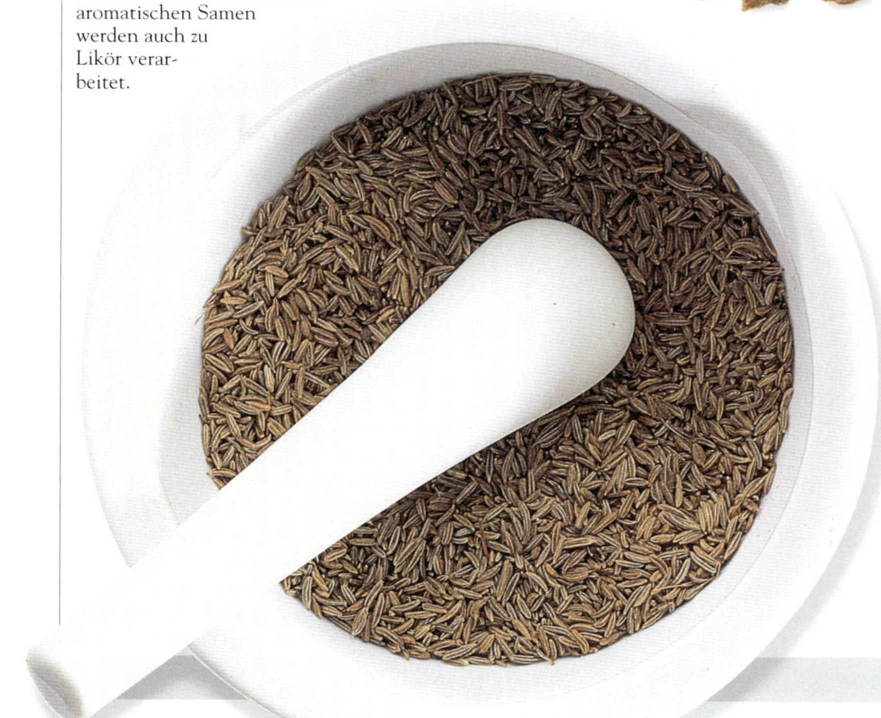

HAUPTNÄHRSTOFFE

Da viele Samen nur in Kleinstmengen verzehrt werden, tragen sie wenig zur Nährstoffversorgung bei. Andere dagegen machen einen größeren Bestandteil des Speiseplans aus und liefern Vitamine, Mineralstoffe, essenzielle Fettsäuren und Protein. Samen enthalten ungesättigte Fettsäuren aus der Omega-3- und Omega-6-Gruppe und sind daher bei vegetarischer Ernährung eine wichtige Quelle für diese Nährstoffe.

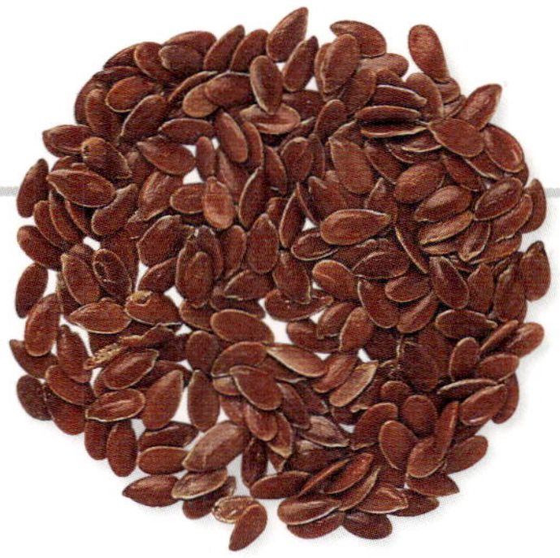

LEINSAMEN
Leinsamen enthält mehrfach ungesättigte Fettsäuren der Omega-3-Gruppe. Diese kommen gewöhnlich in tierischen Produkten vor, beispielsweise in fettreichen Seefischen.

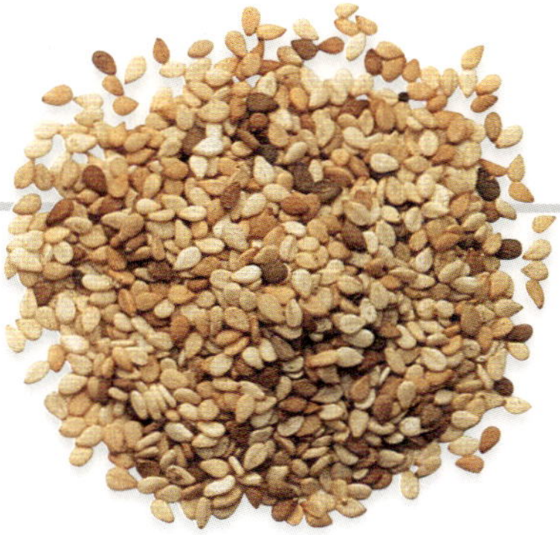

SESAMSAMEN
Die calciumreichen Sesamsamen mit dem nussigen Aroma können geröstet und gemahlen zu Tahin (Sesampaste) verarbeitet werden *(siehe auch S. 103)*.

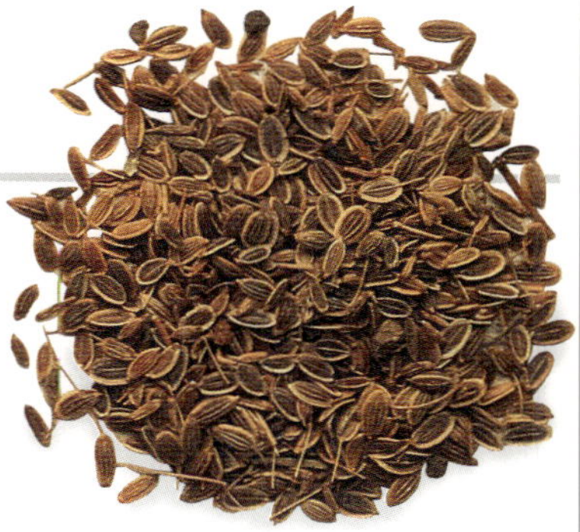

DILLSAMEN
Das Öl aus Dillsamen wird bei der Behandlung von Verdauungsstörungen eingesetzt. Zusammen mit Kohl und Hülsenfrüchten gekocht, wirken die Samen blähungshemmend.

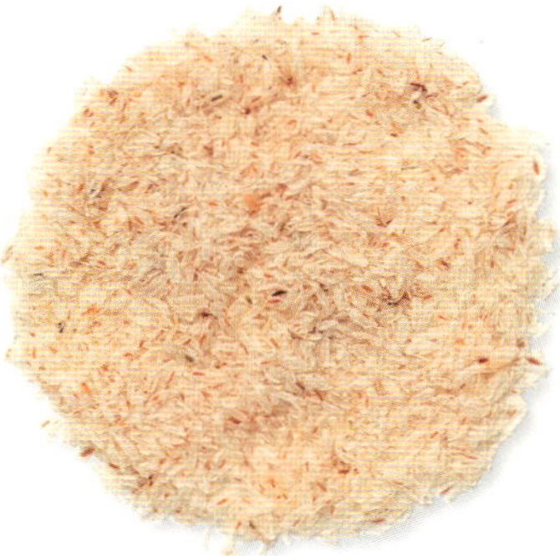

FLOHSAMEN
Die Samen des Schwarzen Wegerichs *(Plantago psyllium)* haben abführende Wirkung. Man verzehrt sie ganz oder trinkt einen Aufguss, am Besten vor dem Schlafengehen.

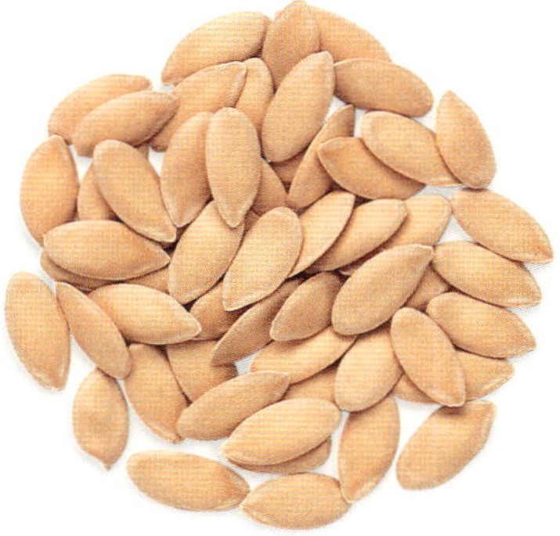

MELONENKERNE
Melonenkerne enthalten besonders viel Magnesium, beträchtliche Mengen an Eisen und dazu auch Zink und Folat. Somit sind sie gerade bei veganer Ernährung eine gute Nährstoffquelle.

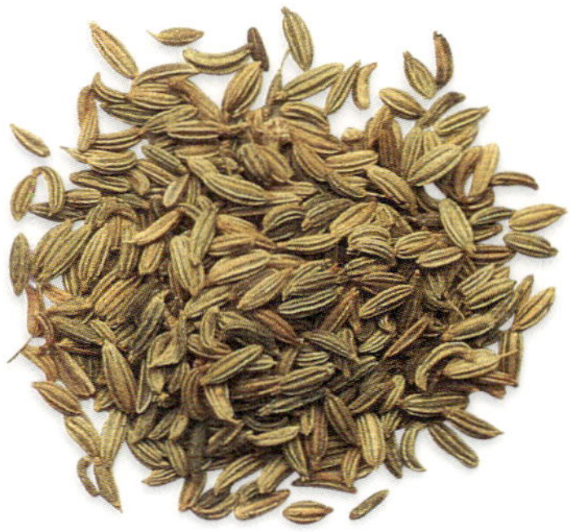

FENCHELSAMEN
Die nach Anis schmeckenden Fenchelsamen werden seit langem bei Gewichtsproblemen verwendet. Gemahlen kann man sie direkt aufs Brot oder z. B. in ein Currygericht streuen.

HEILWIRKUNGEN

TRADITIONELLE VERWENDUNG

In China werden Bockshornkleesamen zur Behandlung von Impotenz und zur Linderung von Menstruations- und Klimakteriumsbeschwerden verwendet. Im Nahen Osten setzte man keimende Bockshornkleesamen bei Unterleibskrämpfen und Magen-Darm-Entzündungen ein und als Schmerz linderndes Mittel bei Wehen. Der westlichen Kräuterheilkunde zufolge wirken Fenchelsamen bei Verdauungsstörungen beruhigend und bei Frauen direkt nach der Entbindung Milch bildend. Zudem nimmt man sie zur Behandlung von Koliken bei Babys.

BESONDERE VORZÜGE

Prostatabeschwerden
Zink ist wichtig für eine gesunde Prostata. Männer sollten daher täglich mindestens 10 mg Zink zu sich nehmen. Eine Hand voll Kürbis-, Sesam-, Sonnenblumen- oder Melonenkerne – im Müsli oder als Snack zwischendurch verzehrt – liefert etwa 1 mg Zink.

Verstopfung
Flohsamen werden oft als Abführmittel und zur Linderung der Symptome bei Reizkolon empfohlen. Sie machen den Stuhl voluminöser und verkürzen die Darmpassagezeit.

Herzerkrankungen
Leinsamen, Hanfsamen und Kürbiskerne enthalten Omega-3-Fettsäuren. Diese verdünnen das Blut, vermindern die Blutgerinnung und wirken so einer Herzerkrankung oder einem Schlaganfall entgegen. Die in Sonnenblumenkernen, Kürbiskernen und Sesamsamen enthaltenen Omega-6-Fettsäuren werden zu Prostaglandinen umgebaut, die Blutdruck senkend wirken. In Sonnenblumenkernen ist auch viel Vitamin E enthalten, das Schädigungen der Arterienwände vorbeugt.

Anämie
Eine Hauptursache chronischer Müdigkeit bei vielen Vegetariern ist Anämie durch unzureichende Eisenaufnahme. Sesamsamen und Kürbiskerne sind sehr gute Eisenquellen; auch Melonen- und Sonnenblumenkerne verfügen über beachtliche Mengen.

Ekzeme und Psoriasis
Eine Mischung aus Hanf- und Leinsamen sowie Kürbiskernen ist bei Hautleiden günstig und lindert mit Psoriasis verbundene Entzündungen. Zusammen mit Sesamsamen und Sonnenblumenkernen, die Omega-6-Fettsäuren enthalten, hilft sie auch bei Ekzemen.

VARIATION

Hanfsamenöl
Die beste Quelle für Omega-3- und Omega-6-Fettsäuren sind die Samen der Hanf- bzw. Marihuanapflanze. Hanfsamenöl enthält 19 Prozent Omega-3-Fettsäuren, 57 Prozent Omega-6-Fettsäuren und zwei Prozent Gamma-Linolensäure und trägt so zur Versorgung mit diesen essenziellen Fettsäuren bei.

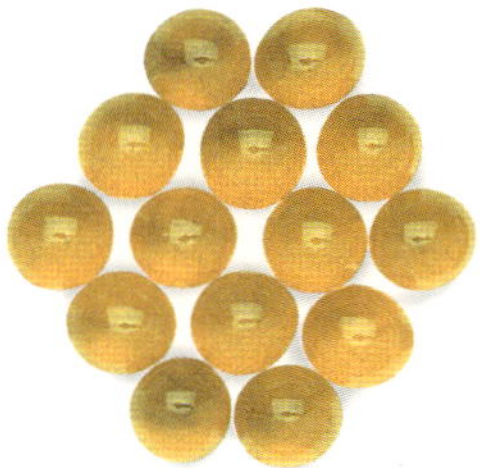

KAPSELN MIT HANFSAMENÖL

SIEHE AUCH ANÄMIE, S. 160; VERSTOPFUNG, S. 175; HERZERKRANKUNGEN, S. 152; PSORIASIS, S. 166

ÖLE

HAUPTNÄHRSTOFFE & SEK. PFLANZENSTOFFE
E Einfach ungesättigte Fettsäuren, Omega-3-Fettsäuren

Alle aus Pflanzen wie aus Fischen gewonnenen Öle bestehen aus gesättigten sowie mehrfach und einfach ungesättigten Fettsäuren. Aus dem vorherrschenden Anteil ergibt sich die Bezeichnung des jeweiligen Öls. Olivenöl enthält z. B. 14 Prozent gesättigte, 11 Prozent mehrfach ungesättigte und 75 Prozent einfach ungesättigte Fettsäuren und gilt somit als einfach ungesättigtes Öl.

PLUSPUNKTE
- Wirken Cholesterin senkend und schützen möglicherweise vor Herzerkrankungen
- Verlangsamen den Alterungsprozess
- Wirken unter Umständen gegen Infektionen und entzündliche Hauterkrankungen

PORTRÄT

★ EMPFOHLENE MENGE

- Sämtliche Öle sind »Kalorienbomben« und liefern die Vitamine A und E.
- Olivenöl ist besonders reich an einfach ungesättigten Fettsäuren. Wer Olivenöl anstelle von anderen Ölen verwendet, senkt damit eventuell den Cholesterinspiegel und das Risiko von Herzerkrankungen.

AUSWAHL UND LAGERUNG

- Öle unterscheiden sich je nach Ausgangsprodukt in puncto Farbe, Aroma und Geschmack. Prüfen Sie Aroma und Geschmack bei frisch abgefüllten Ölen; sie sollten nicht unangenehm ranzig riechen.
- Bei Zimmertemperatur bleiben Öle flüssig. Öl nicht direktem Sonnenlicht aussetzen.

ZUBEREITUNG

- Öle haben unterschiedliche Geschmacksrichtungen. Zum Würzen eignen sich besonders gut Walnussöl, Sesamöl und extra natives (kalt gepresstes) Olivenöl. Sonnenblumenöl schmeckt gut als Salatdressing.
- Einige Öle, z. B. Maiskeimöl, ist speziell zum Kochen geeignet.

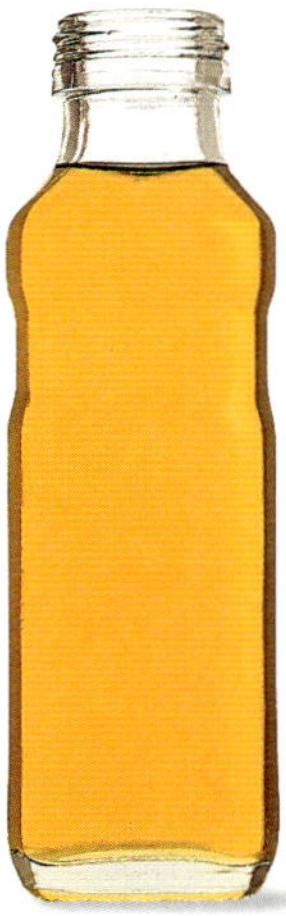

OLIVENÖL
Olivenöl wurde bereits vor Tausenden von Jahren gewonnen und ist ein fester Bestandteil der mediterranen Küche. Gewöhnlich besteht es aus einer Mischung aus raffinierten und nativen Ölen.

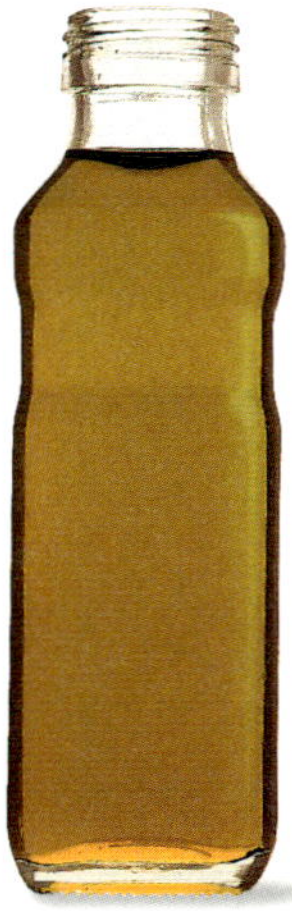

EXTRA NATIVES OLIVENÖL
Dieses hochwertigste aller Olivenöle wird bei der ersten Kaltpressung der Oliven gewonnen. Extra natives Olivenöl ist dunkler und aromatischer als andere Sorten.

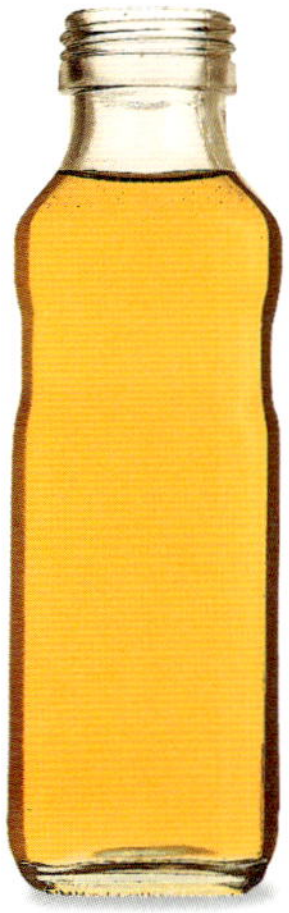

MAISKEIMÖL
Das aus den Maiskörnern gepresste Öl besteht vorwiegend aus mehrfach ungesättigten Fettsäuren und enthält Vitamin E. Maiskeimöl wird zur Margarineherstellung verwendet.

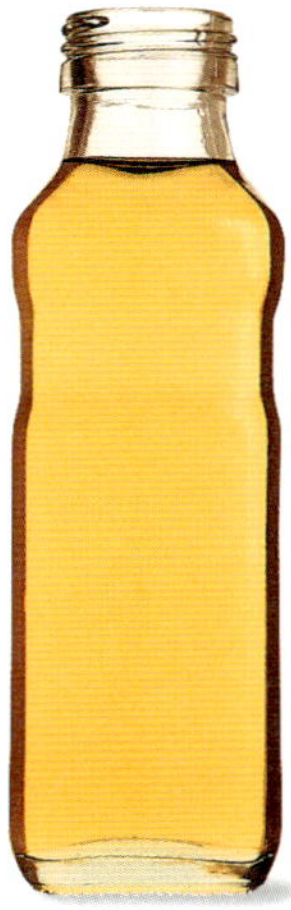

SONNENBLUMENÖL
Sonnenblumenöl ist besonders reich an essenziellen mehrfach ungesättigten Fettsäuren und enthält viel Vitamin E. Dadurch wird es nicht so schnell ranzig.

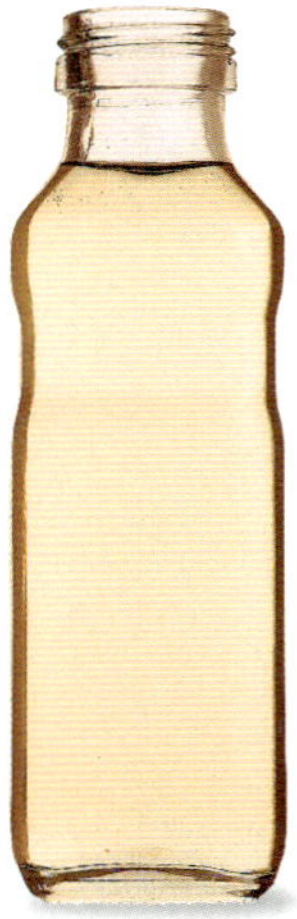

ERDNUSSÖL
Dieses Öl, das in Südamerika und Afrika seit Tausenden von Jahren verwendet wird, besteht vorwiegend aus einfach ungesättigten Fettsäuren und liefert beachtliche Mengen an Vitamin E.

HEILWIRKUNGEN

TRADITIONELLE VERWENDUNG

Der chinesischen Medizin zufolge fördern Öle das »Yin« und sind gut für das Nervensystem. Olivenöl wird in Griechenland seit mindestens 3000 v.Chr. hergestellt. Dass es dort seitdem kontinuierlich verwendet wurde, soll eine Ursache für die niedrige Rate an Herzerkrankungen sein.

BESONDERE VORZÜGE

Herzerkrankungen und Schlaganfall
Würden wir weniger feste Fette und stattdessen mehr Olivenöl verwenden, ließen sich die Cholesterinwerte im Blut möglicherweise um zehn Prozent senken. Das Risiko der koronaren Herzkrankheit soll mit jeder einprozentigen Senkung des Cholesteringehalts um zwei Prozent sinken. Reiskleieöl enthält Oryzanol, das die Cholesterinaufnahme in den Körper verhindert.

Blutgerinnsel
Die in Hanfsamenöl *(siehe S. 105)*, Leinsamenöl und Fischölen enthaltenen Omega-3-Fettsäuren halten offenbar das Blut flüssig und vermindern somit die Gefahr von Blutgerinnseln. Der Gerinnungsfaktor wird herabgesetzt, das Blut haftet nicht an beschädigten Stellen der Arterienwände.

Alterungsprozess
Antioxidative Eigenschaften im Thymianöl scheinen den Alterungsprozess zu verlangsamen. Bei Tieren steht dieser Vorgang in Verbindung mit dem verstärkten Rückgang langkettiger mehrfach ungesättigter Fettsäuren im Körpergewebe, der durch Oxidation verursacht wird. Gewöhnlich sorgen diese Fettsäuren für bewegliche und intakte Membranen und sind am Aufbau hormonähnlicher Substanzen beteiligt, die für Augen, Gehirn, Herz, Gelenke, Haut und Fortpflanzungsorgane benötigt werden. Die Antioxidantien im Thymianöl schränken die Oxidation von Fettsäuren ein. Tiere, die im Versuch mit Thymianöl gefüttert wurden, hatten festeres Muskelgewebe und waren beweglicher im Alter. Unverdünnt ist Thymianöl ein Reizmittel; in Kapseln ist es gewöhnlich zusammen mit Nachtkerzenöl *(siehe S. 25)* erhältlich.

SIEHE AUCH HERZERKRANKUNGEN, S. 152; HOHER CHOLESTERINSPIEGEL IM BLUT, S. 154; INFEKTIONSKRANKHEITEN, S. 212; PSORIASIS, S. 166

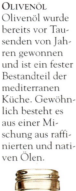

HAUPT-NÄHRSTOFFE *pro 100 g*	OLIVENÖL	SONNEN-BLUMENÖL	SOJAÖL	SESAMÖL	MAISKEIMÖL	KOKOSNUSSÖL	RAPSÖL	PALMÖL	KÜRBISKERNÖL	ERDNUSSÖL	WALNUSSÖL	LEBERTRAN
Kalorien	899	899	899	881	899	899	899	899	899	899	899	899
Fett (g)	99,9	99,9	99,9	99,7	99,9	99,9	99,9	99,9	unbekannt	99,9	99,9	99,9
Gesättigte Fettsäuren (g)	14	11,9	14,5	14,2	12,7	85,2	6,6	45,3	unbekannt	18,8	9,1	20,2
Einf. unges. Fettsäuren (g)	69,7	20,2	23,2	37,3	24,7	6,6	57,2	41,6	unbekannt	47,8	16,5	44,6
Mehrf. unges. Fettsäuren (g)	11,2	63	56,5	43,9	57,8	1,7	31,5	8,3	unbekannt	28,5	69,9	29,9
Vitamin E (mg)	5	49	16	–	17	1	22	–	unbekannt	15	–	20

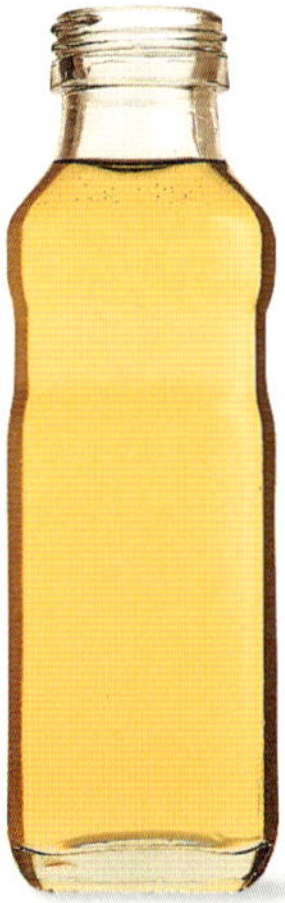

SOJAÖL
Das aus Sojabohnen gewonnene Öl ist hellgelb und schmeckt neutral. Es wird in der Nahrungsmittelindustrie verwendet und findet sich in Margarinen und Kochfetten.

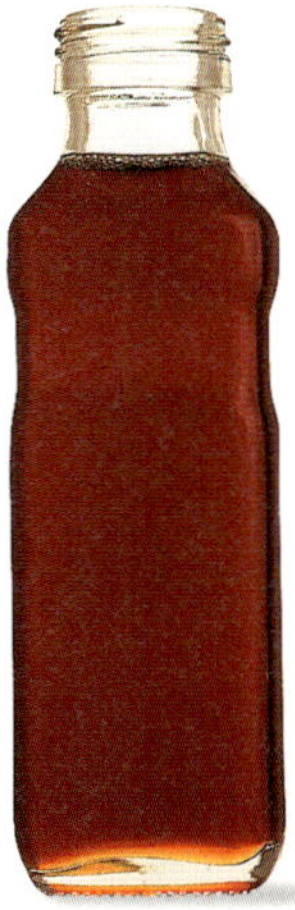

SESAMÖL
Raffiniertes Sesamöl besteht aus einfach und mehrfach ungesättigten Fettsäuren. Das bernsteinfarbene, nussig schmeckende Öl eignet sich zum Braten, Kochen und für Dressings.

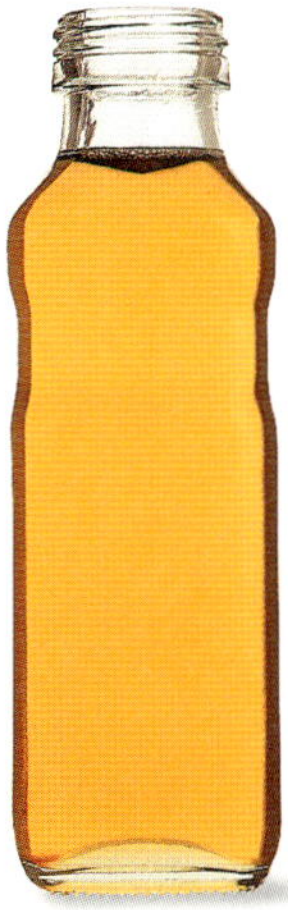

WALNUSSÖL
Das ursprünglich aus Griechenland stammende Öl wird vorwiegend zum Kochen und als Salatdressing verwendet. Je nach Walnusssorte sind unterschiedliche Varianten im Handel.

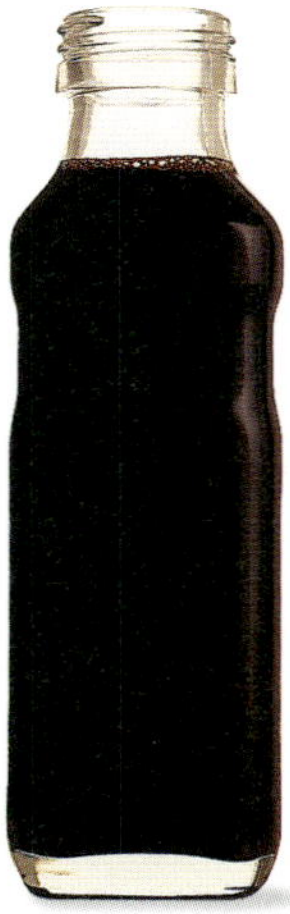

KÜRBISKERNÖL
Kürbiskerne bestehen zu 30–40 Prozent aus Öl. Werden sie vor dem Extrahieren geröstet, ist das Endprodukt dunkler und schmeckt intensiver als andere Ölsorten.

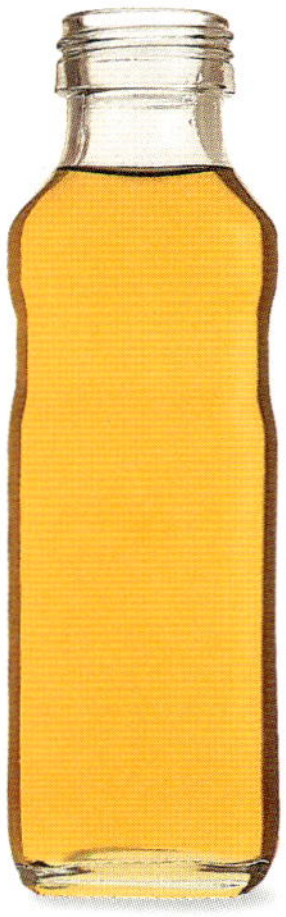

LEBERTRAN
Das aus der Leber des Kabeljaus gewonnene Öl ist äußerst reich an Vitamin A, pro 100 g liefert es 18 000 µg Vitamin A. Schwangere Frauen sollten keinen Lebertran zu sich nehmen.

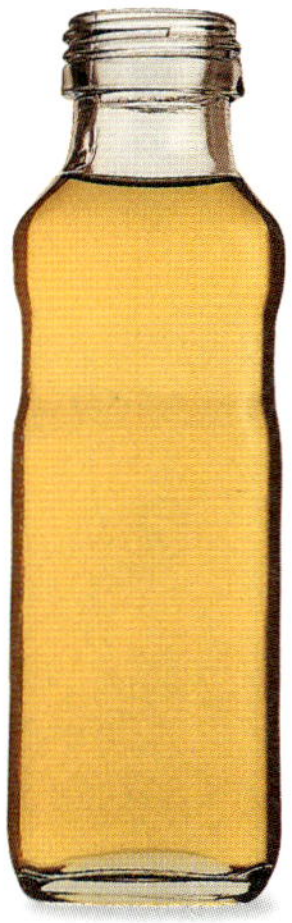

KOKOSNUSSÖL
Dieses Öl besteht vor allem aus gesättigten Fettsäuren, ist aber cholesterinfrei. Es ist in Kochölen, Margarinen und Süßwaren enthalten und wird bei Zimmertemperatur halbfest.

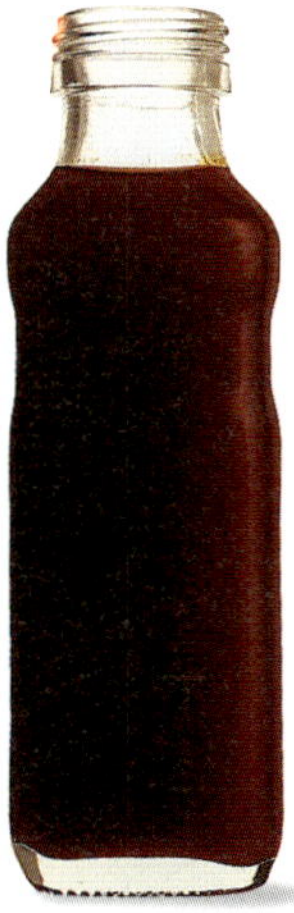

PALMÖL
Die Farbe des aus der Palmnuss gewonnenen Öls geht auf den hohen Gehalt an Alpha- und Beta-Carotin zurück. Es wird in der afrikanischen Küche verwendet und ist in Kochfetten enthalten.

Infektionen
Knoblauchöl wird zur Behandlung und Vorbeugung gegen Bakterien-, Virus- und Pilzinfektionen empfohlen, u.a. auch bei Erkältungen und Soor. Knoblauch *(siehe S. 66)* besitzt antibiotische Eigenschaften, die offenbar das Immunsystem stärken.

Entzündungskrankheiten
Leinsamen-, Hanf-, Nachtkerzen- und Fischöl enthalten essenzielle Fettsäuren. Diese wirken entzündungshemmend und lindern unter Umständen die Symptome bei Polyarthritis, Psoriasis und Ekzemen, die mit Entzündungen einhergehen. Der Körper wandelt essenzielle Fettsäuren in hormonähnliche Prostaglandine um, die wiederum in den Zellen entzündungshemmend wirken.

VORSICHT

Margarine enthält gesättigte Fettsäuren und »Trans-Fettsäuren« *(siehe S. 24)*. In einigen Sorten liegen nur fünf bis sieben Prozent Trans-Fettsäuren vor, feste Margarinen können jedoch bis zu 40 Prozent enthalten.

VARIATIONEN

Margarinen
Die 1869 als billige Alternative zur Butter von einem französischen Chemiker erfundene Margarine wird heute mit den Vitaminen A und D angereichert und hat den gleichen Fett- und Kaloriengehalt wie Butter. Zur Herstellung werden verschiedene Öle verwendet, darunter Soja-, Sonnenblumen- und Palmöl. Solange das Herkunftsöl auf der Packung nicht ausgewiesen ist, handelt es sich vermutlich um eine Mischung aus den auf dem Weltmarkt gerade preiswertesten Sorten. Weiche Margarinesorten sollen gesünder sein als feste, weil sie weniger Trans-Fettsäuren enthalten, die beim Herstellungsprozess entstehen.

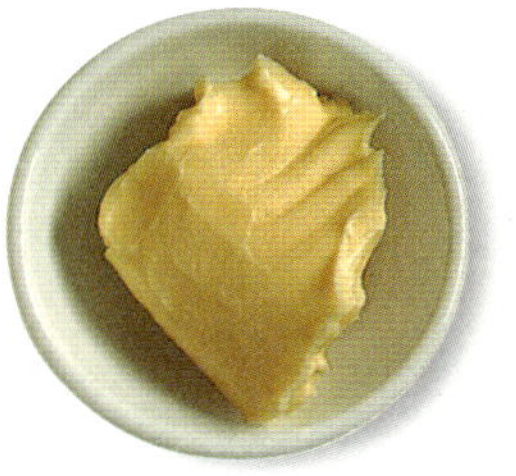

WEICHE MARGARINE

SIEHE AUCH PSORIASIS, S. 166; POLYARTHRITIS, S. 197; SCHLAGANFALL, S. 156

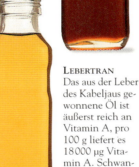

KRÄUTER

HAUPTNÄHRSTOFFE & SEK. PFLANZENSTOFFE

C E Bc Fe Carotine

Mehr als 200 Kräuter lassen sich kulinarisch oder medizinisch verwenden. Sie spielen seit Tausenden von Jahren in der Kräuterheilkunde eine wichtige Rolle, und viele Rezepte aus früheren Zeiten sind noch heute gültig. Im Zuge einer neuen Tendenz – weg von konventionellen Medikamenten, hin zur sanfteren Kräutermedizin – gewinnen Kräuter heutzutage eine neue Popularität.

PLUSPUNKTE

- Wirken unter Umständen gegen Bakterien, die Nahrungsmittelvergiftungen auslösen
- Mildern die Auswirkungen der Umweltverschmutzung, die den Alterungsprozess beschleunigen
- Unterstützen möglicherweise die Behandlung von Diabetes

PORTRÄT

★ EMPFOHLENE MENGE

- 20 g frische Petersilie liefert den empfohlenen Tagesbedarf von Erwachsenen an Vitamin C. Der regelmäßige Verzehr wirkt möglicherweise Krebs hemmend.
- 20 g frischer Schnittlauch herzhaften Gerichten zugefügt, liefert reichlich Allicin.

AUSWAHL UND LAGERUNG

- Kaufen Sie frische, getrocknete und gemahlene Kräuter im Fachhandel..
- Frische Minze hält sich bis zu zwei Wochen in kaltem Wasser. Rosmarin und Thymian halten sich unter denselben Bedingungen nur etwa fünf Tage.

ZUBEREITUNG

- Kräuter werden für Salate und eine Vielzahl von Gerichten verwendet.
- Für Kräutertees lässt man frische Blätter und Blüten in Wasser ziehen.
- Für eine Abkochung lässt man Wurzeln, Rinde, Samen oder Stängel etwa 30 Minuten köcheln.

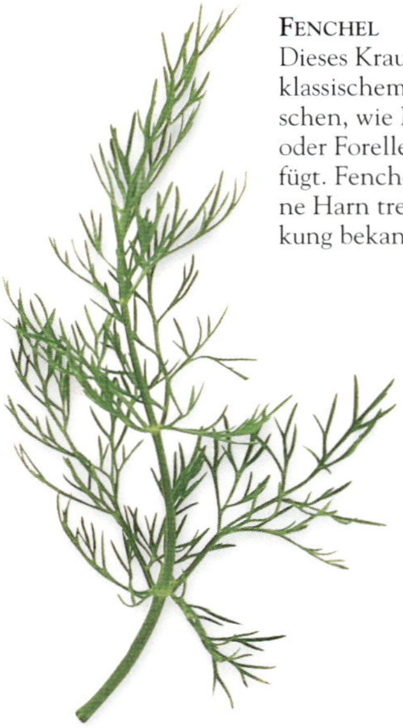

FENCHEL
Dieses Kraut wird nach klassischem Rezept Fischen, wie Makrelen oder Forellen, hinzugefügt. Fenchel ist für seine Harn treibende Wirkung bekannt.

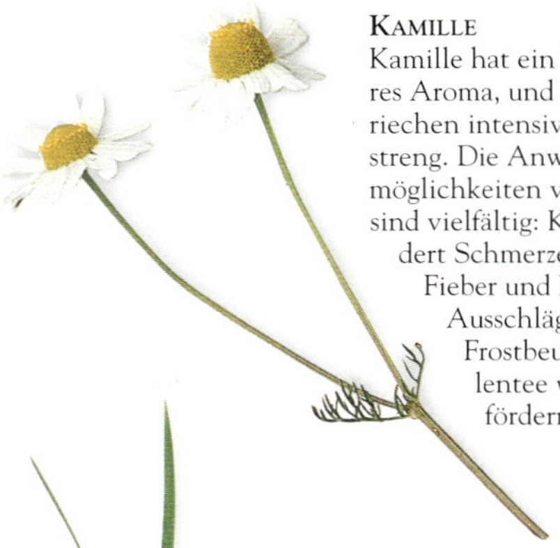

KAMILLE
Kamille hat ein leicht bitteres Aroma, und die Blüten riechen intensiv und etwas streng. Die Anwendungsmöglichkeiten von Kamille sind vielfältig: Kamille lindert Schmerzen, senkt Fieber und hilft bei Ausschlägen und Frostbeulen. Kamillentee wirkt Schlaf fördernd.

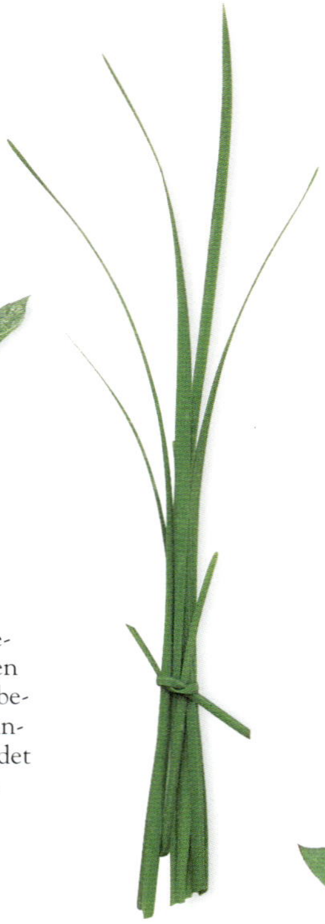

SCHNITTLAUCH
Der mit der Zwiebel verwandte Schnittlauch passt gut zu Omelette, Kartoffelsalat, Frischkäse und Joghurt. Regelmäßig verzehrt, soll er Appetit anregend wirken.

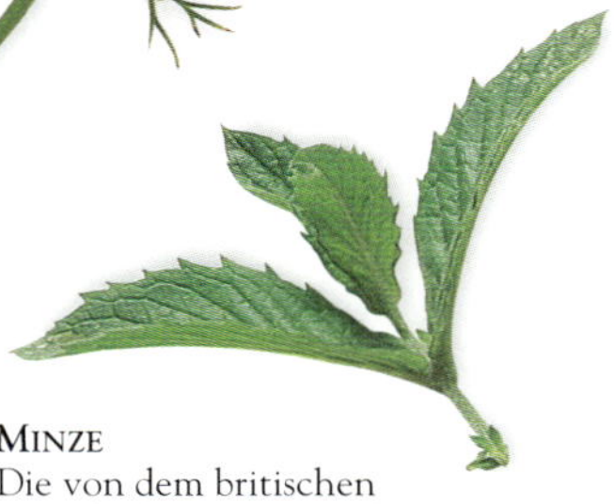

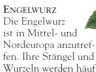

MINZE
Die von dem britischen Naturheilkundigen Nicholas Culpeper (1616–1654) als »günstig für den Magen« bezeichnete Minze ist ein beliebtes Heilkraut. Sie wird in Getränken, Saucen und Chutneys verwendet und beim Kochen neuer Kartoffeln dem Wasser zugesetzt.

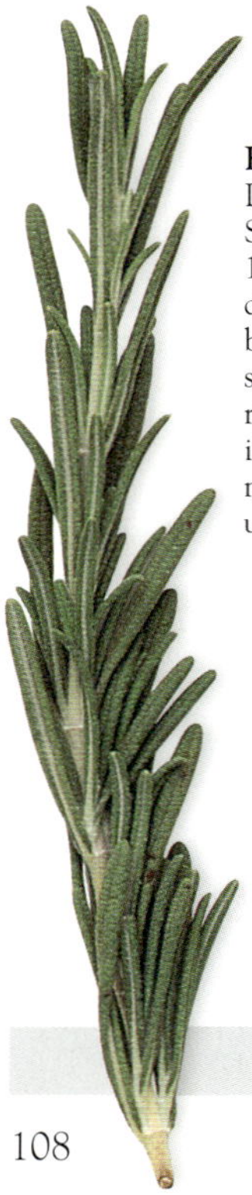

ROSMARIN
Dieser immergrüne Strauch wird bis zu 1,50 m hoch. In den nadelähnlichen Blättern befindet sich ein ätherisches Öl von charakteristischem Geruch. Das intensive, scharfe Aroma passt gut zu Lamm- und Geflügelgerichten.

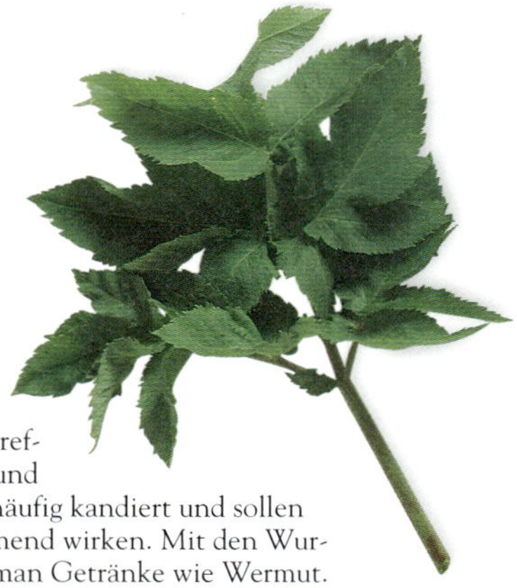

ENGELWURZ
Die Engelwurz ist in Mittel- und Nordeuropa anzutreffen. Ihre Stängel und Wurzeln werden häufig kandiert und sollen entzündungshemmend wirken. Mit den Wurzeln aromatisiert man Getränke wie Wermut.

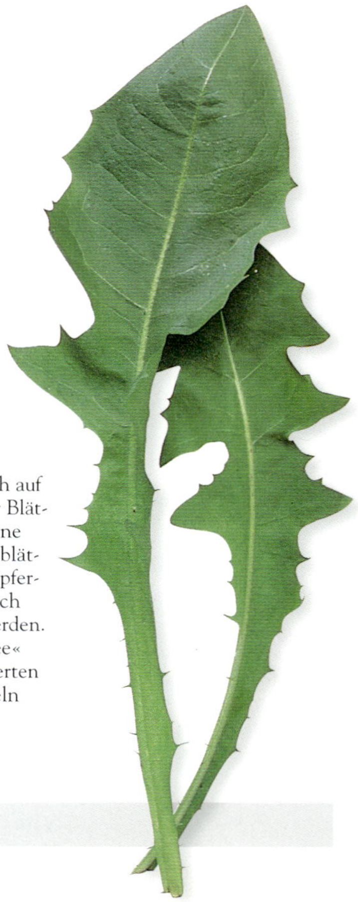

LÖWENZAHN
Der Name bezieht sich auf die gezackte Form der Blätter, die wie Löwenzähne aussehen. Löwenzahnblätter sind eisen- und kupferreich und können frisch zum Salat gegeben werden. Der Löwenzahn»kaffee« wird aus den zerkleinerten und gerösteten Wurzeln bereitet.

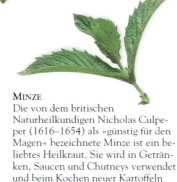

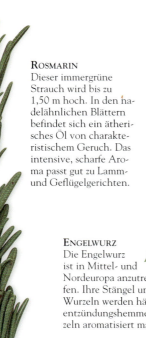

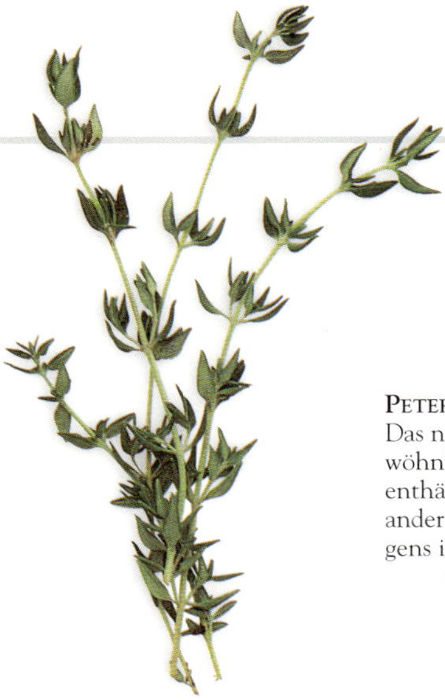

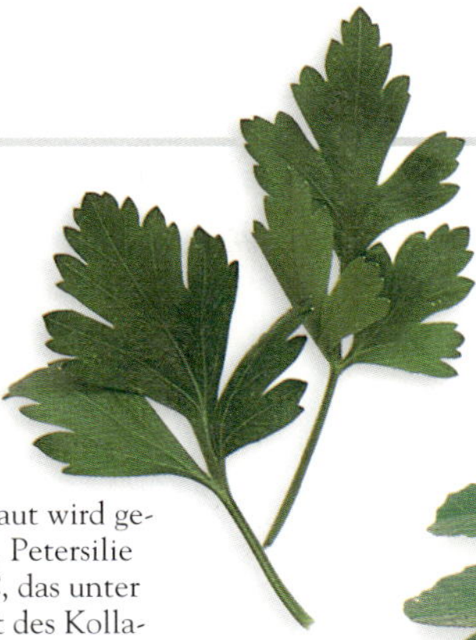

PETERSILIE
Das nährstoffreiche Kraut wird gewöhnlich roh verzehrt. Petersilie enthält viel Vitamin C, das unter anderem für den Erhalt des Kollagens in der Haut benötigt wird.

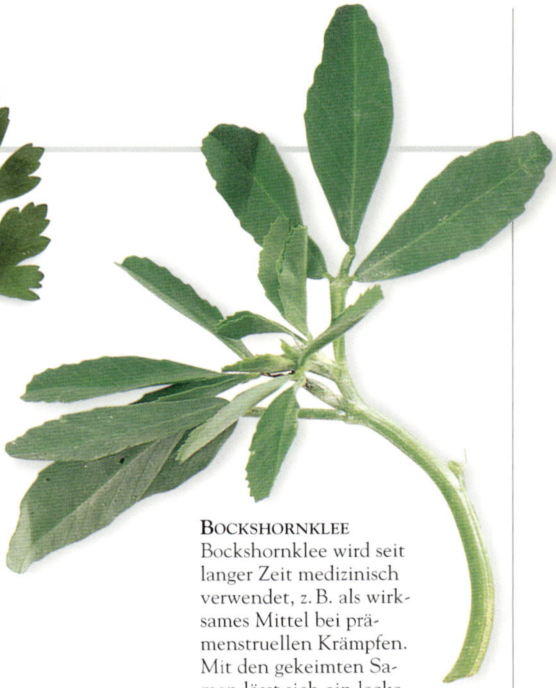

BOCKSHORNKLEE
Bockshornklee wird seit langer Zeit medizinisch verwendet, z. B. als wirksames Mittel bei prämenstruellen Krämpfen. Mit den gekeimten Samen lässt sich ein leckerer Snack bereiten.

THYMIAN
Thymian wurde Rittern im Mittelalter als Symbol ihrer Tapferkeit gegeben. Das Aroma stammt von ätherischen Ölen. Thymian passt ausgezeichnet zu gegrillten und fetten Fleischgerichten.

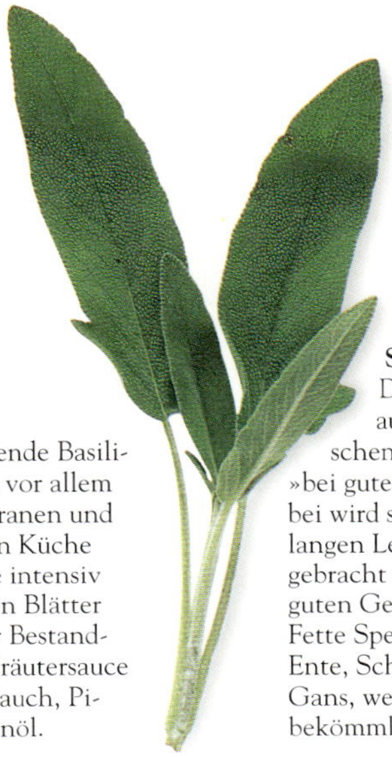

SALBEI
Der Name stammt aus dem Lateinischen: Salvia bedeutet »bei guter Gesundheit«. Salbei wird seit jeher mit einem langen Leben in Verbindung gebracht und soll zu einem guten Gedächtnis verhelfen. Fette Speisen, wie Pasteten, Ente, Schweinefleisch und Gans, werden mit Salbei bekömmlicher.

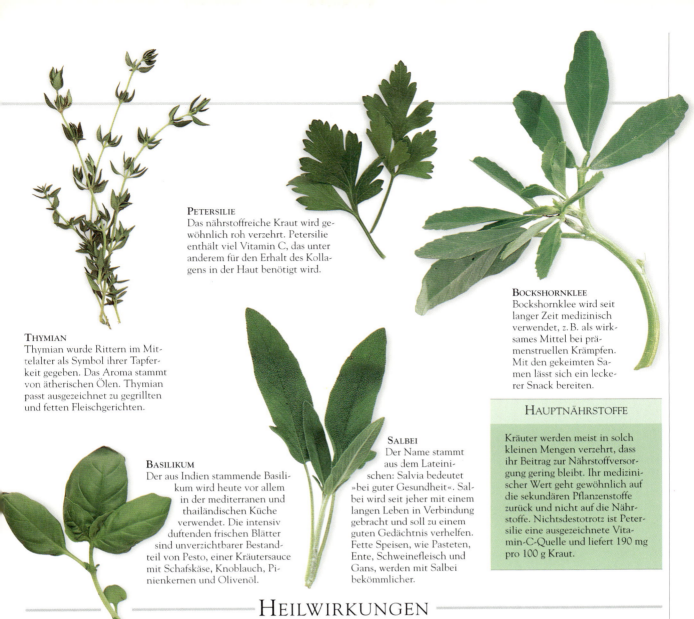

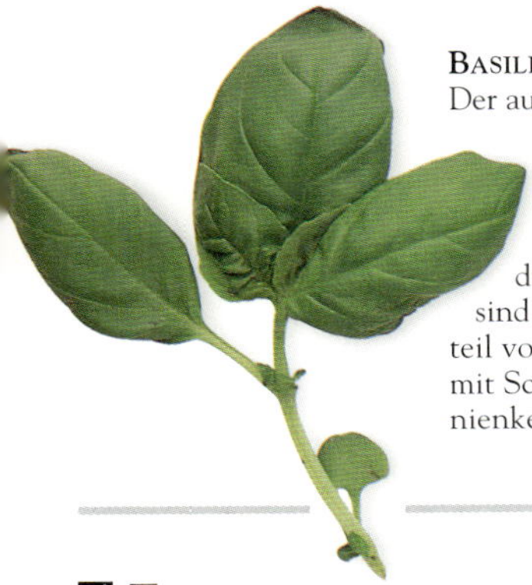

BASILIKUM
Der aus Indien stammende Basilikum wird heute vor allem in der mediterranen und thailändischen Küche verwendet. Die intensiv duftenden frischen Blätter sind unverzichtbarer Bestandteil von Pesto, einer Kräutersauce mit Schafskäse, Knoblauch, Pinienkernen und Olivenöl.

HAUPTNÄHRSTOFFE

Kräuter werden meist in solch kleinen Mengen verzehrt, dass ihr Beitrag zur Nährstoffversorgung gering bleibt. Ihr medizinischer Wert geht gewöhnlich auf die sekundären Pflanzenstoffe zurück und nicht auf die Nährstoffe. Nichtsdestotrotz ist Petersilie eine ausgezeichnete Vitamin-C-Quelle und liefert 190 mg pro 100 g Kraut.

HEILWIRKUNGEN

TRADITIONELLE VERWENDUNG

Ein Aufguss aus getrockneten oder frischen Basilikumblättern gilt in der Kräuterheilkunde als wirksames Mittel gegen Erbrechen, Krämpfe, Verdauungsstörungen und Blähungen. Nach der Entbindung soll er die verzögerte Plazentaausstoßung verhindern. Salbei ist verdauungsfördernd und scheint dazu beizutragen, das in schweren Speisen enthaltene Fett aufzuspalten. Minze ist ein Magen beruhigendes Kraut, das die Symptome der Reisekrankheit lindert. Das Kauen von Fenchelsamen beruhigt den Darm, ein Aufguss aus den Blättern hilft bei Koliken. Stillende Mütter können Koliken ihrer Babys lindern, indem sie Fencheltee trinken, weil sich dessen beruhigende Eigenschaften über die Muttermilch übertragen. Rosmarintee wird in der Kräuterheilkunde bei Erkältungen, Grippe und Rheuma empfohlen. Rosmarin soll auch stimmungserhellend und Energie spendend wirken. Kamillentee ist ein Beruhigungsmittel, das auch bei Schlaflosigkeit hilft. Günstig ist er auch bei prämenstruellen Problemen, Angst und Stress.

BESONDERE VORZÜGE

Nahrungsmittelvergiftung
Im Laborversuch wirkte Rosmarin Bakterien entgegen, die Nahrungsmittelvergiftungen auslösen, darunter *Staphylococcus* und der gefährliche *Escherichia coli*.

Alterungsprozess
Wissenschaftlichen Untersuchungen zufolge besitzt Thymian starke antioxidative Eigenschaften. Im Versuch waren ältere Mäuse, die mit Thymianöl gefüttert wurden, lebhafter als andere. Thymian soll verhindern, dass langkettige Fettsäuren in den Zellwänden abgebaut und oxidiert werden. Dadurch könnte Thymian vor jenen Auswirkungen von Umweltverschmutzung und Sonneneinstrahlung schützen, die den Alterungsprozess beschleunigen.

Diabetes
Bockshornklee scheint bei einigen Diabetikern den Cholesterinspiegel im Blut zu senken. Tests haben ergeben, dass 25 g Bockshornkleesamen täglich die Zuckerwerte im Blut und im Urin senken; so könnten Diabetiker ihre Insulindosis verringern.

Ödeme
100 g frische Löwenzahnblätter enthalten 297 mg Kalium. Sie sind für ihre Harn treibende Wirkung bekannt und eignen sich zur Behandlung von Ödemen und Bluthochdruck.

Herzerkrankungen und Krebs
Der mit Knoblauch und Zwiebeln verwandte Schnittlauch enthält Schwefelverbindungen, die den Cholesterinspiegel im Blut sowie die Triglyceridwerte senken und der Bildung von Blutgerinnseln entgegenwirken. Im Laborversuch verhinderten diese Substanzen kanzerogene Zellveränderungen. Zusammen mit Knoblauch und Zwiebeln könnte ein erhöhter Verzehr von Schnittlauch also das Risiko von Herzerkrankungen und Krebs senken.

SIEHE AUCH KREBS, S. 214; DIABETES, S. 218; WASSEREINLAGERUNG, S. 153; HERZERKRANKUNGEN, S. 152; ÜBELKEIT, S. 180

TEE

HAUPTNÄHRSTOFFE & SEK. PFLANZENSTOFFE
Polyphenole, Koffein

Mit Ausnahme von Wasser gehört Tee zu den weltweit am meisten getrunkenen Getränken. Der kleine immergrüne Teestrauch stammt ursprünglich aus Südostasien. Traditionell wurde Tee gegen Blähungen und Wassereinlagerungen eingesetzt. Kräuter- und Früchtetees, die z. B. aus Minze oder schwarzen Johannisbeeren bereitet werden, haben beruhigende Eigenschaften.

PLUSPUNKTE

- Beugt offenbar Herzerkrankungen vor
- Senkt möglicherweise das Schlaganfallrisiko bei älteren Männern
- Verhindert eventuell Nierenversagen
- Bringt unter Umständen Krebswachstum zum Stillstand

PORTRÄT

HAUPTNÄHRSTOFFE

Ein Teeaufguss beinhaltet im Allgemeinen nur Spuren von Nährstoffen. Durch den Zusatz von Milch, Sahne oder Zucker erhöht sich der Nährstoffgehalt.

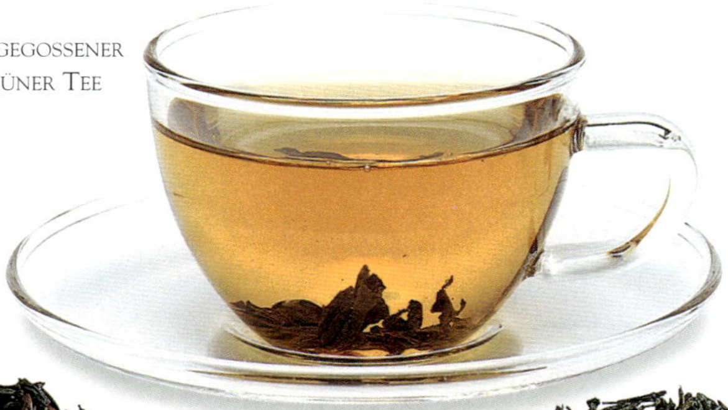

AUFGEGOSSENER GRÜNER TEE

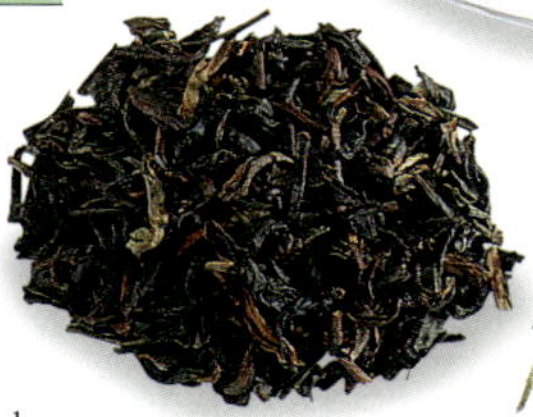

OOLONG-TEE

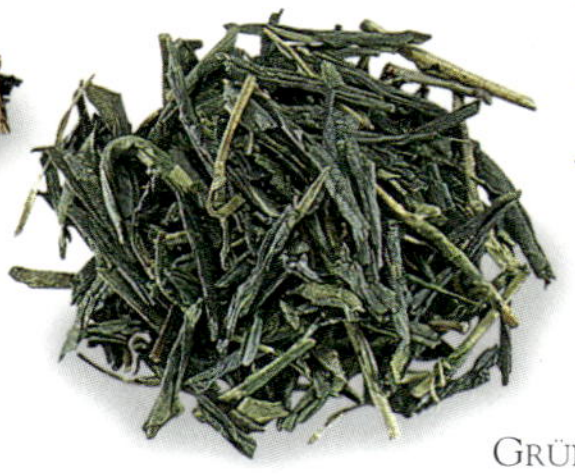

GRÜNER TEE

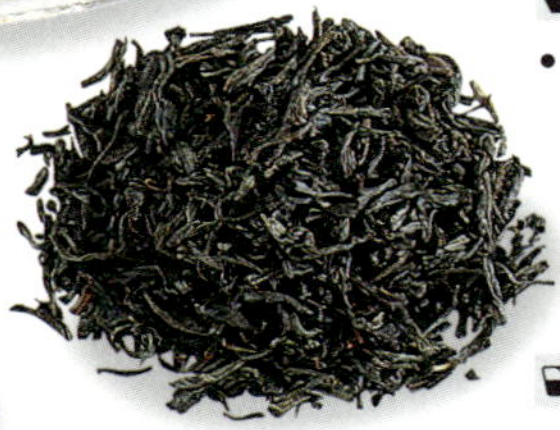

SCHWARZTEE

TEESORTEN
Die drei hauptsächlichen Teesorten sind grüner, schwarzer und Oolong-Tee. Grüner Tee wird aus den frischen Trieben der Pflanze gewonnen. Zur Herstellung von Schwarztee gehören Welken, Rollen und Fermentieren der Blätter. Oolong-Tee wird aus halbfermentierten Trieben bereitet.

★ EMPFOHLENE MENGE

- Zwei oder mehr Tassen Tee täglich könnten die Gefahr von Herzerkrankungen verringern, da Tee eine Reihe wichtiger antioxidativer Pflanzenstoffe wie Quercetin enthält.
- 200 ml Tee enthalten durchschnittlich 44 mg Koffein. Die genaue Menge hängt davon ab, wie lange der Tee zieht.

AUSWAHL UND LAGERUNG

- Wählen Sie Ihren Lieblingstee nach Geschmack aus. Es gibt auch entkoffeinierten Tee.
- Kühl gelagert, hält sich Tee in einem luftdicht verschlossenen Behälter mehrere Monate.

ZUBEREITUNG

- Brühen Sie Schwarztee stets mit kochendem Wasser auf. Rechnen Sie mit einem Teelöffel pro Person plus einem Teelöffel »für die Kanne«.

HEILWIRKUNGEN

TRADITIONELLE VERWENDUNG

In der chinesischen Kräuterheilkunde wird grüner Tee bei zahlreichen Beschwerden empfohlen, darunter Blähungen, Verdauungsstörungen und Wassereinlagerungen. Schwarztee soll bei Durchfall, Gastritis und Ruhr helfen. Obwohl er im Vergleich zu Kaffee weniger stark ist, wirkt Schwarztee durchaus anregend.

BESONDERE VORZÜGE

Herzerkrankungen
Tee trinken schützt nachweislich in gewissem Maße vor koronaren Herzkrankheiten. Die im Tee enthaltenen antioxidativen Flavonoide, z. B. Catechin, Epicatechin und Epigallocatechin, verhindern die Schädigung des LDL-Cholesterins *(siehe S. 25)* und senken somit die Gefahr verstopfter Arterien. Versuche haben ergeben, dass das Trinken von grünem oder schwarzem Tee zu einem beachtlichen Anstieg der antioxidativen Leistung im Blut führt, die 30–50 Minuten nach dem Teetrinken ihren Höhepunkt erreicht. Diese günstige Auswirkung wird durch den Zusatz von Milch oder Sahne nicht beeinträchtigt. Auch andere sekundäre Pflanzenstoffe, z. B. Lignane, schützen möglicherweise vor Herzerkrankungen.

Schlaganfall
Verschiedene Studien weisen darauf hin, dass das Schlaganfallrisiko bei älteren Männern durch eine Erhöhung der Flavonoidzufuhr abnimmt. In einer auf zehn Jahre angelegten Studie stellte sich heraus, dass 70 Prozent der Flavonoidzufuhr aus Schwarztee mit Milch stammte. Bei jenen, die mehr als 4,7 Tassen Schwarztee pro Tag tranken, war das Schlaganfallrisiko um 69 Prozent niedriger als bei denen, die weniger als 2,6 Tassen tranken. Wie im Falle von Herzerkrankungen lassen sich diese Ergebnisse damit erklären, dass Flavonoide als Antioxidantien fungieren und Schädigungen des LDL-Cholesterins verhindern.

Nierenerkrankungen
Laborversuchen zufolge schützen Extrakte aus grünem Tee, darunter Tannin, die Nierenzellen vor einer Schädigung durch freie Radikale und senken die Menge der von den Nieren produzierten Giftstoffe. Daraus wurde geschlossen, dass bestimmte Extrakte aus grünem Tee einem fortschreitenden Nierenversagen Einhalt gebieten. Die Beweise dafür müssen jedoch noch in klinischen Studien erbracht werden.

Krebs
Für die Annahme, dass Tee Krebs hemmend wirken könnte, liegen noch keine eindeutigen Beweise vor. Am deutlichsten zeichnet sich ab, dass grüner Tee das Magenkrebsrisiko verringert. Laut zahlreichen Laborversuchen schränken Polyphenolextrakte aus Tee die Bildung und das Wachstum von Tumoren ein. Ursache dafür sind wohl die antioxidativen Eigenschaften der Polyphenole. Polyphenolextrakte aus Tee unterdrücken überdies Karzinogene und verhindern die Bildung Krebs auslösender Nitrosamine.

SIEHE AUCH KREBS, S. 214; HERZERKRANKUNGEN, S. 152; NIERENERKRANKUNGEN, S. 192; SCHLAGANFALL, S. 156

KAFFEE

HAUPTNÄHRSTOFFE & SEK. PFLANZENSTOFFE
Koffein

Der erste Kaffeestrauch, und zwar die Art *Coffea arabica*, wurde um 570 n.Chr. in Äthiopien angebaut. Heute gehören die als Kaffeebohnen bezeichneten Kaffeesamen zu den wichtigsten Ernteerzeugnissen der Welt. 90 Prozent des heute produzierten Kaffees ist die Sorte Arabica, weitere neun Prozent die Sorte Robusta, der Rest stammt von der Pflanze *Coffea liberica*.

PLUSPUNKTE

- Ein erfrischendes, anregendes Getränk, das die Wachsamkeit fördert
- Erhöht die Stoffwechselrate
- Lindert möglicherweise Asthmaanfälle
- Unterstützt den Körper bei der Energieerzeugung

PORTRÄT

HAUPTNÄHRSTOFFE

Ungesüßter schwarzer Kaffee enthält etwas Niacin bzw. Vitamin B_3. Mit Zucker, Milch oder Sahne steigt der Nährstoffgehalt.

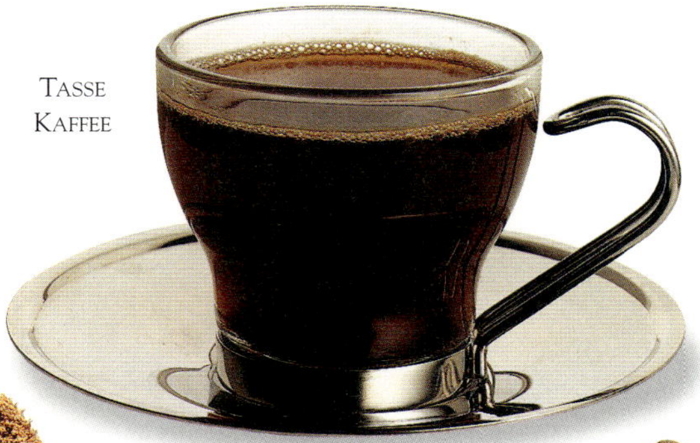

TASSE KAFFEE

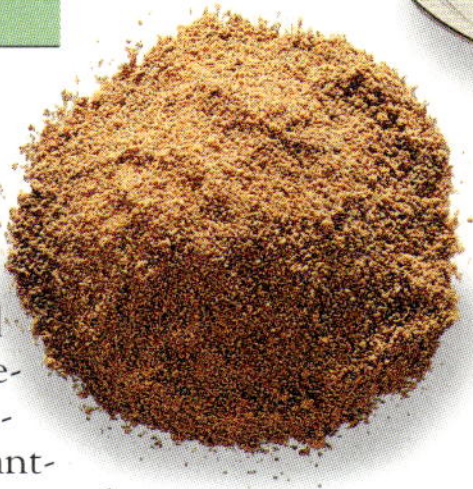

INSTANT-KAFFEE-PULVER

»ECHTER« UND INSTANT-KAFFEE
»Echter« Kaffee wird aus gerösteten und gemahlenen Kaffeebohnen hergestellt, Instant-Kaffee aus gemahlenen und gefriergetrockneten Bohnen. Eine Tasse »echter« Kaffee enthält fast doppelt so viel Koffein wie eine Tasse Instant-Kaffee.

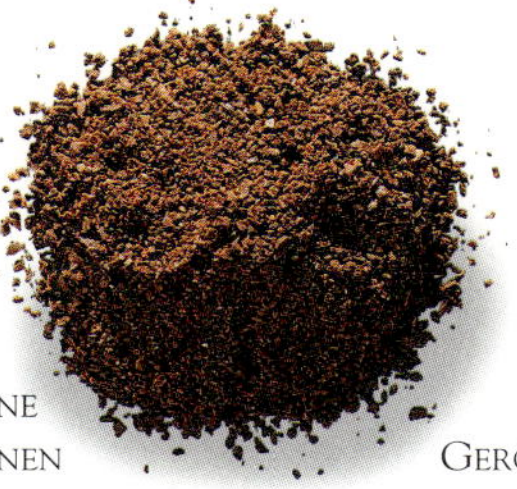

GEMAHLENE KAFFEEBOHNEN

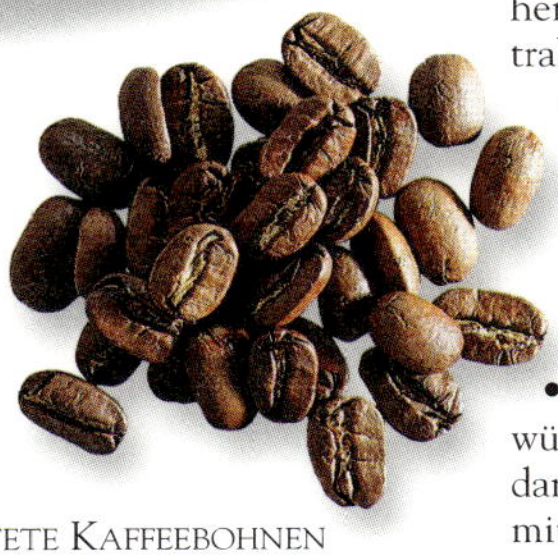

GERÖSTETE KAFFEEBOHNEN

EMPFOHLENE MENGE

- Sechs Tassen Kaffee pro Tag regen das Immunsystem an und wirken konzentrationsfördernd.
- Eine aus gemahlenen Kaffeebohnen bereitete Tasse Kaffee enthält 115 mg Koffein, eine Tasse Instant-Kaffee 65 mg und eine Tasse entcoffeinierter Kaffee 3 mg.

AUSWAHL UND LAGERUNG

- Bevorzugen Sie entcoffeinierten Kaffee, der im Secoffex-Verfahren hergestellt wurde, bei dem als Extraktionsmittel Wasser verwendet wurde und kein Lösungsmittel.
- Kaffeebohnen und -pulver luftdicht verschlossen im Kühlschrank aufbewahren.

ZUBEREITUNG

- Achten Sie je nach gewünschter Zubereitungsmethode darauf, ob das Kaffeepulver fein, mittel oder grob gemahlen ist.

HEILWIRKUNGEN

TRADITIONELLE VERWENDUNG

Kaffee wird seit jeher wegen seiner anregenden Wirkung getrunken und insbesondere als »Muntermacher« nach übermäßigem Alkoholgenuss eingesetzt. In der chinesischen Medizin wurde Kaffee zur Behandlung von Asthma, Gelbsucht und Kopfschmerzen verwendet. Wegen seiner abführenden Wirkung wird er oft als Mittel bei Verstopfung empfohlen.

BESONDERE VORZÜGE

Müdigkeit und Depression
Erwiesenermaßen wird die Geschwindigkeit, mit der das Gehirn schnelle Informationen verarbeitet, durch Koffein um zehn Prozent erhöht. Die gewohnte Tasse Kaffee nach dem Mittagessen wirkt dem bekannten »toten Punkt« entgegen. Tests haben ergeben, dass die Zufuhr von Koffein Reaktionszeiten verbessert und dadurch zu mehr Vitalität und Effizienz führt; gleichzeitig traten Depressionen und Ängste eindeutig seltener auf.

Niedrige Stoffwechselrate
Es hat sich gezeigt, dass Koffein die Stoffwechselrate und die Geschwindigkeit, mit der Fette aufgespalten werden, vorübergehend ansteigen lässt. Einigen Studien zufolge steigt dieser Effekt mit vermehrtem Kaffeekonsum. Obwohl das Koffein nur zu einer geringen Erhöhung der Kalorienverbrennung führt, könnte eine maßvolle Zufuhr sinnvoll sein, wenn man abnehmen möchte. Der empfohlene Maximalwert liegt bei sechs Tassen Kaffee pro Tag.

Asthma
Seit langem kennt man die günstige Wirkung von Kaffee für Asthmakranke; viele Betroffene berichten, dass ihre Anfälle weniger heftig sind, seit sie regelmäßig Kaffee trinken. Diese Beobachtung wird durch zwei in den USA und Italien durchgeführte wissenschaftliche Untersuchungen gestützt: Danach lässt sich die Anzahl der Asthmaanfälle durch drei oder mehr Tassen Kaffee täglich reduzieren. Laut Untersuchungen von Betroffenen, deren Asthmaanfälle durch Sport ausgelöst werden, wird die Lungenfunktion durch Kaffee verbessert; allerdings sind dazu mindestens sechs Tassen Kaffee pro Tag nötig. Auch wenn das von ärztlicher Seite vielfach nicht unterstützt wird, trägt Kaffee offenbar dazu bei, den Ausbruch von Bronchialasthma zu senken.

Wenig Energie
Neben Koffein liefert Kaffee auch Vitamin B_3, das der Körper für eine optimale Energieversorgung der Zellen benötigt. Je mehr Energie der Körper verbrennt, desto mehr Vitamin B_3 wird gebraucht. Eine Tasse Kaffee liefert 1 mg dieses Vitamins. Die empfohlene Tagesdosis liegt für Frauen bei 13 mg und für Männer bei 17 mg.

VORSICHT

Das richtige Maß ist wichtig. Zu viel Koffein kann zu Zittern, Schwitzen, Schlaflosigkeit und Herzklopfen führen. Zu viel Kaffee steigert möglicherweise den Cholesterinspiegel im Blut.

SIEHE AUCH ASTHMA, S. 187; DEPRESSION, S. 233; MÜDIGKEIT, S. 235

GEWÜRZE

HAUPTNÄHRSTOFFE & SEK. PFLANZENSTOFFE
Eugenol, Carvon, Limonen, Cuminaldehyd

Gewürze stammen von einer Vielzahl von Pflanzen in subtropischen und tropischen Klimazonen. Sie werden aus der Rinde, aus Knospen, Blüten, Früchten oder Wurzeln gewonnen und sind wegen der enthaltenen ätherischen Öle äußerst aromatisch. In der Weltgeschichte haben Gewürze einst eine so bedeutende Rolle gespielt, dass sie als Währung eingesetzt wurden.

PLUSPUNKTE

- Wirken eventuell entzündungshemmend
- Wirken möglicherweise Krebs hemmend
- Lindern unter Umständen Symptome in den Wechseljahren
- Helfen bei Erkältungen

PORTRÄT

★ EMPFOHLENE MENGE

- Diese aromatischen Substanzen werden beim Kochen ganz nach Geschmack eingesetzt.

AUSWAHL UND LAGERUNG

- Kaufen Sie gemahlene oder ganze Gewürze in Geschäften mit hohem Warenumsatz, so dass die Gewürze stets frisch sind. Mit der Zeit nimmt ihr Aroma ab.
- Gewürze kühl in luftdicht verschlossenen Behältern ohne direkte Sonneneinstrahlung lagern.

ZUBEREITUNG

- Nehmen Sie ganze Gewürze, um Gerichten Geschmack und Aroma sowie optisch das »gewisse Etwas« zu verleihen.
- Zerstoßene oder gemahlene Gewürze beim Kochen zugeben.
- Kardamom ist vielfältig einsetzbar, von Currygerichten bis zur Eiscreme.
- Suppen, Zutaten und eingelegte Früchte lassen sich mit Kurkuma einfärben.
- Verwenden Sie ganzen Piment zum Einlegen und für Hähnchengerichte und gemahlen für Kuchen und Suppen.
- Würzen Sie Eiscreme und Backwaren mit ein wenig frisch geriebener Muskatnuss.

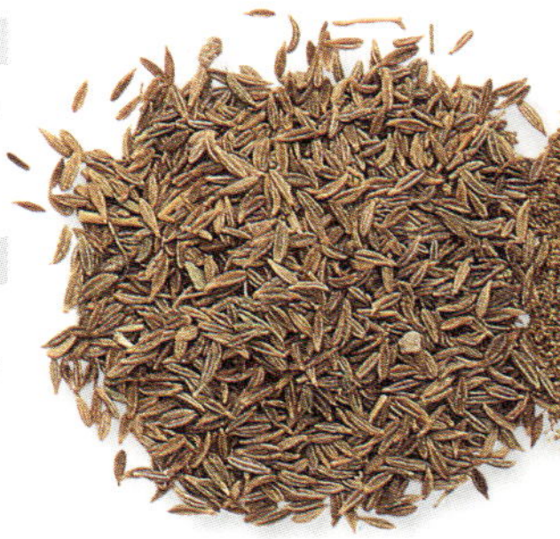

GANZER KREUZKÜMMEL

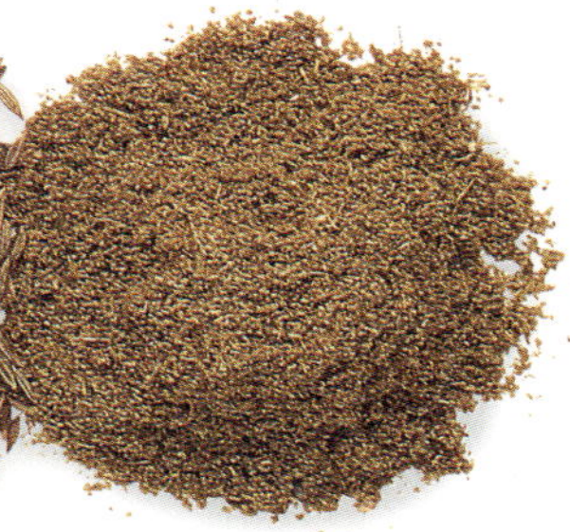

GEMAHLENER KREUZKÜMMEL

KREUZKÜMMEL
Dieses aromatische Gewürz wird aus den getrockneten, reifen Früchten des Doldenblütlers gewonnen. Kreuzkümmel ist eine der wichtigsten Zutaten des Currypulvers. Sein Aroma lässt sich als warm, schwer, würzig und bitter beschreiben.

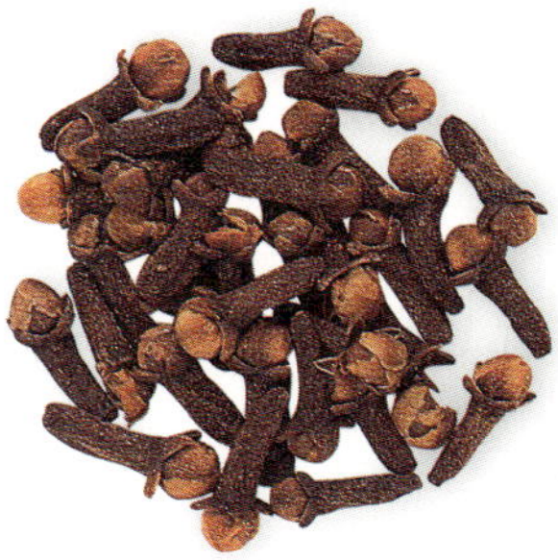

GEWÜRZNELKEN
Die getrockneten, noch geschlossenen Blütenknospen des immergrünen Baums aus der Familie der Myrtengewächse besitzen ein warmes, würziges und fruchtiges Aroma. Bei Zahnschmerzen wirkt eine Tinktur aus Gewürznelken leicht betäubend.

INGWER
Junge Wurzeln können frisch verwendet werden, ältere Wurzeln werden getrocknet und pulverisiert. Ingwer enthält Oleoresine; damit werden Speisen und Getränke aromatisiert.

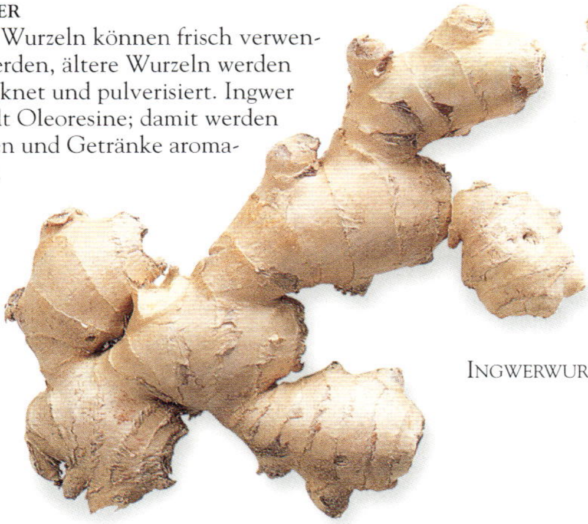

INGWERWURZEL

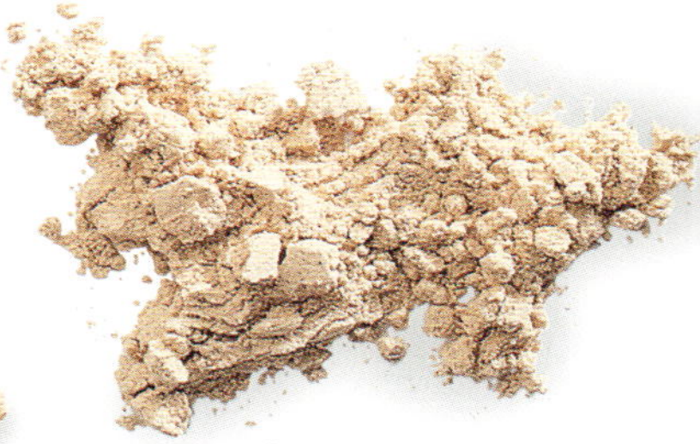

GEMAHLENER INGWER

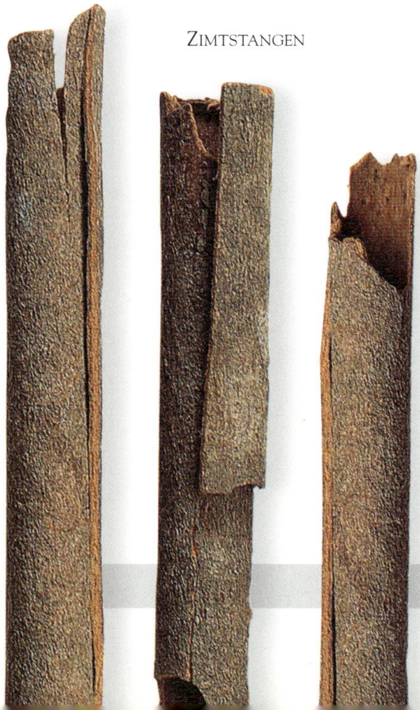

ZIMTSTANGEN

ZIMT
Zimt gehört zu den ältesten Gewürzen überhaupt und stammt aus der inneren Rinde eines Baumes der Lorbeergewächse. Er ist im Currypulver enthalten und wird häufig zum Würzen von Bratäpfeln und Glühwein verwendet.

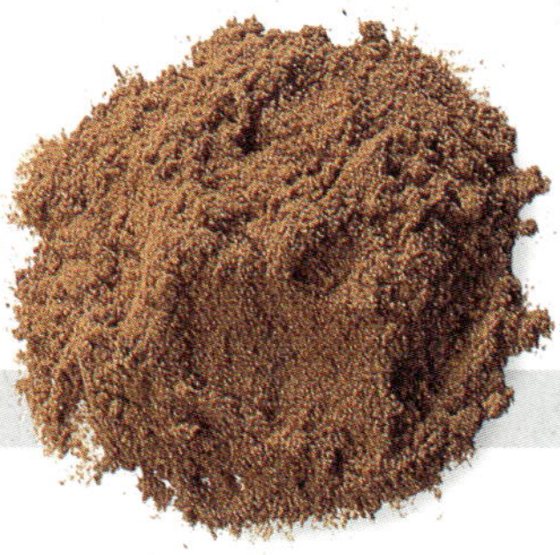

GEMAHLENER ZIMT

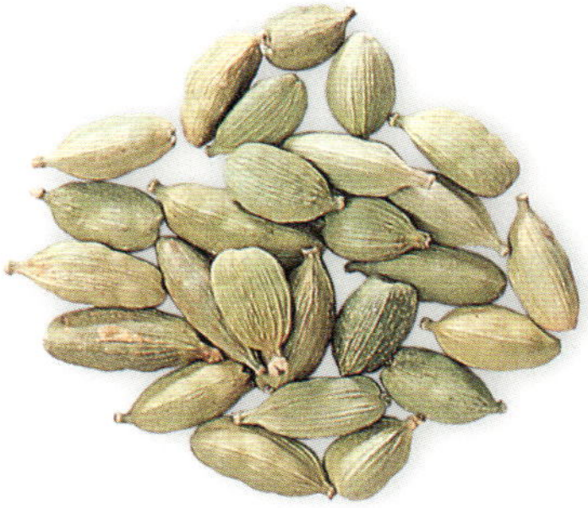

KARDAMOM
Die Samen stammen von den Früchten einer mehrjährigen Pflanze der Ingwergewächse. Kardamom hat ein süßes, scharfes, würziges Aroma. Zur Verbesserung des Atems werden die Samen zuweilen gekaut.

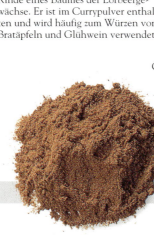

MUSKAT
Die Samen einer immergrünen Pflanze sind würzig, warm, süß und scharf. Muskatnüsse wurden mit Erfolg bei der Behandlung von Morbus Crohn eingesetzt. Die ätherischen Öle sollen bei Zahnfleischentzündung helfen.

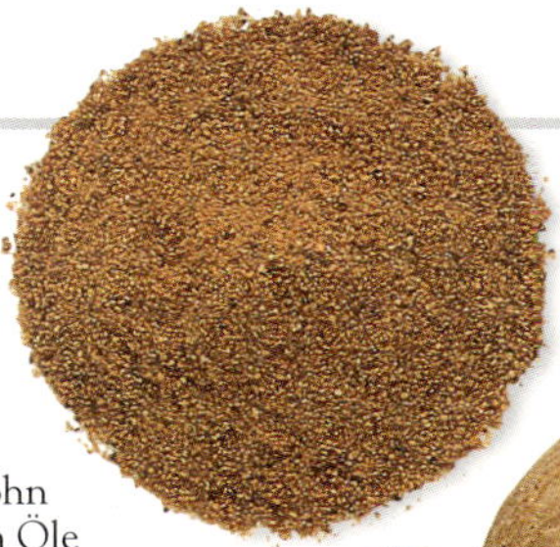

GEMAHLENE MUSKATNUSS

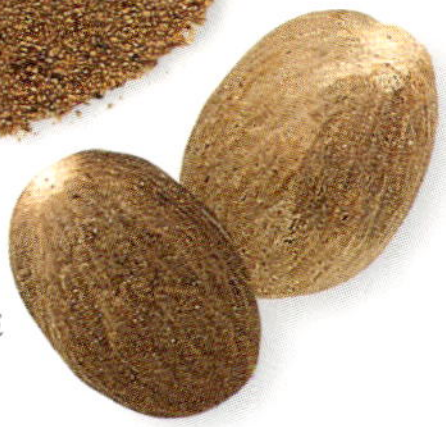

GANZE MUSKATNÜSSE

CAYENNEPFEFFER
Cayennepfeffer wird aus getrockneten und pulverisierten Chilischoten hergestellt. Er hat ein beißendes, scharfes Aroma und soll die Bildung des Magensaftes anregen.

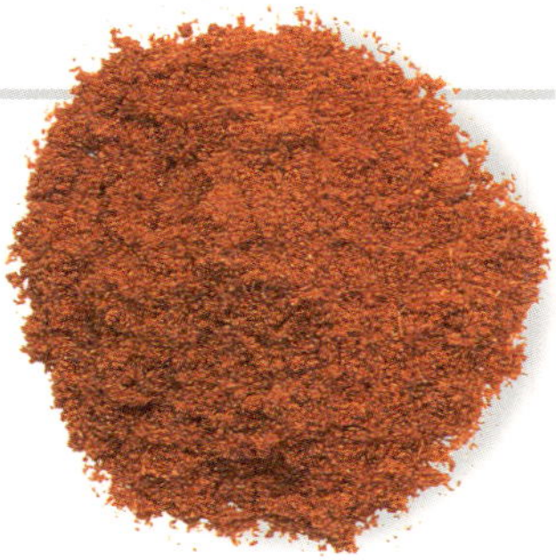

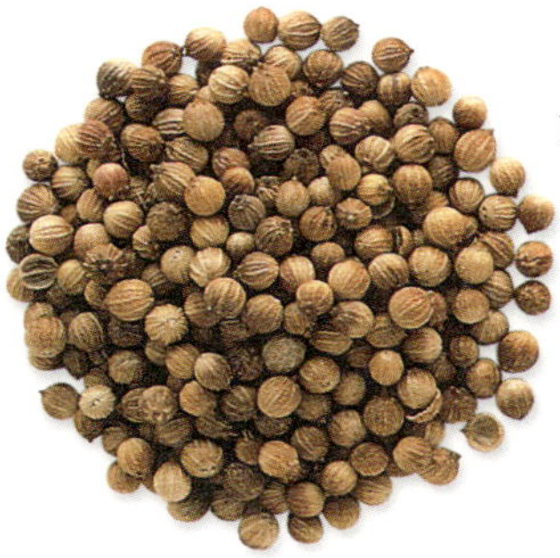

KORIANDER
Koriandersamen wurden bereits von den alten Griechen und Römern als Heilmittel genutzt. Sie haben ein mildes, aromatisches Aroma und werden sowohl ganz als auch gemahlen verwendet.

PIMENT
Piment (Nelkenpfeffer) sind die Beeren eines immergrünen, zur Familie der Myrtengewächse gehörenden Baumes. Sein Aroma ähnelt einer Mischung aus Muskat, Zimt und Nelken.

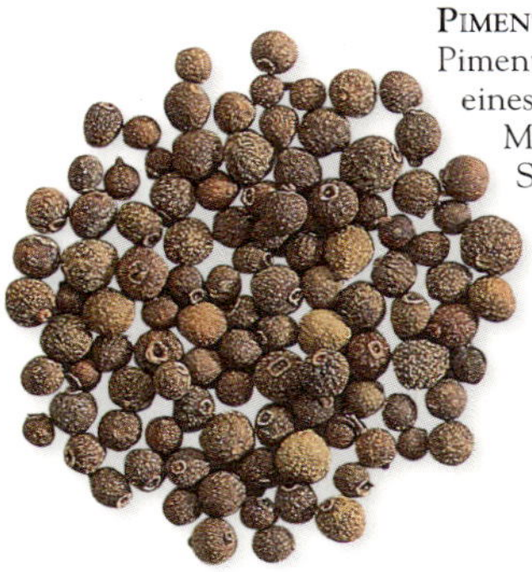

KURKUMA
Der getrocknete Wurzelstock (Rhizom) der mehrjährigen, zu den Ingwergewächsen gehörenden Pflanze hat ein scharfes, bitteres Aroma.

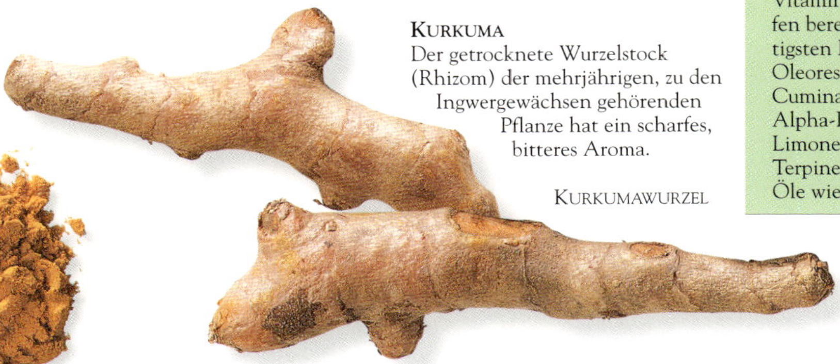

KURKUMAWURZEL

GEMAHLENES KURKUMA

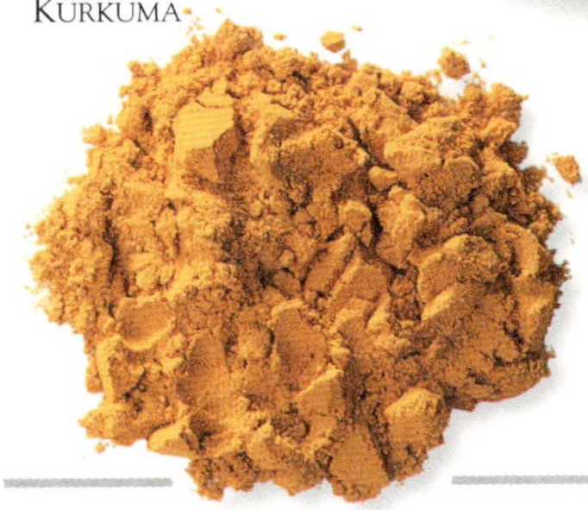

HAUPTNÄHRSTOFFE

Gewürze werden in solch kleinen Mengen verzehrt, dass sie nur Spuren von Vitaminen und Mineralstoffen bereitstellen. Ihre wichtigsten Inhaltsstoffe sind Oleoresine, Zimtaldehyd, Cuminaldehyd, Eugenol, Alpha-Pinen, Beta-Pinen, Limonen, Safrol, Myristicin, Terpineol-4 und ätherische Öle wie Zingiberen.

HEILWIRKUNGEN

TRADITIONELLE VERWENDUNG

Im alten Ägypten wurde Kreuzkümmel zur Mumifizierung verwendet. Im alten Rom bezeichnete Plinius ihn als guten Appetitanreger. Heutzutage gilt Kreuzkümmel als Verdauungshilfe. Zimt wird seit langem bei der Behandlung von Erkältungen, Magenverstimmungen, Arthritis und Kreislaufstörungen eingesetzt. Der chinesischen Medizin zufolge soll Zimt Klimakteriums- und Asthmabeschwerden lindern. Die westliche Kräuterheilkunde empfiehlt Zimt bei Verdauungsstörungen und Durchfall. In der indischen Medizin soll Kurkuma die Blutqualität verbessern und den Gallenfluss fördern, wodurch Fette besser aufgespalten werden. Wegen der antiseptischen Eigenschaften wird sie auch bei entzündeten Wunden angewandt. Ingwer wird in der chinesischen Medizin bei Atemwegserkrankungen wie Husten und Erkältungen eingesetzt. Muskat gilt in der chinesischen Medizin als verdauungsförderndes und insgesamt stärkendes Mittel. Im Westen empfiehlt man eine Abkochung aus Muskatnuss bei Durchfall. Ätherisches Nelkenöl ist in der westlichen Kräuterheilkunde seit langem für seine betäubende Wirkung bekannt, die auf dem Inhaltsstoff Eugenol beruht. Nelkenöl wird auch zur Behandlung von Koliken und Zahnschmerzen empfohlen.

BESONDERE VORZÜGE

Entzündliche Krankheiten
Das im Westen wissenschaftlich am gründlichsten untersuchte Gewürz ist Kurkuma. Ein aktiver Inhaltsstoff, das Curcumin, besitzt erwiesenermaßen entzündungshemmende Eigenschaften, da es die bei einer Entzündung beteiligten Mechanismen offenbar dämpft. Deshalb wird wohl Kurkuma im indischen Ayurveda bei Verstauchungen und Arthritis eingesetzt.

Krebs
Neueren Forschungen zufolge senkt Curcumin in Kurkuma möglicherweise das Krebsrisiko und könnte unter Umständen sogar eine Rückbildung von Tumoren bewirken. Die Krebs hemmende Wirkung scheint u.a. auf dem antioxidativen Effekt des Peptids Turmeron zu beruhen, das die DNA vor Schädigungen schützt. Eine israelische Studie kam zu dem Schluss, dass bei Menschen, die regelmäßig Kreuzkümmel verzehrten, Blasenkrebs seltener auftrat als bei anderen. Die Krebs hemmende Wirkung von Kreuzkümmel ist jedoch noch nicht eindeutig erwiesen.

Wechseljahre
Möglicherweise lindern die in Kurkuma enthaltenen Phyto-Östrogene die Symptome, die bei Frauen in den Wechseljahren mit einem sinkenden Östrogengehalt einhergehen.

VORSICHT

Muskat enthält Myristicin und Elemicin, die leicht betäubend und einschläfernd wirken; überdies ist Muskat ein mildes Halluzinogen. Große Mengen Muskat (7 g) sind giftig.

SIEHE AUCH KREBS, S. 214; BESCHWERDEN IN DEN WECHSELJAHREN, S. 223; ÜBELKEIT, S. 180

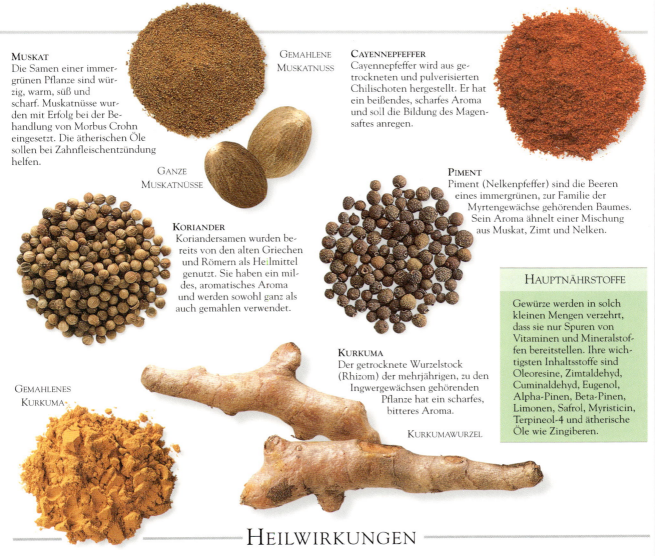

INGWER

HAUPTNÄHRSTOFFE & SEK. PFLANZENSTOFFE
Zingeron, Shogaol, Zingiberen

Die aus Südostasien stammende Wurzel wird seit Jahrhunderten als Gewürz und Heilmittel verwendet. Ingwer war bereits den alten Griechen und Römern bekannt und ist seit dem 10. Jahrhundert in ganz Europa erhältlich. In fernöstlichen Ländern wurde er als wärmendes Mittel und bei Verdauungsstörungen eingesetzt. Auch heute wird seine wärmende, anregende Wirkung geschätzt.

PLUSPUNKTE

- Hilft offenbar bei Reisekrankheit
- Wirkt möglicherweise morgendlicher Übelkeit entgegen
- Lindert unter Umständen Symptome von Polyarthritis
- Wirkt blähungshemmend

PORTRÄT

HAUPTNÄHRSTOFFE

Ingwer wird in solch kleinen Mengen verzehrt, dass er nur Spuren von Vitaminen und Mineralstoffen liefert. Zu seinen wichtigsten Bestandteilen gehören Oleoresine und bioaktive Stoffe wie Zingiberen im ätherischen Öl.

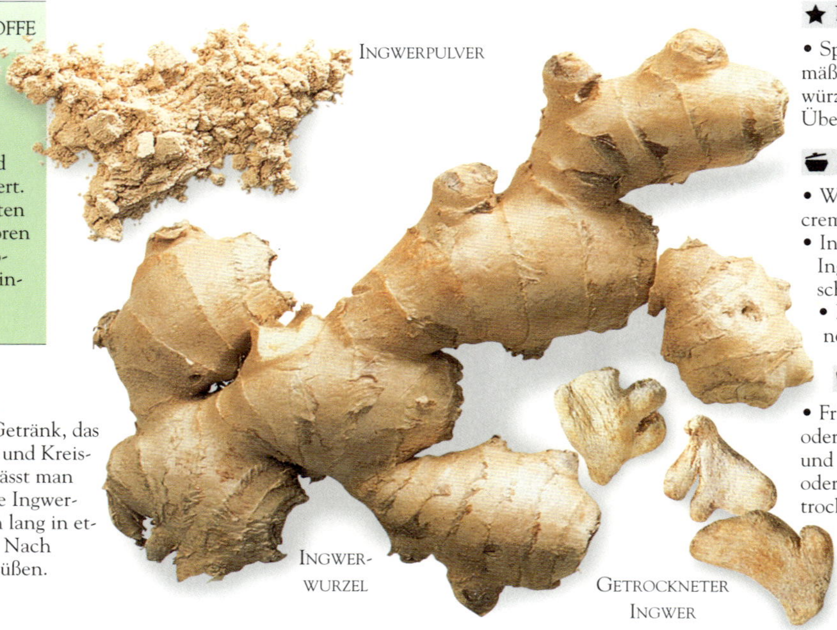

ERKÄLTUNGSTRANK
Für ein wärmendes Getränk, das erkältungshemmend und Kreislauf stärkend wirkt, lässt man zwei Scheiben frische Ingwerwurzel zehn Minuten lang in etwas Wasser köcheln. Nach Wunsch mit Honig süßen.

★ EMPFOHLENE MENGE

- Speisen und Getränke regelmäßig mit frischem Ingwer gewürzt, helfen eventuell gegen Übelkeit und Reisekrankheit.

AUSWAHL UND LAGERUNG

- Wählen Sie junge Wurzeln von cremig gelber Farbe aus.
- In Folie eingewickelt, hält sich Ingwer ungeschält im Kühlschrank einige Tage.
- Ingwerpulver nach dem Öffnen schnell verbrauchen.

ZUBEREITUNG

- Frischen Ingwer schälen, reiben oder in feine Scheiben schneiden und pfannengerührten Gerichten oder Curryspeisen zugeben. Getrockneter Ingwer kann in Backwaren oder als Fleischzartmacher verwendet werden.
- In Scheiben geschnittener Ingwer passt zu Kuchen und Gebäck.

HEILWIRKUNGEN

TRADITIONELLE VERWENDUNG

Ingwer wirkt wärmend und anregend. Er ist im indischen Ayurveda sehr angesehen und wird dort traditionell eingesetzt, um Stauungen im Körpergewebe, vor allem in den Atemwegen und im Verdauungstrakt, aufzulösen und die Darmtätigkeit anzuregen. Ähnlich wurde Ingwer vor Tausenden von Jahren in der traditionellen chinesischen Medizin verwendet. Ingweröl ist seit Jahrhunderten weltweit als blähungshemmendes Mittel bekannt und wird auch direkt auf schmerzende Stellen aufgetragen. Die chinesische Medizin empfiehlt gerösteten Ingwer gegen Durchfall. Die geschälte Wurzel wurde auch bei Wassereinlagerungen im Gewebe und Magendruck angewandt.

BESONDERE VORZÜGE

Reisekrankheit
Untersuchungen haben ergeben, dass Ingwer die Symptome der Reisekrankheit lindern kann. 1982 wurden bei einem Versuch im amerikanischen Bundesstaat Utah 36 Versuchspersonen, die an Reisekrankheit litten, mit verbundenen Augen in einen sich seitwärts neigenden und im Kreis drehenden Stuhl gesetzt. Die Auswirkungen auf ihren Magen wurde insgesamt sechs Minuten lang alle 15 Sekunden festgehalten. Die Personen, die zuvor Ingwerpulver eingenommen hatten, verspürten weniger Übelkeit als jene, denen ein Antihistamin verabreicht worden war, das das Übermitteln der Signale der Reisekrankheit an das Gehirn blockiert. Offenbar wirkt Ingwer direkt auf den Magen, indem er die Magentätigkeit anregt und jene Giftstoffe und Säuren absorbiert, die ansonsten Übelkeitssignale an das Gehirn weitergeben. Zwar ergaben nicht alle Tests zur Reisekrankheit einen Einfluss von Ingwer; bei manchen Menschen scheint Ingwer jedoch zu wirken.

Schwindel und Übelkeit
Ingwer lindert nachweislich Schwindel- und Übelkeitssymptome, auch bei morgendlicher Übelkeit während der Schwangerschaft. Weiterhin soll Ingwer bei durch übermäßigen Alkoholkonsum verursachter Übelkeit günstig wirken.

Polyarthritis
Die Untersuchung von Menschen, die unter Polyarthritis, Osteoarthritis und Muskelbeschwerden litten, ergab, dass nach dem Verzehr von Ingwerpulver bei mehr als 75 Prozent der an Polyarthritis Erkrankten Schmerzen und Schwellungen zurückgingen. Auch jenen mit Muskelbeschwerden ging es besser. Auf die Osteoarthritis schien sich der Ingwer nicht auszuwirken. Obwohl dieser Versuch auf einem Fragebogen beruhte, sind die Ergebnisse interessant. Fachleute nehmen an, dass Ingwer die Bildung von Prostaglandinen (insbesondere PGE2) und Leukotrienen (LTB4) hemmt, die an Entzündungsprozessen beteiligt sind und eventuell arthritische Symptome auslösen, und somit schmerzlindernd wirkt. Anderen Studien zufolge führt frischer Ingwer bei Polyarthritis zu Besserungen.

SIEHE AUCH ÜBELKEIT, S. 180; POLYARTHRITIS, S. 197

HONIG

HAUPTNÄHRSTOFFE & SEK. PFLANZENSTOFFE

K Kohlenhydrate, Zucker

Die süße, sirupartige Flüssigkeit wird von Bienen aus Blütennektar hergestellt. Seit Tausenden von Jahren wird Honig auf Grund seiner Heilwirkungen geschätzt. Geschmack und Farbe von Honig hängen von den jeweiligen Blüten und Bäumen ab, deren Nektar die Bienen aufnehmen. Honig wird nahezu ebenso schnell verdaut und ins Blut aufgenommen wie weißer Zucker.

PLUSPUNKTE

- Wirkt möglicherweise gegen Magengeschwüre
- Hilft unter Umständen bei einer Magen-Darm-Entzündung
- Ein beruhigendes Mittel bei kleineren Wunden und Verbrennungen

PORTRÄT

HAUPTNÄHRSTOFFE *pro 100 g (roh)*	
Kalorien	288
Kohlenhydrate (g)	76
Zucker (g)	76
Eisen (mg)	0,4
Kupfer (mg)	0,1
Protein (g)	0,4
Natrium (mg)	11
Kalium (mg)	51
Phosphor (mg)	17

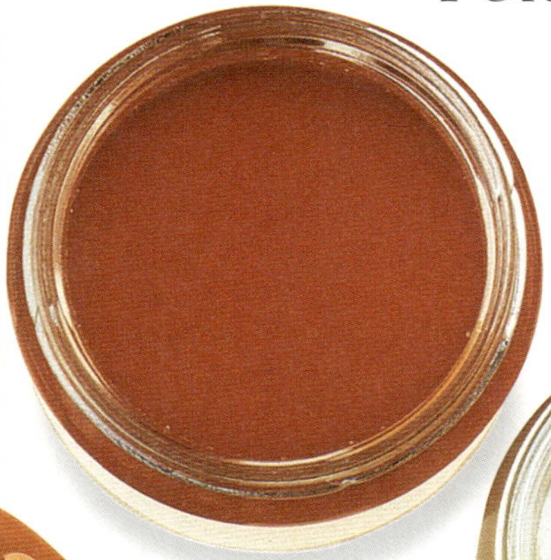

ORANGENBLÜTEN-HONIG

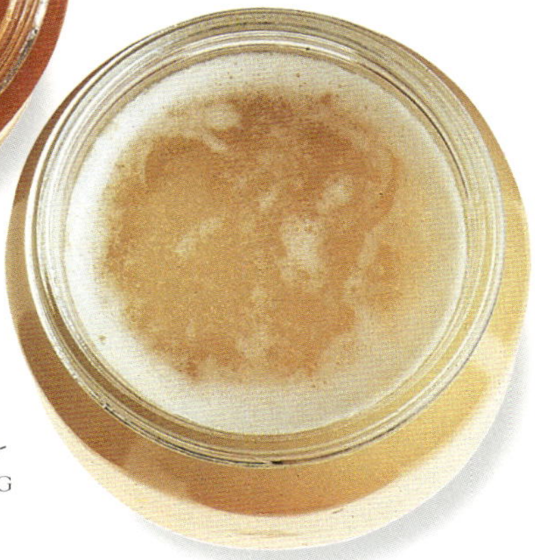

KLEE-HONIG

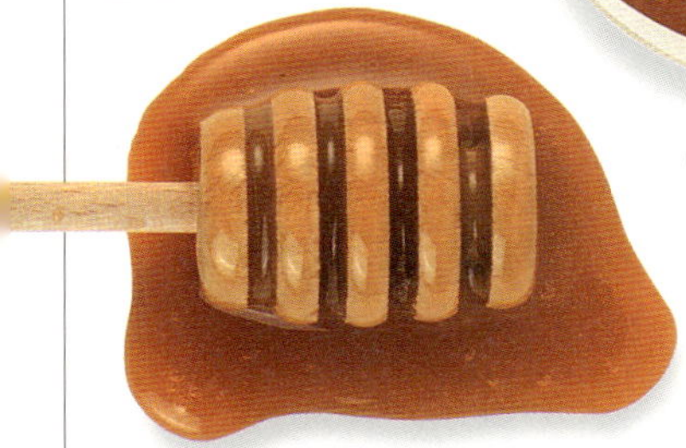

MANUKA-HONIG

KOSTBARES NAHRUNGSMITTEL
Die »magische Kraft« des Honigs gab den Menschen schon in frühen Zeiten Rätsel auf. Im alten Ägypten wurde Honig so geschätzt, dass man den Pharaonen einige Gläser davon mit ins Grab legte – als Nahrung für das Leben nach dem Tod.

★ EMPFOHLENE MENGE

- Ein Brotaufstrich von durchschnittlich 20 g Honig liefert 15 g schnell verfügbaren Zucker, was z. B. nach dem Sport wichtig ist, um die Energiespeicher aufzufüllen. Wer regelmäßig Honig isst, verfügt daher über mehr Energie und Leistungsfähigkeit.

AUSWAHL UND LAGERUNG

- Kleehonig hat eine glatte, cremige, butterähnliche Konsistenz. Manuka-Honig ist besonders aromatisch, der goldene Orangenblütenhonig besitzt ein Zitrusaroma.
- Honig an einem warmen Ort aufbewahren oder eine Stunde vor Gebrauch in einen Behälter mit warmem Wasser stellen.

ZUBEREITUNG

- Honig eignet sich zum Backen, als Zutat für Desserts, als Brotaufstrich oder als Süßungsmittel für heiße Getränke und Müsli.

HEILWIRKUNGEN

TRADITIONELLE VERWENDUNG

Die Verwendung von Honig als Heilmittel ist geradezu legendär. Er gilt als wirksam bei vielerlei Beschwerden, von Husten und Heuschnupfen bis zur Grippe. In der chinesischen Medizin wird Honig zur Stärkung der Leber, zur Neutralisierung von Giftstoffen und zur Schmerzlinderung eingesetzt. Auf Grund seiner »neutralen Energie« fügt man ihn heißen Getränken zu und empfiehlt ihn bei trockenem Husten und Halsschmerzen. Laut dem indischen Ayurveda sollen seine heilkräftigen Wirkungen allerdings durch Erhitzen verloren gehen. In der chinesischen Medizin wurde Honig traditionell bei der Behandlung von Magengeschwüren, Bluthochdruck und Verstopfung eingesetzt. Er kann auf leichte Verbrennungen und kleine Wunden direkt aufgetragen werden.

BESONDERE VORZÜGE

Magengeschwüre
Die wissenschaftliche Untersuchung der traditionellen chinesischen Behandlung von Magengeschwüren mit Honig erbrachte, dass dieser auf das Bakterium *Helicobacter pylori* antibakteriell wirkt. Dieses Bakterium wird für viele Magengeschwüre verantwortlich gemacht. Im Laborversuch ließ sich die Aktivität dieser Bakterien durch konzentrierte Dosen von Manuka-Honig eindämmen. Die Wirksamkeit dieses Honigs bei durch *Helicobacter pylori* hervorgerufenen Magengeschwüren muss jedoch noch wissenschaftlich überprüft werden.

Magenschleimhaut- und Zwölffingerdarmentzündung
Bei beiden Krankheiten ließen sich durch den Verzehr von Honig Besserungen erzielen. Obwohl noch keine klinischen Beweise vorliegen, sind möglicherweise die antibakteriellen Wirkstoffe im Honig verantwortlich.

Magen-Darm-Entzündung bei Kindern
Purer Honig ist für seine antibakterielle Wirkung auf Bakterien wie Salmonellen und *Escherichia coli* bekannt. Bei Kindern, die an solchen bakteriellen Infektionen litten und denen oral Elektrolytlösungen mit Honig statt Zucker verabreicht wurden, dauerten die Durchfallanfälle nachweislich nicht so lange wie bei anderen. Daraus schloss man, dass Honig sich bestens als Glucose-Ersatz für den Ausgleich des Wasser-Elektrolyt-Mangels eignet.

»Katerstimmung«
Trotz fehlender wissenschaftlicher Beweise gilt Honig allgemein als gutes Ausnüchterungsmittel; dies führt man auf die Wirkung der Fructose auf die Leber zurück. Anscheinend beschleunigt Fructose im Honig die Alkoholoxidation durch die Leber, was eine reinigende Wirkung zur Folge hat.

Kleine Wunden und Verbrennungen
Das Auftragen von etwas Honig auf kleine Wunden und Verbrennungen verbessert offenbar den Heilungsprozess. Der Honig nimmt die Feuchtigkeit auf und verhindert das Bakterienwachstum.

SIEHE AUCH ALKOHOL, S. 19; VERBRENNUNGEN, S. 167; DURCHFALL, S. 176; MAGENGESCHWÜRE, S. 171; WUNDHEILUNG, S. 16

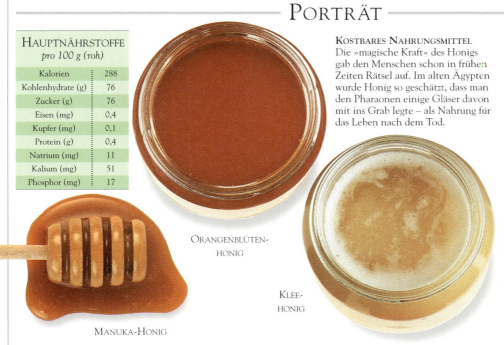

FLEISCH, FISCH UND MILCH

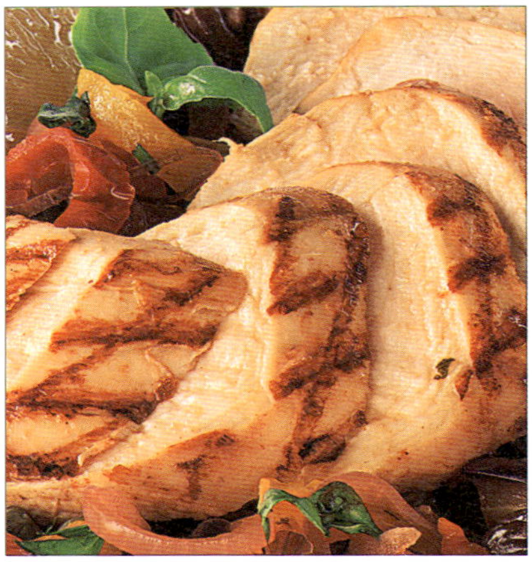

MAGERES FLEISCH

In den vergangenen 20 Jahren ist der Fettgehalt von magerem rotem Fleisch durchschnittlich um ein Drittel gesunken. Dadurch hat sich der Kaloriengehalt verringert; die Nährstoffe sind jedoch allesamt vorhanden, weil sich diese in den mageren Teilen befinden. Fette Fleischstücke und Fleischwaren wie Würstchen und Frikadellen enthalten viele gesättigte Fettsäuren. Das in magerem rotem Fleisch enthaltene Fett ist jedoch etwa zur Hälfte ungesättigt, so dass dieses Fleisch eine wichtige Quelle für einfach ungesättigte Fettsäuren darstellt.

HALTBARMACHEN VON FLEISCH

Früher wurde frisches Fleisch durch Salzen, Räuchern oder Pökeln haltbar gemacht oder zu Wurst und Pasteten verarbeitet. Trotz moderner Kühlmethoden, die eine Aufbewahrung über Monate oder sogar Jahre ermöglichen, sind traditionelle Konservierungsmethoden bei Fleisch wegen des besonderen Geschmacks auch heute noch beliebt. Diese Produkte sind jedoch sehr fetthaltig und sollten nur in Maßen verzehrt werden. In Japan, wo viel gesalzenes Fleisch gegessen wird, gibt es viele Fälle von Magenkrebs.

ANDERE FLEISCHSORTEN

Weltweit werden ganz unterschiedliche Fleischsorten bevorzugt. Während Känguru- und Emufleisch in Australien nichts Ungewöhnliches sind und man in Frankreich ohne weiteres Pferdefleisch und Froschschenkel serviert, haben andere Völker Schwierigkeiten mit diesen eher ungewöhnlichen Fleischsorten.

Den Richtlinien für eine gesunde Ernährung zufolge sollten täglich zwischen zwei und vier Portionen Fleisch, Fisch oder andere Proteinquellen verzehrt werden. In der Praxis ist eine Mischung aus verschiedenen Proteinen empfehlenswert, so dass am Besten an manchen Tagen Fisch auf dem Speiseplan steht, an manchen Fleisch und Geflügel und an manchen pflanzliche Proteine. Achten Sie auf mageres Fleisch, und verzehren Sie Geflügel ohne Haut. Fleisch und Fisch sollten stets mit möglichst wenig Fett oder Öl zubereitet werden. Wurstwaren sind meist sehr fetthaltig und sollten daher nur gelegentlich auf den Tisch kommen. Die meisten Milchprodukte sind auch in fettarmen Versionen im Handel und ebenso empfehlenswert; Kinder unter zwei Jahren sollten allerdings keine Magermilch trinken.

FLEISCH

Seit frühester Zeit essen die Menschen Fleisch. Sobald sie die Technik des Jagens erlernt und manche Tiere domestiziert hatten, spielte das Fleisch in der menschlichen Ernährung eine wichtige Rolle. Heutzutage wird in Europa und den USA vor allem Rind-, Schaf- und Schweinefleisch produziert, im Nahen Osten sowie in Indien und Afrika sind Ziegen, Kamele und Wasserbüffel wichtige Nahrungslieferanten. Seit Hähnchen durch die Intensivhaltung zu einer stets verfügbaren und relativ preiswerten Proteinquelle geworden sind, wird auch Geflügel immer beliebter. Schweinsfüße, Ochsenschwanz, Leber, Nieren und andere Innereien sind weniger attraktiv, werden aber dennoch verzehrt. Fette Fleischscheiben und Wurstwaren enthalten meist viel Fett, insbesondere gesättigte Fettsäuren, die Cholesterin erhöhend wirken. Im Zuge der steigenden Nachfrage nach magerem Fleisch sind neuerdings auch »exotische« Fleischsorten wie Emu, Strauß und Wildschwein erhältlich. Dieses rote Fleisch ist besonders fettarm und reich an Protein und Eisen.

GESUNDHEITLICHE VORZÜGE VON FLEISCH

Weltweit haben Studien gezeigt, dass Eisenmangel in einer Bevölkerung, bei der Fleisch zur alltäglichen Nahrung gehört, seltener auftritt. Eisen ist ein wichtiger Bestandteil zweier Proteine, Hämoglobin und Myoglobin. Das Hämoglobin ist für den Sauerstofftransport im Blut zuständig, während das Myoglobin Sauerstoff im Muskelgewebe speichert. Das im Fleisch vorhandene Eisen, das so genannte Häm-Eisen, wird vom Körper leicht absorbiert. Häm-Eisen erhöht auch die Absorption des in Getreide und Gemüse vorliegenden Eisens. Fettreiche Seefische enthalten weniger Häm-Eisen als Fleisch. Wegen der im Fleisch vorhandenen Mineralstoffe Zink und Selen – beide für die Spermienqualität wichtig – lässt sich durch Fleischverzehr möglicherweise die männliche Fruchtbarkeit steigern.

FISCH UND MEERESFRÜCHTE

Die Menschen essen unterschiedliche Fischsorten und Meeresfrüchte: weißfleischige mit Gräten, wie Kabeljau und Schellfisch; fette mit Gräten, wie Hering, Makrele und Lachs; Knorpelfische wie Rochen; Mollusken wie Muscheln und Kalmare sowie Krebstiere wie Krebse, Shrimps und Hummer. Fische und Meeresfrüchte enthalten unterschiedliche Mengen an Öl, essenziellen Fettsäuren und Mineralstoffen, sind aber allesamt gute Proteinquellen. Außer den in Aquakulturen gezogenen Arten, wie Forellen, Lachs und einigen Schalentieren, ist Fisch das einzige im Westen verzehrte tierische Nahrungsmittel, das noch immer gejagt wird.

GESUNDHEITLICHE VORZÜGE VON FISCH

Hoher Verzehr von fettreichen Seefischen steht in Zusammenhang mit einer niedrigen Rate an Herzerkrankungen. Offenbar wirken die im Fisch enthaltenen Öle entzündungshemmend und vermindern die Gefahr von Blutverklumpungen. Dadurch bilden sich an den Arterienwänden weniger Fettablagerungen, die zu Atherosklerose führen können. Fettreiche Seefische sind eine der besten Quellen für Vitamin D, das für die Calciumabsorption aus Nahrungsmitteln benötigt wird. Zudem sind die weichen Gräten der Fische äußerst calciumreich. Das Calcium ist zum Aufbau und Erhalt starker Knochen nötig und senkt die Gefahr von Osteoporose.

MILCHPRODUKTE

Milch und Milchprodukte gehören zur menschlichen Ernährung, seit die Menschen Tiere domestizieren, um Fleisch und Felle zu verwerten. Während Milchprodukte in Europa und Amerika zum normalen Speiseplan gehören, werden sie in einigen fernöstlichen Ländern nicht verzehrt. Dort verlieren die Menschen nach der Stillphase die Fähigkeit zur Milchverdauung. Kuhmilch, Käse und Joghurt sind die verbreitetsten Milchprodukte. Milch liefert neben Calcium und Phosphor auch Protein. Da sie immer häufiger in entrahmter oder teilentrahmter Form konsumiert wird, ist sie als Fettquelle weniger bedeutend.

GESUNDHEITLICHE VORZÜGE VON MILCH

Milchprodukte enthalten viel Calcium, das für den Aufbau und Erhalt starker Knochen wichtig ist. Nehmen Kinder und Jugendliche zu wenig Calcium zu sich, haben sie später unter Umständen einen schwachen Knochenbau. Lebende, »gute« Bakterien in einigen Joghurtsorten können sich im Dickdarm vermehren und dort Bakterien ersetzen, die Blähungen verursachen.

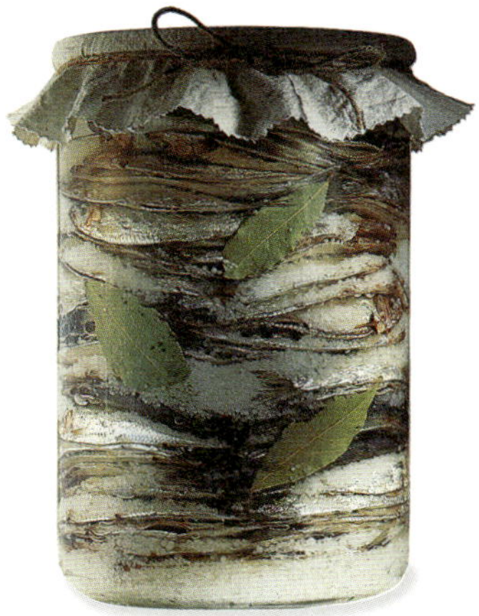

HALTBARMACHEN VON FISCH

Früher hat man Fische eingelegt, getrocknet, gesalzen oder geräuchert, um sie haltbar zu machen. Heute werden sie vor allem eingefroren oder in Dosen konserviert. Es gibt viele Dosenfische, z. B. Sardinen und Sardellen, die wegen ihrer Gräten sehr calciumreich sind. Aal, Lachs, Kabeljau und Schellfisch werden geräuchert, Kabeljau wird auch getrocknet und gesalzen. In östlichen Ländern ist gesalzener und getrockneter Fisch beliebt. Er soll jedoch wegen seines hohen Natriumgehalts nur in Maßen verzehrt werden.

FISCHZUCHT

Der Großteil der weltweit verzehrten Fische wird in den Weltmeeren gefangen. Aquakulturen können allerdings effizienter sein als die Fischerei. Zuchtfische haben hohe Qualität, gleichzeitig sind sie vor ihren natürlichen Feinden geschützt. Zu den verbreitetsten Zuchtfischen gehören Karpfen und Forelle.

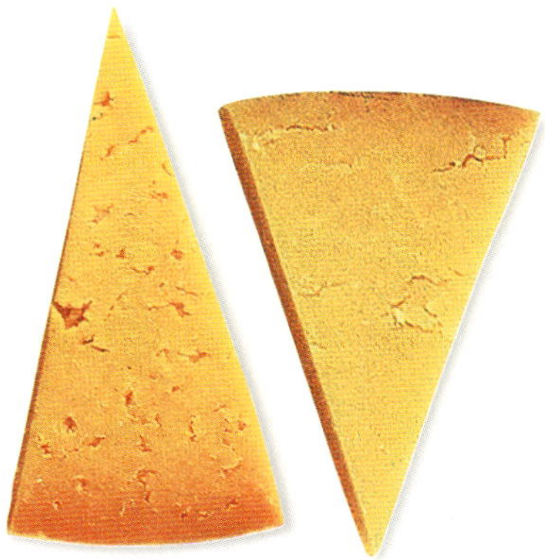

KÄSE

Der erste Käse soll durch Zufall entstanden sein, als Reisenden die Milch sauer wurde und sich eine Art Quark gebildet hatte. Bald erkannte man, dass sich Käse besser hielt, wenn man die Molke entfernte und Salz zusetzte. Heute unterscheidet man fünf Käsetypen: Quark, Frisch-, Weich-, halbfesten und Hartkäse.

FETTREICHER SEEFISCH

HAUPTNÄHRSTOFFE & SEK. PFLANZENSTOFFE

D E Protein, EPA, DHA

Dazu gehören Hering, Makrele, Lachs oder Kabeljau. Die Fische enthalten ein Fett von hohem medizinischem Wert. Im Kabeljau wird das Fett in der Leber gespeichert. Fischöle enthalten beträchtliche Mengen an Eicosapentaensäure (EPA) und Docosahexaensäure (DHA). Für den Gesundheitswert dieser Fische scheinen hauptsächlich diese Fettsäuren verantwortlich zu sein.

PLUSPUNKTE

- Mildern die Symptome von Psoriasis
- Senken möglicherweise das Risiko von Herzerkrankungen
- Halten die Knochendichte aufrecht
- Wirken unter Umständen gegen Anämie

PORTRÄT

★ EMPFOHLENE MENGE

- Dreimal pro Woche 100–150 g fettreichen Seefisch essen, senkt möglicherweise das Risiko von Blutgerinnseln und Herzerkrankungen.
- 150 g Makrele liefern 12 Prozent des täglichen Eisenbedarfs von Frauen und 20 Prozent von Männern.
- 100 g Sardinen in Dosen versorgen den Körper mit mehr als 65 Prozent des täglichen Calciumbedarfs.

AUSWAHL UND LAGERUNG

- Frische Fische sollten helle, gewölbte Augen und festes Fleisch haben.
- Schuppen, Kiemen und Eingeweide entfernen, bevor man frischen Fisch im Kühlschrank lagert.
- Fettreiche Seefische lassen sich gut einfrieren.

ZUBEREITUNG

- Fisch backen, im Backofen oder auf dem Rost grillen, dünsten oder braten.

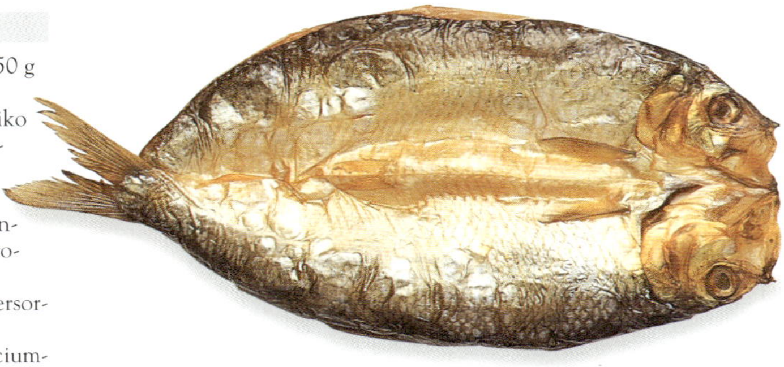

BÜCKLINGE
Bücklinge sind geräucherte Heringe, die man in England traditionell gegrillt zum Frühstück serviert. Wegen ihres hohen Natriumgehalts müssen sie nicht gesalzen werden.

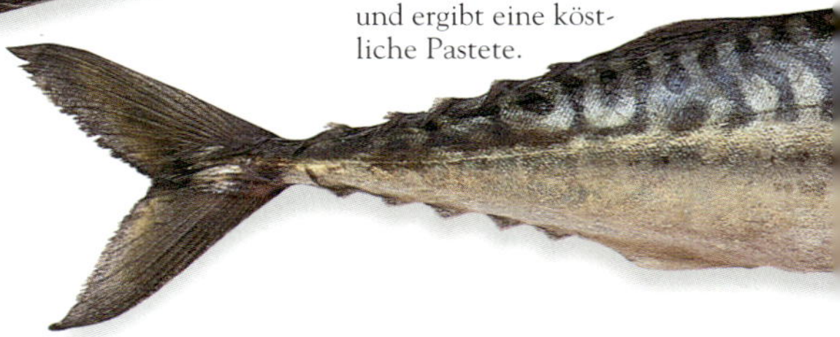

MAKRELE
Der Fettgehalt der Makrele beträgt zwischen 6 g und 23 g pro 100 g Fisch. Geräucherte Makrele hat ein intensives Aroma und ergibt eine köstliche Pastete.

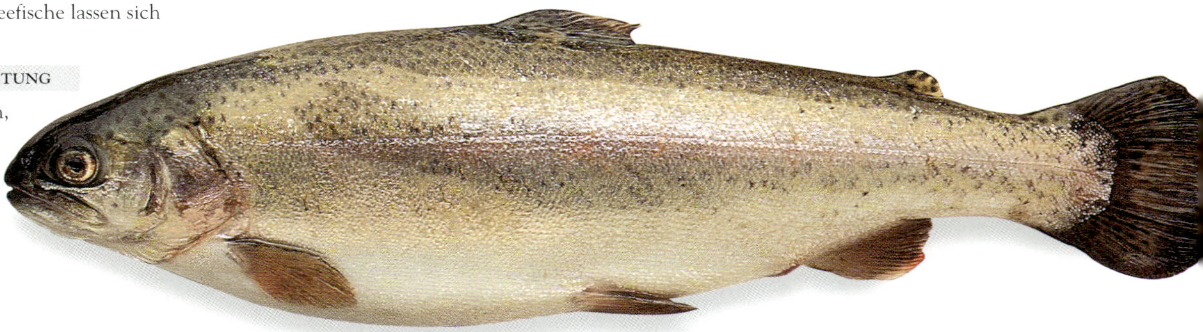

MEERFORELLE
Für einen fettreichen Seefisch enthält die Meerforelle recht wenig Fett, dafür aber äußerst viel Kalium.

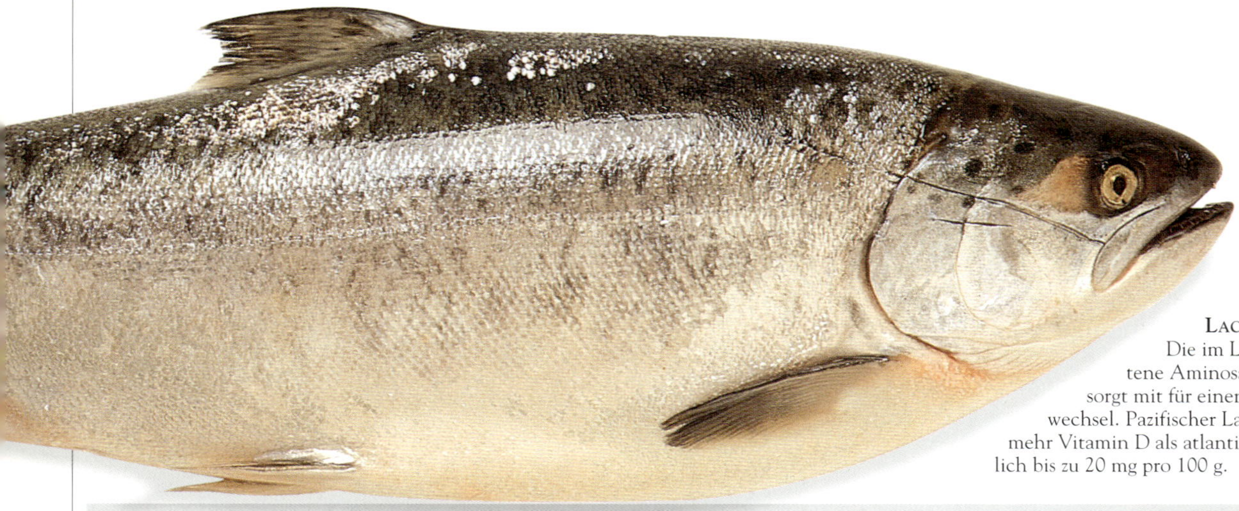

LACHS
Die im Lachs enthaltene Aminosäure Tyrosin sorgt mit für einen guten Stoffwechsel. Pazifischer Lachs enthält mehr Vitamin D als atlantischer, nämlich bis zu 20 mg pro 100 g.

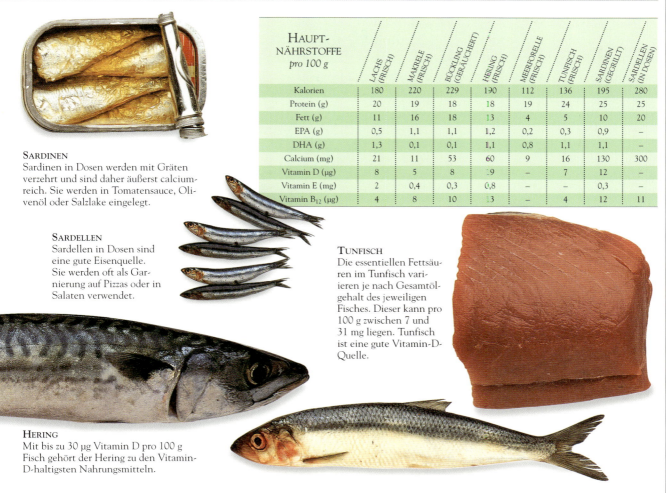

SARDINEN
Sardinen in Dosen werden mit Gräten verzehrt und sind daher äußerst calciumreich. Sie werden in Tomatensauce, Olivenöl oder Salzlake eingelegt.

HAUPTNÄHRSTOFFE *pro 100 g*	LACHS (FRISCH)	MAKRELE (FRISCH)	BÜCKLING (GERÄUCHERT)	HERING (FRISCH)	MEERFORELLE (FRISCH)	TUNFISCH (FRISCH)	SARDINEN (GEGRILLT)	SARDELLEN (IN DOSEN)
Kalorien	180	220	229	190	112	136	195	280
Protein (g)	20	19	18	18	19	24	25	25
Fett (g)	11	16	18	13	4	5	10	20
EPA (g)	0,5	1,1	1,1	1,2	0,2	0,3	0,9	–
DHA (g)	1,3	0,1	0,1	1,1	0,8	1,1	1,1	–
Calcium (mg)	21	11	53	60	9	16	130	300
Vitamin D (µg)	8	5	8	19	–	7	12	–
Vitamin E (mg)	2	0,4	0,3	0,8	–	–	0,3	–
Vitamin B_{12} (µg)	4	8	10	13	–	4	12	11

SARDELLEN
Sardellen in Dosen sind eine gute Eisenquelle. Sie werden oft als Garnierung auf Pizzas oder in Salaten verwendet.

TUNFISCH
Die essentiellen Fettsäuren im Tunfisch variieren je nach Gesamtölgehalt des jeweiligen Fisches. Dieser kann pro 100 g zwischen 7 und 31 mg liegen. Tunfisch ist eine gute Vitamin-D-Quelle.

HERING
Mit bis zu 30 µg Vitamin D pro 100 g Fisch gehört der Hering zu den Vitamin-D-haltigsten Nahrungsmitteln.

HEILWIRKUNGEN

TRADITIONELLE VERWENDUNG

In der chinesischen Medizin werden Heringe häufig zur Entgiftung des Körpers empfohlen; Sardinen sollen Sehnen und Knochen stärken, leicht Harn treibend wirken und den Blutkreislauf anregen. Makrele wird bei Leiden verschrieben, die mit Feuchtigkeit zu tun haben, also beispielsweise bei Rheuma.

BESONDERE VORZÜGE

Psoriasis
Untersuchungen zufolge können 150 g fettreicher Seefisch täglich die Symptome der Psoriasis bei manchen Menschen lindern. Ganze fettreiche Seefische und Fischölextrakte enthalten die Fettsäuren EPA und DHA, die offenbar zu Prostaglandinen umgewandelt werden. Diese mildern den Entzündungsprozess, der Psoriasis-Schüben zu Grunde liegt.

Herzerkrankungen
Herzerkrankungen mit Todesfolge treten in Völkern wie den Inuit, die alltäglich viel fettreiche Seefische essen, seltener auf als bei anderen. Verantwortlich dafür sind wohl EPA und DHA, die das Risiko der Blutgerinnselbildung senken und Fettablagerungen an den Blutgefäßwänden vorbeugen. Erwiesenermaßen trägt der regelmäßige Verzehr von fettreichen Seefischen zur Vorbeugung gegen einen zweiten Herzinfarkt bei.

Calciummangel
Jugendliche, schwangere und stillende Frauen, ältere Menschen und jene, die nur selten in die Sonne gehen, profitieren möglicherweise von regelmäßigen Mahlzeiten mit fettreichen Seefischen. Diese sind gute Quellen für Vitamin D, Calcium und Phosphor; alle drei Substanzen werden zum Aufbau und Erhalt starker Knochen benötigt. Zur Calciumresorption ins Blut ist Vitamin D erforderlich. Calciummangel bei Jugendlichen schränkt das Wachstum ein, und die höchstmögliche Knochendichte wird nicht erreicht, was später das Osteoporoserisiko erhöht. Für diese drei Nährstoffe können in Dosen konservierte fettreiche Seefische wie Ölsardinen, die mitsamt ihren weichen Gräten verzehrt werden, eine optimale Quelle sein.

Anämie
Der regelmäßige Verzehr von fettreichen Seefischen kann die Eisenwerte beträchtlich verbessern. Bei Eisenmangel kommt es unter Umständen zu Anämie. Wie Fleisch enthält auch Fisch das so genannte Häm-Eisen *(siehe S. 116)*, das bis zu 30-mal besser verfügbar ist als Eisen aus Pflanzen.

Polyarthritis
Untersuchungen zufolge lindern Fischölextrakte die Schmerzen und Schwellungen, die mit Polyarthritis einhergehen. Offenbar mildert das Fischöl durch die Bildung von Prostaglandinen den Entzündungsprozess. Bislang liegen keine Beweise dafür vor, dass fettreiche Seefische das Gleiche bewirken, aber möglicherweise erfahren die Betroffenen durch den Verzehr solcher Fische eine gewisse Erleichterung ihrer Symptome.

SIEHE AUCH ANÄMIE, S. 160; HERZERKRANKUNGEN, S. 152; PSORIASIS, S. 166; POLYARTHRITIS, S. 197

MEERESFRÜCHTE

HAUPTNÄHRSTOFFE & SEK. PFLANZENSTOFFE

Zn Se Protein, EPA, DHA

Bei Mollusken unterscheidet man Schnecken, Muscheln und Tintenfische. Schnecken und Muscheln leben in einer Schale, alle Tintenfische haben höchstens noch eine reduzierte innere Kalkschale. Zu den Krebstieren zählen Garnelen, Hummer oder Langusten, sie haben ein bewegliches Außenskelett. Alle Meeresfrüchte enthalten viele Mineralstoffe und Proteine.

PLUSPUNKTE

- Günstig zur Gewichtsabnahme
- Wichtig für die männliche Fruchtbarkeit
- Liefern Nährstoffe für die Blut-, Knochen- und Muskelfunktion
- Wirken möglicherweise Krebs hemmend

PORTRÄT

★ EMPFOHLENE MENGE

- Meeresfrüchte sind kalorienarm, aber mineralstoffreich. 100 g Austern liefern bis zu 900 Prozent des täglichen Zinkbedarfs von Erwachsenen.

AUSWAHL, LAGERUNG

- Verwenden Sie keine gekochten Garnelen, die schwarz geworden sind. Rohe Garnelen sollten fest sein.
- Kaufen Sie lebende Austern mit Schale; sie sollten schwer und cremig grau sein.
- Jakobsmuscheln sollten beim Kauf fest verschlossen sein.
- Lebende Hummer sollten in feuchtem Jutematerial aufbewahrt werden; sie ertrinken, wenn sie zu lange im Wasser liegen.

ZUBEREITUNG

- Lebende Krebse und Hummer ertränken oder einfrieren, dann in Wasser zum Kochen bringen. Fünf bis 20 Minuten sieden lassen.
- Austern abspülen, die obere Muschelhälfte entfernen und mit Zitrone verzehren.
- Jakobsmuscheln waschen und die braunen Venen entfernen. Dünsten oder anbraten.
- Garnelen grillen oder bei starker Hitze kurz anbraten.

MIESMUSCHELN
Miesmuscheln sind eisenreich. Eine bestimmte Art, die an der neuseeländischen Küste lebt, lindert möglicherweise die Symptome von Polyarthritis.

FRISCHE MIESMUSCHELN

FRISCHER KALMAR

AUSTERN
Austern gehören zu den zinkreichsten Nahrungsmitteln und enthalten überdies viel Eisen, das vom Körper leicht absorbiert wird.

FRISCHE AUSTERN

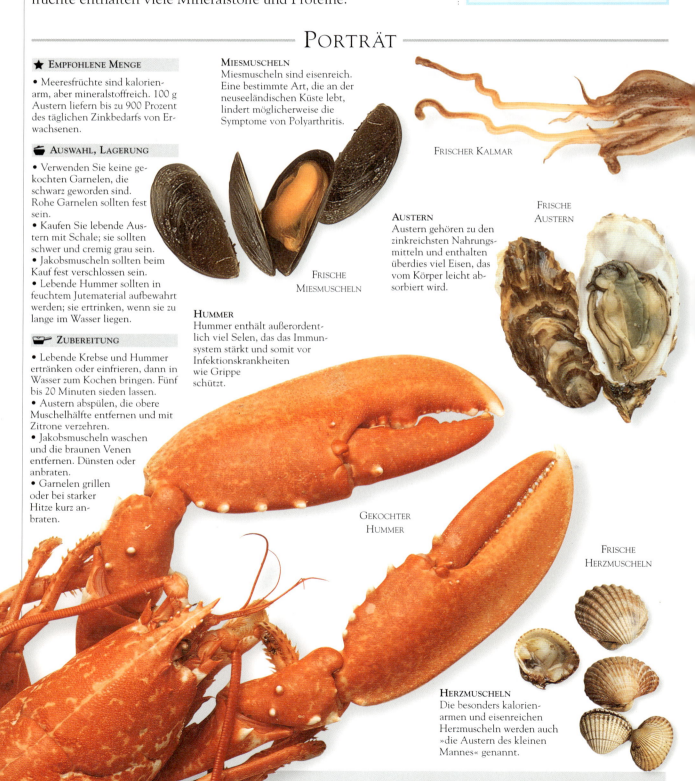

HUMMER
Hummer enthält außerordentlich viel Selen, das das Immunsystem stärkt und somit vor Infektionskrankheiten wie Grippe schützt.

GEKOCHTER HUMMER

FRISCHE HERZMUSCHELN

HERZMUSCHELN
Die besonders kalorienarmen und eisenreichen Herzmuscheln werden auch »die Austern des kleinen Mannes« genannt.

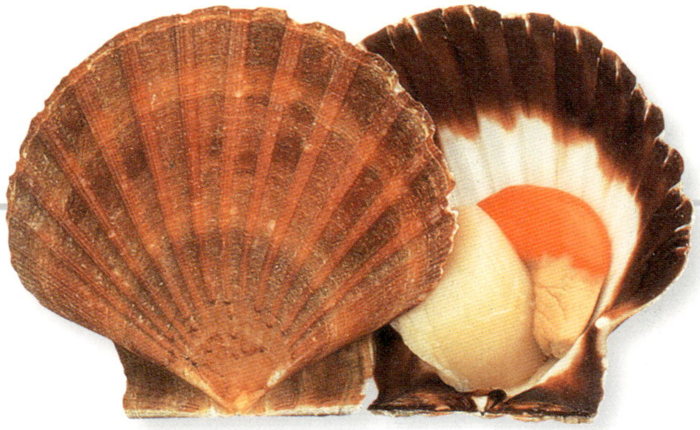

Jakobsmuscheln
Gedämpfte Jakobsmuscheln liefern viel Selen und Protein und sind sehr fettarm.

Frische Jakobsmuschel

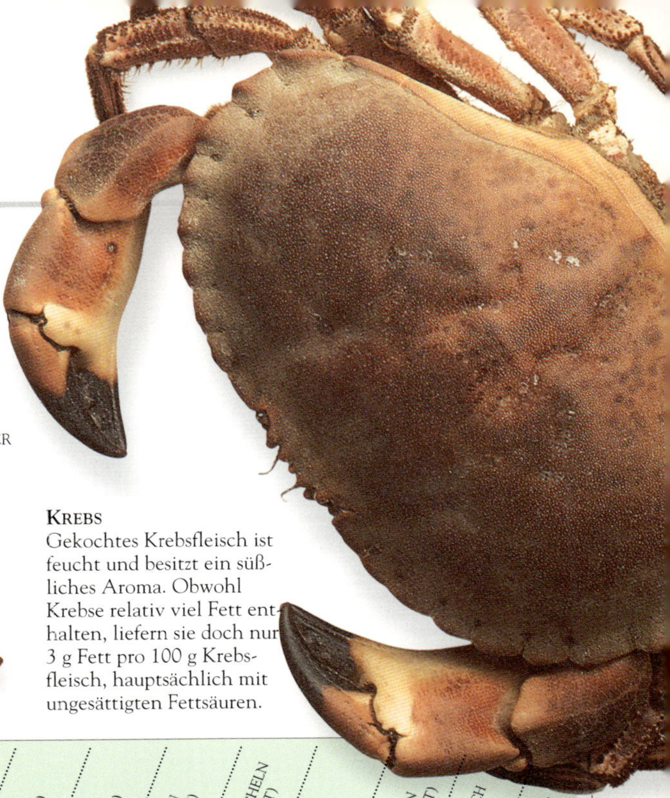

Gekochter Krebs

Krebs
Gekochtes Krebsfleisch ist feucht und besitzt ein süßliches Aroma. Obwohl Krebse relativ viel Fett enthalten, liefern sie doch nur 3 g Fett pro 100 g Krebsfleisch, hauptsächlich mit ungesättigten Fettsäuren.

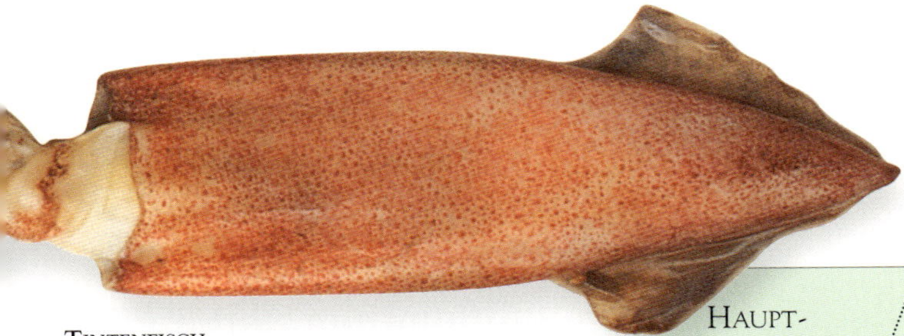

Tintenfisch
Das fettarme Kalmarfleisch schmeckt mild, kann jedoch durch zu langes Kochen zäh werden.

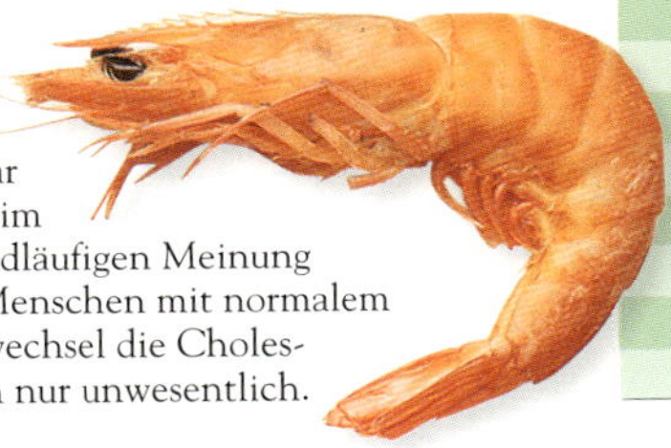

Gekochte Garnele

Garnelen
Garnelen sind eine gute Calciumquelle. Sie enthalten zwar viel Cholesterin, im Gegensatz zur landläufigen Meinung erhöhen sie bei Menschen mit normalem Cholesterinstoffwechsel die Cholesterinwerte jedoch nur unwesentlich.

Hauptnährstoffe *pro 100 g*	Krebs (gekocht)	Hummer (gekocht)	Garnelen (gekocht)	Miesmuscheln (gedämpft)	Austern (roh)	Jakobsmuscheln (gedämpft)	Tintenfisch (roh)	Herzmuscheln (gekocht)
Kalorien	128	103	99	104	65	118	81	53
Protein (g)	20	22	23	17	11	23	15	12
Fett (g)	6	2	1	3	1	1	2	1
EPA (g)	1	0,5	0,3	0,2	0,1	0,1	–	–
DHA (g)	0,4	0,2	0,1	0,1	0,1	0,1	–	–
Magnesium (mg)	58	34	49	38	42	38	28	46
Kupfer (mg)	2	1	0,2	0,2	8	0,1	1	0,4
Zink (mg)	6	3	2	2	59	3	1	2
Selen* (µg)	17	130	23	43	23	51	66	43

* geschätzt

Heilwirkungen

Traditionelle Verwendung

Austern werden wegen ihres hohen Zinkgehalts mit mehr Männlichkeit in Verbindung gebracht. Zinkmangel führt bei Männern zu Impotenz, aber möglicherweise haben einige Betroffene ihre sexuelle Lust nach dem Verzehr von Austern wiedererlangt. Nach Meinung der alten Römer wirkt eine offene Auster als visuelles Aphrodisiakum. In der chinesischen Medizin werden Austern zur Behandlung von Nervosität und Schlaflosigkeit verwendet. Miesmuscheln sollen Leber stärkend wirken und werden bei Nierenproblemen, Unterleibsbeschwerden und Schwindel empfohlen. Der Verzehr von Krebsen soll die Heilung von Knochenbrüchen fördern.

Besondere Vorzüge

Gewichtsprobleme
Meeresfrüchte sind relativ kalorien- und fettarm und enthalten viel Protein. Diese Kombination ist ideal für alle, die abnehmen möchten.

Unfruchtbarkeit beim Mann
Zinkmangel kann bei Männern zur Unfruchtbarkeit führen. Die meisten Meeresfrüchte, vor allem Austern, versorgen den Körper gut mit Zink. Dass dieser Mineralstoff im Sperma in hoher Konzentration vorhanden ist, lässt auf seine wichtige Rolle für die Spermienqualität schließen. Zink ist Bestandteil von Proteinen, die das genetische Material binden. Es wirkt auf die Spermien beruhigend, so dass sie direkt vor der Ejakulation keine Energieverluste erleiden. Zink verhindert auch, dass die Spermien vor dem Verschmelzen mit der Eizelle wichtige Enzyme abgeben. Meeresfrüchte enthalten reichlich Selen, das die Beweglichkeit der Spermien erhöht.

Knochenbrüchigkeit
Austern und Krebse enthalten viel Kupfer, das für die Bildung zahlreicher Enzyme wichtig ist. Kupfermangel ist bei einer ausgewogenen Ernährung selten; eine unzureichende Kupferversorgung schränkt möglicherweise das Wachstum ein und führt zu Knochenbrüchen.

Schwache Muskulatur
Meeresfrüchte beinhalten recht viel Magnesium, das die Muskeln nährt und kräftigt. Magnesiummangel kann Folge von Magersucht, unzureichender Magnesiumabsorption, länger andauernden Erkrankungen mit Durchfall und Erbrechen sowie Alkoholismus sein.

Krebs
Untersuchungen zufolge soll Selen vor Lungenkrebs schützen, da es antioxidativ wirkt und abnormes Zellwachstum unterdrückt. Selen soll auch das Immunsystem stärken und Karzinogene zum Teil entgiften. Hummer, Kalmare und Jakobsmuscheln sind besonders gute Selenquellen.

Vorsicht

Austern, Miesmuscheln und Herzmuscheln können Giftstoffe enthalten, die beim Kochen nicht zerstört werden. Kaufen Sie nur Qualitätsware, die auf Verunreinigungen geprüft wurde.

SIEHE AUCH Magersucht, S. 181; Männliche Unfruchtbarkeit, S. 225; Fettsucht, S. 178

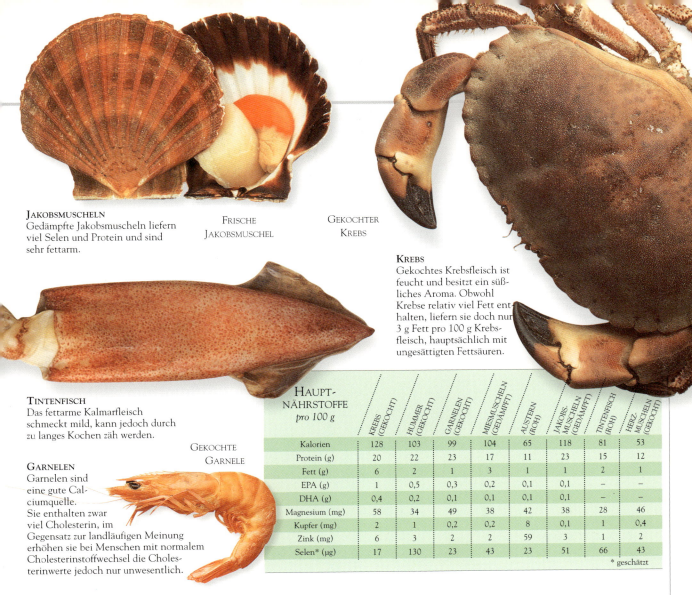

FLEISCH

HAUPTNÄHRSTOFFE & SEK. PFLANZENSTOFFE

Fe Zn Se B12 Protein

Seit prähistorischer Zeit ist Fleisch eine wichtige Quelle für Proteine, Vitamine und Mineralstoffe. Mit Gemüse verzehrt, unterstützt es den Körper bei der Aufnahme pflanzlicher Mineralstoffe wie Chrom, Kupfer, Selen, Zink und Eisen. Mehr als die Hälfte des im Fleisch vorliegenden Fettes ist ungesättigt. Heutzutage ist mageres, fettarmes Fleisch überall erhältlich.

PLUSPUNKTE

- Wirkt eventuell vorbeugend gegen Anämie
- Unterstützt den Aufbau und Erhalt des Körpergewebes
- Erhöht möglicherweise die männliche Fruchtbarkeit
- Beeinflusst das Nervensystem günstig

PORTRÄT

EMPFOHLENE MENGE

- Wer dreimal pro Woche mageres rotes Fleisch isst, versorgt den Körper mit Eisen, Protein, Zink und B-Vitaminen.
- 120 g Roastbeef liefern 16 Prozent der empfohlenen Eisen-Tagesdosis für Frauen und 20 Prozent für Männer.

AUSWAHL UND LAGERUNG

- Wählen Sie mageres Fleisch.
- Lagern Sie rohes Fleisch nicht in der Nähe von gekochten Speisen.

ZUBEREITUNG

- Halten Sie zum Schneiden von rohem Fleisch ein extra Schneidebrett bereit.
- Schneiden Sie Fettränder ab.
- Um das Fleisch möglichst fettarm zu garen, sollten Sie es trocken braten, grillen, rösten oder schmoren.
- Servieren Sie Fleisch zusammen mit Gemüse, um für eine ausgewogene Nährstoffzufuhr zu sorgen.

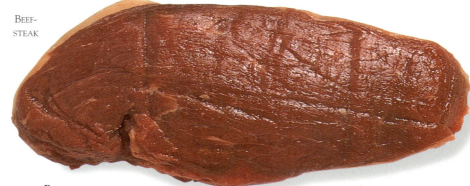

BEEFSTEAK

RINDFLEISCH
100 g Rumpsteak enthalten nur etwa 4 g Fett und liefern reichlich Zink.

SCHWEINEFLEISCH
Der Fettgehalt von Schweinefleisch ist von 30 Prozent in den 1950er-Jahren auf 20 Prozent in den 1990er-Jahren gesunken. Durch Wegschneiden von Fetträndern reduziert er sich weiter auf etwa vier Prozent. 100 g mageres Schweinesteak enthalten nur 3 g Fett.

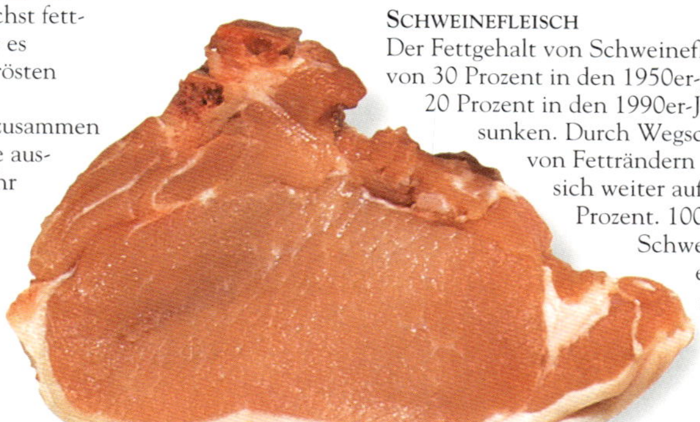

SCHWEINEKOTELETT

WILDBRET
Wild ist eine ausgezeichnete Eisen- und Zinkquelle. Männliche Tiere sind meist aromatischer als weibliche.

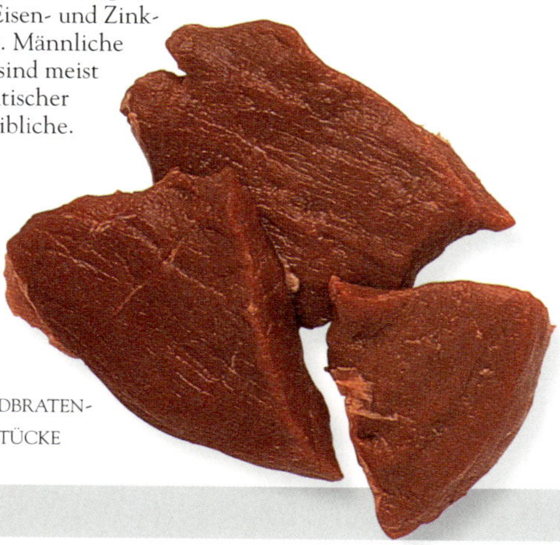

WILDBRATENSTÜCKE

LAMMFLEISCH
Obwohl Lammfleisch gemeinhin als fettes Fleisch gilt, enthält eine magere Keule nur etwa 2,2 g Fett, wenn sie von Fetträndern befreit wurde. In einem durchschnittlichen Stück Lammfleisch ist geringfügig mehr gesättigtes Fett enthalten als ungesättigtes.

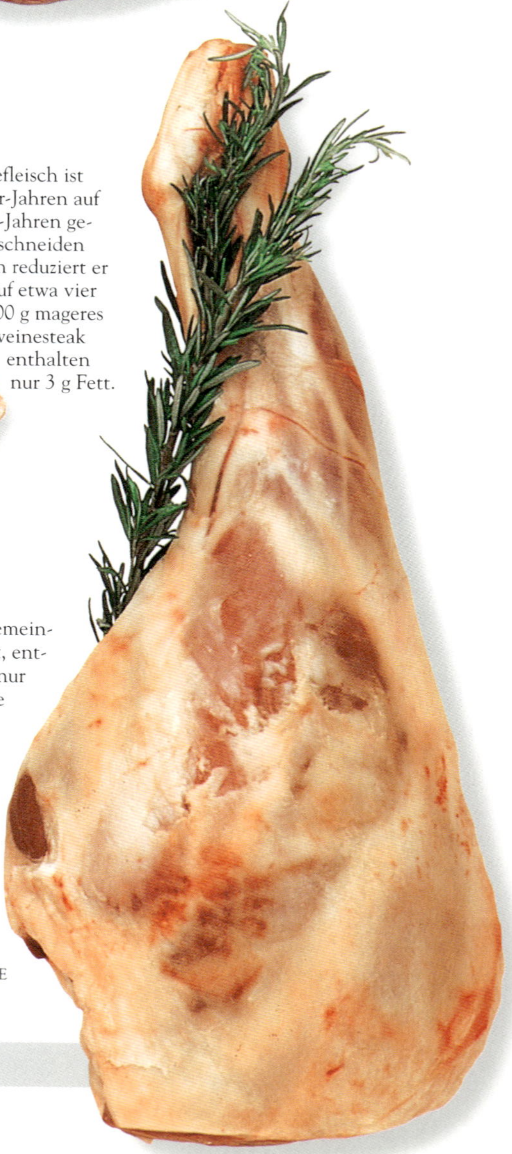

LAMMKEULE

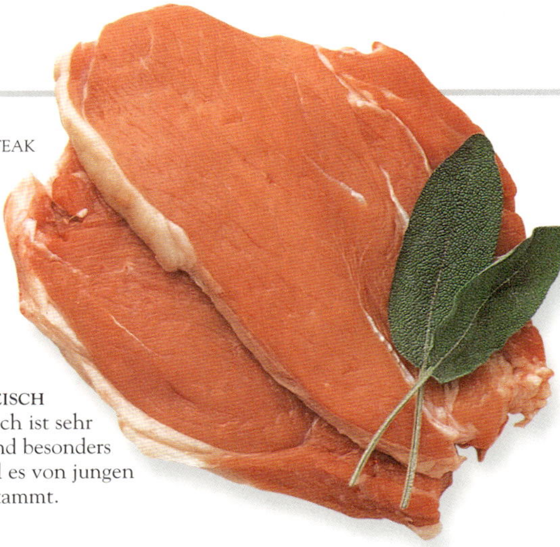

KALBSSTEAK

KALBFLEISCH
Kalbfleisch ist sehr mager und besonders zart, weil es von jungen Tieren stammt.

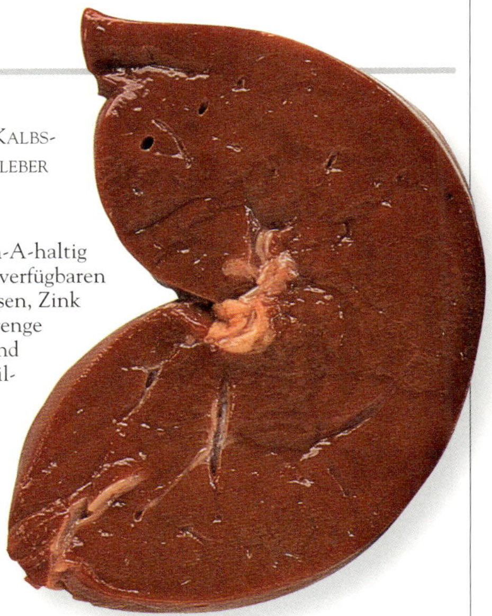

KALBS-LEBER

LEBER
Kalbsleber ist Vitamin-A-haltig und enthält an leicht verfügbaren Mineralstoffen viel Eisen, Zink und Selen. Um das strenge Aroma von Rinder- und Schweineleber abzumildern, lässt man sie in Milch ziehen. Schwangere Frauen sollten keine Leber essen, da der hohe Vitamin-A-Gehalt zu Missbildungen des Fetus führen kann.

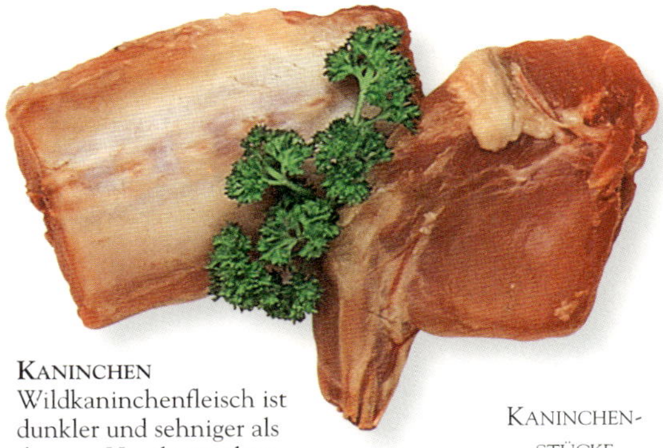

KANINCHEN-STÜCKE

KANINCHEN
Wildkaninchenfleisch ist dunkler und sehniger als das von Hauskaninchen, weil die Tiere sich unterschiedlich ernähren und bewegen. In jedem Falle ist Kaninchenfleisch eine ausgezeichnete Selenquelle.

HAUPT-NÄHRSTOFFE *pro 100 g (roh)*	MAGERES RINDFLEISCH	MAGERES LAMMFLEISCH	MAGERES SCHWEINEFLEISCH	WILDBRET	KANINCHEN	KALBFLEISCH	LEBER
Kalorien	123	162	123	103	137	106	153
Protein (g)	20	21	22	22	22	23	20
Fett (g)	5	9	4	2	6	2	7
Gesättigte Fettsäuren (g)	1,9	4,2	1,4	0,8	2	0,6	2,2
Mehrf. unges. Fettsäuren (g)	0,2	0,4	0,7	0,4	1,8	0,3	1,9
Einf. unges. Fettsäuren (g)	2,1	3,3	1,5	0,4	1,3	0,7	1,3
Eisen (mg)	2	2	1	3	1	1	8
Zink (mg)	4	4	2	2	1	2	8
Selen (µg)	3	1	13	9	17	9	22
Vitamin B_{12} (µg)	2	2	1	1	10	2	100

HEILWIRKUNGEN

TRADITIONELLE VERWENDUNG

Im indischen Ayurveda wird der regelmäßige Fleischverzehr wegen der schweren Verdaulichkeit nicht empfohlen. Leicht verdaulich zubereitet z.B. in Suppen, soll es allerdings den Körper bei Erschöpfungszuständen stärken. Der chinesischen Medizin zufolge wirkt sich Rindfleisch günstig auf Blut und Knochen aus und hilft bei Schmerzen im unteren Rücken. Lammfleisch gilt als Mittel gegen Impotenz und Nierenprobleme. Schweinefleisch soll bei trockenem Husten sowie bei Schwäche und Nervosität helfen.

BESONDERE VORZÜGE

Anämie
Eisenmangel-Anämie lässt sich durch den regelmäßigen Verzehr roten Fleisches verhindern. Fleisch ist eine gute Quelle für »Häm-Eisen« *(siehe S. 160)*, das der Körper zu 15–20 Prozent absorbiert.

Gewichtsprobleme
Auf Grund neuer Methoden der Tieraufzucht und -verarbeitung ist Fleisch in den letzten Jahren sehr viel magerer geworden. Einige rote Fleischsorten enthalten in der Tat weniger Fett als Hähnchenfleisch ohne Haut. Da besonders magere Fleischstücke wenig Fett und viel Protein enthalten, eignen sie sich zur Gewichtsabnahme.

Appetitlosigkeit
Fleisch liefert sämtliche essenziellen Aminosäuren und gilt als Proteinquelle von hoher biologischer Wertigkeit. Es eignet sich daher besonders für Kleinkinder, Genesende sowie ältere Menschen, da es auch in geringen Mengen aufbauendes Protein liefert.

Unfruchtbarkeit beim Mann
Mageres rotes Fleisch ist eine gute Quelle für Zink und Selen, die für die männliche Fruchtbarkeit wichtig sind. Von dem im Fleisch vorhandenen Zink wird bis zu 40 Prozent absorbiert. Zink wirkt stark antioxidativ und schützt die Spermien vor einer Schädigung durch freie Radikale; zudem spielt es bei der Struktur der Spermien-DNA eine Rolle. Es reduziert die Spermienaktivität und beugt unnötigen Energieverlusten vor. Selen senkt die Anzahl beschädigter Spermien und erhöht vermutlich die Anzahl und die Beweglichkeit lebensfähiger Spermien.

Nervenschädigung
Fleisch ist eine sehr gute Vitamin-B_{12}-Quelle. Dieses Vitamin wird für die Bildung von Myelin benötigt, dem Schutzschild der Nerven. Ein länger andauernder Vitamin-B_{12}-Mangel führt zu irreversiblen Nervenschädigungen.

Osteoporose
Kinder müssen genügend Vitamin D zu sich nehmen, um späteren Knochenerkrankungen wie Osteoporose vorzubeugen. Kürzlich durchgeführte Untersuchungen haben ergeben, dass Fleisch erhebliche Mengen an Vitamin D liefert. Dieses Vitamin wird zur Calciumabsorption und zum Knochenaufbau benötigt. Fleisch kann bis zu 21 Prozent der empfohlenen Tagesdosis für Kinder bereitstellen.

SIEHE AUCH ANÄMIE, S. 160; MÄNNLICHE UNFRUCHTBARKEIT, S. 227; FETTSUCHT, S. 178

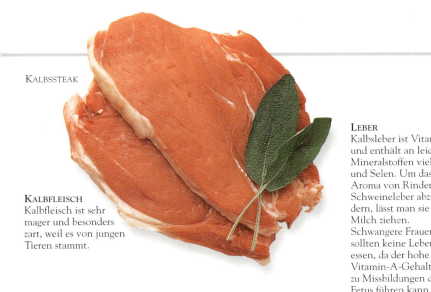

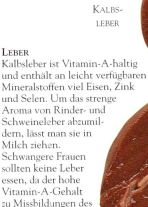

GEFLÜGEL & JAGDGEFLÜGEL

HAUPTNÄHRSTOFFE & SEK. PFLANZENSTOFFE

Fe Zn B_{12} Protein, einfach ungesättigte Fettsäuren

Als Kernstück eines Festmahles haben Hähnchen, Truthähne, Enten, Gänse, Rebhühner und Fasane durch die Jahrhunderte hindurch opulente wie bescheidene Tafeln geziert. Der Nährstoffgehalt von Geflügel und Jagdgeflügel hängt von dem einzelnen Vogel und der jeweils angewandten Kochmethode ab. Sie alle liefern reichlich leicht verdauliches Protein.

PLUSPUNKTE

- Günstig zur Gewichtsabnahme
- Wirken möglicherweise stimmungserhellend und konzentrationsfördernd
- Sind unter Umständen eine sinnvolle Ergänzung bei bestimmten Diäten
- Wirken eventuell vorbeugend gegen Anämie

PORTRÄT

★ EMPFOHLENE MENGE

- 140 g Hähnchenfleisch liefern 35 mg Protein – mehr als die Hälfte des täglichen Bedarfs von Männern.
- 100 g Fasanenfleisch liefern 15 Prozent des täglichen Eisenbedarfs von Frauen und 20 Prozent von Männern.

AUSWAHL UND LAGERUNG

- Geflügel und Jagdgeflügel direkt nach dem Kauf im Kühlschrank aufbewahren oder einfrieren.
- Ungekochtes Geflügel im Kühlschrank nicht in der Nähe gekochter Speisen aufbewahren.

ZUBEREITUNG

- Den ganzen Vogel braten oder grillen. Beine oder Bruststücke können auch einzeln gegrillt werden.
- Gekochtes Geflügel höchstens einmal aufwärmen.

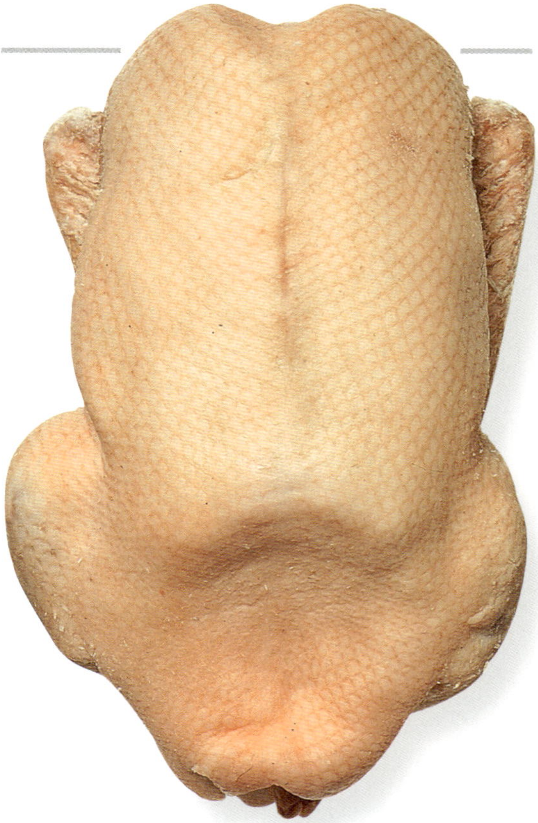

GANS
Die Gans ist sehr fetthaltig. Zur Reduzierung des Fettgehalts sollte man die Haut vor dem Servieren entfernen.

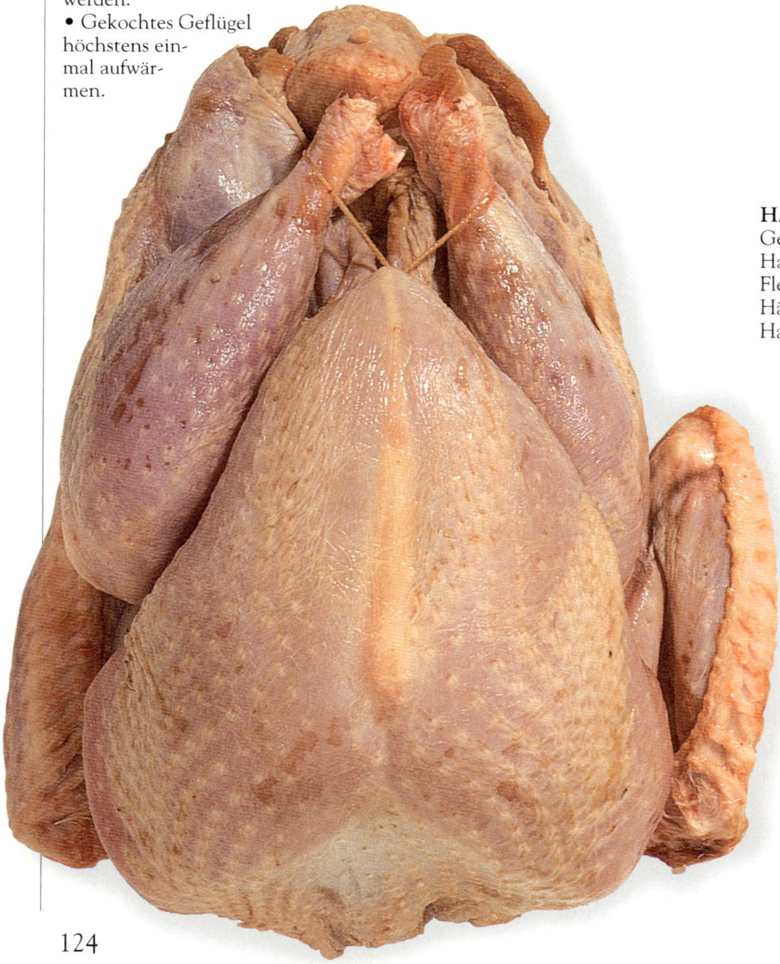

TRUTHAHN
Dunkles Putenfleisch enthält fast dreimal so viel Eisen wie helles.

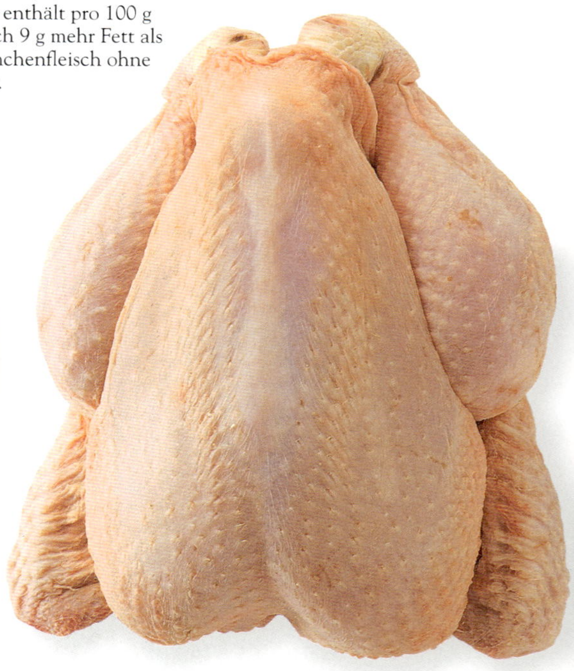

HÄHNCHEN
Gebratenes Hähnchen mit Haut enthält pro 100 g Fleisch 9 g mehr Fett als Hähnchenfleisch ohne Haut.

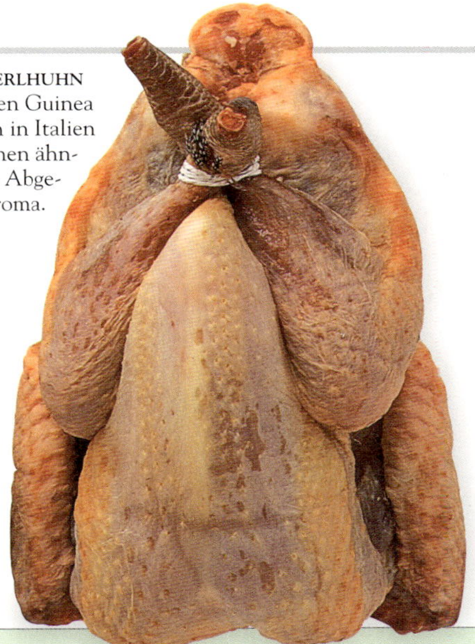

PERLHUHN
Die ursprünglich im westafrikanischen Guinea beheimateten Vögel werden heute auch in Italien und Frankreich gezüchtet. Sie haben einen ähnlichen Nährstoffgehalt wie Fasane. Abgehangen besitzen sie das beste Aroma.

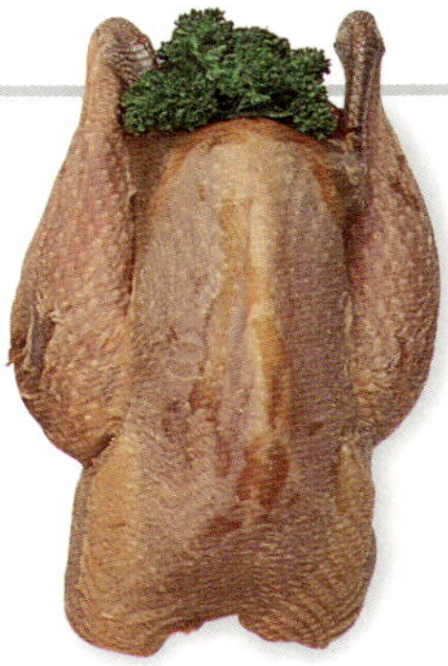

FASAN
Das eisenreiche Fasanenfleisch enthält auch eine Reihe von B-Vitaminen, darunter B_6, B_{12} und B_2. Sie sind zum Erhalt eines gesunden Nervensystems und für eine gute Energieversorgung nötig.

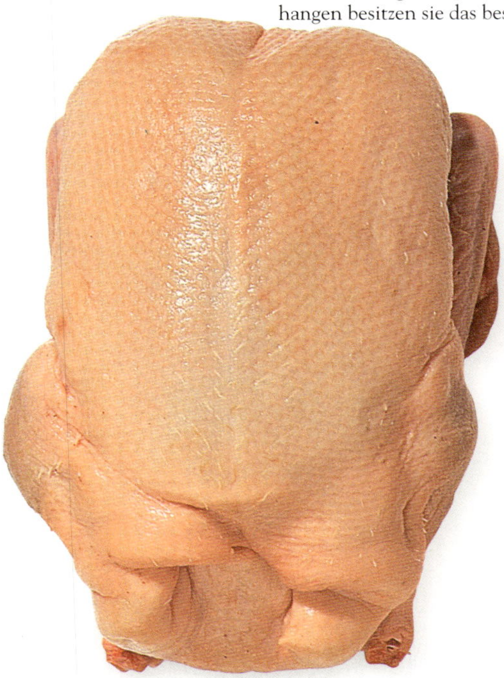

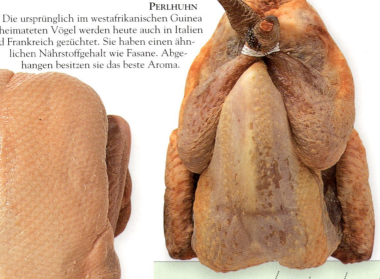

ENTE
Wird eine gebratene Ente mit Fett und Haut verzehrt, liefert eine Portion von 100 g Fleisch 29 g Fett, davon 16 g als ungesättigte Fettsäuren. Die gleiche Menge an reinem Fleisch enthält nur 10 g Fett.

HAUPT-NÄHRSTOFFE *pro 100 g*	HÄHNCHEN (ROH)	TRUTHAHN (ROH)	ENTE (ROH)	GANS (GEBRATEN)	REBHUHN (GEBRATEN)	FASAN (GEBRATEN)
Kalorien	106	105	137	319	212	220
Protein (g)	24	24	20	29	37	28
Fett (g)	1	1	7	22	7	12
Gesättigte Fettsäuren (g)	0,3	0,3	2	unbekannt	1,9	41
Einf. unges. Fettsäuren (g)	0,5	0,3	3	unbekannt	3,4	5,6
Mehrf. unges. Fettsäuren (g)	0,2	0,2	1	unbekannt	1,7	1,6
Eisen (mg)	1	0,3	2	5	2	2
Zink (mg)	1	1	2	3	1	1
Magnesium (mg)	29	27	19	31	26	26
Vitamin B6 (mg)	0,5	0,8	0,3	0,4	–	1

HEILWIRKUNGEN

TRADITIONELLE VERWENDUNG

Einige chinesische Therapeuten glauben, dass der Verzehr von Hähnchenfleisch bei Durchfall, Ödemen und durch Milz- und Bauchspeicheldrüsenprobleme verursachten Appetitmangel hilft. Heutzutage wird von Hähnchenverzehr jedoch zum Teil abgeraten, weil ihnen oftmals Antibiotika verabreicht werden, die eine Ausbreitung von Infektionen bei Tieren in Intensivhaltung verhindern sollen.

BESONDERE VORZÜGE

Gewichtsprobleme
Weißes Putenfleisch enthält viel Protein und wenig Fett und eignet sich somit hervorragend zur Gewichtsabnahme. Gute Alternativen sind magere Hähnchen und Enten, die fettarm gegart und ohne Fett und Haut serviert werden. Diese proteinreichen Nahrungsmittel wirken auf die Appetitzentren im Gehirn und lösen ein Sättigungsgefühl aus.

Depression
Putenfleisch ist reich an Tryptophan, eine für die Bildung des Neurotransmitters Serotonin benötigte Aminosäure, die u.a. für körperliches Wohlbefinden sorgt und den Appetit reguliert. Ein zu niedriger Serotoningehalt kann Depressionen und Hunger auslösen. Im Winter sinkt der Serotoningehalt wegen der verminderten Sonneneinstrahlung. Wer hier empfindlich ist, sollte gerade im Winter regelmäßig Putenfleisch essen und so eine ausreichende Serotoninversorgung gewährleisten.

Konzentrationsschwäche
Geflügel und Jagdgeflügel enthalten beträchtliche Mengen der Aminosäure Tyrosin, die das Gehirn benötigt, um Dopamin und Noradrenalin zu bilden. Diese Substanzen wirken auf die Gehirnzellen, die die Konzentration fördern und für geistige Wachsamkeit sorgen. Wer zu bestimmten Tageszeiten unter Konzentrationsschwäche leidet, dem hilft ein Snack aus Geflügel. Vorgegarte Puten- oder Hähnchenscheiben sind sinnvolle »Kraftquellen« für zwischendurch.

Nahrungsmittelallergien
Da weder Hähnchen- noch Putenfleisch ein intensives Aroma besitzen, eignen sie sich ideal für alle, die eine Ernährungsumstellung vornehmen müssen. Da beide Geflügelsorten erwiesenermaßen selten allergische Reaktionen auslösen, sind sie häufig Bestandteil einer Eliminationsdiät (*siehe S. 245*). Geflügel und Jagdgeflügel sind in jeder Lebensphase empfehlenswerte Nahrungsmittel. Sie liefern die neun essenziellen Aminosäuren, die für Wachstum und Gewebeneubildung benötigt werden, und sind leicht verdaulich.

Anämie
Ente, Gans, Rebhuhn und Fasan enthalten reichlich gut absorbierbares »Häm-Eisen« (*siehe S. 160*) und sind somit besonders für jene empfehlenswert, die kein rotes Fleisch mögen, das ebenfalls Häm-Eisen liefert. Dieses wird benötigt, um Eisen im Körper zu speichern und eine Vollbild-Anämie zu verhindern.

SIEHE AUCH ANÄMIE, S. 160; DEPRESSION, S. 233; NAHRUNGSMITTELALLERGIEN, S. 210; FETTSUCHT, S. 178

MILCHPRODUKTE

HAUPTNÄHRSTOFFE & SEK. PFLANZENSTOFFE

Ca P Protein, Kohlenhydrate, Linolensäure

Seitdem Menschen Rinder, Ziegen und Schafe halten, trinken sie auch deren Milch. Viele Nahrungsmittel werden aus tierischer Milch hergestellt, darunter Käse, Joghurt, Milchshakes, Sahne und Eiscreme. Hartkäse ist calcium- und zinkreich und enthält viele gesättigte Fettsäuren. Weichkäse hat häufig einen niedrigeren Fettgehalt und liefert weniger Zink und Calcium.

PLUSPUNKTE

- Senken möglicherweise das Risiko von durch Osteoporose verursachten Knochenbrüchen
- Wirken eventuell vorbeugend gegen bestimmte Krebsarten
- Wirken Karies hemmend
- Sind generell förderlich für die Gesundheit

PORTRÄT

★ EMPFOHLENE MENGE

- 0,7 l Magermilch liefern mehr als den täglichen Calciumbedarf von Frauen.

AUSWAHL UND LAGERUNG

- Kaufen Sie Milchprodukte immer im Fachgeschäft mit hohem Warenumsatz.
- Heben Sie Milchprodukte im Kühlschrank auf.

ZUBEREITUNG

- Trinken Sie frische Milch pur oder als Milchshake. Gießen Sie sie über Frühstücksflocken.
- Käse am Stück essen, gerieben für Salate und Sandwiches, auf Toasts und in Saucen verwenden oder auf die Pizza streuen.

MILCH
Teilentrahmte Milch enthält mehr als die Hälfte weniger Fett als Vollmilch. Bei der Herstellung von Magermilch wird das gesamte Fett entfernt; dabei gehen auch die fettlöslichen Vitamine D und A verloren.

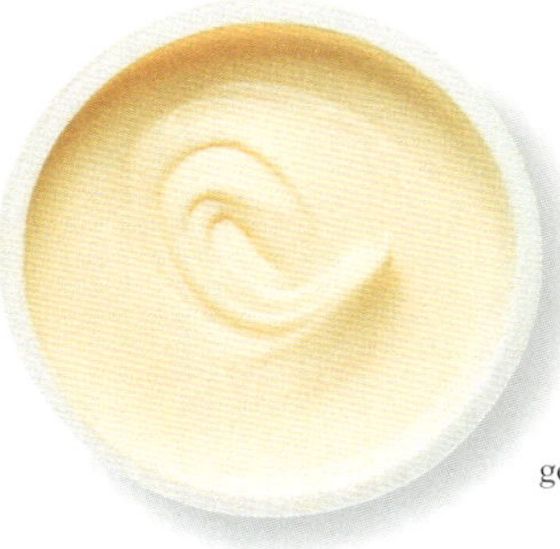

SAHNE
Sie ist der fetthaltige Teil der Milch, der sich vom wässrigen Teil absetzt, wenn man Milch stehen lässt. Bei der industriellen Herstellung werden Fett und Wasser stärker getrennt.

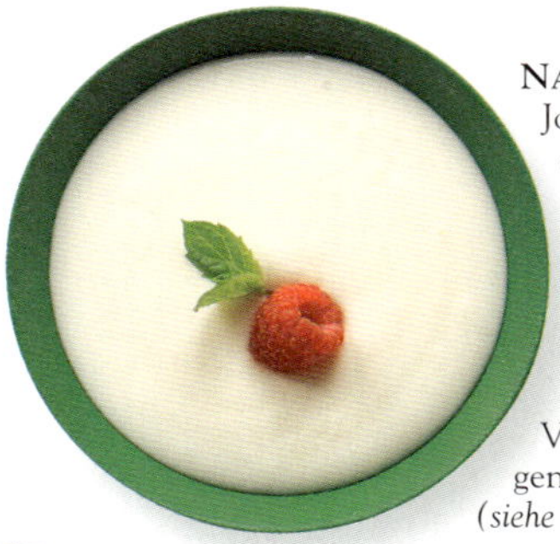

NATURJOGHURT
Joghurt wird aus »lebenden« Bakterienkulturen und Milch hergestellt. Joghurt aus lebenden Kulturen wird nicht wärmebehandelt; bei diesem Verfahren werden nämlich die für das Verdauungssystem günstigen Bakterien abgetötet *(siehe auch S. 128)*.

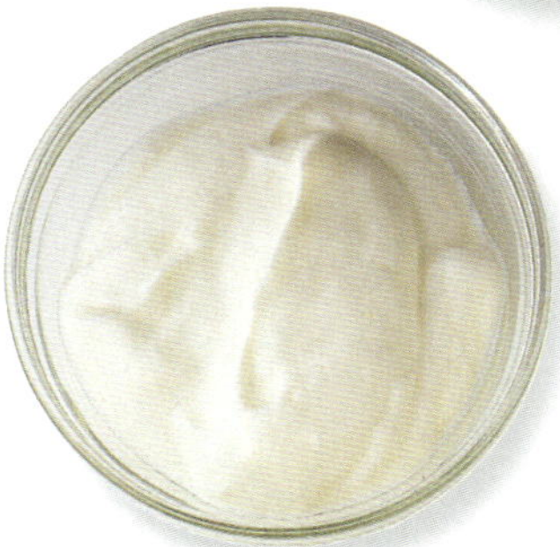

CRÈME FRAÎCHE
Crème fraîche (wörtlich: »frische Sahne«) besteht aus Sahne und Sauerrahm. Ihr Fettgehalt ist hoch, auch bei teilentrahmten Produkten.

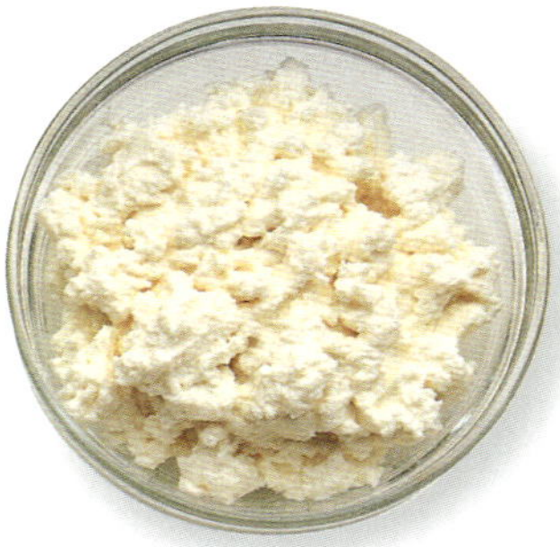

RICOTTA
Dieser weiche Käse enthält mehr Wasseranteile der Milch als Hartkäse und schmeckt süßlich. Er lässt sich als fettarme Alternative zu Frischkäse zum Kochen verwenden.

HEILWIRKUNGEN

TRADITIONELLE VERWENDUNG

In der chinesischen Medizin gilt Kuhmilch als allgemein stärkendes und aufbauendes Mittel. Ziegenmilch soll bei Magenstörungen helfen. In den westlichen Ländern wird Milch bei Magengeschwür oder Magenverstimmung empfohlen. Auch zur Rekonvaleszenz und für ältere Menschen soll sie geeignet sein.

BESONDERE VORZÜGE

Osteoporose
In jüngster Zeit mehren sich die Hinweise, dass eine ausreichende Calciumversorgung in jungen Jahren für die Entwicklung der maximalen Knochenmasse im Alter zwischen 30 und 40 Jahren notwendig ist. Je höher die Knochendichte in diesem Lebensabschnitt ist, desto unwahrscheinlicher werden Knochenbrüche im hohen Alter. Milch enthält leicht verfügbares Calcium; wenn Kinder Milch trinken, reduzieren sie das Osteoporoserisiko im Alter.

Rachitis
Wird während der Kindheit nicht genügend Calcium in den im Wachstum befindlichen Knochen eingelagert, werden diese unter Umständen weich, was zu Rachitis führen kann. Ein Symptom dieser Krankheit sind verformte Beine. Rachitis wird durch Vitamin-D-Mangel verursacht, das der Körper benötigt, um Calcium aus dem Darm zu absorbieren. Gerade Kinder, die wenig in die Sonne gehen und deshalb ausreichend Vitamin D über die Nahrung aufnehmen müssen, sollten Vitamin-D-haltige Vollmilch trinken.

Dickdarmkrebs
Wissenschaftlichen Untersuchungen zufolge besteht in einer Bevölkerung, die sich calciumreich ernährt, ein geringeres Risiko von Dickdarmkrebs. Möglicherweise verbindet sich das Calcium mit Gallensäuren und verhindert die Bildung kanzerogener Zellen im Dickdarm. Eventuell beugt eine regelmäßige Milchzufuhr auch anderen Krebsarten vor. Milch enthält die Fettsäure konjugierte Linolensäure (CLA). In Laborversuchen hat sich gezeigt, dass CLA das Vorkommen einiger Krebsarten um bis zu 50 Prozent verringert. CLA stärkt unter Umständen auch das Immunsystem und verlangsamt das Fortschreiten von Krankheiten wie Atherosklerose.

SIEHE AUCH KREBS, S. 214; KINDER UND ERNÄHRUNG, S. 136; BLUTHOCHDRUCK, S. 155

HAUPT-NÄHRSTOFFE *pro 100 g*	VOLLMILCH	MAGERMILCH	ZIEGENKÄSE	HÜTTENKÄSE	FRISCHKÄSE	SCHLAGSAHNE	RICOTTA	CHEDDAR	BRIE	NATURJOGHURT (FETTARM)	BUTTER
Kalorien	66	33	60	98	113	373	144	412	319	56	737
Protein (g)	3	3	3	14	7	2	9	26	19	5	0,5
Fett (g)	4	0,1	4	4	7	39	11	34	27	1	82
Gesättigte Fettsäuren (g)	2,4	0,1	2,3	2,4	4,4	24,6	6,9	21,7	16,8	0,5	54
Einf. unges. Fettsäuren (g)	1,1	–	0,8	1,1	2,1	11,4	2,7	9,4	7,8	0,2	19,8
Mehrf. ung. Fettsäuren (g)	0,1	–	0,1	0,1	0,2	1,1	0,5	1,4	0,8	–	2,6
Calcium (mg)	115	120	100	73	89	62	240	720	540	190	15
Phosphor (mg)	92	94	90	160	110	58	170	490	390	160	24
Vitamin A (µg)	52	1	44	44	100	565	185	325	285	8	815
Vitamin D (µg)	0,03	–	0,1	0,03	0,1	0,2	–	0,3	0,2	0,01	1,0

CHEDDAR

HARTKÄSE
Durch die Wirkung von Lab zerlegt sich die Milch in Quark und Molke; sodann wird die feste Bruchmasse zu Hartkäse wie Cheddar gepresst. Hartkäse ist lange haltbar.

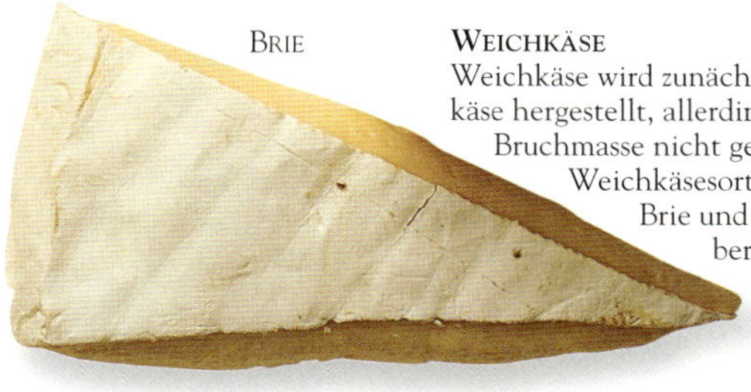

BRIE

WEICHKÄSE
Weichkäse wird zunächst wie Hartkäse hergestellt, allerdings wird die Bruchmasse nicht gepresst. Weichkäsesorten sind z. B. Brie und Camembert.

HÜTTENKÄSE
Dieser weiße, unreife Quarkkäse ist fettarm und kann auch aus Magermilch hergestellt werden; dann hat er ein sehr mildes Aroma.

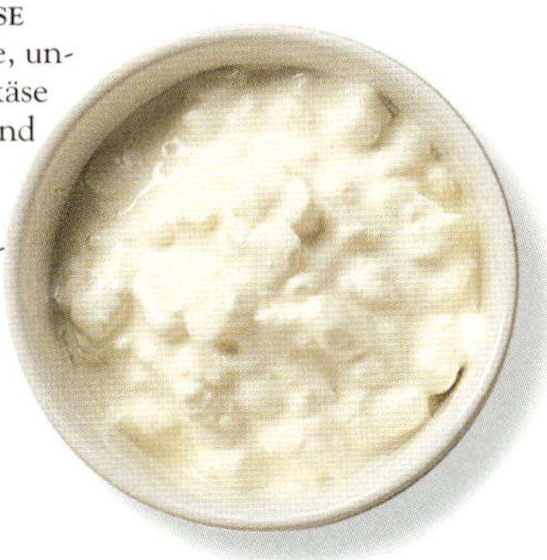

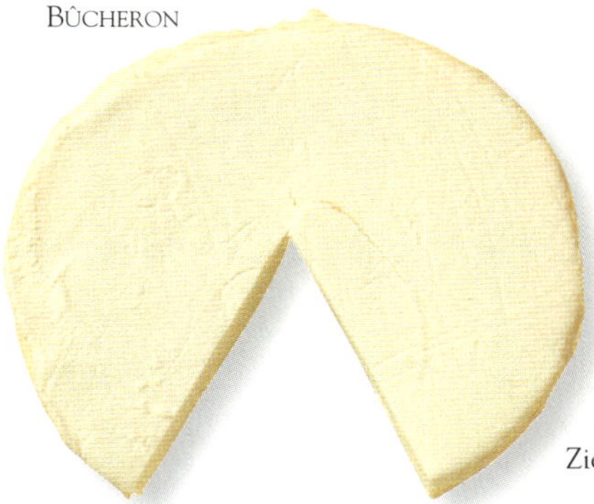

BÛCHERON

BUTTER
Butter sollte mindestens 80 Prozent Milchfett enthalten. Die Farbe der Butter hängt davon ab, wie carotinhaltig das Futter der Kühe war.

ZIEGENKÄSE
Weltweit gibt es etwa 400 verschiedene Ziegenkäsesorten. Aus Ziegenmilch wird seit Beginn des Römischen Zeitalters Ziegenkäse hergestellt.

GESALZENE BUTTER

Karies
Ob und in welchem Maße Nahrungsmittel zu Karies führen, hängt von ihrer Zusammensetzung und Konsistenz ab sowie davon, wie schnell sie sich im Mund auflösen, wie lange sie im Mund verbleiben und wie sehr sie die Speichelproduktion anregen. Käse trägt unter Umständen zur Kariesvorbeugung bei, weil er den Zahnschmelz vor dem Angriff durch Säuren schützt, die im Mund bei der Zersetzung der Nahrungsmittel durch Bakterien entstehen. Käse regt nämlich den basischen Speichelfluss an, der den Säuregehalt im Mund wieder normalisiert. Überdies verhindert das im Käse enthaltene Calcium, dass sich der Zahnschmelz auflöst. Man nimmt an, dass Käseproteine die Zahnschmelzoberfläche bedecken und schützen und die im Käse vorhandenen Fettsäuren antibakterielle Eigenschaften besitzen.

Energiemangel
Milch versorgt den Körper mit den Vitaminen B_1 und B_2, Pantothensäure und Niacin sowie mit den Mineralstoffen Phosphor und Magnesium. All diese Nährstoffe tragen dazu bei, Energie aus Nahrungsmitteln zu gewinnen und Enzyme zu bilden, die diese Energie nutzen.

Gewichtsprobleme
Vollmilchprodukte haben viele Kalorien und sind besonders für Kinder und ältere Menschen geeignet, die keine großen Nahrungsmittelmengen zu sich nehmen.

Bluthochdruck
Eine ungenügende Calciumzufuhr könnte Bluthochdruck auslösen. Untersuchungen zufolge sank der Blutdruck bei Betroffenen nach der Einnahme von Calciumpräparaten.

Proteinmangel
Protein ist für das Wachstum, den Erhalt und die Erneuerung des Körpergewebes notwendig. Da Milchprodukte wie Milch und Käse sämtliche essenziellen Aminosäuren enthalten, liefern sie Protein von hohem biologischem Wert.

VORSICHT

Manche Menschen können Milchzucker (Lactose) nicht verdauen, andere reagieren auf das Milcheiweiß allergisch. In beiden Fällen muss auf Milchprodukte verzichtet werden.

SIEHE AUCH MINERALSTOFFE, S. 30; OSTEOPOROSE, S. 199; PROTEINE, S. 20; KARIES, S. 207

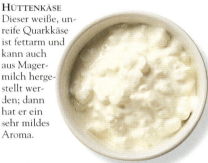

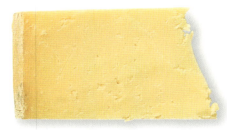

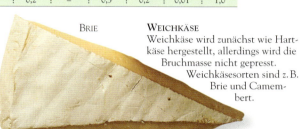

JOGHURT

HAUPTNÄHRSTOFFE & SEK. PFLANZENSTOFFE

Ca P B_2 Protein, einfach ungesättigte Fettsäuren

Zur Herstellung von Joghurt wird warme Milch mit einer Bakterienkultur versetzt. Die Bakterien ernähren sich von Milchzucker (Lactose) und bilden Milchsäure, die die Milch andickt. Ursprünglich galt dieser Prozess der Haltbarmachung von Milch. Der Nährstoffgehalt des Joghurts hängt von der verwendeten Milch ab sowie davon, ob Zucker und Früchte zugesetzt werden.

PLUSPUNKTE

- Senkt möglicherweise das Risiko von Herzerkrankungen
- Wirksames Mittel gegen Durchfall
- Wirkt verdauungsanregend
- Lindert die Symptome des Reizkolons

PORTRÄT

HAUPTNÄHRSTOFFE *pro 100 g*	FETTARMER NATURJOGHURT	VOLLMILCH-NATURJOGHURT	NATURJOGHURT MIT LEBENDEN BAKTERIEN
Kalorien	56	79	115
Protein (g)	5	6	6
Fett (g)	1	3	9
Calcium (mg)	190	200	150
Magnesium (mg)	19	19	12
Phosphor (mg)	160	170	130
Vitamin B_1 (mg)	0,1	0,1	0,1
Vitamin B_2 (mg)	0,3	0,3	0,4
Vitamin B_6 (mg)	0,1	0,1	0,1
Vitamin B_{12} (µg)	0,2	0,2	0,2

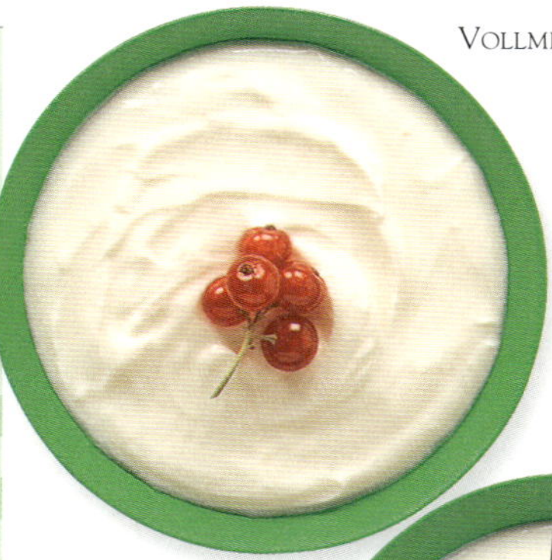

VOLLMILCHJOGHURT

Joghurt mit lebenden Kulturen enthält viele gesundheitsfördernde Eigenschaften.

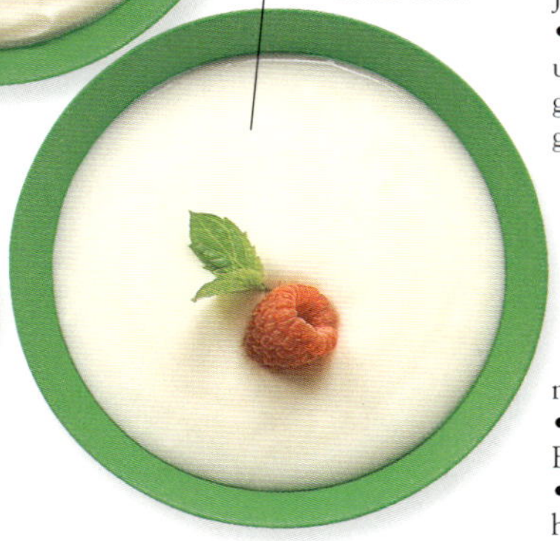

JOGHURT MIT LEBENDEN KULTUREN

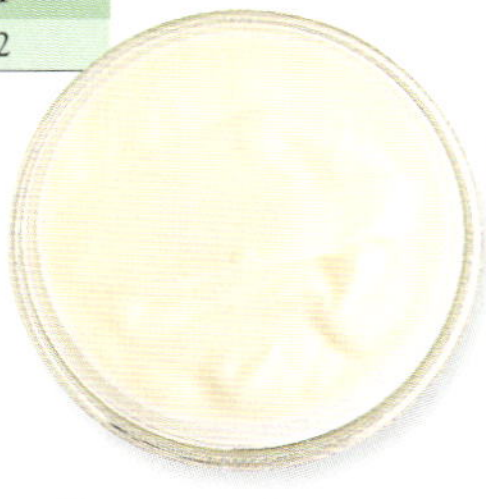

FETTARMER JOGHURT

MILCHERSATZ
Joghurt enthält viel Calcium, reichlich Protein und einige Aminosäuren. Wer große Mengen Milchzucker (Lactose) nicht verträgt, kann Joghurt als Milchersatz nehmen. Bei der Herstellung von Joghurt bilden die Bakterien Lactase, die die Lactose aufspalten.

★ EMPFOHLENE MENGE

- 150 ml Naturjoghurt liefern fast 50 Prozent des täglichen Phosphorbedarfs von Erwachsenen, der bei 550 mg liegt.
- 150 ml Naturjoghurt liefern 40 Prozent des täglichen Calciumbedarfs von Erwachsenen.

AUSWAHL UND LAGERUNG

- Geben Sie Kindern unter fünf Jahren Vollmilchjoghurt.
- Kaufen Sie für ältere Kinder und Erwachsene fettarmen Joghurt, weil diese Sorten für sie am gesündesten sind.
- Joghurt im Kühlschrank aufbewahren.

ZUBEREITUNG

- Servieren Sie Joghurt als Snack, zum Müsli oder zusammen mit Obst.
- Als fettarme Alternative zu Butter in Kartoffelbrei einrühren.
- Zum Verfeinern von Dips und herzhaften Saucen.

HEILWIRKUNGEN

TRADITIONELLE VERWENDUNG

Seit langem werden Joghurt eine Reihe gesundheitlicher Vorzüge zugesprochen, die sich meist auf die Gesundheit des Dickdarms und die Linderung von Magen-Darm-Beschwerden beziehen. Der russische Forscher Ilja Iljitsch Metschnikow erhielt den Nobelpreis für seine Untersuchungen, warum die Menschen in Teilen Osteuropas ein besonders aktives Leben führten und bis ins hohe Alter bei guter Gesundheit blieben. Er erklärte dieses Phänomen dadurch, dass sie regelmäßig Joghurt aßen.

BESONDERE VORZÜGE

Hoher Cholesterinspiegel
Der tägliche Verzehr von 200 g Joghurt mit lebenden Kulturen, der das Bakterium *Lactobacillus acidophilus* enthält, lässt den Cholesterinspiegel nachweislich um mehr als drei Prozent und das LDL-Cholesterin *(siehe S. 25)* um mehr als vier Prozent sinken. Offenbar verbinden sich die Bakterien mit dem im Darm befindlichen Cholesterin und reduzieren so dessen Absorption. Schätzungen zufolge bewirkt die Senkung des Cholesterinspiegels im Blut um ein Prozent eine Senkung des Risikos von Herzerkrankungen um zwei bis drei Prozent. Laut einigen wissenschaftlichen Erkenntnissen könnte der tägliche Verzehr von Joghurt mit lebenden Kulturen zu einer Verringerung der Gefahr von Herzerkrankungen um sieben bis zehn Prozent führen.

Durchfall
Erwiesenermaßen wird das einigen Joghurts zugesetzte Bakterium *Lactobacillus* GG nicht verdaut und nistet sich in der Dickdarmwand ein. Dort greift es schädliche Bakterien an, z. B. *Clostridium difficile*, das nach einer Antibiotikabehandlung unter Umständen Durchfall auslöst. Bei einem Versuch mit Menschen, die bereits seit mehreren Monaten an Durchfall litten, ließ sich diese Störung mit Hilfe des *Lactobacillus* GG beheben. Bereits vor 25 Jahren zeigte sich in einer US-amerikanischen Studie über 75 Kinder, die wegen Durchfalls im Krankenhaus lagen, dass jene, denen man ausschließlich Joghurt verabreichte, doppelt so schnell gesund wurden wie jene, die mit der herkömmlichen Mischung aus Neomyzin, Kaolin und Pektin behandelt wurden.

Verstopfung
Erhöhte Ballaststoffzufuhr führt zu kürzeren Darmpassagezeiten. Forschungen in Frankreich haben erbracht, dass Joghurt mit Bifidusbakterien auf den Dickdarm ähnlich wirkt und somit eine gute Alternative für Menschen darstellt, die ballaststoffreiche Ernährung nicht mögen.

Reizkolon
Der regelmäßige Verzehr von Joghurt mit lebenden Kulturen lindert Symptome des Reizkolons. Mit Hilfe von Joghurt vermehrt sich die Anzahl der »guten«, probiotischen Bakterien, die das Wachstum schädlicher Bakterien eindämmen.

SIEHE AUCH VERSTOPFUNG, S. 175; DURCHFALL, S. 176; HOHER CHOLESTERINSPIEGEL IM BLUT, S. 154; REIZKOLON, S. 173

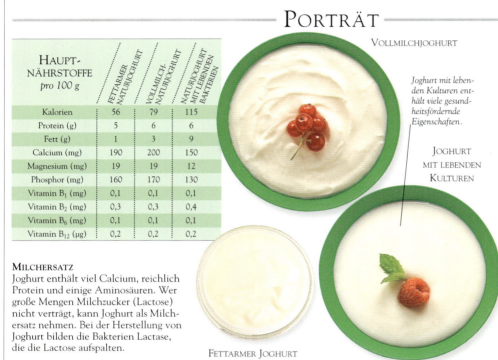

EIER

HAUPTNÄHRSTOFFE & SEK. PFLANZENSTOFFE
Ca Fe D B_{12} Protein

Neben den bekannten Hühnereiern sind auch andere Eier essbar, z. B. Enten-, Gänse- und Wachteleier. Sie variieren in Größe, Farbe und Geschmack. In jüngster Zeit gerieten Eier wegen ihres Cholesteringehaltes in die Schlagzeilen. Die Sorge ist jedoch meist unbegründet, weil Cholesterin in Nahrungsmitteln sich nicht nennenswert auf den Cholesterinspiegel im Blut auswirkt.

PLUSPUNKTE

- Liefern Vitamin D und unterstützen so die Calciumabsorption des Körpers
- Sollen die männliche Fruchtbarkeit verbessern
- Verhindern möglicherweise eine Schädigung der Blutgefäße
- Wirken sich günstig auf das Nervensystem aus

PORTRÄT

HAUPTNÄHRSTOFFE *pro 100 g (roh)*	HÜHNEREI	ENTENEI
Kalorien	147	163
Protein (g)	13	14
Fett (g)	11	12
Gesättigte Fettsäuren (g)	3	3
Einf. unges. Fettsäuren (g)	5	5
Mehrf. unges. Fettsäuren (g)	1	2
Calcium (mg)	57	63
Eisen (mg)	2	3
Vitamin D (µg)	2	5
Vitamin B_{12} (µg)	3	5

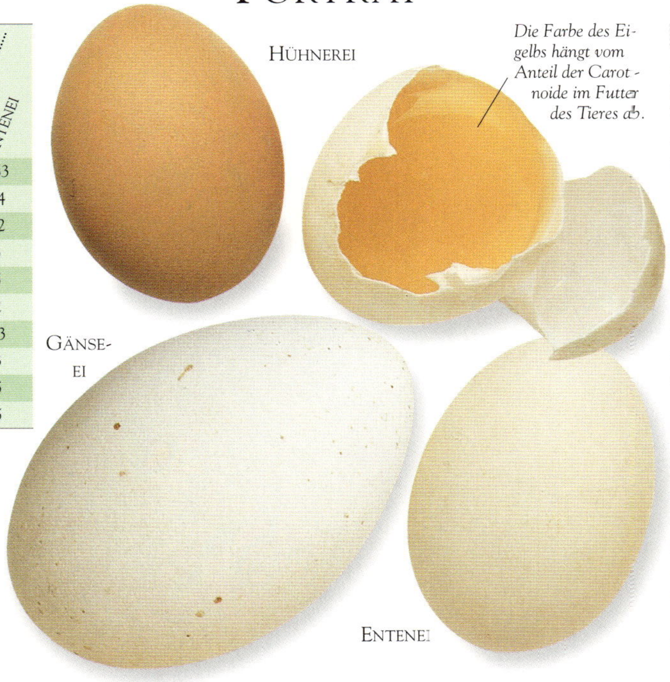

Die Farbe des Eigelbs hängt vom Anteil der Carotinoide im Futter des Tieres ab.

WERTVOLLES PROTEIN
Eier enthalten alle neun essenziellen Aminosäuren. Sie werden für das Wachstum und die Entwicklung von Kindern und Jugendlichen benötigt und wirken sich auch auf Erwachsene gesundheitsfördernd aus.

EMPFOHLENE MENGE

- Der Verzehr von drei bis vier Eiern pro Woche, gerade im Winter, unterstützt die Calciumabsorption und senkt möglicherweise das Osteoporoserisiko.
- Ein Ei liefert mehr als den täglichen Vitamin-B_{12}-Bedarf von Erwachsenen.

AUSWAHL, LAGERUNG

- Achten Sie stets auf das Verfallsdatum.
- Wählen Sie nur Eier ohne Beschädigungen und Risse aus.
- Eier mit dem spitzen Ende nach unten kühl aufbewahren.

ZUBEREITUNG

- Eier weich oder hart kochen, pochieren, backen, einlegen oder Spiegel- oder Rühreier bereiten.
- Eier zu Omelettes, Soufflees oder Pfannkuchen verarbeiten.
- Eier zum Andicken von Saucen oder zum Binden verwenden.

HEILWIRKUNGEN

TRADITIONELLE VERWENDUNG

In vielen Kulturen sind Eier ein traditionelles Fruchtbarkeitssymbol. In China gelten sie als »wärmend« und werden älteren und schwachen Menschen verabreicht. Angeblich heilen sie Durchfall und verhindern Fehlgeburten; zuweilen empfiehlt man sie schwangeren Frauen, deren ungeborene Babys besonders aktiv sind. Eier sollen den Körper befeuchten und kommen häufig bei trockener Kehle und trockenen Augen zum Einsatz.

BESONDERE VORZÜGE

Niedrige Vitamin-D-Werte
Eier gehören zu den wenigen Vitamin-D-haltigen Nahrungsmitteln; dieses Vitamin braucht der Körper zur Calciumabsorption und zum Knochenaufbau und -erhalt. Das meiste Vitamin D wird durch Sonneneinstrahlung unter der Haut gebildet. Da der Körper es speichern kann, füllen die meisten Menschen ihre Speicher im Sommer so weit auf, dass diese den Winter über ausreichen. Kinder unter drei Jahren, die noch keine Reserven gebildet haben, brauchen zusätzlich täglich 7 µg, Menschen über 65 Jahre 10 µg und schwangere Frauen in den letzten drei Schwangerschaftsmonaten 10 µg. Wer nicht viel in die Sonne geht, benötigt ebenfalls zusätzliches Vitamin D. Mit Hilfe von Eiern lässt sich dies erreichen.

Unfruchtbarkeit beim Mann
Forschungen zufolge beeinflusst eine gute Selenversorgung die Qualität und Quantität der Spermien positiv. In Westeuropa sinkt die Selenzufuhr zum Teil durch die Verarbeitung selenarmer Brotmehle. US-amerikanisches Mehl enthält relativ viel Selen. Ein Ei liefert zehn Prozent der empfohlenen Tagesdosis an Selen für Erwachsene und trägt als regelmäßiger Teil einer gesunden, ausgewogenen Ernährung unter Umständen beträchtlich zur allgemeinen Selenzufuhr bei.

Herzerkrankungen
Eier enthalten sowohl Selen als auch Vitamin E, zwei Nährstoffe also, die für ihre antioxidativen Eigenschaften bekannt sind. Sie senken das Risiko beschädigter Blutgefäßwände und verhindern dadurch ausgelöste Herzerkrankungen.

Nervenschädigung
Eier sind eine gute Quelle für Vitamin B_{12}, das für die Bildung der Schutzschicht um die Nerven benötigt wird. Vitamin-B_{12}-Mangel führt unter Umständen zu irreversiblen Nervenschädigungen. Schwangere Frauen, deren Vitamin-B_{12}-Versorgung zu gering ist, riskieren eine Schädigung des Nervensystems ihres Kindes. Eier enthalten auch die Nervenvitamine B_6 und Folat.

VORSICHT

Da Eier möglicherweise Salmonellen enthalten, eignen sie sich nicht zum Rohverzehr. Schwangere, ältere Menschen und Kleinkinder, sollten nur ausreichend gegarte Eier essen.

SIEHE AUCH HERZERKRANKUNGEN, S. 152; MÄNNLICHE UNFRUCHTBARKEIT, S. 227

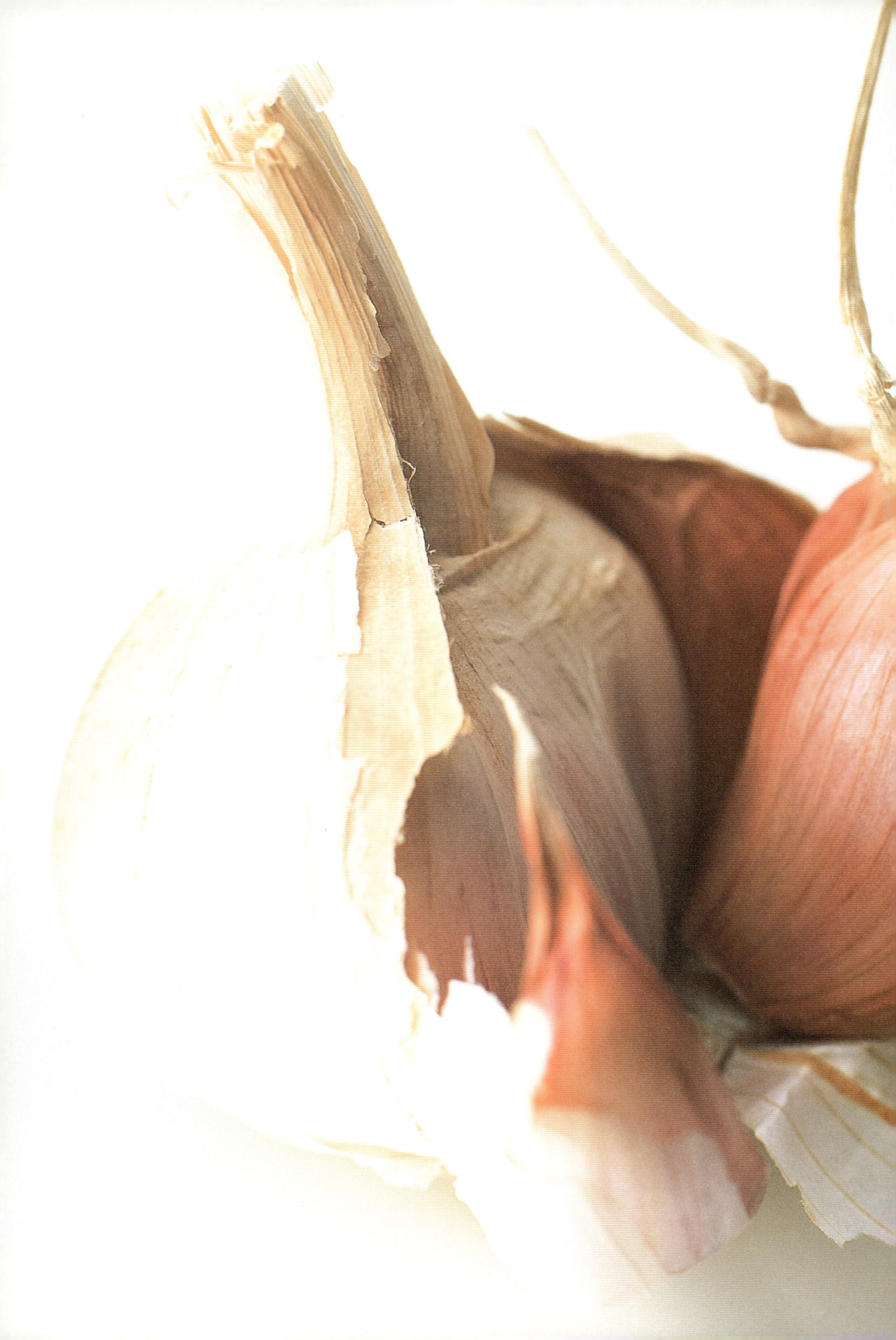

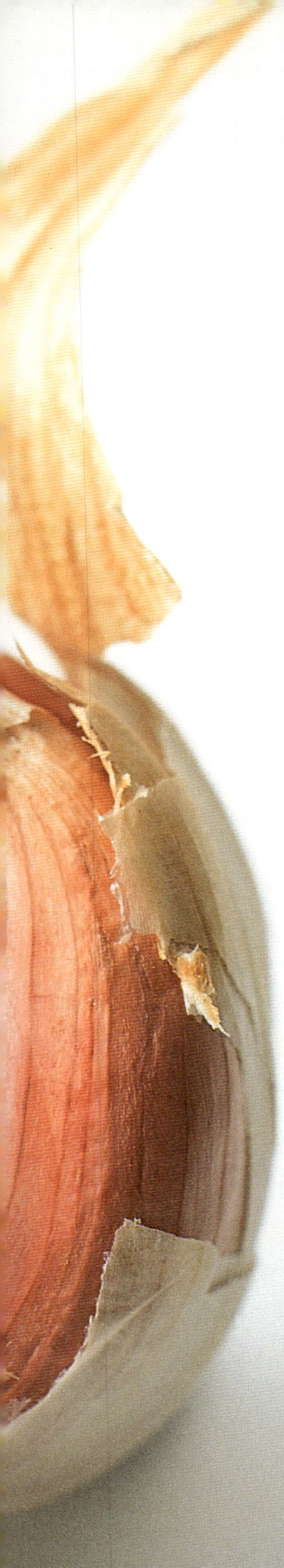

Essen und Lebensphasen

Jüngsten Erkenntnissen zufolge hat unser Körper in verschiedenen Lebensphasen einen unterschiedlichen Nährstoffbedarf. Heute herrscht allgemein Einigkeit darüber, dass dieser Nährstoffbedarf häufig durch eine Ernährungsumstellung erreicht werden kann, zuweilen aber auch eine maßvolle Nahrungsergänzung sinnvoll ist. Dieses Kapitel setzt sich mit dem Nährstoffbedarf für die wichtigsten Lebensphasen auseinander: frühe und späte Kindheit, Jugendzeit sowie Erwachsenen- und Seniorenalter, mit speziellen Informationen für Frauen und Männer.

ESSEN IN JEDEM ALTER

Eine ausgewogene Ernährung ist in jedem Lebensalter eine wichtige Voraussetzung für Gesundheit. Ab dem Alter von fünf Jahren sollte demnach die meiste Energie von Kohlenhydraten stammen – vor allem aus komplexen Kohlenhydraten und weniger aus Zucker –, und es sollten täglich mehrmals Proteine sowie mindestens fünf Portionen Obst und Gemüse verzehrt werden. Fette sollten geringsten Kalorienanteil ausmachen. In den ersten fünf Lebensjahren, im Alter und in bestimmten Lebensphasen kann auf Grund eines speziellen Nährstoffbedarfs eine andere Zusammensetzung des Speiseplans notwendig sein.

DIE BEDEUTUNG ESSENZIELLER FETTSÄUREN

Obwohl generell eine eher fettarme Ernährung empfohlen wird, ist die ausreichende Zufuhr essenzieller Fettsäuren aus fettreichen Seefischen, Nüssen, Samen und Pflanzenölen in jedem Alter wichtig. In den ersten fünf Lebensjahren brauchen Kinder mehr Fett als Erwachsene. Eine fettarme Ernährung von Kleinkindern könnte Wachstum und Entwicklung hemmen. Der kindliche Körper benötigt ausreichend essenzielle Fettsäuren für die Entwicklung des Gehirns und ein gutes Sehvermögen. Auch schwangere und stillende Frauen müssen auf eine angemessene Zufuhr essenzieller Fettsäuren achten, insbesondere wenn mehrere Schwangerschaften in kurzer Zeit aufeinander folgen, weil die körpereigenen Nährstoffspeicher sich sonst erschöpfen.

VITAMINE UND MINERALSTOFFE

Eine ausgewogene Ernährung sollte genug Energie zur Verfügung stellen, um die Ausübung sämtlicher Körperfunktionen zu gewährleisten. Nahrungsmittelenergie stammt aus Kohlenhydraten, Protein, Fett und Alkohol. Zudem sind Vitamine und Mineralstoffe wichtig sowie die schützenden sekundären Pflanzenstoffe. In bestimmten Lebensphasen muss man auf die Nährstoffversorgung besonders achten, um bestimmten Erkrankungen vorzubeugen oder um Nährstoffreserven für spätere Zeiten aufzubauen. Jugendliche müssen zum Aufbau der maximalen Knochendichte auf eine ausreichende Calciumzufuhr achten, da die Calciumeinlagerung in den Knochen nur bis zum Alter von 20 Jahren stattfindet. Ältere Menschen sollten ausreichend Vitamin D zu sich nehmen, um als Vorbeugung gegen Osteoporose eine möglichst hohe Calciumabsorption zu ermöglichen. Wer für bestimmte Erkrankungen anfällig ist – beispielsweise wenn Herzerkrankungen oder Brustkrebs in der Familie häufiger vorkommen –, könnte durch eine Ernährungsumstellung die Gefahr ver-

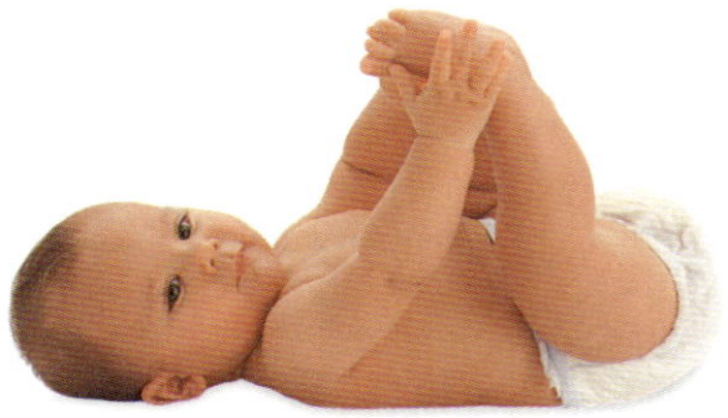

GESUNDE BABYS
Babys haben einen speziellen Nährstoffbedarf und bekommen ein anderes Essen als der Rest der Familie. Für die ersten Lebensmonate ist die Muttermilch das ideale Nahrungsmittel. Bei unangemessener Ernährung der Mutter sind jedoch bestimmte Ergänzungen notwendig, z.B. die Vitamine A, C und D.

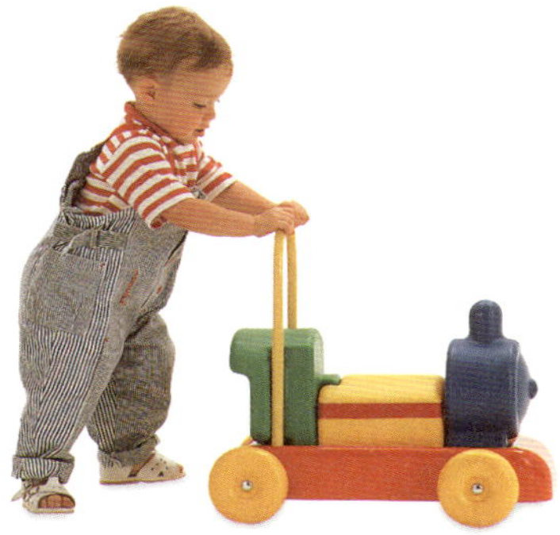

GESUNDE KINDER
Da Kinder schnell wachsen, benötigen sie Vollmilchprodukte und keine fettarmen Varianten, insbesondere bis zum Alter von fünf Jahren. Für diese Altersgruppe sind proteinreiche und kohlenhydrathaltige Nahrungsmittel wichtig. Für den Knochenaufbau muss eine gute Versorgung mit Vitamin D gewährleistet sein.

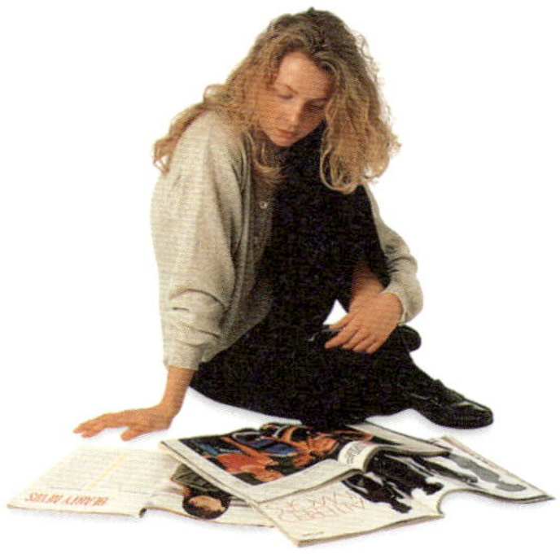

GESUNDE JUGENDLICHE
Jugendliche brauchen als Brennstoff für ihr Wachstum energiereiche Nahrungsmittel. Da auch Calcium in diesem Alter wichtig ist, sollten sie viele Milchprodukte oder andere calciumreiche Nahrungsmittel zu sich nehmen. »Junk Food« hat mindere Nährstoffqualität.

ringern, selbst zu erkranken. Im Falle von Herzerkrankungen oder Brustkrebs sind folatreiche Nahrungsmittel wie Brokkoli oder östrogenhaltige wie Sojabohnen empfehlenswert.

WACHSTUM UND ALTER

Das Wachstum wird durch Hormone reguliert und ist durch vier hauptsächliche Phasen gekennzeichnet, in denen sich der Nährstoffbedarf ändert. Da sich das Gewicht eines Kindes im ersten Lebensjahr verdreifachen kann, sind als Brennstoff für dieses rasche Wachstum spezielle Nährstoffe notwendig. Bis zum Jugendalter verlangsamt sich die Wachstumsrate; in dieser Zeit wechseln sich Schübe und Pausen ab, die sich oftmals in einem veränderten Appetit des Kindes widerspiegeln. In der Jugendzeit gibt es erneut einen anhaltenden Wachstumsschub; dann sollte eine erhöhte Nährstoffzufuhr für einen gesunden Übergang ins Erwachsenenalter sorgen. Bei Erwachsenen kommt das Wachstum zum Stillstand, bis sich im Alter schließlich eine Verringerung der Körpergröße beobachten lässt.

UNTERSCHIEDE ZWISCHEN MÄNNERN UND FRAUEN

Im Allgemeinen haben Männer einen höheren Energiebedarf als Frauen. In bestimmten Lebensphasen sind die geschlechtsspezifischen Unterschiede in puncto Ernährung größer, und man muss mehr auf den Ausgleich eventueller Defizite achten. Gerade junge Mädchen mit starker Monatsblutung und Frauen, die kurz hintereinander mehrere Kinder zur Welt bringen, sollten auf ausreichende Eisenversorgung achten – vor allem, wenn sie sich vegetarisch ernähren. Frauen, die eine Schwangerschaft planen, müssen zusätzlich Folsäure zu sich nehmen, um das Risiko eines Wirbelsäulenschadens wie Spina bifida bei ihrem Baby zu senken. Auch Jungen und Männer sollten auf bestimmte Faktoren Wert legen. In Europa nehmen viele Männer zu wenig Selen zu sich; dieser Mineralstoff sorgt für eine gute Fortpflanzungsfähigkeit und senkt möglicherweise das Krebsrisiko.

Da Männer generell eher als Frauen Gefahr laufen, eine Herzerkrankung zu bekommen, sollten sie weniger gesättigte Fettsäuren essen, um den Cholesteringehalt niedrig zu halten. Überdies sollten Männer auf ausreichende Folat- oder Folsäureversorgung achten, um einem hohen Homocysteingehalt im Blut vorzubeugen, der die Gefahr von Herzerkrankungen erhöht.

Die verstärkte Zufuhr einiger sekundärer Pflanzenstoffe tut Männern und Frauen gut. So sollen Phyto-Östrogene, wie sie in Sojabohnen, Leinsamen und Alfalfasprossen vorkommen, Prostata- und Brustkrebs entgegenwirken.

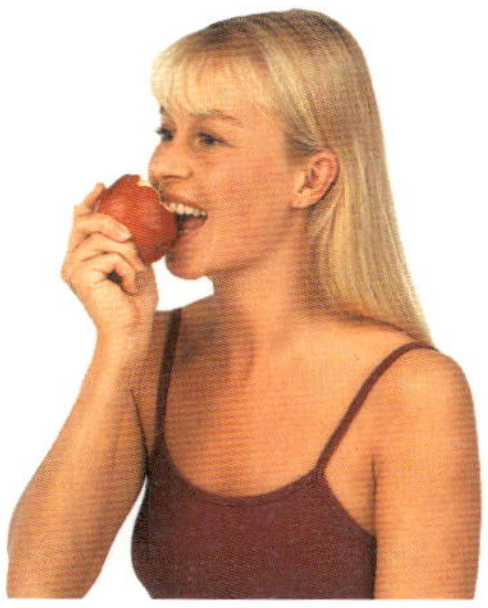

GESUNDE FRAUEN
Der Nährstoffbedarf von Frauen hängt entscheidend von ihrem Alter und Menstruationszyklus ab sowie davon, ob sie schwanger sind oder gerade stillen. In bestimmten Lebensphasen sollten sie einige Nährstoffe zusätzlich einnehmen, etwa Eisen, um die körpereigenen Speicher nicht zu erschöpfen.

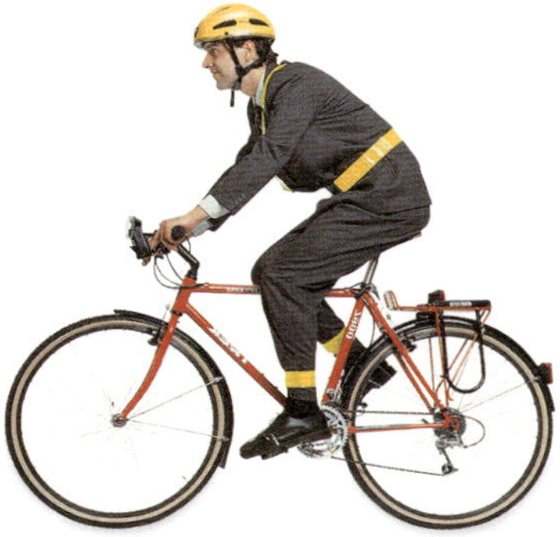

GESUNDE MÄNNER
Faktoren wie regelmäßige Bewegung und ausgewogene Ernährung mit möglichst wenigen fettreichen und frittierten Nahrungsmitteln wirken sich entscheidend auf die Gesundheit von Männern aus. Dadurch werden Herzerkrankungen, Prostatakrebs und eingeschränkte Fortpflanzungsfähigbarkeit weniger wahrscheinlich oder sogar verhindert.

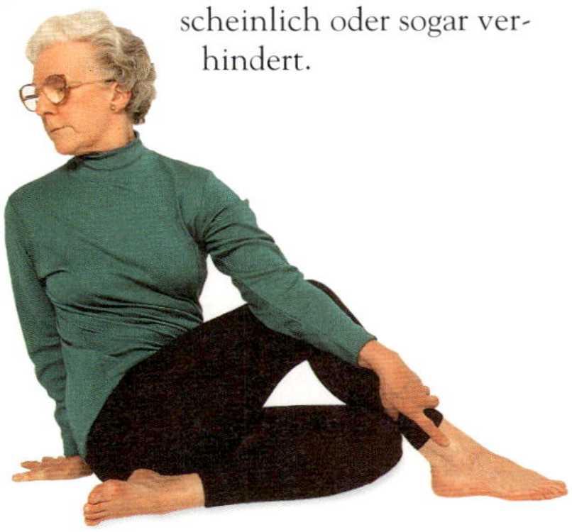

GESUNDE SENIOREN
Viele gesundheitliche Probleme im Alter lassen sich vermeiden, wenn man das ganze Leben auf Bewegung und vernünftige Ernährung achtet – auch im Alter. Vitamin-C und Zink als Nahrungsergänzung beschleunigen möglicherweise die Heilungsprozesse.

BABYS UND ERNÄHRUNG

Die ideale Kost für Babys ist die Muttermilch. Sie enthält die richtige Nährstoffzusammensetzung für den wachsenden Körper sowie Substanzen, die das Immunsystem des Babys stärken, wie Makrophagen, Lymphozyten und Antikörper: Sie schützen das Neugeborene vor Infektionen, durch Viren oder Bakterien. Erwiesenermaßen erkranken Babys, die mindestens 13 Wochen gestillt werden, nicht so häufig an Krankheiten des Verdauungstraktes, und dieser Schutz hält auch nach dem Abstillen an. Frauen, die nicht stillen können oder wollen, können zwischen unterschiedlichen Formen adaptierter Milch wählen. Auch wenn diese nicht den gleichen immunologischen Schutz bietet, ist der Nährstoffgehalt von Fertignahrung mit dem der Muttermilch vergleichbar. Wegen der langfristigen Vorteile für das Kind wird im Allgemeinen Stillen empfohlen.

DIE ERSTEN LEBENSMONATE

DIE ERNÄHRUNG DER MUTTER

Stillende Mütter müssen sich abwechslungs- und nährstoffreich ernähren. In dieser Zeit ist eine Calciumzufuhr von 550 mg zusätzlich zur normalen Tagesdosis von 700 mg notwendig. Dies gilt ganz besonders für jugendliche Mütter, deren eigener, noch im Wachstum begriffener Körper Calcium anreichern muss, um eine maximale Knochendichte zu erreichen. Zu den calciumreichen Nahrungsmitteln gehören Milch und Milchprodukte, Tofu, Hülsenfrüchte, Sesamsamen, Tahin, Nüsse, fettreiche Seefische in Dosen, die mit Gräten verzehrt werden, sowie grünes Blattgemüse.

Darüber hinaus sollten stillende Mütter täglich 10 µg Vitamin D als Nahrungsergänzung einnehmen, um adäquate Calciumwerte in der Muttermilch zu gewährleisten. Damit die Muttermilch genügend essentielle Fettsäuren enthält und sich Gehirn und Sehvermögen des Babys richtig entwickeln, sollten fettreiche Seefische, Nüsse und Samen regelmäßig auf dem Speiseplan stehen.

VITAMINPRÄPARATE

Wenn sich die Mutter ausgewogen ernährt, müsste ein Stillkind alle benötigten Nährstoffe erhalten. Häufig ist dies jedoch nicht gewährleistet, weil der Speiseplan der Mutter nicht die Vitamine und Mineralstoffe enthält, die das Kind für seine Entwicklung braucht. In diesem Fall sind tägliche Ergänzungen empfehlenswert, die das Kind mindestens bis zum Alter von zwei Jahren, vorzugsweise jedoch bis zu fünf Jahren zu sich nehmen soll. Zur optimalen Nährstoffversorgung sollte das Kind ab etwa dem sechsten Lebensmonat zusätzlich die Vitamine A, C und D bekommen. Da adaptierte Milch mit Vitaminen und Mineralstoffen angereichert ist, sind zusätzliche Vitamindosen bei Flaschenkindern nicht notwendig.

FERTIGNAHRUNG

Die moderne Fertigmilchnahrung hat sich gegenüber den anfänglichen Produkten enorm verbessert. Auch wenn das Stillen weiterhin die empfehlenswertere Methode bleibt, ist adaptierte Milch eine völlig akzeptable Alternative für Mütter, die nicht stillen können oder sich dagegen entschieden haben. Die auf Kuhmilch basierende Milch wird so verändert, dass sie die gleichen Protein-, Kohlenhydrat- und Fettwerte aufweist wie Muttermilch. Sie enthält heutzutage auch langkettige essenzielle Fettsäuren, die nachweislich für die Entwicklung des Gehirns und des Sehvermögens des Kindes wichtig sind.

Diese essenziellen Fettsäuren sind in der Muttermilch von Frauen vorhanden, die regelmäßig fettreiche Seefische, Pflanzenöle, Nüsse, Samen, Obst und Gemüse verzehren. Die meisten Babys benötigen täglich 150 ml Milch pro Kilogramm Körpergewicht. Weniger führt zu Unterernährung.

Bei der Zubereitung von Fertigmilch aus Milchpulver sind die Herstelleranweisungen genauestens zu befolgen. Zu hohe Konzentrationen können die Nieren des Babys schädigen, zu niedrige Konzentrationen den Wachstumsprozess verlangsamen.

TÄGLICHER ENERGIEBEDARF

In den ersten drei Lebensmonaten wird der Energiebedarf des Babys durch Milch gedeckt. Nach dem Abstillen sind andere Energiequellen erforderlich.

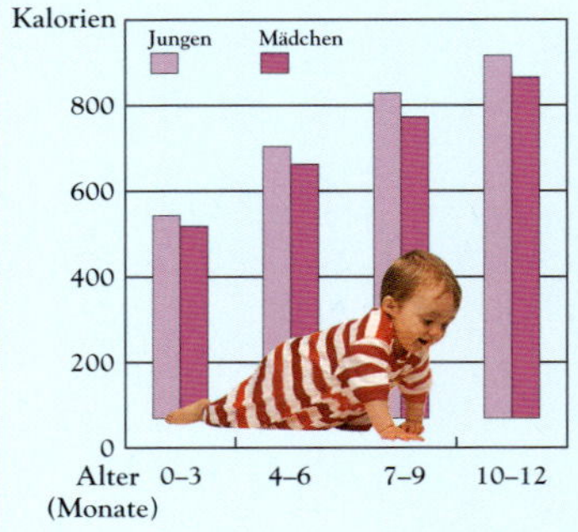

SOJAMILCHPRODUKTE

Fertigmilchprodukte auf Sojabasis sind für Babys gedacht, die nicht gestillt werden und Kuhmilch wegen einer Lactose-Intoleranz nicht vertragen. Vor einer solchen Umstellung ist es jedoch empfehlenswert, ärztlichen Rat einzuholen oder die Familienhilfe oder Ernährungsberatung zu konsultieren.

WANN ABSTILLEN?

Im Alter von vier bis sechs Monaten ist der Körper des Babys so ausgereift, dass er ergänzend zur Milch bestimmte feste Nahrungsmittel verdauen kann. Sie liefern die zusätzliche Energie, die das Kleine jetzt braucht, und befriedigen seine Neugier auf neue Geschmacksrichtungen und Konsistenzen. Ein zu spätes Abstillen bewirkt möglicherweise eine ungenügende Versorgung mit Energie und Protein sowie mit bestimmten Vitaminen und Mineralstoffen.

WICHTIGE NAHRUNGSMITTEL

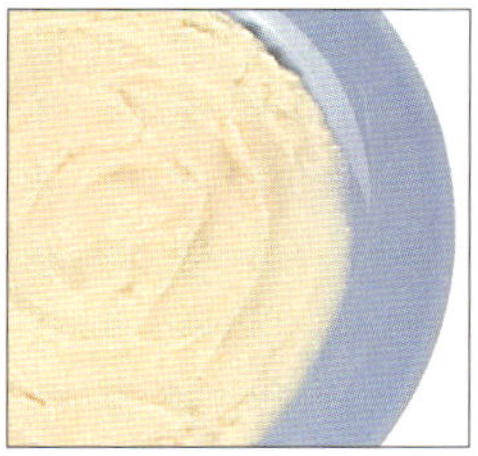

BABYREIS

Reisprodukte für Babys lassen sich mit Wasser oder adaptierter Milch zu einer cremigen Masse anrühren. Reisprodukte lösen selten Allergien aus und werden gewöhnlich gut vertragen.

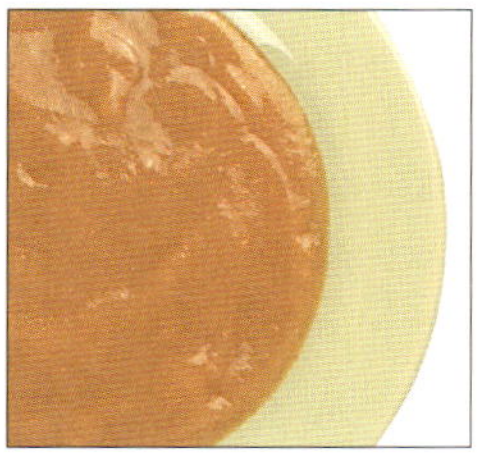

PÜRIERTES OBST

Obst *(siehe S. 72–91)* schälen, ohne Zucker dünsten und dann pürieren. Alternative: Ungezuckerte Obstkonserven. Variieren Sie die Früchte, damit das Kind einen neuen Geschmack kennen lernt.

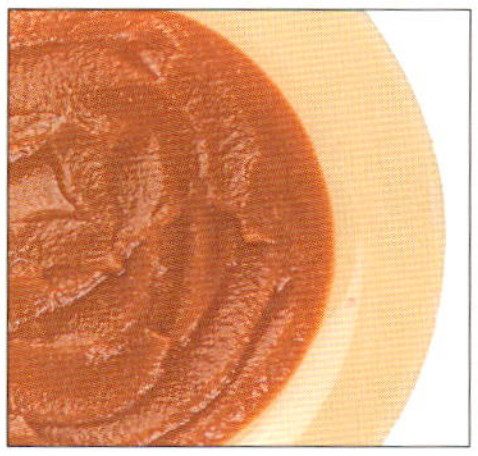

PÜRIERTES GEMÜSE

Gemüse *(siehe S. 48–71)* ohne Salz kochen und pürieren. Wenn das Kleine eine Sorte nicht mag, probieren Sie eine andere aus. Auch in diesem Alter gibt es bereits Vorlieben.

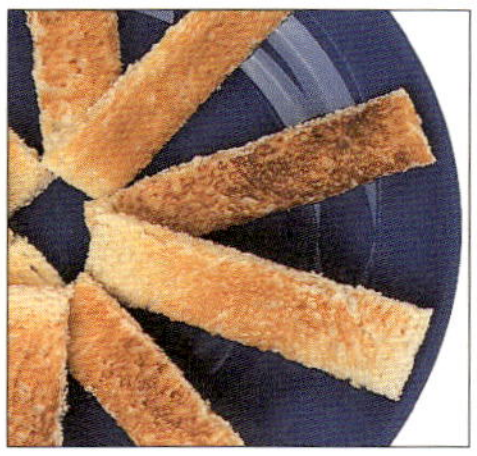

TOAST

Mit sechs oder sieben Monaten kann das Baby schon an einem Stückchen Toastbrot knabbern. Machen Sie es mit Vollkornbrot und -toast bekannt. Salzarme Brotsorten wählen.

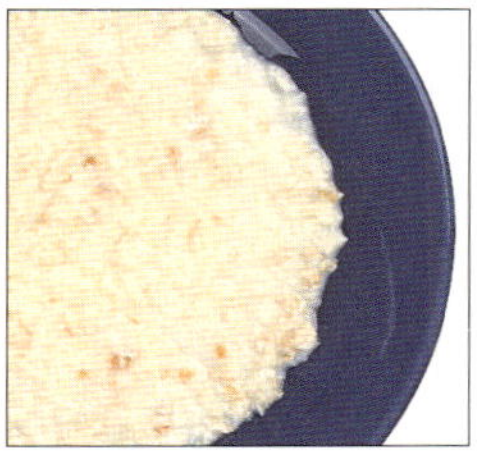

WEISSER FISCH

Weißfleischige Fische liefern leicht verdauliches Protein. Einen milden Fisch wie Kabeljau in Milch dünsten oder grillen, backen oder dämpfen. Fisch stets zerlegen und nach Gräten untersuchen.

DAS BABY ABSTILLEN

GEEIGNETE NAHRUNGSMITTEL

Bis zum Alter von zwei Jahren sollte das Kind nur vollfette Kuhmilch bekommen. Viele Mütter bevorzugen für das erste Lebensjahr adaptierte Milch, weil diese mit Vitaminen und Mineralstoffen angereichert und somit nahrhafter ist als Kuhmilch. Die ersten festen Nahrungsmittel müssen mild schmecken und dürfen zusätzlich weder Zucker noch Salz enthalten. Die Konsistenz sollte glatt und dünnflüssig sein, so dass das Kleine mit Hilfe seines Saugreflexes vom Löffel essen kann. Ist das Baby etwa vier Monate alt, kann man die ersten Nahrungsmittel kaufen oder durch Pürieren oder Sieben selbst zubereiten. Vegetarische Speisen sind gesund für Babys, insbesondere unter Einbeziehung von Eiern. Reagieren die Eltern oder Geschwister auf Kuhmilch, Weizen oder Eier allergisch, sollte das Baby diese Nahrungsmittel erst frühestens mit sechs Monaten kennen lernen. Treten Schwierigkeiten beim Füttern auf, sollten Sie eine Sprachtherapeutin zu Rate ziehen, weil das Kleine dann womöglich Probleme mit der Mund- oder Zungenkontrolle hat. Um die Erstickungsgefahr zu reduzieren, dürfen Babys beim Essen nie alleine gelassen werden.

ERSTE GETRÄNKE

Im Handel sind eine Reihe speziell für Kinder hergestellte Fruchtgetränke ohne Zuckerzusatz; sie sind jedoch alle säurehaltig und schädigen eventuell den Zahnschmelz. Zum Durstlöschen ist Wasser zweifellos immer noch am Besten geeignet.

WIE VIEL NAHRUNG BRAUCHT DAS BABY?

ALTER	VERLAUF	NAHRUNGSMITTEL	GETRÄNKE
4 Monate	Die ersten 1–2 Wochen	1 Teelöffel Babyflocken, dünnflüssig vermischt mit adaptierter Milch, 1 Mahlzeit pro Tag	Sämtliche Milchmahlzeiten beibehalten
	Die folgenden 2 Wochen	2 Teelöffel Babyflocken, mit adaptierter Milch zu einem glatten Brei vermischt, zweimal pro Tag	Sämtliche Milchmahlzeiten beibehalten
5 Monate	Die folgenden 4 Wochen	Festerer Brei plus püriertes Obst und Gemüse, das ohne Zucker- und Salzzusatz gekocht wurde. Geeignete Sorten sind: Äpfel, Aprikosen, Pfirsiche, Birnen, Möhren, Kartoffeln, Pastinaken, Blumenkohl und Zucchini. Für dieses Alter sind Fertigbreis im Handel.	Milchmahlzeiten beibehalten und extra Flüssigkeit wie abgekochtes, abgekühltes Wasser einführen
6–8 Monate	Die folgenden 2–4 Monate	Brei und »Finger Foods« wie kleine Stücke Toast, Bananen, gekochte Möhren und gekochtes, kaltes Fleisch. Lassen Sie Ihr Kind beim Essen nie alleine. Erstickungsgefahr!	Anzahl und Menge der Milchmahlzeiten langsam reduzieren; mehr Flüssigkeit wie abgekühltes, abgekochtes Wasser anbieten
8–10 Monate	Die folgenden 4–6 Monate	Brei, weißfleischigen Fisch ohne Gräten, Tunfisch, Nudeln und zerkleinertes weiches Obst	Mahlzeit von mindestens 0,6 l Milch täglich beibehalten
1 Jahr	Die folgenden 6 Monate	Zerkleinertes Essen wie der Rest der Familie. Jetzt fängt das Kleine an, selbst zu essen. Geben Sie ihm härtere Nahrungsmittel wie Apfel- und Möhrenstücke erst, wenn es richtig kauen kann. Lassen Sie das Kind beim Essen niemals alleine.	Mahlzeit von 0,6 l Milch täglich beibehalten

KINDER UND ERNÄHRUNG

Bei Babynahrung mit hohem Milchanteil stammt die Hälfte der Energie aus Fett. Zwischen dem Abstillen und einem Alter von fünf Jahren sollte der Fettanteil in der Ernährung allmählich auf 35 Prozent sinken. Allerdings sollten Eltern und andere Bezugspersonen kleine Kinder nicht mit zu strengen Ernährungsprinzipien konfrontieren. In dieser Wachstumsphase ist Abwechslung wichtig. Wird zu viel Wert auf stärkereiche Vollkornprodukte sowie auf Obst und Gemüse gelegt, kommen andere Energieträger und Proteine möglicherweise zu kurz, weil der kleine Magen bereits gefüllt ist. Andererseits führen große Mengen an raffinierten, zucker- und fettreichen Nahrungsmitteln langfristig zu schlechten Essgewohnheiten und gefährden in dieser wichtigen Zeit eine angemessene Nährstoffversorgung. Am Besten ist es, Kinder mit möglichst vielen neuen Geschmackserlebnissen vertraut zu machen, so dass sie an gesunder Nahrung Gefallen finden.

ERNÄHRUNG FÜR KINDER UNTER FÜNF JAHREN

GRUNDLAGEN

Machen Sie Ihr Kind mit möglichst vielen Nahrungsmitteln bekannt. Auf diese Weise verhindert man eine einseitige Nährstoffversorgung. Gelegentlichen Schwankungen im Ernährungsverhalten sollte man nicht zu viel Wert beimessen, weil Kinder manchmal mehr und manchmal weniger Nahrung brauchen. Kontinuierliches Wachstum weist darauf hin, dass es angemessene Mengen zu sich nimmt. Im Alter zwischen einem und vier Jahren sollte das Kind etwa zwei Kilogramm pro Jahr zunehmen. Bei einer geringeren Gewichtszunahme wenden Sie sich am Besten an Ihren Hausarzt.

ÜBERGEWICHT VERMEIDEN

Über die Auswahl und Menge dessen, was Kinder unter fünf Jahren zu sich nehmen, entscheiden Eltern und Bezugspersonen. Sie sind demnach verantwortlich, wenn das Kind durch übermäßig viel Süßigkeiten, Kekse, Chips und zuckerhaltige Getränke zu viel zunimmt. Bereits in diesem Alter kann man das Kind zu einem aktiven Lebensstil anregen.

EISENMANGEL

Spätes Abstillen, der frühzeitige Verzehr von Kuhmilch statt Fertignahrung und eine Ernährung ohne Fleisch, Fisch oder andere Eisenquellen wie grünem Gemüse oder angereicherten Frühstücksflocken und Brot führen unter Umständen zu Eisenmangel und Anämie. Das Kind erkrankt eher an einer Infektion, ist häufig müde und in seiner Entwicklung eingeschränkt. Eltern, die ihre Kinder vegetarisch ernähren, müssen hier besonders aufpassen. Um die Eisenabsorption zu verbessern, sollten eisenreiche pflanzliche Nahrungsmittel stets zusammen mit Vitamin-C-haltigen Speisen verzehrt werden.

ESSENSVERWEIGERUNG

Dies ist eine wirksame Waffe, die Kleinkinder gerne unvermittelt gegen Erwachsene einsetzen. Bei normalem Wachstum führen gelegentliche Anfälle dieser Art vermutlich nicht zu langfristigen Problemen mit der Nährstoffversorgung. Scheinen jedoch Wachstum und Gewicht in Mitleidenschaft gezogen, sollte man fachkundigen Rat einholen.

VERSTOPFUNG VORBEUGEN

Gegen Verstopfung gibt es eine Reihe einfacher Maßnahmen. Zu den wirksamsten Nahrungsmitteln gehören weiße Bohnen, Vollkornmüsli, ballaststoffreiche Suppen wie Linsen- oder Gemüsesuppe sowie Obst. Ein effektives Mittel ist auch angewärmter Obstsaft, morgens auf nüchternen Magen getrunken. Achten Sie darauf, dass das Kind am Tag ausreichend Wasser trinkt.

DURCHFALL

Es ist keineswegs ungewöhnlich, dass Kleinkinder Durchfall haben oder bis zu achtmal am Tag oder noch öfter sehr weichen Stuhl absetzen. Das liegt häufig daran, dass der Darm noch nicht gänzlich entwickelt ist; gewöhnlich gibt sich dieses Problem mit etwa vier Jahren von alleine. In jedem Fall sollte das Wachstum überprüft werden, und wenn das in Ordnung ist, muss man auf eine ausreichende Flüssigkeitszufuhr achten, damit das Kind nicht austrocknet. Überdies sollte es nicht zu viele Vollkornprodukte und Naturreis essen.

WIE VIEL NAHRUNG BRAUCHT DAS KIND?

ALTER	NAHRUNGSMITTEL	MENGE PRO TAG
1–2 Jahre 2 Jahre	Milch (Vollmilch) Milch (teilentrahmt)	3 Tassen Milch pro Tag plus Milch im Müsli 3 Tassen Milch pro Tag plus Milch im Müsli
1 Jahr	Zuckerhaltige Nahrungsmittel und Getränke	Minimale Mengen und ausschließlich zu den Mahlzeiten, um der Kariesbildung vorzubeugen
1–5 Jahre	Ballaststoffreiche Nahrungsmittel	Eingeschränkte Mengen, weil sie sehr sättigen und die Gesamtnährstoffzufuhr eventuell senken
	Fettarme Nahrungsmittel	Energiereiche Nahrungsmittel sind notwendig, damit sich das Kind gut entwickelt; daher auf eine fettarme, ballaststoffreiche Ernährung verzichten
Über 5 Jahre	Zucker-, fettarme, ballaststoffreiche Nahrung	Ihr Anteil kann allmählich erhöht werden; doch sollten nicht sämtliche Nährstoffe von ihnen stammen

WICHTIGE NAHRUNGSMITTEL

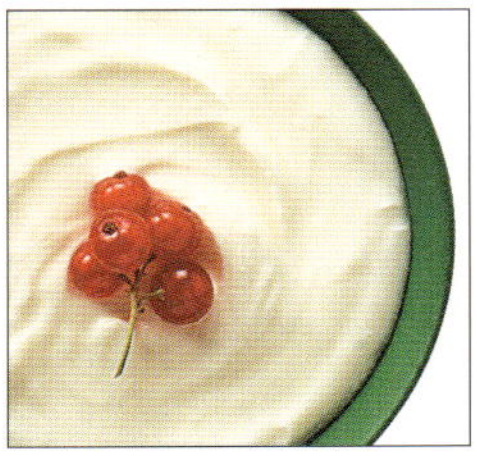

MILCHPRODUKTE

Ein kleiner Joghurt, 200 ml Milch und 28 g Hartkäse liefern zusammen mehr als die 550 mg Calcium, die ein zehnjähriges Kind täglich für die Bildung starker Knochen und Zähne braucht.

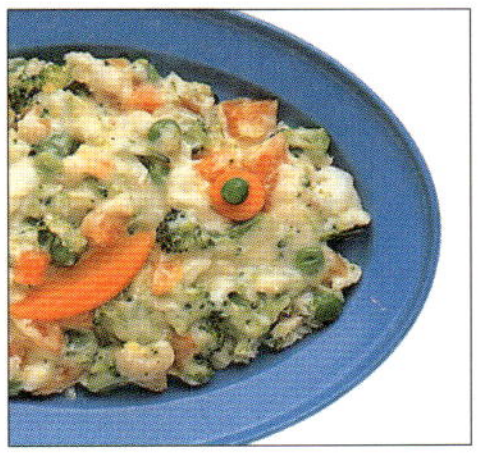

FISCH UND SAMEN

Fisch, Nüsse und Samen fördern die Entwicklung der Seh- und Hörfähigkeit und verhindern unter Umständen Hyperaktivität und Leseschwierigkeiten. Eisen und Vitamin D erhöhen die Calciumabsorption.

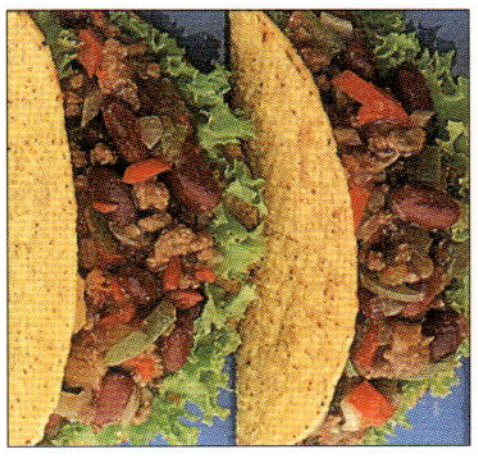

ROTES FLEISCH

Mit seinem leicht verfügbaren Eisen trägt Fleisch zur Vorbeugung gegen Anämie bei und fördert die Eisenaufnahme aus Pflanzen. Fleisch liefert Vitamin B_{12}, was für gesunde Nerven wichtig ist.

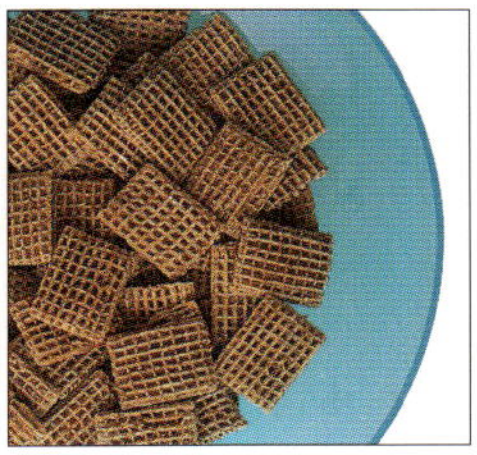

MÜSLI

Mit Eisen und Vitaminen angereicherte Frühstücksflocken liefern neben Ballaststoffen auch 15 oder mehr Prozent der empfohlenen Tagesdosis an wichtigen Mikronährstoffen.

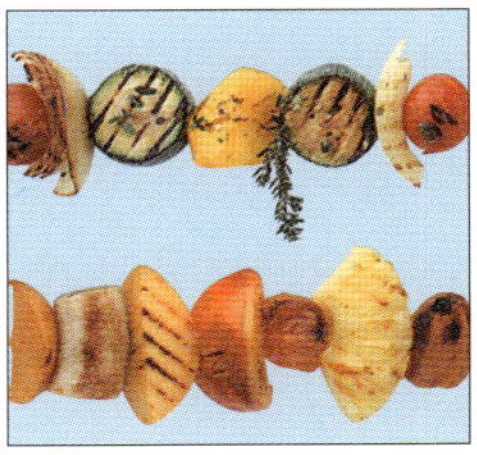

OBST UND GEMÜSE

Obst und Gemüse enthalten eine Reihe schützender Vitamine, sekundärer Pflanzenstoffe und Mineralien. Mit ihrer Vielfalt an Farben und Geschmacksrichtungen bereichern sie viele Speisen.

NAHRUNG FÜR KINDER ÜBER FÜNF JAHREN

DEN TAG BEGINNEN

Bevor das Kind morgens zur Schule geht, sollte es auf jeden Fall etwas essen. Ohne Frühstück leidet es eher an Konzentrations- und Gedächtnisschwäche oder verminderter Problemlösungsfähigkeit. Mit Getreideflocken, Toast und Obstsaft fängt der Tag gut an, weil diese Nahrungsmittel Energie, Protein und viele Vitamine und Mineralstoffe liefern.

PAUSENBROTE

Ab dem Alter von fünf Jahren gelten für Kinder dieselben Ernährungsrichtlinien wie für Erwachsene. Pausenbrote für Kindergarten oder Schule sollten nährstoffreich sein und Proteine in Form von Käse, Fleisch, Fisch oder Geflügel beinhalten. Auch Eier, Joghurt, Hülsenfrüchte, Nüsse und Samen sind gute Proteinquellen. Kohlenhydrate sind in Brot, Reis oder Nudeln enthalten. Auch Obst und Gemüse sollten nicht fehlen. Zum Trinken eignen sich Fruchtsäfte. Achten Sie darauf, dass Ihr Kind auch von anderen Bezugspersonen ähnliches vitaminreiches Essen bekommt.

TÄGLICHER ENERGIEBEDARF

Ob der Energiebedarf eines Kindes gedeckt ist, hängt vor allem von der Wachstumsrate ab. Hier ist der ärztliche Rat entscheidend.

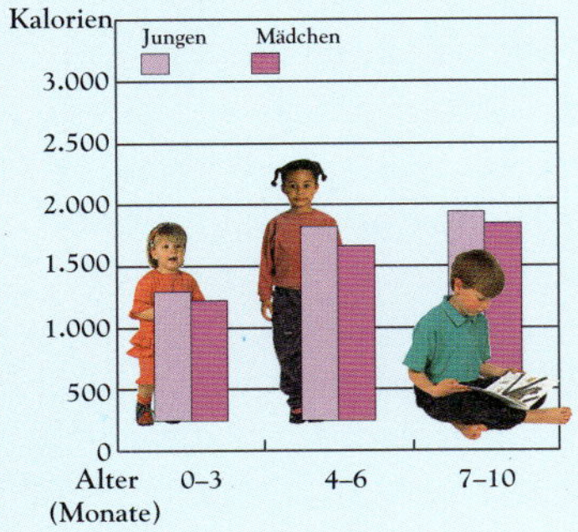

VEGANE ERNÄHRUNG

Vegan ernährte Kinder sind durchaus gesund, solange man ihnen geeignete Alternativen zur Milch gibt, z. B. mit Calcium angereicherte Sojamilch. Der Eisenbedarf muss durch ausgewählte eisenreiche Nahrungsmittel gedeckt werden. Zur optimalen Nährstoffversorgung sollte das Kind täglich speziell abgestimmte Vitamin- und Mineralstoffpräparate bekommen. Der Proteinbedarf lässt sich durch Nüsse, Samen, Hülsenfrüchte, Tofu und Sojamilch mit Getreideflocken und -körnern decken.

ZUSATZSTOFFE

Viele Zusatzstoffe in Nahrungsmitteln und Getränken gelten als unbedenklich. Ihre Zufuhr schränkt man ein, indem man dem Kind nur wenige verarbeitete Nahrungsmittel gibt.

ZÄHNE

Zum Schutz der Zähne sollte das Kind zucker- und säurehaltige Nahrungsmittel nur zu den Mahlzeiten verzehren. So senkt man das Risiko von Karies und Zahnverfall. Fehlernährung während der Kindheit zieht sowohl Milchzähne als auch bleibende Zähne in Mitleidenschaft.

HYPERAKTIVITÄT

Von Hyperaktivität (*siehe S. 240*) sind mehr Jungen als Mädchen betroffen. Die Krankheit tritt meist im Alter von etwa sechs Jahren auf und ist für das Kind wie für Eltern und Bezugspersonen sehr belastend. Die kurze Aufmerksamkeitsspanne, das impulsive Verhalten und die plötzlichen Wutausbrüche prägen das Leben zu Hause und in der Schule. Zu den häufigen Symptomen zählen Lernschwierigkeiten, Angst, Aggression und übermäßiger Durst. Vielen hyperaktiven Kindern hilft eine Ernährung gänzlich ohne Farb- und Zusatzstoffe; die regelmäßige Einnahme von Nachtkerzenöl, das die für die Gehirnentwicklung benötigten essenziellen Fettsäuren liefert, wirkt sich oft günstig aus. Bevor man das Kind auf eine selbst zusammengestellte Eliminationsdiät setzt, sollte zur Vermeidung einer Nährstoffunterversorgung eine Diätassistentin zu Rate gezogen werden (*siehe S. 245*).

ABWEHR GEGEN INFEKTIONEN

Einen guten Schutz vor Infektionskrankheiten bei Kindern bieten Obst und Gemüse als Ganzes oder in Form von Frucht- und Gemüsesäften sowie Zwiebeln und Knoblauch in Gerichten wie Pizza oder Spaghetti Bolognese, die Kinder gerne mögen.

ERNÄHRUNG VON JUGENDLICHEN

Der letzte und entscheidende Wachstumsschub im Jugendalter bringt einen besonderen Nährstoffbedarf mit sich. Jugendliche benötigen viel Energie für das Längenwachstum, und junge Mädchen haben, sobald sie ihre Periode bekommen, einen erhöhten Eisenbedarf. Für ein optimales Knochenwachstum und eine gute Knochendichte brauchen beide Geschlechter zusätzlich Vitamin D und Calcium. Diese besonderen Bedürfnisse fallen häufig mit schlechten Ernährungsgewohnheiten zusammen, die durch sozialen und emotionalen Druck zu Stande kommen: unregelmäßige Mahlzeiten und Vorliebe für »Fast Food«. Dies gefährdet nicht nur die Vitamin- und Mineralstoffzufuhr, sondern auch eine angemessene Energieaufnahme. Manche Jugendliche essen extrem wenig, um ihre präpubertäre Figur beizubehalten; die Folge sind Essstörungen.

THEMA: GESUNDHEIT

MINERALSTOFFZUFUHR

Calciummangel kann für Jugendliche ein besonderes Problem darstellen. Gerade bei einer Ernährung ohne Milchprodukte müssen andere Calciumquellen gefunden werden, weil die Knochendichte im Alter von 20 Jahren am größten ist.

Viele Jugendliche nehmen nicht genügend Calcium zu sich. Zu den bei ihnen beliebten calciumreichen Nahrungsmitteln gehören Milchshakes, Joghurt, Käse, Getreideflocken mit Milch, weiße Bohnen, Brot, Eiscreme, Erdnüsse und geröstete Sesamsamen.

Immer häufiger stellt Eisenmangel ein Problem für junge Mädchen dar, gerade wenn sie kein Fleisch essen. Mit Beginn der Menstruation erhöht sich ihr Eisenbedarf. Schlankheitskuren und frühe Schwangerschaften kommen erschwerend dazu. Zu den geeigneten eisenreichen Nahrungsmitteln gehören Rindfleisch, fettreiche Seefische, Eier, weiße Bohnen, angereicherte Getreideflocken, Linsen, Erdnüsse und Vollkornbrot. Vitamin-C-reiche Nahrungsmittel wie Orangen und andere Zitrusfrüchte, schwarze Johannisbeeren, Erdbeeren und andere Beerenfrüchte sowie Kartoffeln, Süßkartoffeln und Erbsen sollten mit eisenreichen Speisen verzehrt werden, um die Eisenabsorption zu erhöhen.

VITAMINMANGEL

Besonders im Winter, bei wenig Aufenthalt im Freien kann die Vitamin-D-Versorgung zu niedrig sein. Dieses Vitamin ist für die Calciumabsorption erforderlich. Zu den Vitamin-D-reichen Nahrungsmitteln gehören Makrele, Hering und Sardinen. Unter Umständen ist eine tägliche Ergänzung von 10 µg empfehlenswert.

Bei einer an frischem Obst und Gemüse armen Ernährung kann Vitamin-C-Mangel auftreten, der sich durch Obstsäfte leicht beheben lässt. In jüngster Zeit sind Fälle der Vitamin-C-Mangelkrankheit Skorbut bei Jugendlichen aufgetreten, die sich vor allem von »Junk Food« ernähren.

»JUNK FOOD« UND UNREGELMÄSSIGE MAHLZEITEN

Untersuchungen zufolge nehmen Jugendliche vorwiegend Snacks zu sich, insbesondere Chips, Süßigkeiten und Dosengetränke. Diese Nahrungsmittel liefern zwar viel Energie, dafür aber relativ wenige Nährstoffe. Langfristig gesehen entsteht so ein Paradoxon in westlichen Ländern: Fehlernährung inmitten von Nahrungsüberfluss.

Eine breit angelegte Studie in Großbritannien erbrachte, dass 18 Prozent der Mädchen und 12 Prozent der Jungen im Alter zwischen 15 und 16 Jahren statt einem Frühstück Süßigkeiten, Schokolade, Chips und kohlensäurehaltige Getränke zu sich nehmen. Ein nahrhaftes, ausgewogenes Frühstück, z. B. mit angereicherten Frühstücksflocken und Milch, kann viel zur täglichen Vitamin- und Mineralstoffversorgung beitragen und verbessert die Lernfähigkeit und die Energieversorgung.

GUT AUSSEHEN

Eine glatte Haut ist für viele Jugendliche äußerst wichtig. Zwar gibt es keinen Beweis dafür, dass man von Schokolade und anderen Süßigkeiten Pickel bekommt; andererseits trägt eine an essenziellen Fettsäuren reiche Ernährung mit Nüssen, Samen und fettreichen Seefischen nachweislich zu einer gesunden Haut mit hohem Feuchtigkeitsgehalt bei. Günstig wirkt sich auch Vitamin E aus, das in Nüssen, Samen, Avocados und grünem Gemüse enthalten ist, sowie Vitamin A, das als Beta-Carotin in Orangen sowie in rotem, gelbem und grünem Obst und Gemüse vorliegt. Schlechte Ernährungsgewohnheiten spiegeln sich eventuell in Haut und Haaren wider. Wichtig ist auch die Zahnpflege. Zur Kariesvorbeugung sollten zwischen den Mahlzeiten keine zucker- und säurehaltigen Speisen verzehrt werden. Untersuchungen zufolge tragen zuckerfreie xylitolhaltige Kaugummis zwischen und nach den Mahlzeiten zur Zahngesundheit bei und sorgen für frischen Atem.

TÄGLICHER ENERGIEBEDARF

Sehr aktive, sportliche Jugendliche haben einen höheren Energiebedarf. Individuelle Bedürfnisse hängen von Größe und Körperbau ab.

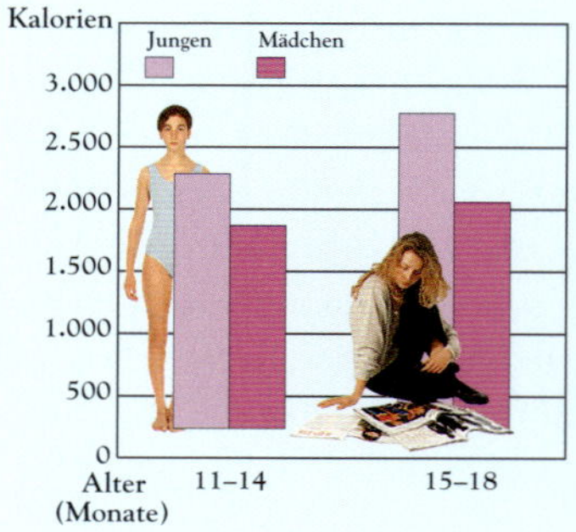

WICHTIGE NAHRUNGSMITTEL

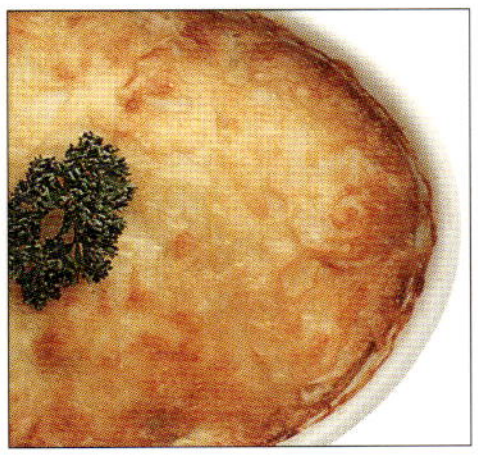

MILCHPRODUKTE

Milch, Joghurt und Käse liefern das Calcium, das in dieser entscheidenden Wachstumsphase für den Knochenaufbau benötigt wird. Fettarme Varianten verfügen über den gleichen Calciumgehalt.

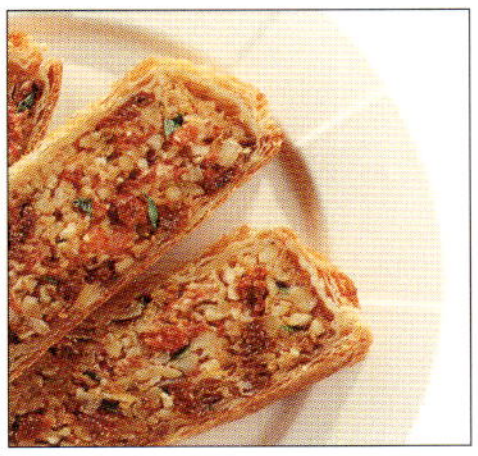

NÜSSE

Nüsse liefern nicht nur Protein, sondern auch essenzielle Fettsäuren, Calcium und Eisen. Nüsse sind nicht Karies fördernd. Erdnussbutter ist ein nährstoffhaltiger Brotaufstrich.

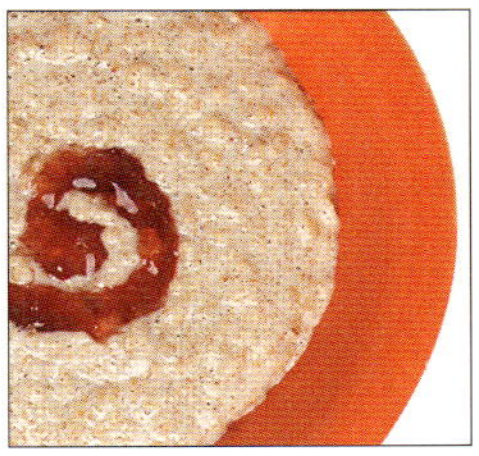

MÜSLI

Zusammen mit Milch sind Getreideflocken äußerst nährstoffreich. Gerade Vegetarier sollten zum Aufbau und Erhalt der Eisenspeicher mit Eisen angereicherte Flocken und Obstsaft zu sich nehmen.

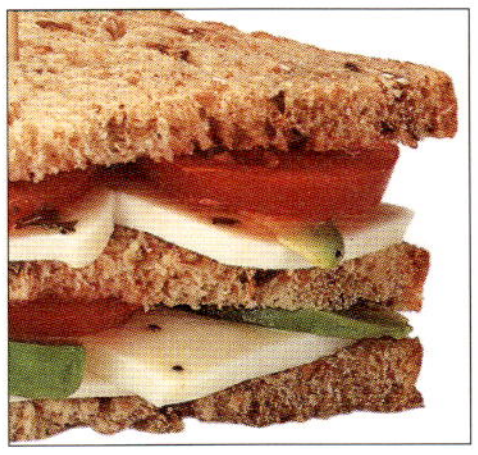

BROT

Brot liefert Kohlenhydrate, B-Vitamine, Eisen und Calcium. Eine Scheibe Brot mit Käse, mit Schinken und Tomate oder mit Erdnussbutter ergibt eine ausgewogene Mahlzeit für zwischendurch.

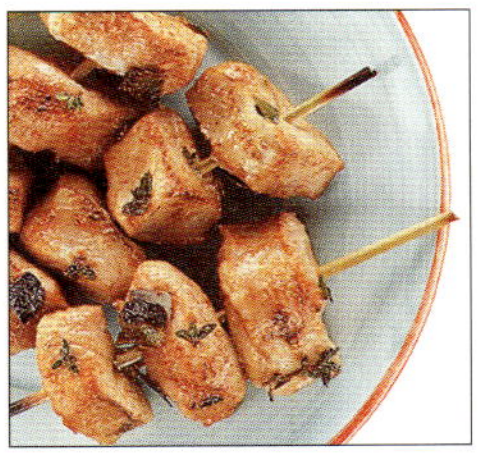

FLEISCH, GEFLÜGEL

Fleisch und Geflügel liefern Proteine und Eisen. Mageres rotes Fleisch enthält wenig Fett, dafür viel Zink und Selen, die für die sexuelle Entwicklung junger Männer wichtig sind.

GESUNDHEITLICHE GEFAHREN FÜR JUGENDLICHE

ESSSTÖRUNGEN

Die Fettverteilung im ausgereiften weiblichen Körper ist mit dem modernen Schönheitsideal einer schlanken Hüfte und Taille unvereinbar. Dieser Konflikt führt häufig zu sozialen und persönlichen Zwängen, die bei jungen Frauen unter Umständen Essstörungen wie Bulimie oder Magersucht *(siehe S. 181)* auslösen. Solche Störungen müssen erkannt und angemessen behandelt werden. Hierbei ist ein ganzheitlicher Ansatz, bei dem die zu Grunde liegenden emotionalen Probleme berücksichtigt werden, oftmals sinnvoller als der Versuch, durch spezielle Ernährungsprogramme das normale Körpergewicht wieder herzustellen. Obwohl lange Zeit scheinbar nur Mädchen betroffen waren, treten stressbedingte Essstörungen wie Magersucht mittlerweile auch immer öfter bei Jungen auf *(siehe S. 231)*. Alarmsignale sind Gewichtsverlust und Wachstumsstillstand, die Weigerung, zu Hause zu essen und eine ungewöhnliche Zusammenstellung von Speisen.

STRESS UND INFEKTIONEN

Mit den Belastungen des Erwachsenwerdens und dem heutzutage durchaus stressigen Schulalltag können Jugendliche nur bei ausreichenden körperlichen Reserven gut fertig werden. Im Falle einer ausgewogenen Ernährung liefern kohlenhydratreiche Nahrungsmittel eine Reihe an B-Vitaminen, die wichtig für die Nerven sind; Obst und Gemüse stellen Vitamine und Mineralstoffe bereit, die das Immunsystem stärken und Infektionen abwehren.

ALKOHOL UND DROGEN

Alkohol und Partydrogen können die Nährstoffversorgung gefährden, insbesondere wenn sie im Übermaß und regelmäßig konsumiert werden. Wer dies tut, macht sich normalerweise über die eigene Nährstoffzufuhr keine Gedanken. Gerade in diesem prägenden Alter ist die Gefahr jedoch groß, dem Körper durch Unachtsamkeit nachhaltigen Schaden zuzufügen. Sucht und Fehlernährung hemmen die Entwicklung und das Wachstum junger Menschen. Bei Alkohol- und Drogensucht ist man auf professionelle Hilfe angewiesen.

EMPFOHLENE NAHRUNGSMENGE (GEWICHT GEKOCHTER SPEISEN)

GETREIDE 5–11 PORTIONEN TÄGLICH	OBST UND GEMÜSE 5 PORTIONEN TÄGLICH	MILCHPRODUKTE 3 PORTIONEN TÄGLICH	FLEISCH UND FISCH 2 PORTIONEN TÄGLICH
1 Scheibe Weizenbrot 2 Scheiben Roggenbrot 40 g Frühstücksflocken 180 g gekochte Kartoffeln 150 g Reis 230 g Nudeln 40 g Hafer	200 ml Obstsaft 220 ml Gemüsesuppe 80 g Gemüse Salatblätter auf dem Brot oder als Garnierung Tomaten, Paprika und Pilze auf Pizzas Zwiebeln und Tomaten in Saucen	190 ml Milch 40 g Käse 150 ml Joghurt 190 ml mit Calcium angereicherte Sojamilch 190 ml Vanillesauce	120 g mageres Fleisch (z. B. Rindfleisch) 130 g Hähnchenbrust 130 g Putenfleisch 120 g weißfleischiger Fisch 90 g fettreicher Seefisch 50 g Nüsse 135 g Hülsenfrüchte
LIEFERN	LIEFERN	LIEFERN	LIEFERN
Protein B-Vitamine Vitamin D und Eisen (in angereicherten Flocken) Ballaststoffe	Vitamin C Carotine Folat Kalium und Eisen Sekundäre Pflanzenstoffe Ballaststoffe	Calcium Protein Vitamine A und D Magnesium	Protein Eisen B-Vitamine Zink Essenzielle Fettsäuren

FRAUEN UND ERNÄHRUNG

Nach Erreichen der körperlichen und sexuellen Reife ist für Frauen die Beibehaltung ihrer Figur, ihrer Kraft und ihrer allgemeinen Gesundheit ein wichtiges Anliegen. Angesichts der Vielzahl an körperlichen, psychologischen, sozialen und umweltbedingten Zwängen ist das mitunter nicht leicht. Unter allen essensrelevanten Themen, mit denen Frauen sich beschäftigen, nimmt das Körpergewicht oft einen hohen Stellenwert ein. Eine vernünftige Ernährung, kombiniert mit regelmäßiger Bewegung, kann zur Beibehaltung des Wohlfühlgewichts beitragen. Dann treten auch psychologische Probleme, Herzerkrankungen und Brustkrebs seltener auf. Der regelmäßige Verzehr von Sojaprodukten wirkt unter Umständen ebenfalls Brustkrebs hemmend; an Antioxidantien reiche Nahrungsmittel verzögern eventuell die Symptome des Alterungsprozesses.

THEMA: GESUNDHEIT

GEWICHTSSCHWANKUNGEN

Bei vielen Frauen wirken sich Ereignisse wie Schwangerschaft, Kindererziehung und Wechseljahre auf das Gewicht und eigene Körperbild aus. Eine gesunde Ernährung und realistische Selbsteinschätzung tragen erheblich zu einem vernünftigen Körpergewicht bei. Ab dem Alter von 30 Jahren verlangsamt sich der Stoffwechsel. Wenn Frauen durch viel Bewegung ihre Muskelmasse aufrechterhalten und viel Obst und Gemüse essen, hemmen sie diesen Prozess und kontrollieren zugleich ihr Gewicht. Empfehlenswert sind Kohlenhydrate, die langsam verdaut werden, wie Nudeln, magere Proteinquellen wie Hähnchen und Fisch sowie fettarme Milchprodukte.

EISENMANGEL

Eisenmangel ist heutzutage ein verbreitetes Problem. Frauen sollten 500 mg Eisen in ihrem Körper speichern; viele Frauen verfügen jedoch über zu wenig Reserven. Eisen wird für den Sauerstofftransport im Blut benötigt. Eisenmangel führt zu Anämie *(siehe S. 160)* und somit zu Konzentrationsschwäche, Müdigkeit, Gereiztheit und Haarausfall. Durch starke Menstruationsblutungen und mehrere kurz aufeinander folgende Schwangerschaften erschöpfen sich die Eisenspeicher.

GERINGE KNOCHENDICHTE

Nach den Wechseljahren ist die Knochendichte geringer als zuvor. Zusammen mit dem sinkenden Östrogengehalt geht auch der Calciumanteil in den Knochen zurück. Dadurch vermindert sich die Knochenstärke, so dass Frauen nach den Wechseljahren für Osteoporose *(siehe S. 199)* und Knochenbrüche anfälliger sind. Sie sollten daher ihr gesamtes Leben hindurch auf eine gute Calcium- und Vitamin-D-Versorgung achten. Calcium liegt in Milchprodukten, speziell angereicherten Sojaprodukten, Hülsenfrüchten, Sesamsamen und Tofu vor. Vitamin D findet sich in Eiern, fettreichen Seefischen sowie in angereicherten Frühstücksflocken; zudem wird es vom Sonnenlicht in der Haut gebildet. Fleisch, Fisch und Vitamin-C-haltige Nahrungsmittel erhöhen die Eisenabsorption. Schwarztee, Kaffee und große Mengen an Milchprodukten, zu den Mahlzeiten getrunken, senken dagegen die Eisenaufnahme.

AUFS ÄUSSERE ACHTEN

Eine an Obst, Gemüse und Vollkornprodukten reiche Ernährung liefert eine Vielzahl an Vitaminen, Mineralstoffen und sekundären Pflanzenstoffen, die sich auf Haut, Augen, Zahnfleisch, Finger- und Fußnägel sowie Haare günstig auswirken. Die tägliche Zufuhr verhindert das vorzeitige Altern. Phyto-Östrogene wie Isoflavone verhalten sich im Körper ähnlich wie menschliches Östrogen. Sechs bis acht Stunden nach einer an Isoflavonen reichen Mahlzeit steigen die Werte im Blut an, bevor die Substanzen mit dem Urin wieder ausgeschieden werden. Für angemessene Östrogenwerte muss man die Phyto-Östrogene daher regelmäßig mit der Nahrung zuführen.

Isoflavone wirken ähnlich wie das körpereigene Östradiol. Sie haften an Östrogenrezeptoren in der Brust, veranlassen die Zellen aber nicht zur Teilung und reduzieren so das Brustkrebsrisiko. Untersuchungen zufolge senken Isoflavone den Cholesterinspiegel im Blut um zehn Prozent und mindern die Symptome der Wechseljahre wie z. B. Hitzewallungen.

EMPFOHLENE NAHRUNGSMENGE

NAHRUNGSMITTEL	BEISPIELE FÜR JE 1 PORTION	PORTIONEN PRO TAG
Brot, Getreide und Kartoffeln	1 Scheibe Brot, 3 Esslöffel Frühstücksflocken, 1 Esslöffel Reis oder Nudeln (gekocht), 100 g Kartoffeln	5–11
Obst und Gemüse	2 Esslöffel Gemüse, ein kleiner Salat, Obststücke von je 80 g, 100 ml Obstsaft	5 und mehr
Fleisch und Fleischersatz	55–85 g mageres Fleisch ohne Fett und Haut, 55–85 g Seefisch, 110–140 g weißer Fisch oder Eier, 200 g Bohnen, 40 g Käse	3
Fett	1 Teelöffel Butter oder Öl, 2 Teelöffel fettarmer Aufstrich, 1 Teelöffel Dressing	1–2
Raffinierte Nahrungsmittel	Kleine Portionen fettreicher Speisen, 40 g Süßigkeiten, 2 Kekse, 1 Stück Kuchen	1–2

WICHTIGE NAHRUNGSMITTEL

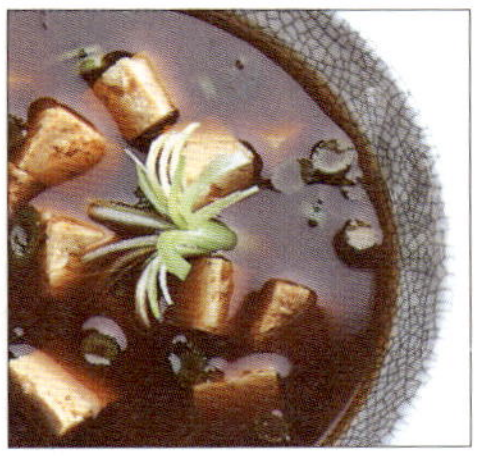

SOJA

Sojaprodukte wie Sojamilch, Sojajoghurt und Tofu liefern Phyto-Östrogene, die das Risiko von Herzerkrankungen und Brustkrebs vermindern. Am Besten geeignet sind mit Calcium angereicherte Sojaprodukte.

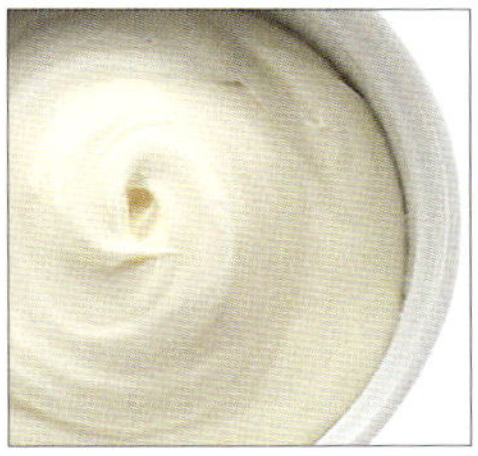

MILCHPRODUKTE

Magermilch, fettarmer Joghurt und fettarmer Käse liefern Calcium und senken das Osteoporoserisiko nach den Wechseljahren. Da Calcium im wässrigen Teil der Milch enthalten ist, bleibt der Calciumgehalt von der Entrahmung unbeeinflusst.

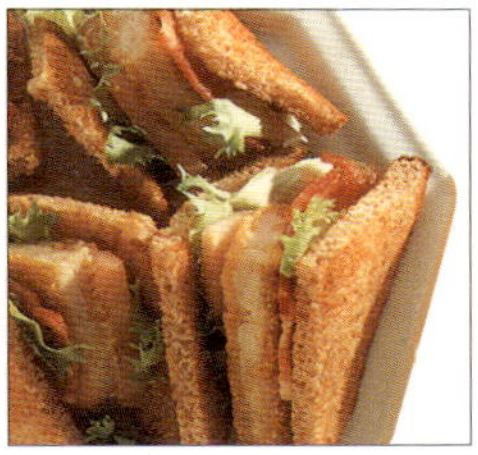

VOLLKORNPRODUKTE

Vollkornprodukte sind fettarm, energiereich und liefern viele unlösliche Ballaststoffe. Sie vermindern nicht nur das Risiko von Brustkrebs, sondern auch von Dickdarmkrebs, da sie die Stuhlmasse vergrößern und die Darmpassagezeit verkürzen.

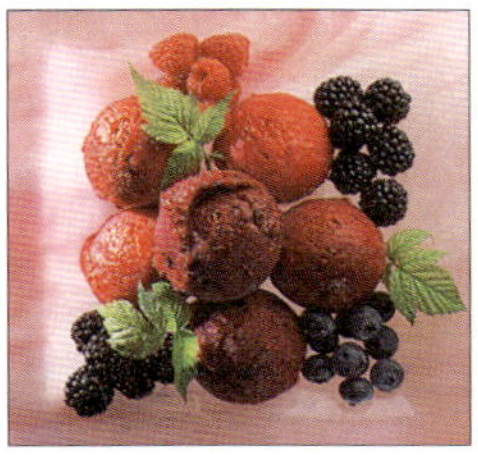

BEEREN

Schwarze und blaue Beeren enthalten viele sekundäre Pflanzenstoffe und stärken das Kollagen, jenes für die Hautstruktur wichtige Protein. Eine an Antioxidantien reiche Ernährung zögert die sichtbare Alterung der Haut hinaus.

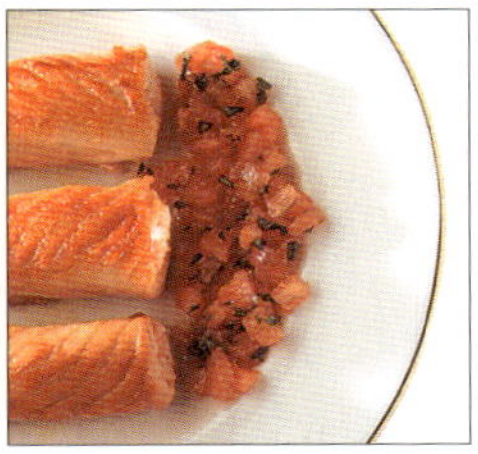

FISCH UND SAMEN

Fettreiche Seefische, Nüsse und Samen enthalten essenzielle Fettsäuren, die für den Wasserhaushalt der Zellen wichtig sind. Ein Mangel daran führt zu trockener Haut. Das in fettreichen Seefischen enthaltene Eisen ist gut verwertbar.

ERNÄHRUNGSFORM FÜRS LEBEN

GEGEN VORZEITIGE ALTERUNG

Antioxidantien wie die Vitamine C und E und Beta-Carotin sowie die in vielen Obst- und Gemüsesorten enthaltenen sekundären Pflanzenstoffe scheinen den Alterungsprozess hinauszuzögern. Es gibt Hinweise darauf, dass diese Nahrungsmittel auch das altersbedingte Nachlassen der Sehkraft bremsen, das Kollagen in der Haut stärken und das Risiko von Herzerkrankungen *(siehe S. 152)* herabsetzen. Einige Nahrungsmittel sind auch zur Symptomlinderung während der Wechseljahre *(siehe S. 223)* hilfreich. Bei einer an Phyto-Östrogenen reichen Ernährung, z. B. mit Sojaprodukten und Leinsamen, wurde ein Rückgang von Symptomen festgestellt.

ENERGIEBEDARF

Der tägliche Energiebedarf einer Frau hängt weniger von ihrem Alter ab als davon, ob sie gerade schwanger ist oder stillt.

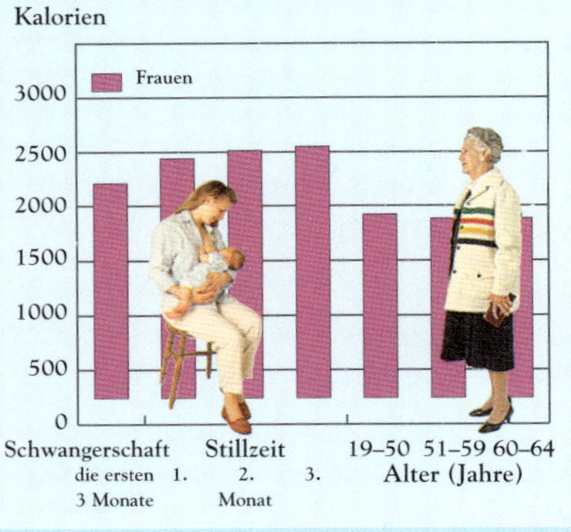

KRANKHEITEN VORBEUGEN

Mit einer Ernährungsumstellung lassen sich erwiesenermaßen manche gesundheitlichen Probleme lösen. Das regelmäßige Trinken von Preiselbeersaft beugt beispielsweise Blasenentzündungen vor *(siehe S. 190)*. Eine zucker- und hefefreie Ernährung verhindert Candida-Pilzinfektionen, und das Weglassen von Produkten auf Weizenbasis und Milchprodukten wirkt dem Reizkolon *(siehe S. 173)* entgegen. Eine Reihe von Störungen lassen sich durch zusätzliche essenzielle Fettsäuren in Form von fettreichen Seefischen, Nüssen, Samen und Präparaten aus Nachtkerzenöl lindern. Hierzu gehören zyklusbedingte Brustbeschwerden und einige Symptome des Prämenstruellen Syndroms wie Stimmungstiefs und Gereiztheit *(siehe S. 222)*.

Langfristig gesehen trägt eine Ernährung, die wenig Fett und Alkohol, dafür aber viele Phyto-Östrogene enthält, wie sie in Sojabohnen, Sojaprodukten wie Tofu und Vollkornflocken vorkommen, zur Senkung des Brustkrebsrisikos *(siehe S. 214)* bei. Fachleute empfehlen eine Ernährung, die wenig gesättigte Fettsäuren enthält, aber viel an Antioxidantien und Folat reiches Obst und Gemüse. Zur Gewichtskontrolle und Vorbeugung gegen Osteoporose *(siehe S. 199)* ist auch regelmäßige Bewegung wichtig.

UNGEEIGNETE NAHRUNG

Frittierte Speisen, Fleischwaren, Kekse, Kuchen, Schokolade und die meisten herzhaften Snacks enthalten oft zu viel Fett. Da Fett pro Gramm neun Kalorien enthält, führen fettreiche Speisen schnell zur Gewichtszunahme. Frauen, die auf ihr Gewicht achten, sollten daher weniger Fettreiches zu sich nehmen. Raffinierte und zuckerhaltige Nahrungsmittel führen zu einem schnellen Anstieg des Blutzuckerspiegels und verstärken Heißhungerattacken. Da zuckerhaltige Speisen meist auch fettreich sind, beeinflussen sie die Appetitkontrolle negativ. Alkohol sollte nur in Maßen getrunken werden, da der regelmäßige Konsum das Brustkrebsrisiko erhöht.

PHYTO-ÖSTROGENE

Von den vier Gruppen von Phyto-Östrogenen sind Isoflavone und Lignane für die menschliche Ernährung am wichtigsten.

PHYTO-ÖSTROGEN	QUELLEN
Isoflavone	Sojabohnen, Tofu, Sojamilch, Kichererbsen, Kirschen
Lignane	Weizen, Roggen, Hafer, Gerste
Coumestrane	Grüne Bohnen, Schälerbsen, Alfalfa, Soja
Resorcylsäure, Lactone	Hafer, Roggen, Sesamsamen

MÄNNER UND ERNÄHRUNG

Es gilt als erwiesen, dass Männer das Risiko von Herzerkrankungen durch eine Ernährungsumstellung vermindern können. Entscheidend sind eine verringerte Zufuhr an Fett und gesättigten Fettsäuren und das Beibehalten des Normalgewichts. Immer mehr verstärkt sich die Annahme, dass gesundheitliche Probleme von Männern – von Diabetes bis Impotenz – durch das Essen beeinflusst werden. So lässt sich ein hoher Blutdruck durch das richtige Körpergewicht senken. Untersuchungen zufolge sinkt das Risiko von Herzerkrankungen möglicherweise durch regelmäßige Folataufnahme. Laut neueren Forschungsergebnissen hängen Prostataerkrankungen und Unfruchtbarkeit eventuell mit lebenslangen Ernährungsgewohnheiten zusammen, und eine an unlöslichen Ballaststoffen reiche Ernährung senkt nachweislich das Risiko von Dickdarmkrebs.

THEMA: GESUNDHEIT

HERZERKRANKUNGEN

Bis zum Alter von 50 Jahren treten Herzerkrankungen *(siehe S. 152)* bei Männern häufiger auf als bei Frauen. Zu den Risikofaktoren gehören u.a. der Lebensstil, die emotionale Verfassung und die Ernährung. Die richtige Ernährung kann somit bei der Vorbeugung gegen diese Krankheit eine wichtige Rolle spielen. Die Beibehaltung des Normalgewichts hält den Blutdruck niedrig, und eine Ernährung mit wenig gesättigten Fettsäuren, dafür aber vielen in Obst und Gemüse vorkommenden Antioxidantien sowie genügend fettreichen Seefischen trägt zur Vorbeugung gegen Arterienverstopfung bei.

Jüngsten Untersuchungen zufolge führt eine Ernährung, die angemessene Mengen an Folat und Folsäure enthält, zu einer Senkung der Homocysteinwerte im Blut. Erhöhte Werte dieser Substanz gelten mittlerweile – ähnlich wie ein hoher Cholesterinspiegel – als Ursache für Herzerkrankungen.

PROSTATAERKRANKUNGEN

Prostatakrebs scheint im Westen häufiger aufzutreten als in China oder Japan. Möglicherweise schützt die in östlichen Ländern übliche Ernährung, die reich an Phyto-Östrogenen ist, vor dieser Krebsart *(siehe S. 214)*. Untersuchungen zufolge ist der Gehalt an Phyto-Östrogenen im Blut japanischer Männer bis zu 110 Mal höher als bei Männern, die sich nach dem westlichen Speiseplan richten. Phyto-Östrogene finden sich vor allem in Sojabohnen und Sojaprodukten sowie anderen Hülsenfrüchten. Es ist daher ratsam, regelmäßig Speisen auf Sojabasis, aber auch Beeren und Vollkornbrot zu essen.

Nahrungsergänzungen aus Früchten der Sägepalme, Roggenpollen und Goldrute konnten erwiesenermaßen die Symptome der gutartigen Prostatavergrößerung *(siehe S. 191)* lindern. Sie führt zu Problemen beim Wasserlassen, üblicherweise wird ihr mit Medikamenten oder durch einen chirurgischen Eingriff begegnet.

FRUCHTBARKEIT

Die männliche Fruchtbarkeit *(siehe S. 227)* wird durch den Vitamin- und Mineralstoffgehalt in Nahrungsmitteln beeinflusst. Aktivität und Lebensfähigkeit der Spermien scheinen direkt von der Verfügbarkeit der Vitamine C und E sowie der Mineralstoffe Selen und Zink abzuhängen. Daher sollten Männer auf eine möglichst vielseitige Ernährung mit rotem Fleisch, Fisch, Vollkorngetreide sowie viel Obst und Gemüse achten.

STRESS

Der Druck, dem Männer im Beruf, in der Familie und in persönlichen Beziehungen ausgesetzt sind, stellt unter Umständen einen hohen Stressfaktor *(siehe S. 231)* dar. Das Nervensystem lässt sich durch regelmäßige Zufuhr von B-Vitaminen stärken, die in Milch, Fleisch und Gemüse vorkommen, sowie durch das in Getreide enthaltene Folat.

GEWICHT UND LEBENSSTIL

Wie schnell der Körper Kalorien verbrennt, wird durch die Stoffwechselrate bestimmt. Diese richtet sich nach Körpergröße, Gewicht, genetischer Veranlagung und nach der Menge an magerem Körpergewebe bzw. Muskeln. Auch der Grad der Aktivität ist für die Kalorienverbrennung mit verantwortlich. Männer, die viel Sport treiben oder körperliche Arbeit verrichten, brauchen bis zu 3000 Kalorien mehr als die empfohlene Tageszufuhr. Und Männer, die einen vorwiegend sitzenden Lebensstil führen, benötigen weniger, um ihr Körpergewicht zu halten.

EMPFOHLENE NAHRUNGSMENGE

NAHRUNGSMITTEL	BEISPIELE FÜR JE 1 PORTION	PORTIONEN PRO TAG
Brot, Getreide und Kartoffeln	1 Scheibe Brot, 3 Esslöffel Frühstücksflocken, 1 Esslöffel Reis oder Nudeln (gekocht), 100 g Kartoffeln	5–11
Obst und Gemüse	2 Esslöffel Gemüse, ein kleiner Salat, Obststücke von je 80 g, 100 ml Obstsaft	5 und mehr
Fleisch und Fleischersatz	55–85 g mageres Fleisch ohne Fett und Haut, 55–85 g Seefisch, 110–140 g weißer Fisch oder Eier, 200 g Bohnen, 40 g Käse	3
Fett	1 Teelöffel Butter oder Öl, 2 Teelöffel fettarmer Aufstrich, 1 Teelöffel Dressing	1–2
Raffinierte Nahrung	40 g Süßigkeiten, 2 Kekse, 1 Stück Kuchen	1–2

WICHTIGE NAHRUNGSMITTEL

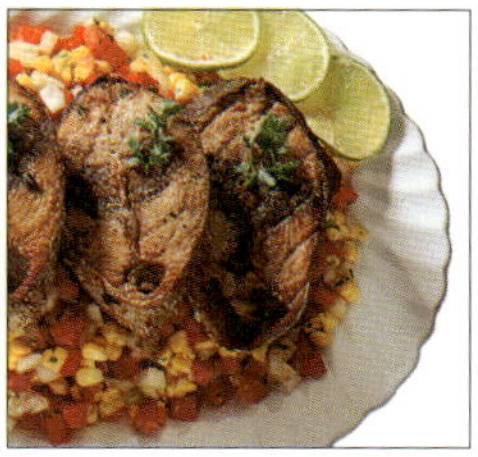

FETTREICHE SEEFISCHE

Lachs, Makrele, Tunfisch oder Sardinen enthalten viele essenzielle Fettsäuren, die die Gefahr von Blutgerinnseln und somit das Risiko von Herzerkrankungen verringern. Zudem enthalten sie viel Protein, das für den Erhalt des Körpergewebes notwendig ist.

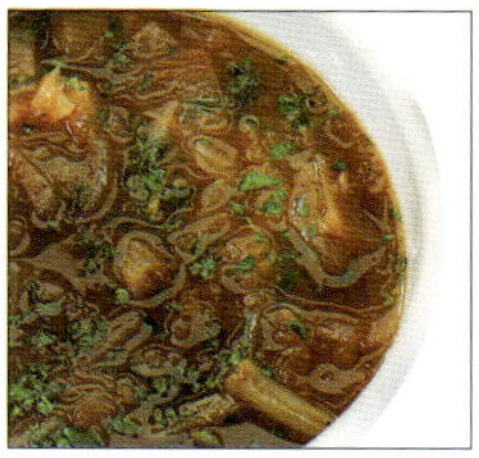

ZWIEBELN & CO.

Knoblauch, Zwiebeln oder Schnittlauch enthalten sekundäre Pflanzenstoffe, die zur Senkung des Cholesterinspiegels im Blut beitragen und das Risiko von Herzerkrankungen vermindern. Da sie gegen Bakterien und Viren wirken, verringern sie möglicherweise die Infektionsgefahr.

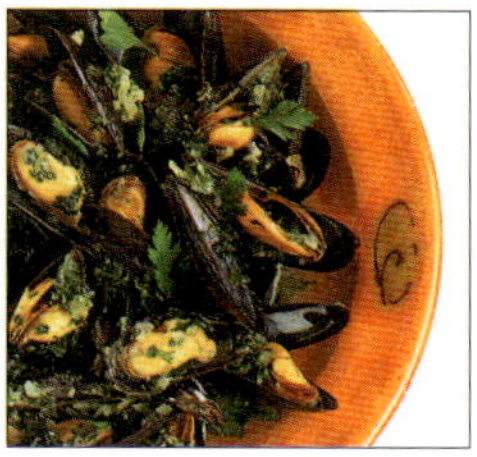

MEERESFRÜCHTE

Sie enthalten sehr viel Zink, das für die Spermienproduktion erforderlich ist. Zudem liefern sie fettarmes Protein. Obwohl z. B. Krabben Cholesterin enthalten, wird dies zu einem Großteil vom Körper ausgeschieden, so dass sich der Cholesterinspiegel im Blut nicht erhöht.

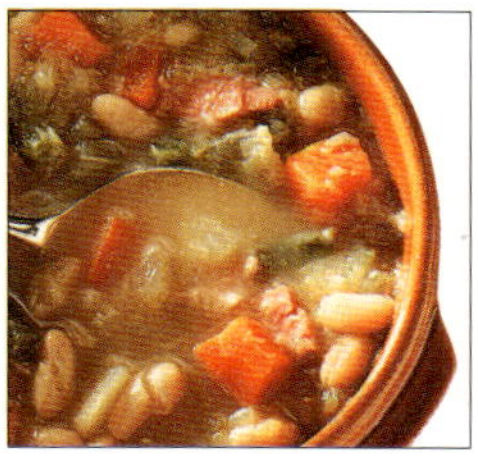

HÜLSENFRÜCHTE

Weiße Bohnen, Kidneybohnen und Linsen, aber auch Hafer liefern lösliche Ballaststoffe. Sie tragen zur Senkung des Cholesterinspiegels im Blut bei und verringern somit das Risiko von Herzerkrankungen. Hülsenfrüchte liefern auch Protein und Kohlenhydrate.

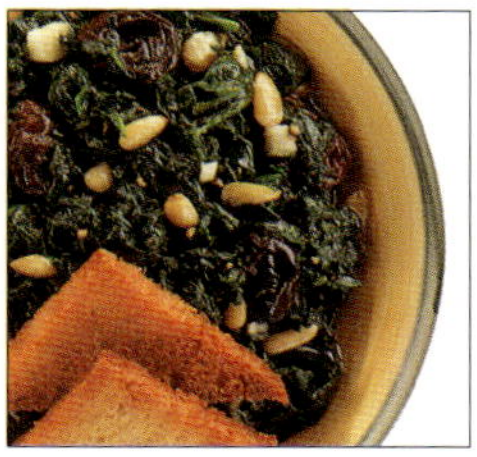

GRÜNES GEMÜSE

Grünes Gemüse liefert Folat, jenes B-Vitamin, das die Homocysteinwerte im Blut senkt. Ein zu hoher Homocysteingehalt scheint das Risiko von Herzerkrankungen zu erhöhen. Grünes Gemüse enthält auch die wertvollen Antioxidantien Vitamin C und Beta-Carotin.

GEWICHTSKONTROLLE

URSACHEN DER GEWICHTSZUNAHME

Die Stoffwechselrate eines Mannes ist mit 27 Jahren am höchsten. Danach nimmt sie bis zum 47. Lebensjahr um ungefähr 12 Prozent ab. Dann sind zur Aufrechterhaltung des Körpergewichts weniger Kalorien notwendig. Durch Sport lässt sich die Muskelmasse vergrößern und beibehalten; dadurch wird der Rückgang der Stoffwechselrate kompensiert.

Ein auf die Körpergröße abgestimmtes Gewicht zu bewahren, ist für Männer wichtig. Da sie am Bauch zu Fettansatz neigen, wird auf das Herz und die inneren Organe unter Umständen ein besonderer Druck ausgeübt. Männer sollten bei ihrer Ernährung darauf achten, dass nicht mehr als 35 Prozent der gesamten Kalorien aus Fetten stammen; bei einer durchschnittlichen Kalorienzufuhr von 2500 Kalorien sind das täglich 90 g Fett. Wer abnehmen möchte, sollte seine tägliche Fettzufuhr auf 50 g reduzieren. Zusammen mit einer vernünftigen Ernährungsweise bildet die regelmäßige Ausübung von muskelaufbauendem Sport, z. B. Aerobic, die Grundlage für eine erfolgreiche Gewichtskontrolle.

TÄGLICHER ENERGIEBEDARF

Er hängt vom Grad der Aktivität ab. Ein aktiver Mann kann bis zu 3000 cal mehr brauchen als ein nicht aktiver Mann.

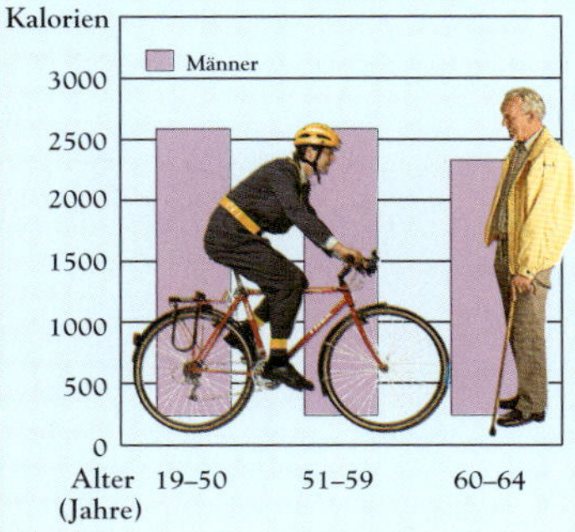

MUSKELAUFBAU

Das Körpergewicht lässt sich entweder durch größere Fettspeicher oder vermehrte Muskelmasse erhöhen. Auf der Waage macht das keinen Unterschied, die Auswirkungen auf die Körperstatur sind jedoch ganz verschieden. Magere Muskelmasse wird durch Krafttraining gebildet, das das Wachstum der Muskelfasern anregt. Für diesen Prozess ist die richtige Ernährung entscheidend. Eine realistische Erwartung liegt bei 0,5 bis 1 kg Muskelmasse pro Monat. Für den Aufbau von 0,5 kg Muskelmasse sind 2500 Kalorien erforderlich. Wer Muskelmasse langsam aufbaut, sollte die tägliche Kalorienzufuhr allmählich um 500 Kalorien steigern; bei schnellerem Muskelaufbau kann die zusätzliche Kalorienzufuhr auf 300 Kalorien beschränkt werden. Im Rahmen eines Krafttrainingsprogramms sind etwa 1,4 bis 1,7 g Protein pro Kilogramm Körpergewicht nötig. Gewöhnlich lässt sich dieser zusätzliche Proteinbedarf durch eine normale Ernährung decken. Etwa 65 Prozent der Kalorien sollten aus Kohlenhydraten stammen. Empfehlenswert sind fünf bis sechs Mahlzeiten am Tag, d. h. alle zwei bis drei Stunden etwas zu essen.

SPORT

Eine kohlenhydratreiche Ernährung, die zu einem Großteil aus Getreide, Obst und Gemüse besteht, ist für alle Männer wichtig, die regelmäßig Sport treiben. Kohlenhydrate dienen den Muskeln als Brennstoff.

UNGEEIGNETE NAHRUNG

Männer speichern überschüssiges Fett häufig im Unterbauchbereich. Diese Fettansammlung erhöht das Risiko von Herzerkrankungen und führt wegen der starken Belastung für den Rücken eventuell zu Haltungsfehlern. Viele Nahrungsmittel fördern den Ansatz des so genannten »Altersspecks«: frittierte Nahrungsmittel wie gebackener Fisch und Pommes frites, Fleischwaren oder »Fast Food«. Auch manche Ernährungsgewohnheiten führen unter Umständen zur Gewichtszunahme, z. B. ein Butterbrot zum Essen, Käsecracker als Nachtisch, Butterflöckchen auf gekochtem Gemüse oder in Saucen, Mayonnaise und Dressings zu Fleisch, Fisch und Salaten sowie regelmäßiger Alkoholgenuss.

ERNÄHRUNG IM ALTER

Mit der gestiegenen Lebenserwartung hat sich auch die Vorstellung vom Alter verändert. Heute spricht man in unserer Gesellschaft von den »jungen Alten« (65 bis 74 Jahre), den »Alten« (75 bis 84 Jahre) und den »Hochbetagten« (ab 85 Jahre). Laut der Gerontologie, der Lehre von den Altersvorgängen, wirkt sich der Alterungsprozess auf die Ernährungsweise aus und umgekehrt. Nach heutigen Erkenntnissen senkt eine lebenslange gesunde Ernährung das Risiko von bestimmten Krebsarten und Herzerkrankungen und die Gefahr altersbedingter Schädigungen von Augen, Knochen, Muskeln und Gehirn. Auch wenn eine ausgewogene Ernährung für die richtige Nährstoffversorgung älterer Menschen grundlegend ist, können auf Grund geringerer Nahrungsmengen und eines weniger effektiven Verdauungsprozesses Nahrungsergänzungen sinnvoll sein.

THEMA: GESUNDHEIT

ALTERUNGSPROZESS

Wie schnell das Altern vonstatten geht, hängt von der genetischen Veranlagung ab, den Schicksalsschlägen, die ein Mensch in seinem Leben erfahren hat, und von seiner Ernährungsweise. Im Alter werden bestimmte Vitamine anders absorbiert. So wird weniger Magensäure gebildet, was die Aufnahme von Vitamin B_1 reduziert und sich möglicherweise auch auf die Vitamin-B_{12}-Absorption auswirkt. Da die Menge der Verdauungssäfte insgesamt abnimmt und die Peristaltik geringer wird, vermindert sich auch die Absorption und die Verwertung bestimmter Nährstoffe.

Ein trockener Mund hängt mit einem ernsthaften Rückgang des Speichelflusses zusammen, von dem etwa jeder fünfte ältere Mensch betroffen ist. Bei Speichelmangel findet die anfängliche Verdauung der Stärke im Mund nicht statt, was das Schlucken erschwert. Zusammen mit einem zurückgehenden Geruchs- und Geschmackssinn wird die Freude am Essen und folglich auch die aufgenommene Nahrungsmenge weniger, was einen Rückgang der Nährstoffzufuhr zur Folge hat.

Das Altern bewirkt eine Rückbildung der Muskeln und Organe, die zu einem verminderten Grundumsatz führt – also der Energieverbrennung des Körpers im Ruhezustand (*siehe S. 146*) –, so dass der Energiebedarf sinkt. Da der Bedarf an Mikronährstoffen entweder unverändert bleibt oder sogar steigt, ist eine hochwertige Ernährung weiterhin wichtig. Wird der Abbau der Muskelmasse von einem Rückgang der Aktivität begleitet, die Nahrungsmenge aber beibehalten, kommt es zur Gewichtszunahme und einem höheren Risiko von Diabetes und Herzerkrankungen.

GEISTIG FIT

Kaliummangel und eine durch unzureichende Flüssigkeitszufuhr ausgelöste Austrocknung führen bei älteren Menschen erwiesenermaßen häufig zu geistiger Verwirrung. Auch wenn viele ältere Menschen lieber weniger trinken, um nicht zu häufig zur Toilette gehen zu müssen, ist ausreichende Flüssigkeitszufuhr am Tag wichtig, um einer Austrocknung vorzubeugen. Gute Kaliumquellen sind Bananen und anderes Obst, Obst- und Gemüsesäfte sowie sämtliche Gemüsesorten.

AKTIV BLEIBEN

Auch im Alter körperlich aktiv zu bleiben, ist ungemein wichtig. Trainierte Muskeln machen den Körper robust und kräftig und halten den Grundumsatz aufrecht. Zudem ist die Gefahr von Knochenbrüchen niedriger. Wer sich viel bewegt, fühlt sich auch geistig wohler. All diese Faktoren unterstützen ältere Menschen in ihrer Unabhängigkeit, so dass sie sich bis ins hohe Alter am Leben erfreuen können.

EMPFOHLENE NAHRUNGSMENGE

NAHRUNGSMITTEL	BEISPIELE FÜR JE 1 PORTION	PORTIONEN PRO TAG
Brot, Getreide und Kartoffeln	2 Scheiben Brot, 1 mittelgroße Kartoffel, 150 g Nudeln (gekocht), 2 Esslöffel Reis	mind. 1 pro Mahlzeit
Fleisch, Fisch, Geflügel, Eier, Käse, Hülsenfrüchte	80–100 g Fleisch, Fisch, Geflügel, Käse oder Hülsenfrüchte, 1 großes Ei	1 Portion, verteilt auf zwei Mahlzeiten
Möhren, Brokkoli und anderes Gemüse	80 g	2–3 pro Tag
Äpfel, Bananen und anderes Obst	80 g	2–3 pro Tag
Milch, Joghurt, Reisbrei und Vanillesauce	0.3–0.6 Liter	1 pro Tag
Butter und Aufstrich	10 g	

TÄGLICHER ENERGIEBEDARF

Mit zunehmendem Alter sinkt der Energiebedarf: zwischen dem 65. und 74. Lebensjahr bei Männern um ca. 230 cal und bei Frauen um ca. 90 cal.

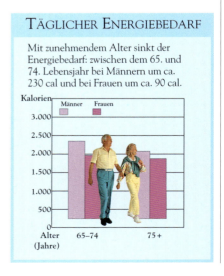

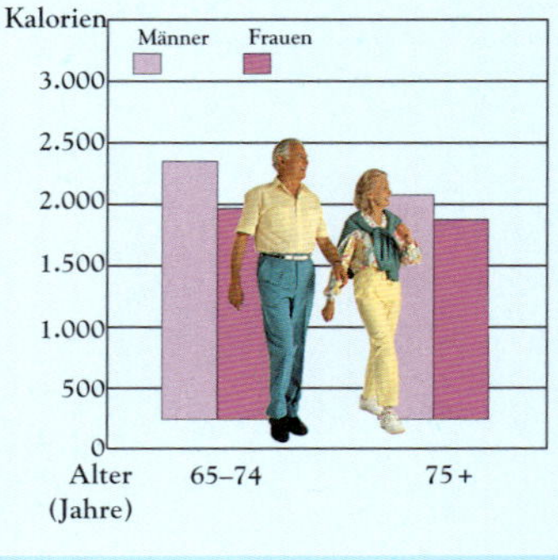

WICHTIGE NAHRUNGSMITTEL

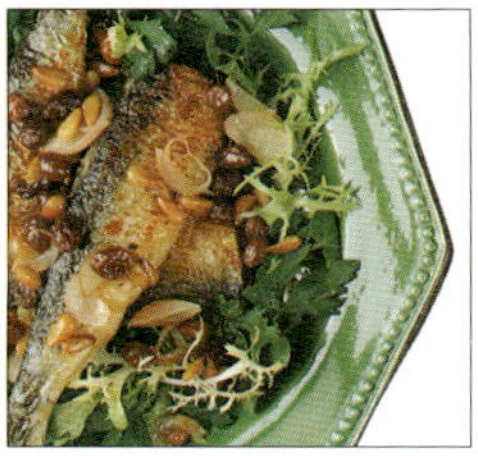

SARDINEN

Sardinen liefern viel Protein und essenzielle Omega-3-Fettsäuren, die vorbeugend gegen Herzerkrankungen und Entzündungen wirken. Sardinen in Dosen liefern viel Calcium (wichtig zur Knochenstärkung).

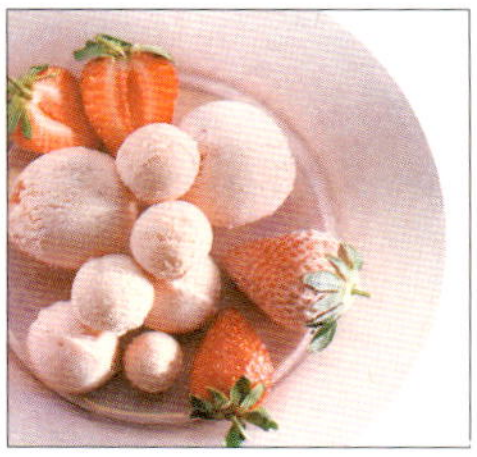

MILCHPRODUKTE

Milchprodukte wie Käse, Joghurt und Eiscreme enthalten viel Calcium. Vollmilchprodukte liefern auch Vitamin A, das sich auf die Schleimhäute der Atemwege und des Verdauungstraktes günstig auswirkt.

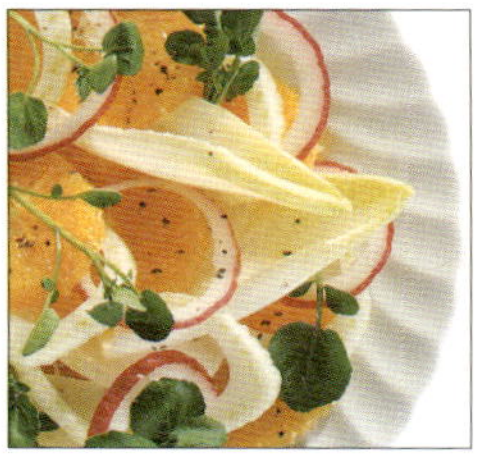

ORANGEN

Mit Vitamin-C-haltigen Orangen nimmt man dieses Antioxidans auf einfache Weise zu sich. Durch den regelmäßigen Verzehr von Orangen stärkt man das Immunsystem und beugt dem grauen und grünen Star vor.

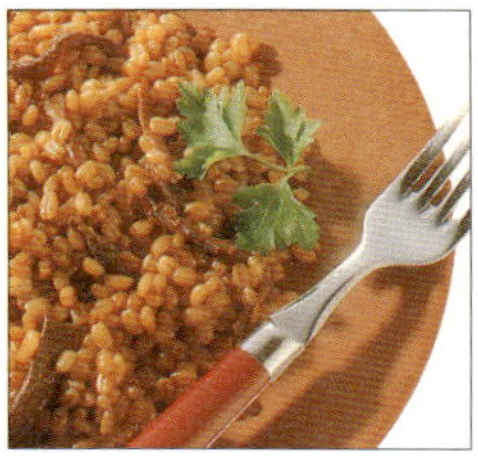

VOLLKORNGETREIDE

Vollkornnudeln, Vollkorngetreideflocken, Vollkornbrot und Naturreis enthalten unlösliche Ballaststoffe. Diese helfen – auch vorbeugend – bei Verstopfung, wenn man gleichzeitig genügend Wasser trinkt.

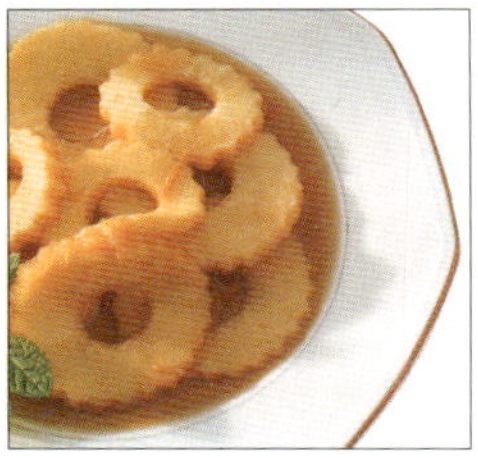

ÄPFEL

Äpfel liefern lösliche Ballaststoffe, die den Cholesterin- und Blutzuckerspiegel niedrig halten. Zudem enthalten Äpfel Kalium, das für normalen Blutdruck sorgt, sowie Sorbitol, das Verstopfung vorbeugt.

KRANKHEITEN ABWEHREN

HEILUNG UND ABWEHRKRÄFTE

Für die Wundheilung und ein starkes Immunsystem sind Vitamin C und Zink wichtig; Vitamin C ist in Gemüse und Obst enthalten, Zink in Fleisch und Fisch. Eine an diesen Nährstoffen reiche oder durch Präparate ergänzte Ernährung ist für Heilungsprozesse zur Krankheitsabwehr empfehlenswert.

ERNÄHRUNG UND MEDIKAMENTE

Verschreibungspflichtige Medikamente wirken sich mitunter auf die Nährstoffabsorption aus und beeinträchtigen den Appetit, die Verdauung und die Speichelproduktion. So reduziert das Krampf lösende Mittel Phenytoin unter Umständen die Absorption von Vitamin D und Folat. Biguanide, die bei Diabetes eingesetzt werden, können Vitamin B_2 und Folat zerstören, und Thiazide und die so genannten Schleifendiuretika bewirken eventuell Kalium-, Magnesium- und Zinkmangel. Obwohl diese Auswirkungen bekannt sind, wird älteren Menschen bei der Bewältigung solcher Probleme häufig wenig geholfen.

SCHUTZ DURCH ANTIOXIDANTIEN

Im Rahmen der biomedizinischen Forschung untersucht man, wie sich Zellschädigungen durch freie Radikale auf das Altern auswirken. Eine ausreichende Versorgung mit antioxidativen Nährstoffen wie den Vitaminen C und E, dem Mineralstoff Selen sowie sekundären Pflanzenstoffen wie Carotinoiden und Bioflavonoiden tragen eventuell zur Senkung des Risikos von Krankheiten bei, die durch freie Radikale ausgelöst werden, z. B. grauem und grünem Star sowie Arthritis.

ENTZÜNDUNGEN

Gerade ältere Menschen profitieren von fettreichen Seefischen. Diese liefern essenzielle Fettsäuren, die nachweislich Entzündungsprozesse im Körper eindämmen und Krankheiten wie Polyarthritis lindern.

KNOCHENGESUNDHEIT

Osteoporose ist die Folge einer langsamen Abnahme der Knochenmasse und führt zu Knochenbrüchen, meist im Oberschenkel- oder Wirbelbereich. Zur Aufrechterhaltung der Knochendichte müssen ältere Menschen genügend Calcium zu sich nehmen. Osteomalazie wird durch Mangel an Vitamin D verursacht, das für die Calciumabsorption erforderlich ist. Er tritt auf, wenn man zu selten in die Sonne geht. Vitamin-D-haltige Nahrungsmittel sind fettreiche Seefische, Eier und Lebertran. Erwachsene über 65 Jahre sollten täglich 10 µg Vitamin D zusätzlich zu sich nehmen.

VORZÜGE VON NAHRUNGSERGÄNZUNGEN

VITAMIN E Antioxidans, schützt vor Schädigung durch freie Radikale und eventuell vor Herzerkrankungen.
Empfohlene Tagesdosis: 100 mg

BETA-CAROTIN Senkt möglicherweise das Risiko von grauem Star.
Empfohlene Tagesdosis: 15 mg

HEIDELBEEREXTRAKT Scheint das Sehvermögen aufrechtzuerhalten und die Arterien- und Venenfunktion sowie die Gedächtnisleistung zu verbessern.
Empfohlene Tagesdosis: 200 mg

SELEN Antioxidans, senkt möglicherweise die Gefahr von Herzerkrankungen und einigen Krebsarten.
Empfohlene Tagesdosis: 50–200 mg

ZINK Wird für ein starkes Immunsystem zur Krankheitsabwehr benötigt.
Empfohlene Tagesdosis: 15 mg

COENZYM Q10 Scheint die Herzmuskelzellen anzuregen.
Empfohlene Tagesdosis: 30 mg

GINKGO BILOBA Verbessert offenbar den Blutfluss zu allen Organen, darunter zum Gehirn, zum Herz und zu den Gliedmaßen.
Empfohlene Tagesdosis: 40 mg

FISCHÖL Scheint das Blut flüssig zu halten und das Risiko von Herzerkrankungen und Schlaganfall zu reduzieren.
Empfohlene Tagesdosis: 1 g

NACHTKERZENÖL In Verbindung mit Fischöl lindert es eventuell die Symptome von Polyarthritis.
Empfohlene Tagesdosis: 3 g

KNOBLAUCH Bekannt für die Stärkung der Abwehrkräfte; senkt eventuell das Risiko von Herzerkrankungen.
Empfohlene Tagesdosis: 10 g

Nährstoffbedarf einschätzen

Jeder Mensch hat einen anderen Nährstoffbedarf, der durch Faktoren wie Alter, Geschlecht, Lebensstil, Bewegung und Gesundheitszustand bestimmt wird. Darüber hinaus sind die biochemischen Prozesse im Körper, die für die Aufspaltung der Nahrung und die Nährstoffaufnahme sorgen, ganz unterschiedlich. Zur Einschätzung des eigenen Nährstoffbedarfs sollte man daher möglichst viele dieser Informationen berücksichtigen. Eine detaillierte Bewertung des Nährstoffbedarfs ist nicht immer ganz einfach; zur Grundversorgung reichen einige Anhaltspunkte jedoch meist aus. Oberstes Ziel sollte ein gesunder Körper und ein normales Körpergewicht sein, und das erreicht man am Besten durch eine ausgewogene Ernährung. Ausgebildete Fachleute, z. B. Diätassistentinnen und Ernährungswissenschaftler, helfen bei speziellen Fragen weiter.

Die eigenen Bedürfnisse verstehen

Wie ernähre ich mich?

Leicht missachten wir die Rolle, die die Ernährung für die Gesundheit unseres Körpers spielt. Zur Beibehaltung eines gesunden Körpergewichts müssen wir regelmäßig Nahrung aus unterschiedlichen Nahrungsmittelgruppen zu uns nehmen. Allerdings ist die Gewichtskontrolle nicht der einzige Grund fürs Essen; vielmehr geht es auch um gesundheitsfördernde Eigenschaften bestimmter Nährstoffe. Nährstoffmängel führen unter Umständen zu Depression oder Gereiztheit oder auch zu Anämie. In den westlichen Ländern wird Nahrung immer weniger im Rahmen ihrer Heilwirkungen betrachtet, sondern zunehmend als Mittel gegen Hunger. Wenn wir uns der mannigfaltigen Funktionen wieder bewusst werden, die die Nahrung im Körper ausübt, können wir durch eine Ernährungsumstellung viel für unsere Gesundheit tun.

Essenstagebuch

Schreiben Sie eine ganze Woche lang alles auf, was Sie essen und trinken, und notieren Sie sich jeweils auch die Uhrzeit. Halten Sie fest, wie viele Portionen der folgenden Nahrungsmittel Sie essen: Obst und Gemüse sowie Kohlenhydrate wie Brot, Nudeln, Kartoffeln und Reis. Schreiben Sie auch auf, ob es sich bei den stärkehaltigen Nahrungsmitteln um reine Vollkornprodukte handelt, wie viele süße oder herzhafte Snacks und frittierte Speisen Sie essen und ob Sie Alkohol getrunken haben. Dadurch erlangen Sie einen guten Einblick in Ihre generelle Nährstoffzufuhr.

Vergleichen Sie dann die Grundsätze für eine ausgewogene Ernährung *(siehe S. 14)* mit Ihren Aufzeichnungen. Stammen die Nahrungsmittel in Ihrem Speiseplan nicht aus allen Gruppen, nehmen Sie eventuell nicht alle wichtigen Nährstoffe auf, die Ihr Körper braucht, um gesund zu bleiben und Krankheiten abzuwehren.

Wie gesund ernähren Sie sich?

Mit dieser Checkliste erkennen Sie, ob Sie sich ausgewogen ernähren. Kreuzen Sie das Kästchen an, wenn Sie eine Frage mit »Ja« beantworten. Je mehr Kreuzchen, desto eher nehmen Sie alle wichtigen Nährstoffe zu sich.

- ☐ Nehmen Sie täglich fünf oder mehr Portionen Obst und Gemüse zu sich?
- ☐ Wählen Sie aus frischem oder tiefgefrorenem Obst und Gemüse aus?
- ☐ Enthalten die meisten Ihrer Mahlzeiten Kohlenhydrate wie Reis oder Nudeln?
- ☐ Essen Sie möglichst oft Vollkorngetreide, Naturreis und Vollkornnudeln?
- ☐ Ernähren Sie sich abwechslungsreich und häufig fleischlos?
- ☐ Schneiden Sie die Fettränder am Fleisch und die Haut bei Geflügel ab?
- ☐ Essen Sie möglichst wenig verarbeitete Fleischwaren wie Wurst?
- ☐ Backen und grillen Sie den Großteil Ihrer Speisen, anstatt sie zu frittieren?
- ☐ Verwenden Sie möglichst oft Pflanzenöle statt Schweineschmalz?
- ☐ Gebrauchen Sie Butter und Margarine möglichst sparsam?
- ☐ Kaufen Sie eher fettarme Milchprodukte statt solche aus Vollmilch?
- ☐ Schränken Sie Ihren Verzehr an Kuchen, Keksen, Süßigkeiten und Snacks ein?

Kalorienbedarf

Der Körper nutzt Nahrungsmittel als Energiequellen; die jeweils genutzte Energiemenge wird in Kalorien gemessen.

Die Stoffwechselrate

Die Kalorienmenge, die der Körper innerhalb von 24 Stunden im Ruhezustand verbraucht, wird als Grundumsatz bezeichnet. Dieser lässt sich wie folgt berechnen:

Den Grundumsatz berechnen

- 18–30 Jahre: (Gewicht in kg x 14,7) + 496
- 31–60 Jahre: (Gewicht in kg x 8,7) + 829

Den Kalorienbedarf berechnen

Der Kalorienbedarf hängt davon ab, wie viel Sie sich bewegen. Wählen Sie aus den folgenden Werten den für Sie passenden aus, je nachdem, ob Sie Sport treiben oder nicht. Wer vorwiegend sitzt, multipliziert den eigenen Grundumsatz mit 1,4, wer sich einigermaßen viel bewegt, mit 1,7 und jene, die körperlich sehr aktiv sind, mit 2,0. So berechnet eine 45-jährige Frau mit einem Gewicht von 60 kg, die im Büro arbeitet und wenig Sport treibt, ihren Grundumsatz und Kalorienbedarf wie folgt aus:

- 60 x 8,7 + 829 = 1351 (Grundumsatz)
- 1351 x 1,4 = 1891,4 (täglicher Kalorienbedarf)

FOLGEN DER NAHRUNGSMITTELVERARBEITUNG

GEWICHTSKONTROLLE

Die unten stehende Tabelle gibt Ihnen einen Anhaltspunkt, ob Ihr Gewicht in Bezug auf Ihre Größe im gesunden Bereich liegt oder nicht. Suchen Sie an der vertikalen Achse Ihre Körpergröße und dann den Schnittpunkt mit Ihrem auf der horizontalen Achse angegebenen Körpergewicht. Die farbigen Balken zeigen an, ob Sie für Ihre Größe Über- oder Untergewicht haben oder im Normalbereich liegen. 20 Prozent über Normalgewicht gilt als gesundheitsgefährdendes Übergewicht.

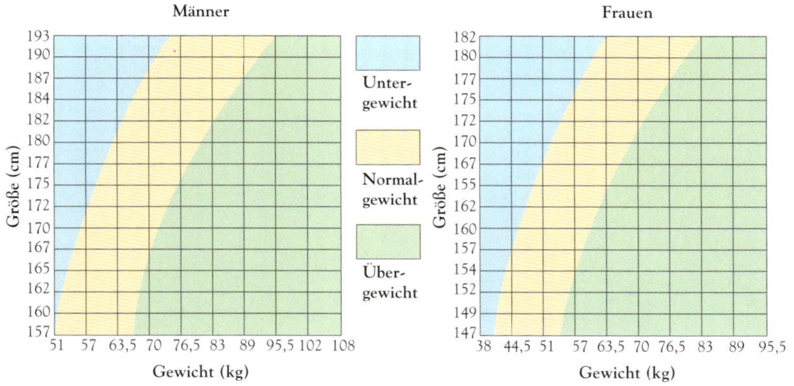

Es gibt kein Idealgewicht, da Faktoren wie Alter, Körperform, genetische Veranlagung und Stoffwechsel ihren Einfluss ausüben und bei jedem Menschen unterschiedlich sind. Mit Hilfe der Tabellen *(siehe links)* sehen Sie, ob Ihr Gewicht im »gesunden Bereich« liegt.

ALTERSABHÄNGIGE ERNÄHRUNG

In unterschiedlichen Lebensphasen variiert auch der Nährstoffbedarf. So sollten Kinder unter fünf Jahren Vollmilchprodukte verzehren, die für ihr Wachstum und ihre Entwicklung wichtig sind. Jugendliche brauchen zusätzlich Calcium und Vitamin D, damit ihre Knochen mit 20 Jahren eine maximale Dichte erreichen. Ihrer Knochengesundheit wegen sollten ältere Menschen auf eine ausreichende Zufuhr von Vitamin D achten, das die Calciumabsorption verbessert.

ERNÄHRUNG UND STOFFWECHSEL

Als Stoffwechsel bezeichnet man alle chemischen Prozesse, die im Körper stattfinden. Ein Ergebnis des Stoffwechsels ist die Energiegewinnung, die sich aus der Verbrennung der in der Nahrung enthaltenen Energiequellen (Kalorien) ergibt.

Der Grundumsatz wird benötigt, um die grundlegenden Körperfunktionen wie Atmung und Blutkreislauf aufrechtzuerhalten. Er wird durch Hormone gesteuert und steigt als Folge von Anstrengung und psychologischen Faktoren wie Angst an.

Diese Hormone beeinflussen die Geschwindigkeit, mit der zelluläre Prozesse vonstatten gehen. Manche Menschen haben von Natur aus einen langsamen Stoffwechsel, was möglicherweise durch Mangel an einem den Stoffwechsel kontrollierenden Hormon verursacht wird. In diesem Fall verbrennt der Körper die ihm zugeführte Energie weniger effektiv, und man nimmt leicht zu. Unter Umständen tragen mehrere kleine Mahlzeiten zur Anregung des Stoffwechsels bei.

Ein langsamer Stoffwechsel kann auch durch Diäten oder unzureichende Nahrungsmengen verursacht werden. Dann verlangsamt sich der Stoffwechsel, um weniger Energie zu verbrauchen; die Folge ist häufig Gewichtszunahme. Daher sollte man Mahlzeiten nicht ausfallen lassen.

KÖRPERGEWICHT

Angesichts der zunehmenden Tendenz zu passivem Lebensstil und einer fettreichen Ernährung kämpfen viele Menschen mit ihrem Gewicht. Der erste Schritt besteht darin, in puncto Gewicht ehrlich zu sich selbst zu sein.

NÄHRSTOFFMANGEL

Nährstoffmangel zeigt sich mitunter deutlich in körperlichen Erscheinungen. Die unten stehende Tabelle zeigt einige Problembereiche sowie die eventuell zu Grunde liegenden Nährstoffdefizite auf.

ANZEICHEN VON NÄHRSTOFFMANGEL

PROBLEMBEREICH	KÖRPERLICHE ANZEICHEN	NÄHRSTOFFMANGEL
Haut	Trockene, schuppige Haut Venenschädigungen Blasse Haut Verdickte Hautstellen	Vitamine A, E, essenzielle Fettsäuren Vitamin C, Anthocyanidine Eisen Vitamin B_3 (Niacin)
Augen	Schlechte Nachtsicht Matte, glanzlose Augen Blasse Bindehaut Gerötete Haut um die Augenpartie	Beta-Carotin Vitamin A und Beta-Carotin Eisen Vitamin B_2
Mund	Risse im Mundwinkel	Vitamin B_2
Zähne	Karies	Fluorid, Phosphor
Zahnfleisch	Zahnfleischentzündung	Vitamine A, B_2 und B_3
Zunge	Wunde Zunge	Eisen, Folsäure
Haare	Veränderungen wie trockenes, stumpfes, feines oder brüchiges Haar; veränderte Haarfarbe oder Haarausfall	Protein, Kalorienzufuhr insgesamt
Allgemeines	Müdigkeit, Energiemangel Vergesslichkeit Gereiztheit	Eisen, Vitamin C, Kohlenhydrate Kalium Vitamin B_6

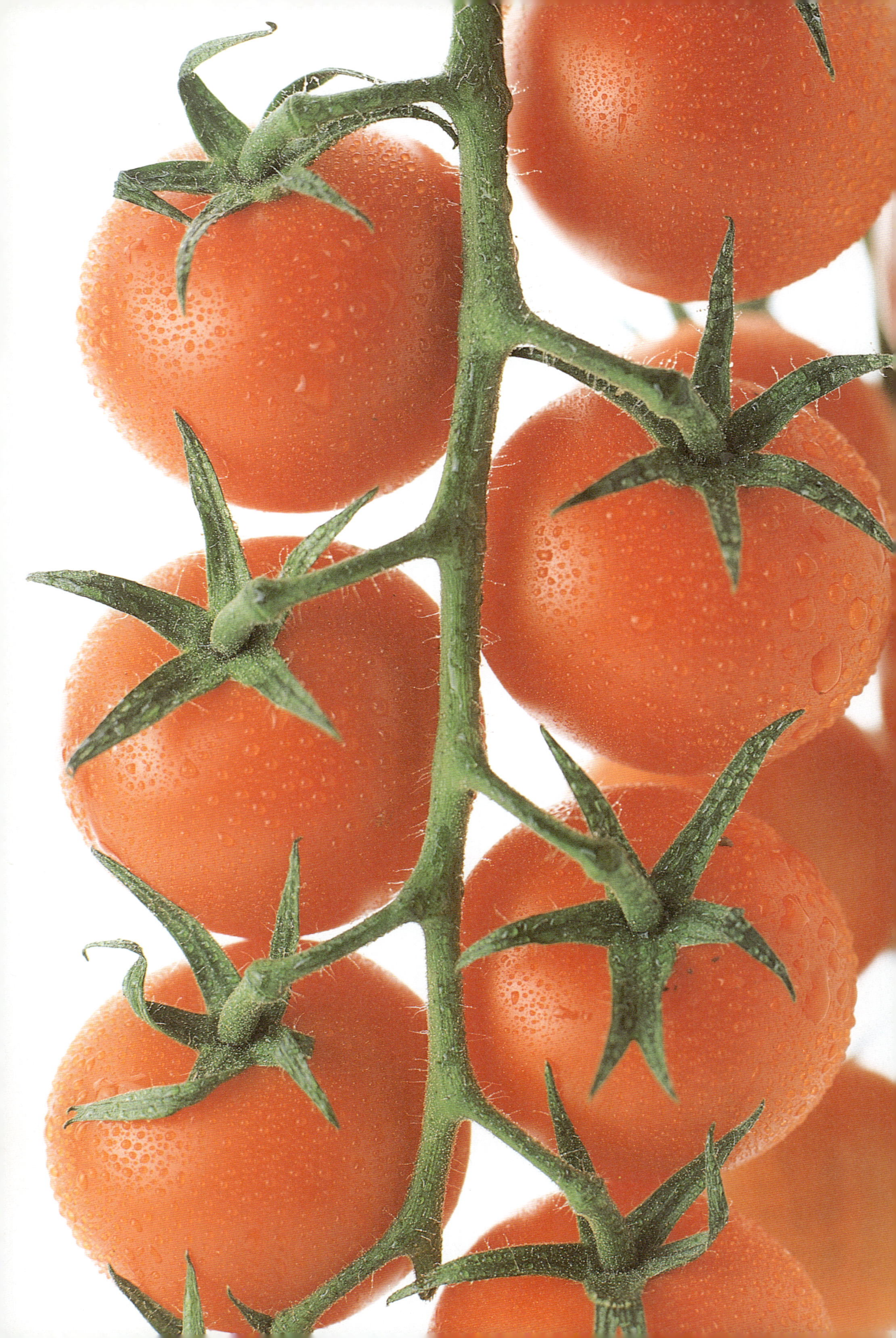

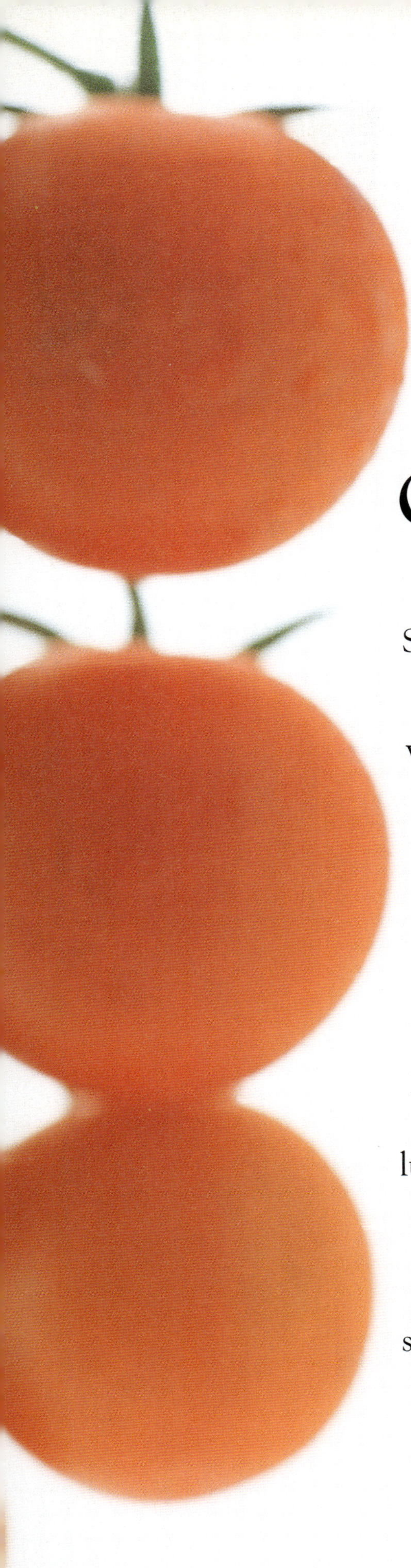

Heilkraft der Nahrung

Seit alters her existiert das Wissen um die Heilkraft der Nahrung. Die heutige Wissenschaft bestätigt viele Erkenntnisse früherer Heiler – die Zusammenhänge zwischen Ernährung und Gesundheitszustand. Dieses Kapitel befasst sich mit 80 bekannten Krankheiten, ihren spezifischen Symptomen, möglichen Ursachen und konventionellen Behandlungsmethoden. Empfohlene und ungeeignete Nahrungsmittel werden detailliert aufgelistet. Vor einer Ernährungsumstellung aus gesundheitlichen Gründen ist es wichtig, den Rat von Ärzten und Diätassistentinnen einzuholen.

HERZ UND KREISLAUF

Das Herz pumpt unablässig Blut durch die Gefäße des Kreislaufsystems. In diesem komplizierten Netzwerk von etwa 150000 Kilometern Länge gelangt das Blut zur Lunge, nimmt dort Sauerstoff auf und verteilt ihn im gesamten Organismus. Abfallprodukte werden zur Leber und zu den Nieren befördert, abgebaut und ausgeschieden. Dieses ausgeklügelte System versorgt jede einzelne Zelle mit Sauerstoff und lebenswichtigen Nährstoffen.

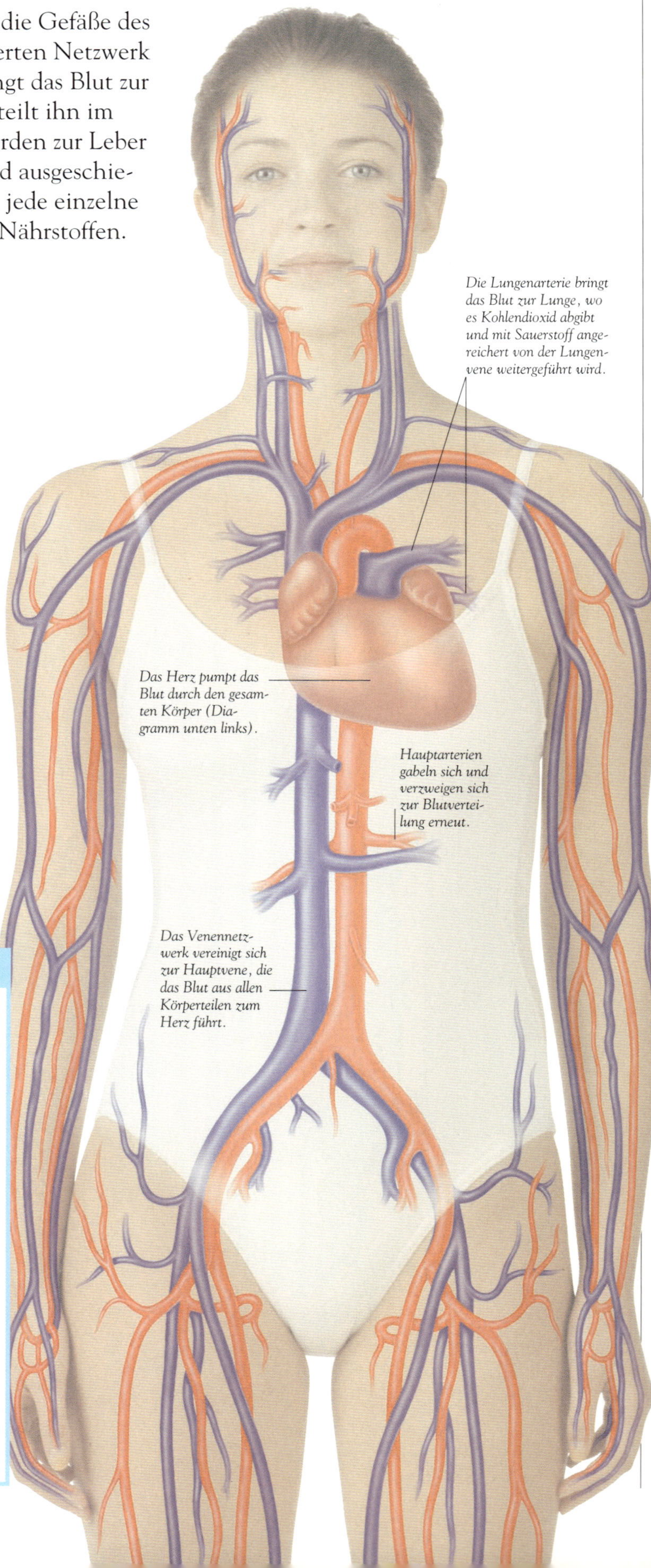

Die Lungenarterie bringt das Blut zur Lunge, wo es Kohlendioxid abgibt und mit Sauerstoff angereichert von der Lungenvene weitergeführt wird.
Das Herz pumpt das Blut durch den gesamten Körper (Diagramm unten links).
Hauptarterien gabeln sich und verzweigen sich zur Blutverteilung erneut.
Das Venennetzwerk vereinigt sich zur Hauptvene, die das Blut aus allen Körperteilen zum Herz führt.

ERNÄHRUNG UND HERZ

Forschungsstudien belegen eine direkte Verbindung zwischen Herzerkrankungen und Ernährung. Sie bestätigen, dass Vegetarier und Menschen mit regelmäßigem Konsum von fettreichem Seefisch meist einen niedrigeren Blutdruck aufweisen als Fleischesser. Zudem haben diese Menschen ein geringeres Herzerkrankungsrisiko. Zu viel gesättigte Fettsäuren heben den Cholesterinspiegel im Blut an – eine Ursache koronarer Herzkrankheiten. In manchen Ländern der westlichen Welt macht diese Krankheit 25 Prozent aller Todesfälle aus; damit verbundene Schlaganfälle sorgen für weitere 12 Prozent.

EIN GESUNDES HERZ

Wichtig ist, die Aufnahme gesättigter Fettsäuren und Alkohol zu reduzieren und dafür mehr frisches Obst, Gemüse und fettreichen Seefisch zu essen. Empfehlung: viel Bewegung; Rauchen und Übergewicht vermeiden.

DIE ARBEIT DES HERZES

Das Herz arbeitet in Form zweier koordinierter Pumpen. Eine schickt Blut in die Lunge zur Sauerstoffaufnahme, die andere leitet das sauerstoffhaltige Blut zu den Körpergeweben. Vier mit Klappen versehene Kammern regulieren die Blutzirkulation.

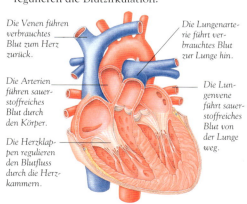

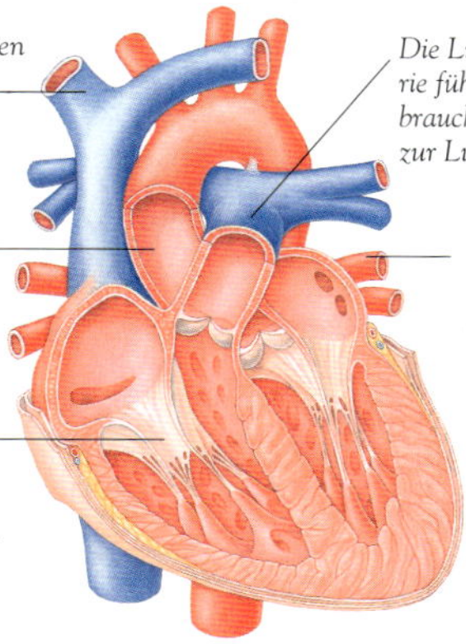

Die Venen führen verbrauchtes Blut zum Herz zurück.
Die Lungenarterie führt verbrauchtes Blut zur Lunge hin.
Die Arterien führen sauerstoffreiches Blut durch den Körper.
Die Lungenvene führt sauerstoffreiches Blut von der Lunge weg.
Die Herzklappen regulieren den Blutfluss durch die Herzkammern.

HEILENDE NAHRUNGSMITTEL

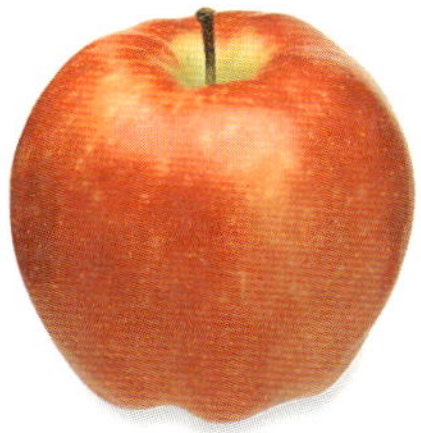

ÄPFEL — SEITE 74

Wirkung: Antioxidantien in den Schalen senken unter Umständen LDL-Cholesterin *(siehe S. 25)*.
Anwendung: Bei hohen Cholesterinwerten im Blut.
Nährstoffe: Vitamin C und Kalium.

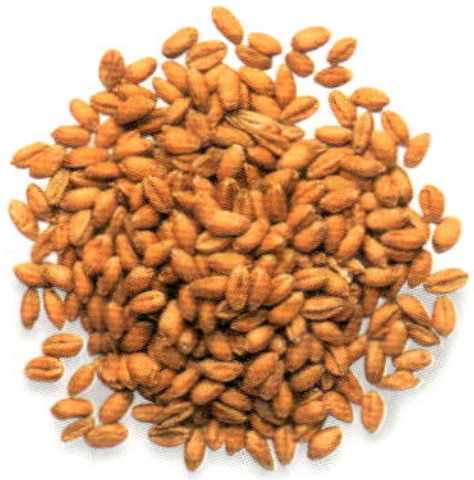

WEIZEN — SEITE 97

Wirkung: Allgemein gut für Herz und Kreislauf. Vermindert möglicherweise auch LDL-Cholesterin im Blut.
Anwendung: Bei hohen Cholesterinwerten und Stress.
Nährstoffe: Vitamine B und E.

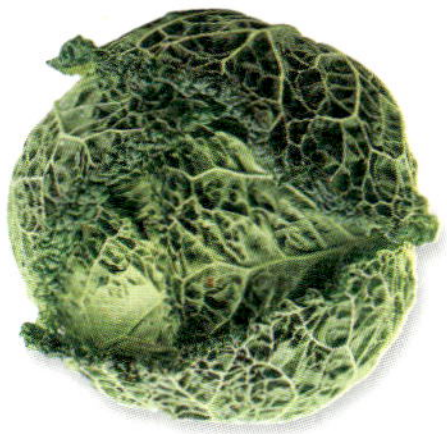

WIRSING — SEITE 47

Wirkung: Die dunklen Außenblätter enthalten Antioxidantien.
Anwendung: Bei Herz-Kreislauf-Krankheiten und Schlaganfall. Soll auch Bluthochdruck senken.
Nährstoffe: Vitamine B, C, Beta-Carotin und Kalium.

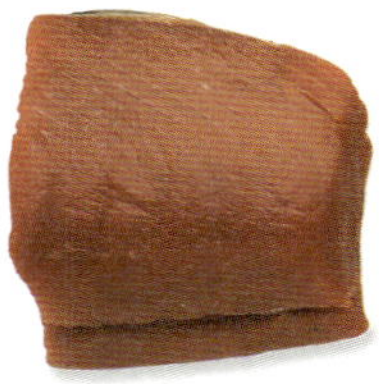

FETTREICHER SEEFISCH — SEITE 118

Wirkung: Verringert das Risiko einer Blutgerinnselbildung und Plaquebildung in den Adern.
Anwendung: Allgemein für Herz und Kreislauf.
Nährstoffe: Vitamine D und E, Eisen und Omega-3-Fettsäuren.

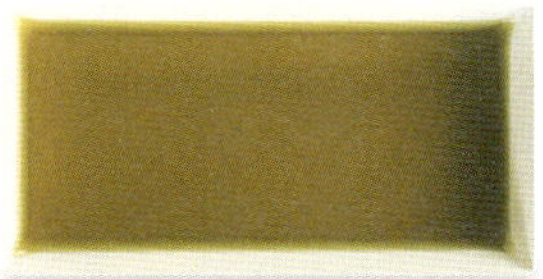

OLIVENÖL — SEITE 106

Wirkung: Extra natives Öl senkt LDL-Cholesterin und erhöht die günstigen HDL-Cholesterinwerte.
Anwendung: Herz-Kreislauf-Erkrankungen, Blutgerinnselbildung.
Nährstoffe: Einfach ungesättigte Fettsäuren.

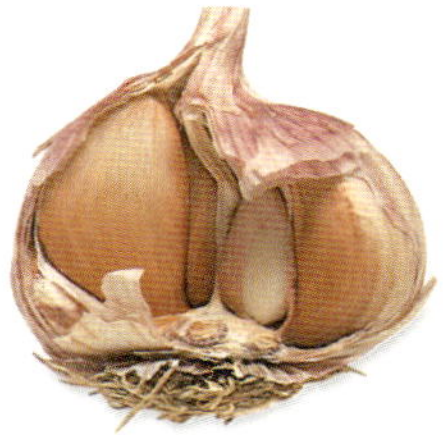

KNOBLAUCH — SEITE 66

Wirkung: Senkt den Cholesterinspiegel und »verdünnt« das Blut.
Anwendung: Bei Bluthochdruck, hohen Cholesterinwerten und zur Vorbeugung von Blutgerinnselbildung.
Nährstoffe: Allicin und Kalium.

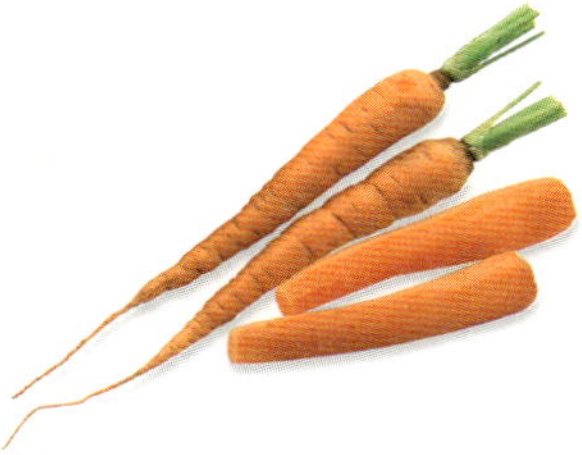

KAROTTEN — SEITE 56

Wirkung: Hoher Gehalt an Carotinoiden, dadurch Schutz vor Schädigungen durch freie Radikale.
Anwendung: Bei Rauchern mit Risiko zur Herzerkrankung.
Nährstoffe: Beta-Carotin.

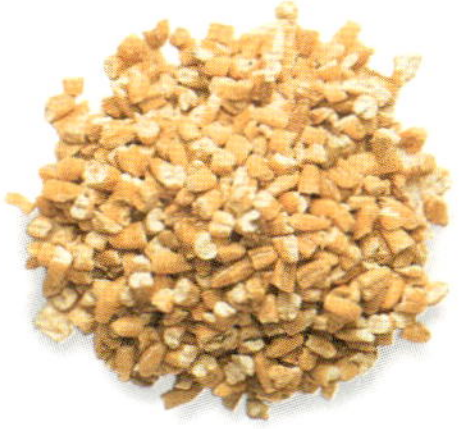

HAFER — SEITE 95

Wirkung: Gut für gesunde Arterien. Senkt LDL-Cholesterinwerte.
Anwendung: Bei hohen Cholesterinwerten und Stress.
Nährstoffe: Vitamin E, Zink und Kohlenhydrate.

WEITERE EMPFEHLENSWERTE NAHRUNGSMITTEL

ROTE BETE — SEITE 57

Wirkung: Enthalten Folat, das Homocystein verringert und das Risiko von Herzerkrankungen senken soll.
Anwendung: Bei Bluthochdruck und hohen Cholesterinwerten.
Nährstoffe: Folat und Vitamin C.

SÜSSKARTOFFELN — SEITE 55

Wirkung: Orangefarbenes Fruchtfleisch enthält reichlich Antioxidantien.
Anwendung: Bei Herz-Kreislauf-Erkrankungen und Schlaganfall.
Nährstoffe: Vitamine C, E und Beta-Carotin.

PETERSILIE — SEITE 109

Wirkung: Befreit den Organismus von zu viel Natrium. Schutz vor freien Radikalen.
Anwendung: Bei Bluthochdruck.
Nährstoffe: Eisen, Carotin und viel Vitamin C.

WALNÜSSE — SEITE 102

Wirkung: Senken das gefährliche LDL-Cholesterin im Blut.
Anwendung: Bei hohen Cholesterinwerten und Atherosklerose.
Nährstoffe: Vitamin E und Omega-3-Fettsäuren.

UNGEEIGNETE NAHRUNGSMITTEL

GESÄTTIGTE FETTSÄUREN

Nahrungsmittel mit gesättigten Fettsäuren erhöhen LDL-Cholesterinwerte *(siehe S. 25)* im Körper. Diese erhöhten Werte sind ein Risikofaktor für Schlaganfall, Herzerkrankungen und Atherosklerose. Der Verzehr von sichtbarem Fett an Fleisch, Fetten tierischer Herkunft und Fleischprodukten ist möglichst zu vermeiden.

EIER

Eier sind reich an gesättigten Fettsäuren und Cholesterin. Bei erhöhten Cholesterinwerten sollten sie nur wenig gegessen werden.

NATRIUM (SALZ)

Hoher Natriumgehalt in der Nahrung erhöht den Blutdruck, weshalb Salz nicht nur in der Küche, sondern auch bei Tisch sehr sparsam zu verwenden ist. Salzhaltige Knabbersnacks, Suppen, Pasteten und Fertiggerichte sind möglichst zu meiden.

ZUCKER

Der Genuss sehr zuckerhaltiger Nahrungsmittel (Kuchen, Gebäck und Ähnliches) ist weitgehend einzuschränken. Große Mengen dieser oft zusätzlich fettreichen Genüsse erhöhen nicht nur das Gewicht, sondern auch die Cholesterinwerte.

KOFFEIN

Koffein in Tee, Kaffee und gewissen kohlensäurehaltigen Getränken stimuliert das Herz-Kreislauf-System und kann zu Herzrhythmusstörungen, Herzklopfen und erhöhtem Blutdruck führen, Filterkaffee zu erhöhten Cholesterinwerten. Koffeinhaltige Getränke sollten sechs Tassen pro Tag nicht überschreiten.

TRANS-FETTE

Während des Verdauungsvorgangs bilden sich bei der Umwandlung von Ölen in feste Fette so genannte Trans-Fette. Sie erhöhen den Cholesterinspiegel im Blut. Da weiße Kochfette den höchsten Trans-Fett-Gehalt haben, sind bei Herz- und Kreislaufproblemen mit solchen Fetten hergestellte Kuchen und Gebäcke zu meiden.

HERZKRANKHEITEN

Der Sammelbegriff koronare Herzkrankheit umfasst auch Erkrankungen wie Angina pectoris und akuter Myokardinfarkt (Herzinfarkt). Herzerkrankungen entwickeln sich unter anderem durch allmähliche Ablagerungen von Fett (Plaques) an den Arterieninnenwänden – so genannte Atherome. Wird der arterielle Blutfluss sogar behindert, spricht man von Atherosklerose. An der Plaquesoberfläche können sich Blutgerinnsel bilden, die bei entsprechender Größe die Durchblutung des umgebenden Zellgewebes blockieren. Ist das betroffene Gebiet relativ groß, kann der Patient sterben.

SYMPTOME: Eklatante Symptome fehlen, solange es zu keiner Angina pectoris kommt – die Schädigung der Arterien also gering und der Blutfluss zum Herz nicht behindert ist. Wird jedoch eine den Herzmuskel versorgende Arterie vollständig verstopft, kann es zum plötzlichen Herzinfarkt mit Todesfolge kommen.

KONVENTIONELLE BEHANDLUNG: Durch Senkung des Blutdrucks, fettarme Diät und Gewichtsreduktion kann der Atherosklerose vorgebeugt werden. Manche Menschen erhalten zur Senkung der Cholesterinwerte Tabletten.

EMPFEHLENSWERTE NAHRUNGSMITTEL

Kohl, Rosenkohl, Rote Bete, Spinat, Grünkohl, Spargel, Brokkoli, grüne Bohnen, Erbsen, Blumenkohl, Kichererbsen, Kidneybohnen und Hefeextrakt enthalten das B-Vitamin Folat. Frühstücksflocken und Brot können mit Folsäure – einer Form dieses Vitamins – angereichert sein. Es wird zunehmend anerkannt, dass natürlich vorkommendes Folat und Folsäure fähig sind, Homocystein im Blut zu verringern und damit das Atheroskleroserisiko zu senken. Homocystein soll die Arterieninnenwände direkt schädigen, was die Bildung atherosklerotischer Plaques begünstigt. Schätzungen zufolge können erhöhte Folsäuremengen von 100 µg pro Tag koronarbedingte Todesfälle bei Frauen um fünf und bei Männern um sieben Prozent senken.
Makrelen, Lachs und andere fettreiche Seefischsorten enthalten die aktiven Fettsäuren Eicosapentaensäure (EPA) und Docosahexaensäure (DHA). Bevölkerungsgruppen mit hohem Konsum an fettreichem Seefisch neigen nachweislich weniger zu Herzkrankheiten als solche mit einem geringen Fischverzehr. Man nimmt an, dass diese Fettsäuren die Arachidonsäure in den Blutplättchen abbauen, wodurch das Risiko einer Blutgerinnselbildung sowie erhöhte Triglyceridwerte (Fette) gesenkt werden. Das Blut wird dadurch dünnflüssiger, kann also nicht so leicht verklumpen. Zur Vorbeugung und zur Behandlung koronarer Herzkrankheiten empfiehlt es sich, mindestens dreimal pro Woche fettreichen Seefisch zu essen.
Hafer, Hülsenfrüchte, Äpfel und Birnen sind reich an löslichen Ballaststoffen, die zur Senkung des Cholesterinspiegels beitragen. Knoblauch hat einen ähnlichen Effekt. Erhöhte Cholesterinwerte, speziell LDL-Werte, gelten als Hauptrisikofaktor für eine Atheroskleroseentwicklung. Regelmäßiger Genuss obiger Nahrungsmittel senkt die Werte.
Olivenöl, Rapsöl, Nüsse und Samen enthalten einfach ungesättigte Fettsäuren, die ebenfalls zur Senkung des LDL-Cholesterins beitragen.
Obst und Gemüse sind reich an antioxidativen Vitaminen, Mineralstoffen und sekundären Pflanzenstoffen, die durch freie Radikale verursachte Schäden an den Arterieninnenwänden begrenzen. Die empfohlene Tagesmenge beträgt mindestens fünf Portionen davon. Ein Glas Frucht- oder Gemüsesaft entspricht einer Portion.

UNGEEIGNETE NAHRUNGSMITTEL

Fleisch- und Vollmilchprodukte, Butter und Schmalz enthalten reichlich gesättigte Fettsäuren, die das LDL-Cholesterin erhöhen. Sie sollten möglichst wenig verzehrt werden.
Kuchen und Gebäck enthalten meist gesättigte Fettsäuren oder Fette, die reich an Trans-Fettsäuren sind. Solche Fettarten tragen zu erhöhten LDL-Cholesterinwerten bei.
Fertiggerichte und Fertigsuppen, Gerichte zum Mitnehmen, Schinken, geräuchertes Fleisch, Fleischprodukte, Saucen und salzige Snacks sind stark natriumhaltig. Salzreiche Nahrung führt zu Bluthochdruck, einem Hauptrisikofaktor zur Entwicklung von Herzkrankheiten. Salzarme Nahrungsmittel und eingeschränktes Salzen des Essens wirken Blutdruck senkend.

WEITERE MASSNAHMEN

- Das Rauchen sollte aufgegeben werden, da Nikotin die Herzfrequenz, den Blutdruck und den Bedarf des Herzmuskels an Sauerstoff erhöht. Beim Rauchen entsteht Kohlenmonoxid, das die Fähigkeit des Blutes, Sauerstoff zu transportieren, eingeschränkt. Kohlenmonoxid ist eine der Ursachen, die zur Bildung freier Radikale führt.
- Entspannung senkt das Stressniveau, das die Produktion von Adrenalin und anderen Substanzen steigert, was zu erhöhten Cholesterinwerten führt.

Siehe auch Angina pectoris, S. 158; Bluthochdruck, S. 155; Fettsucht, S. 178; Stress und Angst, S. 231; Schlaganfall, S. 156; Thrombose, S. 157

HAUPTNAHRUNGSMITTEL

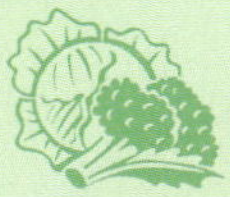

GEMÜSE
Seiten 42–71

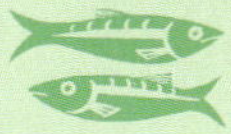

FETTER SEEFISCH
Seite 118

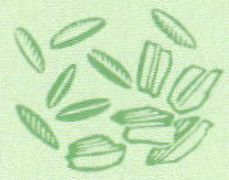

HAFER
Seite 95

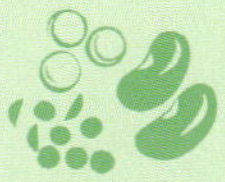

HÜLSENFRÜCHTE
Seiten 58–60

ÄPFEL UND BIRNEN
Seiten 74–75

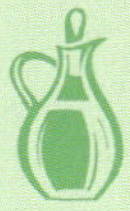

ÖLE
Seite 106

NÜSSE UND SAMEN
Seiten 100–105

ERNÄHRUNGSPLAN BEI HERZKRANKHEITEN

Die Diät sollte arm an gesättigten Fettsäuren sein, aber regelmäßigen Verzehr von Fischölen und antioxidativen Vitaminen vorsehen. So lässt sich ein gesundes Körpergewicht halten und das Herzerkrankungsrisiko senken. Empfehlenswert sind Mahlzeiten und Snacks wie die folgenden.

FRÜHSTÜCK	LEICHTE MAHLZEIT	HAUPTMAHLZEIT	SNACKS
Hafergrütze aus entrahmter Milch, garniert mit Pfirsichscheiben ◆ *Gegrillte Tomaten und Pilze auf zwei Scheiben Vollkorntoast* ◆ *Getoastetes Vollkornbrötchen mit fettarmem Frischkäse, garniert mit Räucherlachs*	*Hüttenkäse, Walnüsse und Pfirsiche mit Vollkornbrötchen* *Apfel und Birne mit fettarmem Frischkäse* ◆ *Naturreissalat mit Tunfisch und Paprikaschote* *Frische Beeren* ◆ *Roggensandwich mit magerem Schinken und Tomate* *Bananenmus aus Banane, fettarmem Joghurt und Ananas*	*Gegrillter Hering oder Makrele mit Ofengemüse* *Bratapfel mit Zimt und fettarmem Vanillejoghurt* ◆ *Linsen-Bohnen-Eintopf mit gebackener Kartoffel* *Dosenpflaumen mit fettfreiem griechischem Joghurt* ◆ *Rührpfanne mit Schweinefleisch, Paprika, Zuckermais, dazu Naturreis* *Zitronensorbet mit Orangenspalten*	*Müsli mit Obst und entrahmter Milch* ◆ *Banane und kleines Päckchen Sonnenblumenkerne* ◆ *Fettarmer Naturjoghurt mit geriebenem Apfel*

HAUPTNAHRUNGSMITTEL

BIO-JOGHURT
Seite 128

BANANEN
Seite 90

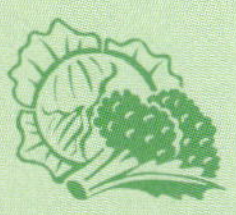

GEMÜSE
Seiten 42–71

GEFLÜGEL
Seite 124

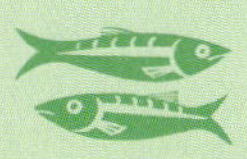

FISCH
Seiten 118–121

ÖDEME

Ödeme können ein Zeichen für Herz-, Leber- oder Nierenerkrankungen sein. In manchen Fällen sind sie auch allergiebedingt. Etliche Frauen erleben sie monatlich im Zusammenhang mit dem Prämenstruellen Syndrom. Allerdings können Wasseransammlungen auch auf eine mangelnde Aufnahme von Protein aus dem Verdauungstrakt zurückgehen oder eine Nebenwirkung gewisser Medikamente sein bzw. das Ergebnis einer längeren körperlichen Ruhigstellung (Immobilisierung). Das Leiden sollte immer ärztlich kontrolliert werden.

SYMPTOME: Plötzliche Gewichtszunahme ist eines der auffälligsten Zeichen. Knöchel, Gesicht oder Augenumgebung können aufgedunsen sein.

KONVENTIONELLE BEHANDLUNG: Die Behandlungsart richtet sich nach der Ursache des Leidens. Sie umfasst Medikamente, intravenöse Infusionen und Nährstoffpräparate.

EMPFEHLENSWERTE NAHRUNGSMITTEL

Bioaktiver Joghurt kann die im Darm anwesenden Histamin produzierenden Bakterien vermindern. Histamin führt zu lokaler Wasseransammlung.
Bananen, anderes Obst und Gemüse enthalten Kalium, das Ödemen entgegenwirkt. Täglich sollten etwa fünf Portionen (400 g) dieser Nahrungsmittel verzehrt werden.
Geflügel, frischer Fisch und Fleisch sind natriumarme Eiweißlieferanten. Nudeln, Kartoffeln, Hafer und Reis sind natriumarme Kohlenhydrate.
Kaffee und Tee enthalten diuretisch wirkendes Koffein. Eine Tasse am Morgen kann die über Nacht gebildeten Wasseransammlungen ausleiten.
Heidelbeeren sind reich an Anthocyanidinen (sekundären Pflanzenstoffen), die eine stärkende Wirkung auf die Blutgefäßwände haben. Heidelbeerextrakt als Präparat hilft ebenfalls bei Ödemen.

UNGEEIGNETE NAHRUNGSMITTEL

Schinken, geräuchertes Fleisch, Fertiggerichte, Dosennahrung und abgepackte Industrienahrung enthalten viel Natrium, das zu Ödemen führt.

WEITERE MASSNAHMEN

❑ Gewichtsreduktion durch eingeschränkte Kalorienaufnahme und vermehrte Bewegung vermögen die Symptome abzuschwächen.
❑ Die tägliche Anwendung von Nachtkerzenöl kann bei prämenstruellen Ödemen hilfreich sein.

Siehe auch Nierenkrankheiten, S. 192; Prämenstruelles Syndrom, S. 222; Proteine, S. 20

HAUPTNAHRUNGSMITTEL

MAGERES FLEISCH
Seite 122

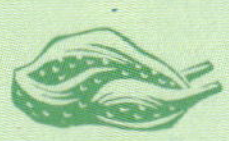
GEFLÜGEL
Seite 124

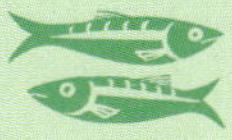
FISCH
Seiten 118–121

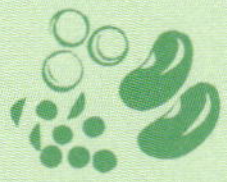
HÜLSENFRÜCHTE
Seiten 58–60

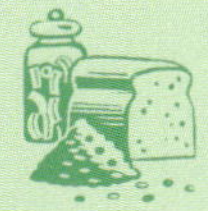
VOLLKORNGETREIDE
Seiten 92–99

OBST
Seiten 72–91

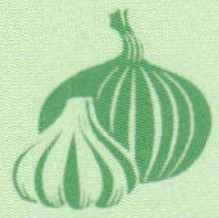
KNOBLAUCH
Seite 66

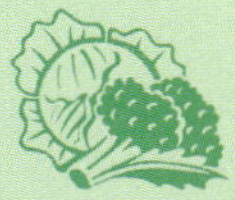
GEMÜSE
Seiten 42–71

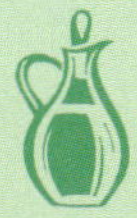
OLIVENÖL
Seite 106

HOHER CHOLESTERINSPIEGEL

Mit zunehmendem Alter steigt der Cholesterinspiegel allmählich an. Erstrebenswert sind 5,2 Millimol pro Liter Blut (mmol/l). Wird die Grenze von 6,5 mmol/l überschritten, spricht man von hohen Cholesterinwerten.

Cholesterin wird in Form von Lipoproteinen im Körper transportiert, das heißt als Partikel von Cholesterin und anderen Fetten mit Proteinhülle. Die wichtigsten Lipoproteine sind HDL (Lipoprotein mit hoher Dichte) und LDL (Lipoprotein mit geringer Dichte). Hohe HDL-Werte sind wichtig, da durch sie überschüssiges Cholesterin aus den Zellen zur Leber befördert wird. Dagegen sind hohe LDL-Werte unerwünscht, weil durch sie Cholesterin von der Leber ins Körpergewebe transportiert wird und zu Fettdepots (Atherome) an den Arterieninnenwänden – speziell in Herz und Gehirn – führt. Atherome behindern die Durchblutung.

SYMPTOME: Die Verengung von Arterien und anderen Blutgefäßen kann zu Atherosklerose und damit auch zu Angina pectoris führen. Bei Anstrengung machen sich dann Schmerzen im linken Arm, in der Schulter und im Halsbereich bemerkbar. Meist wirkt sich eine Atherosklerose erst dann aus, wenn die Blockierung so groß ist, dass sie den Blutfluss behindert. Plötzliches Herzversagen ist die Folge, oft mit tödlichem Ausgang.

KONVENTIONELLE BEHANDLUNG: Sie hängt von der Krankheitsursache ab. Ist das Leiden die Begleiterscheinung einer anderen Krankheit (z. B. Fettsucht, Alkoholismus oder Diabetes mellitus), muss diese mitbehandelt werden. Ist das Leiden erblich bedingt, wird die Erkrankung meist mit Cholesterin senkenden Medikamenten und einer Diät behandelt.

EMPFEHLENSWERTE NAHRUNGSMITTEL

Vegetarier haben viel niedrigere Cholesterinwerte als Fleischesser, da Letztere mehr gesättigte Fettsäuren aufnehmen. Um erhöhte LDL-Cholesterinwerte zu senken, ist es wichtig, die Gesamtfettmenge zu reduzieren sowie das Körpergewicht auf Normalwert zu senken.

Mageres Fleisch, Geflügel, Fisch, Nüsse und Hülsenfrüchte sind Eiweißquellen mit geringerem Anteil an gesättigten Fettsäuren als fetthaltiges rotes Fleisch, Wurst und Fertiggerichte. Wird Fett von Fleisch weggeschnitten, kann der Cholesterinspiegel im Blut um fast neun Prozent gesenkt werden, wenn man eine Ernährung befolgt, bei der 35 Prozent der Gesamtkalorien aus Fett bezogen werden.

Brot, Nudeln, Kartoffeln und Reis sollten weit mehr als fettreiche Nahrungsmittel gegessen werden. In der Ernährung der westlichen Welt stammen etwa 40 Prozent der Gesamtkalorien aus Fett. Viele Mediziner empfehlen, die Fettaufnahme auf 30 bis 35 Prozent zu reduzieren, manche sogar auf nur zehn Prozent.

Vollkornbrot, -nudeln und Naturreis enthalten unlösliche Ballaststoffe, die die Stuhlmasse erhöhen und damit die Darmpassage beschleunigen. Im Darm kann Cholesterin wieder in den Körper aufgenommen werden, was jedoch durch einen ballaststoffreichen Stuhl vermindert wird.

Äpfel, Birnen, Hafer und Bohnen sind reich an löslichen Ballaststoffen, die das LDL-Cholesterin zu binden und damit zu verringern vermögen. Hafer und Bohnen im Speiseplan können den Cholesterinspiegel langfristig um mehr als 20 Prozent senken und das HDL-Cholesterin sogar erhöhen.

Knoblauch scheint das Herzerkrankungsrisiko zu senken, LDL-Cholesterin zu senken und HDL-Cholesterin zu erhöhen.

Gemüse und Obst sind fettarm und ballaststoffreich. Vermehrte Aufnahme dieser Nahrungsmittel lässt den Fettverzehr sinken und damit die Gesamtkalorienzahl. Eine solche Ernährung kann Übergewichtigen zu Gewichtsabnahme verhelfen und erhöhte LDL-Cholesterin-Werte senken.

Fettreicher Seefisch (z. B. Makrelen, Sardinen und Lachs) sollte zur Steigerung der Aufnahme von Omega-3-Fettsäuren dreimal wöchentlich gegessen werden. Sie sollen HDL-Cholesterin erhöhen und LDL-Cholesterin senken.

Olivenöl und Rapsöl senken LDL-Cholesterin-Werte.

UNGEEIGNETE NAHRUNGSMITTEL

Butter, Sahne, Käse, fettes Fleisch und gehärtete Margarine enthalten viele gesättigte Fettsäuren, die den LDL-Spiegel steigen lassen.

Kuchen aller Art, Gebäck und Ähnliches sind fettreich und sollten möglichst wenig gegessen werden.

Kaffee aus der Kaffeemaschine oder gekocht kann in großen Mengen genossen die LDL-Cholesterin-Werte erhöhen, frischer Filterkaffee nicht.

WEITERE MASSNAHMEN

- ❑ Das Rauchen sollte aufgegeben werden, da es das Leiden verschlimmert.
- ❑ Bei Übergewicht lässt Abnehmen die Cholesterinwerte sinken.
- ❑ Weniger, aber öfter essen – am Besten eine fettarme, ballaststoffreiche Nahrung – hilft eventuell den Cholesterinspiegel zu senken.

Siehe auch Angina pectoris, S. 158; Fette, S. 22

HAUPTNAHRUNGSMITTEL

BANANEN
Seite 90

ZITRUSFRÜCHTE
Seiten 86–88

BEEREN
Seiten 82–85

GRÜNGEMÜSE
Seiten 44–51

TOMATEN
Seite 65

MAGERES FLEISCH
Seite 122

GEFLÜGEL
Seite 124

FISCH
Seiten 118–121

WURZELGEMÜSE
Seiten 54–57

SESAMSAMEN
Seite 103

BLUTHOCHDRUCK (HYPERTONIE)

Das Herz reagiert auf die Bedürfnisse des Organismus, wodurch der Druck des durch die Arterien fließenden Blutes entsprechend steigt oder fällt. Körperliche Anstrengung, Angst und Stress können zu einem temporären Anstieg des Blutdrucks führen. Mit zunehmendem Alter erhöht sich normalerweise der Blutdruck. Gesunde Menschen Mitte zwanzig können mit einem Wert um 120/80 rechnen. Bei einem permanenten Wert über 160/90 ist ärztliche Behandlung angeraten. Etwa 15 Prozent der Menschen haben ständig erhöhten Blutdruck – eine so genannte Hypertonie. Bei fünf Prozent dieser Gruppe sind Nierenerkrankungen, Hormonstörungen oder Schwangerschaft dafür verantwortlich. Bei allen anderen gilt die Ursache als unbekannt. Bei 70 Prozent der Hypertoniker liegt eine familiäre Disposition vor.

Fettsucht und Übergewicht stehen zweifellos in Zusammenhang mit Bluthochdruck. Im Vergleich zu Normalgewichtigen ist das Leiden doppelt so häufig bei jungen Übergewichtigen und 50 Prozent häufiger bei älteren fettleibigen Personen.

SYMPTOME: Die meisten Menschen zeigen keine Symptome. Im Körperinneren richtet hoher Blutdruck jedoch schwere oder chronische Schäden an. Im Gehirn kann es zu Gefäßblutungen mit nachfolgendem Schlaganfall kommen. In den Augen werden Gefäße verletzt, wodurch das Sehen beeinträchtigt wird. Und in den Nieren kann es zu Nierenversagen kommen. Weitere Beschwerden sind Kopfschmerzen, Schmerzen im Brustkorb und Kurzatmigkeit.

KONVENTIONELLE BEHANDLUNG: Grenzfälle bleiben meist unbehandelt. Nichtmedikamentöse Behandlung umfasst unter anderem eine salzarme Diät, das Einstellen des Rauchens, regelmäßigen Sport und Entspannungsübungen. Auch Blutdruck senkende Medikamente können angezeigt sein.

EMPFEHLENSWERTE NAHRUNGSMITTEL

Allgemein bekannt ist, dass bei Bluthochdruck der Salzverbrauch einzuschränken ist. Gaben von Kalium und Calcium wirken zusätzlich Blutdruck senkend.

Bananen, Aprikosen, Feigen, Grapefruits, Pfirsiche, Trauben und Pflaumen sind reich an Kalium, noch mehr enthalten Kartoffeln, Hülsenfrüchte, Brokkoli, Zucchini, Pilze und Tomaten. Obst und Gemüse sind zudem natriumarm und sollten in großen Mengen verzehrt werden. Vergleichende Studien ergaben, dass Vegetarier einen niedrigeren Blutdruck aufwiesen als Nichtvegetarier, was auf die höhere Kaliumzufuhr zurückzuführen sein dürfte. Die Durchschnittswerte des Blutdrucks lagen bei Vegetariern um 126/77, bei Nichtvegetariern um 147/88.

Zitrusfrüchte, Beeren und grünblättriges Gemüse sind eine gute Vitamin-C-Quelle. Geringe Werte dieses Vitamins stehen mit Bluthochdruck in Verbindung. Zusätzliche Vitamin-C-Gaben führten bei Personen mit hohem, aber auch bei solchen mit normalem Blutdruck zu einer Senkung.

Fleisch und Geflügel sind für Hypertoniker dann erlaubt, wenn sie frisch oder eingefroren ohne Salz, Brühwürfel oder Sauce gekocht werden. Gewürzt werden kann mit Kräutern, Gewürzen und Früchten. Majoran und Rosmarin passen gut zu Lamm, Estragon und Dill zu Huhn, Äpfel und Gewürznelken zu Schweinefleisch und Orangen zu Leber.

Fisch (frisch, gefroren oder in der Dose, aber ohne Salzlake, z. B. Tunfisch in Wasser) ist natriumarm und kann mit Lorbeerblatt, Dill, Cayennepfeffer, Piment, sonstigen Kräutern und Gewürzen, Zitrusfrüchten und Wein gewürzt werden.

Wurzelgemüse wie Kartoffeln, aber auch Hafergrütze, Reis und Nudeln sind natriumarm und dienen gut als Basis für Mahlzeiten.

Sesam, Tofu und grünblättriges Gemüse sind natriumarme Calciumlieferanten.

Knoblauch kann Bluthochdruck senken.

UNGEEIGNETE NAHRUNGSMITTEL

Schinken (roh und gekocht), Wurst, Dosenfleisch, Hamburger und sonstige Fleischprodukte sollten wegen ihres hohen Salzgehalts möglichst nicht gegessen werden. Dosengemüse in Salzlake, Weiße Bohnen, Instant-Kartoffelpüree und gesalzene Kartoffelchips enthalten ebenfalls viel Natrium und sind bei Hypertonie zu meiden.

Räucherfisch, Dosenfisch und Fisch-Fertiggerichte sind salzreich.

Suppen, Saucen, Brühwürfel und Sodawasser können den Blutdruck erhöhen.

Alkohol ist Blutdruck steigernd und kann das Leiden verschlimmern.

WEITERE MASSNAHMEN

- ❑ Gewichtsabnahme und -stabilisierung sind Hauptbestandteil eines jeden Bluthochdruckprogramms.
- ❑ Das Rauchen sollte aufgegeben werden, da es den Blutdruck erhöht.

Siehe auch Fettsucht, S. 178; Stress und Angst, S. 231; Schlaganfall, S. 156

HAUPTNAHRUNGSMITTEL

OBST
Seiten 72–91

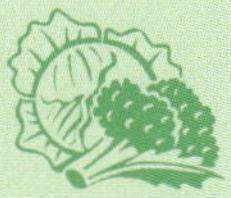
GEMÜSE
Seiten 42–71

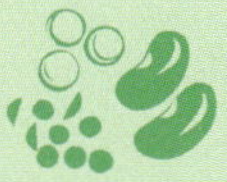
HÜLSENFRÜCHTE
Seiten 58–60

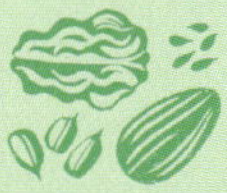
NÜSSE UND SAMEN
Seiten 100–105

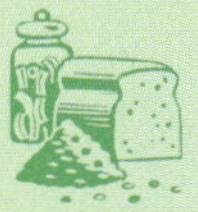
VOLLKORNGETREIDE
Seiten 92–99

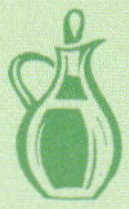
ÖLE
Seite 106

SCHLAGANFALL

Unter einem Schlaganfall versteht man neurologische Schädigungen eines Teils des Gehirns auf Grund von Hirndurchblutungsstörungen oder spontaner Ruptur brüchig gewordener Gefäße mit nachfolgender Hirnblutung. Er steht mit Bluthochdruck in Zusammenhang und stellt in vielen westlichen Ländern die dritthäufigste Todesursache dar. Gehirnschläge erfolgen meist nach körperlicher Anstrengung und treten mit zunehmendem Alter gehäuft auf.

SYMPTOME: Einige Tage vor dem Schlaganfall können Kopfschmerzen, Benommenheit und Schwindel auftreten, die Sehfähigkeit kann nachlassen. Manchmal bauen sich die Symptome auch im Lauf einiger Wochen auf. Die Folge ist meist eine teilweise oder vollständig gelähmte Körperseite.

KONVENTIONELLE BEHANDLUNG: Therapeutische Behandlung ist erforderlich, da viele Menschen Lähmungserscheinungen oder Sprechstörungen erleiden. Das Risiko eines weiteren Schlaganfalls soll durch gerinnungshemmende Medikamente gesenkt werden. Über Medikamente und die Änderung des Lebensstils und der Ernährung wird ein niedrigerer Blutdruck angestrebt.

EMPFEHLENSWERTE NAHRUNGSMITTEL

Auch wenn es noch keine schlüssigen Beweise dafür gibt, dass Ernährung die Entwicklung und das Eintreten eines Schlaganfalls beeinflusst, wird von ärztlicher Seite häufig bestätigt, dass diätetische Maßnahmen den Bluthochdruck und damit auch das Schlaganfallrisiko senken können. Freie Radikale beschleunigen atherosklerotische Veränderungen in den Hirngefäßen. Durch täglich steigende Gaben von antioxidativen Nährstoffen kann diesen Schädigungen entgegengewirkt werden.
Obst und Gemüse (auch Säfte und tiefgefrorenes Gemüse) verfügen über viele antioxidative Vitamine, Kalium und sekundäre Pflanzenstoffe, aber wenig Natrium. Täglich sollten mindestens fünf Portionen konsumiert werden. Englische Studien belegen, dass der Genuss von viel Gemüse und Obst das Schlaganfallrisiko senkt. Einer belgischen Studie zufolge erholten sich Patienten – die viel Gemüse mit hohem Beta-Carotin-Gehalt aßen und einen entsprechend erhöhten Vitamin-A-Spiegel im Blut hatten – besser vom Schlaganfall. Zudem bestätigt eine umfassende US-Studie, dass eine hohe Zufuhr von Vitamin E (z. B. in Avocados und grünblättrigem Gemüse) Schutzwirkung zeigt.
Hülsenfrüchte, Tofu, Nüsse, Samen und andere pflanzliche Eiweiße sollten öfter gegessen werden und tierisches Eiweiß teilweise ersetzen. Westliche Studien zeigen, dass die Schlaganfallrate bei Vegetariern allgemein niedriger ist als bei Fleischessern.
Fettreicher Seefisch (z. B. Lachs und Makrele) verbessert den Blutfluss. Mindestens zweimal pro Woche gegessen, bietet er Schutz vor Schlaganfällen.
Brot, Reis, Nudeln, Kartoffeln und Frühstücksflocken sind fettarm und verfügen über viel sich langsam erschließende Energie. Man fühlt sich länger gesättigt. Eine Ernährung, die 55 Prozent ihrer Kalorien aus solchen Nahrungsmitteln und 30 Prozent oder weniger aus Fett bezieht, ist gut für die Gewichtskontrolle.
Nüsse, Samen und Leinöl enthalten Linolsäure. Finnische Tests zeigten, dass Männer mit Schlaganfällen geringere Fettsäurewerte hatten als solche ohne Schlaganfälle.
Paranüsse sind äußerst reich an Selen. Selenmangel wird mit erhöhtem Schlaganfallrisiko in Verbindung gebracht. Drei Nüsse pro Tag reichen.

FALLBEISPIEL

Peter Marrick, 68, erlitt während einer Prostataoperation einen leichten Schlaganfall. Daraufhin konnte er auf einem Ohr nicht mehr hören und hatte Sprechstörungen. Um einem weiteren Schlaganfall vorzubeugen, verzichtete er auf salzhaltige Nahrungsmittel und begann, genau auf sein Gewicht zu achten. Lieblingsspeisen wie Räucherschinken, Wurst und Fertiggerichte verschwanden von seinem Speiseplan. Heute, ein Jahr nach dem Schlaganfall, isst er kaum noch Fertignahrung und verwendet Kräuter und Gewürze statt Salz.
Sein Hörvermögen ist fast normal, seine Sprechfähigkeit verbessert.

UNGEEIGNETE NAHRUNGSMITTEL

Salzhaltige Nahrungsmittel steigern den Blutdruck. Fertiggerichte, Dosengemüse, Fleisch, Fleischprodukte und Räucherwaren sind einzuschränken.

WEITERE MASSNAHMEN

- ❑ Kleine Mengen Alkohol können das Schlaganfallrisiko senken. 35 bis 100 g pro Woche sollen das Risiko um 40 bis 60 Prozent senken.
- ❑ Umgekehrt kann starker Alkoholkonsum zu plötzlichem Blutdruckanstieg und Schlaganfall führen. Starke Trinker mit einem wöchentlichen Konsum von mehr als 300 g sind viermal mehr gefährdet als Nichttrinker.
- ❑ Das Rauchen sollte aufgeben werden.

Siehe auch Bluthochdruck, S. 155

THROMBOSE

Wenn Gefäßinnenwände durch freie Radikale, Infektionen oder Verletzungen beschädigt werden, bildet sich ein Blutpfropf oder Thrombus. Es kommt zum Beginn einer atherosklerotischen Entwicklung. Der verletzte Bereich wirkt wie ein Magnet auf die im Blut schwimmenden Blutplättchen. Sie bleiben daran hängen und bilden ein Gerinnsel, das so groß werden kann, dass es das Blutgefäß verstopft.

SYMPTOME: Meist ist das erste Anzeichen einer Thrombose eine so starke Blockierung, dass es zu einem Akutfall wie Herzinfarkt oder Schlaganfall kommt.

KONVENTIONELLE BEHANDLUNG: In vielen Fällen werden gerinnungshemmende Medikamente verordnet oder thrombolytische, die das bereits gebildete Gerinnsel auflösen. In den Ländern der westlichen Welt werden meist Heparin und Warfarin eingesetzt.

EMPFEHLENSWERTE NAHRUNGSMITTEL

Wer medikamentös gegen Thrombose behandelt wird, sollte vor einer Ernährungsumstellung unbedingt ärztlichen Rat einholen.

Fettreicher Seefisch (z. B. Lachs, Makrele, Hering und Sardine) enthält zwei wichtige Fettsäuren: Eicosapentaensäure (EPA) und Docosahexaensäure (DHA). Sie haben eine dem Aspirin ähnliche Blut verdünnende Wirkung. Langzeitstudien in den USA, Schweden und Niederlanden haben gezeigt, dass ein zwei- bis dreimaliger Verzehr von fettreichem Seefisch pro Woche die Durchblutung tiefgreifend verbessert und damit das Risiko einer Blutgerinnselbildung senkt.

Sojabohnen und Sojabohnenprodukte (z. B. Sojamilch und Tofu) verfügen über das Antioxidans Genistein. Dieser Stoff scheint nicht nur die Krebsbildung zu hemmen, sondern auch das rasche Wachstum der Zellen glatter Muskeln zu stoppen, was in unkontrolliertem Zustand zur Bildung von Blutgerinnseln führt.

Hülsenfrüchte, einschließlich Linsen und Sojabohnen, enthalten die Substanz Cumarin, ein natürlicher Blutverdünner (chemisch gesehen ist Warfarin nichts anderes als ein Cumarin).

Vollkornbrot, -nudeln und -frühstücksflocken enthalten viel Cumarin; ebenso Zitrusfrüchte, Ananas, Brokkoli und Blumenkohl, Kürbis, Petersilie, Leinsamen und grüner Tee. Solche Nahrungsmittel sollten regelmäßig gegessen werden.

Cayennepfeffer gilt in der Kräuterheilkunde als Kreislauf anregend und eignet sich für pikante Gerichte und Dips.

Leinsamen enthalten reichlich Omega-6-Fettsäuren, die im Körper zum Prostaglandin E1 umgewandelt werden. Diese hormonähnliche Substanz weitet die Blutgefäße und wirkt der Bildung von Blutgerinnseln entgegen.

Sonnenblumenkerne, Sesam und Kürbiskerne liefern Omega-3-Fettsäuren. Vier Esslöffel Leinsamen und je zwei Esslöffel Sesam, Sonnenblumen- und Kürbiskerne zusammen mahlen und in einem luftdichten Gefäß im Kühlschrank aufbewahren. Diese entzündungshemmende Mischung aus Omega-3- und Omega-6-Fettsäuren kann bei Bedarf über Frühstücksflocken, Joghurt etc. gestreut werden.

Beeren (z. B. Himbeeren, schwarze Johannisbeeren, Heidelbeeren und Erdbeeren) und Zitrusfrüchte (z. B. Orangen und Grapefruits) sind reich an Vitamin C und sekundären Pflanzenstoffen und halten die Blutgefäße elastisch. Essen Sie daher regelmäßig Beeren.

Holen Sie jedoch ärztlichen Rat ein, bevor Sie Ihre Ernährung umstellen.

UNGEEIGNETE NAHRUNGSMITTEL

Butter, Schmalz und Sahne enthalten viele gesättigte Fettsäuren, die die Neigung zu Blutgerinnseln fördern. Solche Nahrungsmittel sind strikt zu reduzieren.

Kokoscreme, Kokosöl und Kokosflocken enthalten reichlich gesättigte Fettsäuren und sind zu meiden. Allerdings kann Kokosmilch zum Kochen verwendet werden, da sie wenig Fett und gesättigte Fettsäuren enthält.

Vollmilch und Joghurt sollten durch fettarme Milchprodukte ersetzt werden.

Fettes Fleisch und Fleischprodukte (z. B. Frikadellen, Pasteten und Würste) sind zu reduzieren. An Schinken, Lamm- und Schweinefleisch ist das Fett wegzuschneiden.

Kuchen und Gebäck müssen ebenfalls stark reduziert werden. Im Laden gekaufte Produkte enthalten meist sehr billige Fette mit hochgesättigten Fettsäuren.

WEITERE MASSNAHMEN

- ❑ Übergewicht sollte abgebaut werden, da es sonst das Risiko einer Blutgerinnselbildung erhöht.
- ❑ Regelmäßige körperliche Bewegung sorgt für gute Durchblutung. Lassen Sie sich ärztlich beraten, bevor Sie Ihr Trainingsprogramm steigern.
- ❑ Das Rauchen sollte aufgegeben werden; andernfalls steigt das Thromboserisiko.

Siehe auch Herzkrankheiten, S. 152; Fettsucht, S. 178; Schlaganfall (gegenüber)

HAUPTNAHRUNGSMITTEL

FETTER SEEFISCH *Seite 118*

HÜLSENFRÜCHTE *Seiten 58–60*

VOLLKORNGETREIDE *Seiten 92–99*

ZITRUSFRÜCHTE *Seiten 86–88*

KOHLGEMÜSE *Seiten 44–47*

CAYENNEPFEFFER *Seite 113*

SAMEN *Seiten 103–105*

BEEREN *Seiten 82–85*

ANGINA PECTORIS

HAUPTNAHRUNGSMITTEL

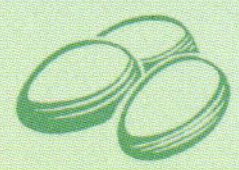

EIER
Seite 129

FETTARME MILCHPRODUKTE
Seiten 126–128

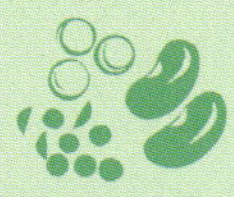

HÜLSENFRÜCHTE
Seiten 58–60

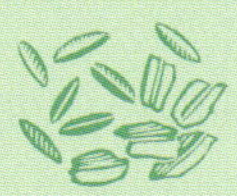

VOLLKORNGETREIDE
Seiten 92–99

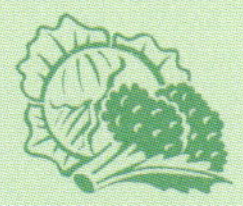

GRÜNGEMÜSE
Seiten 44–51

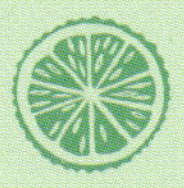

ZITRUSFRÜCHTE
Seiten 86–88

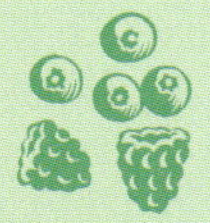

BEEREN
Seiten 82–85

Typisch für Angina pectoris sind durchblutungsbedingte, oft anfallsweise im Brustbereich auftretende Schmerzen, die sich meist nach körperlicher Anstrengung einstellen und im Ruhezustand nachlassen. Das Leiden wird allgemein durch eine Verengung der Herzkranzarterien verursacht – oft das Ergebnis von Fettablagerungen (Atherome) an den Innenwänden der Arterien. Selbst wenn im Zustand der Ruhe genügend Blut fließt, kommt es bei Belastung zu einem Defizit.

SYMPTOME: Die Schmerzen, die in den linken Arm, das Handgelenk und die Hand ausstrahlen können, werden oft von Engegefühlen begleitet. Kaltes Wetter oder Bewegung nach Mahlzeiten verschlimmern sie. In schweren Fällen kann Angina pectoris bereits durch leichte Aktivitäten (Spazierengehen) ausgelöst werden.

KONVENTIONELLE BEHANDLUNG: Nitrathaltige Medikamente, Betablocker und Calciumblocker werden vorbeugend oder zur Erleichterung der Beschwerden verordnet. In manchen Fällen kommt es auch zu Bypassoperationen oder zur operativen Gefäßwanddehnung (Angioplastie).

EMPFEHLENSWERTE NAHRUNGSMITTEL

Wissenschaftlich erwiesen ist, dass eine fett- und cholesterinarme Ernährung die Symptome der Angina pectoris umkehren kann. Manche Experten raten zu einer Beschränkung des Fettkonsums auf zehn Prozent der Gesamtkalorien, wobei das Fett meist mehrfach und einfach ungesättigte Fettsäuren enthalten sollte. Etwa 70 bis 75 Prozent der Kalorien sollten von Kohlenhydraten, 15 bis 20 Prozent von Eiweiß stammen. Toleriert wird eine tägliche Cholesterinaufnahme von höchstens 5 mg. Eine solche Diät, in Verbindung mit Entspannungs- und Bewegungsübungen, führt zu einer durchschnittlichen Rückbildung der Angina pectoris um 91 Prozent.

Das **Eiweiß** ist fett- und cholesterinfrei und liefert alle Eiweißbausteine (Aminosäuren). Eier gehören zu den wenigen bei Angina pectoris empfohlenen Nahrungsmitteln tierischer Herkunft.

Entrahmte Milch und fettfreier Joghurt wie auch Frischkäse liefern gutes, komplettes Protein ohne gesättigte Fettsäuren.

Hülsenfrüchte (z. B. Soja, Bohnen und Kidneybohnen) enthalten lösliche Ballaststoffe, durch die weniger Cholesterin aufgenommen wird. Solche Nahrungsmittel sollten mit Getreideprodukten (z. B. Vollkornbrot, Naturreis oder Vollkornnudeln) gegessen werden, denn die in beiden Nahrungsgruppen vorkommenden Aminosäuren ergeben zusammen komplettes Protein mit allen essenziellen Aminosäuren.

Hafer und Haferkleie enthalten lösliche Ballaststoffe, die den Cholesterinspiegel im Blut und damit auch das Atheroskleroserisiko senken.

Vollkornprodukte, grünblättriges Gemüse und mit Folsäure angereicherte Frühstücksflocken senken den Homocysteinspiegel im Blut und verhindern somit auch die Blockierung der Arterien. Homocystein beschädigt die Arterieninnenwände, so dass sich Cholesterin anlagern kann.

Zitrusfrüchte und Beeren sind reich an Vitamin C, das atherosklerotische Vorgänge umkehren kann.

Algen enthalten Omega-3-Fettsäuren und sind, wenn eine sehr fettarme Diät zu befolgen ist, eine gute Alternative zu fettreichem Seefisch. Omega-3-Fettsäuren verdünnen das Blut und können den Cholesterinspiegel senken.

FALLBEISPIEL

Robert Bracken, 68, machte im Alter von 60 Jahren erste Erfahrungen mit Angina pectoris: Er konnte kaum ohne Brustschmerzen Treppen steigen. Sein Arzt verschrieb Medikamente gegen die Beschwerden. Brackens Frau ermutigte ihn dagegen zu einer fettarmen Diät – entrahmte Milch statt Vollmilch, frisches Obst statt Snacks. Auf diese Weise nahm er täglich drei Mahlzeiten zu sich, die viel Gemüse und wenig Gebratenes enthielt. Bald nahm er ab, was sich günstig auf sein Leiden auswirkte. Zwar benötigt er nach wie vor Medikamente, ist jedoch überzeugt, dass die Ernährungs- und Gewichtsumstellung die Angina-pectoris-Beschwerden zurückgehen ließen.

UNGEEIGNETE NAHRUNGSMITTEL

Fettes Fleisch, Butter, Margarine und Öl sind von Angina-pectoris-Patienten zu meiden.

Kokosnüsse und Kakaoprodukte sind äußerst fettreich, ebenso große Mengen von Nüssen und Samen.

Kaffee, Colagetränke und Kakao sind koffeinhaltig und verschlimmern Angina pectoris. Gute Alternativen sind koffeinfreie Getränke dieser Art.

WEITERE MASSNAHMEN

- ❑ Das Rauchen sollte aufgegeben werden. Nikotin verengt die zum Herz führenden Blutgefäße und erhöht das Risiko verstopfter Adern.
- ❑ Reduzierung von Übergewicht verringert den Druck auf das Herz.
- ❑ Regelmäßige Bewegung und Entspannungsübungen unterstützen die Behandlung.

Siehe auch Fette, S. 22; Herzkrankheiten, S. 152

HAUPTNAHRUNGSMITTEL

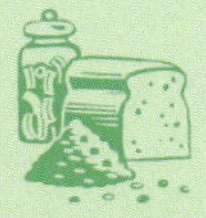

VOLLKORNGETREIDE
Seiten 92–99

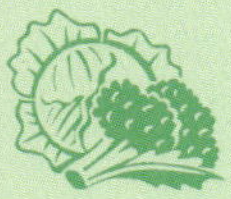

GRÜNGEMÜSE
Seiten 44–51

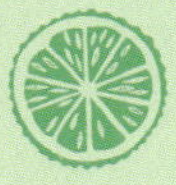

ZITRUSFRÜCHTE
Seiten 86–88

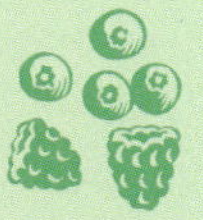

HEIDELBEEREN
Seite 83

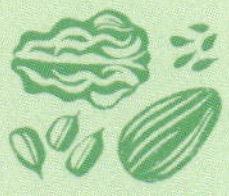

NÜSSE UND SAMEN
Seiten 100–105

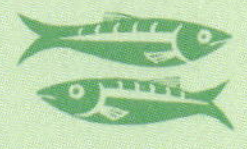

FETTER SEEFISCH
Seite 118

KRAMPFADERN

Typisch für das Leiden sind unter der Haut liegende Venen, die sich, speziell am Unterschenkel, knotenförmig erweitern. Jede Vene verfügt über Klappen, die den Blutfluss regulieren. Wenn diese Venenklappen nicht korrekt funktionieren, bilden sich Krampfadern. Dies kann durch Druck im Verdauungstrakt, z. B. infolge von Verstopfung, bedingt sein. Nicht sichtbare Krampfadern liegen tiefer im Bein. Krampfadern können zu einer Unterversorgung der Haut und Muskeln führen, was die Entstehung von Gangrän oder Geschwüren begünstigt.
In der westlichen Welt nimmt die medizinische Versorgung von Krampfadern viel Zeit und Geld in Anspruch. In industriell weniger entwickelten Ländern der Welt kommen Krampfaderleiden seltener vor, was auf die Ernährungsgewohnheiten zurückzuführen ist. Die Menschen solcher Länder ernähren sich ballaststoffreicher.

SYMPTOME: Krampfadern können leichte Beschwerden verursachen, etwa Schmerzen und leicht geschwollene Knöchel. Manchmal sind sie aber auch symptomlos. Hervortretende Adern können unansehnlich sein.

KONVENTIONELLE BEHANDLUNG: Eng sitzende Stützstrümpfe gehören genauso zur Behandlung wie das Sitzen mit über Herzhöhe gelagerten Beinen. Häufig werden auch operative Eingriffe vorgenommen.

EMPFEHLENSWERTE NAHRUNGSMITTEL

Verstopfung erhöht den Druck auf die Beinvenen mit der Folge von Krampfaderbildung. Eine ballaststoffreiche Ernährung wirkt beidem entgegen.
Vollkornflocken, Vollkornbrot und -brötchen, Vollkornnudeln und Naturreis reichern den Stuhl mit Ballaststoffen an und verhindern Verstopfung. Getreideflocken enthalten reichlich unlösliche, Wasser bindende Ballaststoffe. Der resultierende weichere Stuhl kann leichter, also mit weniger Anstrengung und Druck auf die Beinvenen passieren. Wenn die Ballaststoffmenge erhöht wird, muss gleichzeitig auch die tägliche Flüssigkeitsmenge erhöht werden (um mindestens sechs Gläser).
Grünblättriges Gemüse und Kreuzblütlergemüse (z. B. Brokkoli, Blumenkohl und Rosenkohl) versorgen den Darm mit unlöslichen Ballaststoffen. Eine erhöhte Ballaststoffaufnahme ist besonders während der Schwangerschaft wichtig, da der angestiegene Progesteronspiegel (ein Hormon) die Darmkontraktionen verlangsamt und zu Verstopfungen führt.

FALLBEISPIEL

Bei Tim Großmer, 43, führten stundenlange Schreibtischarbeiten, mangelnde Bewegung und Übergewicht zur Entwicklung von Krampfadern. Nach der operativen Entfernung der Adern entschloss er sich zu Vorbeugemaßnahmen. Sein Arzt empfahl zur Gewichtsabnahme täglich nur 1500 Kalorien und regelmäßige Bewegung. Tim Großmer befolgte drei Monate lang die fettarme Diät, machte täglich Spaziergänge und nahm während dieser Zeit 13 Kilogramm ab. Jetzt hat er Laufen in sein wöchentliches Trainingsprogramm aufgenommen und sorgt für kleine Arbeitspausen, während derer er sich bewegt, um seinen Kreislauf anzukurbeln. Bisher haben sich keine weiteren Krampfadern gebildet.

Zitrusfrüchte (z. B. Orangen und Grapefruits) und Himbeeren, schwarze Johannisbeeren, Erdbeeren, Paprika und grünblättriges Gemüse enthalten große Mengen an Vitamin C. Dieses Vitamin ist zur Erhaltung der Stärke von Kollagen, das die Venenwände stützt, lebenswichtig. Zu wenig Vitamin C in der Nahrung führt zur Schädigung kleiner Venen, was sich negativ auf Krampfadern auswirkt.
Heidelbeerextrakt enthält antioxidative Anthocyanidine, die nachweislich bei Krampfadern das Leckwerden kleinster Blutgefäße verhindern. Anthocyanidine scheinen günstig auf geschädigtes Bindegewebe in den Kapillarwänden der Venen einzuwirken. Im anderen Fall dehnen sich die Adern aus und treten hervor.
Nüsse, Samen und fettreicher Seefisch enthalten essenzielle Fettsäuren. Der tägliche Genuss solcher Nahrungsmittel, stärkt die Kapillarwände der Venen.

UNGEEIGNETE NAHRUNGSMITTEL

Butter, Margarine, Öl, Kuchen, Gebäck und Süßigkeiten sowie frittierte Speisen sind fett- und äußerst kalorienreich und führen rasch zu Übergewicht und Krampfadern.

WEITERE MASSNAHMEN

- Rosskastanientinktur und Steinkleetee bewähren sich bei Krampfadern.
- Bei Übergewicht ist eine Gewichtsabnahme entscheidend. Zu viel Körperfett belastet die Venen und erhöht das Risiko für Krampfadern.
- Regelmäßige Bewegung verbraucht Kalorien.

Siehe auch Verstopfung, S. 175; Ballaststoffe, S. 14; Hämorrhoiden, S. 175; sekundäre Pflanzenstoffe, S. 34

HAUPTNAHRUNGSMITTEL

ROTES FLEISCH
Seite 122

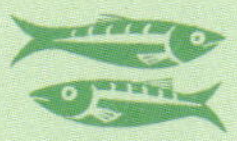

FETTER SEEFISCH
Seite 118

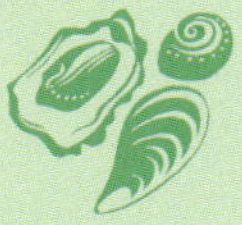

MEERESFRÜCHTE
Seite 120

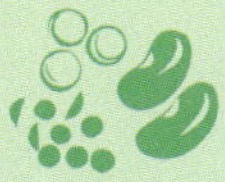

HÜLSENFRÜCHTE
Seiten 58–60

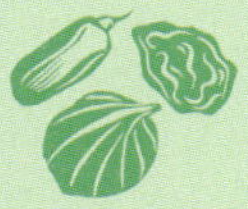

FEIGEN
Seite 80

NÜSSE UND SAMEN
Seiten 100–105

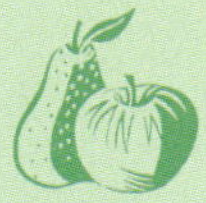

OBST
Seiten 72–91

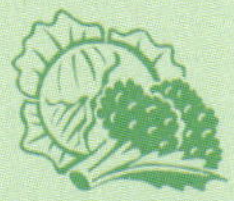

GEMÜSE
Seiten 42–71

ANÄMIE

Es gibt verschiedene Formen der Anämie; die bekannteste ist die Eisenmangelanämie. Von ihr sind etwa acht Prozent der Menschen der westlichen Welt betroffen. Eisenmangel entsteht meist durch fehlendes Eisen in der Nahrung, einen erhöhten Eisenbedarf oder starke Blutverluste. Das Blut benötigt Eisen, um Hämoglobin, einen Sauerstoff transportierenden Farbstoff, zu bilden. Dieses Hämoglobin bindet den Sauerstoff in der Lunge und befördert ihn zu allen Körperzellen. Sind die Eisenvorräte in der Leber erschöpft, fällt der Hämoglobinspiegel und damit die Sauerstoffversorgung der Zellen. Man sollte einen Speicher von mindestens 500 mg Eisen haben. Viele Frauen verfügen jedoch nur über 150 mg, 20 bis 30 Prozent sogar über gar kein Eisen.

SYMPTOME:

Eisenmangelanämie führt zu Müdigkeit, Energiemangel, Konzentrationsstörungen, Schwäche, Atemnot und Herzklopfen. Sie beeinträchtigt die Gedächtnisleistung und senkt die Schmerzgrenze. Die Schilddrüsenfunktion kann gestört werden und damit die körpereigene Temperaturregelung. Auch das Immunsystem erfährt eine Schwächung. Die Nägel werden brüchig, die Zunge glatt und glänzend, die Mundwinkel können eingerissen sein. Während der Schwangerschaft kann sich Eisenmangel negativ auf die Gehirnentwicklung des Fetus auswirken.

KONVENTIONELLE BEHANDLUNG:

Da es unterschiedliche Anämieformen gibt, sollte vor einer Behandlung, einschließlich Nahrungsergänzungspräparaten, ein Bluttest durchgeführt werden. Meist reichen Eisentabletten aus. Allerdings gibt es auch Anämieformen, die keiner Therapie bedürfen, so dass eine Extrazufuhr von Eisen das Leiden nur verschlimmert. Schwangere Frauen benötigen dagegen Eisen und Folsäure oft in Form von Nahrungsergänzungen.

EMPFEHLENSWERTE NAHRUNGSMITTEL

Rotes Fleisch enthält so genanntes Häm-Eisen, das vom Körper leichter aufgenommen wird als das Nicht-Häm-Eisen aus Gemüse und sonstigen Pflanzen. Der Organismus absorbiert durchschnittlich zehn Prozent Eisen aus der Nahrung, bei Häm-Eisen sind es jedoch bis zu 30 Prozent.

Fettreicher Seefisch (z. B. Lachs, Makrele, Tunfisch und Sardine) liefert Häm-Eisen.

Fisch und Meeresfrüchte fördern die Eisenaufnahme aus pflanzlicher Nahrung. Dies ist für ältere Menschen wichtig, da sie etwa ab dem 70. Lebensjahr ein Drittel weniger Eisen aufnehmen.

Weiße Bohnen und andere Hülsenfrüchte enthalten Nicht-Häm-Eisen. Gartenbohnen, rote Kidneybohnen und Linsen liefern pro Portion etwa 5 mg Eisen.

Angereicherte Frühstücksflocken und Brot enthalten bis zu 11 mg Eisen pro Portion sowie Vitamin B_{12} und Folsäure und sind eine gute Anämieprophylaxe.

Feigen, Pflaumen, getrocknete Aprikosen, Rosinen, Nüsse und Samen enthalten ebenfalls beträchtliche Mengen an Eisen.

Obst und Gemüse sind reich an Vitamin C, das die Eisenaufnahme verbessert. Empfohlen werden pro Mahlzeit 25 mg Vitamin C. Die Zitronensäure im Sauerkraut begünstigt ebenfalls die Eisenaufnahme.

FALLBEISPIEL

Kathrin Jonas, 26, fiel auf, dass sie während der Arbeit zunehmend müder wurde und sich täglich nach ihrer Rückkehr zu Hause sofort etwas hinlegen musste. Sie fühlte sich insgesamt ausgelaugt, ihre Haare und Nägel waren in einem schlechten Zustand. Kathrins Kollegen rieten zu einem Arztbesuch. Die Ärztin diagnostizierte Anämie und empfahl eine Kur mit Eisenpräparaten sowie die Bereicherung des wöchentlichen Speiseplans um mehr rotes Fleisch, fettreichen Seefisch, frisches Gemüse und Obst. Nach einigen Monaten begann sich Kathrin Jonas wieder vitaler zu fühlen. Heute achtet sie auf eine ausgewogene Ernährung mit vielen Vitaminen und Mineralstoffen.

UNGEEIGNETE NAHRUNGSMITTEL

Tee und Kaffee enthalten Phenolverbindungen, die die Eisenaufnahme behindern. Auch Tannin im Tee hat eine ähnliche Wirkung.

Milch, Käse und sonstige Milchprodukte sind reich an Calcium, das aber das dem Körper zur Verfügung stehende Eisen reduziert. Vermeiden Sie Milchprodukte bei eisenreichen Mahlzeiten.

Sojaeiweiß, Phytate in Vollkorn und Oxalsäure in Rhabarber hemmen die Eisenaufnahme.

WEITERE MASSNAHMEN

- ❑ Eisenhaltige Speisen sollten nicht mit Nahrungsmitteln und Getränken kombiniert werden, die die Eisenaufnahme behindern.
- ❑ Für Vegetarier empfiehlt sich, säurehaltige Nahrungsmittel (z. B. Chili, Suppen und Saucen mit Tomaten) in gusseisernen Töpfen zu kochen, da die Säure etwas Eisen löst und in die Nahrung bringt. Die Säure verbessert auch die Eisenabsorption.

Siehe auch Erschöpfung, S. 235; Mineralstoffe, S. 30; Frauen und Ernährung, S. 140

ERNÄHRUNGSPLAN BEI ANÄMIE

Sorgen Sie täglich für eisenhaltige Nahrungsmittel (z. B. Fisch oder Fleisch) in Kombination mit Vitamin-C-reichen Speisen (z. B. grünblättriges Gemüse). Wer kein Fleisch isst, kann an Eisenmangelanämie erkranken und sollte daher regelmäßig Hülsenfrüchte verzehren.

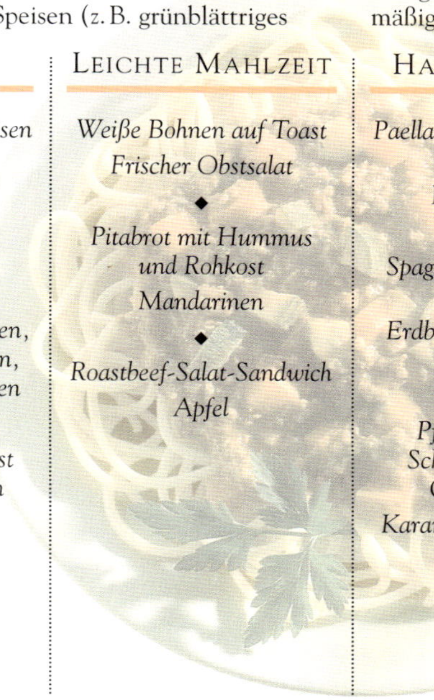

FRÜHSTÜCK

Vollkornflocken, mit Eisen angereichert
Vollkorntoast mit Erdnussbutter
Orangensaft

◆

Fruchtsalat mit Pflaumen, getrockneten Aprikosen, Feigen und Sesamsamen

◆

Pochiertes Ei auf Toast mit Tomatenscheiben

LEICHTE MAHLZEIT

Weiße Bohnen auf Toast
Frischer Obstsalat

◆

Pitabrot mit Hummus und Rohkost
Mandarinen

◆

Roastbeef-Salat-Sandwich
Apfel

HAUPTMAHLZEIT

Paella mit Meeresfrüchten und Huhn
Himbeersorbet

◆

Spaghetti Bolognese mit grünem Salat
Erdbeeren oder Früchte der Saison

◆

Pfannengerührtes Schweinefleisch mit Cashewnüssen
Karamellisierte Orangen

SNACKS

Essfertige Trockenfrüchte

◆

Orangensaft

◆

Sonnenblumenkerne

◆

Ungesalzene Erdnüsse

◆

Mit Eisen angereicherte Frühstücksflocken

RAYNAUD-KRANKHEIT

HAUPTNAHRUNGSMITTEL

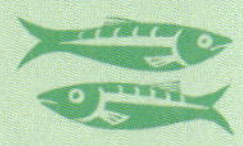

FETTER SEEFISCH
Seite 118

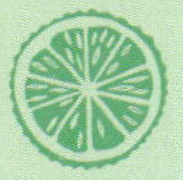

ZITRUSFRÜCHTE
Seiten 86–88

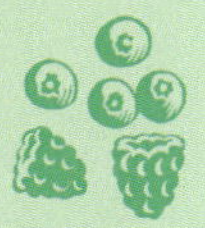

BEEREN
Seiten 82–85

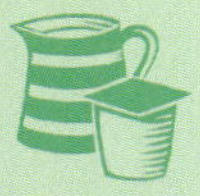

MILCHPRODUKTE
Seiten 126–128

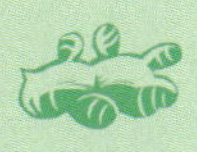

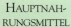

INGWER
Seite 114

Typisch für die Raynaud-Krankheit sind Durchblutungsstörungen, bei denen die Betroffenen extrem empfindlich auf Kälte reagieren. Bei sinkenden Temperaturen ziehen sich normalerweise die kleinen Blutgefäße der Finger und Zehen zusammen. Diese Kontraktionen vermindern den Blutfluss und können zur Raynaud-Krankheit führen.

SYMPTOME: Taubheit, Kribbeln und Brennen in den Fingern oder Zehen sind typisch und können von Schmerzen begleitet sein. Kälteempfindlichkeit ist sehr hinderlich.

KONVENTIONELLE BEHANDLUNG: Das Medikament Nifedipin dient der Arterienerweiterung. Auch eine synthetische Form von Prostaglandin E1 wirkt sehr gut.

EMPFEHLENSWERTE NAHRUNGSMITTEL

Es gibt keine Studien über Nahrungsmittel, die speziell auf die Raynaud-Krankheit einwirken, doch können bestimmte Ernährungsgewohnheiten die Beschwerden lindern. Zwischenmahlzeiten in Form nahrhafter Snacks verhindern das Absinken des Blutzuckers und damit eine Hypoglykämie (Unterzucker). Ohne solche Imbisse kühlen die Extremitäten ab und verstärken die Raynaud-Krankheit. Hilfreich sind eine proteinreiche und kohlenhydratarme Ernährung unter Verzicht auf Koffein.

Fettreicher Seefisch enthält die Fettsäuren Eicosapentaensäure (EPA) und Docosahexaensäure (DHA). Sie begünstigen die Produktion von Gefäß erweiternden Prostaglandinen.

Zitrusfrüchte, Beeren und Fruchtsäfte sind reich an Vitamin C. Bei der Raynaud-Krankheit fällt der äußerst niedrige Vitamin-C-Spiegel auf.

Milchprodukte und Getreideflocken verfügen über viel Magnesium, das bei der Raynaud-Krankheit in den Wintermonaten verringert ist. Magnesiumzufuhr kann die Beschwerden lindern.

Ingwer regt den Kreislauf an: 10 g Ingwer auf 600 ml kaltes Wasser geben und eine Stunde köcheln. Abseihen und warm oder kalt trinken.

UNGEEIGNETE NAHRUNGSMITTEL

Gefrorenes und kalte Getränke verschlimmern die Beschwerden.

WEITERE MASSNAHMEN

- ❑ Das Rauchen sollte aufgegeben werden, da Nikotin das Leiden verstärkt.
- ❑ Regelmäßige Bewegung verbessert den Kreislauf und lindert die Beschwerden.
- ❑ Nachtkerzen- und Leinöl sind reich an Gamma-Linolensäure, die positiv auf den Kreislauf wirkt.

Siehe auch Herz und Kreislauf, S. 150

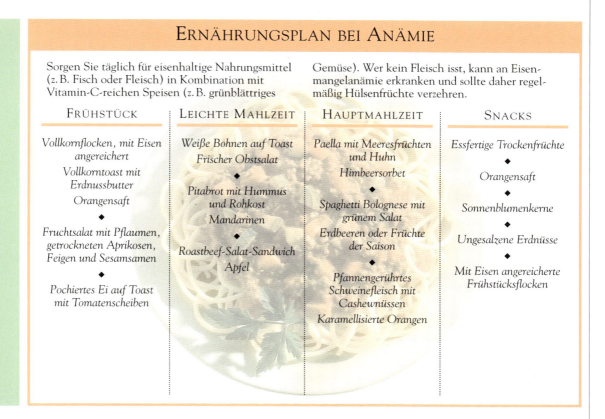

DIE HAUT

Die Haut, das größte Organ des menschlichen Körpers, ist eineinhalb bis vier Millimeter dick. Sie regeneriert sich und reagiert auf Wärme, Licht und Berührung, denn in ihrer unteren Schicht befinden sich zahlreiche Nervenenden und Blutgefäße. Das Aussehen der Haut variiert je nach körperlichem und seelischem Befinden und gibt Aufschluss über ein großes Krankheitsspektrum.

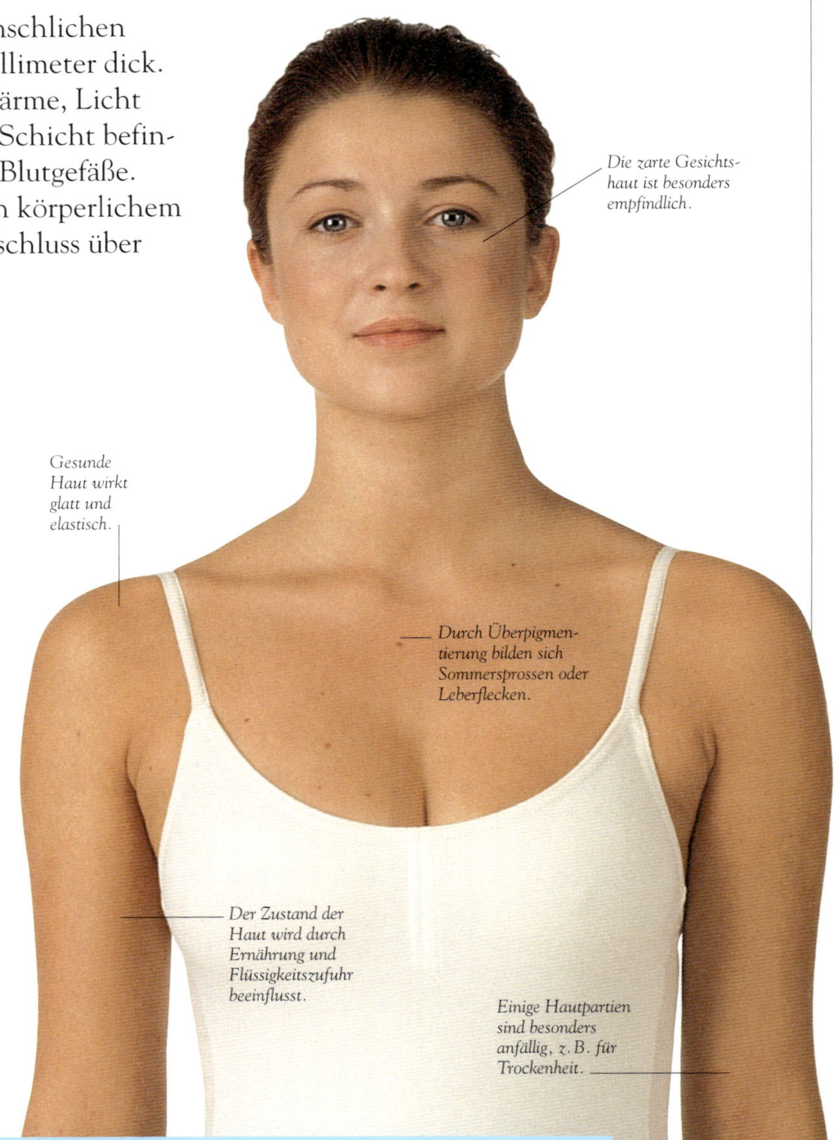
Die zarte Gesichtshaut ist besonders empfindlich.
Gesunde Haut wirkt glatt und elastisch.
Durch Überpigmentierung bilden sich Sommersprossen oder Leberflecken.
Der Zustand der Haut wird durch Ernährung und Flüssigkeitszufuhr beeinflusst.
Einige Hautpartien sind besonders anfällig, z. B. für Trockenheit.

ERNÄHRUNG UND HAUT

Nach wissenschaftlichen Erkenntnissen fällt der Ernährung bei der Aufrechterhaltung einer gesunden Haut eine wichtige Rolle zu. Die Inhaltsstoffe bestimmter Nahrungsmittel schützen die Haut vor Sonnenschäden. Schuppenflechte (Psoriasis) lässt sich durch erhöhte Zufuhr an essenziellen Fettsäuren bessern, während sich Nährstoffmängel über trockene Haut und schlechte Wundheilung bemerkbar machen. Unverträgliche Nahrungsmittel können Ekzeme hervorrufen und müssen deshalb vom Speisezettel gestrichen werden.

DIE PFLEGE DER HAUT

Regelmäßiges Bürsten regt den Kreislauf an, eine Feuchtigkeitscreme schützt die Haut gegen schädliche Umwelteinflüsse, Schmutz und Austrocknung. Das Hautkrebsrisiko wird durch Verwendung von Sonnenschutzcremes und geeignete Bedeckung der Haut in der Sonne verringert.

AUFBAU DER HAUT

Die Haut besteht aus zwei Schichten: der dünnen, wasserfesten Oberhaut (Epidermis) und dem darunter liegenden elastischen Fasergewebe, der Dermis, mit vielen Schweiß- und Talgdrüsen, Blutgefäßen, Muskelgewebe, Nervenfasern, Fettzellen und Haarfollikeln. Die Haut enthält ein braunes bis schwarzes Pigment (Melanin), das sie vor schädlicher UV-Strahlung schützt. Die Hautfarbe ist genetisch bedingt, sie verändert sich, je nachdem wie intensiv sie dem Sonnenlicht ausgesetzt ist.

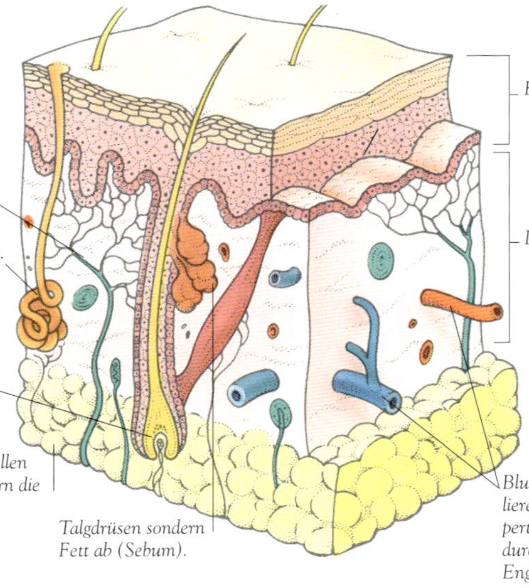
Nervenfasern leiten Sinnesreize weiter an das Gehirn.
Schweißdrüsen regulieren die Körpertemperatur.
Haarwurzeln im Balg
Fettzellen polstern die Haut.
Talgdrüsen sondern Fett ab (Sebum).
Epidermis
Dermis
Blutgefäße regulieren die Körpertemperatur durch Weit- oder Engstellung.

Heilende Nahrungsmittel

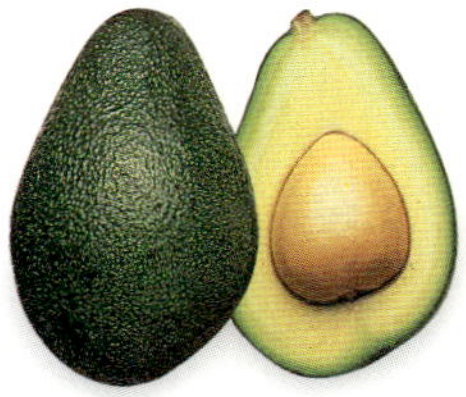

Avocados
Seite 51

Wirkung: Enthalten wichtige Nährstoffe für die Haut und fördern die Wundheilung.
Anwendung: Bei Akne, Sonnenschäden, Wundheilung, Herpes.
Nährstoffe: Vitamin E und einfach ungesättigte Fettsäuren.

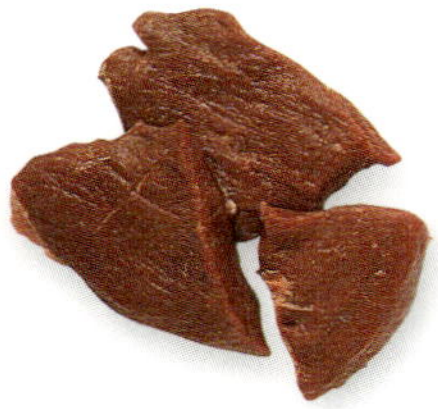

Rotes Fleisch
Seite 122

Wirkung: Enthält entzündungshemmende Wirkstoffe, die zudem die Wundheilung und die Regenerierung der Haut fördern.
Anwendung: Wundheilung, Verbrennungen, Hautblässe.
Nährstoffe: Zink, Protein, Eisen.

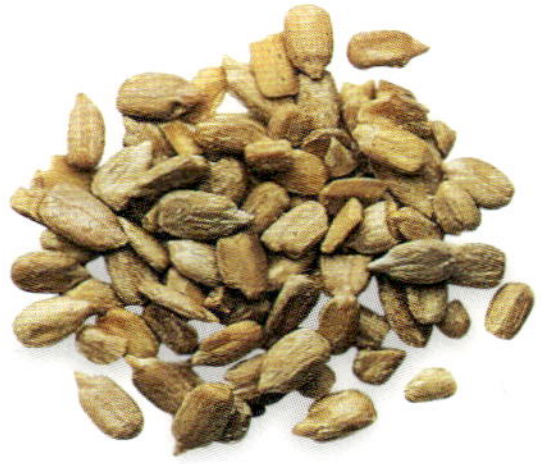

Sonnenblumenkerne
Seite 104

Wirkung: Gut gegen raue, trockene oder schuppige Haut, hält Wasserfestigkeit aufrecht.
Anwendung: Ekzeme, trockene Hautpartien.
Nährstoffe: Zink, Protein, Omega-6-Fettsäuren und Vitamin E.

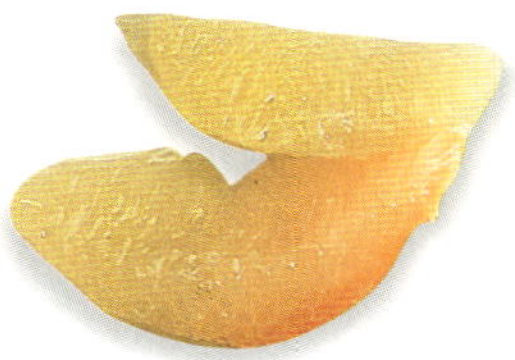

Zitrusfrüchte
Seite 86

Wirkung: Heilung von Schürf- und Schnittwunden und Bildung des für die glatte, elastische Haut verantwortlichen Kollagen.
Anwendung: Beschädigte, alternde und schlaffe Haut, Falten.
Nährstoffe: Vitamin C.

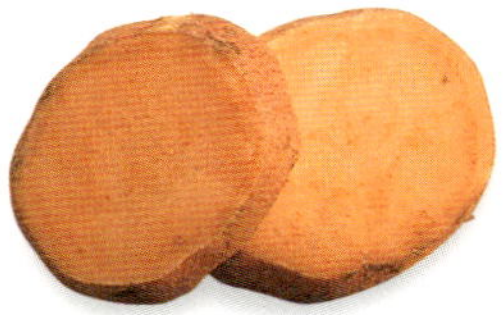

Süsskartoffeln
Seite 55

Wirkung: Unterstützen Wundheilung und Narbenrückbildung; schützen vor Sonnenschäden.
Anwendung: Bei Akne und Schnittwunden, zur Vorbeugung gegen Sonnenschäden.
Nährstoffe: Beta-Carotin, Vitamine C und E.

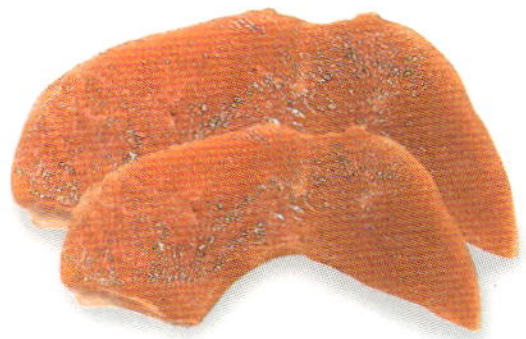

Truthahn
Seite 124

Wirkung: Enthält eine Aminosäure, die das Wachstum der Viren verhindert. Da Putenfleisch kein Allergen ist, ist es gut für Eliminationsdiäten geeignet.
Anwendung: Wundheilung, Verbrennungen, Ekzeme und Herpes.
Nährstoffe: Aminosäure Lysin.

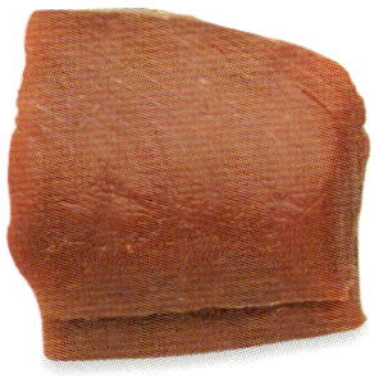

Fettreicher Seefisch
Seite 118

Wirkung: Hemmt Entzündungen, verbessert die Wasserfestigkeit der Haut.
Anwendung: Bei bestimmten Formen von trockener Haut, Psoriasis und Entzündungen.
Nährstoffe: Omega-3-Fettsäuren EPA und DHA

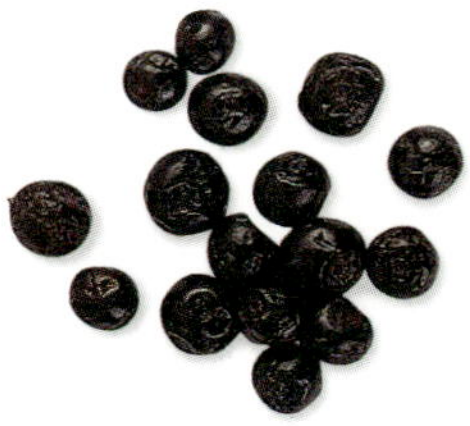

Heidelbeeren
Seite 83

Wirkung: Enthalten eine Gruppe starker Antioxidantien zur Kräftigung der Blutkapillaren und Kollagenfasern.
Anwendung: Alternde und sonnengeschädigte Haut.
Nährstoffe: Anthocyanidine.

Weitere empfehlenswerte Nahrungsmittel

Leinsamen
Seite 105

Wirkung: Hält Feuchtigkeit in der Haut zurück. Entzündungshemmend.
Anwendung: Trockene Haut und Psoriasis.
Nährstoffe: Omega-3- und Omega-6-Fettsäuren, Vitamin E.

Karotten
Seite 56

Wirkung: Schützen gegen schädliche UV-Strahlen der Sonne und unterstützen die Narbenrückbildung.
Anwendung: Akne, Schnitt- und Schürfwunden, Sonnenschäden.
Nährstoffe: Beta-Carotin.

Austern
Seite 120

Wirkung: Reduzieren durch Stärkung des Immunsystems die Anfälligkeit für Virusinfektionen.
Anwendung: Herpes und in manchen Fällen von Psoriasis.
Nährstoffe: Zink.

Leber
Seite 123

Wirkung: Enthält Nährstoffe zur Regenerierung der Haut.
Anwendung: Psoriasis, Wundheilung, bessere Vernarbung bei Akne.
Nährstoffe: Vitamin A.

Ungeeignete Nahrungsmittel

Milchprodukte

Ekzeme lassen sich durch eine Ernährung ohne Milch und Milchprodukte bessern. Abzuraten ist von den meisten Käsesorten, Sahne, Butter, Joghurt, Crème fraîche, Frischkäse, Schokolade und allen anderen Produkten, die Milch enthalten.

Alkohol

Alkoholische Getränke sind Harn treibend, was zur Austrocknung führen kann. Da die Haut jedoch nur durch einen ausgeglichenen Wasserhaushalt elastisch und weich bleibt, sind die Folgen der Dehydration rasch erkennbar. Die Haut wirkt trocken, wenn nicht gar rau und rissig.

Algen

Meeresalgen enthalten besonders viel Jod, das nach Meinung von Dermatologen Hautleiden wie Akne verschlimmern soll. Alle Arten essbarer Algen wie Nori und Carrageen sind zu meiden, ebenso Produkte, die mit Algen hergestellt werden, wie Kekse mit Purpurtang.

Kaffee

Koffein ist Harn treibend. Regelmäßiger Kaffeegenuss im Übermaß führt zur Austrocknung des Körpers, die sich durch trockene und unelastische Haut äußert.

Eier

Ekzematöse Beschwerden können durch den Verzicht auf Eier und eihaltige Produkte nachweislich gelindert werden. Deshalb empfiehlt es sich, Nahrungsmittel, die Eigelb, Eiweiß, Eialbumin oder Lecithin enthalten, möglichst zu meiden.

Schokolade

Einige Nahrungsmittel werden generell mit Hautunverträglichkeit in Verbindung gebracht. So gilt der regelmäßige Verzehr von Schokolade in der Fachwelt häufig als potenzieller Auslösefaktor von Akne, obwohl sich dieser verbreitete Glaube wissenschaftlich nicht nachweisen lässt.

HAUPTNAHRUNGSMITTEL

MEERESFRÜCHTE
Seite 120

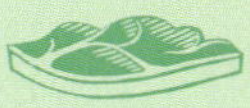

ROTES FLEISCH
Seite 122

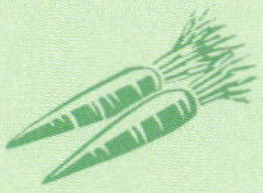

KAROTTEN
Seite 56

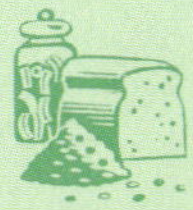

VOLLKORNGETREIDE
Seiten 92–99

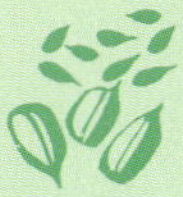

SAMEN
Seiten 103–105

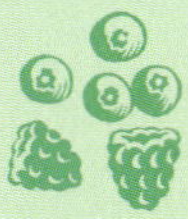

BEEREN
Seiten 82–85

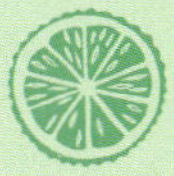

ZITRUSFRÜCHTE
Seiten 86–88

AVOCADOS
Seite 51

KNOBLAUCH UND ZWIEBELN
Seiten 66–67

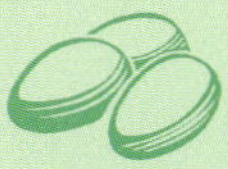

EIER
Seite 129

AKNE

Das quälende Hautleiden betrifft 35 bis 40 Prozent der Jugendlichen, davon mehr Jungen als Mädchen. Akne wird hauptsächlich durch eine vermehrte ölige Absonderung aus den Talgdrüsen der Haut, einen verstopften Talgkanal und Bakterien ausgelöst. Während Männer meist in ihrer Jugendzeit von dem Leiden geplagt sind, ereilt es Frauen oft Ende 20 und in ihren 30-er Jahren. Die genaue Ursache der Akne gilt als unbekannt. Viele Ärztinnen und Ärzte der westlichen Welt machen mittlerweile Ernährungsweise, Kosmetika und mangelnde Hygiene verantwortlich.

SYMPTOME: Akne zeigt leichte bis schwere Verlaufsformen. Meist ist das Gesicht mit rot entzündeten, häufig eitrigen Pusteln übersät, oft sind es auch die Schultern und der Rücken. Dazu können noch Mitesser und Hautgries kommen. Ist die Entzündung abgeklungen, bleiben pigmentierte Stellen zurück. Dieses Gesamterscheinungsbild macht die Akne aus. Schlimmstenfalls bleiben nicht nur physische, sondern auch psychische Narben zurück. Für manche Formen des Leidens (z. B. *Acne fulminans*) sind explosionsartige Ausbrüche mit Fieber und Gelenkschmerzen typisch.

KONVENTIONELLE BEHANDLUNG: Die lokale Behandlung erfolgt meist durch antimikrobielle Mittel (z. B. Benzoylperoxid, eine bleichende Substanz). Auch antibiotische Cremes (z. B. Erythromycin) kommen zur Anwendung. Oral verabreichte Antibiotika, einschließlich Tetracycline, werden oft für drei Monate und länger verordnet. Bekannt ist auch die orale Vitamin-A-Behandlung (Retinoid). Das entzündungshemmende Medikament Isoretinoin (ein Vitamin-A-Derivat) lässt die Talgdrüsen der Haut schrumpfen und hilft Blockierungen abzubauen. Frauen, die Vitamin A einnehmen, dürfen nicht schwanger werden, da hohe Vitamin-A-Dosen das Wachstum des Embryos beeinflussen.

EMPFEHLENSWERTE NAHRUNGSMITTEL

Nur wenige Dermatologen der westlichen Welt glauben, dass Akne durch Ernährung beeinflusst werden kann. Aber qualifizierte Ernährungsexperten und Heilpraktiker konnten dies durchaus unter Beweis stellen. Erste Ergebnisse zeigen, dass sich Eliminationsdiäten (*siehe S. 245*) als günstig für dieses Hautleiden erweisen.

Austern sind die größten Zinklieferanten. Auch andere Meeresfrüchte, rotes Fleisch, Vollkornbrot und -getreideflocken enthalten dieses Spurenelement. Zinkmangel in der Ernährung beeinflusst die Entzündung, Wundheilung und den Verlauf der Akne.

FALLBEISPIEL

Bei Carola Jansen wurde im Alter von 30 Jahren Spätakne diagnostiziert. Die Dermatologin verordnete eine Vitamin-A-Kur, was für die Patientin bedeutete, dass eine Schwangerschaft bis mindestens ein Jahr nach der Behandlung nicht in Frage kam (erst dann hatten die sehr hohen Vitamin-A-Dosen den Organismus endgültig verlassen). Carola Jansen suchte nach Alternativen und ging zu einer Allergologin. Diese riet ihr, Weizen und Milchprodukte zu meiden. Daraufhin verbesserte sich das Leiden etwas. Schlagartige Besserung stellte sich ein, als Carola auch hefehaltige Nahrungsmittel von ihrem Speiseplan strich.

Leber enthält ungewöhnlich viel Vitamin A, das Vernarbungen gering hält.
Karotten und Süßkartoffeln liefern Beta-Carotin, das im Organismus zu Vitamin A umgewandelt wird.
Vollkornflocken, Vollkornbrot und Vollkornnudeln enthalten Chrom, das sich bei Hautinfektionen bewährt.
Leinsamen, Sesam, Kürbis- und Sonnenblumenkerne enthalten die zur Hautheilung nötigen essenziellen Fettsäuren. Diese Samen können, gemahlen und im Kühlschrank aufbewahrt, bei Bedarf über Getreideflocken, Suppen, Eintöpfe, Joghurt und Obst gestreut werden.
Beeren, Zitrusfrüchte, Paprika und Papaya verfügen über reichlich Vitamin C, das für ein starkes Abwehrsystem unerlässlich ist.
Avocados und Weizenkeime enthalten viel Vitamin E, das den Aufbau und die Heilung der Haut unterstützt.
Knoblauch, Zwiebeln und Eier liefern Schwefel, der in der Ernährungsfachwelt (*siehe S. 13*) als hautfreundlich gilt und besonders in der Abklingphase der Akne wichtig ist.

UNGEEIGNETE NAHRUNGSMITTEL

Meeresalgen sind reich an Jod, das in gewissen Fällen Akne verschlimmert.

WEITERE MASSNAHMEN

- ❑ Präparate mit Nachtkerzenöl enthalten Gamma-Linolensäure, die die Neubildung der Haut, ihre Elastizität und Wasserfestigkeit unterstützt.
- ❑ Kräuterheilkundige empfehlen, die betroffenen Hautstellen mit Teebaumöl, feuchten Kohlblättern oder rohem Knoblauch einzureiben.
- ❑ Zinkpräparate helfen ebenfalls.

Siehe auch Ernährung von Jugendlichen, S. 138

HAUPTNAHRUNGSMITTEL

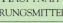

FLEISCH
Seite 122

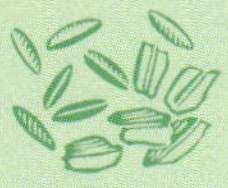

REIS
Seite 94

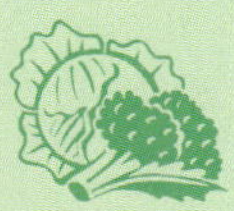

KOHLGEMÜSE
Seiten 44–47

EKZEME

Das atopische Ekzem ist eine verbreitete entzündliche Hautkrankheit, von der etwa zehn Prozent der Kinder der westlichen Welt betroffen sind. Meistens befällt es Wangen, Kopfhaut, Ellbogenfalte, Kniekehle, Hals und Hände. Schwere Verlaufsformen halten bis ins Erwachsenenalter an. Das atopische Ekzem tritt oft mit Asthma und Heufieber auf.

SYMPTOME: Hauptsymptom ist meist ein chronischer Juckreiz, der zu Verletzungen, Blutungen und Infektionen der Haut führt.

KONVENTIONELLE BEHANDLUNG: Lindernde Cremes halten die Haut feucht und elastisch; schwache Steroidcremes hemmen Entzündungen. Hautinfektionen werden mit antiseptischen Cremes und Antibiotika behandelt.

EMPFEHLENSWERTE NAHRUNGSMITTEL

Die restriktive Diät *(siehe S. 245)* sollte sechs Wochen lang unter ärztlicher Kontrolle und in Abstimmung mit einer anerkannten Diätassistentin durchgeführt werden. Diese Diät verbietet Weizen und Milchprodukte. Dann können allmählich wieder andere Nahrungsmittel dazukommen.
Lamm, Truthahn und Hase enthalten kaum allergenes Eiweiß und können gegessen werden.
Reis, Frühstücksflocken auf Reisbasis, Kartoffeln, Sago und Sagomehl sind geeignete Kohlenhydrate.
Karotten, Blumenkohl, Brokkoli, Rosenkohl, Sellerie, Kopfsalat und Apfelkompott sind gestattet.
Milchersatz mit entsprechenden Nährstoffen ist bei dieser eingeschränkten Diät für Kinder unerlässlich.
Wasser und Tee ohne Milch eignen sich.
Zucker, Melasse und Sirup sind adäquate Süßstoffe.

UNGEEIGNETE NAHRUNGSMITTEL

Eier, Milch, Käse und andere Milchprodukte können Ekzeme verschlimmern. Dazu gehören auch Magermilchpulver, fettfreie Milchbestandteile, Kaseinate, Molke, Kuhmilchprotein und Milchzucker.

WEITERE MASSNAHMEN

- ❑ Präparate aus Nachtkerzenöl können das Hautleiden bei Kindern und Erwachsenen verbessern.
- ❑ Baumwolllaken und Baumwollkleidung sind zu empfehlen, biologische Waschpulver dagegen möglichst zu meiden.

Siehe auch Kinder und Ernährung, S. 136

HAUPTNAHRUNGSMITTEL

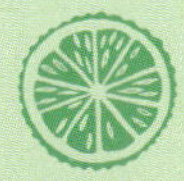

ZITRUSFRÜCHTE
Seiten 86–88

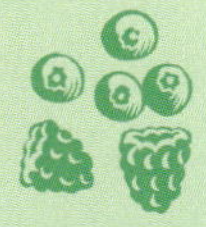

BEEREN
Seiten 82–85

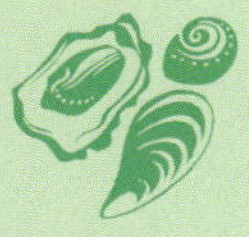

MEERESFRÜCHTE
Seite 120

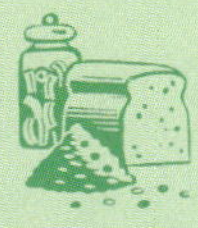

VOLLKORNGETREIDE
Seiten 92–99

HERPES

Das Virus Herpes simplex verursacht Herpesbläschen meist an Lippen und Nase sowie mit Flüssigkeit gefüllte, schmerzhafte, infektiöse Bläschen im Genitalbereich. Herpes ist schwer zu kontrollieren, da das Virus monate- und jahrelang inaktiv in Nervenendigungen liegen kann, um dann plötzlich wieder aktiv zu werden.

SYMPTOME: Leichtes Prickeln ist das erste Anzeichen einer bevorstehenden Herpesattacke – entweder um den Mund oder bei Genitalherpes bei Frauen um die Vagina, bei Männern in der Leistengegend, am Penis und an den Hoden. Muskelschmerzen setzen ein, und die Lymphknoten der Umgebung können empfindlich sein. Herpesbläschen schmerzen oft tagelang.

KONVENTIONELLE BEHANDLUNG: Antivirale Cremes oder Tabletten sind die gängige Behandlungsform.

EMPFEHLENSWERTE NAHRUNGSMITTEL

Zitrusfrüchte und Beeren sind äußerst reich an Vitamin C und absolut wichtig zur Abheilung der Reizbläschen. Rückfälle können durch hohe Einnahmen von Vitamin C bis hin zu 1000 mg pro Tag vermieden werden.
Austern und andere Muscheln, Vollkornbrot und Vollkornflocken sowie rotes Fleisch liefern reichlich Zink – ein für die Hautheilung wichtiges Spurenelement. Wird Zink mit Vitamin C eingenommen, können Rückfälle vermieden werden.
Beeren, anderes Obst und Gemüse sind reich an Bioflavonoiden. Ein Genitalherpes bei Frauen kann rasch abklingen, wenn diese sekundären Pflanzenstoffe als Präparat eingenommen werden.
Fisch, Fleisch und Geflügel enthalten viel Lysin (eine Aminosäure), das Herpesausbrüche reduziert.

UNGEEIGNETE NAHRUNGSMITTEL

Nüsse, Samen und Schokolade enthalten die Aminosäure Arginin. Ein Umfeld mit viel Arginin lässt das Herpesvirus aktiv werden.

WEITERE MASSNAHMEN

- ❑ Niedriger Lysinspiegel im Blut erhöht das Risiko für einen Herpesrückfall. Lysinpräparate reduzieren Häufigkeit und Stärke der Beschwerden.

Siehe auch Mineralstoffe, S. 30; Vitamine, S. 26

HAUPTNAHRUNGSMITTEL

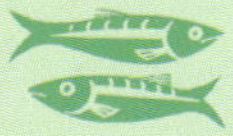

FETTER SEEFISCH
Seite 118

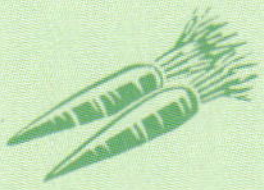

KAROTTEN
Seite 56

NÜSSE UND SAMEN
Seiten 100–105

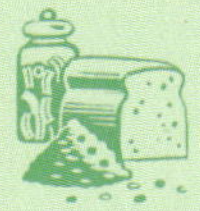

VOLLKORNGETREIDE
Seiten 92–99

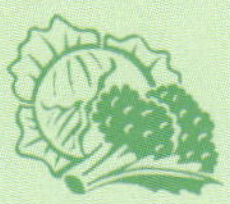

KOHLGEMÜSE
Seiten 44–47

MEERESFRÜCHTE
Seite 120

PSORIASIS

Die quälende entzündliche Hauterkrankung beginnt meist zwischen dem 15. und 25. Lebensjahr. Sie bricht oft in Angst- und Stresssituationen aus und kann sporadisch oder chronisch verlaufen. Andere bekannte Auslöser sind Krankheiten, Operationen, gewisse Medikamente, virale und bakterielle Infektionen des Rachenraums, Schnittverletzungen und der Kontakt mit Giftefeu. In Verbindung mit Arthritis heißt die Krankheit *Arthropathia psoriatica*.

SYMPTOME: Typisch für das Leiden ist eine dicke, rote Haut mit oft silbrig-weißer Schuppenauflage an Beinen, Knien, Armen, Ellbogen, Kopfhaut, Ohren und Rücken. Psoriasis der Kopfhaut führt zu Kopfschuppen, die meist juckend mit anderen Hautresten abgestoßen werden.

KONVENTIONELLE BEHANDLUNG: Je nach Art und Schwere der Erkrankung umfasst die Behandlung Bestrahlungen mit ultraviolettem Licht, Salben und Lotionen, Steroidcremes und bei *Arthropathia psoriatica* nichtsteroidhaltige entzündungshemmende Medikamente.

EMPFEHLENSWERTE NAHRUNGSMITTEL

Fettreicher Seefisch (z. B. Lachs, Sardine, Makrele) enthält die wichtige Omega-3-Fettsäure EPA. Wie Studien belegt haben, konnte bei einem täglichen Konsum von 150 g fettreichem Seefisch die Anwendung von Steroidcremes bei chronischer Psoriasis reduziert werden, ohne dass sich das Leiden verschlimmerte. EPA wird im Körper zu entzündungshemmenden Substanzen umgebaut, zu denen auch die Leukotriene 3 und 5 gehören, die dämpfend auf krankheitsauslösende Faktoren wirken.

Karotten, Aprikosen, Mangos und grünblättrige Gemüse enthalten viel Beta-Carotin, das der Körper zu Vitamin A umwandelt. Forschungen zeigen, dass sich das Psoriasisrisiko durch eine hohe Aufnahme von solchen Nahrungsmitteln verringert – eine Folge der ausreichend vorhandenen Vitamine C, Beta-Carotin und weiterer immunstärkender Antioxidantien.

Leinsamen liefert, ähnlich wie fettreicher Seefisch, wertvolle Omega-3-Fettsäuren. Auch Sonnenblumenkerne und Sesamsamen enthalten diese wichtigen Säuren. Eine Samenmischung, gemahlen und in einem luftdicht schließenden Gefäß im Kühlschrank aufbewahrt, bietet bei Bedarf eine wichtige Zugabe zu Müsli, Joghurt und Ähnlichem.

Paranüsse sind reich an Selen, das zur Produktion des Enzyms Glutathionperoxidase benötigt wird.

FALLBEISPIEL

Steffie Kreims, 44, entwickelte nach ihrer Heirat mit Ende Zwanzig eine chronische Psoriasis. Das Leiden wurde mit Steroidcremes behandelt. Zusätzlich erhielt sie auch Lichttherapie.

Die junge Frau entschloss sich, ihre Ernährung umzustellen und täglich 150 g fettreichen Seefisch zu essen: gebackener oder gegrillter Lachs, Fischfrikadellen, Tunfischsalat und Bückling. Mit Hilfe der vielen Omega-3-Fettsäuren konnte sie sich während der folgenden acht Wochen von den Steroidcremes unabhängig machen und auf lindernde Cremes umsteigen. Einige der betroffenen Hautstellen heilten ab, andere juckten weniger und waren nicht mehr so rot.

Das Enzym stoppt die Bildung bestimmter Leukotriene, die das Psoriasisleiden verschlechtern.

Frühstücksflocken und Vollkornbrot, die mit Folsäure angereichert sind, können ein Defizit dieses Vitamins (das bei manchen Psoriatikern festzustellen ist) ausgleichen.

Brokkoli, Kohl, Rosenkohl und anderes grünblättriges Gemüse liefern das Vitamin Folat, die natürliche Form der Folsäure.

Meeresfrüchte und Vollkornprodukte sind reich an Zink, das über die Haut abgegeben wird. Entsprechend hoch ist der Zinkverlust bei Psoriasis.

UNGEEIGNETE NAHRUNGSMITTEL

Rotes Fleisch und Milchprodukte sollten wenig gegessen werden. Sie enthalten Arachidonsäure, eine natürliche entzündungsfördernde Substanz, die die Psoriasisbläschen rot werden und anschwellen lässt.

Alkohol kann ein Auslöser für Psoriasis sein. Tests ergaben, dass der Alkoholkonsum von Psoriatikern doppelt so hoch war wie bei nicht betroffenen Personen.

WEITERE MASSNAHMEN

- ❑ Studien haben ergeben, dass starkes Übergewicht das Psoriasisrisiko erhöht. Gewichtsreduktion ist daher erstrebenswert.
- ❑ Eine tägliche Diät mit 20 g Protein und sehr wenig Fett hat innerhalb von nur zwei bis drei Monaten zu auffälligen Rückbildungen bis hin zum völligen Verschwinden der Psoriasis geführt.
- ❑ Die Kräuterheilkunde empfiehlt Tee aus Krausem Ampfer, Braunwurz oder alternativ eine Abkochung von Labkraut oder Bittersüß.

Siehe auch Stress und Angst, S. 231

VERBRENNUNGEN

HAUPTNAHRUNGSMITTEL

GEFLÜGEL *Seite 124*

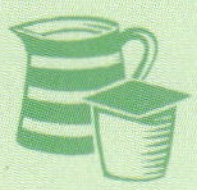
MILCH *Seite 126*

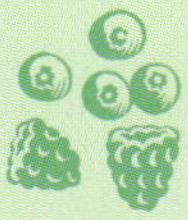
BEEREN *Seiten 82–85*

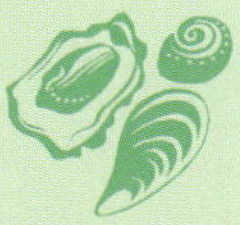
MEERESFRÜCHTE *Seite 120*

Schwere Verbrennungen mobilisieren stärkste Abwehrreaktionen, um die verbrannten Hautareale wieder in Stand zu setzen, wobei die Stoffwechselrate drastisch steigt und ein täglicher Gewichtsverlust bis zu 1,5 Kilogramm möglich ist. Schwere Verbrennungen erfordern stationäre Spezialbehandlungen und umfassende Ernährungsmaßnahmen. Leichtere Verbrennungen können zu Hause durch eine ausgewogene Ernährung abheilen.

SYMPTOME: Leichte Verbrennungen verursachen Rötung, Schwellung und Schmerzen. Schwere Verbrennungen ziehen einen Schock nach sich. Die verbrannten Areale sind wund.

KONVENTIONELLE BEHANDLUNG: Bei leichten Verbrennungen und Verbrühungen: Eintauchen in kaltes Wasser oder Auflegen nasskalter Handtücher für mindestens zehn Minuten. Die Hautstelle sollte mit einem sauberen, trockenen Verband locker abgedeckt werden. Zu vermeiden sind Lotionen, Fette, eiskaltes Wasser oder fasrige Verbände. Bei andauernden Schmerzen, Infektion oder Verbrennungen durch Stromschlag ist ärztlicher Rat notwendig.

EMPFEHLENSWERTE NAHRUNGSMITTEL

Truthahn, Huhn, Eier und Milch sorgen für den Proteinausgleich während des Heilungsprozesses.
Beeren, anderes Obst und Paprika liefern Vitamin C für das Kollagen und die Hautneubildung.
Avocados und Weizenkeime sind reich an Vitamin E, das die Wundheilung unterstützt.
Austern und andere Meeresfrüchte enthalten Zink, das den Heilungsprozess beschleunigt.
Karotten, Süßkartoffeln und rote Paprika liefern Beta-Carotin, das nach Umwandlung in Vitamin A die Narbenbildung verringert.
Fettreicher Seefisch, Leinsamen, Sesam, Sonnenblumen- und Kürbiskerne liefern Fettsäuren.

UNGEEIGNETE NAHRUNGSMITTEL

Süßigkeiten, Gebäck und nährstoffarme Nahrung.
Alkohol und Kaffee führen zu Wasserverlusten.

WEITERE MASSNAHMEN

❑ Täglich mindestens sechs bis acht Glas Wasser für einen ausgeglichenen Wasserhaushalt.

Siehe auch Mineralstoffe, S. 30; Vitamine, S. 26

WUNDHEILUNG

HAUPTNAHRUNGSMITTEL

FLEISCH *Seite 122*

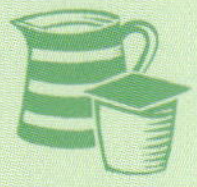
MILCHPRODUKTE *Seiten 126–128*

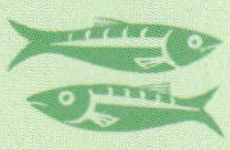
FETTER SEEFISCH *Seite 118*

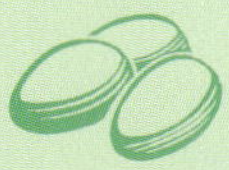
EIER *Seite 129*

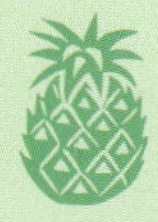
ANANAS *Seite 78*

Die Heilung von Schnittwunden und größeren Wunden kann durch schlechte Ernährung beträchtlich verlängert werden. In manchen Fällen (z. B. bei Druckgeschwüren) können sogar neue Wunden entstehen. Gut ernährte Menschen erholen sich von einer Verwundung oder Operation schneller als schlecht Ernährte.

SYMPTOME: Wundheilungsvorgänge variieren je nach Ursache und Entwicklung der Wunde.

KONVENTIONELLE BEHANDLUNG: Versorgung mit Medikamenten und Verbänden, je nach betroffenem Areal im oder am Körper.

EMPFEHLENSWERTE NAHRUNGSMITTEL

Fleisch, Geflügel, Milchprodukte und Fisch liefern viel Eiweiß, das zur Bildung von Antikörpern bei der Infektionsabwehr nötig ist.
Leber und Eigelb verfügen über Vitamin A und Karotten und Süßkartoffeln über Beta-Carotin, das zu Vitamin A umgebaut wird. Dieses Vitamin stärkt das bei Verletzungen geschwächte Immunsystem.
Austern und rotes Fleisch enthalten Zink. Zinkdepots im Körper können sich durch Hautverletzungen leeren. Mangel an Zink verzögert den Wundverschluss.
Rotes Fleisch, Nüsse und Samen liefern das für die Zellregeneration unverzichtbare Eisen.
Zitrusfrüchte, Beeren und grünblättriges Gemüse sind reich an Vitamin C, das zur Bildung von Kollagen wichtig ist. Bei der Wundheilung wird Vitamin C direkt genutzt.
Ananas enthält das Enzym Bromelain, das nachweislich die Wundheilung verbessert.
Fettreicher Seefisch, Leinsamen, Sesam und Sonnenblumenkerne liefern die für die Zellwanderneuerung benötigten essenziellen Fette.
Avocados und Weizenkeime sind reich an Vitamin E, das die Wundheilung unterstützt.

UNGEEIGNETE NAHRUNGSMITTEL

Kuchen, Gebäck, Süßigkeiten und sonstige nährstoffarme Nahrung verzögern den Heilungsprozess.

WEITERE MASSNAHMEN

❑ Postoperative Versorgung mit Vitamin-A-Präparaten über sieben Tage hinweg stärkt das neue Gewebe.

Siehe auch Proteine, S. 20; Vitamine, S. 26

DAS VERDAUUNGSSYSTEM

Damit der Körper Nährstoffe absorbieren und verwerten kann, wird die Nahrung vorher aufbereitet. Das Verdauungssystem besteht aus einem langen schlauchförmigen Haupttrakt, der vom Mund bis zum After reicht, und Verdauungsorganen. Diese Organe, wie Leber und Pankreas, Magen und Darm, sondern Verdauungssäfte ab, so dass die Nahrung im Verdauungstrakt immer weiter aufgespalten wird. Der Verdauungsprozess wird vom Gehirn gesteuert.

NAHRUNG UND VERDAUUNG

Seit Jahrhunderten werden Verdauungsstörungen durch diätetische Maßnahmen behandelt. Die traditionelle ayurvedische Medizin in Indien verordnet ein Joghurtgetränk zur Förderung der Verdauung, die chinesische Medizin Leinsamen gegen Verstopfung. Auch im Westen erkennt die Forschung seit einiger Zeit, dass Erkrankungen und Störungen des Verdauungssystems durch geeignete Nahrungsmittel erfolgreich behandelt oder auch vermieden werden können. So kann eine ballaststoffreiche Kost Beschwerden wie Verstopfung oder Reizdarm günstig beeinflussen und Dickdarmkrebs vorbeugen.

ESSEN FÜR DIE GESUNDHEIT

Für die Aufrechterhaltung einer gesunden Verdauung empfiehlt sich eine an Vollkornprodukten, Obst und Gemüsen reiche Kost.

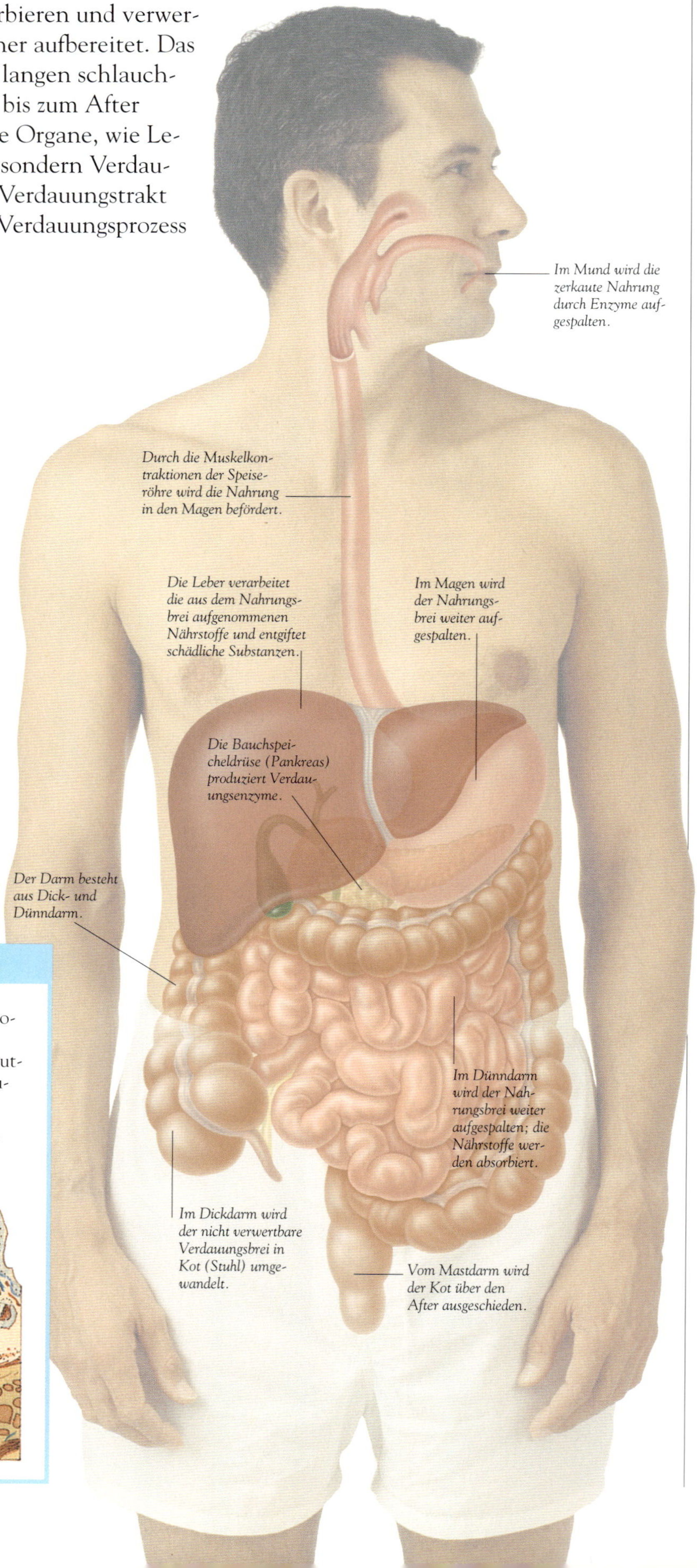

Im Mund wird die zerkaute Nahrung durch Enzyme aufgespalten.
Durch die Muskelkontraktionen der Speiseröhre wird die Nahrung in den Magen befördert.
Die Leber verarbeitet die aus dem Nahrungsbrei aufgenommenen Nährstoffe und entgiftet schädliche Substanzen.
Im Magen wird der Nahrungsbrei weiter aufgespalten.
Die Bauchspeicheldrüse (Pankreas) produziert Verdauungsenzyme.
Der Darm besteht aus Dick- und Dünndarm.
Im Dünndarm wird der Nahrungsbrei weiter aufgespalten; die Nährstoffe werden absorbiert.
Im Dickdarm wird der nicht verwertbare Verdauungsbrei in Kot (Stuhl) umgewandelt.
Vom Mastdarm wird der Kot über den After ausgeschieden.

WIE DER DÜNNDARM ARBEITET

Die innere Dünndarmwand ist mit Abermillionen winziger Ausstülpungen überzogen. Jede dieser Darmzotten (Villi) hat ihre eigenen Blutgefäße, über die die Nährstoffe aus der verdauten Nahrung in die Blutbahn gelangen.

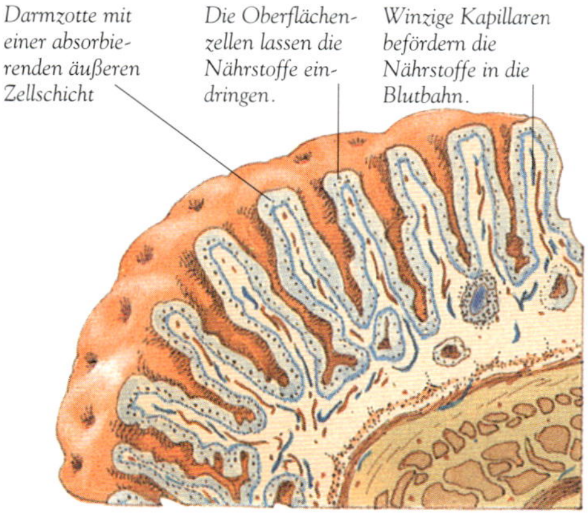

Darmzotte mit einer absorbierenden äußeren Zellschicht
Die Oberflächenzellen lassen die Nährstoffe eindringen.
Winzige Kapillaren befördern die Nährstoffe in die Blutbahn.

HEILENDE NAHRUNGSMITTEL

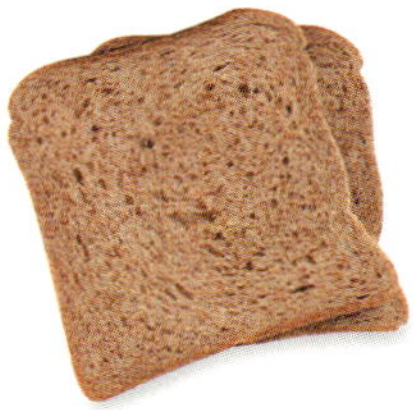

VOLLKORNBROT SEITE 98

Wirkung: Reich an unlöslichen Ballaststoffen, die den Stuhl andicken und seine Passage durch den Dickdarm erleichtern.
Anwendung: Entzündliche Darmerkrankungen, Hämorrhoiden, Verstopfung.
Nährstoffe: Kohlenhydrate.

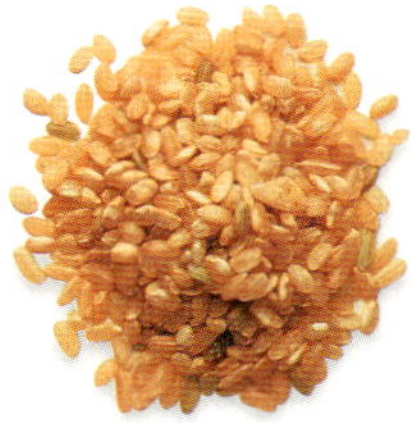

VOLLKORNGETREIDE SEITE 92

Wirkung: Unlösliche Ballaststoffe für bessere Stuhlkonsistenz.
Anwendung: Bei entzündlichen Darmerkrankungen, Hämorrhoiden, Verstopfung, Divertikulitis und Gallensteinen.
Nährstoffe: Kohlenhydrate, Protein, Vitamin B.

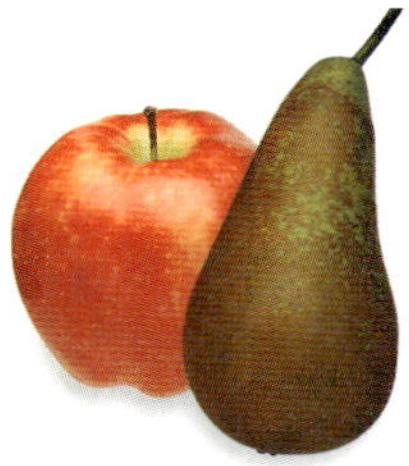

ÄPFEL UND BIRNEN SEITEN 74-75

Wirkung: Enthalten lösliche Ballaststoffe und den Zucker Sorbitol, der abführend wirkt.
Anwendung: Senkung der Cholesterinwerte, bei Gallensteinen.
Nährstoffe: Kohlenhydrate.

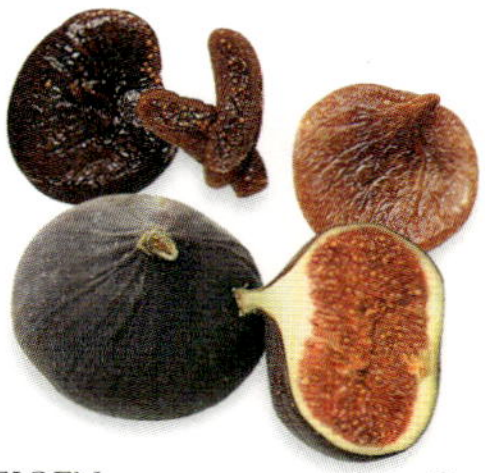

FEIGEN SEITE 80

Wirkung: Enthalten natürliche, reizarme Laxative zur Anregung der Darmtätigkeit.
Anwendung: Verstopfung, Divertikulitis und Hämorrhoiden.
Nährstoffe: Trockenfeigen enthalten Eisen, Kalium und Calcium.

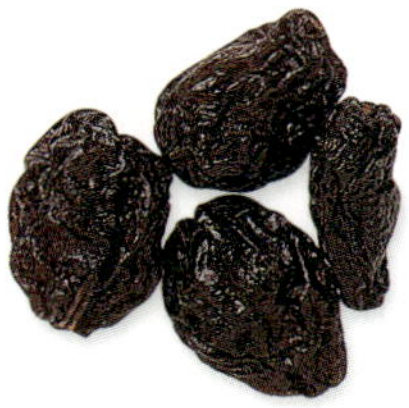

PFLAUMEN SEITE 79

Wirkung: Mild abführend dank des Vorhandenseins von Hydroxyphenylsatin, das die Darmpassage des Stuhls beschleunigt.
Anwendung: Bei Verstopfung.
Nährstoffe: Beta-Carotin, Calcium, Kalium, Selen.

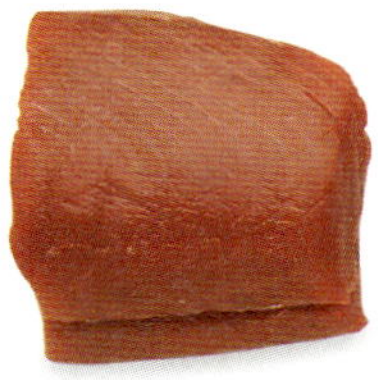

TUNFISCH SEITE 119

Wirkung: Enthält entzündungshemmende Omega-3-Fettsäuren.
Anwendung: Kann bei entzündlichen Darmerkrankungen wie Morbus Crohn und Divertikulitis helfen.
Nährstoffe: Vitamin D.

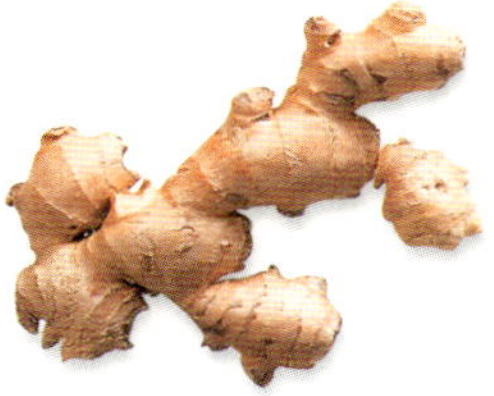

INGWER SEITE 114

Wirkung: Erleichterung bei morgendlicher Übelkeit und Reisekrankheit.
Anwendung: Gegen Übelkeit.
Nährstoffe: Abhängig von der Darreichungsform, z. B. als Ingwerlimonade oder Ingwergebäck.

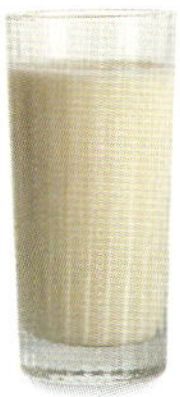

SOJAMILCH SEITE 60

Wirkung: Alternative zu Kuhmilch, da frei von Lactose.
Anwendung: Bei Blähungen wegen Lactose-Unverträglichkeit.
Nährstoffe: Zusätzliches Calcium und Protein.

WEITERE EMPFEHLENSWERTE NAHRUNGSMITTEL

KAROTTEN SEITE 56

Wirkung: Reich an Beta-Carotin, das geschädigte Magenschleimhäute günstig beeinflusst.
Anwendung: Peptische Geschwüre.
Nährstoffe: Beta-Carotin.

MEERFORELLE SEITE 118

Wirkung: Wertvolle Quelle an leicht verdaulichem Protein.
Anwendung: Divertikulitis, Übelkeit und generell als Aufbaukost nach Erkrankungen des Verdauungssystems.
Nährstoffe: Protein und Calcium.

BANANEN SEITE 90

Wirkung: Reich an Kalium.
Anwendung: Zum Ausgleich des Elektrolythaushalts nach Durchfall, vor allem bei entzündlichen Darmerkrankungen.
Nährstoffe: Kohlenhydrate, Magnesium, Kalium.

APRIKOSEN SEITE 76

Wirkung: Enthalten den langsam verdaulichen, Stuhlgang fördernden Zuckeralkohol Sorbitol.
Anwendung: Bei Verstopfung.
Nährstoffe: Vitamin C.

UNGEEIGNETE NAHRUNGSMITTEL

KOHLENSÄUREHALTIGE GETRÄNKE

Durch sprudelnde Getränke gelangt zusätzlich Luft in das Verdauungssystem. Das führt zu Blähungen und Winden im oberen Verdauungstrakt und verursacht ein Engegefühl durch knapp sitzende Kleidung sowie Schmerzen im Brustbereich. Stille Wasser und Säfte sind besser geeignet.

MILCHPRODUKTE

Bei Lactose-Unverträglichkeit sollte der Verzehr von Milchprodukten wie Milch, Joghurt, Quark oder Käse eingestellt oder wenigstens stark reduziert werden. Unverdauter Milchzucker gelangt in den Dickdarm, wo er Bakterien ernährt, die große Mengen an Gas produzieren.

HÜLSENFRÜCHTE

Hülsenfrüchte enthalten oft die Kohlenhydrate Raffinose und Stachyose. Sie gelangen weitgehend unverdaut in den Dickdarm, wo sie den Nährboden für Gas produzierende Bakterien bilden.

VOLLKORNPRODUKTE

Bei manchen Störungen des Verdauungstrakts wird faserreiche Nahrung empfohlen; in anderen Fällen verschlimmern die unlöslichen Ballaststoffe das Leiden. Bei Durchfall und manchen entzündlichen Darmerkrankungen empfiehlt sich eine vollkornarme Kost.

BESTIMMTE GEMÜSEARTEN

Topinambur enthält das unverdauliche Kohlenhydrat Inulin, das gewöhnlich unangenehme Winde verursacht. Manche Menschen verdauen Zwiebeln oder grüne Paprika schlecht, während andere keine Kohlrüben vertragen.

GENUSSMITTEL

Verzicht auf süße Nahrungsmittel und Genussmittel lindert Beschwerden durch peptische Geschwüre, Sodbrennen, Leberkrankheiten, Gallensteine, Hämorrhoiden und Übergewicht. Für eine gute Verdauung mehr oder weniger auf Gebratenes, tierische Fette, rotes Fleisch, Zucker, Salz, Gebäck, Weißbrot, Alkohol und Kaffee verzichten.

HAUPTNAHRUNGSMITTEL

FLEISCH
Seite 122

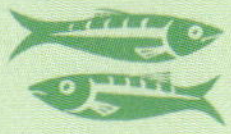

FISCH
Seiten 118–121

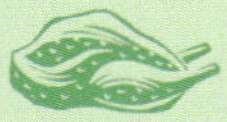

GEFLÜGEL
Seite 124

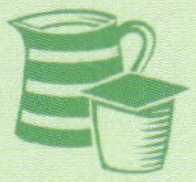

MILCHPRODUKTE
Seiten 126–128

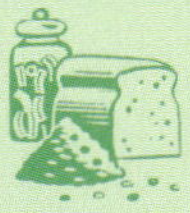

VOLLKORNGETREIDE
Seiten 92–99

SODBRENNEN

Sodbrennen entsteht, wenn große Mengen sauren Mageninhalts am oberen Magenmund (Kardia) wieder in die Speiseröhre zurückfließen (Reflux). Kleine Mengen von saurem Reflux sind normal und unschädlich, da sie durch den ständigen Speichelfluss in den Magen zurückgespült werden. Bei größerem und länger anhaltendem saurem Aufstoßen stellt sich Sodbrennen ein. Entzündung, Blutung, Verengung der Speiseröhre, Anämie und sogar Krebs können die Folge sein.

SYMPTOME: Sodbrennen wird meist als schmerzendes Brennen in Brustraum und Oberbauch beschrieben, was auf die Magensäure zurückzuführen ist. Die Mageninnenwand sondert Salzsäure ab, um die mit der Nahrung und den Getränken eingeschleusten Bakterien abzutöten. Damit die Salzsäure den Magen nicht angreift, ist er mit einer schützenden Schleimhautschicht ausgekleidet. Mund und Rachen verfügen über keinen solchen Schutz, weswegen es zu den Schmerzempfindungen beim Rückfluss des Speisebreis kommt. Gelangt dieser in den Mund, verbreitet er sauren Geschmack.

KONVENTIONELLE BEHANDLUNG: Die meisten Menschen behandeln Sodbrennen mit frei käuflichen oder rezeptpflichtigen Antazida. Diese Säure neutralisierenden Mittel enthalten meist Natrium, Aluminium, Calcium und Magnesium. Längerer Gebrauch von Antazida kann zu Mineralstoffstörungen führen.

EMPFEHLENSWERTE NAHRUNGSMITTEL

Mageres Fleisch, Fisch, Geflügel und fettarme Milchprodukte verfügen über viel Eiweiß, das den Tonus des oberen Magenmundes verbessert. Daher sollten die Mahlzeiten und Snacks etwas Protein enthalten, um diesen Bereich zu stabilisieren.

Vollkornflocken, Vollkornbrot und Naturreis sind reich an unlöslichen Ballaststoffen. Diese Stoffe reichern den Stuhl an und verhindern Verstopfung, so dass sich kein Druck auf den Dickdarm aufbauen kann. Ein solcher Druck wird nach oben an den Magen weitergegeben und kann den Magenmund gewaltsam öffnen. Saures Aufstoßen und Sodbrennen sind die Folge. Bei vermehrtem Genuss von Vollkornprodukten muss die tägliche Flüssigkeitsmenge auf sechs bis acht Tassen erhöht werden, damit der Stuhl weich bleibt.

Apfelessig ist hilfreich, wenn er mit Wasser vermischt während der Mahlzeiten in kleinen Schlucken getrunken wird. Nehmen Sie einen Esslöffel Apfelessig auf ein Glas Wasser.

FALLBEISPIEL

Katja Jung, 34, litt in den letzten Schwangerschaftsmonaten an Sodbrennen, da das Baby ihren Magen aus seiner ursprünglichen Lage verdrängt hatte. Saurer Mageninhalt floss bis zum Rachenraum zurück. Ihre Ärztin empfahl, statt der üblichen drei täglich fünf kleine Mahlzeiten zu sich zu nehmen, um den Magen nicht zu überfüllen. Katja Jung begann also mit einem leichten Frühstück, gefolgt von einem Toast-Snack am Spätvormittag. Das Mittagessen bestand aus Suppe und Brot, der Snack am Nachmittag aus Joghurt mit Obst. Zum Abendessen gab es eine kleine Schüssel Nudeln mit Fleisch-Tomaten-Sauce und Salat. Anstelle von Colagetränken und Kaffee trank sie Ingwertee. Nach der Entbindung verschwand das Sodbrennen.

UNGEEIGNETE NAHRUNGSMITTEL

Gebratenes, fettes Fleisch, Pasteten, Kuchen, Gebäck, Margarine, Butter, Öl und Sahne scheinen den Magenmund zu schwächen.

Pfefferminze als Tee und in Süßigkeiten entspannt nach einer Mahlzeit die glatte Muskulatur des Mageneingangsbereichs und fördert damit den Reflux.

Kaffee, Tee und Colagetränke enthalten Koffein, das zusätzlich die Säureproduktion anregt und den Mageneingang schwächt.

Schokolade enthält das dem Koffein verwandte Methylxanthin, das ebenfalls schwächend wirkt. Menschen mit saurem Aufstoßen sollten nach dem Abendessen Schokoladengetränke vermeiden.

Obst- und Gemüsesäfte können die Rachenschleimhaut irritieren, wenn sie durch chronisches Sodbrennen bereits geschädigt ist.

Zwiebeln und Knoblauch können den Tonus des Mageneingangs schwächen.

WEITERE MASSNAHMEN

- ❑ Alkohol schwächt den Mageneingang und verstärkt Sodbrennen.
- ❑ Große Mahlzeiten sollten, besonders während der Schwangerschaft, möglichst vermieden werden. Der heranwachsende Fetus schiebt den Magen aus seiner Position, so dass saurer Mageninhalt bis in den Rachen aufsteigen kann.
- ❑ Übergewicht kann den Magen aus seiner Ursprungslage verdrängen und den Mageninhalt nach oben schieben.
- ❑ Mahlzeiten sind langsam zu essen und gut zu kauen. Wählen Sie eine ruhige Umgebung.
- ❑ Nach dem Essen nicht nach vorn beugen oder hinlegen, da dies den Reflux fördert.

Siehe auch Anämie, S. 160; Verstopfung, S. 175

PEPTISCHE GESCHWÜRE (ULCUS PEPTICUM)

HAUPTNAHRUNGSMITTEL

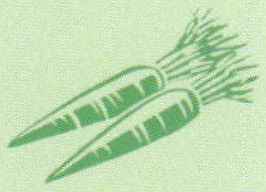
KAROTTEN
Seite 56

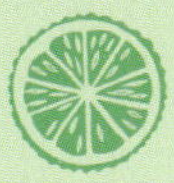
ZITRUSFRÜCHTE
Seiten 86–88

FLEISCH
Seite 122

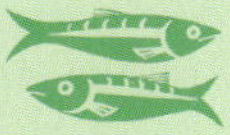
FISCH
Seiten 118–121

NÜSSE UND SAMEN
Seiten 100–105

Bei Magen- und Zwölffingerdarmgeschwüren (peptischem Geschwür) handelt es sich ursprünglich um Schleimhautverletzungen im Magen-Darm-Trakt. Diese entstehen durch Störung zwischen Verdauungssäften und Schleimhaut. Die Geschwüre können auch durch Aspirinmissbrauch oder das Bakterium *Helicobacter pylori* ausgelöst werden.

SYMPTOME: Die Skala reicht von leichten Beschwerden über brennende Oberbauchschmerzen bis hin zu Erbrechen und Gewichtsverlust.

KONVENTIONELLE BEHANDLUNG: Symptombekämpfung mit Antibiotika oder Medikamenten, die die Menge an Magensäure und dem Enzym Pepsin vermindern.

EMPFEHLENSWERTE NAHRUNGSMITTEL

Karotten, rote Paprika und Aprikosen sind reich an Beta-Carotin, das die Magen- und Darmwandheilung fördert.
Zitrusfrüchte und Paprika enthalten viel Vitamin C, das weiteren Schäden vorbeugt.
Rotes Fleisch, Meeresfrüchte (z.B. Austern) und Vollkornflocken unterstützen den Heilungsprozess.
Seefisch, Nüsse und Samen enthalten essenzielle Fettsäuren, die den Verdauungstrakt schützen.
Fleisch, Milch und Kartoffeln liefern Vitamin B_6, das bei Menschen mit Geschwüren oft fehlt.
Nüsse, Eier, Vollkornflocken, Avocados und grünblättriges Gemüse verfügen über Vitamin E.

UNGEEIGNETE NAHRUNGSMITTEL

Gebratenes, Alkohol, Kaffee, Tee und Colagetränke führen zur Säureüberproduktion im Magen.
Eingelegtes Gemüse, schwarzer Pfeffer, Gewürze, Chilis und Senf irritieren die Magenschleimhaut.
Milch neutralisiert zeitweilig die Säureabsonderungen, erhöht aber letztendlich den Säurespiegel.
Salz und Sojasoße können in großen Mengen genossen zu Geschwürbildung führen.

WEITERE MASSNAHMEN

- Essen Sie regelmäßig. Vermeiden Sie große Mahlzeiten, da diese die Säureproduktion anregen.
- Das Rauchen sollte aufgegeben werden, denn es erhöht die Säureproduktion.

Siehe auch Verdauungssystem, S. 168

MUNDGERUCH

HAUPTNAHRUNGSMITTEL

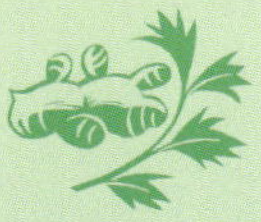
KRÄUTER
Seite 108

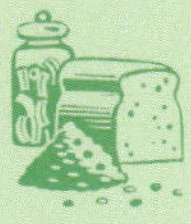
VOLLKORNGETREIDE
Seiten 92–99

Schlechter Atem *(Foetor ex ore)* kann durch ungenügende Zahnhygiene, kariöse Zähne, Zahnsteinbildung, entzündetes Zahnfleisch oder Abszesse im Mundraum bedingt sein. Andere Ursachen sind Verstopfung oder Nasennebenhöhlenentzündungen. In manchen Fällen liegt auch eine Krankheit vor, z.B. Nieren- oder Leberstörungen oder nicht kontrollierter Diabetes.

KONVENTIONELLE BEHANDLUNG: Liegt keine Grunderkrankung vor, kann Mundgeruch durch vernünftige Essensgewohnheiten und gründliche Mundhygiene beseitigt werden. Viele Mundwässer tilgen nicht nur Gerüche, sondern auch Bakterien. Ist die Ursache jedoch unbekannt und die Störung nicht einfach zu beseitigen, sollte ärztlicher Rat eingeholt werden.

EMPFEHLENSWERTE NAHRUNGSMITTEL

Frische Petersilie, nach den Mahlzeiten gekaut, kann Mundgeruch beseitigen. Ähnliche Wirkung haben frischer Thymian, Minze und Estragon.
Frischer Dill, Koriander oder Kardamom zeitigen, nach Mahlzeiten gekaut, den gleichen Effekt.
Vollkornbrot, Naturreis und Vollkornnudeln beseitigen bei regelmäßigem Verzehr Verstopfung und somit Mundgeruch.

UNGEEIGNETE NAHRUNGSMITTEL

Süßigkeiten, süße Getränke, Kuchen und Gebäck sind zu meiden, da sie Karies und Mundhöhlenentzündungen verursachen können.
Knoblauch, Zwiebeln und gewürzte Nahrungsmittel führen zu unangenehmem Mundgeruch.

WEITERE MASSNAHMEN

- Trinken Sie täglich mindestens sechs bis acht Glas Wasser, das hält den Mund feucht, verhindert Verstopfung und schwächt Mundgeruch ab.
- Die Zahnhygiene wird verbessert, wenn nach den Mahlzeiten zuckerfreier Kaugummi gekaut wird, der die natürliche Anti-Karies-Substanz Xylitol enthält.
- Putzen Sie regelmäßig Zähne und Zunge zur Verbesserung der Mundhygiene.
- Das Rauchen sollte aufgegeben werden, da es den Atem zusätzlich verschlechtert.

Siehe auch Zahnfleischerkrankungen, S. 206

GALLENSTEINE

HAUPTNAHRUNGSMITTEL

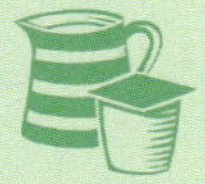

MILCHPRODUKTE
Seiten 126–128

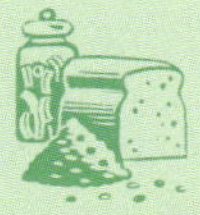

VOLLKORNGETREIDE
Seiten 92–99

OBST
Seiten 72–91

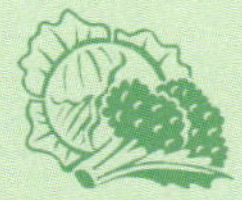

GEMÜSE
Seiten 42–71

Gallensteine sind harte Kongremente aus Cholesterin, Calcium oder Galle in der Gallenblase oder im Gallengang. Entdeckt werden sie meist erst, wenn sie groß genug sind, um Schmerzen zu bereiten. Das Leiden ist in der westlichen Welt verbreitet und trifft doppelt so viele Frauen wie Männer. Starkes Übergewicht erhöht die Neigung dazu.

SYMPTOME: Die Skala reicht von leichten Bauchbeschwerden bis zu starken Schmerzen und Erbrechen. Nach fettreichen Mahlzeiten kommt es zu Blähungen, Blähbauch und Beschwerden. Der Stuhl kann gelblich verfärbt sein.

KONVENTIONELLE BEHANDLUNG: Eine Ernährungsberatung soll die Beschwerden erleichtern helfen und weiteren Gallensteinen vorbeugen. Bei großen Beschwerden bedarf es einer operativen Entfernung der Steine oder Gallenblase.

EMPFEHLENSWERTE NAHRUNGSMITTEL

Fettarme, ballaststoffreiche Ernährung mit viel Gemüse vermag Gallensteinen vorzubeugen. Das Leiden kommt bei Fleischessern doppelt so oft vor wie bei Vegetariern.
Fettarme Milch und fettarmer Joghurt sind günstig.
Vollkornbrot, Vollkornnudeln und Naturreis sind raffinierten Produkten vorzuziehen.
Äpfel, Birnen, Hafer und Hülsenfrüchte enthalten lösliche Ballaststoffe, die hohe Cholesterinwerte im Blut senken und Gallensteinen vorbeugen.
Gemüse und Obst verstärkt essen.
Artischocken enthalten die Cholesterin senkende Substanz Cynarin.

UNGEEIGNETE NAHRUNGSMITTEL

Gebratenes, Gebäck und Nahrungsmittel wie Wurst und Frikadellen enthalten tierisches Fett.
Vollmilchprodukte, wie Butter und Käse, sowie Öle sind durch fettarme Produkte zu ersetzen.

WEITERE MASSNAHMEN

- Wer abnehmen möchte, sollte nicht fasten, da fehlende Mahlzeiten die Gallenblase inaktivieren. Das Frühstück ist wichtig, denn die nachts fehlende Nahrung erhöht das Risiko für eine Cholesterinsteinbildung in der Gallenblase.

Siehe auch Fettsucht, S. 178

ENTZÜNDLICHE DARMERKRANKUNGEN

HAUPTNAHRUNGSMITTEL

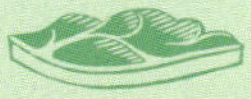

FLEISCH
Seite 122

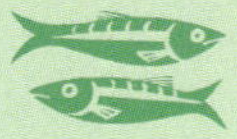

FISCH
Seiten 118–121

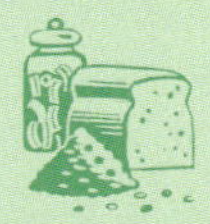

VOLLKORNGETREIDE
Seiten 92–99

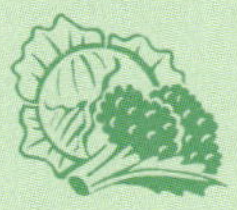

GRÜNGEMÜSE
Seiten 44–51

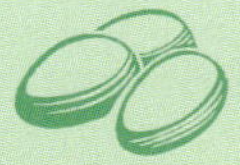

EIER
Seite 129

Chronisch entzündliche Prozesse im Darm (z. B. Morbus Crohn oder Colitis ulcerosa) werden unter dem Sammelbegriff entzündliche Darmerkrankungen zusammengefasst. Morbus Crohn kann jeden Abschnitt des Verdauungstrakts betreffen, Colitis ulcerosa dagegen nur den Dickdarm. Die Leiden werden oft durch Nahrungsmittelunverträglichkeiten ausgelöst.

SYMPTOME: Morbus Crohn führt zu Durchfällen, Schmerzen im Unterbauch, Gewichtsverlust, Blähungen, Fieber und Anämie. Colitis ulcerosa verursacht blutige Durchfälle, Unterleibskrämpfe, Gewichtsverlust und oft Fieber.

KONVENTIONELLE BEHANDLUNG: Meist werden Schmerztabletten, entzündungshemmende Medikamente und Ernährungsratschläge gegeben. In schweren Fällen ist eine Operation nötig.

EMPFEHLENSWERTE NAHRUNGSMITTEL

Fleisch, Geflügel, Fisch und Milchprodukte enthalten hochwertiges, leicht verdauliches Eiweiß. Sie sind besonders bei den durch das Leiden bedingten Gewichtsverlusten geeignet.
Vollkornbrot, Grüngemüse und mit Folsäure angereicherte Frühstücksflocken beseitigen bestehende Folat-Mängel. Mit Folsäure angereicherte Präparate können angesagt sein.
Eier und fettreicher Seefisch liefern Vitamin D, das bei entzündlichen Darmerkrankungen wegen eines Gallensalzmangels wenig vorhanden ist. Fettreicher Seefisch enthält entzündungshemmende essenzielle Fettsäuren.
Fruchtsäfte, Obst und Gemüse liefern Kalium, das bei Durchfällen ausgeschieden wird.
Nüsse, Samen, Milchprodukte und angereicherte Sojaprodukte liefern Calcium, das bei Durchfällen ungenügend aufgenommen wird.

UNGEEIGNETE NAHRUNGSMITTEL

Vollkornnahrung enthält viele unlösliche Ballaststoffe, die in manchen Fällen Durchfall hervorrufen.

WEITERE MASSNAHMEN

- Fischöl-Präparate reduzieren die Beschwerden.

Siehe auch Nicht allergische Nahrungsmittelintoleranzen, S. 211

HAUPTNAHRUNGSMITTEL

GEMÜSE
Seiten 42–71

OBST
Seiten 72–91

FLEISCH
Seite 122

ÖLE
Seite 106

REIZKOLON

Dieser Symptomkomplex stellt eine der häufigsten Darmstörungen dar. Die Ursachen sind kaum bekannt, können aber von einer Störung der für den Darm zuständigen Nervenfunktionen herrühren. Reizkolon wird meist ausgelöst durch Stress, Nahrungsmittelintoleranzen, Bauchoperationen, Antibiotika und Hormonumstellungen während des Menstruationszyklus.

SYMPTOME: Möglich sind Bauchschmerzen, Blähungen, Blähbauch und Wechsel zwischen Durchfall und Verstopfung. Erleichterung durch Stuhlgang oder Abgang von Winden.

KONVENTIONELLE BEHANDLUNG: Medikamente, die die Zeit der Darmpassage verkürzen, können Durchfällen entgegenwirken. Krampflösende Mittel lindern Schmerzen. Fachärzte nehmen an, dass Nahrungsintoleranzen zu Grunde liegen und empfehlen die Eliminationsdiät *(siehe S. 245)*.

EMPFEHLENSWERTE NAHRUNGSMITTEL

Obst und Gemüse liefern Vitamine, Mineralstoffe, Spurenelemente und lösliche Ballaststoffe.
Fruchtsäfte, die *Lactobacillus plantarum* enthalten, können dem Dickdarm beim Aufbau physiologischer Bakterien helfen. Dies empfiehlt sich, wenn Milch- und Milchproduktintoleranz vorliegt.
Mageres Fleisch und weißfleischiger Fisch sind eine wertvolle Eiweißquelle und werden bei Reizkolon und Nahrungsintoleranzen meistens gut vertragen.
Olivenöl und Färberdistelöl sind anderen Fetten und Ölen vorzuziehen.
Sojamilch ist ein guter Kuhmilchersatz.

UNGEEIGNETE NAHRUNGSMITTEL

Menschen mit Reizkolon vertragen oft weder Milchprodukte noch gewisse Getreide (z. B. Weizen). Hier hilft die Eliminationsdiät *(siehe S. 245)*. Gehen Sie zu einer Ernährungsberatung.
Kichererbsen, rote Kidneybohnen, Linsen und Erbsen, Äpfel, Trauben und Rosinen sind Symptomauslöser.
Rosenkohl, Blumenkohl und andere Kohlarten können die Beschwerden verschlimmern.
Fleischkonserven, Speck, Wurst, Räucherfisch und Meeresfrüchte sollten 14 Tage lang gemieden werden. Prüfen Sie, ob sich die Beschwerden bessern.

WEITERE MASSNAHMEN

- Reizkolon hängt oft mit Stress zusammen. Änderung des Lebensstils, Psychotherapie, Hypnotherapie, Entspannungsübungen und Bewegung sind sehr hilfreich.
- Regelmäßiges und abwechslungsreiches Essen ist wichtig.
- Bei menstruationsbedingtem Reizkolon helfen Präparate mit Nachtkerzenöl.

Siehe auch Nicht allergische Nahrungsmittelintoleranzen, S. 211

ERNÄHRUNGSPLAN FÜR REIZKOLON

Von Reizkolon betroffene Menschen wissen meist um die für sie bekömmlichen bzw. nicht bekömmlichen Nahrungsmittel. Der folgende Ernährungsplan bietet einige Vorschläge für Mahlzeiten und Snacks, die erfahrungsgemäß von den meisten Betroffenen gut vertragen werden.

FRÜHSTÜCK

Cornflakes mit zerdrückter Banane und Mager- oder Sojamilch

◆

Glas Fruchtsaft
Pochiertes Ei auf Roggentoast

◆

Glas Orangensaft
Bioaktiver Joghurt und Obstsalat mit gehackten, gerösteten Mandeln

LEICHTE MAHLZEIT

Gebackene Kartoffel mit Tunfisch
Apfel und Birne

◆

Roggensandwich mit Schinken und Tomate
Sojajoghurt

◆

Reiswaffeln mit Hummus und Salat
Große Banane

HAUPTMAHLZEIT

Lachssteak mit grünem Blattsalat
Orangensorbet

◆

Pilzrisotto mit gedämpften Zucchini und grünen Bohnen
Fruchtkompott

◆

Lammbraten mit gebackener Kartoffel und honigglasierten Karotten
Pfirsich und Birne

SNACKS

Reiswaffeln

◆

Roggenknäckebrot

◆

Haferkekse

◆

Banane

◆

Bioaktiver Joghurt

◆

Weizenfreie Pfannkuchen

HAUPTNAHRUNGSMITTEL

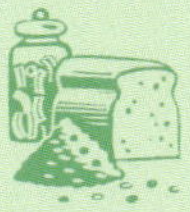

VOLLKORNGETREIDE
Seiten 92–99

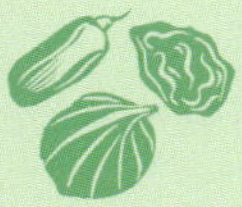

TROCKENOBST
Seiten 79–80

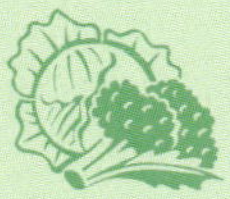

GEMÜSE
Seiten 42–71

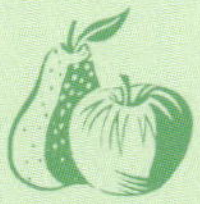

OBST
Seiten 72–91

DIVERTIKULITIS

Diese häufige Darmkrankheit ist meist eine Folge langandauernder Verstopfung. Druck im Darm und Überdehnung bei der Passage des harten Stuhls führen dazu, dass sich schwache Darmwandbereiche nach außen stülpen und sackförmige Divertikel bilden. Wenn sich diese Ausstülpungen infizieren und entzünden, spricht man von Divertikelentzündung oder Divertikulitis. Erste Anzeichen dieses Leidens lassen sich bei 15 Prozent der Menschen ab dem 50. Lebensjahr feststellen.

SYMPTOME: Die Skala reicht von kolikartigen Bauchschmerzen mit Übelkeit über Blähungen, Fieber bis hin zu verändertem Darmverhalten. Divertikulitis kann zu Blutungen, Abszessen und zu Darmdurchbruch führen.

KONVENTIONELLE BEHANDLUNG: Früher wurde Divertikulitis durch Ruhigstellung des Darms mittels ballaststofffreier Diät behandelt. Heute ist bekannt, dass gerade der Mangel an Ballaststoffen mit die Ursache ist. Verordnet werden Bettruhe, schmerzlindernde Mittel und Antibiotika. Blutungen, Abszesse und Durchbrüche machen Operationen notwendig.

EMPFEHLENSWERTE NAHRUNGSMITTEL

Vollkornbrot, Vollkornnudeln und Naturreis sind raffinierten Produkten vorzuziehen. Die im vollen Korn vorhandenen unlöslichen Ballaststoffe reichern den Stuhl an und verringern den Darmdruck.

Pflaumen enthalten Hydroxyphenylisatin, einen Stoff, der die glatte Muskulatur der Darmwand stimuliert. Die Geschwindigkeit der Darmkontraktionen wird erhöht und Verstopfung verhindert.

Feigen halten den Darm in Bewegung und sind eine sinnvolle Nahrungsergänzung.

Gemüse und Obst aller Art liefern Ballaststoffe, die für die Bewegung des Darminhalts sorgen und Verstopfung verhindern.

UNGEEIGNETE NAHRUNGSMITTEL

Raffinierte Nahrungsmittel wie Brot, Kuchen und Gebäck aus Weißmehl enthalten kaum Ballaststoffe.

Rotes Fleisch führt nachweislich zu einer stärkeren Entwicklung von Divertikulitis, da es die Darmwand schwächt.

WEITERE MASSNAHMEN

❑ Trinken Sie täglich mindestens sechs Glas Wasser. Eine stark mit unlöslichen Ballaststoffen angereicherte Nahrung führt ohne größere Flüssigkeitsmenge zu hartem Stuhl.

❑ Regelmäßige körperliche Aktivitäten (z.B. Gehen, Schwimmen) halten den Darm in Bewegung.

❑ Divertikulitis scheint wegen der höheren Ballaststoffaufnahme bei Vegetariern nicht so häufig aufzutreten wie bei Fleischessern. Diese sollten sich mehr vegetarisch orientieren.

Siehe auch Blähungen, S. 176; Übelkeit, S. 180

ERNÄHRUNGSPLAN BEI DIVERTIKULITIS

Durch langsame Ernährungsumstellung kann einer Verstopfung und damit der Divertikulitis gut entgegengewirkt werden. Vollkornbrot, Vollkornnudeln, Vollkornflocken sind weißen, raffinierten Produkten vorzuziehen. Zudem ist wichtig, auch die tägliche Flüssigkeitsmenge zu erhöhen.

FRÜHSTÜCK

Kleieflocken mit gehackten Datteln, Frischkäse und entrahmter Milch
Glas Orangensaft

◆

Rosa Grapefruit
Getoastetes Vollkornbrötchen mit pochiertem Ei

◆

Schälchen Müsli mit Erdbeeren und entrahmter Milch
Glas Apfelsaft

LEICHTE MAHLZEIT

Salat aus Vollkornweizennudeln mit zerpflücktem Tunfisch und Zuckermais
Frische Pflaumen oder Kirschen

◆

Roggenbrot mit fettarmem Frischkäse und Pfirsichscheiben
Fruchtjoghurt mit Banane

◆

Vollkornbrötchen mit Putenschinken, Tomate und Salat
Ananas mit Frischkäse

HAUPTMAHLZEIT

Überbackener Blumenkohl auf Vollkornbrot
Eis mit gebackener Birne

◆

Pfannengerührtes Gemüse mit roter Paprika und Cashewkernen, Vollkornreis
Pflaumen und Joghurt

◆

Püree-Hackfleisch-Gratin mit Ofenkartoffel und grünen Bohnen
Mango-Meringue mit Frischkäse

SNACKS

Getrocknete Feigen und Pflaumen

◆

Vollkornknäckebrot

◆

Vollkornteegebäck mit oder ohne Obst

◆

Vollkornmuffins mit zerdrückter Banane

◆

Scheibe Vollkornbrot

VERSTOPFUNG

HAUPTNAHRUNGSMITTEL

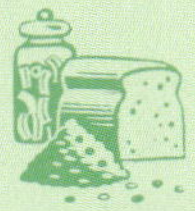

VOLLKORNGETREIDE
Seiten 92–99

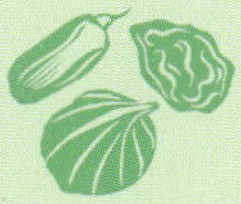

TROCKENOBST
Seiten 79–80

OBST
Seiten 72–91

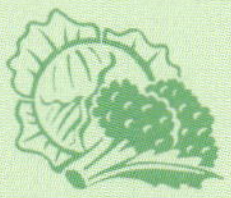

GEMÜSE
Seiten 42–71

Verstopfung ist die verlangsamte Stuhlpassage durch den Dickdarm auf Grund harten, trockenen Stuhls. Zwei Gründe sind dafür ausschlaggebend: Erstens die ständige Missachtung von Körpersignalen für eine Stuhlentleerung (besonders bei älteren Menschen); zweitens der Konsum hochraffinierter, sehr ballaststoffarmer Nahrung.

SYMPTOME: Hauptsymptome sind Beschwerden beim Stuhlgang.

KONVENTIONELLE BEHANDLUNG: Abführmittel, Gleitmittel, Zäpfchen und Klistiere sind einige der medizinischen Maßnahmen.

EMPFEHLENSWERTE NAHRUNGSMITTEL

Wenn ernsthafte medizinische Gründe ausgeschlossen wurden, können Ernährungsmaßnahmen voll greifen.

Vollkornbrot, Vollkornnudeln und Vollkornfrühstücksflocken spielen für eine ballaststoffreiche Ernährung eine zentrale Rolle.

Getrocknete, essfertige Pflaumen stimulieren die Dickdarmwände direkt und setzen eine verstärkte Kontraktion der Darmmuskulatur in Gang.

Feigen liefern Ballaststoffe und sind bekannt als Mittel gegen Verstopfung.

Äpfel, sonstiges Obst und Gemüse liefern Ballaststoffe, halten den Darminhalt in Bewegung und verhindern Verstopfung.

UNGEEIGNETE NAHRUNGSMITTEL

Raffinierte Weißmehlprodukte (z. B. Weißbrot) sind arm an Ballaststoffen.

WEITERE MASSNAHMEN

- Zur Vermeidung von Verstopfung bedarf es täglich mindestens sechs Glas Wasser oder anderer Flüssigkeiten.
- Flohsamenschalen wirken, mit kochendem Wasser aufgegossen, als ballaststoffreiches, den Darm schmierendes Abführmittel.
- Sanfte Bauchmassage stimuliert den Darm.
- Regelmäßige Bewegung (z. B. Schwimmen, Gehen) können das Leiden lindern.
- Wenn Depressionen die Ursache sind, kann Johanniskraut helfen.

Siehe auch Divertikulitis (gegenüber); Ballaststoffe, S. 14

HÄMORRHOIDEN

HAUPTNAHRUNGSMITTEL

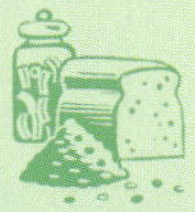

VOLLKORNGETREIDE
Seiten 92–99

ZITRUSFRÜCHTE
Seiten 86–88

FLEISCH
Seite 122

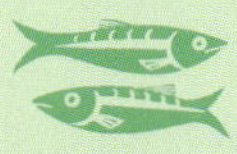

FETTER SEEFISCH
Seite 118

Hämorrhoiden sind erweiterte Venen in der Afterschleimhaut. Dieses häufige Leiden geht meist Hand in Hand mit einer ballaststoffarmen Ernährung und unzureichender Flüssigkeitsaufnahme. Angestrengtes Pressen von kleinem, hartem Stuhl erhöht den Druck auf den Darm und verlangsamt dadurch den Blutfluss in den Venen rund um den After. Häufiges starkes Pressen führt zu Venenerweiterungen, den Hämorrhoiden.

SYMPTOME: Hämorrhoiden verursachen teils Schmerzen, teils Juckreiz. Auf der Stuhloberfläche kann hellrotes Blut sichtbar sein.

KONVENTIONELLE BEHANDLUNG: Bei richtiger Ernährung kann sich das Leiden verbessern. Verschiedene Ballaststoffe helfen bei Verstopfung. In schweren Fällen empfiehlt sich eine Operation.

EMPFEHLENSWERTE NAHRUNGSMITTEL

Vollkornbrot, Vollkornnudeln, Naturreis, Hafer, Hülsenfrüchte und Äpfel sind reich an Ballaststoffen, die die Stuhlmenge erhöhen und Verstopfung verhindern.

Zitrusfrüchte, Feigen, Pflaumen, Beeren und Hülsenfrüchte sollten bei blutenden Hämorrhoiden regelmäßig gegessen werden.

Fleisch und fettreicher Seefisch liefern viel Häm-Eisen *(siehe S. 116),* das die Aufnahme von Eisen aus Hülsenfrüchten und Gemüsen verbessert.

UNGEEIGNETE NAHRUNGSMITTEL

Weißer Reis, weiße Nudeln, weißes Brot sind durch Vollkornprodukte zu ersetzen.

Kuchen, Gebäck, Süßigkeiten und Schokolade enthalten fast keine Ballaststoffe und sind zu meiden.

WEITERE MASSNAHMEN

- Der Abbau von Übergewicht mindert den inneren Druck auf den Darm und die Hämorrhoiden.
- Vermeiden Sie längeres Stehen oder Sitzen, dies verschlimmert die Beschwerden.
- Machen Sie leichte Körperübungen, und vermeiden Sie schwere körperliche Arbeit.
- Die tägliche Trinkmenge sollte mindestens sechs Glas oder 1,5 Liter Flüssigkeit betragen.

Siehe auch Ballaststoffe, S. 14

HAUPTNAHRUNGSMITTEL

BANANEN
Seite 90

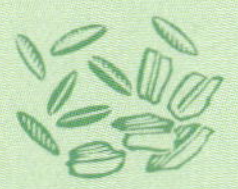

REIS
Seite 94

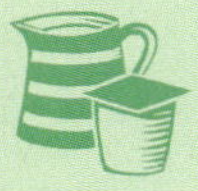

BIO-JOGHURT
Seite 128

DURCHFALL

Auslöser für Durchfall sind Angst, bakterielle, virale und sonstige Infektionen, aber auch Nahrungsintoleranzen, Darmerkrankungen, hormonelle Störungen, übermäßiger Genuss von Sorbitol, Fruchtzucker oder Ballaststoffen. Bei schwerem Durchfall kommt es zu großen Ausschwemmungen von Wasser und Absenkung des Natrium-, Kalium-, Calcium- und Magnesiumspiegels. Langfristig wird die Nährstoffaufnahme gestört.

SYMPTOME: Zusätzlich können Benommenheit, Überempfindlichkeit, Muskelkrämpfe, Kopfschmerzen, Fieber und Ohnmacht auftreten.

KONVENTIONELLE BEHANDLUNG: Akuter Durchfall geht meist ohne Behandlung vorüber. Chronischer Durchfall als Folge einer Grundkrankheit muss behandelt werden.

EMPFEHLENSWERTE NAHRUNGSMITTEL

Obst- und Gemüsesäfte sind zu verdünnen, wodurch Flüssigkeit zugeführt, Kalium ersetzt und sonstige Nährstoffe aufgenommen werden. Gemüsesuppen und gedämpftes Obst sind leicht verdaulich und führen Kalium zu, Suppen auch Natrium.

Bananen sind gut verträglich und kaliumreich.

Weißer Reis, weiße Nudeln und Reispudding enthalten wenige unlösliche Ballaststoffe, führen also Energie zu, ohne den Dickdarm allzu sehr in Bewegung zu versetzen.

Bio-Joghurt ergänzt die durch den Durchfall verlorenen physiologischen Bakterien. Er liefert auch Protein, Kohlenhydrate und Calcium.

UNGEEIGNETE NAHRUNGSMITTEL

Tee, Kaffee und Colagetränke enthalten Koffein und wirken diuretisch. Sie sollten nach Durchfall mindestens 48 Stunden nicht getrunken werden.

Sonstige Nahrungsmittel, die unverträglich sind, sollten vom Speiseplan gestrichen werden.

Süßigkeiten und Getränke, die Sorbitol und Manitol enthalten, beschleunigen die Darmaktivität und sollten bei Durchfall möglichst gemieden werden.

WEITERE MASSNAHMEN

- ❑ Trinken Sie sehr viel Wasser.
- ❑ Zink-Präparate bei chronischem Durchfall.
- ❑ Täglich nicht mehr als 6 g Vitamin C.

Siehe auch Infektionen, S. 212

HAUPTNAHRUNGSMITTEL

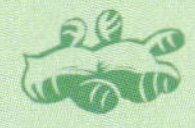

INGWER
Seite 114

SAMEN
Seiten 103–105

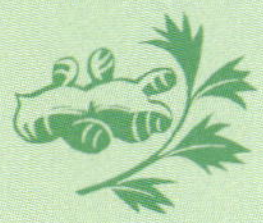

KRÄUTER
Seite 108

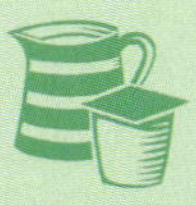

BIO-JOGHURT
Seite 128

BLÄHUNGEN

Wenn Bakterien unverdaute Proteine und Kohlenhydrate im Dickdarm verarbeiten, entstehen extrem viele Gase oder Winde. Mehr als 250 verschiedene Darmgase werden in Form von Flatus (Wind) vom Körper abgegeben. Diese Gase setzen sich zu 99 Prozent aus Stickstoff, Sauerstoff, Wasserstoff, Kohlendioxid und Methan zusammen.

SYMPTOME: Blähungen verursachen Blähbauch und Bauchbeschwerden, die oft nur durch Abgehen der Winde erleichtert werden.

KONVENTIONELLE BEHANDLUNG: Fehlen andere Symptome, beschränkt sich die Behandlung meist auf Ratschläge für Ernährung und Lebensstil.

EMPFEHLENSWERTE NAHRUNGSMITTEL

Rosmarin, Salbei, Thymian und Fenchel helfen bei der Verdauung und sollten mit blähenden Gemüsen (Rosenkohl, Weißkraut, Hülsenfrüchten) gegessen werden.

Zimt löst Krämpfe, wirkt antimikrobiell und vermindert Blähungen.

Kümmel und Fenchelkörner sind dank ihrer beruhigenden Wirkung auf das Verdauungssystem ebenfalls empfehlenswert.

Kamillentee wirkt entzündungshemmend und lindert Blähungen.

Bio-Joghurt unterstützt die für die Verdauung wichtigen physiologischen Bakterien.

Pfefferminztee entspannt den Dickdarm und lindert Blähungen.

UNGEEIGNETE NAHRUNGSMITTEL

Hülsenfrüchte enthalten Kohlenhydrate wie Stachyose und Raffinose, die die Bakterien im Darm zur Gasproduktion anregen. Topinambur enthält Inulin, das ähnlich wirkt.

Kohlrüben, Rosenkohl, Weißkraut und Zuckermais verursachen extrem viele Winde.

Sorbitol, ein Süßstoff, ist schwer verdaulich und produziert bei vielen Menschen Darmgase.

WEITERE MASSNAHMEN

- ❑ Bewegung verhindert, dass das Gas im Dickdarm verbleibt und Beschwerden verursacht.
- ❑ Bauchmassage löst die Gase.

Siehe auch Blähbauch, S. 179

HAUPTNAHRUNGSMITTEL

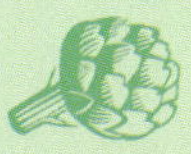
ARTISCHOCKEN *Seite 48*

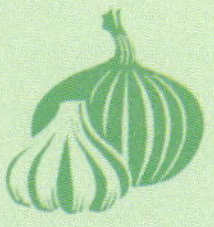
KNOBLAUCH *Seite 66*

ÄPFEL UND BIRNEN *Seiten 74–75*

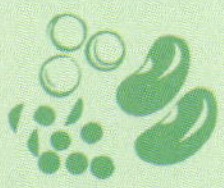
HÜLSENFRÜCHTE *Seiten 58–60*

FLEISCH *Seite 122*

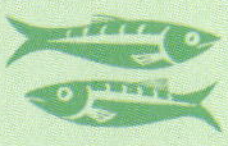
FISCH *Seiten 118–121*

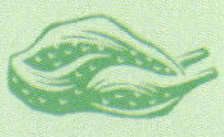
GEFLÜGEL *Seite 124*

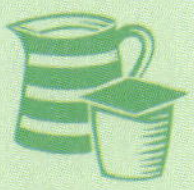
MILCHPRODUKTE *Seiten 126–128*

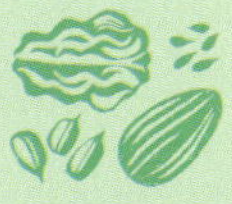
NÜSSE UND SAMEN *Seiten 100–105*

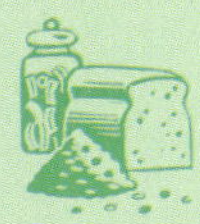
VOLLKORNGETREIDE *Seiten 92–99*

LEBERERKRANKUNGEN

Die Leber ist das größte innere Organ des menschlichen Körpers. Sie filtert mehr als einen Liter Blut pro Minute und entfernt dabei Bakterien, Toxine, Antigene und Antikörper. Auf diese Weise werden auch viele andere Substanzen wie Histamine, Hormone, Medikamentenrückstände und Pestizide ausgeschieden. Die Leber produziert Gallenflüssigkeit, die in der Gallenblase gespeichert wird und für die Fettverdauung und die Absorption von fettlöslichen Substanzen, einschließlich Vitaminen, zuständig ist. Sie speichert viele Vitamine und Mineralstoffe, auch Glucose in Form von Glykogen, das den Blutzuckerspiegel reguliert.

Diese und viele andere Funktionen werden durch eine akute oder chronische Lebererkrankung beeinträchtigt. Viren und Toxine, auch Alkohol lösen akute Lebererkrankungen aus. Obwohl die Leber die bemerkenswerte Fähigkeit zur Selbstregenerierung besitzt, kann langfristiger Alkoholmissbrauch zur chronischen, alkoholbedingten Hepatitis und zur Leberzirrhose führen. Die Zirrhose ist eine Entzündung, die in der Leber zu funktionseinschränkendem Narbengewebe führt. Chronische Lebererkrankungen können auch durch Drogen, Virusinfektionen und Autoimmunkrankheiten verursacht werden.

SYMPTOME: Anzeichen einer chronischen Lebererkrankung sind Gelbsucht, Fieber, Verlust von Körperbehaarung, Aufblähung des Bauchs und Fettablagerungen um die Augenlider.

KONVENTIONELLE BEHANDLUNG: Da die Leber für Stoffwechsel und Ernährung eine so bedeutsame Rolle spielt, entstehen als Folge von Funktionsstörungen eine Reihe schwerwiegender Beeinträchtigungen. Die Grundursache der Lebererkrankung und der Nährstoffstatus müssen stationär ermittelt werden. Neben einer an den Beschwerden ausgerichteten Nährstofftherapie erfolgt die Verordnung von Medikamenten, Diuretika und Flüssigkeitseinschränkungen.

EMPFEHLENSWERTE NAHRUNGSMITTEL

Die folgenden Vorschläge gelten für Personen ohne ernsthafte Lebererkrankung, aber mit Interesse an einer Verbesserung ihrer Leberfunktion.

Artischocken gelten als leberstimulierend, was den Fett- und Cholesterinspiegel im Blut senkt. Fetteinlagerungen in der Leber können verhindert und ihre Fähigkeit zur Entgiftung und Instandsetzung gefördert werden.

Knoblauch wirkt antibiotisch, antiviral und antibakteriell und dadurch Leber schützend. Er scheint auch den Cholesterinwert zu senken. Zudem enthält er Schwefelverbindungen, die schädliche Metalle entgiften und so die Leber entlasten.

Äpfel und Birnen enthalten Pektin, einen löslichen Ballaststoff mit Cholesterin senkenden Eigenschaften. Auch dies kommt der Leber zugute.

Hafer und Hülsenfrüchte enthalten lösliche Ballaststoffe mit ähnlichen Effekten wie Pektin.

Fleisch, Fisch, Geflügel, Eier und Milchprodukte sind reich an hochwertigem Eiweiß, das für Wachstum, Reparatur und Erhaltung des Körpergewebes benötigt wird. Eiweißarme Ernährung wirkt sich negativ auf die Leber aus, da ihre Eiweißspeicher angegriffen werden.

Hülsenfrüchte, Nüsse, Samen und Getreide sind gute Eiweißquellen für Vegetarier.

Grünblättriges Gemüse und Vollkornprodukte sind reich an dem B-Vitamin Folat, das abgebaut wird, wenn die Leber belastet ist.

Nüsse, Samen, Avocados und Pflanzenöle enthalten Vitamin E. Zitrusfrüchte, Beeren, grünblättriges Gemüse und Paprika liefern Vitamin C und Vollkorn, Fisch und Paranüsse Selen. Alle haben antioxidative Eigenschaften, welche die Leber vor freien Radikalen schützen.

Löwenzahnblätter mildern Leberstau und entgiften. Sie können Salaten beigefügt oder als Löwenzahntee oder -kaffee getrunken werden.

Gelbwurz regt den Gallenfluss an und kann bei Leberleiden ein hilfreiches Gewürz im Essen sein.

UNGEEIGNETE NAHRUNGSMITTEL

Gebratenes, Fleisch- und Milchprodukte, Öl, Kuchen, Gebäck und Schokolade enthalten viel tierisches Fett, das die Leber überlasten kann.

Alkohol führt bei starkem Konsum zu Fettablagerungen in der Leber, was ihre Funktion beeinträchtigt. Zwei Glas Wein pro Tag kann sie gut verarbeiten, mehr ist nicht zu empfehlen.

Fertiggerichte, Speck, Räucherwaren und Fleischprodukte enthalten viel Natrium. Eine natriumarme Ernährung kann die bei Leberproblemen entstehenden Wasseransammlungen verhindern.

Gemüse und Obst sind wegen der Pestizidrückstände zu waschen oder zu schälen.

WEITERE MASSNAHMEN

- Die tägliche Einnahme von Mariendistel-Präparaten unterstützt die Leberfunktionen.
- Flohsamenschalen sind reich an löslichen Ballast- und Schleimstoffen, die Toxine aufsaugen und aus dem Verdauungstrakt entfernen und dadurch die Leber entlasten.

Siehe auch Alkohol, S. 19

Hauptnahrungsmittel

Mageres Fleisch
Seite 122

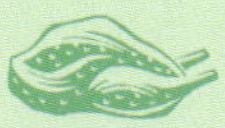
Geflügel
Seite 124

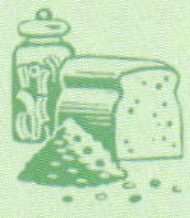
Vollkorngetreide
Seiten 92–99

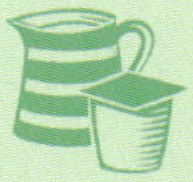
Joghurt
Seite 128

Obst
Seiten 72–91

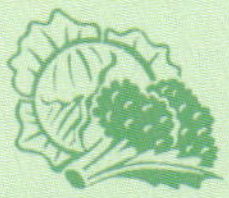
Gemüse
Seiten 42–71

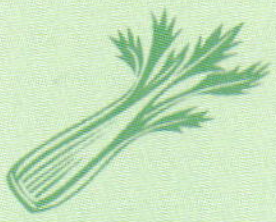
Sellerie
Seite 50

Fettsucht

Fettsucht ist eine der verbreitetsten Ernährungsstörungen der westlichen Welt – mit steigender Tendenz. Es handelt sich um ein gravierendes öffentliches Gesundheitsproblem. Fettsüchtige neigen im Vergleich zu Normalgewichtigen eher zu Bluthochdruck, Herzerkrankungen, Diabetes mellitus, Gallensteinen und Arthritis. In welchem Maß eine Person übergewichtig oder fettsüchtig ist, wird durch den Körpermasseindex (Body Mass Index, BMI) ausgedrückt: Körpergewicht in Kilogramm geteilt durch das Quadrat der Körpergröße in Metern. Die Gesundheitsrisiken werden als drastisch erhöht eingestuft, wenn der BMI den Wert 30 übersteigt. Wenngleich Fettsucht gelegentlich auf unkontrollierbare Faktoren wie hormonelles Ungleichgewicht oder Erbfaktoren zurückgeführt werden kann, ist sie doch bei den meisten Menschen das Ergebnis zu hoher Kalorienzufuhr.

Symptome: Große Mengen von Körperfett führen meist zu Kurzatmigkeit, schmerzenden Beinen, geschwollenen Knöcheln, geringem Selbstbewusstsein und Depressionen.

Konventionelle Behandlung: Es können Medikamente verordnet werden, die die Fettaufnahme unterbinden. Drastischere Maßnahmen sind Kieferverdrahtung, Magenklammerung und Absaugen von Fettgewebe. Erfolgreicher gestalten sich Behandlungsarten wie psychologische Beratungen. Manchmal sind auch sehr kalorienarme Diäten angemessen. Wichtig sind auch langfristige Änderungen der Essgewohnheiten.

Empfehlenswerte Nahrungsmittel

Fettarme Nahrungsmittel, die langsam und beständig Energie an das Blut abgeben, sind für abnehmwillige Fettsüchtige am Besten geeignet.
Mageres Rind, Schwein, Lamm, Huhn, Truthahn und weißfleischiger Fisch enthalten viel Eiweiß, ohne allzu fett zu sein. Sie können im Wechsel z. B. mit Erbsen, Bohnen, Linsen und Tofu gegessen werden, die über pflanzliches Eiweiß verfügen.
Eiweißreiche Nahrungsmittel sollten sich in jeder Mahlzeit finden, da sie scheinbar die Teile des Gehirns aktivieren, die uns Sättigung anzeigen.
Nudeln, Basmati-Reis, Roggenbrot und Haferporridge liefern Abnehmwilligen nützliche Kohlenhydrate. Sie werden langsam verdaut und führen zu einem allmählichen Anstieg des Blutzuckers, was das Gefühl der Sättigung verlängert.
Joghurt und Obst sind gute Snacks, da sie den Blutzucker nur wenig erhöhen und die Biochemie des Blutes stabilisieren.

Fallbeispiel

Hans Filbing, 54, gab Anfang zwanzig das Fußballspielen auf und nahm seitdem ständig zu. Mit 30 wog er über 88, an seinem 50. Geburtstag 108 Kilogramm. Sein Arzt empfahl eine fettarme 1500-Kalorien-Diät. Hans Filbing verzichtete auf das üppige Frühstück und aß Müsli mit entrahmter Milch und Obst. Am Spätvormittag gab es eine Banane, zum Mittagessen ein Sandwich mit magerem Fleisch oder Huhn und einem Apfel. Die Abendmahlzeit enthielt magere, proteinhaltige Nahrungsmittel und viel Gemüse. Innerhalb von zwei Jahren verlor er 25 Kilogramm.

Birnen sind kalorienarm und liefern lösliche Ballaststoffe. Sie geben den Fruchtzucker langsam ab, so dass länger ein Sättigungsgefühl besteht.
Gemüse wie Blattsalat, Kohlarten und Sprossengemüse sind sehr kalorienarm und haben einen reduzierten Energiewert, das heißt, sie können in großen Mengen gegessen werden, ohne den Körper mit zu viel Energie zu belasten.
Sellerie enthält besonders wenig Kalorien und praktisch kein Fett. Er eignet sich also gut für den Speiseplan Abnehmwilliger.
Vollkornbrot, -getreide, -nudeln und Naturreis sowie Obst und Gemüse halten dank ihrer Ballaststoffe den Magen länger gefüllt.

Ungeeignete Nahrungsmittel

Gebratenes, Wurst, Frikadellen und sonstige Fleischprodukte haben viel Fett und daher doppelt so viele Kalorien wie eiweiß- und kohlenhydratreiche Nahrungsmittel.
Butter, Margarine, Schmalz und Öle sind sehr fettreich und sollten wenig gegessen werden. Olivenöl enthält genauso viel Fett wie jedes andere Öl.
Kuchen, Gebäck und Schokolade enthalten viel Fett und sollten möglichst nicht gegessen werden.
Zuckerhaltige Nahrungsmittel sorgen für einen schnellen Anstieg des Blutzuckers, was das Hormon Insulin aktiviert. Insulin entfernt den überschüssigen Zucker aus dem Blut, der dann als Fett in speziellen Fettzellen gespeichert wird.

Weitere Maßnahmen

- ❑ Psychotherapie oder Verhaltenstherapie führen bei Fettsüchtigen zusammen mit einer Ernährungsberatung zu erfolgreicher Gewichtsabnahme.
- ❑ Abnehmgruppen sind eine wertvolle Hilfe.
- ❑ Vermehrte Bewegung ist unerlässlich.

Siehe auch Herzkrankheiten, S. 152

ERNÄHRUNGSPLAN BEI FETTSUCHT

Entscheidend bei der Behandlung ist eine langfristige Planung und die Akzeptanz, dass auch der Verlust eines Kilogramms pro Woche eine beträchtliche Gewichtsabnahme darstellt. Die Gesamtfettaufnahme muss reduziert werden und mehr Obst, Gemüse und Kohlenhydrate eingeplant werden.

FRÜHSTÜCK	LEICHTE MAHLZEIT	HAUPTMAHLZEIT	SNACKS
Getoastetes Schinken-Sandwich: 2 Scheiben Brot, 40 g magerer Schinken und eine Tomate in Scheiben ◆ *Schale mit 40 g Kleieflocken, klein geschnittenem Pfirsich und 200 ml entrahmter Milch* *Ein Glas Grapefruitsaft* ◆ *Großer frischer Fruchtsalat mit fettarmem Joghurt*	*Truthahn-Sandwich: 2 Scheiben Vollkornbrot, bestrichen mit 1 Teelöffel fettarmer Salatmayonnaise, 50 g geräucherte Putenbrust, eine Tomate in Scheiben und Brunnenkresse* ◆ *Vollkornbrötchen, je Seite belegt mit einer Scheibe Schinken, eine Hälfte mit pochiertem Ei, die andere mit Tomatenscheiben belegt*	*100 g Brathähnchen mit 2 kleinen gebratenen Kartoffeln und viel frischem, gedämpftem Gemüse* ◆ *150 g Kabeljau, gebacken mit Lauch und Pilzen, mit einer halben Dose konzentrierter Pilzsuppe; serviert mit 100 g Kartoffelpüree und 100 g Erbsen*	*Fettarmer Frischkäse* ◆ *Teegebäck mit Früchten* ◆ *Scheibe Malzbrot* ◆ *Apfel* ◆ *Birne* ◆ *Orange* ◆ *Pflaume*

BLÄHBAUCH

Blähbauch stellt sich oft bei Nahrungsumstellung, Lebererkrankungen oder Krankheiten des Magens und Dünndarms ein. Kohlenhydrate und Proteine sind nur teilweise verdaut, bis sie den Dickdarm erreichen; dort führen sie zu Gasbildung. Blähbauch ist ein Symptom für Reizkolon und Prämenstruelles Syndrom. Er kann auch durch Wassereinlagerung verursacht sein.

SYMPTOME: Im Bauch bildet sich eine oft beschwerliche Auftreibung. Sie kann von Blähungen (Winden) begleitet sein.

KONVENTIONELLE BEHANDLUNG: Sind die unverträglichen Nahrungsmittel gefunden, muss eine spezielle Ernährungsberatung erfolgen. Ist Wassereinlagerung die Ursache, wird mit diuretischen Medikamenten behandelt.

EMPFEHLENSWERTE NAHRUNGSMITTEL

Obst, Gemüse und Hafer enthalten viele lösliche Ballaststoffe, die leichter zu verdauen sind als Nahrungsmittel mit Kleie.
Sojamilch, -joghurt und -käse, mit Calcium angereichert, sind bei Blähbauch auf Grund einer Lactose-Intoleranz von großem Wert.

UNGEEIGNETE NAHRUNGSMITTEL

Kohlrüben, Weißkraut, Hülsenfrüchte und der Nahrung zugefügte grobe Kleie können Blähbauch verursachen.
Kohlensäurehaltige Getränke führen Luft in den Verdauungstrakt und fördern Blähbauch.
Milchhaltige Nahrungsmittel außer Joghurt sollten bei Lactose-Intoleranz gemieden werden.
Fleischprodukte und Fertiggerichte sind sehr salzhaltig. Sie sollten bei durch Wassereinlagerung bedingtem Blähbauch reduziert werden.

WEITERE MASSNAHMEN

- ❑ Essen Sie langsam und kauen Sie gründlich.
- ❑ Trinken Sie nicht aus der Flasche oder Dose, um keine Luft zu schlucken.
- ❑ Ist Blähbauch durch Nahrungsmittelintoleranzen verursacht, sollte eine Ernährungsberatung erfolgen.
- ❑ Bewegung kann Blähungen beim Prämenstruellen Syndrom lindern.
- ❑ Ein vor und während der Menstruation eingenommenes Vitamin-B_6-Präparat ist hilfreich.

Siehe auch Reizkolon, S. 173; Prämenstruelles Syndrom, S. 222

HAUPTNAHRUNGSMITTEL

OBST
Seiten 72–91

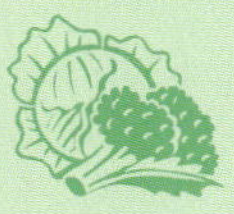

GEMÜSE
Seiten 42–71

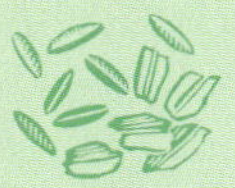

HAFER
Seite 95

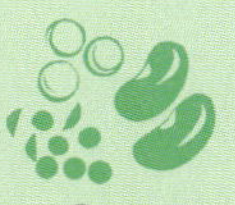

SOJAPRODUKTE
Seite 60

Hauptnahrungsmittel

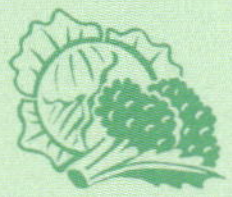

Gemüse
Seiten 42–71

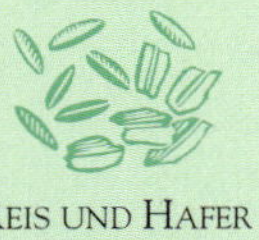

Reis und Hafer
Seiten 94–95

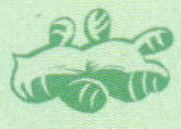

Ingwer
Seite 114

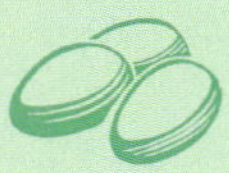

Eier
Seite 129

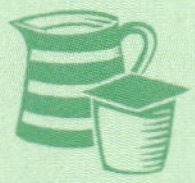

Milchprodukte
Seiten 126–128

Obst
Seiten 72–91

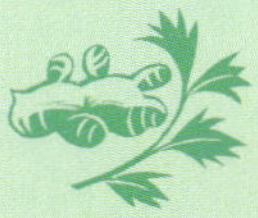

Fenchel
Seite 108

Übelkeit

Übelkeit kann durch Lebensmittelvergiftungen, übermäßiges Essen und Alkoholkonsum, Reisekrankheit und Medikamente verursacht werden oder schwangerschaftsbedingt sein. Weitere Auslöser können Gallenblasen- und Nierenerkrankungen oder eine schlecht arbeitende Leber sein, ebenfalls hohes Fieber bei Kindern, Migräne, Ohrinfektionen und Angst. Wenn die Leber gewisse Substanzen nicht entgiften kann (z. B. während einer Schwangerschaft produzierte Hormone), zirkulieren diese im Blut, gelangen ins Gehirn und verursachen Übelkeit und Erbrechen.

Symptome: Mit Übelkeit verbinden sich Gefühle der Überempfindlichkeit, aber auch Blässe, Schweißausbrüche und Speichelüberproduktion. Insgesamt fühlt man sich krank, schwach, appetitlos und möchte erbrechen.

Konventionelle Behandlung: Vor Behandlungsbeginn muss die Grundursache diagnostiziert werden. Medikamente gegen Übelkeit können verordnet werden, eignen sich aber nicht bei Schwangerschaftserbrechen.

Empfehlenswerte Nahrungsmittel

Gemüsesuppen, ohne zusätzliche Gewürze, und gedämpftes Gemüse sind gut geeignet.
Reis, Hafergrütze, Haferkuchen, trockenes Brot und Zwieback sind kohlenhydratreich und können meist gefahrlos gegessen werden.
Ingwer hilft, Übelkeitsgefühle (speziell bei Reisekrankheit) zu vermeiden. Zwei Teelöffel geschnittenen Ingwer auf eine Tasse kochendes Wasser geben und zugedeckt fünf bis zehn Minuten ziehen lassen. Abseihen und heiß trinken. Ingwerkekse, -limonade und -tee sind auch hilfreich.
Gekochte Eier oder weiße Bohnen mit trockenem, ungebuttertem Toast werden meist vertragen.
Fettarme Milchgetränke und mit fettarmer Milch zubereiteter Pudding, mageres kaltes Fleisch, Joghurt und Frischkäse sind proteinreich und relativ geschmacks- und geruchsneutral.
Obstsalate und Hüttenkäse sind fettarm und werden bei Übelkeit gut vertragen.
Fenchel eignet sich gut als Tee. Zwei Teelöffel frischen Fenchel mit einer Tasse kochendem Wasser übergießen und zugedeckt fünf bis zehn Minuten ziehen lassen. Abseihen und heiß trinken.

Ungeeignete Nahrungsmittel

Fette und gebratene Nahrungsmittel verschlimmern das Übel.
Gewürzte und stark riechende Nahrungsmittel (z. B. gekochter Kohl) können bei empfindlichen Personen Übelkeit verursachen.

Weitere Massnahmen

- ❑ Starke Kochgerüche vermeiden.
- ❑ Übelkeit auslösende Nahrungsmittel weglassen.

Siehe auch Sichere Nahrungsmittel, S. 242

Ernährungsplan bei Übelkeit

Bei Übelkeit sind Kochgerüche, speziell von Gebratenem und stark Gewürztem, zu vermeiden. Empfehlenswert sind neutrale, leicht zuzubereitende Nahrungsmittel, die keine negativen Assoziationen verursachen. Bereichern Sie die Hauptgerichte mit frisch geriebenem Ingwer.

Frühstück	Leichte Mahlzeit	Hauptmahlzeit	Snacks
Hafergrütze mit Obstkompott	*Sandwich ohne Butter mit Huhn und Salatgurke* *Birne*	*Erbsenrisotto* *Sorbet*	*Ingwerkekse*
Vollkorntoast ohne Butter mit Fruchtaufstrich	*Weiße Bohnen mit Vollkorntoast* *Pfirsich*	*Kalter Schweinebraten mit Reis und grünem Salat*	*Einfache Kekse*
Fettarmer Naturjoghurt mit zerdrückter Banane und Apfel	*Kalte Truthahnscheiben mit Tomatensalat* *Banane*	*Tunfischsalat mit warmem Ciabattabrot*	*Knäckebrot*
Müsli mit entrahmter Milch		*Magerer kalter Braten oder Geflügel ohne Haut mit gekochten Kartoffeln und Salat*	*Zwieback*
			Fettarmer Joghurt

Hauptnahrungsmittel
Fleisch Seite 122
Fetter Seefisch Seite 118
Meeresfrüchte Seite 120
Vollkorngetreide Seiten 92–99
Zitrusfrüchte Seiten 86–88
Beeren Seiten 82–85
Gemüse Seiten 42–71
Avocados Seite 51
Öle Seite 106
Nüsse und Samen Seiten 100–105

Magersucht

Magersucht oder *Anorexia nervosa* ist eine Essstörung, deren Kennzeichen übergroße Angst vor Gewichtszunahme ist. Die gestörte Wahrnehmung der eigenen Körpergröße und Körperform führt dazu, dass das Körpergewicht 15 Prozent unter dem vergleichbaren Durchschnitt liegt. Magersucht ist eine psychische Krankheit, die ernst genommen werden muss, weil sie tödlich enden kann.

Symptome: Zu Gewichtsverlust, Schwäche und Ausbleiben der Menstruation gesellt sich bei Frauen auch oft eine flaumige Behaarung an Gesicht und Körper. Viele Magersüchtige bekunden ein zwanghaftes Interesse an Nahrung, essen aber sehr wenig. Bei lang andauernder Anorexie vermindern sich Östrogenwerte und Knochenmasse; die Knochenmarksaktivität lässt nach. Blutuntersuchungen ergeben verminderte Werte für rote und weiße Blutkörperchen. Leberabnormitäten und Muskelatrophie sind möglich, auch Unfruchtbarkeit bei Frauen.

Konventionelle Behandlung: Früher umfasste die Behandlung Zwangsernährung, künstliche Ernährung mittels Sonde und die Verabreichung Appetit anregender Medikamente. Heute steht eine Kombination aus psychiatrischer und Ernährungsberatung im Vordergrund. Ziel ist die Korrektur des abnormen Essverhaltens und ein Abbau der Angst vor einer veränderten Ernährung. Die Patienten lernen normales Essverhalten oder erlernen es wieder. Sie lernen die Panikgefühle während des neuen Ernährungsprogramms zu meistern, aber auch die der Störung zu Grunde liegenden psychischen Probleme. Sie lernen mit den Auslösern umzugehen, die sie früher immer stärker aus der Kontrolle und in den Hungerzustand gebracht haben.

Empfehlenswerte Nahrungsmittel

Viele Menschen mit *Anorexia nervosa* wissen bestens über Kalorien Bescheid, aber nicht, wie man sich gesund ernährt. Die Nahrungsmittel werden oft vom Kaloriengehalt her (und ohne Rücksicht auf ihren Nährstoffgehalt) in »gut« oder »schlecht« unterteilt. Magersüchtige müssen wieder die normale Palette von Nahrungsmitteln essen lernen, unter Berücksichtigung eines geregelten Essmusters. Es geht um eine Kost, die Proteine, Obst, Gemüse, stärkehaltige Nahrungsmittel wie Kartoffeln und Brot, essenzielle Öle und einige Fette enthält. **Fleisch,** fettreicher Seefisch, Meeresfrüchte und Vollkornprodukte liefern Zink, das bei Magersüchtigen oft kaum vorhanden ist. Zinkmangel führt zu Geschmacksverlust.

Fallbeispiel

Alexandra Becker war 15 Jahre alt, als sie für die Sommerferien abnahm. Bald wurde das Abnehmen zwanghaft, und innerhalb eines Jahres sank ihr Gewicht von 66 auf 32,75 Kilogramm. Die Diagnose lautete Anorexie. Alexandra wurde in der Psychiatrie zwangsernährt, aber ohne Erfolg. Erst später genas sie durch einen langen Aufenthalt in einer Spezialklinik für Essstörungen, wo sie therapeutisch und ernährungsmäßig geschult wurde. Sie musste die Planung ihres wöchentlichen Speiseplans selbst übernehmen, der sie allmählich an eine vielseitige Kost mit Kartoffeln, Brot, Huhn und Fisch gewöhnte. Ihre Wahrnehmung von Essen und ihrem Körper veränderte sich. Heute hat sie Normalgewicht.

Zitrusfrüchte, Beeren, Paprika und Grüngemüse liefern reichlich Vitamin C, das zur Reparatur der möglicherweise vom selbst auferlegten Hungern geschädigten Gewebe und Zellen benötigt wird. **Avocados,** Pflanzenöle, Nüsse und Samen sind reich an Vitamin E, das ebenfalls zur Reparatur von Körpergewebe wichtig ist.

Ungeeignete Nahrungsmittel

Personen mit *Anorexia nervosa* brauchen eine große Palette von Nahrungsmitteln, die auch kalorienreiche Produkte enthält. Es ist unvernünftig, einer genesenden Magersüchtigen nur kalorienarme Nahrungsmittel wie Obst und Gemüse zu erlauben. Diese sollten Bestandteil einer insgesamt ausgewogenen Ernährung sein.

Weitere Massnahmen

- Magersüchtige benötigen oft langfristige Unterstützung, da sie erst allmählich lernen, in Gesellschaft zu essen. Genesende Magersüchtige benötigen zudem emotionale Unterstützung von Seiten der Familie und Freunden, um ihr Körpergewicht auf einem vernünftigen Niveau zu halten.
- Teenager sollten von ihrer Fixierung auf Diäten, Gewicht und Körperform abgelenkt werden. Kinder müssen von früh an regelmäßig Hauptmahlzeiten erhalten, die sich aus unterschiedlichsten Nahrungsmitteln zusammensetzen.
- Weiterverarbeitete Nahrungsmittel und hoch kalorische, aber nährstoffarme Snacks sind bei Kindern einzuschränken, um eine Gewichtszunahme zu vermeiden, die später den Schlankheitswahn auslöst.

Siehe auch Stress und Angst, S. 231; Frauen und Ernährung, S. 140

DIE ATEMWEGE

Um funktionsfähig zu sein, muss jede Zelle des Körpers mit Sauerstoff versorgt werden. Der Gasaustausch erfolgt über das Atemwegs- und Kreislaufsystem. Der Sauerstoff diffundiert durch die Lunge in die Arterien, wo er mit dem Blut in alle Teile des Körpers transportiert wird; das vom Körper verbrauchte Kohlendioxid strömt durch die Venen in die Lungen zurück, wo es ausgeatmet wird.

ERNÄHRUNG UND ATMUNG

Wie es scheint, hat die Medizin selbst nach jahrelanger Forschung kein wirksames Mittel zur Verhütung von Atemwegsinfektionen auf Grund banaler Erkältungen. Eines der wenigen wirksamen »Mittel« gegen Erkältungen ist die erhöhte Zufuhr an Vitamin C. Es wurde nachgewiesen, dass Asthma auf diätetische Maßnahmen anspricht, und es gibt Hinweise dafür, dass der regelmäßige Verzehr bestimmter Arten von Obst und Gemüse das Lungenkrebsrisiko senken kann.

TIEF LUFT HOLEN

Der Zustand der Atemwege richtet sich danach, wie keimfrei und rein die eingeatmete Luft ist. Die regelmäßige Zufuhr bestimmter Nährstoffe wie Vitamin A unterstützt die Gesunderhaltung der Schleimhäute des Atemtrakts, während Omega-3- sowie Omega-6-Fettsäuren die Zellfunktionen des gesamten Systems aufrecht erhalten.

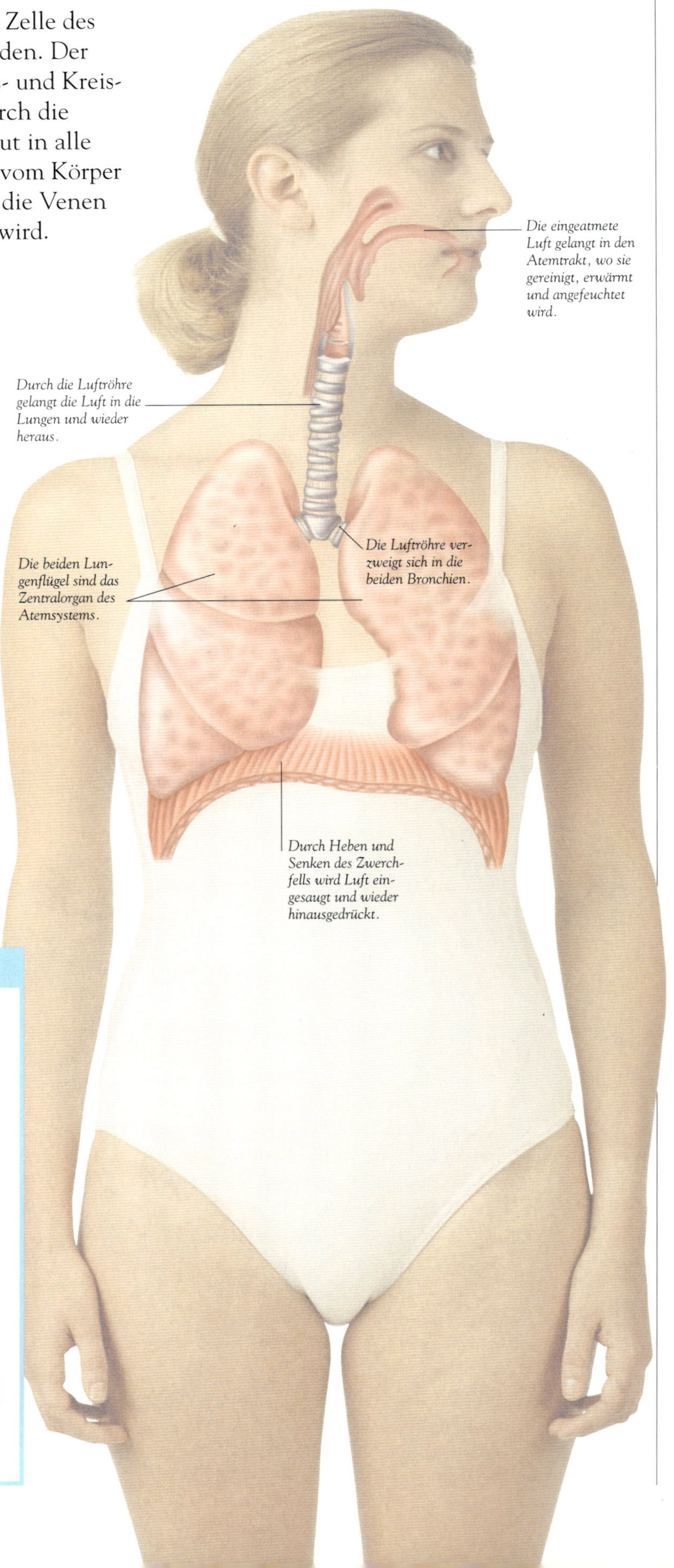

Die eingeatmete Luft gelangt in den Atemtrakt, wo sie gereinigt, erwärmt und angefeuchtet wird.
Durch die Luftröhre gelangt die Luft in die Lungen und wieder heraus.
Die Luftröhre verzweigt sich in die beiden Bronchien.
Die beiden Lungenflügel sind das Zentralorgan des Atemsystems.
Durch Heben und Senken des Zwerchfells wird Luft eingesaugt und wieder hinausgedrückt.

WIE DIE LUNGE ARBEITET

Jeder Lungenflügel besteht aus einem Netzwerk feiner Kanälchen, die von einem ebenso feinen Netz von Blutgefäßen umgeben sind. Regelmäßiges Heben und Senken des Zwerchfells führt Luft in die Lunge und wieder hinaus.

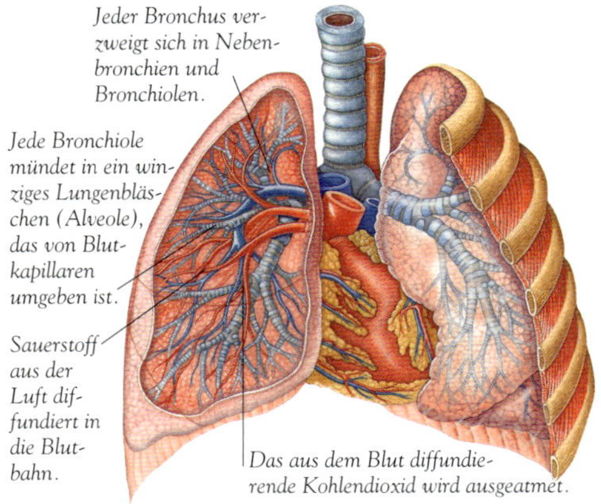

Jeder Bronchus verzweigt sich in Nebenbronchien und Bronchiolen.
Jede Bronchiole mündet in ein winziges Lungenbläschen (Alveole), das von Blutkapillaren umgeben ist.
Sauerstoff aus der Luft diffundiert in die Blutbahn.
Das aus dem Blut diffundierende Kohlendioxid wird ausgeatmet.

HEILENDE NAHRUNGSMITTEL

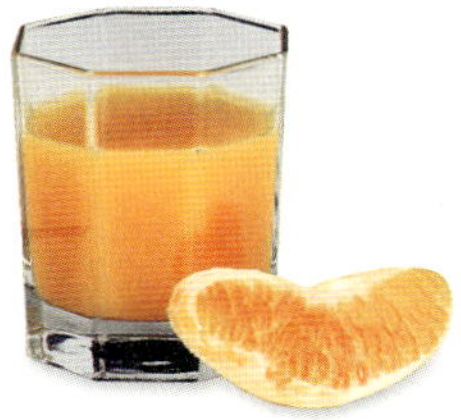

ORANGENSAFT SEITE 88

Wirkung: Ein Glas pro Tag unterstützt die Antioxidantien in den Schleimhäuten der Atemwege und schützt gegen Schadstoffe.
Anwendung: Asthma, Erkältungen, für Raucher.
Nährstoffe: Vitamin C.

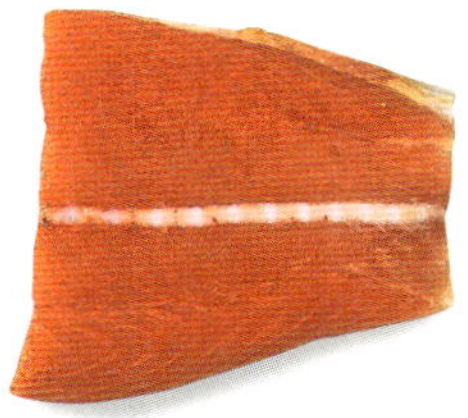

LACHS SEITE 118

Wirkung: Enthält entzündungshemmende Fettsäuren und erhöht die Virenresistenz der Zellen in den Wänden der Atemorgane.
Anwendung: Bei chronischer Bronchitis, Asthma, für Raucher.
Nährstoffe: Omega-3-Fettsäuren.

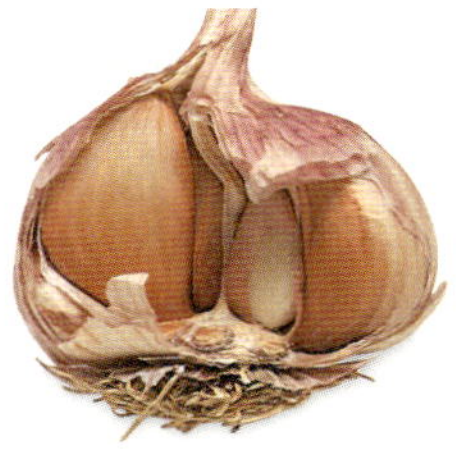

KNOBLAUCH SEITE 66

Wirkung: Besitzt antivirale und antibakterielle Eigenschaften. Bei reichlichem Verzehr kann die Anfälligkeit für Erkrankungen der Atemwege zurückgehen.
Anwendung: Erkältungen, Grippe.
Nährstoffe: Allicin, Eisen, Zink.

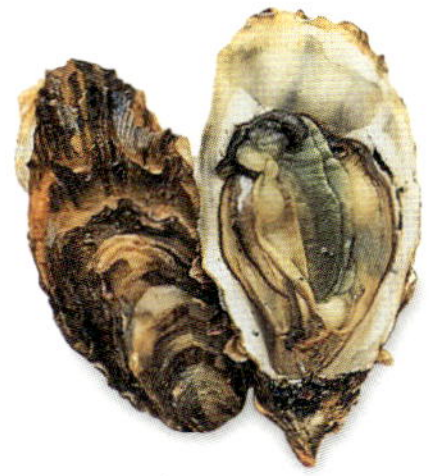

MEERESFRÜCHTE SEITE 120

Wirkung: Unterstützen die Abwehrkräfte durch Stärkung des Immunsystems.
Anwendung: Erkältungen, Grippe und wiederkehrende Infektionen der Atemwege.
Nährstoffe: Zink und Protein.

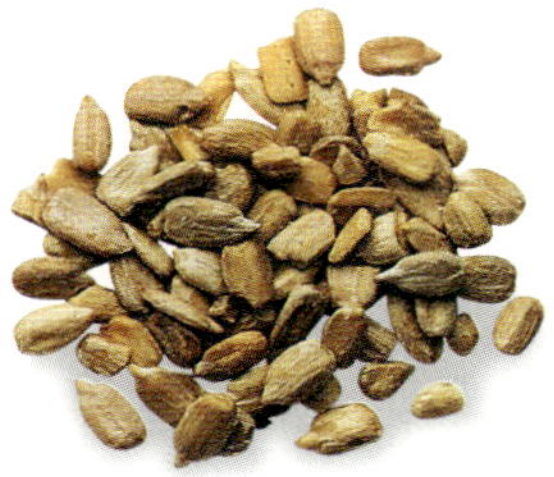

SONNENBLUMENKERNE SEITE 104

Wirkung: Erhöhen die Menge an Antioxidantien in der Alveolarflüssigkeit und verringern die Aktivität freier Radikale infolge rauchiger Luft. Regelmäßige Zufuhr kann Lungenkrebs vorbeugen.
Anwendung: Für Raucher.
Nährstoffe: Vitamin E.

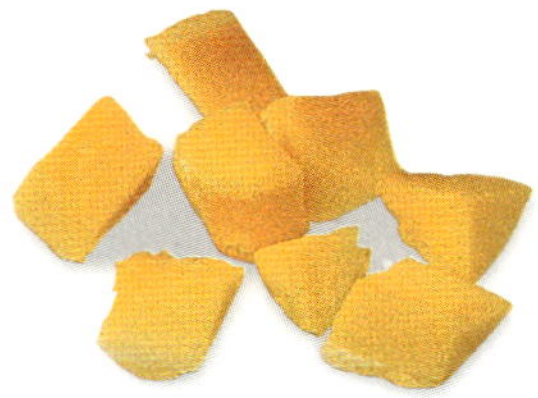

MANGOS SEITE 91

Wirkung: Schützen gegen wiederkehrende Infektionen der Atemwege auf Grund von Vitamin-A-Mangel.
Anwendung: Für Kinder, Erwachsene, Aktiv- und Passivraucher.
Nährstoffe: Beta-Carotin, das der Körper in Vitamin A umwandelt.

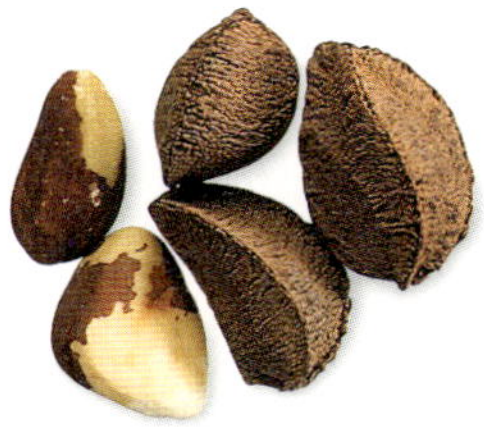

PARANÜSSE SEITE 100

Wirkung: Unterstützen die Bildung eines Enzyms, das die Aktivität der Antioxidantien in der Lunge fördern soll.
Anwendung: Asthma, für Raucher und bei Luftverschmutzung.
Nährstoffe: Selen und Protein.

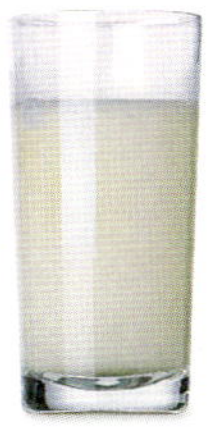

MILCHPRODUKTE SEITE 126

Wirkung: Für Wachstum, Aufrechterhaltung der Körperfunktionen und zur Abwehr von Krankheitserregern.
Anwendung: Erkältung, Grippe und sonstige Erkrankungen der Atemwege.
Nährstoffe: Protein.

WEITERE EMPFEHLENSWERTE NAHRUNGSMITTEL

HERINGE SEITE 119

Wirkung: Zum Schutz der Lunge vor Verunreinigungen, lindert Entzündungen der Atemwege.
Anwendung: Für Raucher und bei Gefährdung durch Luftverschmutzung.
Nährstoffe: Fettsäuren, Calcium.

AVOCADOS SEITE 51

Wirkung: Stärken die Schleimhäute des Atemtrakts.
Anwendung: Bei Schäden infolge Umweltverschmutzung und prophylaktisch gegen krebsartige Zellveränderungen.
Nährstoffe: Vitamin E.

PAPRIKASCHOTEN SEITE 68

Wirkung: Schützen die Atemwege gegen Luftverschmutzung.
Anwendung: Für Raucher und durch Schadstoffe gefährdete Personen.
Nährstoffe: Vitamin C.

GETREIDEFLOCKEN SEITE 92

Wirkung: Enthalten Substanzen zur Stärkung des Immunsystems wie Folsäure.
Anwendung: Erkältungen und Grippe.
Nährstoffe: Folat, Vitamin B_6 und Protein.

UNGEEIGNETE NAHRUNGSMITTEL

EIER

Eier lösen vorwiegend bei Kleinkindern oft asthmatische Anfälle aus, aber auch bei Erwachsenen. In diesem Fall ist eine eifreie Kost angezeigt, wobei zu beobachten ist, ob die Häufigkeit der Anfälle zurückgeht.

NATRIUMGLUTAMAT

Dieser Geschmacksverstärker löst möglicherweise Asthma aus. Er ist besonders in der chinesischen Küche sehr beliebt. Wissenschaftlich nachgewiesen ist der Zusammenhang von Natriumglutamat und Asthma aber bisher noch nicht.

ORANGENSAFTGETRÄNKE

Orangensaftgetränke und sonstige Produkte mit dem gelben Farbstoff Tartrazin, wie Limonaden oder bestimmte Süßwaren, sollten Personen mit asthmatischen Beschwerden meiden. Es ist bekannt, dass Tartrazin bei anfälligen Personen Asthma ausgelöst hat.

SALICYLATE

Es gilt als erwiesen, dass eine Gruppe natürlich vorkommender, aspirinähnlicher chemischer Substanzen, so genannte Salicylate, vor allem bei Kindern Asthma hervorrufen. Personen mit Allergie gegen Aspirin können auch auf salicylathaltige Nahrungsmittel empfindlich reagieren. Industriell weiterverarbeitete, abgepackte Nahrungsmittel und Dosennahrung enthalten oft Salicylate, ebenso Produkte wie Honig, Lakritze, grüne Bohnen, dicke Bohnen und Hefeerzeugnisse, Süßwaren mit Pfefferminze, Mandeln und Erdnüsse.

KONSERVIERUNGSMITTEL

Schwefelhaltige Konservierungsmittel können nachweislich Asthma auslösen. Schwefel ist in vielen Produkten enthalten, z. B. in Krabben, Trockenfrüchten, Kartoffelerzeugnissen, in Bier und Wein. Bei Asthmaanfälligkeit sollten Nahrungsmittel und Fertiggerichte, die Konservierungsmittel enthalten, vom Speiseplan gestrichen werden.

HAUPTNAHRUNGSMITTEL

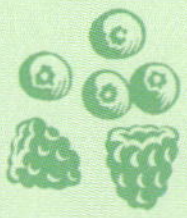
BEEREN
Seiten 82–85

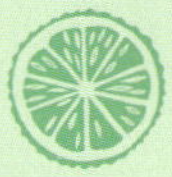
ZITRUSFRÜCHTE
Seiten 86–88

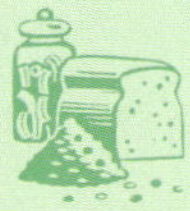
VOLLKORNGETREIDE
Seiten 92-99

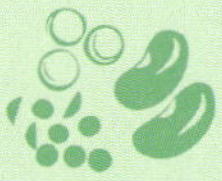
HÜLSENFRÜCHTE
Seiten 58–60

KNOBLAUCH
Seiten 66–67

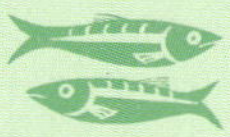
FETTER SEEFISCH
Seite 118

GEFLÜGEL
Seite 124

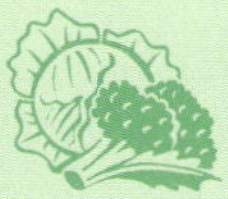
GEMÜSE
Seiten 42–71

FLEISCH
Seite 122

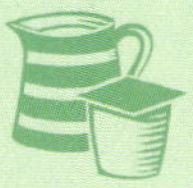
MILCHPRODUKTE
Seiten 126–128

ERKÄLTUNGEN UND GRIPPE

Über 200 Viren können die oberen Atemwege befallen und Erkältungen auslösen. Meist ist der Verlauf leicht und dauert etwa eine Woche. Bei Grippe oder *Influenza* handelt es sich dagegen um eine schwere, äußerst ansteckende Virusinfektion, die die oberen Atemwege erfasst. Die Bezeichnung »Influenza« beruht auf dem alten Glauben, dass Krankheit auf göttlichen Einfluss zurückgeht.

SYMPTOME: Die Symptome einer Erkältung zeigen sich meist zwei oder drei Tage nach Eindringen des Virus. Halsentzündung, eine laufende oder verstopfte Nase, Husten, Niesen und schmerzende Glieder sind die häufigsten Beschwerden. Auch Ruhelosigkeit, wässrige Augen und Schlafprobleme können auftreten. Dauern die Beschwerden, einschließlich starker Kopfschmerzen, Schwäche, Appetitlosigkeit, Durst und auch Fieber, länger als eine Woche, handelt es sich eher um eine Grippe.

KONVENTIONELLE BEHANDLUNG: Virusinfektionen der oberen Atemwege lassen nur eine Behandlung der Beschwerden und nicht der Krankheitsursache zu. Bei gewöhnlichen Erkältungen helfen Bettruhe, viel Flüssigkeit und Gurgeln mit Salzwasser. Schmerz stillende Mittel lindern Kopfschmerzen und senken das Fieber. Antibiotika sind nur sinnvoll, wenn dem viralen Infekt ein bakterieller folgt. Bei Grippe sind Bettruhe und viel Flüssigkeit äußerst wichtig. Bei Kleinkindern, älteren Menschen, Schwangeren und Kranken (z. B. mit Diabetes mellitus oder Nierenerkrankung) ist medizinische Hilfe unverzichtbar. Manchmal sind für solche Risikogruppen vorbeugende Impfungen erforderlich.

EMPFEHLENSWERTE NAHRUNGSMITTEL

Damit der Körper Erkältungs- und Grippeviren bestmöglich abwehren kann, muss das Immunsystem alle Nährstoffe erhalten, die sein optimales Funktionieren garantieren.

Orangen, Grapefruits, schwarze Johannisbeeren, Erdbeeren, Paprikaschoten, Süßkartoffeln, Kartoffeln und grünblättriges Gemüse (z. B. Kohl, Brokkoli) gehören zu den bedeutendsten Vitamin-C-Quellen. Regelmäßige große Einnahmen von Vitamin C helfen nachweislich, Schwere und Dauer gewöhnlicher Erkältungen zu mindern.

Vollkorngetreide und Hülsenfrüchte enthalten viel Pantothensäure (ein B-Vitamin). Bei Mangel daran sind häufige Infektionen der oberen Atemwege die Folge.

Knoblauch enthält Allicin, welches das Immunsystem stärkt und ein Infektionsrisiko senkt.

Makrelen, Lachs und Sardinen sind reich an Omega-3-Fettsäuren, ebenso Leinsamen, Kürbiskerne und Hanföl. Sonnenblumen- und Kürbiskerne sowie Sesam enthalten Omega-6-Fettsäuren. Diese Fettsäuren ermöglichen den Zellen der Atemwege eine gute Infektionsabwehr.

Leber, Milch und Milchprodukte, Makrelen, Hering, Butter und Eier liefern Vitamin A. Karotten, Süßkartoffeln, Mangos, Aprikosen und dunkelgrünes Gemüse enthalten Beta-Carotin, das zu Vitamin A umgewandelt wird. Wiederholte Infektionen der Atemwege bei Kindern deuten auf leere Vitamin-A-Speicher. Eine Mischkost mit solchen Nahrungsmitteln garantiert die entsprechende Versorgung Heranwachsender.

Fisch, Geflügel, mageres Fleisch, Milchprodukte und Kombinationen von Hülsenfrüchten, Nüssen, Samen und Vollkornprodukten liefern Eiweiß. Eine zu geringe Eiweißaufnahme erhöht die Infektanfälligkeit.

Fleisch, Milch, Getreide und Hülsenfrüchte enthalten die für das Immunsystem wichtigen B-Vitamine B_6 und Pantothensäure.

Angereicherte Frühstücksflocken, Brot und Hefeextrakt liefern Folsäure für ein robustes Immunsystem. Rote Bete, Grünkohl und Rosenkohl sind besonders gute Folat-Spender (natürliche Form der Folsäure).

Meeresfrüchte (z. B. Austern), mageres rotes Fleisch und Vollkorngetreide enthalten Zink, das unverzichtbar ist für ein starkes Immunsystem.

UNGEEIGNETE NAHRUNGSMITTEL

Abgepackte Fertigprodukte sind arm an Vitaminen und Mineralstoffen und sollten durch frisches Obst, Gemüse, Fleisch, Fisch, Getreide, Nüsse und Samen ersetzt werden.

WEITERE MASSNAHMEN

- Vitamin-C-Präparate sind im Zusammenhang mit Erkältungen gründlich erforscht worden. Gaben zwischen 500 und 1000 mg pro Tag verhindern eine Infektion zwar nicht, haben aber einen günstigen Einfluss auf Schwere und mögliche Dauer. In manchen Fällen konnten die Beschwerden um 19 Prozent reduziert werden, wenn über längere Zeit 1000 mg eingenommen wurden. Vitamin C erhöht den Interferonspiegel, ein Stoff, der Infektionen abwehrt.
- Tests mit bestimmten Mikronährstoffpräparaten – sie enthielten 20 mg Zink, 100 µg Selen, 120 mg Vitamin C, 15 mg Vitamin E und 6 mg Beta-Carotin – haben gezeigt, dass ältere Menschen langfristig nicht mehr so häufig an Infektionen der Atemwege erkrankten.

ERKÄLTUNGEN UND GRIPPE

❑ Verschiedene klinische Tests konnten nachweisen, dass Zinksalze, in Pastillenform eingenommen, Erkältungssymptome lindern. Trotz dieses positiven Ergebnisses und der Theorien über die günstigen Wirkungen von Zink (es hindert das Erkältungsvirus, sich an die Nasenschleimhaut zu heften, stärkt das Immunsystem und wirkt als Entzündungshemmer) gibt es ebenso viele Untersuchungen, die bescheinigen, Zink habe in Pastillenform keine Wirkung auf die Beschwerden. Es bleibt dem jeweiligen Arzt überlassen, ob er Zinkpastillen verschreibt. Zu bemerken ist, dass hohe Dosen wie 150 mg Zink pro Tag die Infektanfälligkeit erhöhen können.

Lassen Sie sich ärztlich beraten, bevor Sie die nächsten Ratschläge befolgen.

❑ Goldrutentee oder Goldrutentinktur gilt als entzündungshemmend und wird für Schleimhäute und wässrige Katarrhe eingesetzt.

❑ Holundertee oder -tinktur ist ein gutes pflanzliches Heilmittel gegen Katarrh.

❑ Echinacea (Sonnenhut) ist ein altes Hausmittel gegen Erkältungen und Grippe. Echinaceatropfen (zwei- bis dreimal täglich zehn Tropfen) wirken erwiesenermaßen antiviral. Bei den ersten Erkältungs- und Grippesymptomen sollten bis zu dreimal täglich je drei 200-mg-Echinaceakapseln eingenommen werden.

❑ Knoblauchtabletten oder -kapseln enthalten Knoblauchextrakt mit dem sekundären Pflanzenstoff Allicin, der hilft, Erkältungen zu verhüten.

❑ Waschen Sie sich die Hände häufig, damit sich das Erkältungsvirus nicht ausbreitet, und vermeiden Sie die Nähe zu Erkälteten und Grippekranken.

❑ Verwenden Sie beim Husten oder Niesen ein Taschentuch.

❑ Dampfinhalationen helfen bei verstopfter Nase. Heißes Wasser in eine Schüssel geben und über Kopf und Schüssel ein großes Handtuch breiten. Zehn Minuten lang ganz tief durch die Nase einatmen. Das kann dreimal pro Tag wiederholt werden. Dem Wasser können einige Tropfen Menthol- oder Eukalyptusöl hinzugefügt werden (auch einem heißen Bad).

❑ Viel Trinken ist unerlässlich. Während schwerer Grippeattacken kann es notwendig sein, Flüssignahrung mit ausgewogener Nährstoffkombination statt fester Nahrung einzunehmen.

❑ Ruhen und schlafen Sie so viel wie möglich. Das Immunsystem benötigt zu seiner Regeneration viel Ruhe. Werden die Symptome einer Virusinfektion ignoriert, kann sich die Dauer der Krankheit entsprechend verlängern.

Siehe auch Mineralstoffe, S. 30; Vitamine, S. 26

ERNÄHRUNGSPLAN BEI ERKÄLTUNGEN UND GRIPPE

Oft kann man bei schweren Erkältungen oder Grippe das Essen nicht schmecken. Wichtig ist es, viel zu trinken, insbesondere Suppen und Säfte, wenn Sie nichts Festes essen können. Der Körper kann ohne entsprechende Flüssigkeitszufuhr schnell austrocknen, was die Beschwerden verschlimmert.

FRÜHSTÜCK

Mit Folsäure angereicherte Vollkornfrühstücksflocken mit geriebenem Apfel und entrahmter Milch

◆

Erdbeer-Vitamindrink: Erdbeeren, Banane, Joghurt und entrahmte Milch

◆

Vollkornbrötchen mit pochiertem Ei und Grilltomaten

Frisch gepresster Orangensaft

LEICHTE MAHLZEIT

Pittabrot mit Lachs und Alfalfasprossen

Großer Obstsalat

◆

Gebackene Süßkartoffel mit Fetakäse und Gurkensalat

◆

Pilzomelette mit Vollkornbrötchen

Obstsalat mit Aprikosen und Mangos

HAUPTMAHLZEIT

Hühner-Satay mit Vollkorn-Pitabrot und Karotten-Orangen-Salat

Gebackene Birnen mit Ingwer

◆

Forelle mit karamellisierten Zwiebeln und Kartoffelsalat sowie grünen Blattsalaten

Gebackene Bananen mit Zimt

◆

Vollkornspaghetti mit Sauce aus Meeresfrüchten

Süßspeise aus Kompott und Weißbrot

SNACKS

Frühstücksflocken mit entrahmter Milch

◆

Frische Gemüsesuppe

◆

Vitamindrink mit Orangensaft, Bananen und Mangos

◆

Orangen, Mandarinen, Erdbeeren und Himbeeren

BRONCHITIS

Bronchitis ist eine Entzündung der zur Lunge führenden Luftwege, der Bronchien. Sie kann akut und vorübergehend oder chronisch mit Langzeitauswirkung auf die Gesundheit sein. Einer Infektion der Atemwege (z. B. Erkältung) folgt oft die akute Bronchitis, während sich häufige, meist durch Umweltverschmutzung oder Rauchen bedingte Lungenreizungen zu chronischer Bronchitis entwickeln können.

SYMPTOME: Hauptsymptome sind große Schleimabsonderungen aus den Schleim produzierenden Drüsen der Bronchien, starker Husten, pfeifende Atmung und Atemnot. Bei der einfachen chronischen Bronchitis neigen die Schleim produzierenden Drüsen zu einer ständigen Vergrößerung. Der Husten hält sich mindestens drei Monate, die Symptome insgesamt mindestens zwei Jahre. Bei der blockierenden (obstruktiven) chronischen Bronchitis schwellen die Bronchien derart an, dass sie verengt sind. Zur starken Kurzatmigkeit gesellt sich ein ständiger Husten mit Auswurf.

KONVENTIONELLE BEHANDLUNG: Zur Hustenlinderung werden Hustenmedikamente und zur Behandlung sekundärer bakterieller Infektionen Antibiotika verordnet. Inhalationen mit Schleimhaut abschwellenden Mitteln lindern die Beschwerden der chronischen Bronchitis. Meist sind langfristige Behandlungen erforderlich.

EMPFEHLENSWERTE NAHRUNGSMITTEL

Bevölkerungsstudien über Ernährung und Krankheitsentstehung zeigen, dass Menschen mit häufigem Verzehr von Obst und Gemüse (mehr als sieben Portionen pro Woche) am wenigsten Gefahr laufen, an chronischer Bronchitis zu erkranken.

Karotten, Süßkartoffeln, Aprikosen, Mangos und Grüngemüse liefern viel Beta-Carotin. Studien belegen, dass Menschen umso weniger chronische Bronchitis entwickeln, je mehr Beta-Carotin sie aufnehmen. Das heißt, große Mengen von Obst und Gemüse sind ein Krankheitsschutz.

Avocados, grünblättriges Gemüse und Vollkorngetreide sind mit die besten vor Bronchitis schützenden Vitamin-E-Quellen.

Makrelen, roter Lachs in Dosen, Sardellen, Vollmilch, Käse und Eigelb enthalten Vitamin A. Beta-Carotin wird zu Vitamin A umgebaut, wenn der Vitamin-A-Spiegel im Körper niedrig ist. Forschungen mit Vitamin-A-Präparaten belegen, dass ansonsten gesunde Raucher einen Vitamin-A-Mangel in den Atemwegen haben. Daher empfiehlt es sich für Raucher, regelmäßig viel Vitamin-A-haltige Nahrungsmittel zu sich zu nehmen.

Hering, Bückling, Makrele, Sardine, Lachs, frischer Tunfisch und Krabben liefern Omega-3-Fettsäuren. Diese Fettsäuren unterstützen die Entzündungsreaktionen des Körpers. Forschungen zeigen, dass sich die Omega-3-Fettsäuren in fettreichen Seefischen bei chronischer Bronchitis und schlechter Lungenfunktion von Rauchern günstig auswirken. Sie sind ein Schutz vor Entzündungsschäden.

UNGEEIGNETE NAHRUNGSMITTEL

Meiden Sie eine schlecht ausgewogene Kost, der es an proteinhaltigen Nahrungsmitteln, Gemüsen und Obst mangelt. Beleben Sie den Speiseplan durch eine Reihe frischer Produkte. Eingefrorene Gemüse und Früchte sind eine gute Alternative zu Frischkost.

WEITERE MASSNAHMEN

Chronische Bronchitis manifestiert sich eher bei Erwachsenen, die bei ihrer Geburt oder im Alter von einem Jahr untergewichtig waren oder sich während der ersten beiden Lebensjahre eine Infektion der Atemwege zuzogen. Eine ausgewogene Ernährung während der Schwangerschaft kann das Bronchitisrisiko beim Nachwuchs in späteren Jahren reduzieren. Eine angemessene Anzahl von Kalorien aus Proteinen, Kohlenhydraten und Fetten und eine große Vielfalt von Gemüse und Obst sind entscheidend.

- Präparate mit 500 mg Vitamin C pro Tag können bei Bronchitis helfen.
- Eukalyptus- und Thymianöl können heißem Wasser zugesetzt und die Dämpfe inhaliert werden. Breiten Sie ein großes Tuch über Kopf und Schüssel, das intensiviert den Effekt.
- Die Alantwurzel wird als Tonikum zur Linderung von Husten und Stauungen sowie bei Schwäche nach Bronchitisattacken eingesetzt. Die Tinktur empfiehlt sich auch bei chronischer Bronchitis. Zur Hustenlinderung kann ein Sirup hergestellt werden.
- Thymiantee, -tinktur und -sirup wirken Schleim lösend.
- Andorntinktur entspannt die Atemwege und lindert Stauungen.
- Das Rauchen sollte aufgegeben werden. Bronchitiker sollten verrauchte Bereiche meiden.

Siehe auch Erkältungen und Grippe, S. 184

HAUPTNAHRUNGSMITTEL

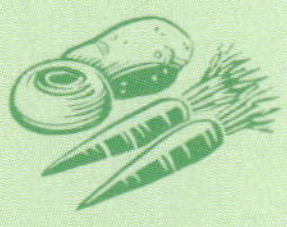

WURZELGEMÜSE *Seiten 54–57*

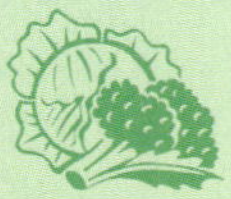

GRÜNGEMÜSE *Seiten 44–50*

AVOCADOS *Seite 51*

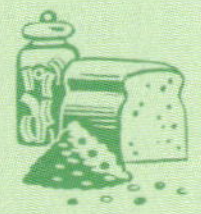

VOLLKORNGETREIDE *Seiten 92–99*

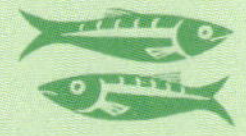

FETTER SEEFISCH *Seite 118*

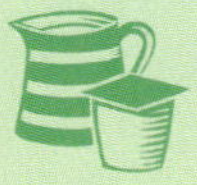

MILCHPRODUKTE *Seiten 126–128*

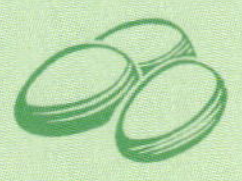

EIER *Seite 129*

HAUPTNAHRUNGSMITTEL

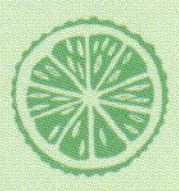

ZITRUSFRÜCHTE
Seiten 86–88

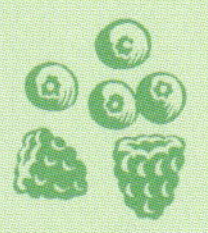

BEEREN
Seiten 82–85

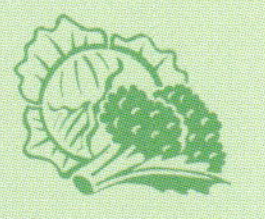

KOHLGEMÜSE
Seiten 44–47

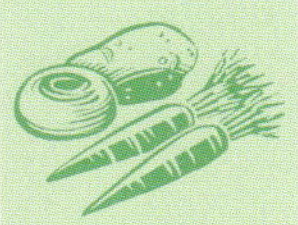

SÜSSKARTOFFELN
Seite 55

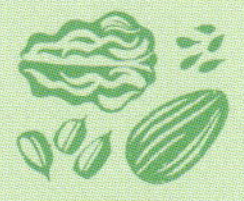

PARANÜSSE
Seite 100

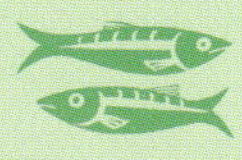

FETTER SEEFISCH
Seite 118

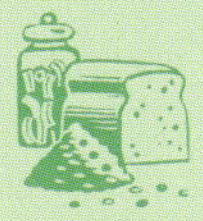

VOLLKORNGETREIDE
Seiten 92–99

MILCH
Seite 126

ASTHMA

Etwa fünf Prozent der Bevölkerung der westlichen Welt sind irgendwann in ihrem Leben von Asthma betroffen. Fremdsubstanzen in der Atemluft veranlassen die glatte Muskulatur der Bronchiolen, sich plötzlich zusammenzuziehen. Die meisten Asthmaanfälle erfolgen bei Menschen unter 30 Jahren auf Grund allergischer Reaktionen, insbesondere auf Pollen oder gewisse Nahrungsmittel. Bei Menschen über 30 sind es meist Reizstoffe (verschmutzte Luft), Erkältungen und Bronchitis. Allergene (z. B. Pollen) setzen Histamin und Bradykinin frei, die Schwellung, Speichelsekretion und Verkrampfung der Bronchiolenwände verursachen. Die Atemwege werden verengt und das Ausatmen erschwert.

SYMPTOME: Die Hauptsymptome sind pfeifendes Atmen, Kurzatmigkeit, Brustenge und trockener Husten. Ein Asthmaanfall führt zu Schwitzen, schnellem Herzschlag und Ringen nach Luft. Schwere Anfälle können tödlich enden.

KONVENTIONELLE BEHANDLUNG: Mit so genannten Bronchodilatatoren, die durch einen Inhalator aufgenommen werden, lässt sich leichtes Asthma unter Kontrolle halten. Schwere Fälle erfordern Steroidinhalatoren, um die Bronchiolenschwellungen und Entzündungen abzubauen. Nach einem akuten, schweren Anfall können kurzfristig Steroidmedikamente gegeben werden. Es gibt auch Inhalatoren, die Allergieblocker abgeben. Sie eignen sich bei Asthma im Kindesalter.

EMPFEHLENSWERTE NAHRUNGSMITTEL

Frische Gemüse und Früchte erhöhen den antioxidativen Schutz der Lunge vor eingeatmeten Reizstoffen und Allergenen. Sie steigern die Widerstandsfähigkeit gegenüber Schadstoffen.
Orangen, Grapefruits, Erdbeeren, Himbeeren, Paprikaschoten, Kohlgemüse, grünblättriges Gemüse, Süßkartoffeln und Petersilie sind mit die größten Vitamin-C-Lieferanten. Der gesteigerte Konsum solcher Nahrungsmittel schützt vor umweltbedingtem Asthma. Bevölkerungsstudien zeigen, dass Asthmatiker oft einen niedrigen Vitamin-C-Spiegel im Blut aufweisen. Vitamin C ist das Hauptantioxidans der Oberflächenflüssigkeit der Lunge und ein Schutz gegen Oxidantien in verschmutzter Luft, insbesondere Zigarettenrauch. Bei überempfindlichen Menschen ist es wichtig, die Freisetzung von Histamin zu hemmen. Eine gesteigerte Einnahme von Vitamin C hilft, das Risiko asthmatischer Anfälle bei Kindern und Erwachsenen zu minimieren.
Paranüsse und fettreicher Seefisch enthalten besonders viel Selen, ein Spurenelement, das bei manchen Asthmatikern kaum vorhanden ist. Selen ist für die Aktivität des Enzyms Glutathionperoxidase bedeutend, das an der antioxidativen Funktion der Lunge beteiligt ist.
Gemüse, Obst, Getreide und Milch liefern Magnesium, das zur Entspannung der glatten Bronchiolenmuskulatur wichtig ist. Asthmatiker leiden oft unter Magnesiummangel.
Hering, Makrele, Lachs und andere fettreiche Seefische enthalten reichlich Omega-3-Fettsäuren. Forschungen über Kinderernährung haben ergeben, dass regelmäßiger Fischgenuss das Asthmarisiko senkt. Es scheint, dass die Fettsäuren des Fischöls die Substanzen reduzieren, die während eines Asthmaanfalls die Entzündung verursachen.

UNGEEIGNETE NAHRUNGSMITTEL

Studien haben gezeigt, dass allergische Reaktionen auf Nahrungsmittel bei etwa sechs von 10 000 Personen Asthma auslösen. Die nahrungsmittelbedingte Asthmareaktion erfolgt während des Essens innerhalb von Minuten und bis zu einer Stunde nach dem Essen mit starkem, wiederholtem Husten, Kurzatmigkeit und pfeifendem Atem. Akute Anfälle müssen sofort behandelt werden, da sie zum anaphylaktischen Schock führen und tödlich enden können. Allergien lassen sich durch Tests erkennen. Zeigt sich eine Nahrungsmittelallergie, muss eine ausgewogene Kost unter Ausschluss der entsprechenden Nahrungsmittel erfolgen.
Milch und Eier können bei Kindern Asthma auslösen. Bekannte Allergene bei Erwachsenen sind Erdnüsse, Meeresfrüchte, Soja und Milchprodukte.
Weiterverarbeitete Kartoffeln, Trockenfrüchte, Wein und Bier enthalten als Konservierungsstoff Sulfit, das Anfälle auslösen kann.
Tartrazin (ein Lebensmittelfarbstoff), Aspirin und natürliche Stoffe in Nahrungsmitteln, so genannte Salicylate, können Asthmabeschwerden hervorrufen.
Natriumglutamat (ein Geschmacksverstärker) kann Asthma verursachen.

WEITERE MASSNAHMEN

- ❑ Zigarettenrauch und offenes Holzfeuer meiden.
- ❑ Vermeiden Sie plötzlichen Temperaturwechsel.
- ❑ Halten Sie die Wohnung möglichst staubfrei.
- ❑ Entspannungstechniken wie Yoga, Massage und Aromatherapie können Beschwerden mildern.
- ❑ Einige Tropfen Pfefferminzöl in heißes Wasser geben und den Dampf inhalieren, das erleichtert das Atmen.
- ❑ Alanttee ist ebenfalls hilfreich.

Siehe auch Nahrungsmittelallergien, S. 210

DIE HARNWEGE

Das Harnwegsystem hat hauptsächlich die Aufgabe, Urin zu produzieren und ihn auszuscheiden. Die Nieren, die das Volumen und die Zusammensetzung der Körperflüssigkeit regulieren, filtern pro Tag mehrere Liter Flüssigkeit aus dem Blut. Dabei entfernen sie durch den Stoffwechsel anfallende giftige Substanzen wie Harnsäure und bestimmen die Natrium- und Kaliumkonzentrationen im Körper. Abfallstoffe werden zusammen mit überschüssigem Wasser in Form von Urin ausgeschieden.

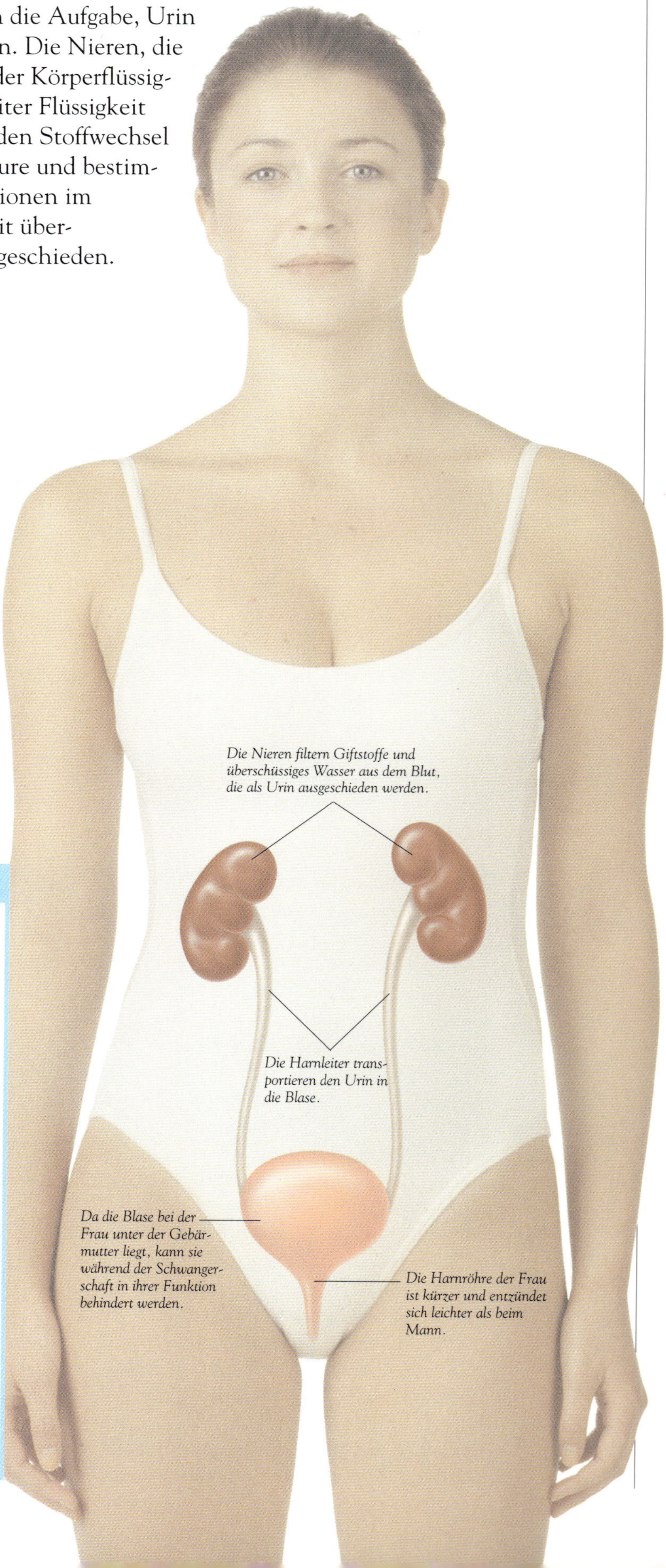

Die Nieren filtern Giftstoffe und überschüssiges Wasser aus dem Blut, die als Urin ausgeschieden werden.
Die Harnleiter transportieren den Urin in die Blase.
Da die Blase bei der Frau unter der Gebärmutter liegt, kann sie während der Schwangerschaft in ihrer Funktion behindert werden.
Die Harnröhre der Frau ist kürzer und entzündet sich leichter als beim Mann.

ERNÄHRUNG UND HARNWEGE

Es ist erwiesen, dass eine Diät mit kontrollierter Protein- und Natriumzufuhr die Funktionsfähigkeit einer kranken Niere verlängert. Bei Niereninsuffizienz ist eine Diätassistentin hinzuzuziehen. Purinreiche Nahrungsmittel wie Innereien werden mit Gicht und Nierensteinen in Verbindung gebracht; Nahrungsmittel, die Folsäure enthalten, können der Nierensteinbildung entgegenwirken.

GESUND BLEIBEN

Zwei Liter Wasser pro Tag verhindern die Austrocknung des Körpers und die Steinbildung. Ein Glas Preiselbeersaft täglich hilft bei der Behandlung von Infektionen der Harnwege. Und eine salzreduzierte Kost unterstützt die Nierenfunktionen.

DIE HARNWEGE BEIM MANN

Der Harntrakt umfasst Nieren, Harnleiter, Blase und Harnröhre. Beim Mann ist die Harnröhre fünfmal länger als bei der Frau, deren Blase dafür tiefer liegt.

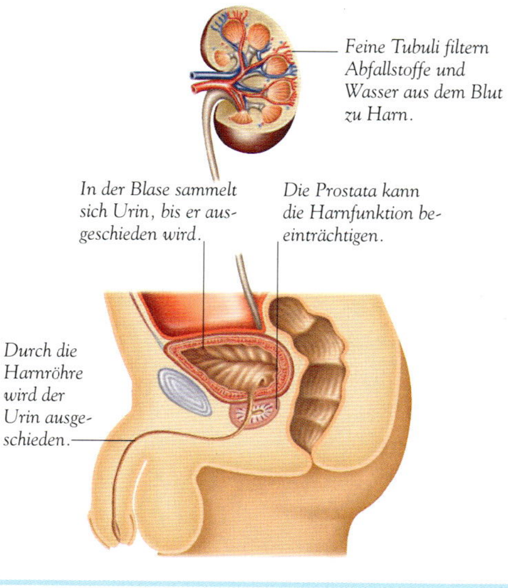

Feine Tubuli filtern Abfallstoffe und Wasser aus dem Blut zu Harn.
In der Blase sammelt sich Urin, bis er ausgeschieden wird.
Die Prostata kann die Harnfunktion beeinträchtigen.
Durch die Harnröhre wird der Urin ausgeschieden.

HEILENDE NAHRUNGSMITTEL

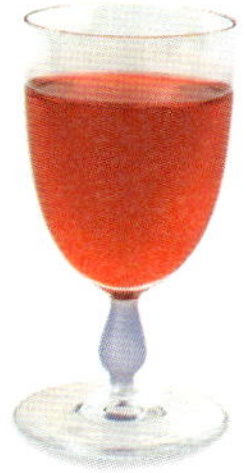

PREISELBEERSAFT
SEITE 85

Wirkung: Behandlung von Erkrankungen der Harnwege; verhindert, dass sich *Escherichia-coli*-Bakterien im Harntrakt festsetzen.
Anwendung: Blasenentzündung.
Nährstoffe: Sekundäre Pflanzenstoffe.

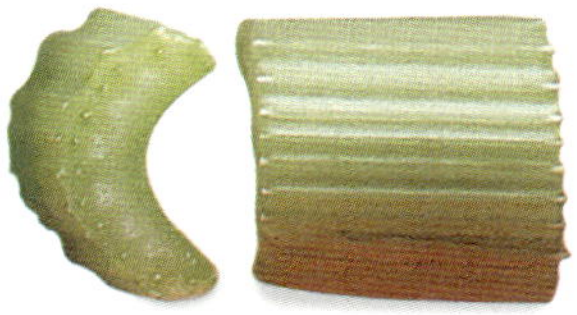

STANGENSELLERIE
SEITE 50

Wirkung: Wird zur Entfernung von Harnsäure eingesetzt.
Anwendung: Neigung zu Gicht und Harnwegsinfektionen.
Nährstoffe: Sekundäre Pflanzenstoffe mit diuretischen Eigenschaften, Apiin.

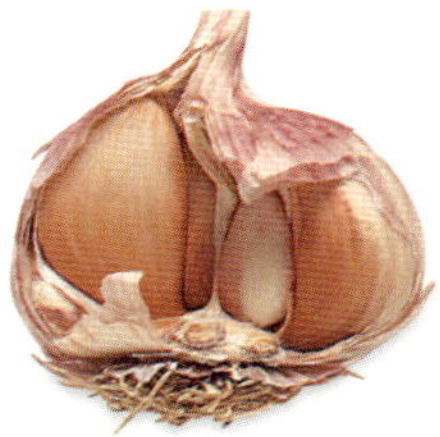

KNOBLAUCH
SEITE 66

Wirkung: Natürliches Antibiotikum gegen bakterielle Entzündungen.
Anwendung: Wiederkehrende Infektionen der Harnwege.
Nährstoffe: Sekundäre Pflanzenstoffe wie Allicin.

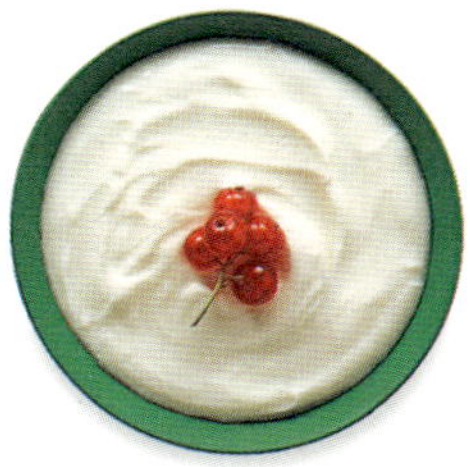

BIOAKTIVER JOGHURT
SEITE 128

Wirkung: Enthält Kulturen, die den Dickdarm positiv beeinflussen.
Anwendung: Zur Wiederherstellung der Darmflora nach der Einnahme von Antibiotika.
Nährstoffe: Calcium und Magnesium.

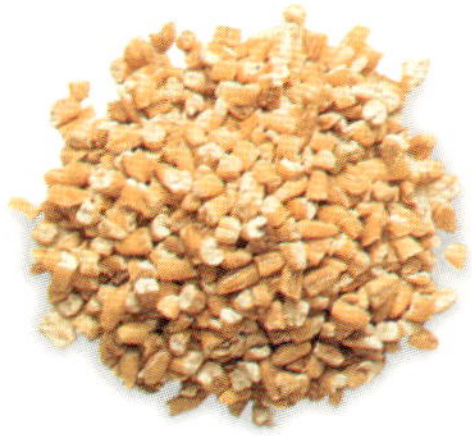

HAFER
SEITE 95

Wirkung: Wertvoller Energiespender, reich an Kohlenhydraten und natriumarm.
Anwendung: Für natriumarme Diät bei Nierenerkrankungen.
Nährstoffe: Zink und Kohlenhydrate.

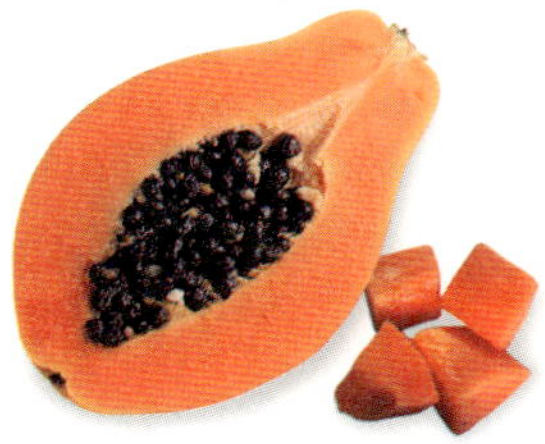

PAPAYAS
SEITE 89

Wirkung: Enthalten Nährstoffe zur Stärkung des Immunsystems.
Anwendung: Unterstützen den Heilungsprozess bei und nach Infektionen.
Nährstoffe: Vitamin C und Beta-Carotin.

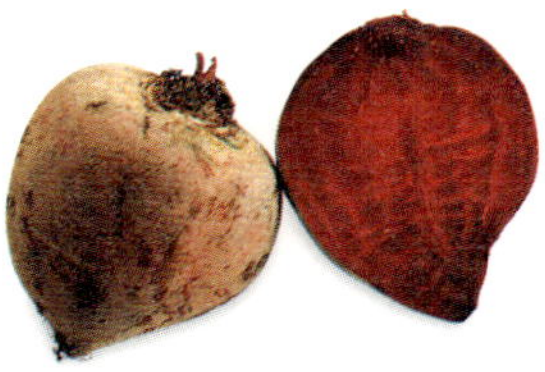

ROTE BETE
SEITE 57

Wirkung: Hemmt die Aktivitäten des für die Harnsäurebildung verantwortlichen Enzyms.
Anwendung: Bei Neigung zu Gichtanfällen.
Nährstoffe: Folat und Vitamin C.

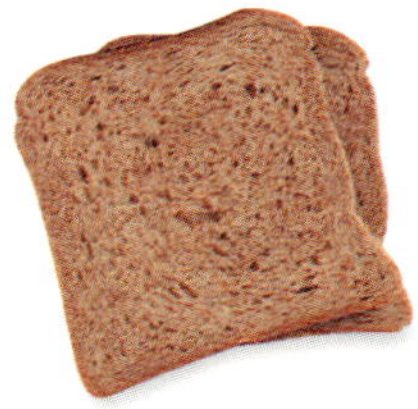

VOLLKORNBROT
SEITE 98

Wirkung: Führt dem Organismus wertvolle Mineralstoffe zu, die bei Gichtkranken die Richtwerte unterschreiten können.
Anwendung: Wiederkehrende Gichtanfälle.
Nährstoffe: Zink, Kohlenhydrate.

WEITERE EMPFEHLENSWERTE NAHRUNGSMITTEL

NATURREIS
SEITE 92

Wirkung: Wertvoller natriumarmer Energiespender.
Anwendung: Für natriumarme Kost bei Nierenkrankheiten.
Nährstoffe: Kohlenhydrate, B-Vitamine und Kalium.

GEFLÜGEL
SEITE 124

Wirkung: Salzlos gegartes Geflügelfleisch liefert Protein ohne Natrium und mit wenig Fett.
Anwendung: Schonen überlastete Nieren durch natriumarme Kost.
Nährstoffe: Protein.

FETTREICHER SEEFISCH
SEITE 118

Wirkung: Wirkt entzündungshemmend.
Anwendung: Infektionen des Harntrakts.
Nährstoffe: Omega-3-Fettsäuren, Protein und Calcium.

LÖWENZAHNKAFFEE
SEITE 108

Wirkung: Hilft dank seiner diuretischen Eigenschaften bei der Entgiftung des Körpers.
Anwendung: Bei Infektionsanfälligkeit und zur Entschlackung.
Nährstoffe: Koffeinsäure.

UNGEEIGNETE NAHRUNGSMITTEL

INNEREIEN

Innereien wie Leber, Nieren oder Herz enthalten so genannte Purine, die während der Stoffwechselvorgänge im Organismus zu Harnsäure abgebaut werden. Wird Harnsäure nicht ausgeschieden, entstehen Kristalle im Urin, die sich in den Gelenken ablagern können, was äußerst schmerzhaft ist. Eine reduzierte Zufuhr an Purin empfiehlt sich auch für Gichtpatienten, die trotz medikamentöser Behandlung weiterhin Gichtanfälle haben.

SCHARF GEWÜRZTE SPEISEN

Scharfe oder pikante Gewürze sollten bei Harnwegserkrankungen gestrichen werden, weil diese Lebensmittel die Blase und die Schleimhäute des Harntrakts reizen.

KNABBERSNACKS

Um die Nierenfunktionen durch eine natriumreduzierte Nahrung zu unterstützen, ist der Verzehr von Crackern, gesalzenen Nüssen, Kartoffelchips und ähnlichem Knabberzeug sowie von Fertiggerichten weitestgehend einzuschränken oder sogar ganz aufzugeben.

KAFFEE, TEE UND COLA

Koffeinhaltige Getränke wie Kaffee, Tee und Cola reizen die Harnblase und verstärken den Harndrang. Deshalb muss die tägliche Zufuhr an koffeinhaltigen Getränken auf ein Mindestmaß reduziert werden. Da auch viele Erkältungsmittel Koffein enthalten, ist hier ebenfalls äußerste Zurückhaltung geboten.

OXALAT

Nierensteine enthalten meist die Substanz Oxalat. Die Neigung zu Steinbildung ist oft auf eine Störung des Oxalatstoffwechsels zurückzuführen. Viele Produkte enthalten natürliches Oxalat, z. B. Weizenkleie, Nüsse, Tee, Schokolade, Spinat, Rote Bete und Rhabarber. Personen mit einer Neigung zur Steinbildung müssen oxalatreiche Lebensmittel meiden.

HAUPTNAHRUNGSMITTEL

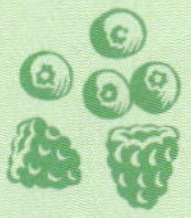

PREISELBEEREN
Seite 85

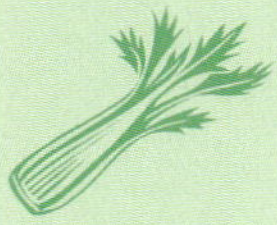

SELLERIE
Seite 50

KNOBLAUCH
Seite 66

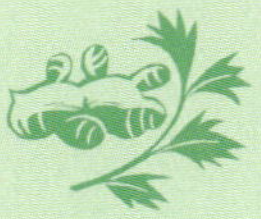

LÖWENZAHNBLÄTTER
Seite 108

BLASENENTZÜNDUNG

Die Blasenentzündung (Cystitis) ist eine häufige bakterielle Infektion der Harnblase. Jede dritte Frau hat irgendwann in ihrem Leben eine Cystitis, am häufigsten zwischen dem 25. und 54. Lebensjahr. Da die Harnröhre bei Frauen kürzer als bei Männern ist, können Bakterien wie *Escherichia coli* leicht durch die Harnröhre in die Blase gelangen.

SYMPTOME: Hauptsymptom ist das häufige Bedürfnis, Wasser zu lassen, wobei jeweils unter schmerzhaftem Brennen nur wenig Urin kommt. Er riecht streng und kann Blut enthalten. Auch Rücken-, Unterleibsschmerzen und Fieber sind möglich.

KONVENTIONELLE BEHANDLUNG: Urinproben werden analysiert und Antibiotika verordnet. Paracetamol und Aspirin sind schmerzlindernde Mittel. Auch andere frei verkäufliche Medikamente sind auf dem Markt.

EMPFEHLENSWERTE NAHRUNGSMITTEL

Preiselbeersaft enthält sekundäre Pflanzenstoffe, die das Bakterium *Escherichia coli* daran hindern, sich im Harntrakt festzusetzen, so dass es mit dem Urin aus der Blase gespült wird. Damit kann eine Cystitis gelindert oder gar verhindert werden. Täglich 300 ml Preiselbeersaft gelten als ausreichend, um *E.coli* zu hemmen. Heidelbeeren verfügen über ähnlich wirkende Pflanzenstoffe.

Sellerie reinigt das Organsystem von Harnsäure. Dreimal täglich ein Teeaufguss ist wirkungsvoll.

Knoblauch enthält natürliche Antibiotika und sollte vorbeugend und zur Infektabwehr regelmäßig gegessen werden.

Löwenzahnblättertee und Löwenzahnextrakt wirken diuretisch und helfen bei der Entgiftung des Körpers.

UNGEEIGNETE NAHRUNGSMITTEL

Kaffee, Tee, Colagetränke und koffeinhaltige Erkältungsmittel verschlimmern die Blasenreizung.

Zitrusfrüchte, pikante Nahrungsmittel, Tomaten, Alkohol und Schokolade wirken ebenfalls verschlimmernd.

WEITERE MASSNAHMEN

- Trinken Sie anfangs ungefähr alle 20 Minuten etwa 300 ml Wasser, um die Harnwege durchzuspülen.
- In 300 ml Wasser aufgelöstes Natron entsäuert den Urin, wenn es zweimal täglich, am Besten mit Fruchtsaft, getrunken wird.
- Vitamin-C- und Vitamin-A-Präparate helfen gegen Infektionen der Harnwege.
- Die Bärentraube ist für ihre antiseptischen Eigenschaften bekannt. Für einen Teeaufguss lässt man 15 g Kraut in 500 ml Wasser köcheln.

Siehe auch Frauen und Ernährung, S. 140

ERNÄHRUNGSPLAN BEI BLASENENTZÜNDUNG

Bei Blasenentzündung ist es wichtig, viel zu trinken – auch während der Mahlzeiten. Trinken Sie tagsüber so oft wie möglich Preiselbeersaft, und wählen Sie zur Stärkung des Immunsystems und Abwehr von Infektionen Obst und Gemüse, die reich an Vitamin C sind.

FRÜHSTÜCK	LEICHTE MAHLZEIT	HAUPTMAHLZEIT	SNACKS
Schälchen Vollkornflocken mit zerdrückter Banane *Glas Preiselbeersaft*	*Ciabattabrötchen mit zerkrümeltem Fetakäse und Tomatenscheiben* *Glas Apfel-Ingwer-Sellerie-Saft*	*Pfannengerührtes Gemüse mit Tofu und Cashewkernen* *Heidelbeerstreuseldessert*	*Rohkost mit Karotte, Gurke und Sellerie*
Frisches, heißes Croissant *Glas Preiselbeersaft*	*Hefering mit geräuchertem Lachs und fettarmem Frischkäse* *Obstsalat mit grünen Äpfeln*	*Gebratener Mönchsfisch mit frisch gedünsteten Zucchini und Zitronen-Knoblauch-Kuskus*	*Vollkornbrötchen mit Banane*
Große Schüssel Obstsalat mit Beeren *Große Portion bioaktiver Joghurt* *Glas Preiselbeersaft*	*Vollkorn-Sandwich mit Truthahn, Preiselbeeren und Brunnenkresse* *Frische Aprikosen und Pflaumen*	*Gemüselasagne mit grünem Salat* *Frisches selbst gemachtes Beerensorbet*	*Vollkornteegebäck mit oder ohne Obst*
			Glas Preiselbeersaft mit bioaktivem Joghurt
			Äpfel und Birne

HAUPTNAHRUNGSMITTEL

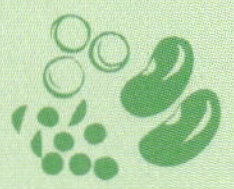

SOJABOHNEN
Seite 60

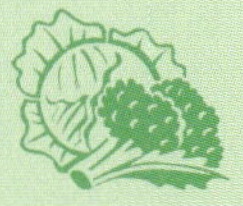

KOHLGEMÜSE
Seiten 44–47

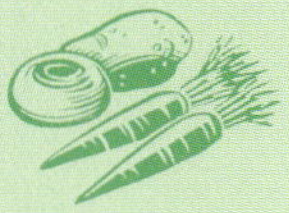

WURZELGEMÜSE
Seiten 54–57

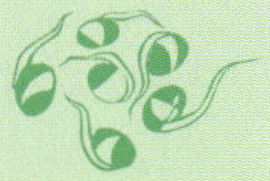

ALFALFASPROSSEN
Seite 69

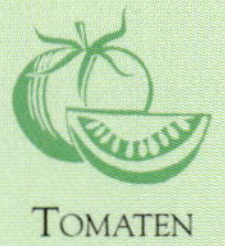

TOMATEN
Seite 65

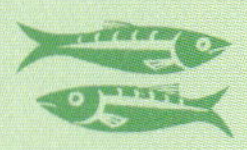

FETTER SEEFISCH
Seite 118

SAMEN
Seiten 103–105

PROSTATALEIDEN

Die Prostata sondert an die Samenflüssigkeit ein Sekret mit nährenden Stoffen und hormonähnlichen Substanzen ab, die die Beweglichkeit der Spermien in der weiblichen Gebärmutter fördern. Die Prostataentzündung (Prostatitis) ist eine Infektion. Sie kann plötzlich auftreten, indem Bakterien über das Blut oder durch die Harnröhre zur Prostata gelangen. Ab dem 25. Lebensjahr ist die Entwicklung einer Prostatitis möglich. Gutartige Prostatahyperplasien sind Vergrößerungen der Drüse, die etwa ab dem 45. Lebensjahr auftreten. Krebs kann sich ebenfalls bilden.

SYMPTOME: Die akute Prostataentzündung verursacht grippeartige Beschwerden mit Schmerzen im Rücken, um die Hüften und zwischen Hodensack und After. Das Wasserlassen ist oft erschwert, die Ejakulation schmerzhaft. Die Symptome der chronischen und akuten Prostatitis ähneln sich, wobei wässrige Absonderungen aus dem Penis und Blut in der Samenflüssigkeit möglich sind. Die gutartige Prostatavergrößerung äußert sich ebenfalls durch Schwierigkeiten beim Wasserlassen und Inkontinenz. Prostatakrebs verursacht Müdigkeit, Blut in Urin und Samenflüssigkeit, Knochenschmerzen sowie Appetit- und Gewichtsverlust.

KONVENTIONELLE BEHANDLUNG: Die akute Prostatitis wird etwa einen Monat mit Antibiotika behandelt, die chronische länger. Entzündungshemmende Medikamente werden auch verordnet. Die gutartige Prostatahyperplasie wird mit so genannten 5-Alpha-Reduktase-Hemmern behandelt, die verhindern, dass das Hormon Testosteron in eine Substanz umgewandelt wird, welche die Prostata anschwellen lässt. Auch Alpha-Blocker mit beruhigender Wirkung auf die Harnröhre finden Anwendung. Die Behandlung des Prostatakrebses hängt vom jeweiligen Stadium ab.

EMPFEHLENSWERTE NAHRUNGSMITTEL

Forschungen haben ergeben, dass in den USA lebende Männer 26-mal häufiger Prostataprobleme haben als Männer in China oder Japan. Es scheint, dass die traditionelle Ernährung im fernen Osten einen gewissen Schutz vor Prostataleiden bietet.
Sojabohnen, Tofu und andere Sojaprodukte enthalten viele Isoflavone und Lignane (Phyto-Östrogene), von denen angenommen wird, dass sie die Wirkung körpereigener Hormone, die gutartige Prostataschwellungen verursachen, reduzieren. Tests zeigen, dass Japaner im Allgemeinen 50-mal mehr Phyto-Östrogene im Blut haben als Männer des westlichen Kulturkreises.
Kohl- und Wurzelgemüse, Kürbisse und Blattsalate enthalten antioxidative Vitamine, Mineralstoffe und sekundäre Pflanzenstoffe.
Weißkraut verfügt über Indol (ein sekundärer Pflanzenstoff), das die Enzymtätigkeiten bei Prostataproblemen zu hemmen scheint.
Bohnen und andere Hülsenfrüchte enthalten kleine Mengen Isoflavone. Forschungen zeigen, dass der Verzehr von weißen Bohnen und Erbsen das Prostatakrebsrisiko verringern kann.
Alfalfasamen und -sprossen liefern die Isoflavone Daidzein und Genistein, die an Rezeptoren der Prostata andocken und das Prostatakrebsrisiko senken.
Tomaten bieten wegen ihres Gehalts an Lycopin einen gewissen Schutz vor Prostatakrebs. Eine Studie brachte sogar Tomatensauce, Tomaten und Pizza mit einem verminderten Prostatakrebsrisiko in Verbindung.
Makrele, Lachs, Sardine und sonstige an Omega-3-Fettsäuren reiche Fische können Prostataentzündungen reduzieren. Die Säuren werden in entzündungshemmende Prostaglandine umgewandelt.
Lein- und Hanfsamen enthalten Omega-3-Fettsäuren und sollten regelmäßig gegessen werden. Sie können zerstoßen und über Frühstücksflocken und Joghurt gestreut werden.

UNGEEIGNETE NAHRUNGSMITTEL

Forschungen zufolge gibt es eine Verbindung zwischen hohem Fleischkonsum und Prostatakrebs. Es empfiehlt sich, zwischen magerem Fleisch, Fisch, Geflügel und Hülsenfrüchten, insbesondere Sojabohnen, zu wechseln.
Fetthaltige Nahrungsmittel wie Mayonnaise, Pasteten, Gebäck, Kuchen, Butter, Schmalz und Öl scheinen die Aktivität des Enzyms 5-Alpha-Reduktase zu erhöhen, was zu Prostataschwellungen führen kann.

WEITERE MASSNAHMEN

- Die Früchte der Sägepalme *(Serenoa repens)* enthalten Substanzen, welche die Aktivitäten des Enzyms 5-Alpha-Reduktase zu hemmen und die Schwellungen bei gutartiger Prostatahyperplasie zu vermindern scheinen. Sie können als Nahrungsergänzungspräparate eingenommen werden.
- Roggenpollenextrakt hilft bei Prostatitis und Prostatavergrößerung, vermutlich wegen seines Fettsäure-, Protein- und Hormongehalts.
- Versuche haben gezeigt, dass Vitamin-E-Präparate zu einer signifikanten Senkung des Prostatakrebsrisikos führen.

Siehe auch Krebs, S. 214; Männer und Ernährung, S. 142; Sekundäre Pflanzenstoffe, S. 34

HAUPTNAHRUNGSMITTEL

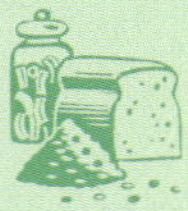
VOLLKORNGETREIDE
Seiten 92–99

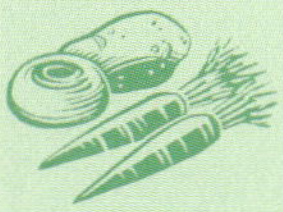
KARTOFFELN
Seite 54

FLEISCH
Seite 122

GEFLÜGEL
Seite 124

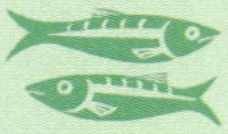
FISCH
Seiten 118–121

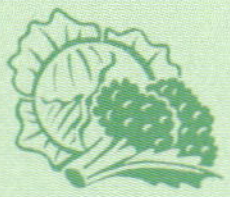
GEMÜSE
Seiten 42–71

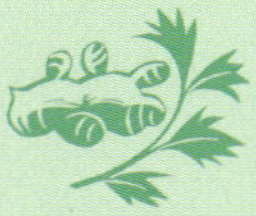
KRÄUTER UND GEWÜRZE
Seiten 108–114

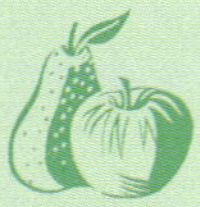
OBST
Seiten 72–91

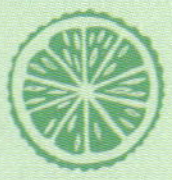
ZITRONENSAFT
Seite 87

NIERENERKRANKUNGEN

Die Nieren sind für die Aufrechterhaltung des inneren Milieus zuständig. Sie filtern Blut und scheiden überflüssige Mineralstoffe, Abfallprodukte (z. B. Harnsäure) und Wasser aus. Sie produzieren wichtige Substanzen, auch Hormone, welche die Freisetzung der roten Blutkörperchen aus dem Knochenmark regulieren. Durch täglich wechselnde Urinmengen stellen sie sich auf unterschiedliche Flüssigkeitsmengen und bewegungsmäßig und klimatisch bedingte Bedürfnisse ein. Sie halten den Wasserhaushalt des Körpers im Gleichgewicht.
Ein Versagen dieser Funktionen kann akut oder chronisch sein. Nierensteine können sich bilden. Akute Niereninsuffizienz kann durch Krankheiten wie Herzversagen, Prostatavergrößerung oder postoperative Blasenprobleme verursacht werden, chronische Niereninsuffizienz durch Erkrankungen der Nierenkörperchen (Glomeruli), Kreislaufprobleme, Diabetes mellitus, Niereninfektionen, Nierentumore und Blasenkrankheiten. Eine Entzündung der Glomeruli (Glomerulitis) führt zu Bluthochdruck, Urinmangel, Blut im Urin und Ödemen. Die Glomerulitis kann sich zum Nephrotischen Syndrom mit Blähbauch und Eiweißausscheidung über den Urin ausweiten.

SYMPTOME: Zu den Symptomen der akuten Niereninsuffizienz zählen die der Grunderkrankung sowie Phasen mit abwechselnd geringer und übermäßiger Urinproduktion. Ist die Grunderkrankung von Ödemen und erhöhtem Kaliumspiegel begleitet, kann das akute Nierenversagen lebensbedrohlich werden. Die Symptome der chronischen Niereninsuffizienz hängen von der Grundursache ab. Dazu gehören Anämie, Knochenschmerzen und Juckreiz. Wenn sich bei Nierensteinen ein Stein gelöst hat und den Harnleiter hinunterwandert, stellen sich extrem starke Schmerzen ein. Sie lassen erst nach, wenn der Stein den Körper verlassen hat oder chirurgisch entfernt wurde.

KONVENTIONELLE BEHANDLUNG: Nierensteine werden meist operativ entfernt oder mit Ultraschall zertrümmert. Durch gezielte Ernährung und Medikamente beugt man künftiger Steinbildung vor. Übergewicht sollte reduziert werden. Glomerulitis erfordert meist medikamentöse Behandlung, z. B. mit Steroiden und anderen entzündungshemmenden Immunsuppressiva. Die Behandlung umfasst Flüssigkeitsbeschränkungen, natriumarme Kost und manchmal diuretische Medikamente. In schweren Fällen sind Dialyse oder Nierentransplantationen erforderlich. Das Nephrotische Syndrom wird meist mit proteinkontrollierter Kost behandelt. Flüssigkeitsersatz ist wichtig, manchmal auch Blutwäsche. Regelmäßige Bluttests zeigen, wie viel Protein, Natrium und Energiezufuhr notwendig ist. Die Behandlung muss dem jeweiligen Patienten angepasst werden, da es große individuelle Schwankungen gibt.
Die Behandlung des akuten Nierenversagens erfolgt meist auf der Intensivstation mit Blutersatz und Dialyse. Ziel der Behandlung des chronischen Nierenversagens ist, weiteren Verschlechterungen und Komplikationen vorzubeugen. Blutdruckkontrollen gehören ebenso dazu wie eingeschränkte Aufnahme von Protein, Kalium und Phosphat. Auch die Natrium- und Calciumzufuhr muss sorgfältig überprüft werden. Verschiedene Medikamente können hilfreich sein, z. B. Blutdruck senkende ACE-Hemmer und Diuretika.

FALLBEISPIEL

Harry Dingel, 52, wusste nicht um seine Nierensteine, bis sich einer löste und den Harnleiter hinunter wanderte. Die Schmerzen waren derart stark, dass er an einen Herzinfarkt dachte. Der Arzt diagnostizierte Nierensteine. Der Patient wurde behandelt und befolgte Ernährungsratschläge, um dem Risiko einer erneuten Steinbildung vorzubeugen. Er gab Tee, Kaffee, Schokolade auf und aß stattdessen Hafergrütze zum Frühstück. Fleischpasteten und Wurst ersetzte er mittags durch mageren Braten mit Gemüse. Salzige Knuspernüsse wurden durch Obst ersetzt. Seither hat Harry Dingel keine Nierenprobleme mehr.

EMPFEHLENSWERTE NAHRUNGSMITTEL

Alle Nierenkranken brauchen fachärztliche und diätetische Betreuung.
Weizen, Hafergrütze, Hafer, Reis, Nudeln und Kartoffeln sind kohlenhydratreich und helfen allen, die ihre Natriumzufuhr drosseln müssen.
Mageres Fleisch, Geflügel, Wild und frischer Fisch sind relativ natriumarme Proteinquellen und gut geeignet für salzarme Diäten.
Frisches und tiefgefrorenes Gemüse, frisches Obst (auch in Dosen oder gedämpft), Fruchtsäfte und ungesalzene Nüsse eignen sich gut bei Nierenerkrankungen.
Kräuter und Gewürze ersetzen Salz, wenn eine natriumarme Diät angesagt ist.
Frisches Obst und Gemüse sowie ungesalzene Nüsse liefern den Mineralstoff Kalium in großen Mengen.
Vollkornbrot, Vollkornnudeln und Naturreis wie auch Vollkornflocken eignen sich bei Nierenstei-

Ernährungsplan bei Nierensteinen

Viel Flüssigkeit mindert das Risiko der Nierensteinbildung. Trinken Sie also Wasser zu den Mahlzeiten und dazwischen. Ein Spritzer Zitronensaft auf Essen und Getränke senkt ebenfalls das Risiko. Meiden Sie stark oxalathaltige Nahrungsmittel, z. B. Spinat, Erdnüsse, Schokolade und Rhabarber.

Frühstück	Leichte Mahlzeit	Hauptmahlzeit	Snacks
Frischer Obstsalat mit Joghurt *Großes Glas Wasser* ◆ *Gegrillte Tomaten und Pilze mit weißen Bohnen auf Toast* ◆ *Vollkorntoast mit Butter und Marmelade* *Großes Glas Orangensaft*	*Truthahn-Preiselbeer-Ciabatta-Sandwich mit Brunnenkresse* *Apfel und Birne* *Großes Glas Wasser* ◆ *Ofenkartoffel mit Füllung aus roten Kidneybohnen, Paprikaschoten und Mais, Salat* *Pfirsich oder Pflaumen* *Großes Glas Wasser* ◆ *Großer Teller Gemüsesuppe mit Vollkornbrötchen* *Obstsalat mit Frischkäse* *Großes Glas Wasser*	*Brathähnchen mit Kartoffeln und Gemüse, außer Spinat* *Bratapfel mit Vanillesauce* ◆ *Spaghetti mit Meeresfrüchten und großem Salat* *Eis oder Sorbet mit Waffel* ◆ *Pfannengerührter Tofu mit gedämpftem Duftreis* *Große Portion Melone mit Himbeeren*	*Haferküchlein* ◆ *Vollkornteegebäck mit Früchten* ◆ *Vollkornbrötchen* ◆ *Vollkornknäckebrot* ◆ *Banane* ◆ *Aprikosen* ◆ *Pflaumen*

nen aus Calcium. Diese Lebensmittel enthalten Phytinsäure, die das Calcium im Darm bindet und seine Aufnahme verringert.

Getreide, Kartoffeln und sonstige Gemüse enthalten Magnesium. Eine hohe Zufuhr dieses Mineralstoffs kann die Bildung von Nierensteinen verhindern.

Wasser und sonstige Flüssigkeiten müssen bei Neigung zu Nierensteinen täglich in Mengen von mindestens zwei Litern getrunken werden. Reichlich Urin wäscht den sich bildenden Nierengrieß aus.

Zitronensaft enthält Zitrat, das die Bildung von Nierensteinen aus Calcium verhindern kann. Probanden, die täglich zwei Liter Limonade (100 ml aufgelöstes Zitronenpulver vermischt mit 1,9 l Wasser) über einen Zeitraum von sechs Tagen tranken, hatten nachweislich einen erhöhten Zitratspiegel im Harn.

⊗ Ungeeignete Nahrungsmittel

Schinken, Wurst, Fleischkonserven, Fleischpasteten und Frikadellen müssen wegen ihres Salzgehalts gemieden werden. Auch Brühwürfel und Hefeextrakte sind reich an Natrium.

Dosenfisch, große Mengen von Milchprodukten, in Salzwasser eingelegte Dosengemüse, Kartoffelpulver, Trockenfrüchte, gesalzene Nüsse und Erdnussbutter sollten möglichst nicht gegessen werden.

Leber, Nieren, Sardellen und Sardinen enthalten besonders viel Purin, ein Eiweiß. Etwa 25 Prozent der Menschen mit Harnsäuresteinen haben die so genannte Hyperurik(os)urie, die sich auf große Purinmengen zurückführen lässt. Auch wenn das Medikament Allopurinol der Bildung von Harnsäuresteinen aus Purin vorbeugt, ist es dennoch ratsam, purinreiche Nahrungsmittel einzuschränken.

Rhabarber, Spinat, Rote Bete, Erdnüsse, Schokolade und Tee enthalten Oxalate, die zusammen mit Calcium etwa 70 Prozent der Nierensteine in der westlichen Welt ausmachen. Diese Nahrungsmittel dürfen bei wiederkehrenden Nierensteinen nur wenig gegessen werden.

Holen Sie vor Befolgen dieser Ratschläge ärztlichen Rat ein.

Weitere Massnahmen

❑ Vitamin-B_6-Präparate helfen bei Calcium-Oxalat-Steinen. Mangel an Vitamin B_6 kann zu erhöhten Oxalsäurewerten im Urin führen, was die Steinbildung begünstigt.

❑ Bockshornkleesamen dienen in der Kräuterheilkunde als Abkochung der Nierenstärkung.

❑ Zimt in Form von Abkochung, Tee oder Kapseln wärmt und tonisiert schwache Nieren.

❑ Zitrat-Präparate können bei Calciumsteinen helfen.

Lassen Sie sich ärztlich beraten, bevor Sie diese Maßnahmen befolgen.

Siehe auch Diabetes mellitus, S. 218; Prostataleiden, S. 191; Harnwege, S. 188

MUSKELN, KNOCHEN UND GELENKE

Das Knochengewebe wird aus Protein und Mineralsalzen wie Calcium, Magnesium und Phosphor gebildet. Das Skelett besteht aus 206 Knochen, die stützen und schützen, Bewegungen erlauben, Mineralstoffe speichern und die Bildung roter Blutkörperchen im Knochenmark ermöglichen. Gelenke verbinden zwei oder mehr Knochen. Die verschiedenen Gelenkarten unterscheiden sich durch ihre Beweglichkeit. An einer Bewegung des Körpers ist mindestens einer der mehr als 600 Skelettmuskeln beteiligt.

WERT DER ERNÄHRUNG

Die Ernährung in den ersten 20 Lebensjahren entscheidet darüber, wie dicht und fest die Knochen in späteren Jahren sind. Fehlernährung kann das Risiko der Osteoporose im Alter erhöhen, und allgemein kann Nährstoffmangel das Knochengewebe schwächen und die Knochen brüchig machen. Bestimmte Nährstoffe können bei Gelenkerkrankungen wie Polyarthritis helfen. Studien über die Ernährung von Sportlern belegen, dass eine kohlenhydratreiche Kost für die Skelettmuskulatur wichtig ist.

DAS HÄLT FIT

Regelmäßige körperliche Bewegung wie Gehen und Laufen trainiert die Skelettmuskulatur und trägt zur Knochenfestigkeit bei. Eine ausgewogene Zufuhr an Proteinen, Mineralien, Vitaminen, Fetten und Kohlenhydraten ist wichtig.

AUFBAU EINES GELENKS

Es gibt unbewegliche Gelenke, z. B. im Schädel, eingeschränkt bewegliche, wie in der Wirbelsäule, und bewegliche, wie das Scharniergelenk im Knie oder ein Kugelgelenk.

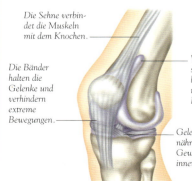

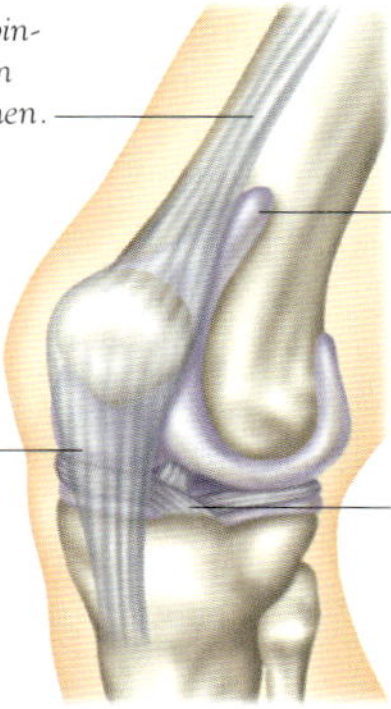

Die Sehne verbindet die Muskeln mit dem Knochen.
Die Bänder halten die Gelenke und verhindern extreme Bewegungen.
Weicher Knorpel schützt die Verbindungsstellen und mindert die Reibung.
Gelenkschmiere nährt und fettet das Gewebe im Gelenkinneren.

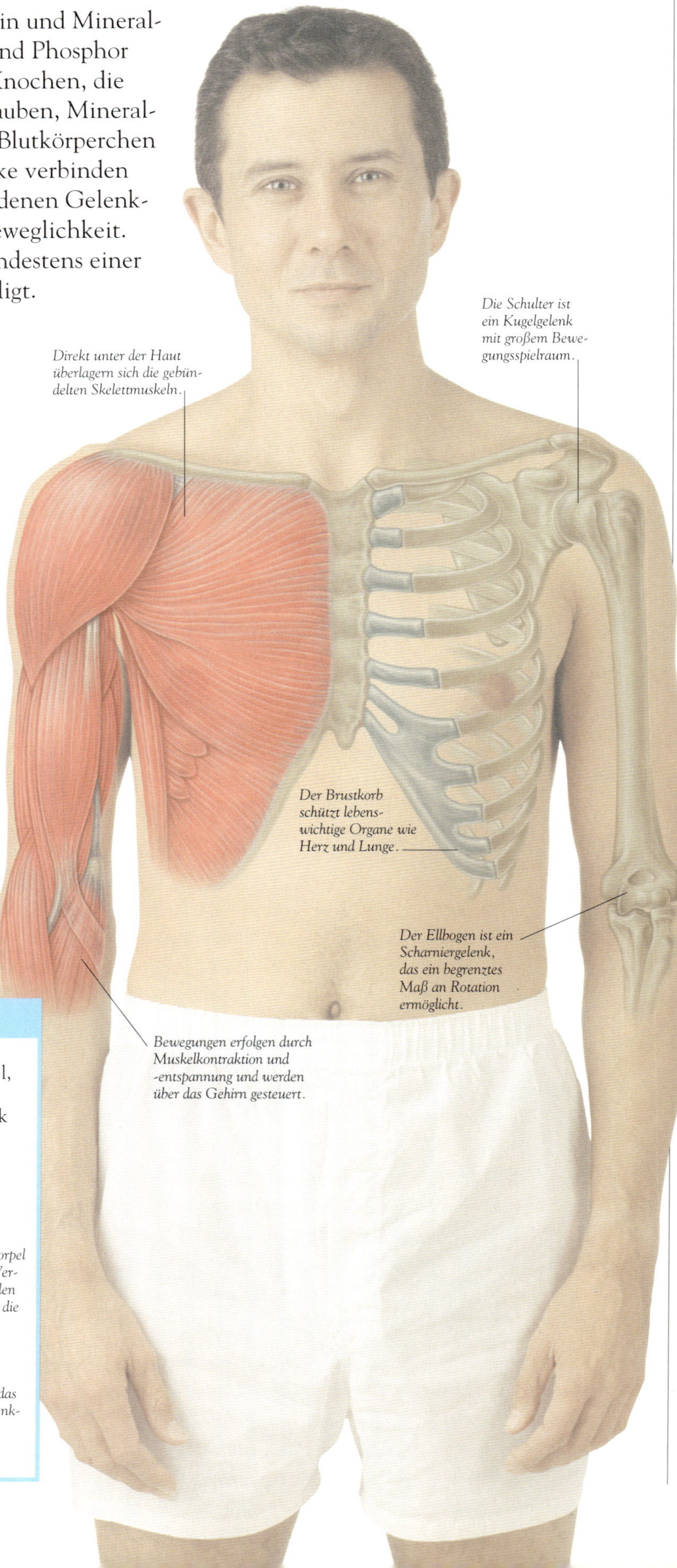

Direkt unter der Haut überlagern sich die gebündelten Skelettmuskeln.
Die Schulter ist ein Kugelgelenk mit großem Bewegungsspielraum.
Der Brustkorb schützt lebenswichtige Organe wie Herz und Lunge.
Der Ellbogen ist ein Scharniergelenk, das ein begrenztes Maß an Rotation ermöglicht.
Bewegungen erfolgen durch Muskelkontraktion und -entspannung und werden über das Gehirn gesteuert.

HEILENDE NAHRUNGSMITTEL

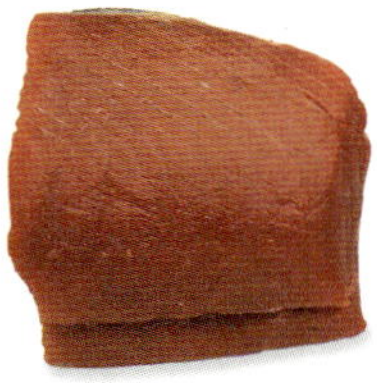

FETTREICHER SEEFISCH SEITE 118

Wirkung: Enthält essenzielle Fettsäuren mit entzündungshemmender Wirkung.
Anwendung: Polyarthritis, Knochenaufbau und Erhaltung fester Knochen.
Nährstoffe: Omega-3-Fettsäuren, Vitamin D und Protein.

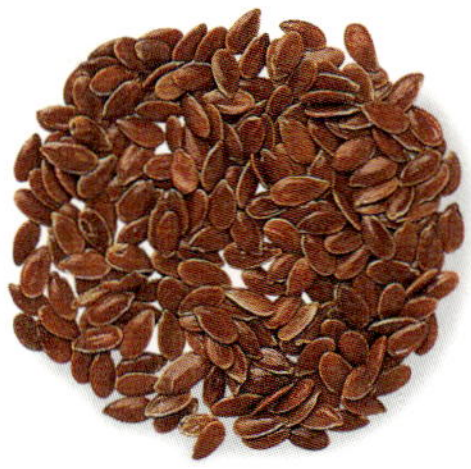

LEINSAMEN SEITE 105

Wirkung: Leinsamen und Leinöl sind Alternativen zu den essenziellen Fettsäuren in fettreichem Seefisch.
Anwendung: Für Vegetarier bei Gelenkentzündungen.
Nährstoffe: Essenzielle Fettsäuren und Protein.

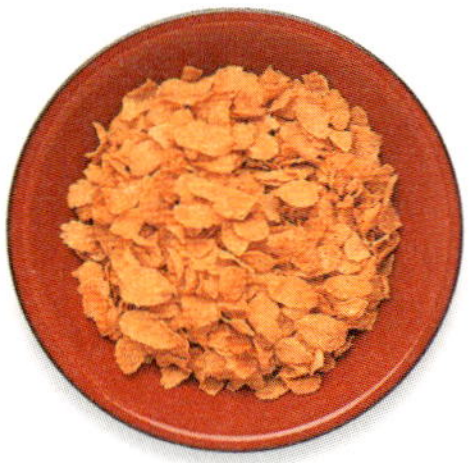

FRÜHSTÜCKSFLOCKEN SEITE 93

Wirkung: Können bei Anreicherung Folsäure im Körper erhöhen.
Anwendung: Bei regelmäßiger Einnahme von Schmerzmitteln auf Aspirinbasis, die dem Körper Folsäure entziehen.
Nährstoffe: Folsäure, B-Vitamine und Kohlenhydrate.

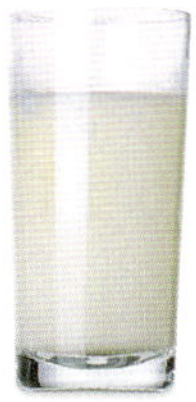

TEILENTRAHMTE MILCH SEITE 126

Wirkung: Reich an Mineralstoffen für die Bildung und Erhaltung fester Knochen.
Anwendung: Für Kinder im Wachstum, Erwachsene und Ältere mit Osteoporoserisiko.
Nährstoffe: Calcium und Phosphor.

SOJAMILCH SEITE 60

Wirkung: Mit Calcium angereichert, als Prophylaxe gegen Knochenabbau im Klimakterium.
Anwendung: Für Vegetarier und bei Kuhmilchunverträglichkeit.
Nährstoffe: Calcium und Protein.

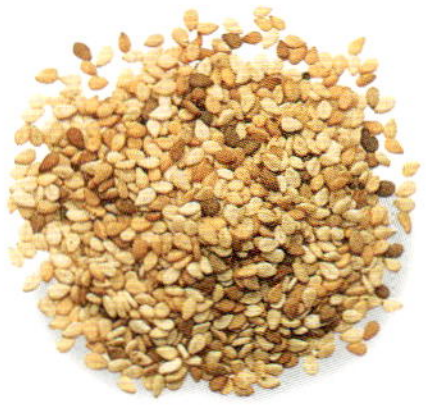

SESAMSAMEN SEITE 103

Wirkung: Sesam und Sesamprodukte wie Tahin spenden reichlich Mineralstoffe.
Anwendung: Bei milchfreier Ernährung.
Nährstoffe: Calcium, Protein, Zink, Eisen.

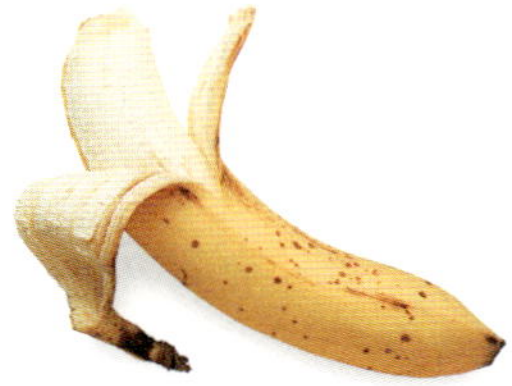

BANANEN SEITE 90

Wirkung: Hilft bei Muskelkrämpfen und stellt das Energieniveau wieder her.
Anwendung: Bei regelmäßigem Sporttraining und Krämpfen wegen Kaliummangel.
Nährstoffe: Kalium, Magnesium.

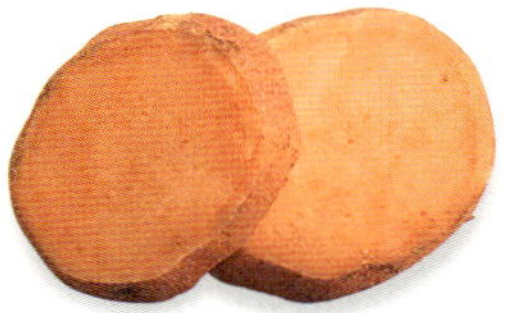

SÜSSKARTOFFELN SEITE 55

Wirkung: Reich an Antioxidantien gegen Muskel- und Knochenentzündungen.
Anwendung: Polyarthritis und für Aktivsportler.
Nährstoffe: Vitamin C und E.

WEITERE EMPFEHLENSWERTE NAHRUNGSMITTEL

ÖLSARDINEN SEITE 119

Wirkung: Mit den Gräten verzehrt, spenden sie Calcium und Vitamin D, das die Resorption von Calcium unterstützt.
Anwendung: Aufbau und Erhaltung der Knochenfestigkeit.
Nährstoffe: Calcium, Vitamin D.

HEIDELBEEREN SEITE 83

Wirkung: Liefern Antioxidantien zur Stärkung der Kapillarwände.
Anwendung: Bei Krämpfen auf Grund von Durchblutungsstörungen.
Nährstoffe: Vitamin C.

SOJAJOGHURT SEITE 60

Wirkung: Enthält Phyto-Östrogene, die dem Calciumabbau während der Wechseljahre entgegenwirken.
Anwendung: Für Frauen in den Wechseljahren.
Nährstoffe: Phyto-Östrogene.

ROGGENBROT SEITE 99

Wirkung: Liefert Magnesium, das für die Weiterleitung der Nervenimpulse an die Muskulatur und eine ausgeglichene Calciumversorgung notwendig ist.
Anwendung: Schwangerschaft.
Nährstoffe: Magnesium, Eisen.

UNGEEIGNETE NAHRUNGSMITTEL

COLAGETRÄNKE

Da sie reich an Phosphor sind, führt der übermäßige Konsum zu Calciumabbau. Dadurch wird jedoch bei Kindern und Jugendlichen die Calciumversorgung des Skeletts und damit auch der Aufbau eines festen Knochengewebes beeinträchtigt. Auch bei Erwachsenen kann die regelmäßige Zufuhr solcher Getränke in größeren Mengen den Abbau des Calciums im Knochen beschleunigen.

VOLLKORNPITABROT

Ungesäuertes Brot wie Vollkornpitabrot enthält Phytate. Diese Substanzen binden die Mineralstoffe Calcium und Magnesium, die dem Organismus dadurch teilweise entzogen werden. Die in gesäuertem Brot enthaltenen Hefen zerstören die Phytate weitgehend.

RHABARBER

Diese Pflanze enthält Oxalate, die während der Stoffwechselvorgänge Calcium binden, wodurch dieses dem Körper nicht zur Verfügung steht. Auch Rote Bete und Spinat enthalten Oxalat und können deshalb die Calciumzufuhr behindern.

GEBRATENE UND FRITTIERTE SPEISEN

Wegen ihres hohen Fettgehalts führt der übermäßige Genuss dieser Nahrungsmittel zu Gewichtszunahme. Übergewicht verursacht wiederum Knochen- und Gelenkverschleiß, was zu Gelenkentzündung führt.

FLEISCHPRODUKTE

Frikadellen und sonstige fettreiche Fleischprodukte verursachen bei regelmäßigem Verzehr Gewichtszunahme und Knochenverschleiß. Sie sind daher maßvoll zu genießen.

KLEIE

Kleie, die gern über Frühstücksflocken und in Suppen gestreut wird, um dem Körper Ballaststoffe zuzuführen, ist reich an Phytaten. Dadurch hemmt sie die Versorgung des Organismus mit Calcium, das für den Aufbau und die Festigkeit der Knochen notwendig ist. Gemüse und die meisten Obstsorten enthalten hingegen einen Fasertyp, der die Calciumaufnahme nicht verhindert.

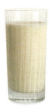

GICHT

HAUPTNAHRUNGSMITTEL

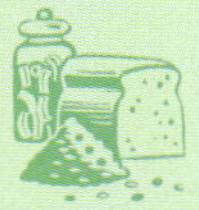

VOLLKORNGETREIDE
Seiten 92–99

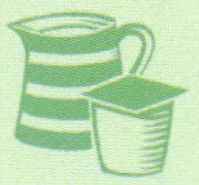

MILCHPRODUKTE
Seiten 126–128

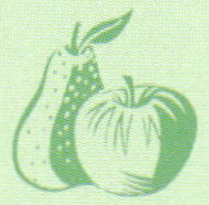

OBST
Seiten 72–91

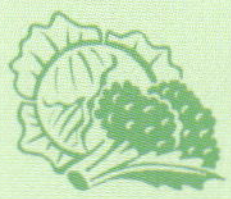

GEMÜSE
Seiten 42–71

Zu viel Harnsäure im Blut führt zur Bildung von Uratkristallen in den Gelenken. Harnsäure ist ein Nebenprodukt der Purine in Nahrungsmitteln. Für gewöhnlich scheidet der Körper Harnsäure über den Urin aus. Arbeiten die Nieren jedoch nicht schnell genug, kann es zu Gichtanfällen kommen.

SYMPTOME: Gicht betrifft meist die Gelenke. Oft ist die große Zehe betroffen, die rot anschwillt und einige Tage äußerst schmerzhaft ist.

KONVENTIONELLE BEHANDLUNG: Medikamente können die Produktion von Harnsäure hemmen und ihre Ausscheidung anregen. Menschen mit Gicht sollten auf normales Körpergewicht und purinarme Nahrung achten.

EMPFEHLENSWERTE NAHRUNGSMITTEL

Vollkorngetreide und Vollkornbrot enthalten Zink, das bei Gichtkranken möglicherweise fehlt.
Frühstücksflocken und Brot, die mit Folsäure angereichert sind, können die Harnsäureproduktion drosseln helfen.
Brot, Nudeln, Milch, fettarme Milchprodukte, Eier, grüner Salat und Tomaten enthalten kaum Purin.
Obst und Gemüse liefern Vitamin C, das den Nieren bei der Harnsäureausscheidung hilft.

UNGEEIGNETE NAHRUNGSMITTEL

Fleisch und Leber sind genauso reich an Purinen wie Spargel, Spinat, Blumenkohl und Pilze. Auch Bohnen, Erbsen, Linsen, Heringe, Makrelen, Sardinen und Krabben enthalten beachtliche Purinmengen.
Alkohol steigert die Harnsäureproduktion aus Nahrungsmittelpurinen. Bier enthält ebenfalls Purine.
Trockenfrüchte sollten in Maßen gegessen werden, da Fructose die Uratproduktion erhöht.

WEITERE MASSNAHMEN

- ❑ Mindestens zwei Liter Wasser pro Tag trinken, das hilft, die Uratkristalle auszuschwemmen.
- ❑ Fischöl- und Nachtkerzenöl-Präparate reduzieren durch Gicht bedingte Entzündungen.
- ❑ Gewichtsabnahme ist wichtig, da sich mit steigendem Gewicht der Harnsäurespiegel erhöht. Drastische Diäten sind jedoch zu vermeiden, da sie die Uratkonzentrationen erhöhen können.

Siehe auch Nierenerkrankungen, S. 192

MUSKELKRÄMPFE

HAUPTNAHRUNGSMITTEL

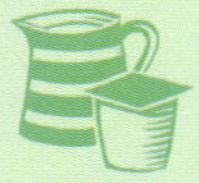

FETTARME MILCHPRODUKTE
Seiten 126–128

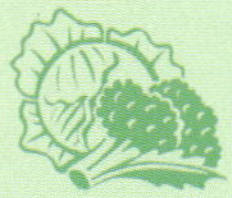

GRÜNGEMÜSE
Seiten 44–51

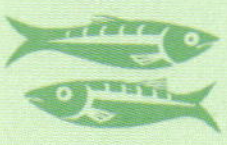

FETTER SEEFISCH
Seite 118

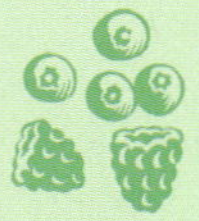

BEEREN
Seiten 82–85

Die Gründe für Krämpfe können niedriger Blutzucker, Verlust von Natrium oder Calcium, Austrocknung oder Nahrungsmittelvergiftung sein. Magenkrämpfe hängen mit Prämenstruellem Syndrom und Kreislaufschwäche zusammen.

SYMPTOME: Krämpfe verursachen Muskelschmerzen. Prämenstruelle Krämpfe äußern sich durch Unterleibsschmerzen.

KONVENTIONELLE BEHANDLUNG: Die Grundursache der Krämpfe muss festgestellt und zuerst behandelt werden. Verordnet werden schmerzstillende Mittel.

EMPFEHLENSWERTE NAHRUNGSMITTEL

Fettarme Milchprodukte, Tofu, Sardinen, Sesam und Nüsse enthalten Calcium, das bei Krämpfen hilft, die durch Calciummangel ausgelöst werden.
Grüngemüse, Brot, Nudeln und Kartoffeln sind reich an Magnesium. Fehlt den Muskelfasern Magnesium, kommt es zu Krämpfen.
Bananen, Aprikosen, Feigen, Rosinen, schwarze Johannisbeeren, Kartoffeln, Zwiebeln und Tomaten helfen bei Krämpfen infolge Kaliummangels.
Makrelen, Lachs, Sardinen und Bücklinge liefern Omega-3-Fettsäuren. Sie lindern durch Kreislaufschwäche verursachte Krämpfe.
Beeren, die Flavonoide enthalten, helfen bei schlechtem Kreislauf.
Hülsenfrüchte, Hafer, Nudeln und Roggenbrot liefern Kohlenhydrate, die bei Krämpfen helfen, die durch Unterzucker verursacht sind.

UNGEEIGNETE NAHRUNGSMITTEL

Zuckerhaltige Nahrungsmittel sind zu meiden, wenn die Krämpfe auf Unterzucker beruhen.
Spinat und Rote Bete sollten reduziert werden, wenn die Krämpfe auf einem Calcium-Ungleichgewicht basieren.
Oxalate in Rhabarber blockieren die Calciumaufnahme ähnlich wie Phytate in ungesäuertem Brot. Schwangere sollten diese möglichst meiden.

WEITERE MASSNAHMEN

- ❑ Viel Flüssigkeit beugt Krämpfen durch Wassermangel vor.

Siehe auch Prämenstruelles Syndrom, S. 222

HAUPTNAHRUNGSMITTEL

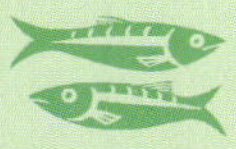

FETTER SEEFISCH
Seite 118

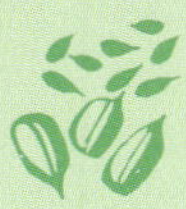

SAMEN
Seiten 103–105

ROTES FLEISCH
Seite 122

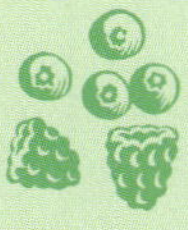

BEEREN
Seiten 82–85

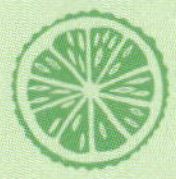

ZITRUSFRÜCHTE
Seiten 86–88

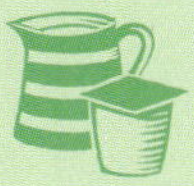

MILCHPRODUKTE
Seiten 126–128

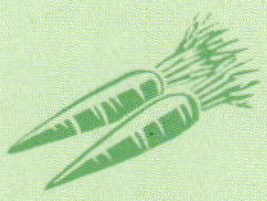

KAROTTEN
Seite 56

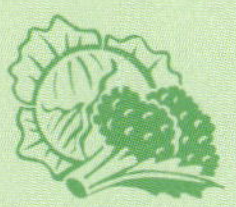

GRÜNGEMÜSE
Seiten 44–50

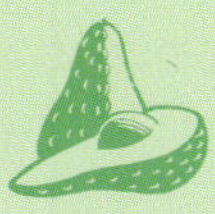

AVOCADOS
Seite 51

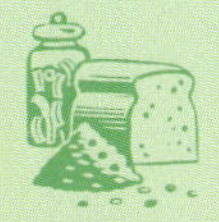

VOLLKORNGETREIDE
Seiten 92–99

POLYARTHRITIS

Bei dieser verbreiteten Form der Arthritis entzünden sich die Membranen der Gelenke und schwellen an. Die Verlaufsformen sind recht unterschiedlich und reichen von leichten bis zu schweren Anfällen, die Gelenke, Knorpel und Knochen dauerhaft schädigen. Die genaue Ursache der Krankheit gilt als unbekannt und wird noch diskutiert. Sie scheint jedoch mit einem überaktiven Immunsystem in Verbindung zu stehen, auch mikroskopisch kleine Organismen, Mikroben, könnten verantwortlich sein.

SYMPTOME: Fingergelenke, Fingerknöchel und Handwurzeln sind meist zuerst betroffen, gefolgt von Knien und Füßen. Später gesellen sich Ellbogen, Schulter, Hüfte, Knöchel und Kiefer dazu. Die Gelenke werden unangenehm dick bis steif und schlecht beweglich. Begleiterscheinung des Leidens können auch grippeähnliche Beschwerden sein.

KONVENTIONELLE BEHANDLUNG: Die Behandlung der Polyarthritis stützt sich auf entzündungshemmende Medikamente, die nicht nur die Entzündung dämpfen, sondern auch einer Knorpel- und Knochenschädigung vorbeugen. Wichtig ist, dass die betroffenen Personen die verordneten Medikamente nicht verändern oder absetzen, solange dies nicht von ärztlicher Seite angeordnet wird.

EMPFEHLENSWERTE NAHRUNGSMITTEL

Die aufgeführten Nahrungsmittel enthalten wichtige Nährstoffe, die entzündungshemmend sind und sich günstig auf die Begleitprobleme bei Polyarthritis auswirken.

Lachs, Sardine, Makrele, Tunfisch, Bückling und andere fettreiche Seefische sind reich an Omega-3-Fettsäuren. Sie werden vom Körper in Prostaglandin umgebaut, das entzündungshemmende und symptomreduzierende Eigenschaften besitzt.

Lein- und Hanfsamen verfügen über Omega-3-Fettsäuren, die besonders Vegetariern in Form von Leinsamen oder Leinöl-Präparaten zur Verfügung stehen.

Mageres, rotes Fleisch (z.B. Rind- und Wildfleisch) liefert Omega-3-Fettsäuren. Das Fleisch muss extra mager, also möglichst ohne gesättigte Fettsäuren sein.

Beeren, Orangen, Orangensaft, Mandarinen, Grapefruits, Papayas, Paprikaschoten, dunkelgrünes Gemüse und Süßkartoffeln enthalten viel heilkräftiges Vitamin C. Diese Lebensmittel sollte regelmäßig essen, wer zu blauen Flecken neigt.

FALLBEISPIEL

Bei Hanna Jakobson wurde im Alter von 40 Jahren leichte Polyarthritis an den Händen diagnostiziert. Der Arzt verordnete steroidfreie, entzündungshemmende Medikamente gegen die Schmerzen und Schwellungen. Mit Hilfe einer Diätassistentin wurde eine Eliminationsdiät erarbeitet, die Weizen und Milchprodukte ausschloss. Hanna Jakobson nahm täglich ein Präparat mit Fisch- und Nachtkerzenöl und erhielt die Aufforderung, mehr fettreichen Seefisch in ihren Speiseplan aufzunehmen. Nach zwölf Wochen hatten die Schmerzen merklich nachgelassen. Sie konnte die Medikamente reduzieren.

Entrahmte Milch und fettarme Milchprodukte, Sesam, Tahin, Tofu, angereicherte Sojamilch, Sonnenblumenkerne, dunkelgrünes Gemüse und Nüsse enthalten Calcium. Dieser Mineralstoff ist bei Polyarthritis wegen des erhöhten Osteoporoserisikos besonders wichtig.

Karotten, Süßkartoffeln, grünblättriges Gemüse, Aprikosen, Papayas und Mangos enthalten viel Beta-Carotin, Avocados, grünblättriges Gemüse und Vollkorngetreide viel Vitamin E. Beta-Carotin und Vitamin E sind Antioxidantien, die Entzündungsschäden begrenzen helfen.

UNGEEIGNETE NAHRUNGSMITTEL

Butter, fettes Fleisch, Fleischprodukte, Gebäck und Kuchen sollten wegen des Gehalts an gesättigten Fettsäuren möglichst wenig gegessen werden.

Mais und Weizen können die Symptome der Polyarthritis provozieren. Schinken und sonstige Schweinefleischprodukte, Vollmilch, Hafer und Roggen verschlimmern die Beschwerden. Ein Verzicht auf solche Nahrungsmittel wirkt sich günstig aus.

WEITERE MASSNAHMEN

- Fisch- und Nachtkerzenöl helfen als Kombinationspräparat nachweislich bei Polyarthritis.
- Die Reduzierung von Übergewicht entlastet die Gelenke merklich. Weniger Fett in der Nahrung kann die Gewichtsabnahme beschleunigen und ermöglicht es den wertvollen Fettsäuren aus Fisch, Nüssen und Samen, voll wirksam zu werden. Führen Sie Eliminationsdiäten nur unter Aufsicht qualifizierter Diätassistent(inn)en durch.

Siehe auch Immunsystem, S. 208; Muskeln, Knochen und Gelenke, S. 194

HAUPTNAHRUNGSMITTEL

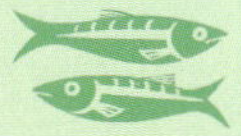

FETTER SEEFISCH
Seite 118

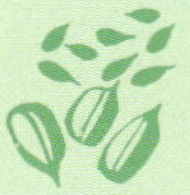

SAMEN
Seiten 103–105

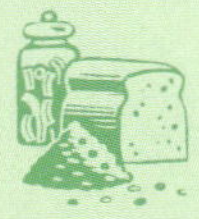

VOLLKORNGETREIDE
Seiten 92–99

MAGERES ROTES FLEISCH
Seite 122

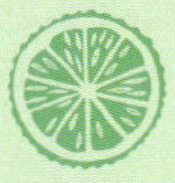

ZITRUSFRÜCHTE
Seiten 86–88

GELENKENTZÜNDUNG

Auch Osteoarthritis genannt, ist sie die bekannteste Form der Arthritis, bei der die weichen Knorpelschichten (sie umhüllen die Knochenenden und polstern sie ab) allmählich zerstört werden. Der Raum zwischen Gelenk und Knochen verengt sich, die umgebenden Bänder werden lockerer, das Gelenk instabiler. Von dieser Krankheit sind besonders ältere Menschen betroffen. Bei Jüngeren tritt sie meist nach Verletzungen auf.

SYMPTOME: Kleine Knochenanlagerungen (Osteophyten) wachsen aus dem Gelenk heraus und vergrößern und deformieren es. Die Folge sind Schmerzen, Schwellungen und Steifheit der Gelenke. Bei fortschreitendem Leiden wird der Knorpel zerfressen, was große Beschwerden verursacht.

KONVENTIONELLE BEHANDLUNG: Verordnet werden schmerzstillende Mittel (z. B. Aspirin) und steroidfreie, entzündungshemmende Medikamente.

EMPFEHLENSWERTE NAHRUNGSMITTEL

Fettreicher Seefisch, Lein- und Hanfsamen wirken günstig auf die Entzündungen.
Frühstücksflocken und Brot, die mit Folsäure angereichert sind, und natürliches Folat enthaltende Hülsenfrüchte, Spinat, Kohl, Spargel und Blumenkohl sind hilfreich, da Aspirin und ähnliche Schmerzmittel Vitamin-B-Mangel verursachen können.
Mageres, rotes Fleisch, Fisch und angereicherte Frühstücksflocken enthalten viel Eisen. Eine langfristige Einnahme von steroidfreien, schmerzstillenden Mitteln erschöpft die Eisenspeicher.
Zitrusfrüchte, Beeren und Gemüse können die durch langfristigen Aspiringebrauch verursachten Vitamin-C-Verluste ausgleichen, Obst und Gemüse die durch Aspirin bedingten Kaliumverluste.

UNGEEIGNETE NAHRUNGSMITTEL

Pasteten, Fette, Gebratenes, Sahne, Vollmilchprodukte, Kuchen, Kekse und Schokolade sollten von Übergewichtigen gemieden werden. Gewichtsverlust entlastet besonders Hüft- und Kniegelenke.

WEITERE MASSNAHMEN

❑ Fischöl- und Nachtkerzenöl-Präparate helfen bei Entzündungen.

Siehe auch Muskeln, Knochen und Gelenke, S. 194

HAUPTNAHRUNGSMITTEL

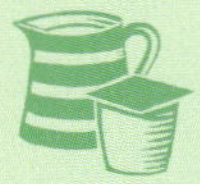

FETTARME MILCHPRODUKTE
Seiten 126–128

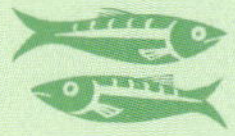

FETTER SEEFISCH
Seite 118

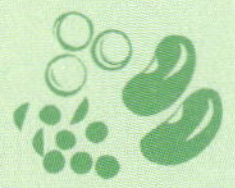

HÜLSENFRÜCHTE
Seiten 58–60

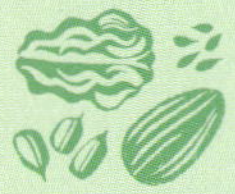

NÜSSE UND SAMEN
Seiten 100–105

OSTEOPOROSE

Mit zunehmendem Alter nimmt die Knochendichte ab, was die Knochen zerbrechlicher macht und die Neigung zu Brüchen erhöht. Gründe für die Osteoporose können auch Calciummangel während der ersten beiden Lebensjahrzehnte, hormonelle Störungen und der Gebrauch von Corticosteroid-Medikamenten sein. Frauen sind meist nach dem Klimakterium von Osteoporose betroffen, da ihre Eierstöcke nicht mehr das die Knochenmasse aufrechterhaltende Östrogen produzieren. Osteoporose ist nicht nur potenziell schwächend, sondern kann auch lebensbedrohlich sein. 20 Prozent der Menschen mit Hüftfrakturen sterben innerhalb von sechs Monaten.

SYMPTOME: Symptome können fehlen, offenkundige Anzeichen sind jedoch Größenverlust und Höckerbildung auf dem Rücken. Meist sind Hüfte, Wirbelsäule und Handgelenk betroffen. Zähne können sich lockern. Da sich die Wirbelsäule krümmt, können innere Organe gequetscht werden, was Verdauungsprobleme verursacht.

KONVENTIONELLE BEHANDLUNG: Die einzig effektive Osteoporosevorbeugung bei älteren Frauen ist die Östrogenersatztherapie nach der Menopause. Osteoporosegefährdete müssen unbedingt ärztlichen Rat einholen. Calciumergänzung durch Etidronat-Tabletten, die Calcium in die Knochen einbauen helfen, gehören zur Therapie. Andere wichtige Mittel sind Alendronat-Tabletten, wenn sie in Verbindung mit Calciumpräparaten eingenommen werden. Zur Anhebung des Calciumspiegels im Blut kann das Hormon Calcitonin injiziert werden.

EMPFEHLENSWERTE NAHRUNGSMITTEL

Fettarme Milch und Milchprodukte liefern gut absorbierbares Calcium. Empfehlenswert ist eine tägliche Aufnahme von mindestens 700 mg Calcium – das sind 0,6 Liter entrahmte Milch. Auch Joghurt und Käse sind gute Calciumquellen.
Fettreiche Seefische wie Hering, Bückling, Makrele, Sardine und Tunfisch liefern Vitamin D, mit dessen Hilfe Calcium aus dem Darm absorbiert wird. Eier, Butter und angereicherte Margarine enthalten ebenfalls Vitamin D. Untersuchungen haben ergeben, dass die Omega-3-Fettsäuren aus fettreichem Seefisch die Menge des im Urin und Stuhl ausgeschiedenen Calciums verringern. Die Fettsäu-

HAUPTNAHRUNGSMITTEL

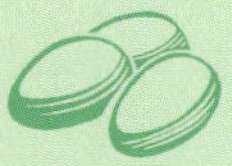

EIER
Seite 129

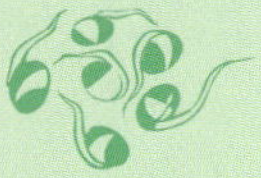

KEIMLINGE UND SPROSSEN
Seite 69

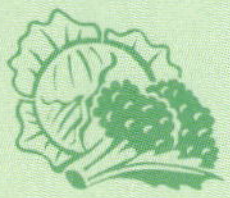

GRÜNGEMÜSE
Seiten 44–51

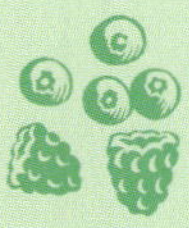

BEEREN
Seiten 82–85

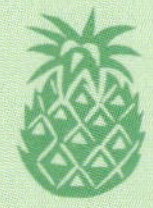

ANANAS
Seite 78

OSTEOPOROSE

ren scheinen auch die Menge des direkt aus dem Darm aufgenommenen Calciums zu erhöhen und seine Einlagerung in die Knochen zu fördern. Leinsamen, Hanfsamen und mageres Fleisch enthalten ebenfalls Omega-3-Fettsäuren.

Ölsardinen, Garnelen, weiße Bohnen, Tofu, Mandeln, Spinat, Sesam, Tahin und Weißbrot sind calciumreich; das gilt auch für einige Sorten Mineralwasser.

Sojamilch, mit Calcium angereichert, ist für Vegetarier und Veganer, die keine Milchprodukte essen, eine gute Calciumquelle.

Sojabohnen, Tofu und Alfalfasprossen liefern Phyto-Östrogene, die ähnliche Effekte wie die körpereigenen Östrogene zeigen. Sie können die Knochendichte während und nach der Menopause stabilisieren.

Sardinen, Linsen, Erdnüsse, Haselnüsse und Walnüsse enthalten viel Magnesium, ebenso mageres Fleisch, die meisten Fischarten, Erbsen, Grüngemüse, Kartoffeln, schwarze Johannisbeeren und Ananas. Die Aufnahme von Magnesium muss etwa der Hälfte der Calciumaufnahme entsprechen. Täglich sind 300 bis 400 mg Magnesium erforderlich.

✖ UNGEEIGNETE NAHRUNGSMITTEL

Colagetränke und andere kohlensäurehaltige Getränke enthalten Phosphorsäure. In Kombination mit Phosphaten (in Schinken, Putenfleisch, Hackbraten, einigen Wurstarten und Pasteten) wird Calcium im Körper abgebaut, ein Osteoporoserisiko entsteht. Überprüfen Sie die Inhaltsstoffe auf »Phosphorsäure«.

Alkohol führt zu Mineralstoffverlusten in den Knochen, sollte also mäßig getrunken werden.

Ungesäuertes Brot, wie Pita- und sonstige Fladenbrote, enthalten Phytate, speziell bei Verwendung von Vollkornmehl. Phytate verbinden sich mit Calcium und Magnesium und reduzieren damit ihre Verfügbarkeit im Körper. Phytate werden bei der Säuerung durch Hefe weitgehend zerlegt.

Kleie enthält Phytate und sollte daher nicht zur Ballaststoffanreicherung über Frühstücksgetreide oder Suppen gestreut werden.

Rhabarber, Rote Bete und Spinat enthalten Calcium bindende Oxalate, welche die Calciumverfügbarkeit im Körper verringern. Im Spinat z.B. ist Calcium stark an Oxalate gebunden, so dass der Körper nur drei bis fünf Prozent absorbiert. Oxalate binden auch Mangan, das für die Knochenfestigkeit wichtig ist. Für Veganer, die nur auf Calcium pflanzlicher Herkunft zurückgreifen und nicht immer genügend Calcium aufnehmen, empfiehlt es sich, Spinat nur in Maßen und möglichst getrennt von calciumreichen Nahrungsmitteln zu essen.

FALLBEISPIEL

Iris Schwan, 65, erkrankte nach dem Klimakterium plötzlich an Osteoporose. Nicht nur, dass sich einige Zähne lockerten, sie konnte auch keine großen Mahlzeiten mehr essen, da ihr Verdauungsapparat durch Wirbelsäulenosteoporose in Mitleidenschaft gezogen wurde. Nach einem Bruch des Handgelenks entschied sie sich für eine calciumreiche Ernährung, um dem Risiko weiterer Knochen- und Zahnschäden vorzubeugen. Heute isst sie zum Frühstück Hafergrütze mit Milch, gibt Milch an Saucen und Pudding und verwendet Käse für pikante Gerichte. Sie geht auch regelmäßig spazieren, um sich fit und ihre Knochen kräftig zu halten.

Tannin im Tee blockiert die Calciumaufnahme. Tee sollte nicht zu calciumreichen Mahlzeiten getrunken werden, auch nicht direkt danach.

Koffein in Kaffee, Tee, Colagetränken und gewissen Erkältungsmitteln erhöht die über Urin und Stuhl ausgeschiedene Calciummenge.

Suppen, Fleischprodukte, Dosenfleisch und -fisch sowie Fertiggerichte enthalten sehr viel Natrium. Dies beeinträchtigt die Calciumaufnahme wegen der sinkenden Vitamin-D-Synthese im Körper. Es empfiehlt sich, bei Mahlzeiten wenig zu salzen; das gilt besonders für Frauen nach den Wechseljahren.

Fleischpasteten, Wurst und sonstige tierische Produkte mit gesättigten Fettsäuren sollten eingeschränkt werden, sonst können die essenziellen Fettsäuren nicht optimal im Körper wirken.

WEITERE MASSNAHMEN

- Es ist äußerst wichtig, in den ersten beiden Lebensjahrzehnten regelmäßig calciumreich zu essen, damit eine gute Knochenfestigkeit erreicht und einem späteren Osteoporoserisiko vorgebeugt wird. Die Knochenmasse baut sich während der frühen Jahre auf, ihren Höhepunkt erreicht sie kurz nach dem 20. Lebensjahr. Es ist wichtig, Kinder schon sehr früh an eine calciumreiche Ernährung zu gewöhnen.
- Fischöl-Präparate enthalten essenzielle Fettsäuren, welche die Calciumabsorption aus dem Darm fördern und Calciumverluste über Urin und Stuhl reduzieren.
- Regelmäßige Bewegung (Spazierengehen) ist wichtig und hilft der Knochenfestigung.
- Das Rauchen sollte aufgegeben werden, da es zum Verlust von Knochendichte beiträgt.

Siehe auch Mineralstoffe, S. 30; Vitamine, S. 26; Frauen und Ernährung, S. 140

AUGEN, OHREN, NASE, RACHEN UND MUND

So wie der Ernährung bei der Aufrechterhaltung der Körperfunktionen eine immer größere Rolle zugebilligt wird, wird nun anerkannt, dass unsere Ess- und Trinkgewohnheiten auch den Zustand von Augen und Ohren, Nase, Rachen und Mund beeinflussen. Während es schon lange als gesichert gilt, dass der Zustand der Zähne teilweise davon abhängig ist, wann und wie viel Zucker verzehrt wird, gibt es nun auch Erkenntnisse über die Beziehung zwischen bestimmten Nährstoffen und der Funktionsfähigkeit von Augen, Ohren, Nase und Rachen.

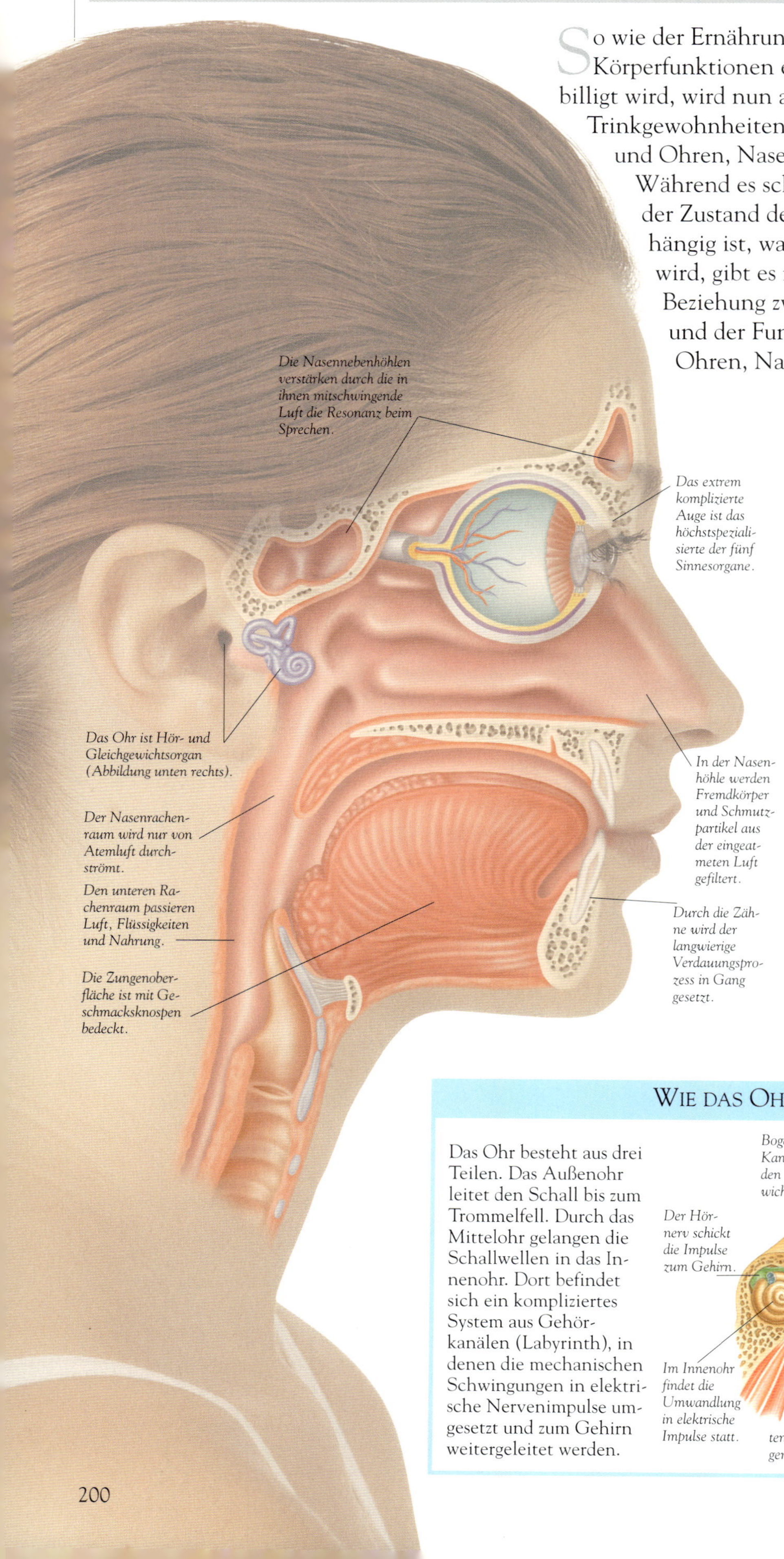

Die Nasennebenhöhlen verstärken durch die in ihnen mitschwingende Luft die Resonanz beim Sprechen.
Das extrem komplizierte Auge ist das höchstspezialisierte der fünf Sinnesorgane.
Das Ohr ist Hör- und Gleichgewichtsorgan (Abbildung unten rechts).
In der Nasenhöhle werden Fremdkörper und Schmutzpartikel aus der eingeatmeten Luft gefiltert.
Der Nasenrachenraum wird nur von Atemluft durchströmt.
Den unteren Rachenraum passieren Luft, Flüssigkeiten und Nahrung.
Durch die Zähne wird der langwierige Verdauungsprozess in Gang gesetzt.
Die Zungenoberfläche ist mit Geschmacksknospen bedeckt.

EINFLUSSFAKTOR ERNÄHRUNG

Nach neueren Erkenntnissen wird die Häufigkeit von Augenkrankheiten wie grauem Star und Glaukom durch eine erhöhte Zufuhr bestimmter Antioxidantien in der Nahrung gesenkt. Eine Studie mit Kindern hat gezeigt, dass der Verzehr von Getränken und Kaugummi mit dem natürlichen Süßstoff Xylitol die Anfälligkeit für Mittelohrentzündung herabsetzt. Das hat außerdem den Vorteil, dass den Kindern weniger Antibiotika verabreicht werden.

FÜR EINEN KLAREN KOPF

Entscheidend für die Gesundheit von Augen, Ohren, Nase, Rachen und Mund ist eine ausgewogene Ernährung mit viel Obst und Gemüse, aber wenig Zucker und Fett. Der Verzicht auf mutmaßlich allergieauslösende Nahrungsmittel kann Schleimhautreizungen in diesen Partien des Körpers verhindern.

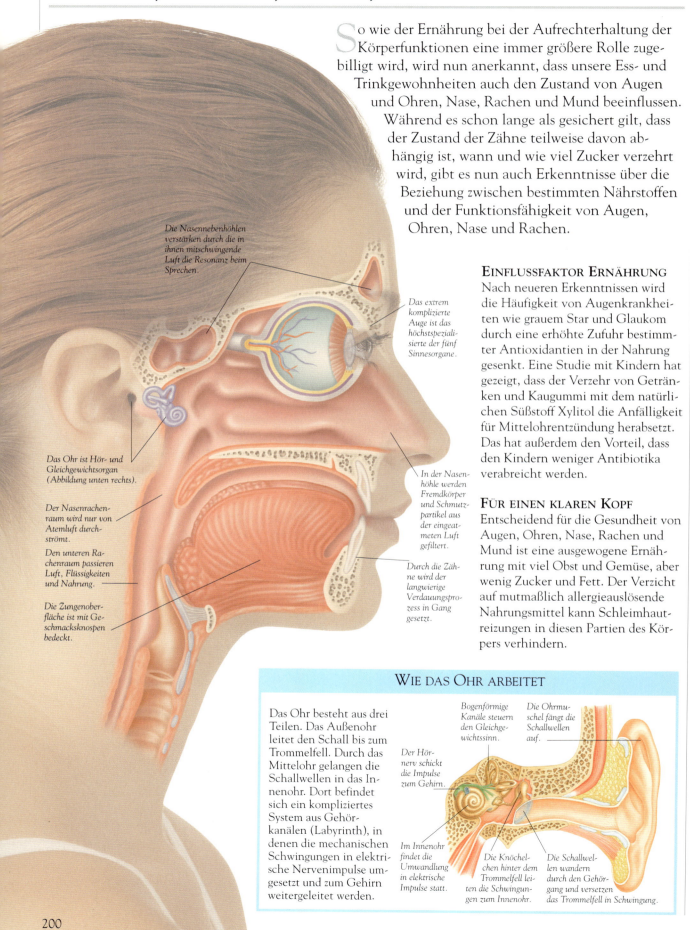

WIE DAS OHR ARBEITET

Das Ohr besteht aus drei Teilen. Das Außenohr leitet den Schall bis zum Trommelfell. Durch das Mittelohr gelangen die Schallwellen in das Innenohr. Dort befindet sich ein kompliziertes System aus Gehörkanälen (Labyrinth), in denen die mechanischen Schwingungen in elektrische Nervenimpulse umgesetzt und zum Gehirn weitergeleitet werden.

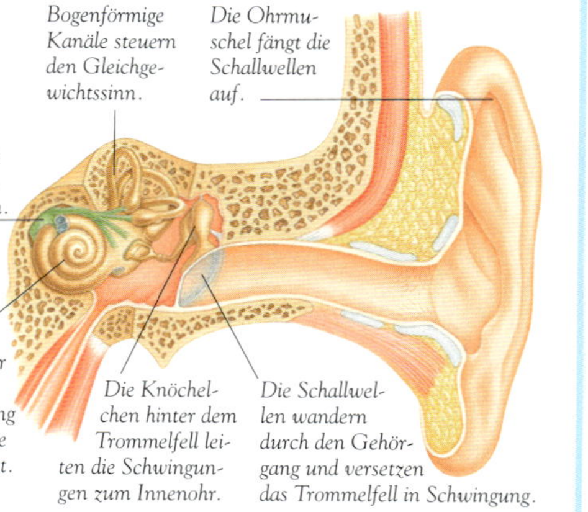

Bogenförmige Kanäle steuern den Gleichgewichtssinn.
Die Ohrmuschel fängt die Schallwellen auf.
Der Hörnerv schickt die Impulse zum Gehirn.
Im Innenohr findet die Umwandlung in elektrische Impulse statt.
Die Knöchelchen hinter dem Trommelfell leiten die Schwingungen zum Innenohr.
Die Schallwellen wandern durch den Gehörgang und versetzen das Trommelfell in Schwingung.

Heilende Nahrungsmittel

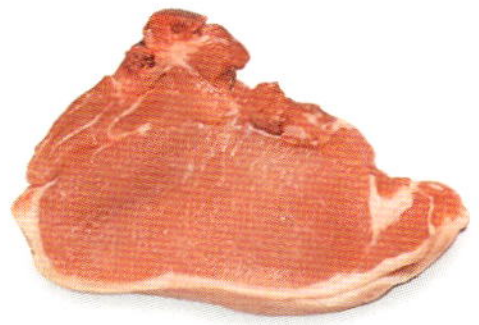

Schweinefleisch — Seite 122

Wirkung: Enthält Vitamin B zur Unterstützung der Sehnervfunktion, die über gutes Sehvermögen entscheidet.
Anwendung: Neigung zu Glaukomen.
Nährstoffe: Vitamin B_1.

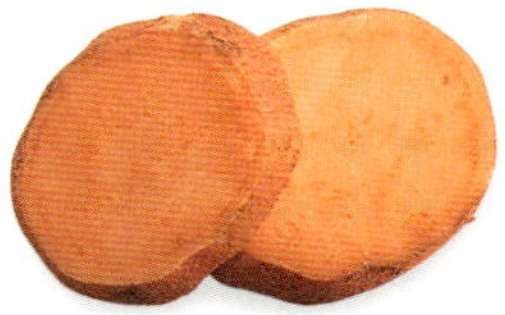

Süsskartoffeln — Seite 55

Wirkung: Können erhöhtem Augeninnendruck vorbeugen, gegen Luftverschmutzung schützen und Schäden durch freie Radikale reduzieren.
Anwendung: Glaukom und Neigung zu grauem Star.
Nährstoffe: Beta-Carotin.

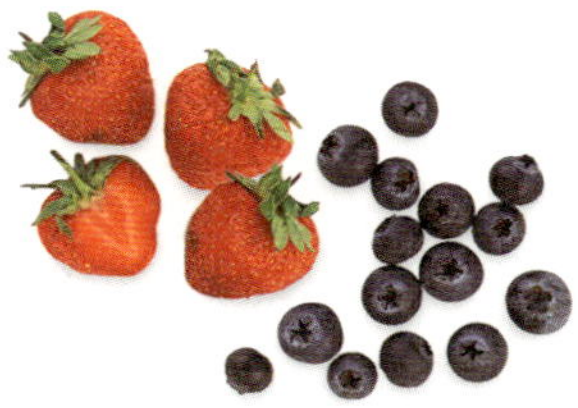

Beeren — Seite 82

Wirkung: Verringern erhöhten Augeninnendruck, unterstützen das Immunsystem und reduzieren Schäden durch freie Radikale.
Anwendung: Glaukom, grauer Star und Infektionen von Ohren und Rachenraum.
Nährstoffe: Vitamin C.

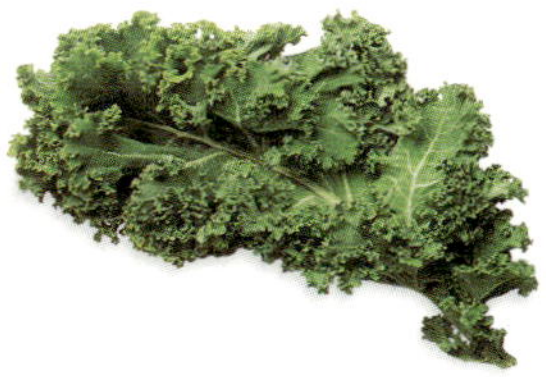

Grünkohl — Seite 44

Wirkung: Enthält viel Beta-Carotin, das die Anpassung der Augen an die Dunkelheit ermöglicht.
Anwendung: Für gutes Sehvermögen bei Dunkelheit.
Nährstoffe: Beta-Carotin, wird im Körper zu Vitamin A umgewandelt.

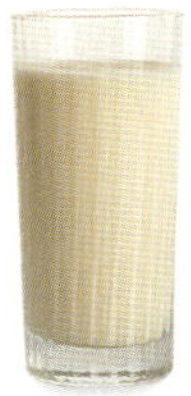

Sojamilch — Seite 60

Wirkung: Da sie lactosefrei ist, kann sie Sinusitis auslösende Milchprodukte ersetzen.
Anwendung: Lactose-Allergie.
Nährstoffe: Protein und, falls angereichert, auch Calcium.

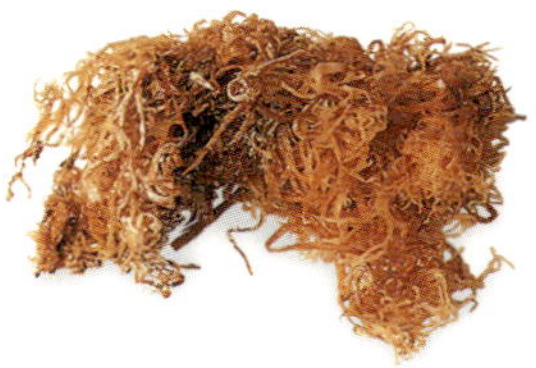

Algen — Seite 70

Wirkung: Enthalten das für ein gutes Gehör wichtige Jod.
Anwendung: Verbesserung des Hörvermögens bei Schwerhörigkeit durch Jodmangel.
Nährstoffe: Jod.

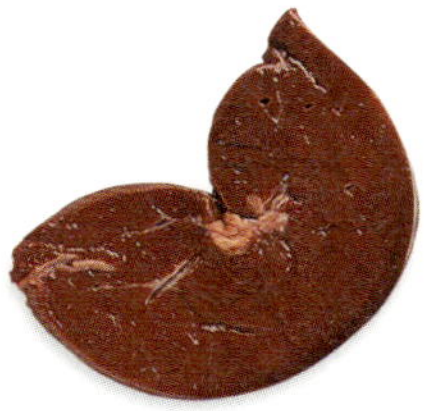

Leber — Seite 123

Wirkung: Das Vitamin A der Leber ist gut für das Innenohr, das den Schall in elektrische Impulse umwandelt.
Anwendung: Durch Vitamin-A-Mangel verursachter Hörschaden.
Nährstoffe: Vitamin A.

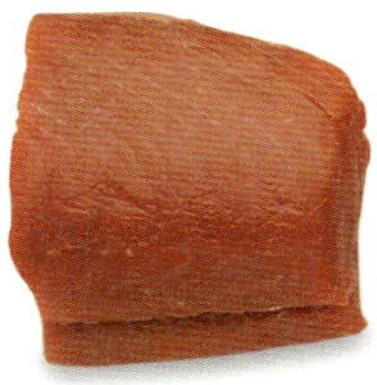

Fettreicher Seefisch — Seite 118

Wirkung: Kann Entzündungen hemmen und vor Fehlbildungen der Gehörknochen schützen.
Anwendung: Sinusitis und Infektionen.
Nährstoffe: Omega-3-Fettsäuren, Protein und Vitamin D.

Weitere empfehlenswerte Nahrungsmittel

Rotes Fleisch — Seite 122

Wirkung: Hilft bei so genannter Innenohrschwerhörigkeit.
Anwendung: Bei geringer Eisenzufuhr und Eisenmangel.
Nährstoffe: Eisen und Selen.

Käse — Seite 127

Wirkung: Gut gegen Karies, weil er nach dem Essen den alkalischen pH-Wert im Mund wiederherstellt.
Anwendung: Bei Neigung zu Karies und Zahndemineralisation.
Nährstoffe: Calcium, Phosphor.

Muttermilch — Seite 134

Wirkung: Gestillte Kleinkinder haben bessere Abwehrkräfte gegen Mittelohrentzündung.
Anwendung: Schutz gegen Infektionen des Gehörgangs und übermäßigen Einsatz von Antibiotika.
Nährstoffe: Calcium, Fettsäuren.

Xylitol — Seite 207

Wirkung: Es schützt gegen Karies. Kaugummi mit Xylitol kann Mittelohrentzündungen vorbeugen.
Anwendung: Ohrenentzündungen.
Nährstoffe: Zuckeralkohol Xylitol.

Ungeeignete Nahrungsmittel

Kaffee, Tee und Cola

Der übermäßige Genuss koffeinhaltiger Getränke wie Kaffee, Tee und Cola führt zu erhöhtem Augeninnendruck. Bei Neigung zu Glaukomen sollte darauf ganz verzichtet werden.

Milchprodukte

Milch ist schädlich bei Sinusitis, die auf eine Lactose-Unverträglichkeit zurückgeht. Daher sind alle Milchprodukte und Produkte mit Milchbestandteilen zu meiden. Darüber hinaus sollten auch Personen mit allgemeiner Lactose-Unverträglichkeit Milcherzeugnisse meiden, weil sich die Galactose aus Milch und Milchprodukten anhäuft und die Augen schädigen kann.

Zucker

Zuckerhaltige Nahrung und Getränke zwischen den Mahlzeiten erhöhen das Kariesrisiko. Zucker dient als Nährboden für die in der Mundhöhle anwesenden Bakterien. Sie produzieren bei der Vorverdauung zuckerhaltiger Nahrungsmittel Säuren, die wiederum den Zahnschmelz angreifen.

Kohlensäurehaltige Getränke

Sprudelgetränke enthalten die für die Zähne schädliche Phosphorsäure. Sie sollten daher nur selten und auch dann nur zum Essen getrunken werden, um potenziellen Schäden vorzubeugen.

Zitrusfruchtsäfte

Grapefruit- und Orangensäfte enthalten für die Zähne potenziell schädliche Zitronensäure. Zwischen den Mahlzeiten getrunken, können sie den Zahnschmelz angreifen. Man sollte sie besser zum Essen trinken.

Arginin

Nach wissenschaftlichen Erkenntnissen fördert die Aminosäure Arginin die Ausbreitung des Herpesvirus. Bei Neigung zu *Herpes simplex* oder Herpes im Genitalbereich sind argininhaltige Nahrungsmittel besser zu meiden. Das betrifft z. B. Getreide, Schokolade, Samen, Nüsse, Gelatine und Rosinen.

GRAUER STAR

HAUPTNAHRUNGSMITTEL

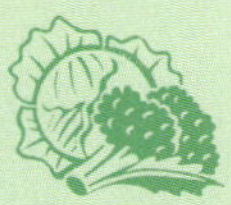
GRÜNGEMÜSE
Seiten 44–51

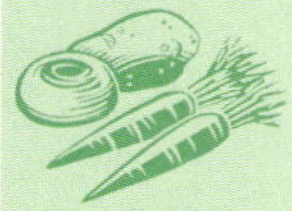
WURZELGEMÜSE
Seite 54

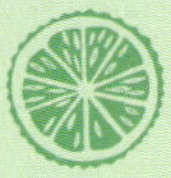
ZITRUSFRÜCHTE
Seiten 86–88

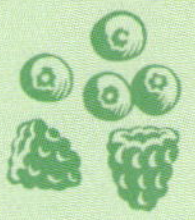
BEEREN
Seiten 82–85

Der graue Star (Katarakt) äußert sich als wolkige Trübung in der Augenlinse. Das Leiden entwickelt sich, wenn die normalerweise transparenten Eiweißfasern der Linse allmählich gerinnen und einen undurchsichtigen Film bilden. Meist sind ältere Menschen betroffen.

SYMPTOME: Grauer Star ist meist schmerzlos; die verschwommene Sicht verschlechtert sich allmählich. Unbehandelt kann es zu Erblindung kommen.

KONVENTIONELLE BEHANDLUNG: Die geschädigten Linsen werden operativ durch künstliche ersetzt, was jedoch nicht in jedem Fall nötig ist.

EMPFEHLENSWERTE NAHRUNGSMITTEL

Weißkohl, grünblättriges Gemüse, Karotten, Aprikosen und anderes gelbes/orangefarbenes Obst und Gemüse enthalten Carotin. Große Mengen Carotin vermindern das Risiko, an grauem Star zu erkranken. Vermutlich schützt Carotin die Augen durch die Blockierung schädlicher freier Radikale. Spinat ist besonders wirkungsvoll.
Orangen, Grapefruits, Beeren, grünblättriges Gemüse und Kartoffeln enthalten Vitamin C, das ebenfalls freie Radikale im Auge abzuwehren hilft. Reichlicher Verzehr von Gemüse und Obst kann Augenschäden reduzieren. Täglich mehr als vier Portionen mindern das Erkrankungsrisiko.

UNGEEIGNETE NAHRUNGSMITTEL

Milchprodukte sollten bei Lactose-Intoleranz gemieden werden, da sich der Milchzucker Galactose bilden und den grauen Star verschlimmern kann.
Abgepackte Nahrungsmittel haben einen geringen Nährwert und sind zu meiden.

WEITERE MASSNAHMEN

- Vitamin C kann das Leiden bessern, wenn täglich mindestens 350 mg eingenommen werden.
- Heidelbeerextrakt und Bioflavonoid-Präparate können bei grauem Star helfen.
- Rauchen sollte eingestellt werden, da es den Vitamin-C-Spiegel im Blut senkt und den Körper seines antioxidativen Schutzes beraubt.

Siehe auch Vitamine, S. 26

GRÜNER STAR

HAUPTNAHRUNGSMITTEL

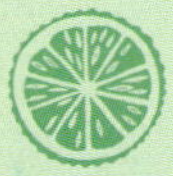
ZITRUSFRÜCHTE
Seiten 86–88

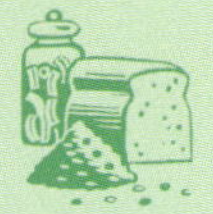
VOLLKORNGETREIDE
Seiten 92–99

FLEISCH
Seite 122

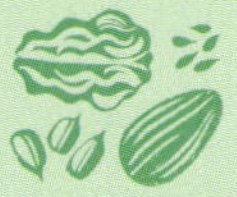
NÜSSE
Seiten 100–102

Bei grünem Star (Glaukom) steigt der Augeninnendruck über normal, wodurch ein Teil des Sehnervs komprimiert wird. Das Abfluss-System des Auges wird blockiert und die Versorgung der Nerven mit Nährstoffen behindert.

SYMPTOME: Meist symptomlos. In manchen Fällen schmerzen die Augen, insbesondere morgens, und sind blutunterlaufen. Die Sicht ist verschwommen. Das Auge kann sich nicht auf Dunkelheit einstellen. Glaukom kann letztlich zur Erblindung führen.

KONVENTIONELLE BEHANDLUNG: Augentropfen, Tabletten oder Flüssigkeiten werden zur Senkung des Augenhochdrucks verordnet.

EMPFEHLENSWERTE NAHRUNGSMITTEL

Schweinefleisch, Vollkornbrot, Naturreis, Vollkornnudeln und -frühstücksflocken, Leber, Nüsse und Hülsenfrüchte enthalten viel Vitamin B_1. Vitamin-B_1-Mangel kann zu grünem Star führen.
Leber und Eier enthalten Vitamin A. Gelbes und orangefarbenes Obst und Gemüse (z. B. Aprikosen, Mangos, Süßkartoffeln und Karotten) verfügen über Beta-Carotin, das zu Vitamin A umgewandelt wird. Ein Mangel an diesem Vitamin kann zu erhöhtem Augeninnendruck führen.
Zitrusfrüchte und Beeren enthalten viel Vitamin C. Ein hoher Verzehr solcher Früchte reduziert das Glaukomrisiko. Menschen, die täglich 1200 mg Vitamin C aufnehmen, haben einen auffallend niedrigeren Augeninnendruck als jene mit täglich 75 mg.

UNGEEIGNETE NAHRUNGSMITTEL

Proteinreiche Nahrungsmittel (z. B. Fleisch, Fisch, Geflügel, Eier) sollten wenig gegessen werden.
Koffein erhöht den Augeninnendruck. Kaffee, Tee, Colagetränke, koffeinhaltige Erkältungsmittel, Schokolade und Kakao sind zu meiden.

WEITERE MASSNAHMEN

- Rutin, ein Bioflavonoid in vielen Zitrusfrüchten und Rotwein, ist auch als Präparat erhältlich. Dreimal täglich 20 mg Rutin kann den Augeninnendruck um mindestens 15 Prozent senken.

Siehe auch Sekundäre Pflanzenstoffe, S. 34; Vitamine, S. 26

HAUPTNAHRUNGSMITTEL

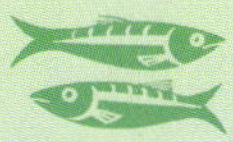

FETTER SEEFISCH
Seite 118

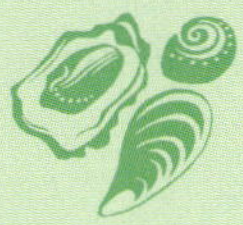

MEERESFRÜCHTE
Seite 120

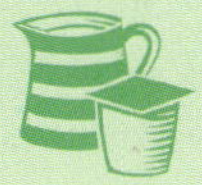

MILCHPRODUKTE
Seiten 126–128

FLEISCH
Seite 122

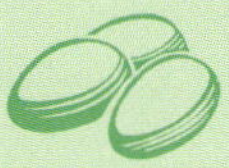

EIER
Seite 129

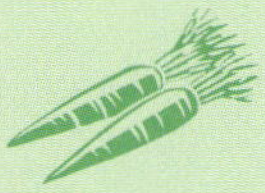

KAROTTEN
Seite 56

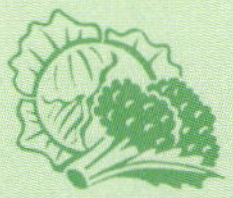

GRÜNGEMÜSE
Seiten 44–51

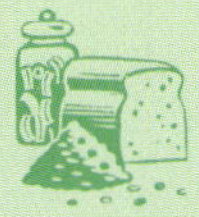

VOLLKORNGETREIDE
Seiten 92–99

OHRENKRANKHEITEN

Zu den Ohrenkrankheiten gehören die Mittelohrentzündung *(Otitis media)*, eine Infektion des Mittelohrs, die zum Platzen des Trommelfells führen kann, sowie die Ménière-Krankheit, bei der sich Flüssigkeit im Innenohr ansammelt.

FALLBEISPIEL

Helga Förster, 11, leidet seit ihrem dritten Lebensjahr an Mittelohrinfektionen. Nur manchmal halfen die verordneten Antibiotika, so dass sie oft große Schmerzen litt. Ihre Mutter entschloss sich, ihr regelmäßig Kaugummi mit Xylitol zu geben. Innerhalb eines Jahres waren die Infektionen praktisch verschwunden. Die Antibiotikaeinnahme konnte somit drastisch reduziert werden, und Helga Förster konnte wieder zur Schule gehen. Jetzt gibt die Mutter auch ihren anderen Kindern xylitolhaltigen Kaugummi, um Ohreninfektionen vorzubeugen.

SYMPTOME: Die Symptome variieren je nach Art der Erkrankung. Mittelohrentzündung ist der häufigste Grund für Ohrenschmerzen. Es kann zu Hörverlust und Fieber kommen. Die Ménière-Krankheit verursacht meist periodisch auftretenden oder zunehmenden Schwindel, Schwerhörigkeit und Ohrgeräusche (Tinnitus).

KONVENTIONELLE BEHANDLUNG: Bei Ohrenschmerzen werden schmerzstillende Mittel gegeben. Die Grundursache wird behandelt.

EMPFEHLENSWERTE NAHRUNGSMITTEL

Fettreicher Seefisch, Meeresfrüchte, Eier, Milch, Joghurt, Fleisch und Algen liefern Jod. Schwerhörigkeit steht mit leichtem bis mittlerem Jodmangel in Zusammenhang. Das Hörvermögen chinesischer Kinder in Jodmangelgebieten verbesserte sich durch Gaben von Jodsalz.

Leber, Vollmilch, Eier und fettreicher Seefisch (z. B. Makrele, Lachs und Sardellen) liefern Vitamin A. Die Schnecke (Cochlea), der spiralförmige Innenohrkanal, enthält bei korrektem Funktionieren meist hohe Konzentrationen an Vitamin A. Vitamin-A-Mangel steht im Zusammenhang mit Krankheiten des Innenohrs.

Karotten, Kürbisse, Paprikaschoten, grünblättriges Gemüse und orangefarbene/gelbe Früchte wie Mangos und Aprikosen liefern Beta-Carotin, das der Körper zu Vitamin A umwandelt.

Fettreicher Seefisch, Eier, angereicherte Frühstücksflocken, Butter und Margarine enthalten Vitamin D. Bei Otosklerose wurden sehr niedrige Vitamin-D-Werte entdeckt; das Innenohrleiden kann zu Taubheit führen.

Rotes Fleisch, Fisch, dunkelgrünes Gemüse und angereicherte Frühstücksflocken liefern Eisen. Eisendefizite können Ursache von Schwerhörigkeit sein. Vegetarische Ernährung führt zu geringer Eisenaufnahme, was besonders Frauen betrifft.

Vollkorngetreide, rotes Fleisch und Meeresfrüchte enthalten Zink. Meist sind die Zinkkonzentrationen in den sensorischen Bereichen des Innenohrs hoch. Tinnitus kann auf niedrige Zinkwerte zurückgeführt werden.

UNGEEIGNETE NAHRUNGSMITTEL

Zucker, Honig, Melasse, Sirup und zuckerhaltige Nahrungsmittel verursachen Innenohrerkrankungen, da sie zu Überproduktion an Insulin führen, der rasch eine Unterzuckerung folgt. Das wiederum verursacht die Ausschüttung von Adrenalin, was die Blutgefäße verengt. Untersuchungen bei der Ménière-Krankheit ergaben, dass viele Patienten hohe Insulinwerte hatten. Mit einer kohlenhydratarmen und proteinreichen Diät konnten jedoch fast alle ihren Schwindel in den Griff bekommen. Bei etlichen verbesserte sich auch das Hörvermögen.

Kartoffeln, Brot, Hefegebäck, Croissants und Ähnliches erhöhen den Blutzucker relativ rasch. Bei Ohrenerkrankungen wie Ménière-Krankheit sind solche Nahrungsmittel möglichst zu meiden. Die Kohlenhydrate in Hafergrütze, Reis, Roggenbrot und Nudeln werden dagegen vom Körper langsam absorbiert.

Himbeeren, Datteln, Pflaumen und Süßholzwurzel (Lakritze) enthalten aspirinähnliche Stoffe, so genannte Salicylate. Personen mit Tinnitus können darauf empfindlich reagieren.

WEITERE MASSNAHMEN

- ❑ Zinksulfat-Präparate können in manchen Fällen den Tinnitus lindern.
- ❑ Das Stillen von Babys in den ersten vier Lebensmonaten kann bis mindestens zum Alter von einem Jahr vor Mittelohrentzündungen schützen. Je länger ein Kind gestillt wird, desto geringer ist die Gefahr einer Mittelohrinfektion.
- ❑ Zuckerfreier, xylitolhaltiger Kaugummi reduziert das Risiko einer Mittelohrentzündung. Xylitol hemmt das Wachstum der Pneumokokken (Bakterien) und blockiert ihre Fähigkeit, sich an die Ohrtrompete, die den Nasenrachen mit dem Mittelohr verbindet, zu heften.
- ❑ Babys und Kinder unter fünf Jahren erhalten anstatt Kaugummi Xylitol-Sirup.

Siehe auch Infektionen, S. 212

HAUPTNAHRUNGSMITTEL

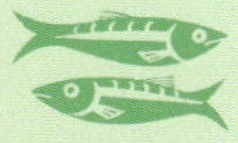

FETTER SEEFISCH
Seite 118

MEERESFRÜCHTE
Seite 120

ROTES FLEISCH
Seite 122

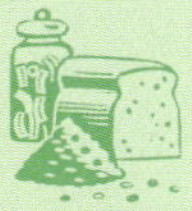

VOLLKORNGETREIDE
Seiten 92–99

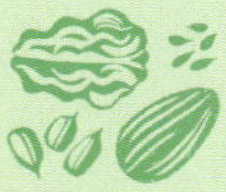

NÜSSE UND SAMEN
Seiten 100–105

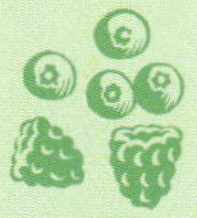

BEEREN
Seiten 82–85

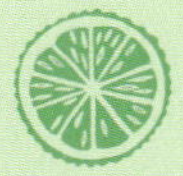

ZITRUSFRÜCHTE
Seiten 86–88

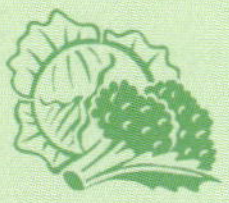

GEMÜSE
Seiten 42–71

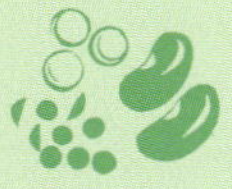

SOJAPRODUKTE
Seite 60

NASENNEBENHÖHLENENTZÜNDUNG

Die Nasennebenhöhlen sind kleine, luftgefüllte Höhlen im Kopf, die mit zarten, in die Nase übergehenden Schleimhäuten ausgekleidet sind. Entzünden sich die Schleimhäute, spricht man von Nasennebenhöhlenentzündung oder Sinusitis. Eine plötzliche, vorübergehende Erkrankung wird als akute Sinusitis bezeichnet. Auslöser sind meist Erkältungen oder bakterielle und virale Infektionen der Nase, des Halses und der oberen Atemwege. Chronische Irritationen der Schleimhäute werden dagegen durch Zigarettenrauch, Luftverschmutzung, Pollen und gewisse Gerüche verursacht. Die chronische Sinusitis erschwert das Atmen und kann zu Nasenpolypen führen. Nahrungsmittelallergien *(siehe S. 210)* lösen ebenfalls Sinusitis aus.

SYMPTOME: Dazu zählen verstopfte Nase, Kopf-, Ohren- und Zahnschmerzen, Gesichtsschmerz und beeinträchtigter Geruchssinn, manchmal sogar Fieber.

KONVENTIONELLE BEHANDLUNG: Es empfiehlt sich, ärztlichen Rat einzuholen. Sinusitis kann Asthma, Bronchitis, Kehlkopf- und Lungenentzündung auslösen. Bei Nebenhöhleninfektionen werden Antibiotika und abschwellende Mittel verordnet. Nasenpolypen werden chirurgisch entfernt.

EMPFEHLENSWERTE NAHRUNGSMITTEL

Sinusitis erfordert eine Stärkung des Immunsystems durch entsprechende Nahrungsmittel. Ist die Ursache eine Allergie auf bestimmte Nahrungsmittel, müssen diese weggelassen werden. Allergologen führen Tests durch, und Diätassistentinnen entwerfen geeignete Diätpläne, die alle wichtigen Nährstoffe, auch in Getränken, berücksichtigen.

Meeresfrüchte, rotes Fleisch, Vollkornbrot, Vollkornflocken, Nüsse und Samen enthalten Zink. Das Spurenelement ist unerlässlich für ein korrekt funktionierendes Immunsystem. Eine zinkreiche Ernährung unterstützt die Infektabwehr.

Erdbeeren, schwarze Johannisbeeren, Papayas, Orangen, Grapefruits und andere Zitrusfrüchte, Süßkartoffeln, Kartoffeln, Erbsen, Paprikaschoten und grünblättriges Gemüse liefern viel Vitamin C. Das Vitamin lässt die Zellen des Immunsystems reifen und verbessert die Schlagkraft der Antikörper. Es scheint auch antivirale und antibakterielle Eigenschaften zu haben, lässt Entzündungen abklingen und stärkt die Abwehrkraft.

Karotten, Süßkartoffeln, Spinat, Grünkohl und Rosenkohl enthalten Beta-Carotin, das im Körper zu Vitamin A umgewandelt wird. Ein Vitamin-A-Mangel kann zu Veränderungen der Schleimhautzellen im Verdauungstrakt und dadurch zu höherer Infektanfälligkeit führen. Natürliches Vitamin A oder Provitamin A findet sich in Leber, Vollmilch, Käse, Eigelb und Butter wie auch in fettreichem Seefisch (z. B. Sardellen, Makrelen, Lachs).

Sojabohnen, Tofu, Sesam, Sonnenblumenkerne, Erdnüsse und manche Sojamilcharten enthalten Calcium. Gerade diese Nahrungsmittel sind wichtig bei einer durch Milchallergie ausgelösten Sinusitis.

Makrelen, Sardinen, Lachs, Bücklinge, Nüsse und Samen enthalten Omega-3-Fettsäuren, die Entzündungen abklingen lassen.

UNGEEIGNETE NAHRUNGSMITTEL

Nahrungsmittelallergien können Sinusitis auslösen. Wird eine Allergie vermutet, sollte ein Allergietest durchgeführt werden, um die Problemnahrung zu identifizieren.

Milch und Milchprodukte (z. B. Joghurt, Käse, Frischkäse) können allergische Sinusitis auslösen. Sie sind wegzulassen. Eine vollständig milchfreie Diät erfordert den Ausschluss aller Milcharten (z. B. Frisch-, Kondens-, Trockenmilch und entrahmte Milch), aber auch der Milchprodukte Butter, Sahne, Margarine, Eis und Milchshakes. Die Inhaltsstoffe sind zu überprüfen, da Frühstücksflocken, Desserts, Kuchen, Gebäcke und Fleischprodukte manchmal Milch enthalten. Instant-Kartoffelpüree, Sahnebonbons, Milchschokolade, Malzgetränke, Suppen, Saucen und etliche Süßstoffe enthalten Milchbestandteile.

WEITERE MASSNAHMEN

- ❑ Warme Getränke fördern den Schleimfluss und lösen Verstopfung und Druck in den Nebenhöhlen.
- ❑ Gundermanntee trocknet den Katarrh aus.
- ❑ Tinktur der kanadischen Gelbwurz lindert Katarrh. Dreimal täglich 1 ml kann die Beschwerden lindern.
- ❑ Täglich 1000 mg Vitamin C stärkt das Immunsystem.
- ❑ Dreimal täglich 15 Tropfen Echinacea in warmem Wasser stärkt das Immunsystem.
- ❑ Rauchige und verschmutzte Luft verschlimmert Sinusitis und ist zu meiden.

Siehe auch Nahrungsmittelallergien, S. 210; Nahrungsergänzungen, S. 36; Vitamine, S. 26

ERNÄHRUNGSPLAN FÜR NASENNEBENHÖHLENENTZÜNDUNG

Bei Neigung zu Sinusitis sollten zur Stärkung des Immunsystems unbedingt reichlich Zink- und Vitamin-C-haltige Nahrungsmittel gegessen werden. Gemüse wie Knoblauch und Zwiebeln können den pikanten, unten aufgeführten Gerichten beigefügt werden, da sie antibakterielle Eigenschaften besitzen.

FRÜHSTÜCK

Vollkorncrêpes mit Pfirsichfüllung

◆

Glas frisch gepresster Orangensaft

Ballaststoffreiche Getreideflocken mit Apfel, Datteln und Sojamilch

Glas roter Grapefruitsaft

◆

Vollkorntoast mit pochiertem Ei und Pilzen

Fertiger oder frisch zubereiteter Obstsalat

LEICHTE MAHLZEIT

Gegrillte Makrele mit Karotten-Koriander-Salat und frischem Baguette

Scheibe Melone

◆

Vollkornbrötchen mit Erdnussbutter und frischer Brunnenkresse

Fertiger oder frisch zubereiteter Obstsalat

◆

Vollkornpitabrot mit Ei-Mayonnaise (fettarm), Senf und Kresse

Großer Apfel und Banane

HAUPTMAHLZEIT

Gebackene Lachsfrikadelle mit pfannengerührten Nudeln und Sojabohnenkeimen

Süßspeise aus Kompott und Weißbrot mit Sojajoghurt

◆

Grillhähnchen mit Spinat und Naturreis

Gedünstete Pfirsiche

◆

Muscheln in Knoblauch-Weinsauce mit frischem Vollkornbrot

Würziger Winterfruchtsalat mit in Honig gerösteten Sonnenblumenkernen

SNACKS

Vollkornfrühstücksflocken mit Sojamilch

◆

Orangen- oder Grapefruitsaft mit zwei Vollkornkeksen

◆

Vollkornknäckebrote mit magerem Schinken und Tomatenscheiben

◆

Mischung aus Sesam, Kürbis- und Sonnenblumenkernen mit einer Tasse Kräutertee

HERPES SIMPLEX

HAUPTNAHRUNGSMITTEL

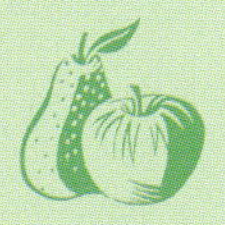

OBST
Seiten 72–91

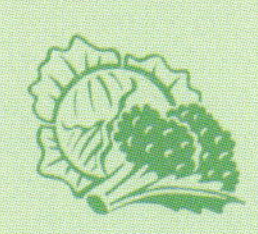

GRÜNGEMÜSE
Seiten 44–51

ZWIEBELN
Seite 67

ROTES FLEISCH
Seite 122

Auslöser von Herpes ist das Virus *Herpes simplex*, das sich in den Gesichtsnerven aufhält. Stress, Erkältungen, Grippe, Menstruation oder Müdigkeit können es aktivieren. Das Virus wandert zum Nervenende, meist am Lippenrand, dringt dort in die Zellen ein und verursacht eine Herpesinfektion.

SYMPTOME: Erstes Anzeichen ist ein Kribbeln. Meist bilden sich innerhalb von 24 Stunden ein oder mehrere Reizbläschen. Grippeähnliche Beschwerden sind möglich. Nach einigen Tagen trocknen die Bläschen ein.

KONVENTIONELLE BEHANDLUNG: Bestimmte Mittel sind zur Schmerzlinderung geeignet. Antivirale Medikamente wie Aciclovir können als Cremes verwendet werden. Schwere oder wiederkehrende Herpes-Infektionen sollten mit Aciclovir oral behandelt werden.

EMPFEHLENSWERTE NAHRUNGSMITTEL

Orangen, Grapefruits, Beeren, Paprikaschoten, grünblättriges Gemüse, Süßkartoffeln und Kartoffeln sind gute Vitamin-C-Lieferanten. Viel Vitamin C kann *Herpes simplex* abwehren.

Zwiebeln, Äpfel, Trauben und Tee sind reich an Bioflavonoiden, welche die Bildung von Reizbläschen (nach der Kribbel-Phase) unterbinden.

Rotes Fleisch, Huhn, Fisch, Milch und Eier enthalten die Aminosäure Lysin. Sie blockiert die virusfördernde Aminosäure Arginin.

UNGEEIGNETE NAHRUNGSMITTEL

Schokolade, Rosinen, Nüsse und Samen enthalten die Aminosäure Arginin, die das Virus zu seiner Vermehrung benötigt.

WEITERE MASSNAHMEN

❑ Drei- bis viermal täglich ein Präparat mit 200 mg Vitamin C und Bioflavonoiden einnehmen – das kann den vollen Herpesausbruch verhindern.

❑ In Stress-Situationen stimulieren Zinktabletten das Immunsystem.

❑ Melissen-Lippenbalsam ist eine gute Herpesprophylaxe.

❑ Dreimal täglich 15 Tropfen Echinacea in warmem Wasser stärkt das Immunsystem.

Siehe auch Infektionen, S. 212

HAUPTNAHRUNGSMITTEL

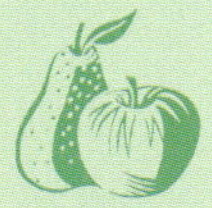
OBST
Seiten 72–91

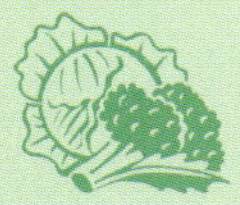
GRÜNGEMÜSE
Seiten 44–51

KNOBLAUCH UND ZWIEBELN
Seiten 66–67

TEE
Seite 110

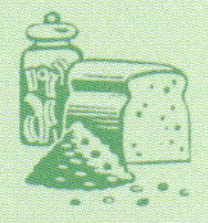
VOLLKORNGETREIDE
Seiten 92–99

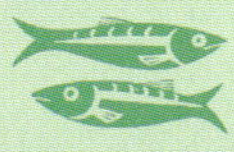
FETTER SEEFISCH
Seite 118

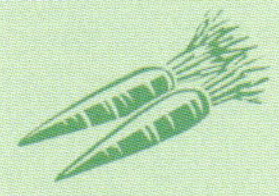
KAROTTEN
Seite 56

MILCHPRODUKTE
Seiten 126–128

ROTES FLEISCH
Seite 122

ZAHNFLEISCHERKRANKUNGEN

Die häufigste Erkrankung des Zahnfleischs ist die Zahnfleischentzündung (Gingivitis) – die Folge einer Infektion. Sie wird durch Zahnbelag (eine schmierige Mischung aus Speiseresten, Speichel und Bakterien) oder durch Hormonveränderungen während der Schwangerschaft verursacht. Bleibt eine Zahnfleischentzündung unbehandelt, geht sie in Parodontitis über, die Zahnfleisch, Zähne und Kieferknochen erfasst.

SYMPTOME: Das Zahnfleisch schwillt an. Es ist gerötet, glänzt und ist schmerzhaft. An den Zähnen bilden sich Zahnfleischtaschen, in denen sich Belag ansammelt. Kommt es zu einer Parodontitis, ist das Zahnfleisch massiv entzündet; es schmerzt und blutet. Schlechter Atem, Kieferknochenschwund und Abszesse sind die Folge.

KONVENTIONELLE BEHANDLUNG: Bei Verdacht auf eine Zahnfleischerkrankung ist unbedingt ein Zahnarzt aufzusuchen. Regelmäßiges gründliches Putzen, auch der Zahnzwischenräume, ist wichtig. Eine elektrische Zahnbürste kann sich bewähren. Mit einer weichen Zahnbürste sollte das Zahnfleisch gereinigt werden. Bestimmte Tabletten können beim Putzen übersehene Plaques sichtbar machen. Fortgeschrittene Parodontitis macht meist einen operativen Eingriff an Zahnfleisch und Knochen notwendig.

EMPFEHLENSWERTE NAHRUNGSMITTEL

Orangen, Grapefruits, grünblättriges Gemüse, Beeren, Paprikaschoten und Kartoffeln liefern Vitamin C zur Stärkung des Zahnfleischs. Bei Vitamin-C-Mangel in der Nahrung kommt es zu verstärkter Schwellung und Rötung des entzündeten Zahnfleischs.

Zwiebeln, Äpfel und Tee enthalten heilende Bioflavonoide.

Knoblauch enthält antibakterielle Substanzen zur Abwehr von Infektionen der Mundhöhle.

Angereicherte Frühstücksflocken, Brot und Hefeextrakte liefern Folsäure, ein B-Vitamin für gesundes Gewebe. Bei niedrigem Folsäurespiegel können Zahnfleischentzündungen durch diese, aber auch durch Nahrungsmittel mit natürlichem Folat, z. B. Rote Bete, Grünkohl, Spargel, Spinat und Hülsenfrüchte, abgewehrt werden.

Ölsardinen mit Gräten enthalten äußerst viel Vitamin D und Calcium. Vitamin-D-Mangel hemmt die Calciumabsorption und verstärkt die Parodontitis.

Süßkartoffeln, Karotten, Mangos, Aprikosen und grünblättriges Gemüse liefern Beta-Carotin. Vitamin-A-Mangel führt zu parodontalen Erkrankungen. Schwangere, die wegen hormoneller Veränderungen zu parodontalen Leiden neigen, sollten viel Beta-Carotin-haltige Nahrungsmittel essen. Zu Präparaten wird nicht geraten, da eine mögliche Überdosierung von Vitamin A der Entwicklung des Fetus schadet.

Milch, Joghurt, Käse, angereicherte Sojamilch, Tofu, Sesam und Tahin sind reich an Calcium, das für starke Kieferknochen wichtig ist. Calciumarme Nahrung kann zu Zahnfleischerkrankungen führen.

Rotes Fleisch, Meeresfrüchte und Vollkornflocken enthalten Zink. Zinkmangel macht das Zahnfleisch anfällig für Verletzungen.

UNGEEIGNETE NAHRUNGSMITTEL

Zucker, süße Getränke, Kuchen, Gebäck, Honig, Melasse und Sirup verstärken die Plaquebildung und sollten nur wenig gegessen werden.

Kohlensäurehaltige Getränke, Dosenfleisch und verarbeitete Nahrungsmittel enthalten Phosphor in Form von Zusätzen wie Natriumphosphat, Kaliumphosphat, Phosphorsäure und Polyphosphat. Gesunde Knochen brauchen Phosphor, zu viel davon belastet aber das Calcium-Phosphor-Verhältnis und führt zu Calciumverlusten. Das wiederum schwächt die Kieferknochen und verschlimmert Zahnfleischerkrankungen.

WEITERE MASSNAHMEN

- Kauen Sie mit Xylitol gesüßten Kaugummi nach und zwischen den Mahlzeiten. Xylitol ist ein natürlicher Süßstoff, der den pH-Wert des Mundes normalisiert und Zahnbelagbildung verhindert.
- Mundwässer mit Folsäure reduzieren Entzündungen und Infektionen des Zahnfleischs. Folsäure-Präparate sind wichtig, wenn die Nahrung zu wenig Folat enthält.
- Täglich 60 bis 70 mg Vitamin C unterstützen die Gingivitisbehandlung. Diese Menge ist leicht aus Obst und Gemüse zu beziehen. Sie vermindert Zahnfleischbluten.
- Vitamin-E-Kapseln können geöffnet und das Öl direkt auf die betroffene Stelle aufgetragen werden.
- Coenzym-Q_{10}-Präparate können die Zahntaschentiefe verringern und Zahnfleischschwund aufhalten.
- Kanadische Gelbwurz hat antibakterielle Eigenschaften. Putzen Sie bei Zahnfleischerkrankungen die Zähne täglich mit einem Pulver aus Kanadischer Gelbwurz.
- Das Rauchen sollte aufgegeben werden, da es mit einem erhöhten Risiko parodontaler Erkrankungen einhergeht.

Siehe auch Mineralstoffe, S. 30; Vitamine, S. 26

HAUPTNAHRUNGSMITTEL

MILCHPRODUKTE
Seiten 126–128

KARIES

Karies entsteht, wenn der harte Zahnschmelz durch Säuren im Mund angegriffen wird. Der Prozess beginnt zunächst an der Zahnoberfläche. Wird er nicht gestoppt, bildet sich eine Vertiefung, die sich durch den Schmelz in das darunter liegende weiche Dentin frisst.

SYMPTOME: Leichter Schmerz beim Essen von Süßem, Heißem oder Kaltem. In schwereren Fällen meldet sich ein scharfer, stechender Schmerz im Dentin unterhalb der beschädigten Oberfläche.

KONVENTIONELLE BEHANDLUNG: Kariöse Zähne werden vom Zahnarzt behandelt. Heutzutage legt man viel Wert auf vorbeugende Mundhygiene und die äußerliche oder innerliche Anwendung von Fluor.

EMPFEHLENSWERTE NAHRUNGSMITTEL

Die Planung der Mahlzeiten und die Art der Speisen und Getränke spielen bei der Kariesprophylaxe eine große Rolle.

Milch und Käse sind basisch und können das pH-Gleichgewicht im Mund wieder herstellen, wenn sie am Ende einer Mahlzeit gegessen werden. Das Protein Kasein im Käse verhindert, dass der Zahnschmelz von Säuren und Bakterien angegriffen wird. Milch und Käse enthalten viel Calcium und Phosphor für gesunde Zähne.

UNGEEIGNETE NAHRUNGSMITTEL

Süßigkeiten, Zucker, Honig, Melasse, Sirup und zuckerhaltige Speisen und Getränke sollten reduziert werden.

Trockenfrüchte sind zwischen den Mahlzeiten zu vermeiden, wenn die Zähne danach nicht gereinigt werden können.

WEITERE MASSNAHMEN

- Reinigen der Zähne oder Kauen eines xylitolhaltigen Kaugummis senkt das Kariesrisiko. Kaugummi regt die Speichelbildung an, was Säuren hindert, den Zahn anzugreifen. Xylitol reduziert die Menge der Säure bildenden Bakterien und Plaques.
- Fluorhaltige Zahnpasten beugen Karies, fluorhaltige Mundwässer Zahndemineralisierung vor.

Siehe auch Mineralstoffe, S. 30; Vitamine, S. 26

HAUPTNAHRUNGSMITTEL

MILCHPRODUKTE
Seiten 126–128

TEE
Seite 110

ZAHNDEMINERALISIERUNG

Durch wiederholten Kontakt mit Säuren wird der Zahnschmelz demineralisiert und dadurch weich. Die Säuren können von Sodbrennen oder von sauren Speisen und Getränken stammen.

Demineralisierte Zähne sind empfindlich, oft schmerzhaft und an den Schneidekanten angeschlagen; wegen fehlendem Zahnschmelz erscheinen sie dunkler als andere Zähne.

KONVENTIONELLE BEHANDLUNG: Ist die Abtragung stark und verursacht Schmerzen, liegt Dentin offen. Der Zahn kann brechen. Zur Stabilisierung erhält er meist einen Überzug aus Kunststoff, Porzellan, Gold oder Nickel-Chrom-Legierungen. Ernährungsratschläge erfolgen ebenso wie gegebenenfalls die Behandlung von Sodbrennen.

EMPFEHLENSWERTE NAHRUNGSMITTEL

Milch, Tee, Kaffee und Wasser sind basisch und sollten anstelle von Fruchtsäften und kohlensäurehaltigen Getränken getrunken werden. Milch und Milchprodukte sind reich an Calcium und für gesunde Zähne wichtig.

UNGEEIGNETE NAHRUNGSMITTEL

Orangen, Grapefruits und Zitronen enthalten Zitronensäure und sollten nur zu den Mahlzeiten gegessen werden, wenn nicht danach zuckerfreier Kaugummi gekaut oder ein säurebindendes Nahrungsmittel wie Käse gegessen werden kann. Zitronen- und auch Apfelsäure wirken stark demineralisierend und sollten außerhalb der Mahlzeiten vermieden werden.

Cola und andere kohlensäurehaltige Getränke enthalten Phosphorsäure, die ebenfalls die Zähne angreift. Nicht zwischen den Mahlzeiten trinken.

WEITERE MASSNAHMEN

- Kaugummi mit Xylitol, zuckerfreie Süßigkeiten, Zahnpasten und Mundwässer regen den Speichelfluss an und verbessern dadurch den pH-Wert nach dem Verzehr säurehaltiger Speisen und Getränke.
- Die Zähne sollten nicht direkt nach dem Verzehr saurer Nahrungsmittel geputzt werden.
- Cola- und andere säurehaltige Getränke sollten mit einem Strohhalm getrunken werden.

Siehe auch Sodbrennen, S. 170; Mineralstoffe, S. 30

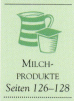

IMMUNSYSTEM

Das Immunsystem setzt sich aus mehreren Abwehrkomponenten zusammen, die den Körper gegen eindringende Bakterien, Viren und Fremdkörper schützen. Dazu gehören Haut, Nasen- und Rachenschleimhäute und Magensäure. Außerdem verfügt das Immunsystem über spezialisierte Zellen (weiße Blutkörperchen), die in Blut und Lymphe zirkulieren und den Organismus bei der Abwehr von Infektionen unterstützen.

ERNÄHRUNG UND KRANKHEIT

Es wird immer klarer, dass sich die Abwehrkräfte des Körpers durch die Ess- und Trinkgewohnheiten entscheidend beeinflussen lassen. Wissenschaftlich erwiesen ist, dass eine ungenügende Zufuhr an Vitamin C, Beta-Carotin und Zink das Vermögen des Immunsystems herabsetzt, Krankheitserreger oder andere schädliche Substanzen unschädlich zu machen. Außerdem können spezifische Nährstoffe mit großer Wahrscheinlichkeit das Krebsrisiko verringern.

STÄRKUNG DES IMMUNSYSTEMS

Rauchen ist mit einem intakten Immunsystem absolut unvereinbar. Eine möglichst stressfreie Lebensweise in Verbindung mit regelmäßiger körperlicher Bewegung und einer an sekundären Pflanzenstoffen reichen Ernährung ermöglichen dem Immunsystem, höchst effizient zu arbeiten.

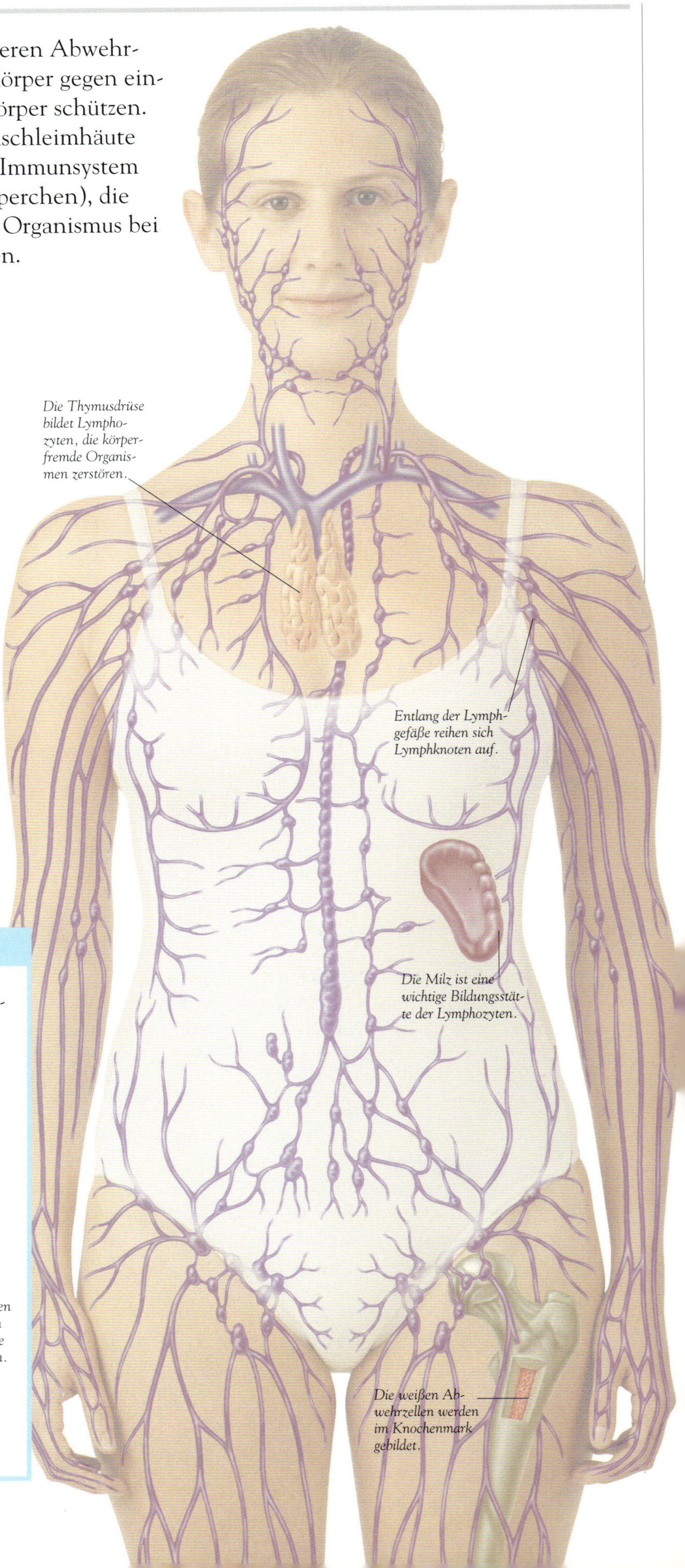

Die Thymusdrüse bildet Lymphozyten, die körperfremde Organismen zerstören.
Entlang der Lymphgefäße reihen sich Lymphknoten auf.
Die Milz ist eine wichtige Bildungsstätte der Lymphozyten.
Die weißen Abwehrzellen werden im Knochenmark gebildet.

WIE EIN LYMPHKNOTEN ARBEITET

Im Lymphgefäßsystem zirkuliert eine klare, wässrige Flüssigkeit, die Lymphe. Sie wird in den Lymphknoten (Drüsen) mit Hilfe weißer Blutkörperchen (Lymphozyten und Makrophagen) gefiltert und von Krankheitserregern befreit.

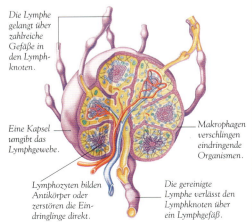

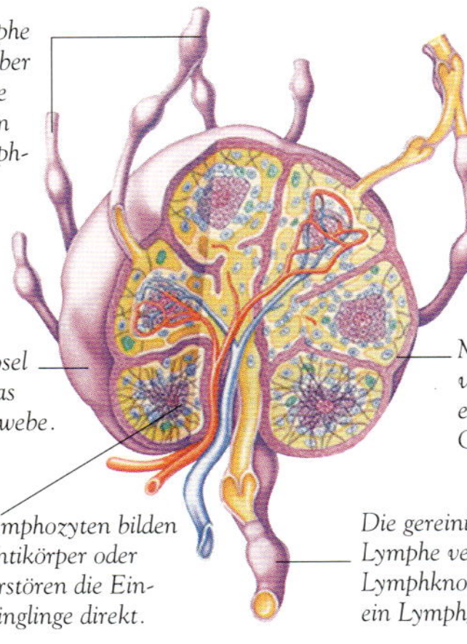

Die Lymphe gelangt über zahlreiche Gefäße in den Lymphknoten.
Eine Kapsel umgibt das Lymphgewebe.
Makrophagen verschlingen eindringende Organismen.
Lymphozyten bilden Antikörper oder zerstören die Eindringlinge direkt.
Die gereinigte Lymphe verlässt den Lymphknoten über ein Lymphgefäß.

HEILENDE NAHRUNGSMITTEL

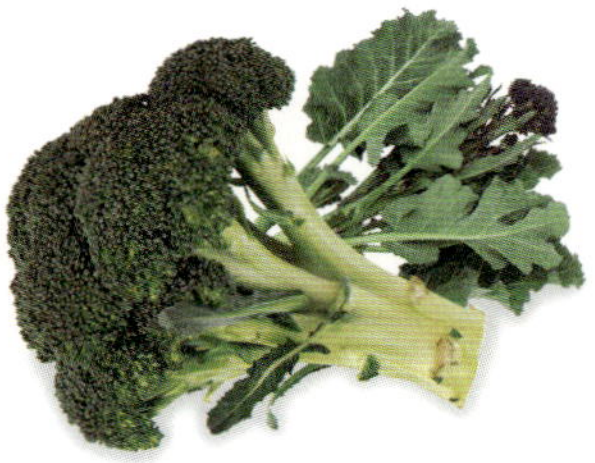

BROKKOLI — SEITE 46

Wirkung: Blockiert die Aktivität von Karzinogenen, die Körperzellen zerstören und Tumore auslösen.
Anwendung: Senkt das Risiko von Lungen- und Dickdarmkrebs.
Nährstoffe: Vitamine C und E.

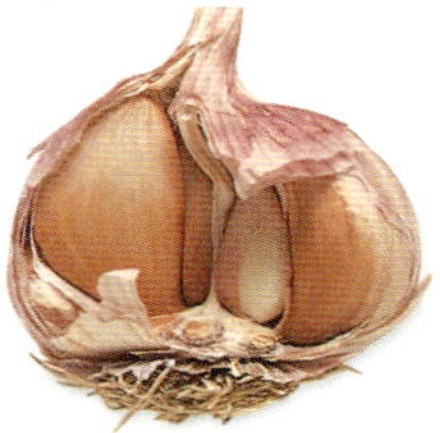

KNOBLAUCH — SEITE 66

Wirkung: Soll die Infektionsgefahr durch Viren, Bakterien und Pilze verringern.
Anwendung: Zur Stärkung des Immunsystems von Kindern und Erwachsenen im Winter.
Nährstoffe: Allicin.

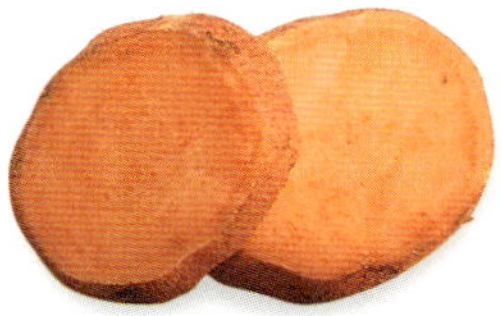

SÜSSKARTOFFELN — SEITE 55

Wirkung: Beta-Carotin wird im Körper in Vitamin A umgewandelt, das vor Infektionen der Atemwege schützt.
Anwendung: Bei niedrigen Vitamin-A-Werten, z. B. bei Veganern.
Nährstoffe: Beta-Carotin.

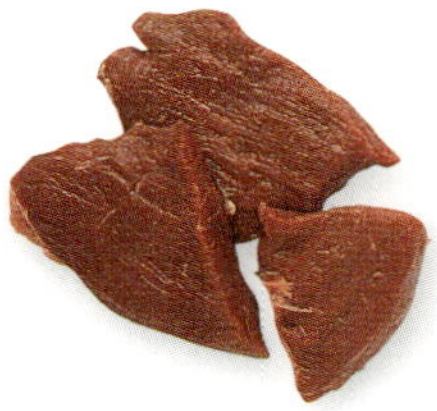

ROTES FLEISCH — SEITE 122

Wirkung: Mageres rotes Fleisch versorgt das Lymphgewebe mit den notwendigen Mineralstoffen.
Anwendung: Für erhöhte Zufuhr an Proteinen und Mineralstoffen nach mehreren Infektionen.
Nährstoffe: Eisen, Zink, Protein.

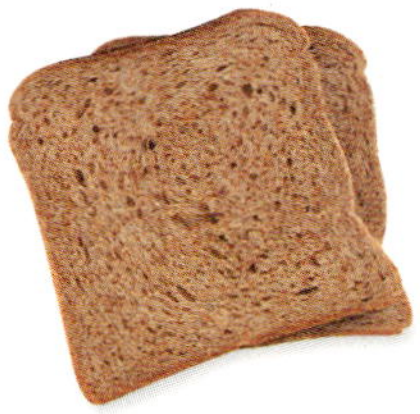

VOLLKORNBROT — SEITE 98

Wirkung: Unlösliche Ballaststoffe binden Karzinogene und scheiden sie mit dem Stuhl aus.
Anwendung: Senkt Darmkrebsrisiko, regt die Darmtätigkeit an.
Nährstoffe: Kohlenhydrate und Eisen.

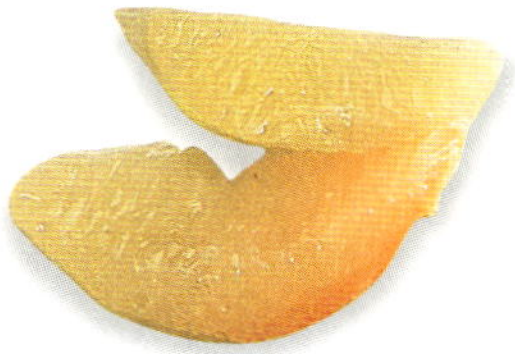

ORANGEN — SEITE 88

Wirkung: Ersetzen Antioxidantien, die sich durch Krankheit verringert haben können.
Anwendung: Erkältungen und zur Verhütung von Schäden des Zellgewebes bei Infektionen.
Nährstoffe: Vitamin C.

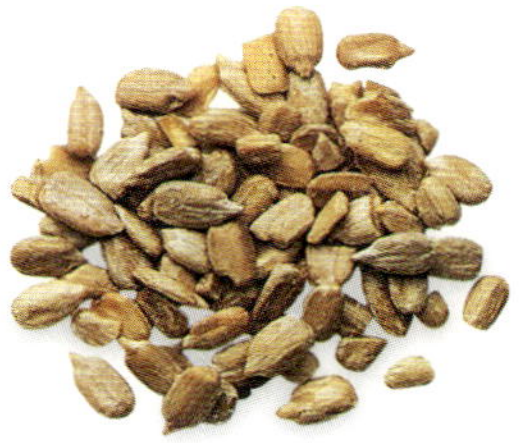

SONNENBLUMENKERNE — SEITE 104

Wirkung: Essenzielle Fettsäuren steigern die Abwehrkräfte der Schleimhäute.
Anwendung: Stärkung des Immunsystems.
Nährstoffe: Omega-6-Fettsäuren, Vitamin E und Protein.

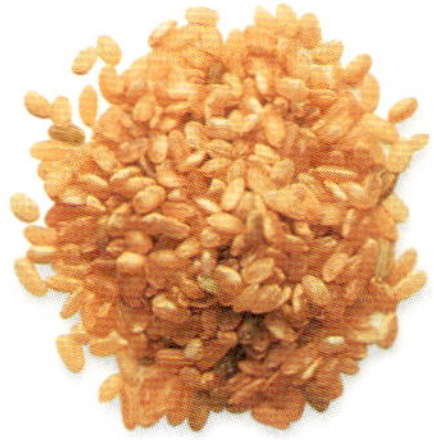

REIS — SEITE 94

Wirkung: Reis ist frei von Gluten, einem Protein, das für Lebensmittelunverträglichkeit verantwortlich sein kann.
Anwendung: Zöliakie.
Nährstoffe: Kohlenhydrate.

WEITERE EMPFEHLENSWERTE NAHRUNGSMITTEL

SOJABOHNEN — SEITE 60

Wirkung: Erhöhen den Anteil an Phyto-Östrogenen im Körper.
Anwendung: Möglicherweise zur Vorbeugung von Brustkrebs.
Nährstoffe: Sekundäre Pflanzenstoffe Daidzein und Genistein.

TRUTHAHN — SEITE 124

Wirkung: Fettarm und eiweißreich. Löst kaum Allergien aus.
Anwendung: Unterstützt den Organismus im Kampf gegen Brustkrebs.
Nährstoffe: Protein und etwas Eisen in dunkleren Fleischpartien.

ZWIEBELN — SEITE 67

Wirkung: Sie unterstützen die Bekämpfung von Viren, Bakterien und Pilzen.
Anwendung: Zum Schutz gegen Krankheitserreger, vor allem im Winter.
Nährstoffe: Allicin.

KAROTTEN — SEITE 56

Wirkung: Zur Bekämpfung des Lebensmittelbakteriums Listeria.
Anwendung: Für durch Listeria gefährdete Personen wie Schwangere.
Nährstoffe: Beta-Carotin.

UNGEEIGNETE NAHRUNGSMITTEL

ANGEBRANNTES FLEISCH

Angebranntes Fleisch enthält Krebs erregende Stoffe, desgleichen angebrannter Fisch. Der Verzehr von angesengtem oder angebranntem Grill- oder Pfannengut ist daher zu vermeiden, ebenso die Fleischsäfte der angebrannten Teile.

WEITERVERARBEITETES FLEISCH

Fleisch wird auf die unterschiedlichste Art und Weise weiterverarbeitet. Solche Produkte sollten nur selten verzehrt werden. Oft enthalten sie Nitrite, die vor allem im Magen Krebs auslösen können.

ALKOHOL

Regelmäßiger Alkoholkonsum in größeren Mengen erhöht nachweislich das Krebsrisiko der Leber und der oberen Atemwege. Nach den Empfehlungen des World Cancer Research Fund sollten Männer den Alkoholkonsum auf zwei Glas und Frauen auf ein Glas pro Tag begrenzen.

ORANGENSAFTGETRÄNKE

Orangensaftgetränke und verschiedene gelborangene Nahrungsmittel wie Gelees, Suppen und Biskuits enthalten den künstlichen Farbstoff Tartrazin. Nach wissenschaftlichen Erkenntnissen kann diese Substanz bei anfälligen Personen Allergien wie Asthmaanfälle auslösen. Kinder und Erwachsene, die auf diesen Farbstoff allergisch reagieren, sollten die Produkte vor dem Kauf auf die Inhaltsstoffe hin überprüfen.

ERGÄNZUNGEN

Ernährungsexperten vertreten häufig den Standpunkt, dass eine Nahrungsergänzung durch zusätzliche Nährstoffe wie Vitamin C, Beta-Carotin und das Mineral Selen das Risiko bestimmter Krebsarten verringern und die körpereigenen Abwehrkräfte allgemein stärken kann. Wissenschaftlich belegt ist diese Meinung aber nicht.

HAUPTNAHRUNGSMITTEL

GEFLÜGEL
Seite 124

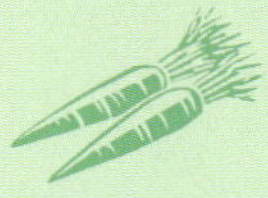

KAROTTEN
Seite 56

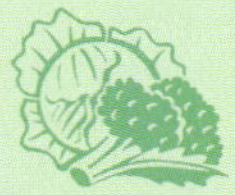

KOHLGEMÜSE
Seiten 44–47

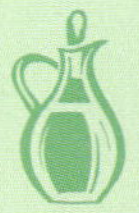

PFLANZENÖLE
Seite 106

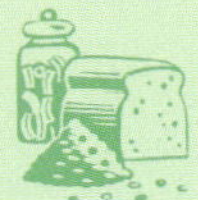

REIS
Seite 94

OBST
Seiten 72–91

NAHRUNGSMITTELALLERGIEN

Dies sind allergische Reaktionen auf bereits kleine Mengen spezieller Nahrungsmittel. Sie betreffen das Immunsystem und fast immer den Antikörper IgE (Immunglobulin E). Antikörper werden meist zur Abwehr von Bakterien, Viren und Parasiten gebildet. Sie verbinden sich mit dem eindringenden Erreger und machen ihn unschädlich. Sobald IgE mit dem Allergen in Kontakt kommt, wird Histamin freigesetzt. Die Blutgefäße erweitern sich, die Muskeln von Lunge, Magen oder Blase ziehen sich zusammen. Die Reaktion kann während des Essens minutenschnell erfolgen. In manchen Fällen kann eine Allergie lebensbedrohlich sein.

SYMPTOME: Allergische Reaktionen provozieren Juckreiz, Erbrechen, Zuschwellen des Mundes und Halses sowie Atemnot. Sie erfolgen meist unmittelbar und verschlimmern Asthma, Nasenschleimhautentzündungen und Ekzeme. Es kann auch zum anaphylaktischen Schock kommen.

KONVENTIONELLE BEHANDLUNG: Zunächst ist eine umfassende Diagnose zu erstellen. Allergietests können unterschiedlich genau ausfallen. Beim Radio-Allergen-Sorbent-Test (RAST) wird eine Blutprobe getestet. Der Prick-Hauttest ist für einige Nahrungsmittel (z. B. Milch, Eier, Erdnüsse und Sojabohnen) geeignet. Eine andere Art der Testung ist die Eliminationsdiät *(siehe S. 245)*. Die einzig wirksame Behandlung einer Nahrungsmittelallergie ist das Vermeiden des oder der betreffenden Nahrungsmittel. Antihistaminika können die Beschwerden zwar lindern, maskieren aber die Anzeichen einer schweren Reaktion und sind daher nicht zu empfehlen.

EMPFEHLENSWERTE NAHRUNGSMITTEL

Die Eliminationsdiät *(siehe S. 245)* schließt potenzielle Allergene aus, um sie dann wieder einzuführen und die Reaktion zu testen. Vor Beginn einer Eliminationsdiät sind ein Arzt und eine Diätassistentin zu konsultieren. Bei dieser Art von Diät gelten Truthahn, Huhn, Hase, Karotten, Blumenkohl, Brokkoli, Reis, Süßkartoffeln, Tapioka, Sago, Buchweizen, Birnen, Pfirsiche sowie Sonnenblumen- und Olivenöl als ungefährlich.

Sojamilch und Sojamilchprodukte, z. B. Getränke, Joghurt, Käse und Brotaufstriche aus Soja, sind gute Alternativen für alle, die Milchprodukte meiden. Geklärte Butter und Pflanzenmargarine können an die Stelle von Molkereibutter treten.

Glutenfreies Mehl aus Mais und Reis, getrocknete Erbsen, Sojabohnen oder Johannisbrotbaumfrüchten eignen sich bei Weizenallergie. Roggenbrot, Roggenmehl, Haferkuchen und Hafer passen ebenfalls. Meist kann Weizenmehl durch Buchweizenmehl ersetzt werden.

Eifreie Mayonnaise eignet sich bei Eiallergie. Für Nachspeisen kann Gelatine genommen werden. Ein Teelöffel Gelatine entspricht einem Ei.

UNGEEIGNETE NAHRUNGSMITTEL

Schätzungen zufolge leiden etwa sechs Prozent der Kinder und über ein Prozent der Erwachsenen der westlichen Welt an Nahrungsmittelallergien. Nahrungsmittel sollten erst dann weggelassen werden, wenn eine Diagnose und ein professioneller Ernährungsplan vorliegen. Die folgenden Nahrungsmittel können schnelle allergische Reaktionen auslösen:

Kuhmilcheiweiß bei Kindern. Gemieden werden müssen alle Milcharten (frisch, getrocknet, kondensiert und fettarm), ebenfalls alle Milchprodukte, viele Getreideflocken für Babys und Instant-Nachspeisen, einige Süßwaren, gewisse Suppen und Salatmayonnaisen. Prüfen Sie die Inhaltsstoffe. Diätassistentinnen verfügen über Listen von unverträglichen Speisen und Getränken.

Hühnereier rufen eher bei Kindern als bei Erwachsenen Allergien hervor. Eifreie Ernährung bedeutet: keine frischen Eier, kein Trockenei, Eigelb, Albumin und Lecithin, keine Nudeln, Kekse, Kuchen, Backprodukte, Meringe und Mayonnaise.

Muscheln und andere Meeresfrüchte können Allergien verursachen.

Erdnüsse und sonstige Nüsse lösen bei Kindern und Erwachsenen allergische Reaktionen aus, die zum anaphylaktischen Schock und sogar zum Tod führen können. Vermeiden Sie Erdnüsse in jeglicher Form (ganz oder in Süßigkeiten, Schokoladen, Keksen, Kuchen, als Erdnussbutter, Erdnussöl und in sonstigen vorgefertigten Produkten).

Sojabohnen und Produkte daraus (z. B. Sojamehl und Sojalecithin), die vielen Nahrungsmitteln beigefügt werden, können Allergien auslösen. Sojafleisch, -milch, -käse, -joghurt und Tofu sind wegzulassen.

Weizen ist als Allergieverursacher bekannt (Weizenmehl, Nudeln, Frühstücksflocken, Kuchen und Gebäck). Manche Menschen reagieren auch auf Hafer, Roggen, Mais und Gerste.

Trockenfrüchte, weiterverarbeitete Kartoffeln und sonstige sulfithaltige Nahrungsmittel können Asthmaanfälle provozieren.

Zusätze verursachen in Form von Azofarbstoffen die meisten Probleme, besonders Tartrazin (E102), Gelborange S (E110) und Amarant (E123).

Siehe auch Asthma, S. 187; Ekzeme, S. 165

HAUPTNAHRUNGSMITTEL

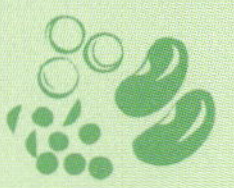

SOJAPRODUKTE
Seite 60

GEFLÜGEL
Seite 124

FLEISCH
Seite 122

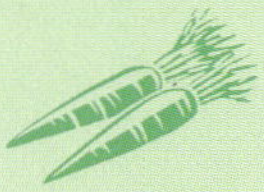

KAROTTEN
Seite 56

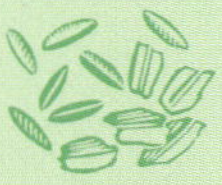

REIS
Seite 94

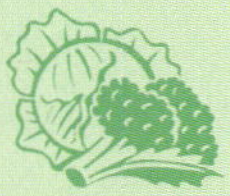

KOHLGEMÜSE
Seiten 44–47

BIRNEN
Seite 75

NICHT ALLERGISCHE NAHRUNGSMITTELINTOLERANZEN

Anders als echte Nahrungsmittelallergien, bei denen das Immunsystem beteiligt ist, haben nicht allergische Intoleranzen pharmakologische, psychologische, stoffwechselbedingte und toxische Ursachen. Die Gründe für diese Reaktionen sind verschieden, die Symptome oft aber ähnlich, so dass bei Ärzten und Betroffenen Verwirrung entsteht. Solche Nahrungsmittelintoleranzen entwickeln sich über einen gewissen Zeitraum und betreffen meist Nahrungsmittel, die regelmäßig gegessen werden.

SYMPTOME: Pharmakologische Substanzintoleranzen äußern sich als Rötung, Blutdruckabfall und Hautausschlag. Tyramin in Käse und Rotwein ist ein Migräneauslöser; Natriumglutamat verursacht manchmal Rötung, Kopfschmerzen und Magenschmerzen. Stoffwechselbedingte Intoleranzen (z. B. auf Lactose) zeigen sich in Magenkrämpfen und chronischem Durchfall. Toxische Reaktionen auf Chemikalien (z. B. Nahrungsmittelzusätze) sind Durchfall und Erbrechen. Zwischen bestimmten Nahrungsmitteln und Morbus Crohn, Reizkolon, Mundgeschwüren, Blähbauch und Polyarthritis kann ein Zusammenhang bestehen.

KONVENTIONELLE BEHANDLUNG: Bei Nahrungsmittelintoleranzen wird an eine Diätassistentin überwiesen, die eine kontrollierte Eliminationsdiät durchführt und dann einen passenden Ernährungsplan erstellt.

EMPFEHLENSWERTE NAHRUNGSMITTEL

Eine ausgewogene Ernährung mit allen auf Alter und Geschlecht abgestimmten und im richtigen Verhältnis zusammengestellten Nährstoffen wird von einer Diätberaterin unter Berücksichtigung auszuschließender Speisen zusammengestellt.

Sojamilch, Sojamilch-Säuglingspräparate und Sojamilchprodukte (z. B. Sojajoghurt und -käse) sind eine gute Alternative bei Kuhmilchunverträglichkeit. Bevorzugen Sie mit Calcium angereicherte Produkte.

Truthahn-, Lamm-, Hasen- und Rindfleisch liefern reichlich Eiweiß und lösen kaum Nahrungsmittelintoleranzen aus.

Karotten, Blumenkohl und Brokkoli bewirken kaum Unverträglichkeiten.

Reis, Kartoffeln, Süßkartoffeln, Tapioka, Sago und Buchweizen sind gut verträglich und versorgen den Körper mit den nötigen stärkehaltigen Kohlenhydraten.

Birnen, Pfirsiche und fast alle anderen Früchte, außer Zitrusfrüchten (Säure), sind gut verträglich.

UNGEEIGNETE NAHRUNGSMITTEL

Nahrungsmittelintoleranzen nicht allergischer Natur sind individuell verschieden und bedürfen ärztlicher Diagnose. Wichtig ist, mit einer Diätassistentin eine Erhaltungsdiät zusammenzustellen, der keine wichtigen Nährstoffe fehlen.

Milch sollten diejenigen meiden, deren Lactose-Intoleranz auf dem Fehlen des Enzyms Lactase beruht. Es handelt sich um eine stoffwechselbedingte Intoleranz.

Obst, Fruchtsäfte und andere aus Früchten hergestellte Nahrungsmittel sind bei Fructose-Intoleranz unbedingt zu meiden.

Käse, Spinat, Tomaten, Wurst, Sardellen, Sardinen, Dosennahrung, Wein und Bier enthalten Histamin, das bei anfälligen Personen zu pharmakologisch induzierten nicht allergischen Abwehrreaktionen führt. Sie können die Haut, Blutgefäße und Bronchiolen betreffen und Nesselsucht (Urticaria), Probleme beim Schlucken, Schwellungen, pfeifendes Atmen und Migräne auslösen.

Käse, Bier, Wein, Hefe, marinierte Heringe, Avocados und Himbeeren enthalten Tyramin, das ähnliche Effekte wie Histamin oder wie Phenylethylamin in Schokolade bewirkt.

Kaffee, Tee, Colagetränke, einige Erkältungsmittel, Schmerztabletten und dunkle Schokolade enthalten Koffein, das das Nervensystem beeinflusst. Große Mengen von Koffein lösen Zittern, Schwitzen, schnelles Atmen, Herzklopfen und Schlaflosigkeit aus.

Grüne Kartoffeln enthalten Solanin und Chaconin. Diese Alkaloide können toxisch induzierte Intoleranzen verursachen mit Benommenheit, Magenschmerzen, Durchfall und sogar Lähmungserscheinungen.

Honig, den die Bienen an Rhododendren sammelten, kann toxisch induzierte Intoleranzen verursachen. Sie machen sich einige Minuten nach dem Verzehr durch Kribbeln und Taubheit der Extremitäten bemerkbar. Essen Sie nur Honig bewährter Herkunft.

WEITERE MASSNAHMEN

Es ist möglich, Menschen mit psychologisch motivierten Aversionen therapeutisch zu helfen. Ist das Nahrungsmittel nährwertmäßig wichtig, wird es kaschiert: Wenn Milch negativ assoziiert wird, kann sie in Form von weißer Sauce, Pudding oder Joghurt doch akzeptiert werden.

Siehe auch Übelkeit und Erbrechen, S. 180

INFEKTIONEN

Auslöser von Infektionen sind Bakterien, Parasiten, Viren oder Pilze, die in den Körper eindringen und Zellen schädigen. Das Immunsystem antwortet unverzüglich. Infektionen erhöhen den Stoffwechselumsatz des Körpers und steigern die Rate der Gewebszerstörung und den Bedarf an wichtigen Nährstoffen. Inwieweit der Nährstoffstatus eines Menschen beeinträchtigt wird, hängt sowohl von der Dauer und Schwere der Infektion ab, als auch davon, wie ausgewogen die Ernährung vor und während der Krankheit ist. Ein großes Nährstoffdefizit hemmt das Immunsystem und verzögert den Heilungsprozess.

SYMPTOME: Sie variieren je nach Art des eingedrungenen Erregers und der Ausbreitung der Infektion. Der Appetit lässt nach, die Nährstoffaufnahme aus dem Darm ist beeinträchtigt. Fieber, Erschöpfung, Kopf- und andere Schmerzen können sich einstellen.

KONVENTIONELLE BEHANDLUNG: Verordnet werden Tabletten, z. B. Antibiotika. Paracetamol kann zur Schmerzlinderung, Aspirin zur Fiebersenkung verabreicht werden.

EMPFEHLENSWERTE NAHRUNGSMITTEL

Schwein, Rind, Lamm, Geflügel, Fisch, Milch und Milchprodukte, Nüsse, Samen und Hülsenfrüchte sind gute Eiweißlieferanten. Bei Infektionen verliert der Körper täglich im Durchschnitt 0,6 g Protein pro Kilogramm, was etwa dem täglichen Eiweißbedarf eines Erwachsenen entspricht. Bei Durchfall sind die Eiweißverluste noch höher, bei schweren Infektionen am höchsten. Eiweißhaltige Nahrungsmittel sollten täglich auf dem Speiseplan stehen.
Eier, Leber und Vollmilchprodukte (z. B. Käse) liefern Vitamin A. Karotten, Süßkartoffeln, Mangos, Aprikosen und grünblättriges Gemüse (z. B. Brokkoli) enthalten Beta-Carotin, das der Körper zu Vitamin A umwandelt. Vitamin-A-Mangel macht besonders anfällig für Infektionen.
Orangen- und Grapefruitsaft, Zitrusfrüchte, Beeren, Papayas, Paprikaschoten und dunkelgrünes Gemüse liefern Vitamin C, das bei infizierten Personen fehlt. Vitamin C wird in hohen Dosen zum Stoppen der Gewebsschädigungen benötigt.
Milch, Fleisch und Getreide liefern die Vitamine B_2 und B_6, die zur Erhaltung des wichtigen Antioxidans Glutathion unerlässlich sind. Infektionen leeren die Vitamin-B_2-Speicher.
Avocados, Nüsse, Samen, Weizenkeime, Pflanzenöle, Eier und grünblättriges Gemüse enthalten viel Vitamin E. Dieses Vitamin sorgt für die Begrenzung von Gewebsschäden und eine verbesserte Infektabwehr.
Meeresfrüchte, rotes Fleisch und Vollkorngetreide liefern Zink, das bei Infektionen verbraucht wird. Zinkmangel beeinträchtigt die Widerstandskraft.
Vollkornbrot und Vollkorngetreide sind reich an Kupfer, einem Spurenelement, das ebenfalls bei Infektionen verbraucht wird.
Kürbiskerne, Sonnenblumenkerne und Sesam liefern Omega-6-Fettsäuren, welche die Abwehr gegen Bakterien (z. B. Staphylokokken) stärken.
Knoblauch hat antimikrobielle und antimykotische Eigenschaften und verringert bei regelmäßigem Verzehr die Infektanfälligkeit.

UNGEEIGNETE NAHRUNGSMITTEL

Nahrungsmittel mit wenig essenziellen Nährstoffen sind zu meiden. Das gilt besonders, wenn das Immunsystem gestärkt werden muss, um Krankheiten vorzubeugen, oder während und nach Infektionen.
Fleischprodukte enthalten sehr viel Fett, aber relativ wenig Protein. Sie sind mäßig zu verwenden.
Tee, Kaffee, Limonaden und kohlensäurehaltige Getränke sollten durch nährstoffhaltige Getränke wie Milch, Fruchtsäfte oder Getränke auf Sojabasis ersetzt werden.
Süßigkeiten, Kartoffelchips und Schokolade sind gegen nährstoffreiche Snacks auszutauschen, wie kleine Stücke Käse, Nüsse und Samen, die wichtige Mineralstoffe zuführen oder auch essenzielle Fettsäuren (Nüsse und Samen).

WEITERE MASSNAHMEN

- ❑ Nahrungsergänzungspräparate mit Zink, Selen und den Vitaminen C, E und Beta-Carotin können sich bei Infektionen der Atemwege und des Urogenitalsystems bewähren.
- ❑ Echinacea (Sonnenhut) steigert die Infektabwehr. Im Handel sind pulverisierte Echinaceawurzel und Tinkturen.
- ❑ Übermäßige Eiseneinnahme scheint infektanfällig zu machen. Übertreiben Sie also nicht.
- ❑ Muttermilch gilt für Säuglinge als wichtiger Schutz vor Magen-Darm-Katarrhen und Durchfällen. Sie reduziert auch das Risiko von Atemwegsinfektionen. Zudem scheint verlängertes Stillen auch ein Schutz vor Mittelohrentzündung zu sein *(siehe S. 203)*.

Siehe auch Erkältungen und Grippe, S. 184; Ohrenerkrankungen, S. 203; Immunsystem, S. 208

HAUPTNAHRUNGSMITTEL

FLEISCH *Seite 122*

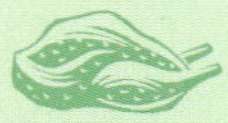
GEFLÜGEL *Seite 124*

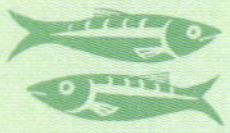
FISCH *Seiten 118–121*

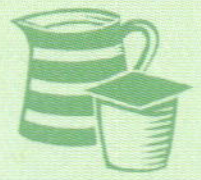
MILCHPRODUKTE *Seiten 126–128*

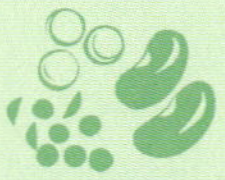
HÜLSENFRÜCHTE *Seiten 58–60*

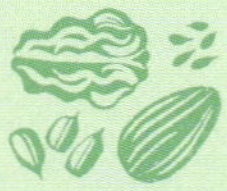
NÜSSE UND SAMEN *Seiten 100–105*

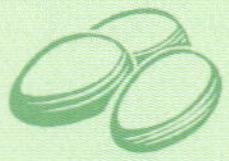
EIER *Seite 129*

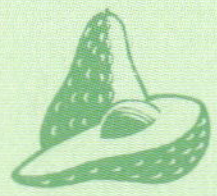
AVOCADOS *Seite 51*

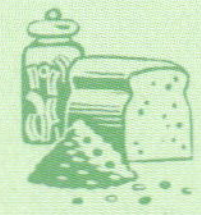
VOLLKORNGETREIDE *Seiten 92–99*

KNOBLAUCH *Seite 66*

HAUPTNAHRUNGSMITTEL
FISCH *Seiten 118–121*
FLEISCH *Seite 122*
GEFLÜGEL *Seite 124*
MILCHPRODUKTE *Seiten 126–128*
NÜSSE UND SAMEN *Seiten 100–105*
VOLLKORNGETREIDE *Seiten 92–99*
OBST *Seiten 72–91*
GEMÜSE *Seiten 42–71*

HIV UND AIDS

Infektionen mit HIV *(human immunodeficiency virus)* führen zu dem Krankheitsbild AIDS (erworbene Immunschwäche). Die Übertragung erfolgt durch Sexualverkehr, infiziertes Blut, durch die Mutter während der Schwangerschaft oder auch durch das Stillen. Weltweit sind etwa 21 Millionen Menschen HIV-infiziert, 90 Prozent davon in den Entwicklungsländern. Es ist noch unbekannt, ob jede HIV-positive Person auch AIDS entwickelt. Liegt aber bereits eine Erkrankung vor, ist das Immunsystem schwer angegriffen, so dass jede Infektion für die Betroffenen lebensbedrohlich werden kann.

SYMPTOME: Nach der Erstinfektion stellt sich einige Wochen lang eine fiebrige Drüsenerkrankung ein. Danach sind die Betroffenen meist zehn Jahre oder länger symptomfrei. Daraufhin kann es zu Fieber, Durchfall und Gewichtsverlust kommen. Andere Symptome sind wiederkehrende Infektionen, Krebs und Störungen des Nervensystems, z. B. Demenz. Die Diagnose AIDS hängt vom Vorhandensein gewisser Erkrankungen ab, z. B. dem Kaposisarkom, einem bösartigen, rotvioletten Hauttumor. Manche AIDS-Kranke können trotz voll entwickelter Krankheit relativ lange in gutem Zustand bleiben.

KONVENTIONELLE BEHANDLUNG: Bis jetzt gibt es kein Allheilmittel und keinen Impfstoff gegen HIV, doch sprechen die Beschwerden auf Medikamente und Strahlentherapie an. Arzneien gegen Übelkeit und Durchfall und zur Appetitanregung werden häufig verordnet und spezielle Medikamente bei Problemen wie Pilz-, Bakterien-, Parasiten- und Herpesinfektionen. Krebs wird chemotherapeutisch behandelt.

EMPFEHLENSWERTE NAHRUNGSMITTEL

Ernährungstherapeutische Maßnahmen hängen vom Stadium der Erkrankung ab. Eine ausgewogene, immunstärkende Diät zu Beginn der Infektion kann die Probleme in späteren Stadien reduzieren. Besonders bei voll entwickeltem AIDS ist eine gute Ernährung unerlässlich.

Lassen Sie sich diätetisch beraten, bevor Sie die nächsten Ratschläge befolgen.

Fisch, Fleisch, Geflügel, Nüsse, Samen, Hülsenfrüchte, Milch, Käse und andere Milchprodukte sind zur Vorbeugung von Gewichtsverlusten wichtige Eiweißlieferanten. Bei Infektionen muss für eine geregelte Eiweißzufuhr gesorgt werden.

Brot, Kartoffeln, Nudeln, Reis, Hafer, Roggen, Bulgur, Weizen und anderes Getreide liefern Kalorien, B-Vitamine und Mineralstoffe.

Obst und Gemüse sollten möglichst bunt gemischt gegessen werden, damit genügend Vitamine, Mineralstoffe und sekundäre Pflanzenstoffe die Immunzellenfunktion unterstützen.

Fetter Seefisch wie Lachs, Makrelen und Tunfisch, Nüsse und Samen liefern essenzielle Fettsäuren, die vor Infektionen schützen.

Joghurt, Milchshakes, Suppen und andere Speisen und Getränke mit cremiger Konsistenz erleichtern bei Schluckproblemen oder bei entzündetem Mund infolge von Mundsoor oder Kaposisarkom das Schlucken.

Häufiges Trinken, besonders schlückchenweise kohlensäurehaltige Getränke, und Lutschen von Süßigkeiten, hilft bei trockenem Mund durch Soormycosis.

Stark duftende Nahrungsmittel und gut gewürzte Gerichte helfen, wenn sich der Geschmackssinn durch Mundsoor verändert hat.

Getränke und Snacks mit vielen Nährstoffen sind günstig, wenn sich wegen Infektionen der Stoffwechselumsatz erhöht hat.

Isotonische Getränke gleichen bei Nachtschweiß den Verlust von Körperflüssigkeit aus.

UNGEEIGNETE NAHRUNGSMITTEL

Um möglichst viele Nährstoffe zu berücksichtigen, sollte von einer Diätassistentin ein ausgewogener Diätplan entworfen werden. Nährstoffarme Nahrungsmittel sind durch gesunde zu ersetzen. AIDS-Kranke brauchen bei speziellen Problemen professionellen Rat. Die folgenden Nahrungsmittel verschlimmern bestimmte Symptome:

Üppige Kuchen, fettreiche, gebratene Speisen, Saucen, Gebäck und gewürzte Nahrungsmittel können Übelkeit und Erbrechen forcieren.

Salzige, saure und gewürzte Nahrungsmittel sind bei Entzündungen im Mund zu meiden.

Heiße Speisen sollten möglichst gemieden werden, wenn sich der Geschmackssinn verändert hat.

WEITERE MASSNAHMEN

- ❑ Empfehlenswert sind Präparate mit den täglich empfohlenen Nährstoffmengen.
- ❑ Künstliche Speichelsprays nützen bei trockenem Mund. Die Lippen können mit Lippenbalsam feucht gehalten werden.
- ❑ Energie spendende Präparate helfen bei Schluckproblemen.
- ❑ Häufige kleine Mahlzeiten und Mittel gegen Übelkeit und Erbrechen bewähren sich.

Siehe auch Candidamycosis, S. 224; Verdauungssystem, S. 168; Atemwege, S. 182

HAUPTNAHRUNGSMITTEL

OBST
Seiten 72–91

GEMÜSE
Seiten 42–71

ZWIEBELN UND KNOBLAUCH
Seiten 66–67

KAROTTEN
Seite 56

TOMATEN
Seite 65

ZITRUSFRÜCHTE
Seiten 86–88

VOLLKORNGETREIDE
Seiten 92–99

HÜLSENFRÜCHTE
Seiten 58–60

BEEREN
Seiten 82–85

KREBS

Als Krebs bezeichnet man bösartige Tumore in einem beliebigen Körperbereich. Studien belegen, dass genetische und umweltbedingte Faktoren bei der Krebsentstehung eine große Rolle spielen. Rauchen, Kontakt mit Schadstoffen, Viren, ultraviolettes Licht und ungesunde Ess- und Trinkgewohnheiten können bösartige Tumore auslösen. Familiäre Dispositionen sind ebenfalls von Bedeutung.

Unbestritten ist, dass schlechte Ernährung zur Krebsentstehung beitragen kann. Manche Krebsarten werden eher durch Überernährung (z.B. zu fettreiches Essen), andere durch Nährstoffmangel verursacht. Ernährungsstudien verweisen auf gewisse diätetische Faktoren, die sich auf bestimmte Krebsarten beziehen. In den Industrieländern treten Dickdarm- und Enddarmkrebs sowie hormonell bedingte Krebsarten von Brust und Prostata relativ häufig auf. In den Entwicklungsländern sind eher Mund-, Magen-, Leber- und Gebärmutterhalskrebs häufig. Eine Ernährungsumstellung kann das Risiko für gewisse Krebsarten senken. Forscher untersuchen nicht nur die Beziehung zwischen Ernährung und Krebs bei verschiedenen Bevölkerungen, sondern auch, ob diätetische Maßnahmen die Rate gewisser Krebsarten senken. Es dauert Jahre, bis die Ergebnisse solcher Arbeiten vorliegen. Laborversuche, bei denen der Einfluss gewisser Nahrungssubstanzen auf Krebszellen studiert wird, sollen zeigen, wie Ernährung Krebs verhindert.

SYMPTOME: Die Symptome hängen von Art, Lage und Entwicklungsstadium des Krebses ab. Schmerzen sind nicht unbedingt ein Indiz, da bösartige Zellen schmerzlose Knoten z.B. in der Brust bilden können. Gehirntumore lösen Kopfschmerzen, Erbrechen oder Sehstörungen aus. Dickdarmkrebs kann Blut im Stuhl und Blasenkrebs Blut im Urin bewirken, Leberkrebs ein Gefühl des Aufgetriebenseins und Lungenkrebs Blut im Auswurf und Kurzatmigkeit. Hautkrebs äußert sich in juckenden Leberflecken, die sich allmählich vergrößern. Erstes Anzeichen des Leidens kann ein unerklärlicher Gewichtsverlust sein, bedingt durch Appetitmangel oder gesteigerten Stoffwechselumsatz.

KONVENTIONELLE BEHANDLUNG: Die Behandlung richtet sich nach Art, Lage und Entwicklungsstadium des Krebses bzw. danach, ob er heilbar ist. Bei Unheilbarkeit beschränkt man sich auf Symptombehandlung. Meist werden Behandlungen kombiniert, z.B. Strahlen- und Chemotherapie, oder bei bösartigen Tumoren Operation und Strahlentherapie. Bei manchen Krebsarten, z.B. Kehlkopfkrebs, ist Strahlentherapie einer Operation vorzuziehen. Die Tumorzellen werden ionisierenden Strahlen ausgesetzt, wodurch das genetische Material der Krebszellen zerstört und ihr Wachstum gestoppt wird. Gewisse Krebsarten wie Leukämie reagieren hoch empfindlich auf Chemotherapie. Das macht orale, intramuskuläre und intravenöse Verabreichung von Medikamenten notwendig. Diese Mittel sollen bei möglichst geringer Beschädigung des gesunden Gewebes die Krebszellen vernichten oder ihr Wachstum zum Stillstand bringen. Tumore in Hormondrüsen wie Brust oder Prostata können auch mit »endokriner Therapie« behandelt werden. Das heißt, die Hormonaktivität wird medikamentös gebremst.

Ist eine aktive Behandlung nicht mehr möglich, wird die Endstadiumspflege vorrangig. Dann stehen Schmerzlinderung und Erleichterung der Beschwerden im Vordergrund, in Verbindung mit angemessener Hilfe für Angehörige und Freunde, die bevorstehenden emotionalen Schwierigkeiten zu bewältigen.

EMPFEHLENSWERTE NAHRUNGSMITTEL

Krebspatienten müssen möglichst gesund essen, um Gewichtsverluste zu vermeiden. Die Konsultation qualifizierter Ernährungsspezialist(inn)en ist unerlässlich.

Zur Krebsprophylaxe eignen sich, regelmäßig gegessen, die folgenden Nahrungsmittel:

Obst und Gemüse enthalten zahlreiche Vitamine, Mineralstoffe und sekundäre Pflanzenstoffe. Es empfiehlt sich, täglich 400 g (fünf Portionen) Obst und Gemüse zu essen, wobei auf möglichst viel Abwechslung zu achten ist.

Grüngemüse schützen besonders vor Mund-, Rachen-, Speiseröhren- und Lungenkrebs. Kohlgemüse wie Brokkoli und Weißkraut enthalten Indol, einen sekundären Pflanzenstoff, der Krebs erzeugende Substanzen blockiert, bevor sie ihr zerstörerisches Werk beginnen. Diese Nahrungsmittel enthalten auch Isothiocyanate (ITC), die unter Laborbedingungen das Tumorwachstum unterdrücken.

Zwiebeln, Knoblauch, Lauch, Schnittlauch und Grüngemüse verringern, besonders roh gegessen, das Magenkrebsrisiko. Laboruntersuchungen zeigen, dass schwefelhaltige Substanzen in diesen Nahrungsmitteln auf Krebs erzeugende Enzyme einwirken und die Bildung schädlicher Nitrosamine stoppen. Zwiebeln und Knoblauch enthalten auch Saponine, die karzinogene Substanzen zu hemmen scheinen.

KREBS

Karotten, Tomaten, Zitrusfrüchte schützen vor Dickdarmkrebs. Sie enthalten Phenolsäure, die in Tests exzessives Zellwachstum auslösende Karzinogene gestoppt haben.
Karotten, Süßkartoffeln, Aprikosen und grünblättriges Gemüse sind reich an Carotinoiden, die vor Speiseröhren-, Lungen-, Dickdarm-, Enddarm-, Magen-, Brust- und Gebärmutterhalskrebs schützen.
Zitrusfrüchte, Beeren, Paprikaschoten, Süßkartoffeln und grünblättriges Gemüse enthalten viel Vitamin C, das vermutlich vor Magenkrebs und vor Krebs des Mundes, Rachens, Pankreas, Gebärmutterhalses und der Speiseröhre und Lunge schützt.
Vollkorngetreide (z. B. Vollkornbrot, Vollkornnudeln, Naturreis) kann das Dickdarm- und Enddarmkrebsrisiko senken. Die Nahrungsmittel reichern den Stuhl an und beschleunigen die Darmpassage. Man nimmt an, dass die Krebs erregenden Substanzen aus dem Körper ausgeschieden werden, noch bevor sie sich an die Wände des Dick- und Enddarms heften können. Eine an unlöslichen Ballaststoffen reiche Nahrung soll auch das Brustkrebsrisiko senken. Durch die beschleunigte Stuhlbewegung werden Östrogene ausgeschieden – der Östrogenspiegel sinkt. Vollkorn enthält auch Lignane (sekundäre Pflanzenstoffe), die im Test kanzeröse Veränderungen verhinderten.
Sojabohnen enthalten viel Genistein und Daidzein. Diese Isoflavone sind Phyto-Östrogene, die in Ländern mit niedriger Brustkrebsrate regelmäßig konsumiert werden. Auch sollen Sojabohnen und in einem geringeren Maß Sojaprodukte (Tofu) einen gewissen Schutz vor Brustkrebs bieten, da sie die körpereigene Östrogenaktivität blockieren. Zu viel menschliches Östrogen erhöht das Brustkrebsrisiko.
Zwiebeln, Tee, Äpfel, Trauben und Zitrusfrüchte (z. B. Orangen) enthalten viele Flavonoide. Diese sekundären Pflanzenstoffe sind Antioxidantien, die im Labortest bösartige Zellveränderungen unterdrückten und Kanzerogene blockierten.
Erdbeeren, Himbeeren, Trauben und Äpfel enthalten Ellagsäure. Im Test neutralisierte diese Säure einige der schädlichen freien Radikalen im Zigarettenrauch.

UNGEEIGNETE NAHRUNGSMITTEL

Angebranntes Fleisch und angebrannter Fisch sollten gemieden werden. Bei starker Überhitzung entstehen so genannte heterozyklische aromatische Amine, von denen einige Krebs erregend sind.
Rotes Fleisch (z. B. Rind und Lamm) und Fleischprodukte können – in erheblichen Mengen gegessen – das Risiko von Dickdarm-, Enddarm-, Pankreas-, Brust-, Prostata- und Nierenkrebs erhöhen. Der World Cancer Research Fund empfiehlt, täglich nicht mehr als 80 g rotes Fleisch zu essen.
Weiterverarbeitetes Fleisch, das mit Nitrit behandelt wurde, enthält N-Nitrosamine, die Krebs erregend sein können. Es sollte in Maßen gegessen werden.
Räucherfleisch, -fisch und -käse und andere geräucherte Nahrungsmittel enthalten polyzyklische aromatische Kohlenwasserstoffe, die beim Verbrennen von Holz entstehen. Labortests legen nahe, dass diese Substanzen krebsartige Veränderungen auslösen. Sie sollten in Maßen gegessen werden.
Gesalzene Nahrungsmittel, in großen Mengen genossen, erhöhen das Magenkrebsrisiko. Dazu gehören salzreiche Produkte wie Kartoffelchips. Die Empfehlung lautet: Täglich maximal 6 g Salz für Erwachsene, die Hälfte für Kinder.
Fette Fleischstücke, Pasteten, Gebäck, Kuchen, Butter, Schmalz, Margarine und Öl müssen eingeschränkt werden. In großen Mengen erhöhen sie die Neigung zu Fettsucht, was wiederum die Gefahr von postklimakterischem Brust-, Gebärmutterschleimhaut- und Dickdarmkrebs beschwört.
Alkohol kann, regelmäßig in großen Mengen getrunken, nachweislich zu Krebs der Mundhöhle, des Rachens, Kehlkopfs, der Speiseröhre und Leber führen. Alkohol erhöht möglicherweise auch das Risiko für Dickdarm-, Enddarm- und Brustkrebs. Der World Cancer Research Fund rät: Frauen höchstens ein Glas und Männer höchstens zwei Glas pro Tag.
Nahrungsmittel können giftig sein, wenn sie nicht korrekt aufbewahrt wurden, schimmelig sind oder ihr Verfallsdatum abgelaufen ist.

WEITERE MASSNAHMEN

- ❑ Alle verderblichen Waren sollten gekühlt (am Besten im Kühlschrank) aufbewahrt werden.
- ❑ Wichtig ist, zur Senkung des Brust- oder Prostatakrebsrisikos das Körpergewicht während des gesamten Lebens normal zu halten. Treiben Sie ausreichend und regelmäßig Sport.
- ❑ Präparate mit Vitamin C, Selen und Carotinoiden können bei gewissen Krebsarten prophylaktisch wirken.

Siehe auch Sekundäre Pflanzenstoffe, S. 34; Vitamine, S. 26; Gesundheit von Frauen und Männern, S. 220

DAS ENDOKRINE SYSTEM

Wie das Nervensystem ist auch das endokrine System ein zentrales Steuerungssystem des Körpers. Die endokrinen Drüsen produzieren Hormone, die Wachstum und Entwicklung, körpereigene Abwehrkräfte, Fortpflanzung, Aufrechterhaltung einer Anzahl von Blutbestandteilen, Stoffwechsel und Energiehaushalt regulieren. Die in das Blut abgegebenen Hormone wandern durch den Körper, bis sie an die für sie bestimmten Zellen gelangt sind.

HORMONELLES GLEICHGEWICHT

Die mit Hilfe von diätetischen Maßnahmen erzielten Erfolge bei der Behandlung von Pankreas und Schilddrüse bestätigen, wie wichtig spezielle Ernährung für das hormonelle Gleichgewicht sind. Sekundäre Pflanzenstoffe, z. B. aus der Sojabohne, scheinen ähnlich zu wirken wie die im Körper gebildeten Östrogene.

HORMONTÄTIGKEIT

Der Zustand des endokrinen Systems lässt sich durch regelmäßige körperliche Bewegung, viel Schlaf und Vermeidung von Stress verbessern. Die Ernährung sollte angemessene Mengen an Calcium für die Hormonabgabe, Vitamin C für die Produktion von Nebennierenhormonen, Jod für die Schilddrüsenhormone sowie Zink und Chrom zur Steuerung des Insulinspiegels enthalten.

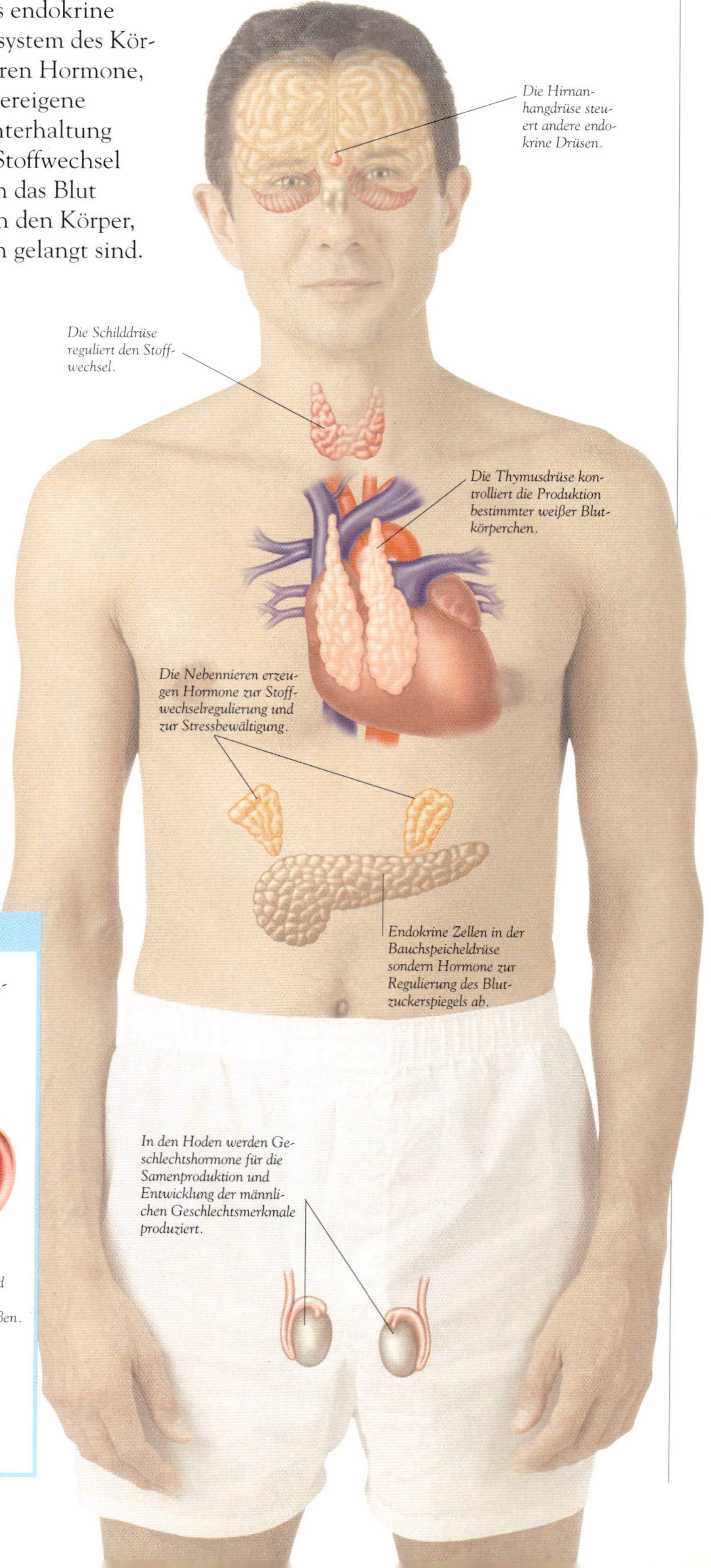

Die Hirnanhangdrüse steuert andere endokrine Drüsen.
Die Schilddrüse reguliert den Stoffwechsel.
Die Thymusdrüse kontrolliert die Produktion bestimmter weißer Blutkörperchen.
Die Nebennieren erzeugen Hormone zur Stoffwechselregulierung und zur Stressbewältigung.
Endokrine Zellen in der Bauchspeicheldrüse sondern Hormone zur Regulierung des Blutzuckerspiegels ab.
In den Hoden werden Geschlechtshormone für die Samenproduktion und Entwicklung der männlichen Geschlechtsmerkmale produziert.

WEIBLICHE SEXUALHORMONE

Bei der Frau sind die in den Eierstöcken produzierten Sexualhormone für die Eibildung, den Menstruationszyklus und die Entwicklung der sekundären Geschlechtsmerkmale, z. B. der Brust, verantwortlich.

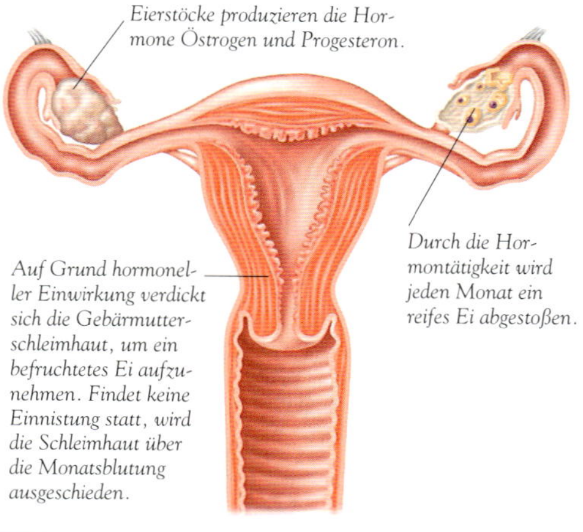

Eierstöcke produzieren die Hormone Östrogen und Progesteron.
Auf Grund hormoneller Einwirkung verdickt sich die Gebärmutterschleimhaut, um ein befruchtetes Ei aufzunehmen. Findet keine Einnistung statt, wird die Schleimhaut über die Monatsblutung ausgeschieden.
Durch die Hormontätigkeit wird jeden Monat ein reifes Ei abgestoßen.

HEILENDE NAHRUNGSMITTEL

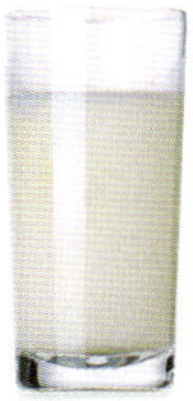

MILCH — SEITE 126

Wirkung: Quelle für leicht verdauliches Calcium.
Anwendung: Unterstützt den Körper bei der Hormonproduktion in den endokrinen Drüsen.
Nährstoffe: Calcium, Protein und B-Vitamine.

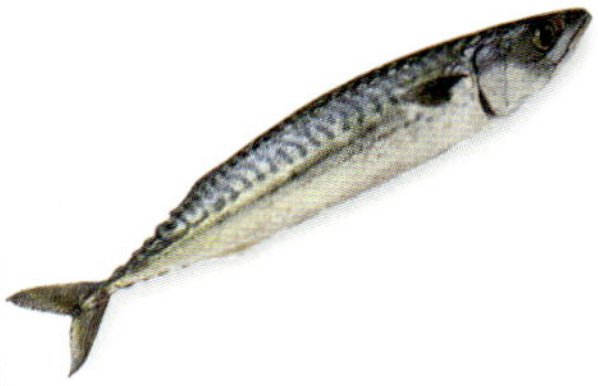

MAKRELEN — SEITE 118

Wirkung: Mitwirkung bei der Produktion bestimmter entzündungshemmender Prostaglandine.
Anwendung: Psoriasis und Polyarthritis.
Nährstoffe: Omega-3-Fettsäuren.

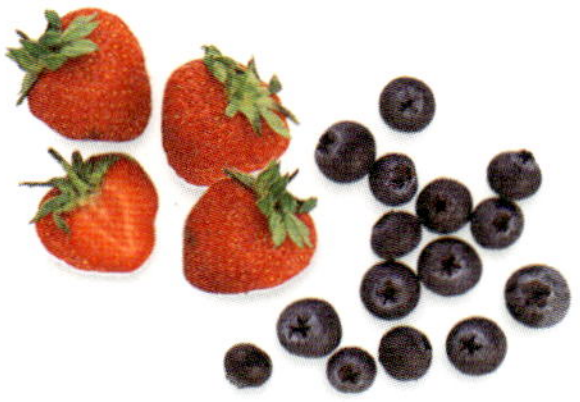

BEEREN — SEITE 82

Wirkung: Enthalten Vitamine für die Produktion von Nebennierenhormonen und Steuerung der Hirnanhangdrüse.
Anwendung: Schilddrüsenprobleme.
Nährstoffe: Vitamin C.

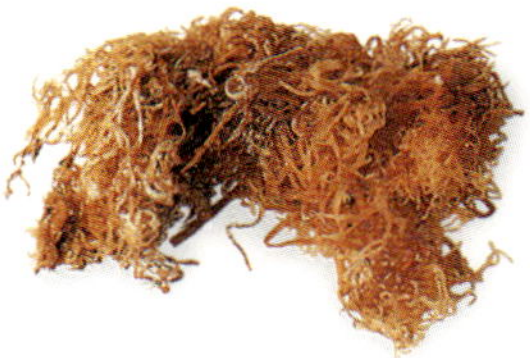

ALGEN — SEITE 70

Wirkung: Gelten als die reichste Quelle für Jod, das für die Schilddrüsenhormone notwendig ist.
Anwendung: Schilddrüsenunterfunktion wegen Jodmangel.
Nährstoffe: Jod.

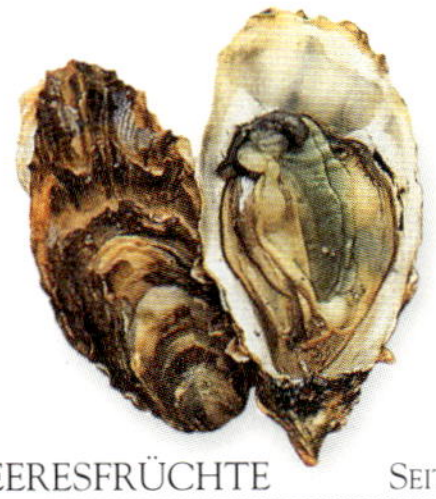

MEERESFRÜCHTE — SEITE 120

Wirkung: Besonders Austern fördern die Funktionsfähigkeit der wachstumssteuernden Hirnanhangdrüse.
Anwendung: Wachstums- und Stoffwechselregulierung.
Nährstoffe: Zink und Selen.

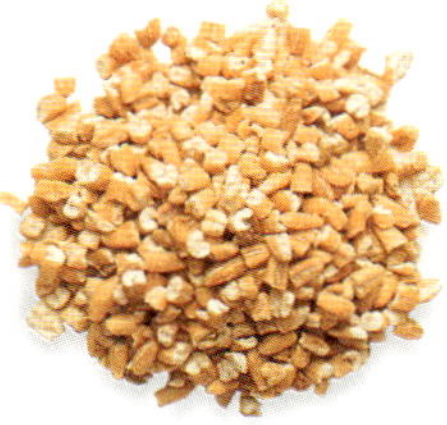

HAFER — SEITE 95

Wirkung: Dieses kohlenhydratreiche Nahrungsmittel verzögert die Abgabe von Zucker ins Blut, was den Insulinbedarf verringert.
Anwendung: Für Diabetiker.
Nährstoffe: Kohlenhydrate und Zink.

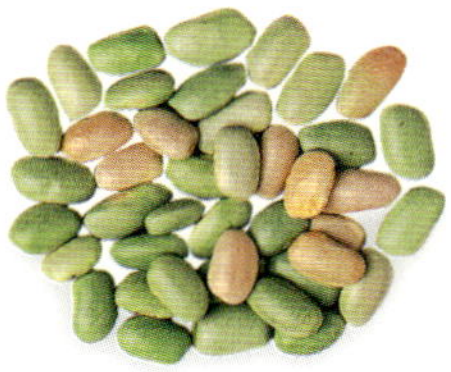

HÜLSENFRÜCHTE — SEITE 58

Wirkung: Reiche Quelle an löslichen Ballaststoffen; hilft bei der Kontrolle des Blutzuckerspiegels.
Anwendung: Diabetes Typ I oder Typ II.
Nährstoffe: Kohlenhydrate und Protein.

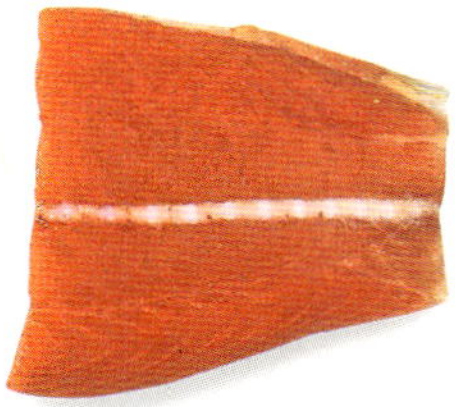

LACHS — SEITE 118

Wirkung: Unterstützt die Bildung von Schilddrüsenhormonen.
Anwendung: Verbesserung des Stoffwechsels.
Nährstoffe: Aminosäure Tyrosin und Omega-3-Fettsäuren.

WEITERE EMPFEHLENSWERTE NAHRUNGSMITTEL

PARANÜSSE — SEITE 100

Wirkung: Positive Beeinflussung der Schilddrüsenfunktionen.
Anwendung: Aufrechterhaltung des gleichmäßigen Stoffwechselumsatzes im Körper.
Nährstoffe: Selen.

NUDELN — SEITE 97

Wirkung: Haben einen relativ niedrigen Glykämischen Index *(siehe S. 18)*.
Anwendung: Für Sportler oder Diabetiker, die ihren Blutzuckerspiegel kontrollieren müssen.
Nährstoffe: Kohlenhydrate.

ÄPFEL — SEITE 74

Wirkung: Verringern den Insulinbedarf, der zur Erhaltung des normalen Blutzuckerspiegels nach dem Essen notwendig ist.
Anwendung: Bei Personen mit Blutzuckerschwankungen.
Nährstoffe: Kohlenhydrate.

VOLLKORNBROT — SEITE 98

Wirkung: Kann die Sensibilität für Insulin im Körper verbessern.
Anwendung: Senkung des Insulinbedarfs zur Regulierung des Blutzuckerspiegels.
Nährstoffe: Vitamin E und Folat.

UNGEEIGNETE NAHRUNGSMITTEL

KAFFEE UND COLA

Koffeinhaltige Getränke wie Cola oder Kaffee stehen in Verdacht, bei übermäßigem Genuss das endokrine System mit der Zeit zu überlasten, was bei älteren Menschen zu Schilddrüsenunterfunktion führen kann. Es empfiehlt sich, höchstens sechs koffeinhaltige Getränke pro Tag zu konsumieren.

ZUCKERHALTIGE NAHRUNG

Nach dem Verzehr von Süßwaren und anderen zuckerhaltigen Nahrungsmitteln erhöht sich der Insulinbedarf zur Regulierung des Blutzuckerspiegels. Das kann die Bauchspeicheldrüse belasten und eine vermehrte Fettspeicherung zur Folge haben. Bei Diabetes führt eine zuckerreiche Ernährung zu höheren Blutzuckerwerten, was Augen- und Nervenschäden verursacht und das Herzerkrankungsrisiko erhöht.

HÜLSENFRÜCHTE UND KOHL

Personen mit Schilddrüsenunterfunktion sollten Sojabohnen, Erbsen und Kohl vom Speisezettel streichen. Sie enthalten Stoffe, die die Funktion der Schilddrüse beeinträchtigen.

NATRIUM (SALZ)

Ein Übermaß an Natrium, meist als Salz verzehrt, führt zu übermäßiger Harnproduktion, weil der Organismus den Überschuss ausscheiden muss. Dadurch werden die den Wasserhaushalt des Körpers regulierenden Hormone strapaziert. Salz sollte aus der Küche und vom Tisch verbannt werden. Auch der Verzehr weiterverarbeiteter Nahrungsmittel ist auf ein Mindestmaß zu beschränken.

KÖRPERGEWICHT

Extreme Gewichtszu- oder -abnahme beeinflusst die Hormonproduktion. Übergewicht beim Mann führt durch erhöhte Östrogenproduktion evtl. zur Feminisierung. Bei Frauen kann Gewichtsverlust die Produktion der Fortpflanzungshormone herabsetzen, wodurch die Menstruation ausbleiben kann. Abrupte, drastische Veränderungen des Körpergewichts sind zu vermeiden.

HAUPTNAHRUNGSMITTEL

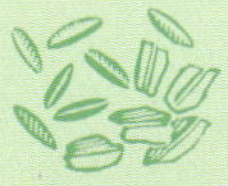

HAFER
Seite 95

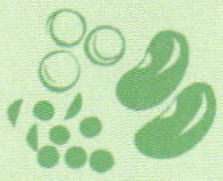

HÜLSENFRÜCHTE
Seiten 58–60

OBST
Seiten 72–91

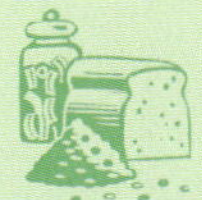

VOLLKORNGETREIDE
Seiten 92–99

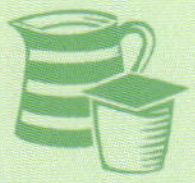

FETTARME MILCHPRODUKTE
Seiten 126–128

FLEISCH
Seite 122

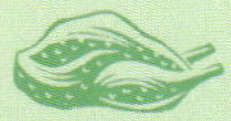

GEFLÜGEL
Seite 124

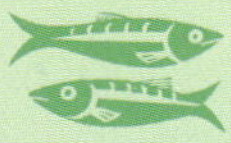

FETTER SEEFISCH
Seite 118

SAMEN
Seiten 103–105

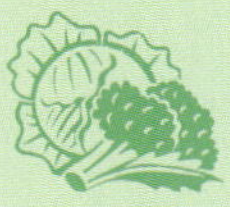

GEMÜSE
Seiten 44–71

DIABETES MELLITUS

Bei Diabetikern ist der Glucosegehalt (»Zucker«) im Blut abnorm hoch, da entweder die Bauchspeicheldrüse nicht genügend Insulin produziert oder das Insulin selbst nur mangelhaft wirkt. Diabetes Typ I betrifft meist junge Menschen und ist durch Insulinmangel bedingt. Bei Diabetes Typ II, der meist nach dem 40. Lebensjahr beginnt, produziert das Pankreas nicht ausreichend Insulin. Zudem sind die Körperzellen weniger empfänglich für die Wirkungen des Insulins. Diabetes Typ II wird oft durch Fettsucht ausgelöst.

SYMPTOME:

Bei Diabetes produziert der Körper große Mengen Urin, was zu enormem Wasserentzug führt und den Durst steigert. Für Diabetes Typ I sind Gewichtsabnahme und extreme Hungergefühle typische Merkmale.

KONVENTIONELLE BEHANDLUNG:

Bei Diabetes Typ I wird Insulin gespritzt. Wesentlicher Teil der Behandlung ist eine »maßgeschneiderte« Ernährungsgestaltung. Diabetes Typ II muss individuell gehandhabt werden und lässt sich über Gewichtskontrolle in den Griff bekommen. In manchen Fällen sind aber auch Tabletten zur Anregung der Insulinproduktion und Regulierung der Glucoseabsorption nötig. In anderen Fällen muss Insulin gespritzt werden.

EMPFEHLENSWERTE NAHRUNGSMITTEL

Mit Insulin behandelte Diabetiker müssen auf geregelte, kohlenhydrathaltige Mahlzeiten achten.

Hafer enthält lösliche Ballaststoffe, welche die Aufnahme von Zucker ins Blut verlangsamen; es wird also weniger Insulin benötigt. Hafer senkt auch Cholesterinwerte. Ein erhöhter Cholesterinspiegel ist bei Diabetes ein Risikofaktor.

Bohnen, Kichererbsen und Linsen sind reich an löslichen Ballaststoffen, welche die Blutzuckerwerte nur langsam ansteigen lassen. Die Gemüse liefern auch viele Kohlenhydrate und Proteine.

Äpfel, Birnen, Aprikosen, Kirschen, Grapefruits, Orangen, Pfirsiche und Pflaumen enthalten ebenfalls lösliche Ballaststoffe und geben Zucker nur langsam ins Blut ab. Sie sind ausgezeichnet für »zwischendurch«.

Nudeln, Süßkartoffeln und Roggenbrot ermöglichen eine langsame, aber stetige Energieabgabe und sind für Diabetiker eine gute Kohlenhydratquelle.

Naturreis, Vollkornbrot, Vollkornnudeln und Vollkornfrühstücksflocken enthalten viele unlösliche Ballaststoffe. Zudem liefern sie Zink und Chrom, die eine Insulinwirkung verbessern.

Fettarmer Joghurt und entrahmte Milch sind fettarm und verfügen über nur wenige gesättigte Fettsäuren. Sie liefern Kohlenhydrate, Proteine und Calcium.

Mageres rotes Fleisch, Geflügel ohne Haut, Fisch und Tofu sind fettarme Proteinquellen. Weniger Fett verhindert Gewichtszunahme und reduziert das Risiko für erhöhte Cholesterinwerte.

Makrelen, Lachs und Sardinen verfügen über Omega-3-Fettsäuren, die zur Senkung des Herzerkrankungsrisikos beitragen.

Leinsamen, Hanfsamen und Kürbiskerne enthalten Omega-3-Fettsäuren. Eine Mischung dieser Kerne kann über Frühstücksgetreide oder Nachspeisen gestreut werden.

Obst und Gemüse liefern sehr viel Kalium; Kaliummangel führt zu Glucose-Intoleranz. Sie sind kalorienarm und liefern mehrere Antioxidantien, Vitamine, Mineralstoffe und sekundäre Pflanzenstoffe.

UNGEEIGNETE NAHRUNGSMITTEL

Wurst, Frikadellen, Fleischpasteten und andere fettreiche Fleischprodukte sowie Butter, Käse und weitere Vollmilchprodukte enthalten viele gesättigte Fettsäuren, die den Cholesterinspiegel erhöhen.

Weiche Margarine, bei der nicht ausgewiesen ist, dass sie wenige »Trans-Fettsäuren« enthält, sollte gemieden werden. Trans-Fettsäuren haben eine ähnlich Cholesterin steigernde Wirkung wie gesättigte Fettsäuren.

Süßigkeiten und zuckerhaltige Nahrungsmittel müssen reduziert werden. Ausnahme: Plötzlicher Blutzuckerabfall bei Diabetes Typ I. Hier muss der Zuckerspiegel rasch angehoben werden.

WEITERE MASSNAHMEN

- ❑ Körperliche Bewegung ist wichtig. Sie stabilisiert nicht nur das Körpergewicht, sondern hilft auch, Zucker effektiver zu verarbeiten. Diabetiker vom Typ I müssen zwischen Bewegung, Insulininjektionen und Essen ein Gleichgewicht finden.
- ❑ Bierhefe ist reich an Chrom, das die Insulinwirkung verbessert.
- ❑ Guar-Dicksaft wird aus Samen extrahiert. Wird er z. B. Brot beigefügt, verlangsamt sich der Blutzuckeranstieg.
- ❑ Pektin wird aus Früchten gewonnen. Getränken zugesetzt (z. B. Milchshakes aus entrahmter Milch), kann es die zur Blutzuckersenkung benötigte Insulinmenge verringern.
- ❑ Flohsamen sind kleine, dunkelrotbraune Samen, die mit Wasser vermischt eine klebrige Masse ergeben. Direkt vor einer Mahlzeit genommen, können sie Glucose im Blut senken.

Siehe auch Fettsucht, S. 178

Ernährungsplan bei Diabetes mellitus

Die Auswahl der folgenden Gerichte ist speziell für Diabetiker zusammengestellt. Individuelle Bestimmungen der Nahrungsmittelmengen, insbesondere wenn Insulin gespritzt wird, müssen mit einer Diätassistentin oder einem Arzt abgestimmt werden.

Frühstück

Hafergrütze mit zerkleinerten essfertigen Aprikosen
Glas Orangensaft
Grapefruit

◆

Vollkornfrühstücksflocken mit entrahmter Milch und zerkleinerter Birne
Vollkornbrot und Hefeextraktaufstrich

◆

Gegrillte Tomate, gegrillte Pilze und weiße Bohnen mit Toast
Glas Grapefruitsaft

Leichte Mahlzeit

Gegrillter, extra magerer Hinterschinken auf reinem Vollkornbrot mit Tomatenscheiben
Frische Kirschen

◆

Salat Niçoise mit fettarmem Dressing und frischem Vollkornbrötchen
Birne

◆

Ofenkartoffel mit Barbecuebohnen
Pflaumen

Hauptmahlzeit

Fischeintopf mit neuen Kartoffeln (in der Schale)
Fettarme, zuckerfreie Mousse mit Früchten

◆

Lachsnudeln mit Brokkoliröschen überbacken
Obstsalat mit Mangos und Erdbeeren

◆

Gegrillte Hühnerbrust mit gebackenen Süßkartoffeln
Pfirsich- oder Heidelbeerkompott

Snacks

Vollkornfrühstücksflocken mit entrahmter Milch

◆

Fettarmer Joghurt mit einem Apfel

◆

Obstsalat mit Apfel, Orangen und Frischkäse

◆

Haferküchlein mit Hüttenkäse

Hauptnahrungsmittel

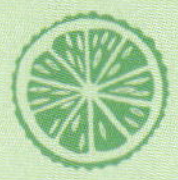

Zitrusfrüchte
Seiten 86–88

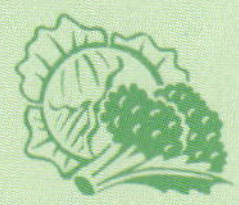

Grüngemüse
Seiten 44–51

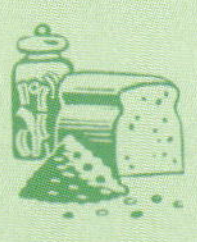

Vollkorngetreide
Seiten 92–99

Rotes Fleisch
Seite 122

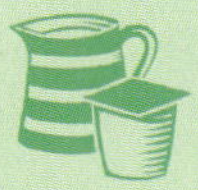

Milchprodukte
Seiten 126–128

Schilddrüsenerkrankungen

Die in der Schilddrüse gebildeten Hormone steuern Körperprozesse und regulieren den Kohlenhydrat- und Fettstoffwechsel. Sie beeinflussen den Cholesterin- und Vitaminspiegel im Blut, die Herzfrequenz, Verdauung, Muskelfunktionen und sexuelle Entwicklung. Probleme entstehen aus einer Schilddrüsenüber- oder -unterfunktion.

SYMPTOME: Schilddrüsenunterfunktion verursacht Müdigkeit, geistige und körperliche Verlangsamung, reduzierte Herzfrequenz, vermindertes Haarwachstum, Gewichtszunahme und Verstopfung. Schilddrüsenüberfunktion erhöht den Stoffwechselumsatz mit der Folge von Gewichtsverlust, Herzklopfen, Durchfall, Muskelschwäche, Nervosität, extremer Müdigkeit (aber ohne schlafen zu können) und Zittern der Hände.

KONVENTIONELLE BEHANDLUNG: Schilddrüsenprobleme bedürfen fachärztlicher Behandlung. Möglich sind medikamentöse Therapien oder Operationen. Bei einer Schildddrüsenunterfunktion wegen Jodmangel genügt oft eine Jodtherapie.

Empfehlenswerte Nahrungsmittel

Zitrusfrüchte, Beeren, Paprikaschoten und grünblättriges Gemüse enthalten Vitamin C, das für die Produktion von Schilddrüsenhormonen gebraucht wird.

Vollkornlebensmittel und rotes Fleisch versorgen den Körper mit Zink – ein für die korrekte Schilddrüsenfunktion wichtiges Spurenelement.

Milch, Eier, Rindfleisch und Weizenmehl enthalten die Aminosäure Tyrosin, die für die Produktion der Schilddrüsenhormone wichtig ist.

Obst, Gemüse, Getreide, fettarme Milchprodukte, mageres Fleisch, Geflügel, Fisch und Hülsenfrüchte helfen bei der Gewichtsstabilisierung.

Algen sind besonders jodreich.

Ungeeignete Nahrungsmittel

Milch von Kühen, die viel mit Grünkohl gefüttert wurden, kann zu Schilddrüsenstörungen führen.

Erdnüsse, Sojabohnen, Weißkohl und Maniok können die Schilddrüse ungünstig beeinflussen.

Weitere Maßnahmen

- ❑ Manchmal werden bei Schilddrüsenunterfunktion Präparate mit L-Tyrosin empfohlen.
- ❑ Lorbeerfrüchte, Traubensilberkerze und Kanadische Gelbwurz sind Heilmittel, die bei Schilddrüsenunterfunktion hilfreich sind.

Siehe auch Erschöpfung, S. 235; Fettsucht, S. 178

DIE GESUNDHEIT VON FRAUEN UND MÄNNERN

Seit alters haben Frauen meist ein stärkeres Bewusstsein für Körper und Gesundheit als Männer. Hier liegt vermutlich die Ursache, dass uns ein so reicher Schatz an Ernährungsempfehlungen zur Behandlung weiblicher Gesundheitsprobleme überliefert ist. Doch auch Männer interessieren sich zunehmend für die Möglichkeiten einer gesunden Ernährung. Gesundheitsprobleme betreffen oft die Fortpflanzungsorgane.

DER EINFLUSS DER ERNÄHRUNG

Studien belegen, dass bestimmte Krankheiten bei Frauen durch erhöhte Zufuhr essenzieller Fettsäuren sowie verschiedener Vitamine und Mineralstoffe günstig beeinflusst werden. Candidamycosis, Brust- und Gebärmutterhalskrebs sowie Beschwerden in den Wechseljahren lassen sich durch diätetische Maßnahmen lindern. Neuere Studien bei Männern haben bestätigt, dass die Ernährung bei der Vorbeugung und Behandlung von Unfruchtbarkeit, Impotenz, Prostata- und Herzleiden eine wichtige Rolle spielt.

GESUND BLEIBEN

Die Grundlage der Gesundheit ist eine ausgewogene Ernährung, wobei jedoch die spezifischen Bedürfnisse nach Alter und Geschlecht variieren und den jeweiligen Lebenssituationen angepasst werden müssen. So benötigen junge Frauen vor allem Calcium und Eisen, Männer dagegen Zink und Selen.

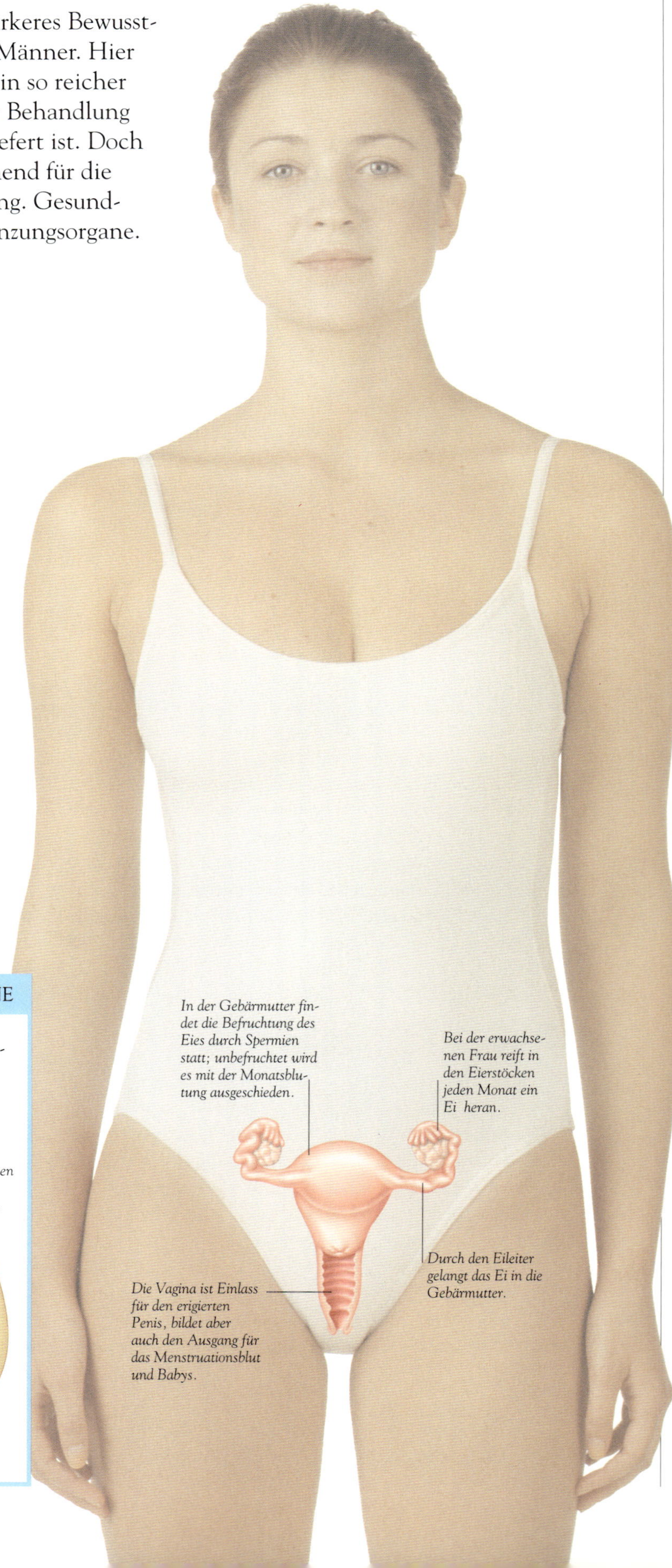

In der Gebärmutter findet die Befruchtung des Eies durch Spermien statt; unbefruchtet wird es mit der Monatsblutung ausgeschieden.
Bei der erwachsenen Frau reift in den Eierstöcken jeden Monat ein Ei heran.
Die Vagina ist Einlass für den erigierten Penis, bildet aber auch den Ausgang für das Menstruationsblut und Babys.
Durch den Eileiter gelangt das Ei in die Gebärmutter.

MÄNNLICHE FORTPFLANZUNGSORGANE

Die männlichen Fortpflanzungsorgane produzieren Spermien, die während der Ejakulation mit Samenflüssigkeit in die Gebärmutter der Frau gelangen. Dort können sie ein Ei befruchten, das in den Eierstöcken heranreifte.

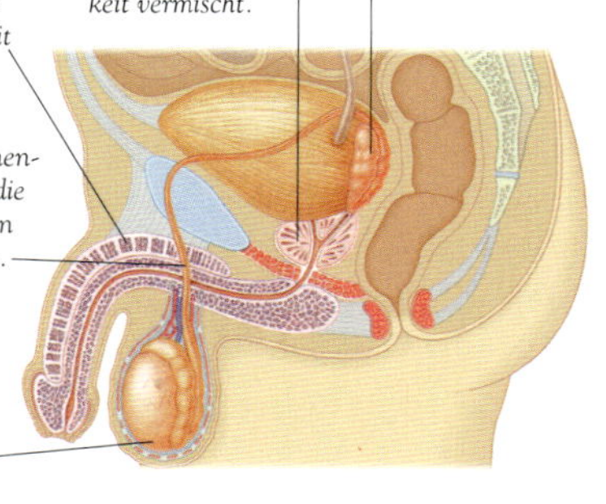

Der Penis schwillt an, um in den Körper der Frau einzudringen und die Samenflüssigkeit auszustoßen.
Die Prostata sondert ein Sekret ab, das sich mit der Samenflüssigkeit vermischt.
Die Samenbläschen produzieren Samenflüssigkeit.
Durch den Samenleiter gelangen die Spermien zu den Samenbläschen.
Die Hoden erzeugen Millionen von Spermien.

HEILENDE NAHRUNGSMITTEL

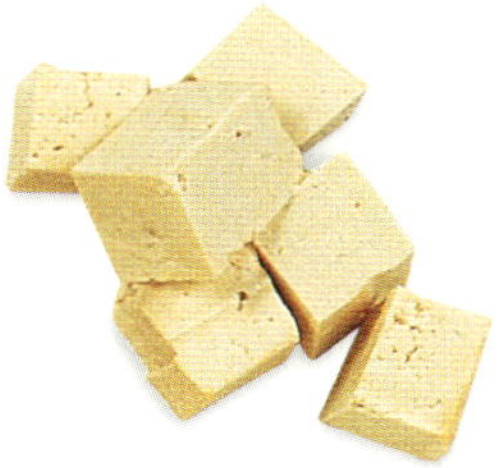

TOFU SEITE 60

Wirkung: Reiche Quelle für Isoflavone, die wie menschliche Östrogene wirken.
Anwendung: Bei Risiko von Brust-, Eierstock- und Endometriumkrebs sowie Prostatakrebs.
Nährstoffe: Isoflavone, Protein.

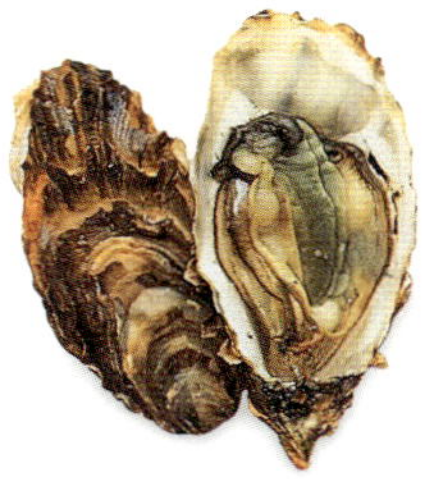

AUSTERN SEITE 120

Wirkung: Zur Steigerung der Fruchtbarkeit und Behandlung von Impotenz ausgelöst durch Zinkmangel.
Anwendung: Für Männer bei Unfruchtbarkeit und Impotenz.
Nährstoffe: Zink, Eisen, Magnesium, Kupfer, Protein.

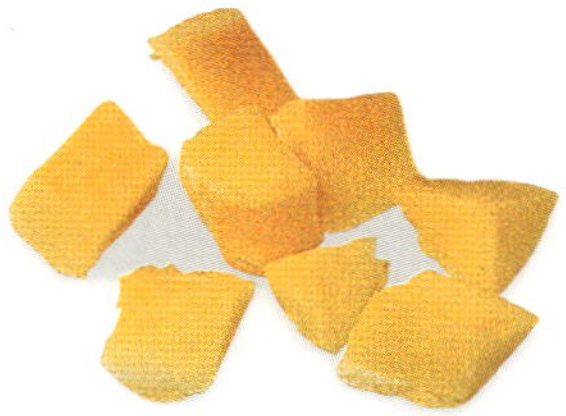

MANGOS SEITE 91

Wirkung: Schützen Spermien vor Schäden durch freie Radikale und können Gebärmutterhalskarzinom vorbeugen.
Anwendung: Für Männer bei Unfruchtbarkeit und Frauen mit zervikalen Gewebsveränderungen.
Nährstoffe: Beta-Carotin.

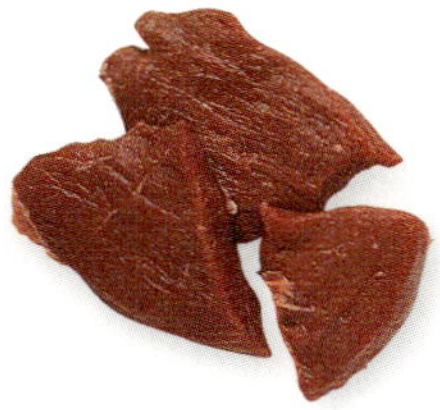

MAGERES ROTES FLEISCH SEITE 122

Wirkung: Senkt Anämierisiko, vor allem bei Frauen, und liefert die Mineralstoffe für die allgemeine Fortpflanzungsfähigkeit.
Anwendung: Frauen und Männer aller Altersgruppen.
Nährstoffe: Eisen, Selen, Zink.

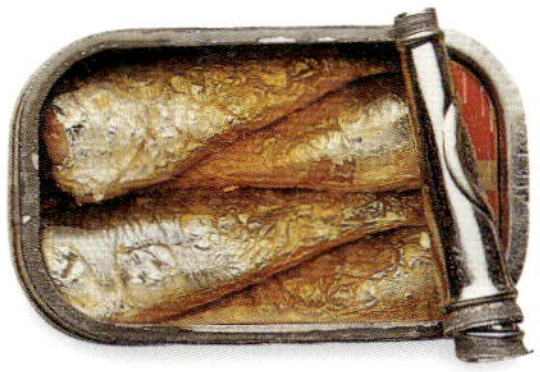

SARDINEN SEITE 119

Wirkung: Für eine gesunde Durchblutung und Reduzierung der Impotenz.
Anwendung: Frauen im gebärfähigen Alter und alle Männer.
Nährstoffe: Omega-3-Fettsäuren; Calcium (Ölsardinen).

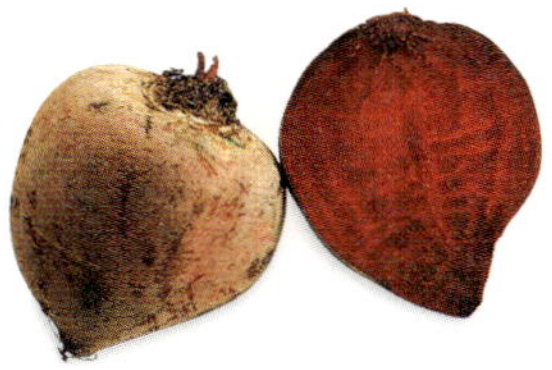

ROTE BETE SEITE 57

Wirkung: Kann die Häufigkeit von Fehlbildungen der Wirbelsäule bei Babys und den Homocysteinspiegel im Blut senken.
Anwendung: Frauen im gebärfähigen Alter und bei Gefahr postklimakterieller Herzkrankheiten.
Nährstoffe: Folat.

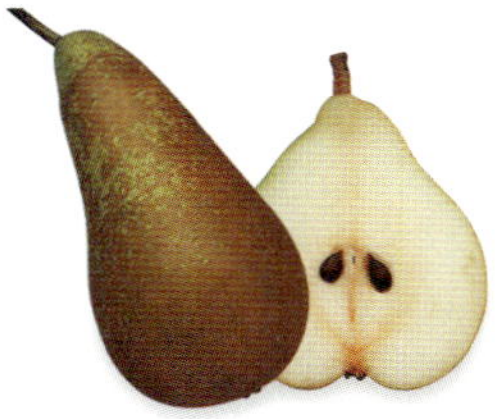

BIRNEN SEITE 75

Wirkung: Können zur Senkung des Cholesterinspiegels und Regulierung des Blutzuckers beitragen
Anwendung: Neigung zu Herzkrankheiten und Diabetes
Nährstoffe: Kohlenhydrate und Kalium.

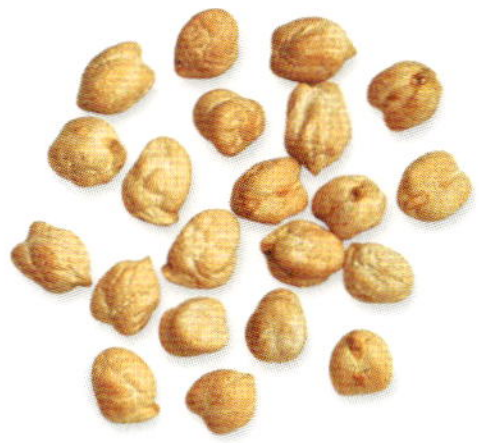

KICHERERBSEN SEITE 59

Wirkung: Reich an östrogenähnlichen Isoflavonen.
Anwendung: Zur Unterstützung bei hormonell bedingten Karzinomen und gegen klimakterielle Beschwerden.
Nährstoffe: Isoflavone, Protein, Calcium, Eisen.

WEITERE EMPFEHLENSWERTE NAHRUNGSMITTEL

LEINSAMEN SEITE 105

Wirkung: Lindern prämenstruelle Beschwerden.
Anwendung: Für Männer mit gutartiger Prostatavergrößerung und Frauen vor dem Klimakterium.
Nährstoffe: Essenzielle Fettsäuren.

AVOCADOS SEITE 51

Wirkung: Liefern Vitamin E für die Gesundheit der Haut und der männlichen Fruchtbarkeit.
Anwendung: Männer und Frauen aller Altersgruppen.
Nährstoffe: Vitamin E.

KNOBLAUCH SEITE 66

Wirkung: Liefert pilztötende Pflanzenstoffe.
Anwendung: Frauen mit Neigung zu Pilzinfektionen, wie Candidamycosis.
Nährstoffe: Allicin.

SCHWARZE JOHANNISBEEREN SEITE 82

Wirkung: Sehr reich an Antioxidantien.
Anwendung: Senken das Risiko bestimmter Krebskrankheiten und stärken das Immunsystem.
Nährstoffe: Vitamin C.

UNGEEIGNETE NAHRUNGSMITTEL

GESÄTTIGTE FETTE

Fleischprodukte, Sahne, Kuchen und Gebäck enthalten gesättigte Fettsäuren, die den Cholesterinspiegel im Blut anheben, was bei Männern und bei Frauen in den Wechseljahren die Disposition für Herzkrankheiten verstärkt.

ZUCKER

Frauen mit Neigung zu Candidamycosis können durch eine strikte Begrenzung ihres Konsums an Zucker, zuckerhaltigen Nahrungsmitteln und Früchten gute Behandlungserfolge erzielen. Durch eine zuckerarme Ernährung wird der Candidapilz ausgehungert.

HEFE

Hefehaltige Lebensmittel wie Brot, Hefeextrakte, Bier und Trockenfrüchte sind bei Neigung zu Candidamycosis ebenfalls auszuschließen.

NATRIUM (SALZ)

Bei hohem Blutdruck und Impotenzproblemen sollte auf das Nachsalzen der Speisen verzichtet werden. Ebenfalls zu meiden oder zumindest stark zu reduzieren sind weiterverarbeitete Fleischprodukte. Dazu gehören geräucherte Fleischwaren, Frikadellen, Fleischpasteten und -aufstriche, Fisch- und Gemüsekonserven in Salzlake, Suppen, Saucen und Knabbersnacks.

BIER

Es gibt immer mehr Hinweise, dass Bier Xenöstrogene enthalten kann. Diese östrogenartigen Verbindungen stammen z. B. aus Pestiziden und können beim Mann die Fruchtbarkeit herabsetzen. Für Männer, die eine Familie gründen wollen, empfiehlt es sich, auf Bier und Bierprodukte zu verzichten.

ALKOHOL

Alkohol ist wahrscheinlich für 40 Prozent der männlichen Unfruchtbarkeit verantwortlich. Die Ursache liegt vermutlich darin, dass Alkohol in der Lage ist, den Testosteronspiegel zu senken, die Spermienzahl zu reduzieren und den Geschlechtstrieb zu beeinträchtigen. Bei der Frau hingegen geht Alkoholgenuss, auch in geringen Mengen, mit einem erhöhten Brustkrebsrisiko einher.

DAS PRÄMENSTRUELLE SYNDROM

Das Prämenstruelle Syndrom (PMS) ist ein Symptomenkomplex seelischer und körperlicher Veränderungen, die auf Grund hormoneller Umstellungen sieben bis zehn Tage vor der Menstruation einsetzen. Nach Menstruationsbeginn lassen die Beschwerden wieder nach.

SYMPTOME: Zu den körperlichen Symptomen des PMS zählen Gewichtszunahme auf Grund von Wassereinlagerung, schmerzhafte Brüste, Kopfschmerzen, Migräne, Rückenschmerzen und Hautleiden. Seelische Beschwerden sind Anspannung, Reizbarkeit, Depression, Lethargie, Heißhunger und Konzentrationsstörungen.

KONVENTIONELLE BEHANDLUNG: Bei PMS werden unter anderem verordnet: Harn treibende Mittel wegen der Wasseransammlungen, Antidepressiva wegen psychischer Probleme, Hormone, z. B. Progesteron, zur Erleichterung der Beschwerden und Promocriptin bei Brustschmerzen. Manche Frauen erhalten auch Beruhigungsmittel.

EMPFEHLENSWERTE NAHRUNGSMITTEL

Sonnenblumen- und Kürbiskerne, Sesam- und Leinsamen, Hanfsamenöl und Nachtkerzenöl enthalten reichlich Omega-6-Fettsäuren. Möglicherweise mangelt es Frauen mit PMS an diesen Substanzen.

Huhn, Schwein, Fisch, Milch, Eier, Naturreis, Vollkorn, Sojabohnen, Kartoffeln, Bohnen, Walnüsse und andere Nüsse, Samen und grünblättriges Gemüse liefern viel Vitamin B_6. Es lindert Depressionen, da es den Spiegel der stimmungsaufhellenden Substanz Serotonin im Gehirn anhebt.

Roggenbrot, Nudeln, Hafergrütze, Basmatireis, Hülsenfrüchte und Obst enthalten Zuckerarten, die langsam aufgeschlossen und allmählich ins Blut abgegeben werden. Eine langsame, stetige Zuckerabgabe zügelt den Heißhunger auf Zucker.

Feigen, Trockenpflaumen, Bananen, schwarze Johannisbeeren, Kartoffeln, Rosenkohl, Brokkoli, Blumenkohl, Pilze, Zwiebeln, Pastinaken, Süßkartoffeln und Tomaten enthalten viel Kalium. Der Mineralstoff wirkt lindernd bei Blähbauch und Wassereinlagerungen.

Truthahn, Wild und Hüttenkäse liefern die Aminosäure Tryptophan, die im Körper zu Serotonin umgewandelt wird, einem antidepressiv wirkenden Neurotransmitter.

Avocados, Datteln, Bananen, blaue und rote Pflaumen, Auberginen, Papayas, Passionsfrüchte, Ananas und Tomaten enthalten Serotonin, das sich an die Rezeptoren des Magens heftet und im Gehirn serotoninartige Reaktionen auslöst.

FALLBEISPIEL

Belinda Beling, 32, nahm Nachtkerzenöl-Präparate, nachdem ihr Mann gedroht hatte, sie wegen ihrer drastischen Stimmungsschwankungen zu verlassen. Sie hatte die Verstimmungen nicht mit ihrer Menstruation in Verbindung gebracht. Jetzt nimmt sie während des ganzen Monats täglich sechs Kapseln Nachtkerzenöl und schränkt ihren Tee- und Kaffeekonsum ein. Seit sie sich selbst hilft, liest sie auch Artikel über PMS und hat herausgefunden, dass zu viel Kaffee schadet. Die Beschwerden sind weitgehend gelindert, und die Beziehung läuft viel glatter.

Kohlenhydrathaltige Nahrungsmittel fördern die Serotoninproduktion im Gehirn und helfen bei PMS-bedingten Verstimmungen.

Grüngemüse, Brot, Frühstücksflocken, Nudeln und Kartoffeln liefern viel Magnesium, das für die normale Hormonfunktion und Steuerung der glatten Muskulatur wichtig ist. Magnesiummangel führt zu Muskelkrämpfen und -schmerzen.

UNGEEIGNETE NAHRUNGSMITTEL

Fleisch, Kuchen, Vollmilchprodukte und stark gewürzte Nahrungsmittel mit gesättigten Fettsäuren sind möglichst zu vermeiden. Sie können den Stoffwechsel der Omega-6-Fettsäuren beeinträchtigen und zu Gewichtszunahme führen.

Coffein stimuliert das Nervensystem und verschlimmert Symptome wie Reizbarkeit. Beschränken Sie den Genuss von Kaffee, Tee, Colagetränken (auch koffeinhaltigen Erkältungsmitteln) auf höchstens sechs Tassen pro Tag.

Fertigmahlzeiten und abgepackte Nahrungsmittel sind sehr salzhaltig und müssen reduziert werden, da sie Wassereinlagerungen verschlimmern.

WEITERE MASSNAHMEN

- ❑ Nachtkerzenöl-Kapseln reduzieren bei täglicher Einnahme nachweislich PMS-bedingte Brustbeschwerden. Sie helfen auch bei aufgetriebenem Unterleib, geschwollenen Fingern und Knöcheln, Reizbarkeit sowie Angst. Empfohlen werden sechs 500-mg-Kapseln pro Tag.
- ❑ Vitamin-B_6-Präparate, während des Zyklus täglich in Dosen von 100 bis 200 mg eingenommen, helfen bei prämenstrueller Depression, Reizbarkeit und Müdigkeit.
- ❑ Chrom-Präparate stabilisieren den Blutzuckerspiegel und verringern Heißhunger auf Zucker.

Siehe auch Kohlenhydrate, S. 16; Depressionen, S. 233; Frauen und Ernährung, S. 140

HAUPTNAHRUNGSMITTEL

SOJABOHNEN
Seite 60

KEIMLINGE UND SPROSSEN
Seite 69

GRÜNGEMÜSE
Seiten 44–51

ZITRUSFRÜCHTE
Seiten 86–88

BEEREN
Seiten 82–85

BROT
Seite 98

KNOBLAUCH
Seite 66

FETTER SEEFISCH
Seite 118

WECHSELJAHRESBESCHWERDEN

Um das 50. Lebensjahr erleben die meisten Frauen ihre letzte Periodenblutung. Das Klimakterium (Menopause) setzt ein, wenn die Produktion der Hormone Östrogen und Progesteron in den Eierstöcken nachlässt

SYMPTOME: Klimakterische Beschwerden äußern sich unterschiedlich, meist aber in Form von Hitzewallungen, Stimmungsschwankungen, Kopfschmerzen, Angst, Reizbarkeit, Nachtschweiß, trockener Vagina, nachlassenden sexuellen Bedürfnissen, schmerzhaftem Sexualverkehr und Juckreiz im Genitalbereich. Nach dem letzten Menstruationszyklus ist es möglich, dass Frauen mit dem Wasserlassen Probleme haben oder dass sich der Harndrang urplötzlich meldet. Es kann zu dünner Haut und Haaren kommen. Langzeitsymptome sind ein erhöhtes Herzerkrankungsrisiko und brüchige Knochen (Osteoporose).

KONVENTIONELLE BEHANDLUNG: Hauptbehandlungsform ist die Hormontherapie. Die Einnahme von Östrogen und Progesteron in Form von Tabletten, Cremes, Vaginalzäpfchen, Pflastern, Gels oder subkutanen Implantierungen lindert Beschwerden. Nichthormonelle Behandlungen umfassen Medikamente gegen Hitzewallungen, Bluthochdruck und Wirbelsäulenosteoporose.

EMPFEHLENSWERTE NAHRUNGSMITTEL

Sojabohnen und Sojabohnenprodukte enthalten pflanzliches Östrogen. Forschungen haben ergeben, dass eine sojareiche Ernährung Hitzewallungen, vaginale Trockenheit und Knochendichteverluste reduziert. Sie senkt auch den Cholesterinspiegel.

Alfalfasamen und -sprossen, Leinsamen und Rotkleesprossen verfügen ebenfalls über pflanzliche Östrogene, die das Dünnerwerden des Vaginalgewebes reduzieren.

Brokkoli, Brunnenkresse, Blumenkohl, Grünkohl und Weißkohl enthalten sekundäre Pflanzenstoffe mit schwacher östrogenartiger Wirkung. Sie halten Haut, Arterienwände, Kapillaren und Gelenke elastisch und schützen die Blutgefäße vor Oxidation, was einem Herzschutz gleichkommt.

Orangen, Grapefruits, Beeren, Papayas, grünblättriges Gemüse, Paprikaschoten, Süßkartoffeln und Kartoffeln liefern Vitamin C, Avocados, Vollkornnahrung, Nüsse und Samen Vitamin E. Diese beiden Antioxidantien schützen die Haut vor Elastizitätsschwund und die inneren Organe vor degenerativen Veränderungen.

Angereichertes Brot, Frühstücksflocken und Hefeextrakt liefern reichlich Folsäure, ein B-Vitamin. Folsäure senkt das Herzerkrankungsrisiko.

Rote Rüben, Rosenkohl, Spargel, Grünkohl, Kichererbsen, Erbsen, grüne Bohnen und Sojabohnenkeime sind reich an Folat, die natürliche Form der Folsäure.

Knoblauch versorgt den Körper mit Schwefelverbindungen, die Cholesterin und Herzerkrankungsrisiken senken.

Sardinen aus der Dose sind mit ihren weichen Gräten eine exzellente Calciumquelle. Sie liefern auch Vitamin D und Omega-3-Fettsäuren, die beide für eine verbesserte Calciumaufnahme sorgen und die Ausscheidung über Urin und Stuhl reduzieren.

Fettreicher Seefisch (z. B. Makrelen, Lachs, Sardinen, Tunfisch und Bücklinge) gelten als wichtiger Herzschutz.

Fettarme Milchprodukte, Sesam, Nüsse und Hülsenfrüchte enthalten Calcium und sollten regelmäßig gegessen werden.

UNGEEIGNETE NAHRUNGSMITTEL

Margarine, Butter, Schmalz und Öl sind sehr fettreich und sollten aus Gewichtsgründen sparsam verwendet werden.

Gebäck, Kuchen, Pasteten, Fleisch- und Vollmilchprodukte enthalten ebenfalls viel Fett und sind in Maßen zu verzehren.

Kohlensäurehaltige Getränke und phosphathaltige Nahrungsmittel sind zu meiden. Phosphor ist wichtig für starke Knochen, große Mengen verzögern jedoch die Calciumeinlagerung, was die Knochen schwächt.

Fertigsuppen und Fertiggerichte, Knabbersnacks und weiterverarbeitetes Fleisch (Wurst, Frikadellen, Salami, Fleischpasteten etc.) sollten wegen ihres hohen Salzgehalts nur wenig gegessen werden. Salz erhöht den Blutdruck und das Herzerkrankungsrisiko.

Alkohol, regelmäßig genossen, kann das Brustkrebsrisiko erhöhen. Er führt zu Stimmungsschwankungen und Gewichtszunahme.

WEITERE MASSNAHMEN

- ❑ Präparate mit standardisiertem Johanniskrautextrakt scheinen klinischen Tests zufolge das Sexualleben von Frauen im Klimakterium zu verbessern.
- ❑ Regelmäßige Bewegung hilft beim Abnehmen. Sie verbessert das Wohlbefinden und schützt vor Verlust der Knochendichte.
- ❑ Entspannungstechniken (z. B. Joga, Autogenes Training) und alternative Gesundheitstherapien können durch das Klimakterium bedingte seelische Belastungen erleichtern.

Siehe auch Herzkrankheiten, S. 152; Osteoporose, S. 199; Frauen und Ernährung, S. 140

HAUPTNAHRUNGSMITTEL

KNOBLAUCH
Seite 66

ROTES FLEISCH
Seite 122

MEERESFRÜCHTE
Seite 120

NÜSSE UND SAMEN
Seiten 100–105

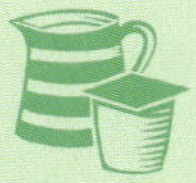

MILCH
Seite 126

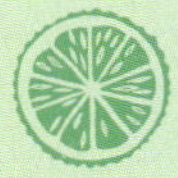

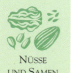

ZITRUSFRÜCHTE
Seiten 86–88

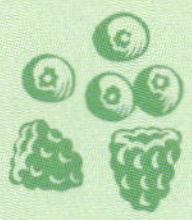

BEEREN
Seiten 82–85

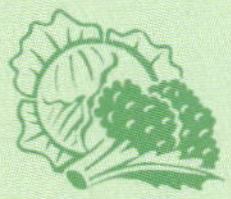

GRÜNGEMÜSE
Seiten 44–51

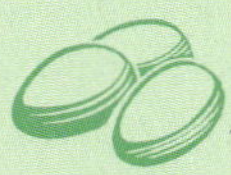

EIER
Seite 129

CANDIDAMYCOSIS

Candida albicans ist ein im Darm lebender Hefepilz, der für gewöhnlich keine Schädigungen hervorruft. Erst wenn er sich exzessiv vermehrt, wird er zum Problem. Das betrifft dann nicht nur den Darm, sondern möglicherweise auch die Vagina sowie den Hals- und Mundbereich. Besonders problematisch wird er für Menschen mit stark geschwächtem Immunsystem.

SYMPTOME: In der Vagina äußert sich *Candida albicans* durch schmerzhaftes Jucken und cremigen Ausfluss, so genannten vaginalen Soor. In Harnblase und Harntrakt verursacht der Pilz beim Wasserlassen ein Brennen. In der Mundhöhle führt er zu weißen, klebrigen Zungenbelägen.

KONVENTIONELLE BEHANDLUNG: Häufig wird das Antipilzmedikament Nystatin verordnet. Weitere Antimykotika sind Clotrimazol, Miconazol, Fluconazol und Itraconazol. Begleitend wird häufig auch eine zucker- und hefefreie Diät empfohlen, da Zucker und Hefe die Beschwerden verschlimmern.

EMPFEHLENSWERTE NAHRUNGSMITTEL

Knoblauch enthält die natürliche antimykotische Substanz Allicin. Er hilft auch bei bakteriellen und viralen Infektionen, welche die Immunabwehr schwächen. Er sollte regelmäßig gegessen werden.

Rotes Fleisch, Meeresfrüchte (besonders Austern), Nüsse, Samen, Milch und Milchprodukte liefern viel Zink, das für ein optimal funktionierendes Immunsystem äußerst wichtig ist. Die Nahrungsmittel sind regelmäßig zu essen.

Zitrusfrüchte und Beeren sind reich an Vitamin C, ebenso rote, grüne und gelbe Paprikaschoten, grünblättriges Gemüse und Kartoffeln. Vitamin C und andere in diesen Pflanzen enthaltene sekundäre Pflanzenstoffe stärken das Immunsystem.

Fruchtgetränke mit probiotischen Bakterien wie *Lactobacillus plantarum* stellen das Gleichgewicht der Mikroorganismen im Darm wieder her. Solche Getränke können täglich getrunken werden.

Rotes Fleisch, Fisch, Eier, Nüsse, Samen und grünblättriges Gemüse enthalten Eisen. Eisenmangel kann für Candida-Infektionen anfällig machen. Regelmäßiger Verzehr dieser Nahrungsmittel füllt die Eisenspeicher auf und fördert die Heilung der Candidamycosis.

UNGEEIGNETE NAHRUNGSMITTEL

Brot, Rosinenbrötchen, Krapfen, Hefeextrakt, Brühwürfel, hydrolisiertes Pflanzenprotein, Bier, Wein, Cidre, Essiggemüse und Sauerkraut sind hefehaltig und müssen bei hefearmer Diät weggelassen werden.

Trockenfrüchte, überreifes und ungeschältes Obst, Industriefruchtsäfte, Malzprodukte, Joghurt, Buttermilch, Sauerrahm, künstliche Sahne, Sojasauce, Tofu, Essensreste, Whisky, Wodka, Gin und sonstige Spirituosen sind Sekundärquellen von Hefe sind tabu bei absolut hefefreier Diät.

Speisepilze sowie Käse, insbesondere Brie und Camembert, verschlimmern die Beschwerden.

Zucker, Honig, Goldsirup, Melasse, Ahornsirup, Malz, alle Marmeladen, eingemachtes Gemüse, Kuchen, Gebäck, Eis, Schokolade, Süßigkeiten, kohlensäurehaltige Getränke, Limonaden und alle Nahrungsmittel mit Traubenzucker, Fruchtzucker, Malzzucker oder weißem Zucker müssen bei zuckerarmer Diät vermieden werden.

Weiße Bohnen, auch zuckerarme Sorten, Trockenfrüchte, gewisse weiterverarbeitete Fleischprodukte und manche Medikamente enthalten viel Zucker und sind zu meiden.

FALLBEISPIEL

Karin Braun, 28, litt ab Mitte zwanzig an einer Candidamycosis, die chronischen Soor verursachte. Er war schmerzhaft und deprimierend. Sie suchte einen Spezialisten für Allergien und Nahrungsintoleranzen auf, der eine hefe- und zuckerfreie Diät sowie Nystatin verordnete. Anfangs hatte Karin Braun mit der Diät große Schwierigkeiten, da sie auf ihre Lieblingsnahrungsmittel, insbesondere Brot und Brötchen, verzichten musste. Nicht nur alles Zuckerhaltige, auch Wein war tabu. Manchmal fragte sie sich, ob es das alles wert sei. Aber sie hielt durch, die Ernährungsumstellung wurde ein Erfolg. Nach einigen Monaten war der Soor fast verschwunden.

WEITERE MASSNAHMEN

- Grapefruitkernextrakt wird von manchen Ernährungsexperten zur Behandlung der Candidamycosis empfohlen, da er stark antimykotisch wirkt, die physiologische Darmflora aber intakt lässt. Der Extrakt (Tropfflasche) kann eingenommen oder z. B. bei Mundsoor zum Gurgeln verwendet werden.
- Manche Ernährungsexperten empfehlen Capronsäure. Die Fettsäure der Kokosnuss soll eine stark antimykotische Wirkung besitzen und Candidabefall beseitigen. Absolut wichtig ist die korrekte Dosierung, sonst ist die Säure giftig.

Siehe auch Immunsystem, S. 208; Infektionen, S. 212; Harnwege, S. 188

HAUPTNAHRUNGSMITTEL

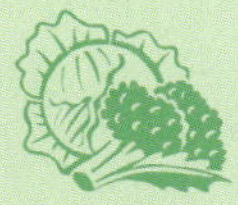

GRÜNGEMÜSE
Seiten 44–51

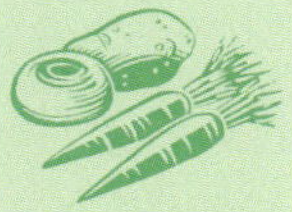

WURZELGEMÜSE
Seiten 54–57

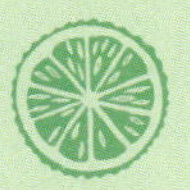

ZITRUSFRÜCHTE
Seiten 86–88

AVOCADOS
Seite 51

ZERVIKALE DYSPLASIE

Die zervikale Plattenepitheldysplasie ist eine Erkrankung mit abnorm entwickelten Zellen des Gebärmutterhalses. Unbehandelt kann sie zu Krebs führen. Hauptrisiko ist eine Infektion durch das sexuell übertragbare Papillomavirus (HPV). Risikofaktoren sind häufig wechselnde Sexualpartner und promiskuitive männliche Partner.

SYMPTOME: Im Frühstadium zeigen sich keine körperlichen Symptome. Regelmäßige Screeningtests, bei denen Zervikalabstriche vorgenommen werden, ermöglichen es, auf der Zellebene fündig zu werden.

KONVENTIONELLE BEHANDLUNG: Finden sich im Gebärmutterhals Gewebsabweichungen, wird der betreffende Teil unter Vollnarkose mit einem Laserskalpell entfernt. Sonstige Eingriffe werden bei örtlicher Betäubung durchgeführt.

EMPFEHLENSWERTE NAHRUNGSMITTEL

Weißkohl, Spinat und Süßkartoffeln können das zervikale Dysplasierisiko senken, wenn sie reichlich gegessen werden.

Karotten, Süßkartoffeln, grünblättriges Gemüse und Mangos liefern Beta-Carotin, das ebenfalls das Dysplasierisiko verringern soll.

Zitrusfrüchte, Beeren, Papayas, Paprikaschoten, grünblättriges Gemüse und Kartoffeln sind reich an Vitamin C. Viel Vitamin C in der Nahrung kann das Risiko für Gebärmutterhalskrebs senken.

Avodacos, Weizenkeime und Vollkornweizen liefern Vitamin E, das ebenfalls das Zervikalkrebsrisiko verringern soll.

UNGEEIGNETE NAHRUNGSMITTEL

Auf weiterverarbeitete Industrienahrung muss verzichtet werden, da sie wenige essenzielle Vitamine und sekundäre Pflanzenstoffe enthält.

WEITERE MASSNAHMEN

❑ Das Rauchen sollte aufgegeben werden. Es erhöht nachweislich das Zervikalkrebsrisiko.

❑ Regelmäßige Abstriche sind wichtig, damit Dysplasien möglichst früh entdeckt werden.

Siehe auch Krebs, S. 214

HAUPTNAHRUNGSMITTEL

SAMEN
Seiten 103–105

AVOCADOS
Seite 51

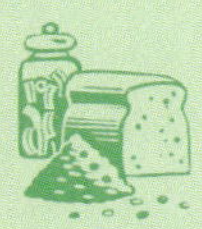

VOLLKORNGETREIDE
Seiten 92–99

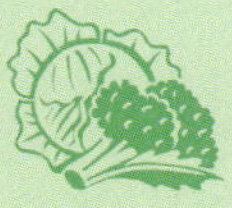

GRÜNGEMÜSE
Seiten 44–51

GUTARTIGE BRUSTERKRANKUNGEN

Gutartige Brusterkrankungen schließen Brustschmerzen (Mastodynie), Brustempfindlichkeit und gutartige Knoten und Zysten ein. Alle Empfindlichkeiten und Knoten bedürfen ärztlicher Abklärung in Hinblick auf ihre Gut- oder Bösartigkeit.

SYMPTOME: Sie reichen von kleinen bis zu größeren Knoten und von leichten Beschwerden bis zu starken Schmerzen, die in den Oberarm oder bis zum Ellbogen ausstrahlen können.

KONVENTIONELLE BEHANDLUNG: Verordnet werden Medikamente auf Hormonbasis, z. B. Danazol und Bromocriptin, auch Diuretika. Heute verschreiben Ärzte auch Gamma-Linolensäure (eine Omega-6-Fettsäure).

EMPFEHLENSWERTE NAHRUNGSMITTEL

Kürbiskerne, Sonnenblumenkerne und Sesam liefern reichlich ungesättigte Omega-6-Fettsäuren, die das Brustgewebe günstig beeinflussen.

Avocados, Weizenkeime, Vollkorngetreide und grünblättriges Gemüse liefern Vitamin E. Studien ergaben, dass Vitamin-E-Präparate Brustempfindlichkeiten verringern.

Vollkornnudeln, Vollkornbrot und Naturreis verbessern die Darmfunktion. Regelmäßige Darmbewegungen lindern hormonell bedingte Brustbeschwerden.

UNGEEIGNETE NAHRUNGSMITTEL

Kaffee, Schokolade und Colagetränke enthalten so genannte Methylxanthine, zu denen auch Koffein gehört. Brustschmerzen lassen bei Verzicht nach.

Wurst, Frikadellen, Fleischpasteten und andere weiterverarbeitete Fleischprodukte, Milch und Vollmilchprodukte enthalten sehr viele gesättigte Fettsäuren. In großen Mengen verzehrt, scheinen sie die Sensibilität der Brustzellen gegenüber zirkulierenden Hormonen zu beeinträchtigen.

WEITERE MASSNAHMEN

❑ Nachtkerzenöl, das frei erhältlich ist, kann wegen seines Gehalts an Omega-6-Fettsäuren als Nahrungsergänzung eingenommen werden.

❑ Vitamin-E-Präparate mindern die Empfindlichkeit der Brust.

Siehe auch Frauen und Ernährung, S. 140

HAUPTNAHRUNGSMITTEL

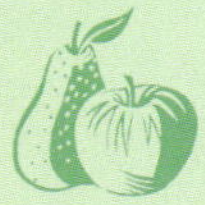

OBST
Seiten 72–91

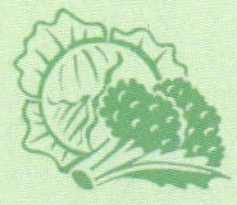

GEMÜSE
Seiten 42–71

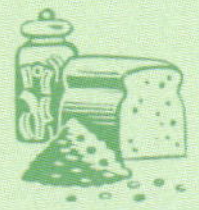

VOLLKORNGETREIDE
Seiten 92–99

GEFLÜGEL
Seite 124

ROTES FLEISCH
Seite 122

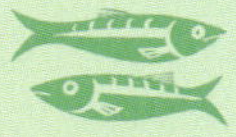

FETTER SEEFISCH
Seite 118

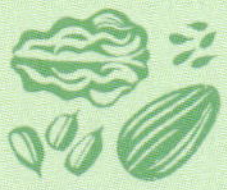

NÜSSE UND SAMEN
Seiten 100–105

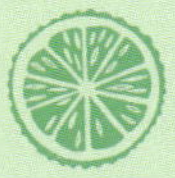

ZITRUSFRÜCHTE
Seiten 86–88

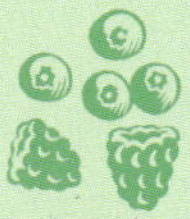

BEEREN
Seiten 82–85

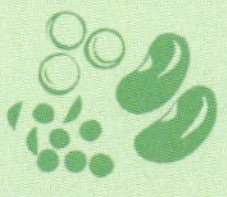

HÜLSENFRÜCHTE
Seiten 58–60

UNFRUCHTBARKEIT DER FRAU

Das Unvermögen, nach über einem Jahr regelmäßigen, ungeschützten Sexualverkehrs schwanger zu werden, wird als Unfruchtbarkeit definiert. Die Unfruchtbarkeit der Frau hat verschiedene Ursachen. Den Eisprung können behindern: hormonelle Störungen, Schilddrüsenüber- oder -unterfunktion, Probleme mit der Hirnanhangdrüse (Hypophyse), Gewichtszu- oder -abnahme, chronische Krankheiten, Stress oder übermäßige körperliche Aktivität. Auch Antikrebsmedikamente oder Mittel gegen Bluthochdruck können unfruchtbar machen. Blockierung eines oder beider Eileiter sowie Deformierung der Gebärmutter oder Scheide sind weitere Gründe. In manchen Fällen bildet der weibliche Organismus auch Antikörper gegen die männlichen Spermien. In vielen Fällen ist die genaue Ursache unbekannt.

SYMPTOME: Das Unvermögen, schwanger zu werden, kann viel emotionalen Stress mit sich bringen. Nach einem Jahr vergeblichen Versuchens sollten Sie sich ärztlich beraten lassen.

KONVENTIONELLE BEHANDLUNG: Bei fehlendem Eisprung können zu Grunde liegende hormonelle Abnormitäten korrigiert oder den Eisprung stimulierende Mittel verordnet werden. Eierstockzysten und Erkrankungen der Eileiter werden chirurgisch behandelt. Manche Frauen sprechen auf assistierte Reproduktionstechniken an, z. B. In-vitro-Fertilisationen (IVF).

EMPFEHLENSWERTE NAHRUNGSMITTEL

Obst, Gemüse, Vollkornprodukte, Naturreis mit Huhn, Fisch, magerem Fleisch und Hülsenfrüchten sind eine bewährte Ernährungsgrundlage. Diese Nahrungsmittel sind fettarm, proteinreich und führen zu Gewichtsabnahme. Bei fettleibigen Frauen kann der Eisprung ausbleiben.

Rotes Fleisch, Fettreicher Seefisch, Nüsse, Samen, grünblättriges Gemüse und Hülsenfrüchte liefern Eisen. Unfruchtbare Frauen mit Eisenmangel wurden wieder fruchtbar, als sie mehr Eisen aufnahmen.

Zitrusfrüchte, Beeren und grünblättriges Gemüse enthalten viel Vitamin C. Dieses Vitamin ist unverzichtbar für eine verbesserte Eisenaufnahme.

Roggenbrot, Nudeln, Basmatireis, Hülsenfrüchte, Obst und Gemüse enthalten Kohlenhydrate, die langsam und gleichmäßig abgebaut werden und ins Blut übergehen. Mit diesen Nahrungsmitteln können Diabetiker ihre Zuckerwerte so normal wie nur möglich halten. Bei dem Versuch, schwanger zu werden, ist es sehr wichtig, die Blutzuckerwerte unter Kontrolle zu halten.

FALLBEISPIEL

Hanna Posser wurde gleich nach ihrer Heirat mit 23 Jahren erstmals schwanger. Sie nahm während der Schwangerschaft 16 Kilogramm zu, wobei sie dieses Gewicht nach der Geburt beibehielt. Zwei Jahre später versuchten sie und ihr Mann, ein weiteres Kind zu bekommen. Drei Jahre lang hatten sie keinen Erfolg. Hanna Posser ging zum Arzt. Dieser meinte, der Grund sei ihr Übergewicht. Er empfahl eine fettarme Diät und regelmäßige Bewegung. Die junge Frau bemühte sich sehr, ihr Ziel zu erreichen und war nach einem Jahr wieder normalgewichtig. Möglicherweise als Folge davon wurde sie später schwanger und bekam ihr zweites Kind.

UNGEEIGNETE NAHRUNGSMITTEL

Wurst, Frikadellen, Fertiggerichte, Kuchen, Gebäck und Schokolade sind fettreich und möglichst zu meiden. Fetthaltige Nahrungsmittel haben sehr viele Kalorien, die den Körper scheinbar nicht wissen lassen, dass er bereits genug hat. Dadurch nimmt er ein Übermaß an Fetten auf – mit entsprechender Gewichtszunahme.

Margarine, Butter und Öl sind reich an Fetten und müssen möglichst stark reduziert werden.

Kaffee, Tee und Colagetränke enthalten Koffein, das, in Übermaßen genossen, unfruchtbar machen kann – vermutlich weil Koffein das im Blut zirkulierende Hypophysenhormon Prolactin verringert. Niedrige Prolactinspiegel werden mit Unfruchtbarkeit in Verbindung gebracht.

Alkohol kann, regelmäßig zu viel getrunken, eine übermäßige Prolactinproduktion auslösen. Diese stört den Menstruationszyklus und führt ebenfalls zu Unfruchtbarkeit.

WEITERE MASSNAHMEN

- ❑ In manchen Fällen hat bei abgesunkenem Folatspiegel die tägliche Einnahme von Folsäurepräparaten geholfen.
- ❑ Vitamin-B_6-Präparate scheinen die Fruchtbarkeit von Frauen mit Prämenstruellem Syndrom zu verbessern. Täglich sollten etwa 100 bis 800 mg eingenommen werden.
- ❑ Regelmäßige Bewegung ist sehr wichtig.
- ❑ Stressbewältigung und Entspannung sind unerlässlich bei Empfängnisproblemen.
- ❑ Das Rauchen sollte aufgegeben werden; es kann unfruchtbar machen.

Siehe auch Stress und Angst, S. 231; Vitamine, S. 26; Frauen und Ernährung, S. 140

HAUPTNAHRUNGSMITTEL

PARANÜSSE
Seite 100

ROTES FLEISCH
Seite 122

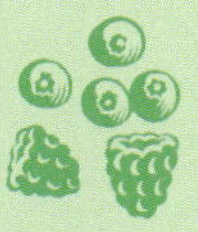

BEEREN
Seiten 82–85

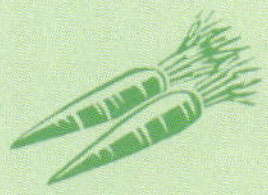

KAROTTEN
Seite 56

UNFRUCHTBARKEIT DES MANNES

Nicht zeugungsfähige Männer haben meist Probleme mit Erektion und Ejakulation oder damit, dass das an das Ei geheftete Spermium nicht befruchtungsfähig ist.

SYMPTOME: Befruchtungsunvermögen und mangelnde Erektion und Ejakulation sind die einzigen körperlichen Symptome.

KONVENTIONELLE BEHANDLUNG: Die Behandlung ist einfach: Änderung des Lebensstils (z. B. Reduktion von Nikotin und Alkohol), Vermeidung von Wärme um die Hoden und Behandlung von Infektionen und Hodenproblemen.

EMPFEHLENSWERTE NAHRUNGSMITTEL

Paranüsse, Fleisch und Getreide liefern viel Selen (Spurenelement), das für das männliche Fortpflanzungssystem unentbehrlich ist.
Rotes Fleisch, Meeresfrüchte, Vollkornbrot, Naturreis und Vollkornnudeln liefern Zink. Das Spurenelement ist für die sexuelle Reife des Mannes wichtig.
Beeren, Avocados, Pfirsiche und grünblättriges Gemüse enthalten reichlich die Vitamine C und E, die die Spermienanzahl und -mobilität erhöhen.
Karotten, Süßkartoffeln, Mangos, Aprikosen und grünblättriges Gemüse liefern das zur Spermienreifung wichtige Beta-Carotin.

UNGEEIGNETE NAHRUNGSMITTEL

Alkohol schädigt das Fortpflanzungssystem. Er senkt den Testosteronspiegel, verringert die Spermienzahl und beeinflusst den Sexualtrieb negativ.
Milchprodukte sollten nicht mit zinkreichen Nahrungsmitteln gegessen werden, da Calcium die Zinkaufnahme hemmt.

WEITERE MASSNAHMEN

- ❑ Das Rauchen sollte aufgeben werden, da es die Spermien genetisch schädigt.
- ❑ Präparate mit Vitamin E und Vitamin B_{12} erhöhen die Spermienzahl.
- ❑ Zinkpräparate verbessern die Spermienzahl.
- ❑ Selen begünstigt deutlich die Spermienaktivität.
- ❑ Bei Übergewicht kann Gewichtsabnahme die Spermienzahl erhöhen.
- ❑ Stressabbau verbessert die Spermienzahl.

Siehe auch Gesundheit von Frauen und Männern, S. 220

HAUPTNAHRUNGSMITTEL

ROTES FLEISCH
Seite 122

MEERESFRÜCHTE
Seite 120

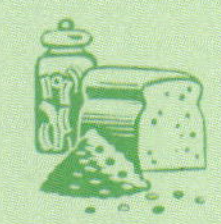

VOLLKORNGETREIDE
Seiten 92–99

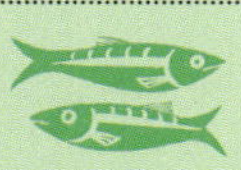

FETTER SEEFISCH
Seite 118

IMPOTENZ

Etwa 25 Prozent aller Männer sind impotent, wobei sämtliche Altersgruppen betroffen sein können. Bei fast der Hälfte aller Fälle ist die Ursache körperlicher Art, die meist behoben werden kann. Oft hat Impotenz auch psychische Gründe.

SYMPTOME: Impotenz ist das Unvermögen, eine Erektion zu erreichen und zu halten.

KONVENTIONELLE BEHANDLUNG: Orale Mittel und Pflaster verbessern die Erektion. Über den Penis gestülpte Plastikzylinder können eine vakuuminduzierte Erektion ermöglichen, Implantate können den Penis versteifen. Liegen keine körperlichen Gründe vor, ist Psychotherapie äußerst hilfreich.

EMPFEHLENSWERTE NAHRUNGSMITTEL

Rotes Fleisch, Austern und andere Meeresfrüchte sowie Vollkorngetreide liefern Zink. Fehlendes Zink in der Nahrung führt zu Impotenz.
Makrelen, Hering, Tunfisch, Lachs und andere fettreiche Seefische sollten regelmäßig gegessen werden. Die Fettsäuren dieser Fische verbessern den Blutfluss im Körper und in der Leistengegend.

UNGEEIGNETE NAHRUNGSMITTEL

Butter, Margarine, Schmalz und Öl sind reich an Fett und Kalorien und müssen von Abnehmwilligen reduziert werden.
Nachsalzen bei Tisch, abgepackte Nahrungsmittel, geräuchertes Fleisch und in Salzlake eingelegte Nahrungsmittel sind bei Bluthochdruck zu meiden.
Alkohol kann impotent machen, der Konsum muss strikt reduziert werden.

WEITERE MASSNAHMEN

- ❑ Ginseng und Gotu Kola (Asiatischer Wassernabel) fördern die Durchblutung.
- ❑ Nachtkerzenöl-Präparate verringern diabetisch bedingte Erektionsstörungen.
- ❑ Regelmäßige Bewegung hält den Körper fit und erhöht das Selbstbewusstsein.
- ❑ Alternative Therapien wie Aromatherapie, Reflexzonenmassage, Autogenes Training und Joga dienen der Entspannung.
- ❑ Hormontherapie kommt für Männer in Betracht, die während der »Wechseljahre des Mannes« ihre Potenz verlieren.

Siehe auch Fettsucht, S. 178

DAS NERVENSYSTEM

Dieses komplexe System sammelt und analysiert Informationen im Körperinneren und äußere Reize, speichert Erfahrungen und steuert die Körpersysteme. Es kommuniziert mit allen Teilen des Körpers und kontrolliert jede bewusste oder unbewusste Handlung, angefangen bei den unwillkürlich erfolgenden Vorgängen wie Blutkreislauf und Verdauung bis hin zu Gedanken, Gefühlen, Sinneswahrnehmungen, aktivem und passivem Tun.

ERNÄHRUNG UND NERVENSYSTEM

Dass gute Ernährung für die einwandfreie Entwicklung und Funktion des Nervensystems eine grundlegende Rolle spielt, ist wissenschaftlich belegt. So kann Folsäuremangel während der Schwangerschaft zur Wirbelsäulenfehlbildung des Neugeborenen, ein Mangel an Vitamin B_{12} zu Störungen des Nervensystems bei Mutter und Kind führen. Durch diätetische Maßnahmen konnten bestimmte Leiden des Nervensystems erfolgreich behandelt und das psychische Wohlbefinden gesteigert werden.

GESUNDE NERVEN

Wichtig für das Nervensystem sind ausreichend Schlaf und Entspannung in Verbindung mit regelmäßiger körperlicher Bewegung. Nur durch Aufnahme spezifischer Nährstoffe und regelmäßige Energiezufuhr kann das Nervensystem gesund und optimal funktionsfähig bleiben.

AUFBAU EINER NERVENZELLE

Die Nervenzelle (Neuron) besteht aus dem Zellkörper mit verzweigten Fortsätzen (Dendriten). Jeder Zellkörper hat eine Nervenfaser (Axon), deren Länge vom Bruchteil eines Zentimeters bis zu einem Meter variiert. Axone leiten elektrische Impulse zum Gehirn und umgekehrt.

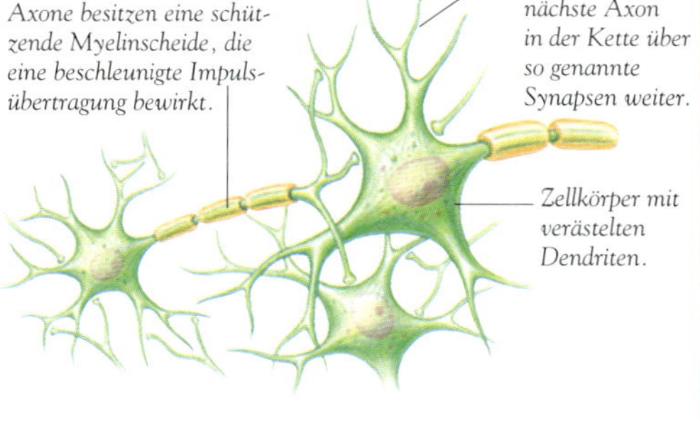
Axone besitzen eine schützende Myelinscheide, die eine beschleunigte Impulsübertragung bewirkt.
Dendriten leiten Impulse an das nächste Axon in der Kette über so genannte Synapsen weiter.
Zellkörper mit verästelten Dendriten.

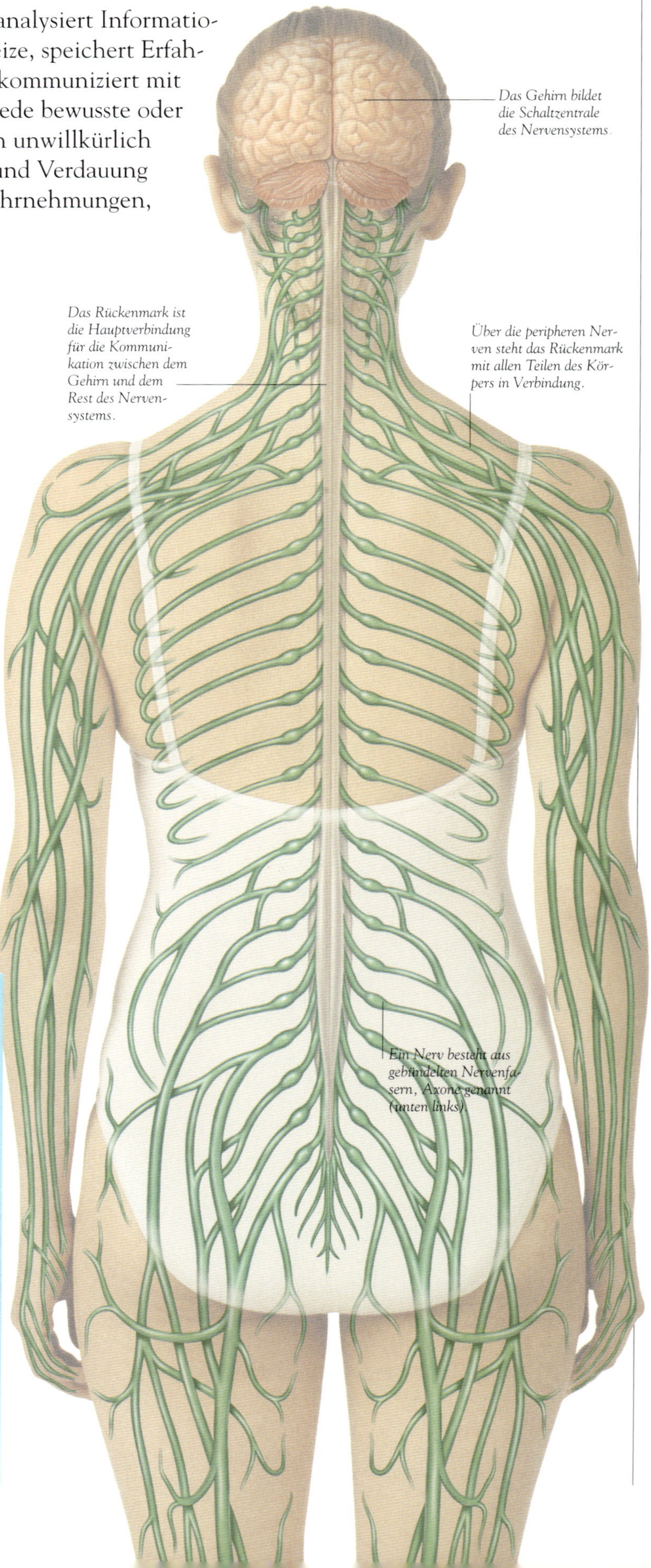
Das Gehirn bildet die Schaltzentrale des Nervensystems.
Das Rückenmark ist die Hauptverbindung für die Kommunikation zwischen dem Gehirn und dem Rest des Nervensystems.
Über die peripheren Nerven steht das Rückenmark mit allen Teilen des Körpers in Verbindung.
Ein Nerv besteht aus gebündelten Nervenfasern, Axone genannt (unten links).

HEILENDE NAHRUNGSMITTEL

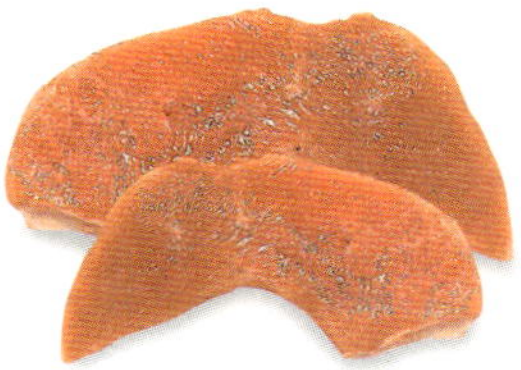

TRUTHAHN SEITE 124

Wirkung: Erhöht den Serotoninspiegel im Gehirn, was den Gemütszustand beeinflusst.
Anwendung: Bei Neigung zu saisonabhängiger Affektstörung.
Nährstoffe: Aminosäure Tryptophan.

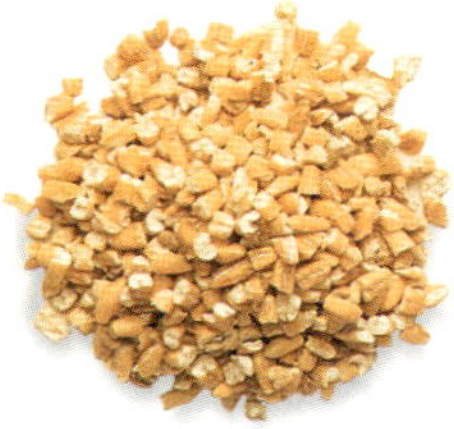

HAFERSCHROT SEITE 95

Wirkung: Haferschrot ist wie Hafergrütze für antidepressive Eigenschaften bekannt.
Anwendung: Niedergeschlagenheit und Depressionen.
Nährstoffe: Saponine und B-Vitamine.

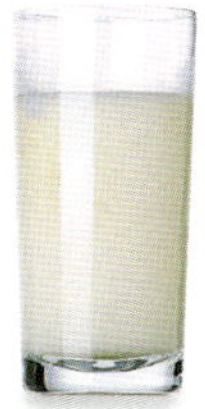

TEILENTRAHMTE MILCH SEITE 126

Wirkung: Unterstützt die Bildung der Enzyme, die für das Funktionieren der Nerven wichtig sind.
Anwendung: Wachstum und allgemein für die Gesunderhaltung des Nervensystems.
Nährstoffe: Calcium.

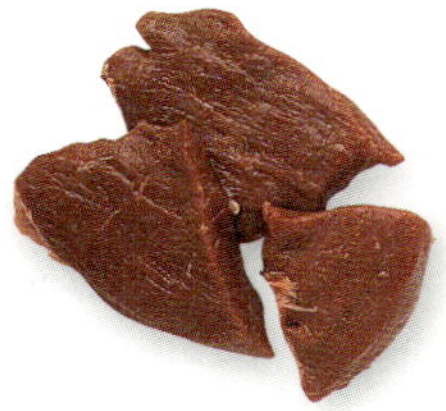

ROTES FLEISCH SEITE 122

Wirkung: Enthält wichtiges B-Vitamin für den Aufbau und die Erhaltung des Nervensystems.
Anwendung: Für den Aufbau stabiler Nerven und Vorbeugung neuropsychischer Störungen.
Nährstoffe: Vitamin B_{12}.

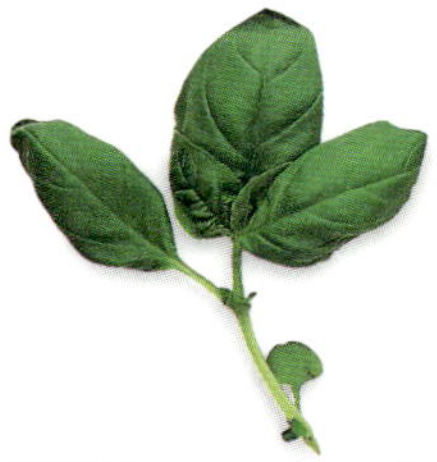

BASILIKUM SEITE 109

Wirkung: Ist in der westlichen Kräuterheilkunde seit langem bekannt als Antidepressivum.
Anwendung: Neigung zu Depressionen, vor allem bei Winterbeginn.
Nährstoffe: Ätherische Öle.

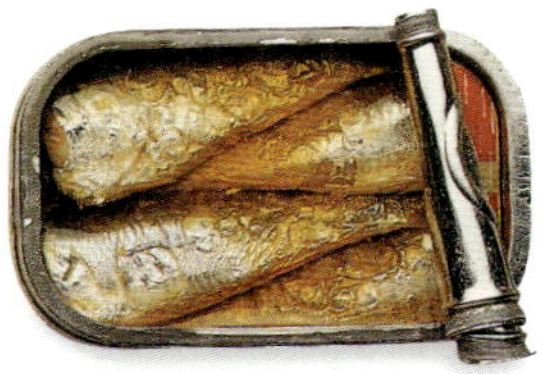

SARDINEN SEITE 119

Wirkung: Enthalten die für den Aufbau des Nervensystems und für gesunde Gehirn- und Nervenfunktionen unverzichtbaren Fettsäuren.
Anwendung: Für schwangere und stillende Frauen.
Nährstoffe: Omega-3-Fettsäuren.

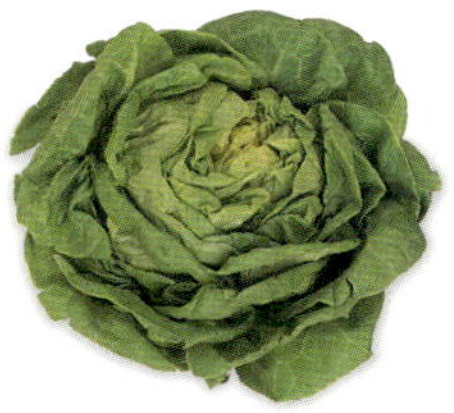

BLATTSALAT SEITE 62

Wirkung: Der Milchsaft enthält das milde Sedativ Lactucarium, vor allem im Strunk.
Anwendung: Überreizung und Schlaflosigkeit.
Nährstoffe: Calcium und Kalium.

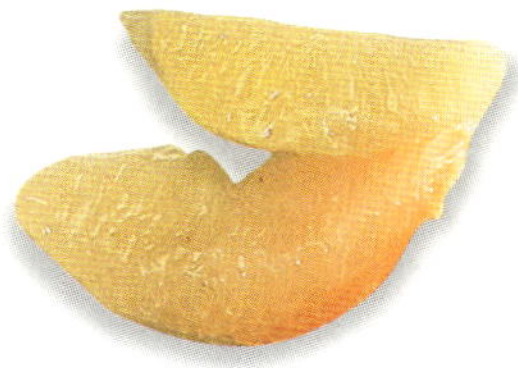

ORANGEN SEITE 88

Wirkung: Kann die Nerven gegen Schäden durch freie Radikale schützen.
Anwendung: Bei Stress, nervösen Angstzuständen und allgemeinen Schlafstörungen.
Nährstoffe: Vitamin C, Alpha- und Beta-Carotin, Folat.

WEITERE EMPFEHLENSWERTE NAHRUNGSMITTEL

ROTE BETE SEITE 57

Wirkung: Hat antidepressive Eigenschaften.
Anwendung: Niedergeschlagenheit wegen Folatmangel.
Nährstoffe: Folat, Vitamin C, Beta-Carotin und Kohlenhydrate.

SESAMSAMEN SEITE 103

Wirkung: Liefert essenzielle Fettsäuren für die Weiterleitung der Nervenimpulse.
Anwendung: Besserung des Erinnerungsvermögens.
Nährstoffe: Omega-6-Fettsäuren.

KAMILLENTEE SEITE 108

Wirkung: Der Tee ist für seine beruhigende Wirkung bekannt.
Anwendung: Gegen Schlaflosigkeit und allgemeine Schlafstörungen; zur Entspannung.
Nährstoffe: Ätherische Öle.

VOLLKORNBROT SEITE 98

Wirkung: Liefert B-Vitamine.
Anwendung: Gut für das Nervensystem. Hilft Frauen mit stressbedingtem Prämenstruellem Syndrom (PMS).
Nährstoffe: B-Vitamine.

UNGEEIGNETE NAHRUNGSMITTEL

KÄSE

Migräneanfällige Personen sollten alle tyraminreichen Nahrungsmittel meiden, also auch Käse. Schokolade, Alkohol und mit Käse zubereitete Speisen sollten ebenfalls nicht gegessen werden.

SÜSSIGKEITEN

Süße Speisen und alle sonstigen Kohlenhydrate, die der Organismus rasch verbrennt, können die Blutzuckerwerte erhöhen. Das führt bei Kindern und Erwachsenen eventuell zu Nervosität und Hyperaktivität.

ORANGENSAFTGETRÄNKE

Der gelbe Farbstoff Tartrazin kann bei Kindern Hyperaktivität verursachen; tartrazinhaltige Nahrungsmittel sollten deshalb gestrichen werden.

KAFFEE, TEE UND COLA

Liegen Schlafstörungen oder Schlaflosigkeit vor, empfiehlt es sich, größere Mengen Kaffee, Colagetränke, starken Tee und Erkältungsmittel zu meiden. Der hohe Koffeingehalt übt einen direkten Reiz auf das Nervensystem aus und kann zu Schweißausbrüchen, Herzklopfen und erhöhtem Blutdruck führen. Täglich sollten höchstens sechs Glas koffeinhaltige Getränke konsumiert werden. Um Entzugserscheinungen zu vermeiden, wird der Koffeinkonsum besser nach und nach reduziert.

INDUSTRIENAHRUNG

Kuchen, Gebäck, Süßigkeiten und Fertiggerichte sind industrielle Erzeugnisse, denen die für ein voll funktionsfähiges Nervensystem wichtigen Nährstoffe entzogen wurden. Alle Speisen sollten vorzugsweise aus frischen Zutaten bereitet werden.

ALKOHOL

Alkohol beeinträchtigt die Übertragung der Nervenimpulse, was unser Bewegungs-, Denk- und Sprechvermögen herabsetzt. Alkohol wirkt wie ein Depressivum auf das Nervensystem und kann sogar Anfälle auslösen. Besonders schädlich ist die Auswirkung auf alle Personen, die zu Epilepsie, Niedergeschlagenheit, Depressionen und Stress neigen.

HAUPTNAHRUNGSMITTEL

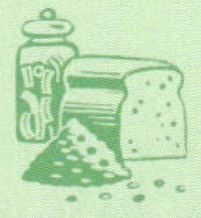

VOLLKORNGETREIDE
Seiten 92–99

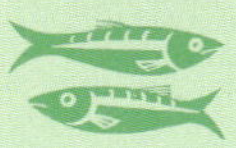

FETTER SEEFISCH
Seite 118

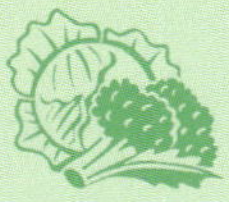

GRÜNGEMÜSE
Seiten 44–51

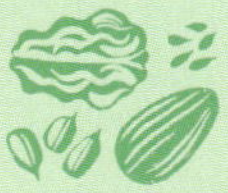

NÜSSE UND SAMEN
Seiten 100–105

AVOCADOS
Seite 51

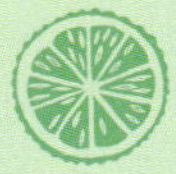

ZITRUSFRÜCHTE
Seiten 86–88

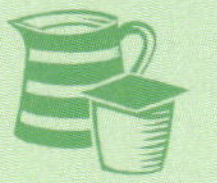

MILCHPRODUKTE
Seiten 126–128

MEERESFRÜCHTE
Seite 120

ROTES FLEISCH
Seite 122

ALKOHOLISMUS

Alkoholsucht ist eine Form der psychischen und physischen Abhängigkeit und stellt eines der gravierendsten gesundheitlichen und sozialen Probleme der westlichen Welt dar. Typisch für die Krankheit ist ein starkes Verlangen nach Alkohol und die Schwierigkeit, ohne ihn Routinearbeiten zu erledigen. Alkoholiker können ihren Alkoholkonsum steigern, ohne zunächst arbeitsunfähig zu werden – Alkoholentzug bereitet ihnen jedoch sehr große Probleme.

SYMPTOME: Verhaltensveränderungen betreffen das Unvermögen, mit Alltagsaktivitäten zurechtzukommen, Schlaflosigkeit und ungewohnte emotionale Ausbrüche. Alkoholismus birgt ein erhöhtes Risiko für Lebererkrankungen, Bluthochdruck, Hirnschäden, Herzkrankheiten und Herzrhythmusstörungen, Schlaganfälle, Pankreatitis, peptische Geschwüre und Krebs. Einfluss auf die Symptome nehmen Faktoren wie genetische Disposition, Ernährungsstatus und der Gesundheitszustand davor.

KONVENTIONELLE BEHANDLUNG: Der stationären Behandlung folgen medizinische und lokale Betreuung durch eine Beratungsstelle. Entzugssymptome werden medikamentös behandelt, z. B. mit Phenothiazin, Diazepam, Haloperidol und Chlormethiazol. In schweren Fällen alkoholbedingter Ernährungsmangelzustände erfolgt Ernährungsberatung.

EMPFEHLENSWERTE NAHRUNGSMITTEL

Roggenbrot, Hülsenfrüchte, Basmatireis, ungesüßtes Müsli, Äpfel, Birnen, Grapefruits, Kirschen, Orangen, Pfirsiche und Joghurt können den glykämischen Index senken *(siehe S. 19)*. Diese Nahrungsmittel geben den Zucker langsam ins Blut ab und helfen bei Leberzirrhose mit hohem Diabetesrisiko.

Heringe, Bücklinge, Makrelen, Sardinen und Lachs liefern Vitamin D, ebenfalls Eier, angereicherte Frühstücksflocken, Margarine und Butter. Alkoholbedingte chronische Lebererkrankungen führen zu Vitamin-D-Mangel.

Weißkohl, Rosenkohl, Blumenkohl und Spinat enthalten Vitamin K. Leber, Butter, sonstige Milchprodukte und angereicherte Margarine liefern Beta-Carotin, desgleichen Karotten und anderes orangefarbenes Gemüse und Obst sowie Grüngemüse. Leberleiden können zu Fettstoffwechselstörungen und Mangel an Vitamin A und K führen.

Nüsse, Samen, Avocados und Vollkorngetreide enthalten Vitamin E, das bei Leberkranken ungenügend absorbiert wird.

Rote Bete, Rosenkohl, Spinat, Spargel und Grünkohl enthalten viel Folat (ein B-Vitamin), während angereicherte Frühstücksflocken und Hefeextrakte Folsäure liefern. Alkohol stört die Aufnahme dieser Vitamine.

Zitrusfrüchte und -säfte, Papayas, Beeren, Paprikaschoten und Süßkartoffeln liefern Vitamin C, das bei Alkoholikern erniedrigt ist. Hohe Gaben dieses Vitamins beschleunigen die Geschwindigkeit, mit der Alkohol aus dem Organismus entfernt wird.

Frühstücksflocken, Brot und Vollkorngetreide enthalten mehrere B-Vitamine, die bei Alkoholikern ebenfalls niedrig sind. Vitamin-B-Mangel kann die Alkoholsymptome verstärken.

Milchprodukte, Nüsse, Samen, grünblättriges Gemüse, mit Calcium angereicherte Sojamilch und Tofu liefern viel Calcium. Ein niedriger Calciumspiegel ist bei Alkoholikern üblich; bei Frauen steigt dadurch das Osteoporoserisiko.

Milch, Brot, Getreideprodukte und Kartoffeln enthalten Magnesium, das von starken Trinkern meist schlecht aufgenommen und in äußerst großen Mengen ausgeschieden wird. Niedrige Magnesiumwerte können Herzleiden auslösen.

Obst, Gemüse und Fruchtsäfte haben viel Kalium, das Alkoholiker oft wenig aufnehmen. Niedriger Kaliumspiegel kann zu Symptomen ähnlich dem Delirium tremens führen.

Meeresfrüchte, rotes Fleisch und Vollkorngetreide enthalten Zink. Zink kann Alkoholvergiftungen vorbeugen.

UNGEEIGNETE NAHRUNGSMITTEL

Fleisch, Geflügel, Fisch, Eier und Milchprodukte sind proteinreich. Bei schweren alkoholbedingten Leberschäden muss Protein unter Aufsicht eines Arztes und einer Diätassistentin reduziert werden.

Grätenreicher Fisch und Nahrungsmittel von rauer Struktur müssen bei Krampfadern in der Speiseröhre gemieden werden. Die erweiterten Venen platzen auf, wenn sie verletzt oder durchstoßen werden.

WEITERE MASSNAHMEN

- ❑ Präparate mit dem Vitamin-B-Komplex, einschließlich Vitamin B_1, können dem Wernicke-Korsakoff-Syndrom vorbeugen, einer durch Fehlernährung verursachten Krankheit und möglichen Folge der Alkoholsucht.
- ❑ Allgemeine Vitamin- und Mineralstoffpräparate unterstützen die Entgiftungsvorgänge.
- ❑ Nachtkerzenöl enthält Omega-6-Fettsäuren, die schwere Alkoholentzugssymptome mildern.

Siehe auch Depressionen, S. 233

Hauptnahrungsmittel

Vollkorngetreide
Seiten 92–99

Obst
Seiten 72–91

Gemüse
Seiten 42–71

Mageres Fleisch
Seite 122

Geflügel
Seite 124

Eier
Seite 129

Fettarme Milchprodukte
Seiten 126–128

Hülsenfrüchte
Seiten 58–60

Stress und Angst

Anzeichen von Stress sind große, über einen langen Zeitraum anhaltende Ängste. Trauerfälle, Geldsorgen, Arbeitsüberlastung, Arbeitsstellenverlust und eine schlechte Beziehung verursachen Stress. Bei Kindern und Jugendlichen sind es Probleme wie Scheidung der Eltern, Druck in der Schule und Sorgen im Zusammenhang mit dem Heranwachsen. Schilddrüsenüberfunktion kann ebenso Angstgefühle auslösen wie Drogenabhängigkeit.

Symptome: Stress kann das Immunsystem schwächen, was sich in häufigen kleineren Erkrankungen ausdrückt, wie Husten, Erkältungen, Herpes. Schlafstörungen können während des Tages zu Müdigkeit führen, Kopfschmerzen, Verdauungsstörungen, Panikattacken, Reizbarkeit und beschleunigter Herzschlag stellen sich ein. Stress kann auch Appetitlosigkeit oder Heißhunger bewirken. Besonders Kinder haben bei Stress die Neigung zu Essstörungen.

Konventionelle Behandlung: Nachdem sonstige Ursachen ausgeschlossen sind, muss die Grundursache ermittelt und behandelt werden. Dazu gehören psychologische Beratung, Abstand zur Stressquelle, Medikamente, Entspannungsübungen und Bewegung.

Empfehlenswerte Nahrungsmittel

Vollkornbrot, Pittabrot und weiches Teegebäck aus Vollkornmehl, Vollkornfrühstücksflocken und -nudeln, Naturreis enthalten viel Vitamin B – eine gute Nervennahrung. Unlösliche Ballaststoffe beugen Verstopfung und anderen stressbedingten Darmleiden vor. Etwa 60 Prozent der Kalorien sollten aus diesen stärkehaltigen Produkten kommen und Bestandteil jeder Mahlzeit sein.
Obst und Gemüse enthalten die Vitamine C, E und den B-Komplex, die Mineralstoffe Calcium, Eisen, Zink, Kalium und Kupfer sowie sekundäre Pflanzenstoffe (z. B. Carotinoide und Bioflavonoide). Sie stärken die Körperabwehr für Herzkrankheiten, gewisse Krebsarten und Infektionen. Empfehlenswert sind fünf möglichst abwechslungsreiche Portionen pro Tag.
Mageres Fleisch, Huhn und Truthahn ohne Haut, weißfleischiger Fisch und fetter Seefisch, Eier, fettarme Milch und Milchprodukte, Hülsenfrüchte und Tofu sind gute, fettarme Proteinquellen. Wichtig sind zwei bis drei Portionen pro Tag.

Ungeeignete Nahrungsmittel

Fett und Öl sollten mäßig konsumiert werden. Auf Nahrungsmittel mit vielen gesättigten Fettsäuren ist genau zu achten: fettes Fleisch, Fleischprodukte (z. B. Pasteten, Frikadellen, Wurst), Vollmilchprodukte, Kuchen, Gebäck und Fertignachspeisen. Sie erhöhen den Cholesterinwert und damit das Herzerkrankungsrisiko. Zudem führen sie zu Übergewicht, was viele physische und psychische Probleme schafft und den Stress vergrößert.
Alkohol wirkt dämpfend auf das Nervensystem und kann deprimierte Gefühle verstärken. Weil man Stressursachen »ertränkt« statt den Stress abzubauen, wächst die Gefahr einer Alkoholabhängigkeit.
Colagetränke, Kaffee, Tee und einige Erkältungsmittel enthalten Nerven stimulierendes Koffein. Im Übermaß genossen, bewirkt es Zittern, Schwitzen, Herzklopfen, schnelles Atmen und Schlafstörungen. Reduzierungen sollten allmählich erfolgen, um Entzugssymptome (Kopfschmerzen oder Müdigkeit) zu vermeiden. Die Beschränkung koffeinhaltiger Getränke auf eine Tasse pro Tag oder weniger verringert die Beschwerden.

Fallbeispiel

Dieter Kistler, 26, erlebte in der Arbeit Angstattacken, wenn er unter Druck geriet. Zuweilen schwitzte er stark und spürte eine Enge in der Brust. Sein Haar begann auszufallen, was sein Arzt dem Stress zuschrieb. Dieter Kistler wurde an eine Diätberaterin verwiesen, die ihm riet, einige Wochen keinen Alkohol zu trinken, Kaffee zu reduzieren und Kräutertees zu trinken. Sie empfahl auch, sich langsam erschließende Kohlenhydrate zu essen und Süßigkeiten zu vermeiden. Nach einem Monat mit diesem Ernährungsplan und einer Hypnotherapie fühlte er sich Stresssituationen besser gewachsen.

Weitere Massnahmen

- ❑ Eisenkrauttinktur oder -tee entspannt. Die Pflanze wirkt beruhigend auf das Nervensystem.
- ❑ Betonie (Heilziest) hat ebenfalls beruhigende Wirkung und empfiehlt sich besonders bei Erschöpfung. Sie ist pulverisiert in Kapselform erhältlich.
- ❑ Die Damaszenerrose hat sanft sedative Wirkung. Damaszenerrosenwasser sorgt, zum Abendessen gegeben, für guten Schlaf.
- ❑ Kamillentee beruhigt die Nerven und verbessert, abends getrunken, den Schlaf.
- ❑ Vitamin- und Mineralstoffpräparate stärken den Körper gegen Stress.

Siehe auch Depressionen, S. 233; Erschöpfung, S. 235

HAUPTNAHRUNGSMITTEL

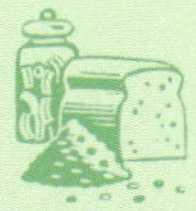

VOLLKORNGETREIDE
Seiten 92–99

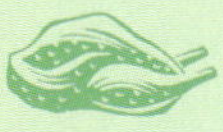

TRUTHAHN
Seite 124

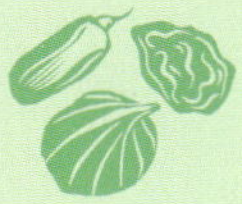

FEIGEN
Seite 80

BANANEN
Seite 90

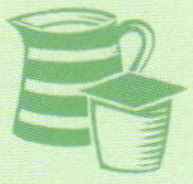

FETTARME MILCH
Seite 126

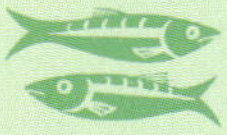

FETTER SEEFISCH
Seite 118

SAMEN
Seiten 103–105

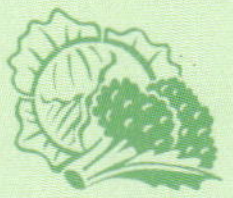

GRÜNGEMÜSE
Seiten 44–51

KAMILLENTEE
Seite 108

SCHLAFLOSIGKEIT

Schlaflosigkeit ist das Unvermögen, nachts Schlaf zu finden. Das Leiden kann kurzfristig auftreten und durch stressreiche Situationen und Ereignisse bedingt sein oder langfristig auf Grund von chronischem Stress oder ernsthaften psychischen oder emotionalen Problemen entstehen. Körperliche Ursachen können Verdauungsstörungen, Asthma, Atemnot, Blutzuckerabfall (Hypoglykämie), Nebenwirkungen gewisser Medikamente oder übermäßiger Alkoholgenuss sein.

SYMPTOME: Dazu gehören Einschlafschwierigkeiten oder häufiges Aufwachen während der Nacht, aber auch Ruhelosigkeit und lebhafte Träume. Das führt zu Lustlosigkeit und Reizbarkeit infolge von Unausgeschlafenheit.

KONVENTIONELLE BEHANDLUNG: Zur Behandlung von Schlaflosigkeit müssen zuerst die medizinischen Grundursachen beseitigt werden, wie Schilddrüsenprobleme, Diabetes mellitus und Infektionen. Die Eisenwerte im Blut sollten überprüft werden. Beratungen über Ess- und Trinkgewohnheiten, Alkoholkonsum und Lebensstil erfolgen ebenfalls. Kurzfristig werden auch Schlaftabletten verordnet, um das Muster der Schlaflosigkeit zu durchbrechen. Liegen Depressionen vor, werden diese behandelt.

EMPFEHLENSWERTE NAHRUNGSMITTEL

Speisen und Getränke sorgfältig auszuwählen und die Essenszeiten festzulegen, kann Schlaflosigkeit vorbeugen oder Beschwerden lindern.

Brot, Nudeln, Kartoffeln und Reis enthalten viele Kohlenhydrate, die der Körper langsam verbrennt. Eine kohlenhydratreiche und proteinarme Abendmahlzeit begünstigt den Schlaf.

Truthahn, Feigen, Bananen, Datteln, Joghurt und Tunfisch enthalten Schlaf förderndes Tryptophan.

Mageres Fleisch und fettarme Milch liefern Vitamin B_6, das für die Produktion von Serotonin aus der Aminosäure Tryptophan benötigt wird. Vitamin-B-Mangel bedingt Schlaflosigkeit.

Makrelen, Lachs, Sardinen und andere fettreiche Seefische sowie Leinsamen und Kürbiskerne sind reich an Omega-3-Fettsäuren.

Sonnenblumenkerne, Kürbiskerne und Sesam liefern Omega-6-Fettsäuren, die eine direkte Wirkung auf die Gehirnnerven und eine indirekte auf Prostaglandine, Neurotransmitter, Aminosäuren und so genannte Interleukine haben, die den Schlaf auslösen.

Rotes Fleisch, dunkles Geflügel, Fisch, angereicherte Frühstücksflocken und grünblättriges Gemüse enthalten Eisen. Eisenmangel oder geringe Eisenreserven führen zu Schlaflosigkeit.

FALLBEISPIEL

Beatrix Tandler, 48, bekam Schlafstörungen, als ihre Tochter Eheprobleme durchmachte. Ihr Arzt empfahl, abends kohlenhydratreiche Speisen zu essen (z. B. Kartoffeln, Getreide und Brot) und Kamillentee zu trinken. Zur Entspannung riet er ihr zu Joga. Beatrix Tandler befolgte den Rat und hatte schon bald keine Angst mehr vor dem Zubettgehen. Beide Methoden erwiesen sich als hilfreich und ließen sie zur Schlafenszeit entspannt einen natürlichen Schlaf finden – ohne Schlaftabletten.

Grüner Salat, besonders Freilandsalat, enthält die beruhigend wirkende Substanz Lactucarium. Es kann hilfreich sein, vor dem Schlafengehen grünen Salat zu essen.

Kamillentee beruhigt die Nerven und bereitet auf den Schlaf vor.

UNGEEIGNETE NAHRUNGSMITTEL

Butter, Margarine, Schmalz, Öl, Kuchen, Gebäck, Fleischprodukte und Gebratenes sollten Personen mit Atemnot (Atemstörung, die während des Schlafs auftritt) meiden. Solche fett- und kalorienreichen Nahrungsmittel sollten möglichst nicht von Übergewichtigen gegessen werden, da zwischen Atemnot (Atemstörung) und Fettsucht ein Zusammenhang besteht. Studien belegen, dass Gewichtsabnahme das Leiden verbessert.

Kaffee, Tee, Colagetränke und einige Medikamente gegen Erkältungskrankheiten enthalten Koffein. Große Mengen davon überreizen das Nervensystem und führen zu Schlafstörungen.

WEITERE MASSNAHMEN

- Spätes Essen in der Nacht und Zubettgehen mit vollem Magen verursachen Verdauungsstörungen und Schlaflosigkeit.
- Spätabends trinken bedeutet, nachts zur Toilette gehen zu müssen.
- Wichtig ist regelmäßige Bewegung, mindestens vier- bis fünfmal pro Woche.
- Tinkturen aus Goldmohn, Hopfen oder Passionsblume helfen, wenn sie nachts eingenommen werden. Kräuterheilmittel sollten nur auf Anraten von Kräuterheilkundigen eingenommen werden.

Siehe auch Asthma, S. 187; Depressionen, S. 233; Sodbrennen, S. 170; Stress und Angst, S. 231

HAUPTNAHRUNGSMITTEL

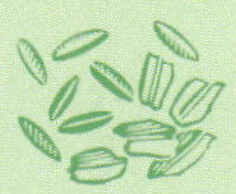

HAFER
Seite 95

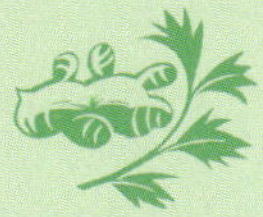

BASILIKUM
Seite 109

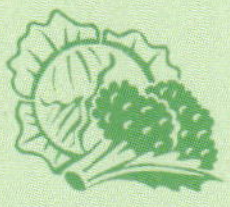

GRÜNGEMÜSE
Seiten 44–51

MAGERES FLEISCH
Seite 122

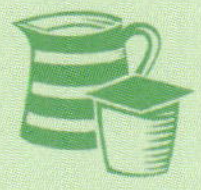

FETTARME MILCH
Seite 126

DEPRESSIONEN

Charakteristisch für die psychische Störung sind äußerst intensive, anhaltende Gefühle von Traurigkeit und Pessimismus sowie mangelndes Lebensinteresse. Es erscheint unmöglich, ein normales Leben weiterzuführen. Schlafstörungen, Appetitmangel und verringerter Sexualtrieb kommen hinzu, bei schwerer Depression auch Selbstmordneigung. Auslöser können schwierige Lebensumstände sein, z. B. Trauerfall, Arbeitslosigkeit, Ruhestand oder finanzielle Sorgen. Depressionen bleiben oft unerkannt. Schätzungen zufolge leidet jede fünfte Person darunter.

SYMPTOME: Die Hauptsymptome der Depression sind hartnäckig und weitaus komplexer als einfache Gefühle der Niedergeschlagenheit: Angst, Freudlosigkeit, Antriebsschwäche, Müdigkeit, Konzentrationsmangel sowie geringe Selbstachtung, mangelndes Selbstvertrauen, Schuldgefühle und Zukunftsangst gehören genauso dazu wie Selbstverstümmelungen, Selbstmordgedanken oder -handlungen, Schlafstörungen und Appetitmangel.

KONVENTIONELLE BEHANDLUNG: Wichtig ist ärztliche Behandlung. Ernährungsumstellungen sollten mit dem Arzt besprochen und in die Gesamtbehandlung integriert werden. Häufig verschriebene Antidepressiva sind trizyklische Antidepressiva, Monoaminoxidase-Hemmer und selektive Serotonin-Reuptake-Hemmer (SSRI).

EMPFEHLENSWERTE NAHRUNGSMITTEL

Lebensmittel heilen Depressionen nicht, helfen aber als Begleittherapie. Bei leichten bis mittelschweren Depressionen erweisen sich Ernährungsumstellungen als sehr erfolgreich.

Hafer, bekannt wegen seiner antidepressiven Wirkung, ist reich an Saponinen, Alkaloiden, B-Vitaminen und Flavonoiden. Als Brei vertreibt er Verstimmungen.

Basilikum in Salaten ist wegen seiner antidepressiven Wirkung schon immer der Tipp von Kräuterheilkundigen. Aktive Bestandteile sind gewisse ätherische Öle und Basilikumkampfer.

Rosenkohl, Brokkoli, Weißkohl, Rote Bete, Spargel, Spinat und Grünkohl sind reich an Folat (B-Vitamin). Depressionen sind meist Symptom eines Folatmangels. Niedrige Werte beeinträchtigen die Wirkung von Antidepressiva, z. B. Serotonin-Hemmer.

Frühstücksflocken, Brot und Hefeextrakte, mit Folsäure angereichert, lassen den Vitamin-B-Spiegel im Blut steigen.

FALLBEISPIEL

Georg Barns, 56, fühlte sich seit seiner Scheidung isoliert und deprimiert. Er ging immer weniger unter Leute. Seine Ernährung bestand meist aus nährstoffarmen Fertiggerichten. Innerhalb von sechs Monaten hatte er 12 Kilogramm zugenommen. Die Arbeitskollegen bemerkten seine Depression und rieten, eine Ernährungstherapeutin aufzusuchen. Diese empfahl Johanniskraut, eine fettarme Diät und täglich einen 40-minütigen Spaziergang. Der Speiseplan enthielt auch Truthahn und Frischkäse, die den Serotoninspiegel im Gehirn erhöhen. Innerhalb von zwei Monaten erreichte Georg Barns Normalgewicht und sah das Leben wieder positiver.

Mageres Fleisch und fettarme Milch liefern viel Vitamin B_6, das für die Umwandlung der Aminosäure Tryptophan in den stimmungsaufhellenden Neurotransmitter Serotonin benötigt wird. Einige Tests ergaben, dass Depressive über bedeutend weniger Vitamin B_6 verfügen als nicht Depressive.

UNGEEIGNETE NAHRUNGSMITTEL

Zucker, Honig, Süßigkeiten, Kuchen, Gebäck und süße Getränke führen zu schnellem Blutzuckeranstieg, dem meist rasch ein Blutzuckerabfall folgt. Solche Nahrungsmittel verstärken Gefühle der Niedergeschlagenheit und sollten von Depressiven nicht gegessen werden.

Käse, vor allem Schimmelkäse, ausgereifter und weiterverarbeiteter Käse, Wild, Fleischextrakte – auch in Nahrungsmitteln –, eingelegter Hering, aromatisiertes Sojafleisch und Alkoholgetränke enthalten biologisch aktive Amine (z. B. Tyramin, Histamin und Dopamin). Sie sollten bei Einnahme von Monoaminoxidase-Hemmern vermieden werden. Wird dies nicht beachtet, können unangenehme (meist Kopfschmerzen und Bluthochdruck) bis lebensbedrohliche Reaktionen auftreten.

WEITERE MASSNAHMEN

- ❑ Hafertinktur, Basilikumsaft oder Damianatinktur sind bekannte, in der Kräuterheilkunde empfohlene Heilmittel.
- ❑ Johanniskraut ist in Tablettenform in Apotheken und Reformhäusern erhältlich. Es wird oft bei leichter bis mäßiger Depression verordnet und hat sich gut bewährt.

Siehe auch Erschöpfung, S. 235; Saisonabhängige Affektstörung, S. 234; Stress und Angst, S. 231

HAUPTNAHRUNGSMITTEL

GEFLÜGEL *Seite 124*

VOLLKORNGETREIDE *Seiten 92–99*

HÜLSENFRÜCHTE *Seiten 58–60*

OBST *Seiten 72–91*

FISCH *Seiten 118–121*

AVOCADOS *Seite 51*

MILCHPRODUKTE *Seiten 126–128*

ZITRUSFRÜCHTE *Seiten 86–88*

GRÜNGEMÜSE *Seiten 44–51*

SAISONABHÄNGIGE AFFEKTSTÖRUNG

Eine saisonabhängige Affektstörung liegt vor, wenn in mindestens zwei oder drei aufeinander folgenden Wintern depressive Verstimmungen aufgetreten sind. Das Leiden beginnt meist zwischen dem 22. und 35. Lebensjahr. Es konnten gewisse biologische Abnormitäten in Bezug auf die Sekretion des Hormons Serotonin im Gehirn festgestellt werden.

SYMPTOME: Neben Depressionen, Schuldgefühlen, Reizbarkeit, geringer Selbstachtung, Apathie, Angst, dem Bedürfnis allein zu sein, Wahnvorstellungen, Zwanghaftigkeit, Stimmungshochs und Hyperaktivität zeigen sich auch Müdigkeit, Schlafstörungen, Esszwang, Gewichtszunahme, verringerte Libido, niedrige Körpertemperatur, Muskelschmerzen, geschwächte Krankheitsabwehr und Menstruationsprobleme.

KONVENTIONELLE BEHANDLUNG: Nicht saisonbedingte und periodisch auftretende Depressionen, auch Schilddrüsenüberfunktion, Unterzucker und das Chronische Müdigkeitssyndrom sind zunächst auszuschließen. Lichttherapie ist bei 85 Prozent der diagnostizierten Fälle erfolgreich. Antidepressiva können die Beschwerden abmildern.

EMPFEHLENSWERTE NAHRUNGSMITTEL

Ernährung kann die Menge des stimmungsaufhellenden Neurotransmitters Serotonin im Gehirn vergrößern und mögliche Gewichtszunahmen kontrollieren.

Truthahn, Fasan, Rebhuhn und Hüttenkäse enthalten besonders viel Tryptophan (Aminosäure), eine Vorstufe von Serotonin. Das Gleiche gilt auch für mageres Fleisch, Fisch, Eier, fettarme Milchprodukte und Hülsenfrüchte.

Hafergrütze, ungesüßtes Müsli und Kleiefrühstücksflocken haben einen niedrigen Glykämischen Index (*siehe S. 18*). Das heißt, sie geben Zucker nur langsam ins Blut ab. Eine stetige Versorgung des Gehirns mit Blutzucker lässt den Serotoninspiegel für längere Zeit ansteigen. Diese Nahrungsmittel mildern leichte Depressionen.

Basmatireis, Roggenbrot und Nudeln verfügen über einen niedrigen Glykämischen Index und sollten zu den Grundnahrungsmitteln gehören. Sie verhindern große Schwankungen des Blutzuckerspiegels und dadurch eine Gewichtszunahme.

Hülsenfrüchte haben einen niedrigen Glykämischen Index und sollten zu Gunsten einer beständigen Serotoninversorgung zu den Mahlzeiten gehören.

Aprikosen, Äpfel, Birnen, Trauben, Pflaumen, Grapefruits und Orangen heben Blutzucker- und Serotoninspiegel langsam an und halten ihn.

Fisch, Meeresfrüchte, Huhn und Truthahn (ohne Haut), Hüttenkäse, sehr magerer Schinken, Schwein, Lamm, Tofu, Naturjoghurt, entrahmte Milch und Eier versorgen das Gehirn mit Tyrosin. Diese Aminosäure wird zur körpereigenen Produktion von Dopamin und Noradrenalin benötigt, die auf Gehirnzellen einwirken und die Konzentrationsfähigkeit und geistige Beweglichkeit verbessern.

Avocados, Datteln, Bananen, Pflaumen, Auberginen, Papayas, Passionsfrüchte, Ananas und Tomaten enthalten die natürliche Vorstufe von Serotonin. Dieses heftet sich an die Rezeptoren des Magens und signalisiert dem Gehirn, den Appetit zu dämpfen.

Hüttenkäse, Truthahn, Huhn, sehr mageres Fleisch, Tofu und fettarme Milchprodukte sind kalorien- und fettarme Proteinquellen. Proteinreiche Nahrung zügelt den Hunger und die Tendenz, zu viel zu essen.

Orangen, Grapefruits, Beeren, Süßkartoffeln und grünblättriges Gemüse enthalten viel immunstärkendes Vitamin C.

UNGEEIGNETE NAHRUNGSMITTEL

Zucker, Honig, Süßigkeiten, süße Getränke, Kuchen und Gebäck lassen den Zucker im Blut rasch und heftig hochschnellen, verbunden mit einem entsprechend schnellen, aber nicht zu haltenden Serotoninanstieg im Gehirn. Dem Hoch folgt ein Tief mit Gier nach Zuckerhaltigem.

Croissants, Hefegebäck, Brot, Cornflakes, gezuckertes Getreide und Kartoffeln geben den Zucker zu schnell ans Blut ab und sollten durch andere Nahrungsmittel ersetzt werden.

Butter, Margarine, Schmalz und gebratene, fette Nahrungsmittel sind möglichst zu meiden. Sie führen zu Gewichtszunahme und in der Folge meist zu mangelnder Selbstachtung und Depression.

WEITERE MASSNAHMEN

- ❑ Johanniskraut steigert die Serotoninproduktion, was die Stimmung aufhellt und den Hunger dämpft. Den standardisierten Pflanzenextrakt gibt es auch in Tablettenform in Apotheken und Reformhäusern.
- ❑ Vitamin-D_3-Präparate, fünf Tage lang in einer Dosis von täglich 400 µg eingenommen, zeigten erstaunliche Stimmungsveränderungen. Absinkender Vitamin-D_3-Spiegel während der Wintermonate durch fehlenden Sonnenschein führt zu Stimmungsschwankungen.

Siehe auch Depressionen, S. 233; Erschöpfung, S. 235; Stress und Angst, S. 231

Hauptnahrungsmittel

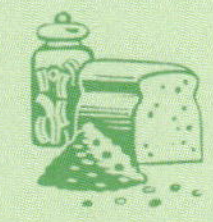

Vollkorngetreide
Seiten 92–99

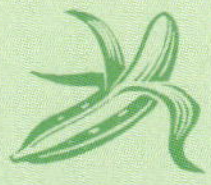

Bananen
Seite 90

Äpfel und Birnen
Seiten 74–75

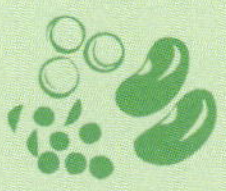

Hülsenfrüchte
Seiten 58–60

Chronisches Müdigkeitssyndrom

Diese potenziell schwere, behindernde Krankheit heißt auch Postvirales Erschöpfungssyndrom oder myalgische Encephalomyelitis. Sie betrifft meist Personen zwischen dem 20. und 40. Lebensjahr. Die Ursache ist noch unbekannt.

Symptome: Die Hauptsymptome sind bewegungsbedingte Muskelermüdung, grippeähnliches Unwohlsein, Schwerfälligkeit, Gedächtnis-, Konzentrations- und Gleichgewichtsstörungen. Möglich sind auch Muskelschmerzen, bleierner Schlaf, Halsentzündungen, Drüsenvergrößerungen, Gelenkschmerzen und Alkoholunverträglichkeit. 25 Prozent der Erkrankten leiden auch an Depressionen.

Konventionelle Behandlung: Zur Linderung der Beschwerden werden Medikamente verordnet. Niedrige Dosen von Antidepressiva können Schlafstörungen und Muskelschmerzen mildern. Sehr wichtig sind Ruhe und die sorgfältige Planung körperlicher und geistiger Aktivitäten.

Empfehlenswerte Nahrungsmittel

Hafergrütze, Basmatireis, ungesüßtes Müsli, Nudeln und Roggenbrot werden langsam verdaut und geben Zucker langsam ins Blut ab. Das hält den Blutzucker stabil. Dadurch verhindern diese Nahrungsmittel extreme Müdigkeit.
Mittelreife Bananen, Äpfel, Birnen, Aprikosen, Orangen, Grapefruits, Pflaumen und Pfirsiche halten den Blutzuckerspiegel stabil.
Kichererbsen, Kidneybohnen, Linsen, Sojabohnen und weiße Bohnen sind fettarme Proteinquellen, die den Blutzucker stabil halten.

Ungeeignete Nahrungsmittel

Zucker, Süßigkeiten, Honig und Kuchen treiben den Blutzucker rasch in die Höhe. Den Hochs folgen Müdigkeit verursachende Tiefs.
Alkohol sollte vermieden werden.

Weitere Massnahmen

- ❑ Nachtkerzenöl- und Fischölpräparate enthalten eine Kombination aus Omega-3- und Omega-6-Fettsäuren und können etliche Beschwerden lindern.
- ❑ Multivitamin- und Mineralstoffpräparate sind bei Reduktionsdiät wichtig.

Siehe auch Depressionen, S. 233

Hauptnahrungsmittel

Fleisch
Seite 122

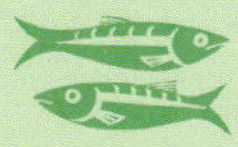

Fisch
Seiten 118–121

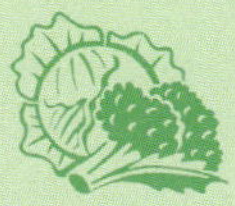

Gemüse
Seiten 42–71

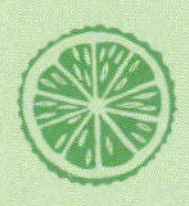

Zitrusfrüchte
Seiten 86–88

Erschöpfung

Leichte bis schwere Erschöpfung kann durch wenig Schlaf, Stress, zu viel Arbeit, Fehlernährung und gewisse Krankheiten bedingt sein.

Symptome: Müdigkeit, Lethargie, Deprimiertheit und Konzentrationsmangel.

Konventionelle Behandlung: Untersuchungen, biochemische Tests und Bluttests dienen der Ermittlung von Grundkrankheiten, geben Aufschluss über Nieren-, Leber- und Schilddrüsenfunktion sowie Mineralstatus.

Empfehlenswerte Nahrungsmittel

Rotes Fleisch, fettreicher Seefisch, Geflügel, mit Eisen angereicherte Frühstücksflocken, grünblättriges Gemüse, Nüsse, Samen und Hülsenfrüchte liefern Eisen. Eisenmangel führt zu Anämie und starker Müdigkeit.
Orangen, Grapefruits und ihre Säfte, Papayas, Beeren, grünblättriges Gemüse, Süßkartoffeln und Paprikaschoten sind reich an Vitamin C, das die Eisenaufnahme fördert.
Karotten, Süßkartoffeln, Mangos, Aprikosen liefern Beta-Carotin und steigern die Eisenabsorption.
Milch, Brot und Getreide enthalten Magnesium. Magnesiummangel führt zu Muskelschwäche.
Fleisch, Geflügel, Fisch, Eier, Milchprodukte, Sojamilch und angereicherte Getreide liefern Vitamin B_{12}. Vitamin-B_{12}-Mangel verursacht Müdigkeit.
Meeresfrüchte, Fleisch, Milch, Brot und Vollkorngetreide verfügen über Zink, das Infektionen abwehren hilft, die Müdigkeit verschlimmern.
Fleisch, Fisch und sonstige proteinreiche Nahrungsmittel verbessern die geistige Beweglichkeit.

Ungeeignete Nahrungsmittel

Raffinierte Nahrung und Fast Food haben wenige, für den Energiestoffwechsel wichtige B-Vitamine.
Kaffee, Tee, Colagetränke und einige Erkältungsmittel sind zur Schlafenszeit zu meiden.

Weitere Massnahmen

- ❑ Zwei Liter Wasser oder andere Flüssigkeiten pro Tag plus ein Liter für jede Stunde körperliche Bewegung sind unerlässlich.

Siehe auch Depressionen, S. 233; Schlaflosigkeit, S. 232; Stress und Angst, S. 231

Hauptnahrungsmittel

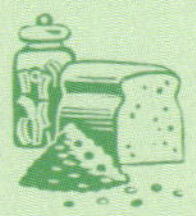

Vollkorngetreide
Seiten 92–99

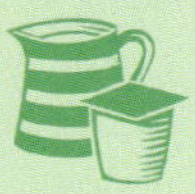

Joghurt
Seite 128

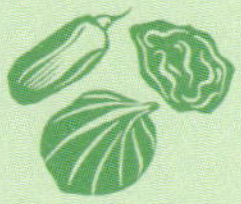

Trockenpflaumen und Feigen
Seiten 79–80

Obst
Seiten 72–91

Parkinson-Syndrom

Die Ursache dieser neurologischen Erkrankung, die erstmals vor etwa zweihundert Jahren von dem englischen Arzt James Parkinson beschrieben wurde, gilt noch immer als weitgehend unbekannt. Das Parkinson-Syndrom tritt weltweit auf, beginnt meist nach dem 40. Lebensjahr und betrifft eher Männer als Frauen. Die Krankheit zerstört einen winzigen Bezirk des Gehirns, die *Substantia nigra* im Mittelhirn, die den für die Bewegungssteuerung zuständigen Neurotransmitter Dopamin produziert.

Symptome: Je weniger Dopamin produziert wird, desto langsamer und ungleichmäßiger werden die Bewegungen. Charakteristisch ist: Die Muskeln verkrampfen sich extrem und verursachen Gelenksteife. Zittern tritt auf, auch in Ruhestellung, Sprechstörung und ein starrer Gesichtsausdruck, Schwäche, Speichelfluss, Appetitverlust und gebeugter, schlurfender Gang.

Konventionelle Behandlung: Das Parkinson-Syndrom ist nicht heilbar, die Beschwerden können jedoch mit Levodopa behandelt werden. Levodopa wird vom Körper in Dopamin umgewandelt. Das Medikament wird oft mit Carbidopa kombiniert, das die Wirkung von Levodopa verlängert. Wegen der Nebenwirkungen muss Levodopa niedrig dosiert werden. Lassen die Wirkungen nach, können die Medikamente Bromocriptin und Amantadin gegeben und Levodopa später wieder eingesetzt werden. Die langsame, gleichmäßige Abgabe des Medikaments durch eine spezielle Depotwirkung kann die Verschlimmerung der Beschwerden verhindern.

Empfehlenswerte Nahrungsmittel

Vollkornbrot, Naturreis, Vollkornnudeln und -getreide empfehlen sich beim Parkinson-Syndrom, das oft Verstopfung verursacht.

Joghurt, gekochte Linsen, Milchpulver und Erbsenbrei in Dosen können bei Schluckproblemen zum Eindicken pürierter Speisen verwendet werden.

Getrocknete Pflaumen stimulieren die glatte Muskulatur der Dickdarmwand direkt und beschleunigen die Stuhlbewegung – wirken also günstig bei Verstopfung.

Feigen und anderes Trocken- und Frischobst helfen bei Verstopfung infolge des Parkinson-Syndroms. Sie sollten möglichst oft im Speiseplan enthalten sein.

Flüssigkeit ist wichtig. Etwa acht bis zehn Glas Wasser pro Tag oder andere Getränke sind wichtig, um Verstopfungen vorzubeugen.

Ungeeignete Nahrungsmittel

Proteinreiche Nahrung, z. B. Fleisch, Geflügel, Fisch, Eier, Milch, Käse und andere Milchprodukte sollten möglichst wenig gegessen werden. Wissenschaftler und Ärzte sind sich bislang noch uneinig, doch wird angenommen, dass Proteine die Aufnahme von Levodopa im Gehirn stören. Nach einer proteinreichen Mahlzeit eingenommen, büßt das Medikament daher an Wirksamkeit ein.

Bei einigen Tests hat die strikte Einschränkung der Proteinzufuhr während des Tages bei Probanden mit schweren Parkinson-Symptomen auffällig verbesserte Reaktionen auf Levodopa erbracht. Die Protein-Tagesmenge betrug 10 g. Die restliche Proteinmenge (0,8 bis 0,9 g pro Kilogramm Körpergewicht) erhielten die Probanden zur Abendmahlzeit und als Snack vor dem Schlafengehen. Für einen 70 Kilogramm schweren Mann entspricht das insgesamt etwa 60 g Eiweiß pro Tag. Eine solche Diät eignet sich nicht für alle, da Eiweißeinschränkungen auch zu extremen Gewichtsverlusten führen können. Jede Ernährungsumstellung bezüglich Protein sollte mit dem behandelnden Arzt besprochen werden.

Hülsenfrüchte aller Art können bei bestimmten Menschen zu Blähungen führen. Sie passen nicht in den Speiseplan von Parkinson-Patienten, die bei fortschreitender Krankheit Probleme mit extrem vielen Winden haben.

Nüsse, harter Toast und Kekse sowie trockene Nahrungsmittel können bei Schluckbeschwerden Probleme verursachen.

Suppen, Eintöpfe, Pudding und Joghurt können für Parkinson-Patienten schwierig zu essen sein, da sie stark zittern und Speisen verschütten.

Weitere Massnahmen

❑ Vitamin-B_6-Gaben sind zu vermeiden, da zu viel Vitamin B_6 das Medikament Levodopa aufspaltet, noch bevor es das Gehirn erreicht hat.

❑ Kleine, häufige Mahlzeiten machen das wegen des Zitterns verlangsamte Essen wesentlich unproblematischer.

❑ Es gibt Spezialteller, die das Essen warm halten, und speziell konzipierte Bestecke und Geschirre, die das Verschütten vermeiden sollen.

❑ Logopädie kann bei Schluckproblemen helfen. Eine gute Haltung, viel Zeit für die Mahlzeiten und die Bewegung des Kinns zur Brust vor dem Schlucken sind hilfreich.

Siehe auch Verstopfung, S. 175; Blähungen, S. 176; Muskeln, Knochen und Gelenke, S. 194

HAUPTNAHRUNGSMITTEL

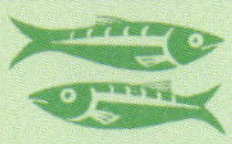

FETTER SEEFISCH
Seite 118

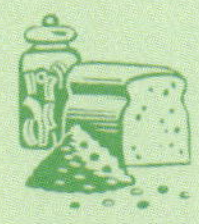

VOLLKORNGETREIDE
Seiten 92–99

SCHIZOPHRENIE

Menschen mit schwerer Schizophrenie verlieren periodisch den Kontakt zur Realität und haben bizarre Gedanken und Verhaltensweisen. Die Ursachen der Krankheit sind noch unbekannt.

SYMPTOME: Zu den typischen Symptomen gehören Wahnvorstellungen, Halluzinationen, fehlende Bedeutungsinhalte bei Konversation und Sprechen, Verlust des rationalen Denkens und Störung der Assoziation zwischen Wort und Gedanke. Die Artikulation ist behindert.

KONVENTIONELLE BEHANDLUNG: Meist werden Tranquilizer und Neuroleptika gegeben. Seit kurzem führt die Kombination von Psychotherapie und medikamentöser Behandlung zu Erfolgen.

EMPFEHLENSWERTE NAHRUNGSMITTEL

Sardinen, Makrelen, Lachs liefern reichlich Omega-3-Fettsäuren, die bei Schizophrenen sehr stark verringert sind.
Kalorienarme Fruchtsäfte sind bei medikamentös bedingtem trockenem Mund und großem Durst zuckerhaltigen Getränken vorzuziehen.
Getreide, Brot, Reis und Nudeln liefern eine Reihe von B-Vitaminen, die für gute Nervenfunktionen wichtig sind. Vitamin-B-Mangel kann Schizophreniesymptome verstärken.

UNGEEIGNETE NAHRUNGSMITTEL

Weizen- und Milchprodukte können den Zustand beeinträchtigen. Bei manchen Menschen tritt Besserung ein, wenn sie diese Lebensmittel weglassen.
Schmalz, Butter, Margarine und Öl sollten bei Einnahme von Phenothiazin und Dibenzodiazepin mehr oder weniger vom Speiseplan gestrichen werden, da durch die Medikamente die Neigung zum Zunehmen steigt.

WEITERE MASSNAHMEN

❑ Täglich 10 g Fischöl-Präparat, über sechs Wochen eingenommen, mildern nachweislich die Schizophreniesymptome.
❑ Präparate mit Vitamin B_3, C, E und Folsäure können fortschreitenden neurologischen und Verhaltensstörungen vorbeugen.

Siehe auch Nahrungsergänzungen, S. 36

HAUPTNAHRUNGSMITTEL

BANANEN
Seite 90

DEMENZ

Hirnkrankheiten lösen meist fortschreitenden geistigen Verfall aus. Mit Demenz assoziierte Krankheiten sind: Alzheimer-Krankheit, Arteriosklerose der Hirngefäße, Parkinson-Syndrom, Multiple Sklerose und das Down-Syndrom.

SYMPTOME: Der geistige Verfall nimmt allmählich zu. Es kommt zu Verwirrung, Paranoia, Erregungszuständen und Depressionen.

KONVENTIONELLE BEHANDLUNG: Medikamentöse Behandlung der zu Grunde liegenden Ursache für die Demenz ist wichtig. Im allgemeinen werden Antidepressiva und Antipsychotika gegeben.

EMPFEHLENSWERTE NAHRUNGSMITTEL

Menschen mit progressiver Demenz laufen Gefahr, stark abzunehmen, da sie das Interesse am Essen verlieren. Geruchs- und Geschmackssinn lassen nach, das Schlucken bereitet Schwierigkeiten.
Bananen, Sandwiches und andere Nahrungsmittel »auf die Hand« empfehlen sich, wenn die Benutzung von Besteck schwer fällt.
Gelees und Puddings liefern viel Flüssigkeit, sind aber besser zu essen als Suppen oder Ähnliches, weil sie die Erstickungsgefahr verringern.
Schmor- oder Eintopfgerichte, als Einzelgericht auf einem Teller serviert, sind einfacher zu essen als mehrere einzelne Speisen.
Kalte Getränke sollten reichlich vorhanden sein und in Reichweite stehen, damit auch bei Verlust von Durstgefühl an das Trinken erinnert wird.

UNGEEIGNETE NAHRUNGSMITTEL

Harte, knusprige Nahrungsmittel und solche mit unterschiedlicher Konsistenz sind schwer zu schlucken, z. B. Birnenscheiben in Gelee oder Minestronesuppe.

WEITERE MASSNAHMEN

❑ Bei Mahlzeiten sind Ablenkungen wie Fernsehen möglichst zu vermeiden.
❑ Angemessene Portionen sind wichtig. Große Portionen schrecken ab und sind schwer zu essen.
❑ Tellersicherung und passendes Zubehör ermöglichen Unabhängigkeit beim Essen.

Siehe auch Alzheimer-Krankheit, S. 241

HAUPTNAHRUNGSMITTEL

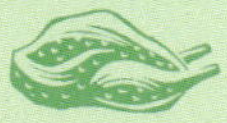

GEFLÜGEL
Seite 124

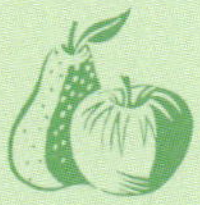

ÄPFEL UND BIRNEN
Seiten 74–75

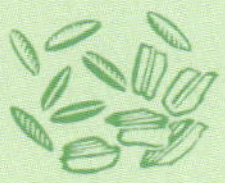

HAFER
Seite 95

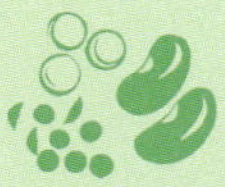

HÜLSENFRÜCHTE
Seiten 58–60

MIGRÄNE

Die typische Migräne dauert 24 bis 48 Stunden und ist mehr als nur ein Kopfschmerz. Die Betroffenen fühlen sich ein oder zwei Tage nach dem Anfall erschöpft. Das Leiden scheint oft in der Familie zu liegen und betrifft dreimal mehr Frauen als Männer. Die genaue Ursache ist noch unbekannt, doch gibt es Hinweise auf Zusammenhänge mit chemischen Veränderungen im Körper.

SYMPTOME: Typisch für die einfache Migräne sind schwerer, pochender und meist einseitiger Kopfschmerz, oft begleitet von Appetitmangel, Übelkeit, Erbrechen oder Essensabneigung. Es kann zu Geruchs-, Licht- und Geräuschempfindlichkeiten kommen. Die Betroffenen ziehen sich in einen ruhigen, abgedunkelten Raum zurück. Die Symptome der »klassischen« Migräne sind starke Kopfschmerzen, denen ein Flimmern und Verschwommensehen vorausgeht, seltener ein Kribbeln an Gesicht oder Gliedern. In der ersten Migränephase ziehen sich die Blutgefäße im gesamten Körper zusammen, in der zweiten erweitern sie sich über Normalmaß. Die Gefäßausdehnungen im Gehirn sind mit starken Schmerzen verbunden.

KONVENTIONELLE BEHANDLUNG: Warnung vor Migräneauslösern wie Stress, zu viel oder zu wenig Schlaf, Gefühlsüberschwang, übergangene Mahlzeiten und gewisse Nahrungsmittel. Migräne wird mit Medikamenten gegen Schmerz (z. B. Aspirin oder Paracetamol), Übelkeit und Erbrechen behandelt. Zur Verringerung der Anfälle werden auch rezeptpflichtige Migränetabletten gegeben. Sie stärken das natürlich vorkommende 5-Hydroxytryptamin (5H-T) oder Serotonin, das während der Migräne erniedrigt ist. Niedrige 5H-T-Werte erweitern die Gehirnarterien. Meist sind Migräneanfälle mit arterienverengenden Mitteln zu regulieren.

EMPFEHLENSWERTE NAHRUNGSMITTEL

Huhn und Truthahn sind fettarm und eiweißreich. Proteinhaltige Nahrungsmittel verhindern hohe Blutzuckerschwankungen. Niedrige Zuckerwerte sind meist Migräneauslöser. Proteine (z. B. Ei, Rind, Hülsenfrüchte) sollten in jeder Mahlzeit und in Snacks enthalten sein.
Äpfel, Birnen, Kirschen, Trauben und Aprikosen geben Zucker gleichmäßig ins Blut ab, sie sind also gut für Snacks »zwischendurch«.
Hafergrütze, Roggenbrot, Hülsenfrüchte (z. B. rote Kidneybohnen, rote und grüne Linsen, Kichererbsen und Butterbohnen) enthalten lösliche Ballaststoffe und stabilisieren den Blutzuckerspiegel. Sie liefern viele Kohlenhydrate, Hülsenfrüchte auch Proteine.

UNGEEIGNETE NAHRUNGSMITTEL

Gewisse Nahrungsmittel enthalten »vasoaktive Amine«, die Gehirngefäße verengen. Tyramin und Phenylethylamin scheinen die beiden Hauptverursacher zu sein. Ernährungsweise, Lebensstil und Umweltbedingungen können für Migräneanfälle verantwortlich sein. Folgende Nahrungsmittel sollten weggelassen werden:
Alkohol, Schokolade, reifer Käse und andere Milchprodukte enthalten Tyramin und weitere Amine, die bei einer Studie in 500 Fällen als die schlimmsten Migräneauslöser ermittelt wurden. Auch eingelegte Heringe, fermentierte Wurst, saure Sahne, Avocados und Hefeextrakte enthalten Tyramin.
Nüsse, Schokolade, Weizenkeime und Meeresfrüchte liefern Kupfer. Kupfer spielt beim Stoffwechsel vasoaktiver Amine eine Rolle und erhöht das Anfallrisiko.
Orangen, Grapefruits und Mandarinen sollten vom Speiseplan gestrichen werden. Die Zitrusfrüchte steigern die Kupferaufnahme im Darm und können an Migräne auslösenden Prozessen beteiligt sein.
Gebratene, fettreiche Speisen, Zwiebeln, Schweinefleisch und Meeresfrüchte sind ebenfalls bekannte Auslöser.
Hotdogs und geräuchertes Fleisch enthalten zur Konservierung Nitrit, das bei anfälligen Menschen Migräne auslöst.

WEITERE MASSNAHMEN

- Fischöl-Präparate in täglicher Dosierung von 20 g können Migräne manchmal lindern.
- Magnesiumpräparate helfen bei prämenstrueller Migräne und Kopfschmerz.
- Regelmäßige Mahlzeiten und Snacks zwischendurch gehören zur ernährungsmäßigen Behandlung der Migräne.
- Entspannungsübungen (z. B. Joga und Atemtherapie) sind hilfreich.
- Plötzlicher Entzug von Kaffee und Tee (beide koffeinhaltig) kann Migräne auslösen.
- Es empfiehlt sich, alles aufzuschreiben, was während der letzten 24 Stunden vor dem Migräneanfall verzehrt und getan wurde, um die Migräneauslöser ausfindig zu machen.

Siehe auch Stress und Angst, S. 231

Ernährungsplan bei Migräne

Wenn Sie Migräneanfälle vermeiden wollen, sollten Sie regelmäßig essen. Es empfiehlt sich, Zucker-Kohlenhydrat-Kombinationen (z. B. Kuchen und Gebäck) zu umgehen, da sie den Blutzucker zu rasch ansteigen lassen. Auch individuelle »Auslösernahrungsmittel« müssen ausgeschlossen werden.

Frühstück

Hafergrütze mit Honig und Nektarinenscheiben

◆

Rührei auf getoastetem Roggenbrot und gegrillte Tomate

◆

Vollkornweizenflocken mit zerkleinerten getrockneten Aprikosen und entrahmter Milch oder Sojamilch

Leichte Mahlzeit

Vollkornsandwich mit Schinken und Salat
Frischer Trauben-Birnen-Salat

◆

Sandwich mit Huhn und Brunnenkresse
Kirschen

◆

Gebackene Kartoffel mit weißen Bohnen und Gurkensalat

Hauptmahlzeit

Truthahn-Rosmarin-Kebab, Naturreis und grüner Salat
Karamellisierte Birnen

◆

Gebratener Seeteufel mit Tagliatelle und feinen Karottenstreifen
Crêpes, gefüllt mit Früchten

◆

Steak mit Zucchini und Ofenkartoffel
Bratapfel mit Vanillesauce

Snacks

Getreideflocken mit Sojamilch

◆

Mittelreife Banane

◆

Haferküchlein

◆

Roggenbrot mit einer Scheibe Schinken

Hauptnahrungsmittel

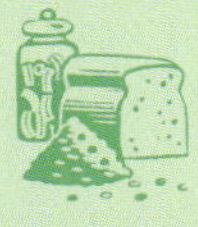

Vollkorngetreide
Seiten 92–99

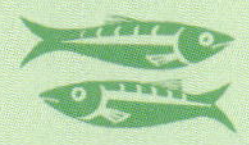

Fetter Seefisch
Seite 118

Gemüse
Seiten 42–71

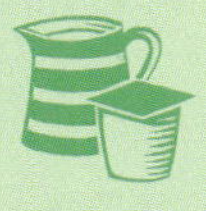

Milchprodukte
Seiten 126–128

Epilepsie

Bei dieser neuromuskulären Krankheit führen abnorme elektrische Impulse im Gehirn zu wiederkehrenden Krampfanfällen. Sie erfolgen oft spontan, können jedoch auch durch äußere Einflüsse (z. B. aufblitzendes Licht) ausgelöst werden. Epilepsie steht in Zusammenhang mit Geburtstrauma, Gehirninfektion, Kopfverletzung, Schlaganfall, Gehirntumor und Alkohol- oder Drogenentzug.

Symptome: Der kleine Anfall *(Petit mal)* ist leicht. Die Betroffenen blicken mit starrem Gesichtsausdruck geistesabwesend ins Leere oder haben leichte Zuckungen. Der große Krampfanfall *(Grand mal)* ist weitaus extremer; die Betroffenen stürzen zu Boden, haben Zuckungen und verlieren das Bewusstsein.

Konventionelle Behandlung: Epileptische Anfälle werden mit einer Reihe krampflösender Medikamente behandelt. Die Verschreibung richtet sich nach dem jeweiligen Epilepsietypus.

Empfehlenswerte Nahrungsmittel

Manche Nahrungsmittel können die Nebenwirkungen krampflösender Mittel verhindern. Vollkornbrot, Frühstücksflocken, Naturreis und Vollkornnudeln sind reich an unlöslichen Ballaststoffen. Die Nahrungsmittel reichern den Stuhl an und beugen so einer Verstopfung vor, die ein Nebeneffekt des Medikaments Phenytoin ist.

Trockene Kekse, weiches Teegebäck, Reiswaffeln und Zwieback sind hilfreich bei Übelkeit durch die Medikamente Phenytoin, Phenobarbital, Carbamazepin, Ethosuximid und Valproinsäure.

Hering, Bückling, Sardinen, Tunfisch und Eier liefern Vitamin D, das durch die Einnahme von Phenytoin und Phenobarbital schneller verstoffwechselt wird.

Rosenkohl, Grünkohl, Rote Bete, mit Folsäure angereicherte Nahrungsmittel und Hefeextrakt helfen, den Folsäurespiegel anzuheben, der durch Phenytoin absinkt.

Milch, Joghurt, Käse, Frischkäse, Tofu, Tahin, dunkelgrünes Gemüse und Sardinen (samt der weichen Gräten) sind gute Calciumlieferanten. Calcium wird ebenfalls durch Phenytoin verbraucht.

Ungeeignete Nahrungsmittel

Stark riechende Nahrung, z. B. gekochter Kohl, gebratene, fetthaltige Speisen, Kuchen und Gebäck können Übelkeitsgefühle bei Personen verstärken, die Medikamente gegen Epilepsie einnehmen.

Weitere Maßnahmen

- ❑ Nahrungsergänzungspräparate empfehlen sich bei nährstoffarmen Speisen.
- ❑ Stresssituationen sollten vermieden werden.

Siehe auch Stress und Angst, S. 231

HAUPTNAHRUNGSMITTEL

SAMEN
Seiten 103–105

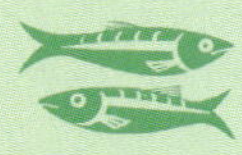

FETTER SEEFISCH
Seite 118

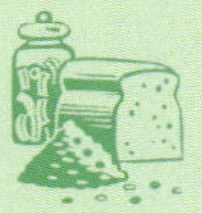

VOLLKORNGETREIDE
Seiten 92–99

MAGERES FLEISCH
Seite 122

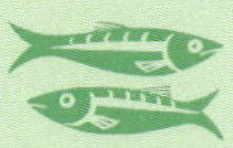

FISCH
Seiten 118–121

GEFLÜGEL
Seite 124

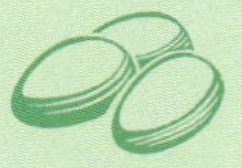

EIER
Seite 129

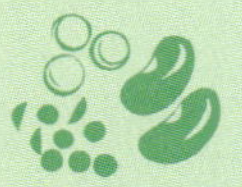

HÜLSENFRÜCHTE
Seiten 58–60

HYPERAKTIVITÄT

Das Leiden betrifft meist Kinder und ist auch als Hyperkinetisches Syndrom oder Lernstörung bekannt. Die eigentlichen Ursachen sind unbekannt. Faktoren wie Nahrungsmittelallergien, Elternverhalten, Rauchen in der Schwangerschaft und genetische Faktoren beeinflussen das Leiden. Die beste Diagnosemethode muss noch gefunden werden.

SYMPTOME: Typisch sind Überaktivität mit nur kurzen Aufmerksamkeitszeiten, Sozial-, Lern- und Verhaltensprobleme, Durst, Angst, Aggression und schlechte Ess- und Schlafgewohnheiten. Das Kind ist leicht abzulenken und impulsiv, scheu, unbeholfen und schlecht koordiniert. Es ist ständig unruhig, spricht zu schnell oder unartikuliert. Plötzliche Stimmungswechsel und Wutanfälle sind auch möglich. Grund der Aggressivität sind meist seelische Probleme.

KONVENTIONELLE BEHANDLUNG: Sobald die Diagnose gestellt ist, erfolgt die Behandlung mit Medikamenten, Ernährungsumstellung oder Verhaltenstherapie, meist jedoch in kombinierter Form. Paradoxerweise sind die verordneten Mittel Stimulantien. Schätzungen zufolge sind etwa 20 Prozent der Hyperaktivität auf echte Nahrungsmittelallergien zurückzuführen. Sobald Nahrungsmittelzusätze ausgeschaltet sind, verringern sich bei vielen Kindern die Beschwerden. Die 1975 von Dr. Ben Feingold (San Francisco) entwickelte Feingold-Diät ist Grundlage bestimmter Ernährungsprogramme. Sie schließt salicylathaltige Speisen und Getränke aus (Substanzen in Aspirin).

EMPFEHLENSWERTE NAHRUNGSMITTEL

Sesam, Kürbis- und Sonnenblumenkerne liefern reichlich Omega-6-Fettsäuren. Hyperaktivität ist nachweislich durch die Aufnahme essenzieller Fette zu mildern, die bei hyperaktiven Kindern sehr reduziert sind. Essenzielle Fettsäuren sind für die Übermittlung von Impulsen entlang der Nervenbahnen und für Gedächtnisleistungen notwendig.

Makrelen, Lachs, Bückling, Sardinen, Sardellen, Kürbiskerne und Leinsamen enthalten für die Nervenfunktionen wichtige Omega-3-Fettsäuren. Diese Nahrungsmittel sollten Sie regelmäßig essen.

Frühstücksflocken, Brot, Hafer, Reiswaffeln, Reis, Nudeln und Kartoffeln sind akzeptable stärkehaltige Nahrungsmittel, die keine negativen Effekte zeitigen.

Mageres Fleisch, Fisch, Geflügel, Eier und Hülsenfrüchte sind gute Proteinquellen.

UNGEEIGNETE NAHRUNGSMITTEL

Umstellungen in der Ernährung eines Kindes sollten nie ohne Arzt und Diätassistenten vorgenommen werden. Nahrungsmittel wegzulassen bedeutet, auch bestimmte Nährstoffe wegzulassen, die anderweitig zu ersetzen sind.

Zucker und Zuckerhaltiges (z. B. Kuchen, Gebäck, Süßigkeiten und süße Getränke) führen zu einem schnellen Blutzuckeranstieg, der bei Kindern und Erwachsenen Hyperaktivität auslösen kann.

Mandeln, Äpfel, Aprikosen, Johannisbeeren, Pfirsiche, frische und getrocknete Pflaumen, Orangen, Beeren, Tomaten und Gurken enthalten natürliche Salicylate. Diese aspirinähnlichen Substanzen haben nichts in der Ernährung hyperaktiver Kinder zu suchen.

Tartrazin, ein gelber Nahrungsmittelfarbstoff, trägt zu Hyperaktivität bei. Er findet sich meist in abgepackter Fertignahrung, Käserinden, Räucherkabeljau und -schellfisch, Kaugummi, Süßigkeiten, Zitronenlimonade, Meeresfrüchtedressing, Minzsauce, Dessertverzierungen, Dosenfrüchten, Obstkuchenfüllungen, Dosenerbsen, Salatmayonnaisen, abgepackten Kuchen, Marzipan, Sirup mit Ahornaroma und kohlensäurehaltigen Getränken.

Benzoesäure ist ein Zusatz, der große Hyperaktivität verursachen kann. Die Säure dient als Konservierungsstoff in vielen Marmeladen, Dessertsaucen, Fruchtfleischpürees, Fruchtsäften, marinierten Heringen und Makrelen, aromatisiertem Sirup, Essiggemüse, Salatmayonnaise, Salatdressing und Fruchtjoghurt.

Kohlensäurehaltige Getränke enthalten viel Phosphat, welches das Calcium-Magnesium-Gleichgewicht im Körper stören und zu Hyperaktivität führen kann.

Kaffee, Tee, Cola- und andere koffeinhaltige Getränke können die Symptome verschlimmern.

WEITERE MASSNAHMEN

❑ Kombinationen von Nachtkerzen- und Fischöl wurden klinisch getestet. Sie haben die Beschwerden hyperaktiver Kinder und ihre krankheitsbedingte Unbeholfenheit positiv beeinflusst.
❑ Baldrian besitzt bekanntermaßen beruhigende Eigenschaften. Dosis und Verabreichungsform sollten mit Kräuterheilkundigen abgeklärt werden.
❑ Alternative Entspannungstherapien (z. B. Massage, Reflexzonenmassage und Aromatherapie) sind zu empfehlen.

Siehe auch Kinder und Ernährung, S. 136

ALZHEIMER-KRANKHEIT

Typisch für die Alzheimer-Krankheit – eine Form der fortgeschrittenen Demenz – ist die Degeneration der Nervenzellen des Gedächtniszentrums im Gehirn. Das heißt, Gehirnschaltungen werden unterbrochen und damit der Informationstransfer. Die Ursachen der Alzheimer-Krankheit sind noch unbekannt. Beteiligt zu sein scheinen jedoch eine genetische Komponente und Aluminiumtoxizität.

SYMPTOME: Im Frühstadium der Krankheit zeigen sich zunehmende Vergesslichkeit und Angstdepressionen. Im weiteren Verlauf kommt es zum Verlust des Kurzzeitgedächtnisses, zu Desorientierung und Persönlichkeitsveränderungen und schließlich zu extremer Verwirrung, Essproblemen und Psychose. In den späteren Krankheitsstadien treten zudem Gewichtsverlust, Schluckprobleme und in manchen Fällen Nahrungsverweigerung auf. Bettlägerigkeit ist möglich.

KONVENTIONELLE BEHANDLUNG: Bisher gibt es keine wirksame Therapie; Verhaltens- und Schlafprobleme werden mit Tranquilizern gelöst. Alzheimer-Patienten müssen gut ernährt werden. Bei fortschreitender Krankheit ist auf ihre täglichen Bedürfnisse zu achten, damit sie ihre Ängste abbauen und dem Alltag gewachsen sind.

EMPFEHLENSWERTE NAHRUNGSMITTEL

Lachs, Sardinen, Makrelen, Sardellen und Leinsamen versorgen den Körper mit Omega-3-Fettsäuren. Kürbiskerne, Sonnenblumenkerne und Sesamsamen liefern Omega-6-Fettsäuren. Bei Menschen mit Alzheimer-Krankheit wurden Fettsäuremängel festgestellt. Solche Defizite im Gehirn können für die krankheitsbedingten Nervenschäden verantwortlich sein. Regelmäßige Ernährung mit entsprechenden Nahrungsmitteln kann helfen.

Orangen, Grapefruits, andere Zitrusfrüchte, Beeren, Paprikaschoten, Süßkartoffeln und grünblättriges Gemüse sind reich an Vitamin C. Tägliche Aufnahme dieses natürlichen Antioxidans kann Nervenschäden vorbeugen. Eine weiterführende Erforschung dieses Bereichs der Ernährungstherapie ist notwendig.

Weizenkeime, Avocados, Nüsse, Samen und grünblättriges Gemüse liefern Vitamin E. Eine erhöhte Zufuhr dieses Vitamins über die Ernährung kann den Krankheitsverlauf hinauszögern.

Getränke auf Milchbasis, die Mahlzeiten ersetzen, sind geeignete Zwischenmahlzeiten. Sie sind meist mit wichtigen Vitaminen und Mineralstoffen angereichert.

Sandwiches, weiches Teegebäck, Hefeküchlein, süße Brötchen und Ähnliches sind nahrhafte Snacks für untergewichtige Patienten.

Toast mit Erdnussbutter, getoastete Sandwiches und andere mit den Händen essbare Nahrungsmittel sind Energiespender, wenn der Umgang mit Besteck schwierig ist.

UNGEEIGNETE NAHRUNGSMITTEL

Suppen, Eintöpfe und andere dünnflüssige Speisen lassen sich leicht verschütten und sind zu meiden.

Einzelne Nüsse und Süßigkeiten sind für Alzheimer-Patienten schwierig zu essen.

Speisen und Getränke, in Aluminium verpackt, Trinkwasser mit einem Aluminiumgehalt von mehr als 15 µg pro Liter und in Aluminiumtöpfen gekochtes Essen wird von einigen Fachleuten kritisiert. Es ist bekannt, dass hohe Dosen von Aluminium das Gehirn schädigen. Bei einigen Alzheimer-Patienten konnte ein hoher Aluminiumspiegel festgestellt werden. Bevölkerungsstudien belegen, dass die Krankheit am häufigsten in Gegenden mit hohen Aluminiumkonzentrationen im Trinkwasser vorkommt. Die Ergebnisse solcher Forschungen sind umstritten.

Rhabarber enthält Oxalsäure, die Aluminium aus Kochtöpfen lösen kann. Es gibt gewisse Hinweise, dass Alzheimer-Patienten anfällig für Aluminium aus Essen und Umwelt sind.

WEITERE MASSNAHMEN

- Vitamin-E-Präparate können den Krankheitsverlauf von Alzheimer und in manchen Fällen von mäßiger Demenz sogar die Heimeinweisung hinauszögern.
- Einige Forschungen belegen, dass Omega-3- und Omega-6-Fettsäuren günstig sind. Stimmung, Appetit, Schlaf und Kurzzeitgedächtnis sollen sich verbessert haben.
- Im Gehirn von Alzheimer-Patienten wurden Defizite an Substanzen festgestellt, die mit Vitamin B_1 in Zusammenhang stehen. Die Symptome verbesserten sich, nachdem man Vitamin-B_1-Präparate verabreicht hatte.
- Sinnvoll ist, die Hauptmahlzeit auf den Mittag zu verlegen, da die Gehirnleistung ungefähr mittags ihren Höhepunkt hat.
- Zahnpasten und Antazida, die Aluminium enthalten, sollten bei familiärer Alzheimerdisposition vermieden werden.

Siehe auch Depressionen, S. 233; Stress und Angst, S. 231; Ernährung im Alter, S. 144

HAUPTNAHRUNGSMITTEL

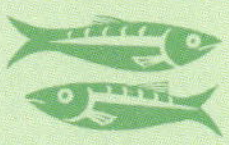

FETTER SEEFISCH *Seite 118*

ZITRUSFRÜCHTE *Seiten 86–88*

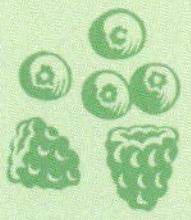

BEEREN *Seiten 82–85*

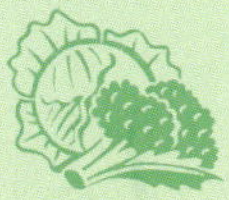

GRÜNGEMÜSE *Seiten 44–51*

AVOCADOS *Seite 51*

NÜSSE UND SAMEN *Seiten 100–103*

UNBEDENKLICHE NAHRUNG

Längst sind die Zeiten vorbei, als die Menschen ihre Nahrung noch selbst anbauten. Heutzutage liefern uns die Supermärkte »unser tägliches Brot«. Viele Waren werden in Massenproduktion hergestellt und enthalten chemische Substanzen zur Geschmacksverstärkung und Konservierung. Entscheidend für den unbedenklichen Verzehr sind die sorgfältige, hygienische Lagerung und Behandlung von Nahrungsmitteln, aber auch z. B. genetische Veränderungen.

ZUSATZSTOFFE

Nahrungsmitteln werden Substanzen zugesetzt, um sie haltbar zu machen, Bakterien- und Pilzwachstum einzudämmen, Konsistenz, Farbe und Geschmack zu verbessern, um sie mit Nährstoffen anzureichern oder um die Verarbeitung zu erleichtern, z. B. durch Treibmittel oder Emulgatoren. Nur wenn eine Substanz unbedenklich, wirksam und notwendig ist, erfolgt die gesetzliche Zulassung. Obwohl Zusatzstoffe die Nahrungsmittelsicherheit und -vielfalt erhöhen, lösen sie mitunter bestimmte körperliche Reaktionen aus.

Mit Vitaminen angereichert
Beim Verarbeitungsprozess wurden extra Vitamine zugefügt.

Kalorien
Kalorien- oder Kilojoulegehalt pro Portion

Natrium
Durchschnittlicher Gehalt an Natrium (Kochsalz) pro Portion

Zucker
Nahrungsmittel können unterschiedliche Zuckerarten enthalten.

Vitamine
Vitamingehalt in Milligramm oder Mikrogramm pro Portion

Empfehlungen
Nährstoffgehalt pro Portion im Vergleich zur empfohlenen Tageszufuhr

KOCHSALZARM
MIT VITAMINEN ANGEREICHERT

NÄHRWERTINFORMATION
Portionen pro Packung: ca. 12 (à 30 g)

Menge pro Portion (30 g) mit Vollmilch (125 ml)

Kalorien 173 cal	
Fett insgesamt 3,1 g	
davon gesättigte Fettsäuren 1,4 g	
Natrium (Kochsalz) 0,3 g	
Kohlenhydrate insgesamt 29,8 g	
davon Zucker 16,6 g	
Protein 6,4 g	
Vitamin C	16,4 mg
Vitamin B1	0,4 mg
Vitamin B2	0,6 mg
Niacin	4,7 mg
Vitamin B6	0,5 mg
Folsäure	51,0 µg
Vitamin B12	0,6 µg
Pantothensäure	1,9 mg
Eisen	3,6 mg

Eine Portion von 30 g liefert 25 % der empfohlenen Tageszufuhr an diesen 8 Vitaminen und Eisen.

Zutaten: Getreideflocken (Vollkornhafer, Vollkornweizen, Vollkorngerste, Naturreis, Vollkornmais), Zucker, Stärke, Honig, brauner Invertzuckersirup, gemahlene Mandeln, Salz, Calciumcarbonat, Trinatriumphosphat, Antioxidans: Tocopherole, Aromastoffe.

Kochsalzarm
Enthält pro Portion weniger als 140 mg Salz

Menge
Nährstoffmenge pro Portion

Fett
Gesamt-Fettgehalt plus Einzelbestandteile, so dass der Anteil an gesättigten Fettsäuren sichtbar wird

Kohlenhydrate
Gesamt-Kohlenhydratgehalt

Protein
Der Proteingehalt muss angegeben werden, selbst wenn er gering ist.

Eisen
Der Eisengehalt muss angegeben werden, selbst wenn er gering ist.

Zutaten
Alle Zutaten müssen in quantitativer Reihenfolge einzeln aufgeführt werden, beginnend mit der größten Menge.

Allergene
Wer auf bestimmte Nahrungsmittel wie Nüsse oder Weizen allergisch reagiert, muss die Zutatenliste genau prüfen.

ZUTATENLISTEN

Welche Zutaten auf der Verpackung deklariert werden, ist gesetzlich geregelt. Die angegebenen Mengen müssen sich jeweils auf eine Portion beziehen, und Begriffe wie »leicht« oder »fettarm« dürfen keine falschen Vorstellungen wecken. Bei einigen verarbeiteten Nahrungsmitteln, z. B. bei abgepacktem Brot, müssen zusätzliche Nährstoffe angegeben werden. Die obigen Angaben gelten für Frühstücksflocken, die zusätzlich mit Vitaminen angereichert wurden, möglicherweise weil diese Nährstoffe beim Herstellungsprozess verloren gingen.

GRUNDREGELN

Um das Risiko von Nahrungsmittelvergiftungen zu minimieren, sollten Sie leicht verderbliche Waren nur ganz frisch verwenden. Achten Sie auch auf Folgendes:

- Kaufen Sie Ihre Nahrungsmittel im Fachhandel.
- Lassen Sie Waren liegen, deren Verpackungen beschädigt sind.
- Verwenden Sie keine Nahrungsmittel, deren Haltbarkeitsdatum abgelaufen ist.
- Bringen Sie gekühlte oder tiefgefrorene Nahrungsmittel so schnell wie möglich nach Hause.
- Bewahren Sie gekochte und rohe Speisen getrennt voneinander auf. Schützen Sie Ihre Nahrungsmittel mit Frischhaltefolie.
- Achten Sie darauf, dass Ihre Hände, die Küchenutensilien und die Arbeitsfläche sauber sind.

ESSEN AUF REISEN

Bei Reisen ins Ausland sollten Sie besonders darauf achten, was Sie essen und trinken. Fremde Nahrungsmittel oder schlechte hygienische Verhältnisse bei der Nahrungsmittelzubereitung verursachen unter Umständen Unwohlsein oder Krankheiten.

- Das Leitungswasser hat in einigen Ländern keine Trinkwasserqualität. Trinken Sie dort nur abgekochtes oder in Flaschen erhältliches Wasser.
- Im Straßenverkauf sind die hygienischen Verhältnisse mitunter nicht unbedenklich. Zur Sicherheit sollten Sie solche Nahrungsmittel nicht kaufen.
- Fleisch- und Fischgerichte verursachen unter Umständen Nahrungsmittelvergiftungen oder Durchfall.
- Waschen Sie Obst und Gemüse mit abgekochtem Wasser oder schälen Sie es vor dem Verzehr, damit Sie kein verunreinigtes Wasser zu sich nehmen.

ANTIBIOTIKA UND PESTIZIDE

In der Tierhaltung werden Antibiotika zur Vorbeugung gegen und Behandlung von Infektionskrankheiten eingesetzt. In einigen Ländern bekommen Schlachttiere und Batteriehühner wachstumsfördernde Hormone, und auch Milchkühen werden zur Steigerung der Milchmenge Hormone verabreicht. Pestizide sollen die Ernte vor Schimmelbefall, Unkraut und Schädlingen schützen. Der Einsatz von Pestiziden, Antibiotika und anderen Chemikalien wird behördlich überwacht, die Höhe der erlaubten Grenzwerte ist allerdings umstritten.

NATÜRLICHE GIFTE

Auch natürliche Nahrungsmittel sind nicht unbedingt unbedenklich, sondern enthalten zum Teil Gifte. Nimmt man z. B. von Kartoffeln große Mengen grüner Stellen und Keime zu sich, führt das eventuell zu Durchfall, Magenschmerzen und Atemproblemen oder geht sogar tödlich aus. Hülsenfrüchte enthalten Hämagglutinine, also natürliche Gifte, die nach einer Kochzeit von 20 Minuten unwirksam werden; weicht man die Hülsenfrüchte nur ein, ohne sie zu kochen, löst ihr Verzehr ernsthafte Krankheiten aus. Muskatnuss und -blüte sowie Dill enthalten Myristicin, das in großen Mengen Erbrechen und Koliken verursacht.

BIOTECHNOLOGIE

Bei der genetischen Veränderung von Nahrungsmitteln wird ein einzelnes Gen einer Art in eine andere eingebaut, um Sorten mit neuen Eigenschaften, z. B. einer größeren Widerstandskraft gegenüber Viren, Pilzen oder Insekten, zu erzeugen. Bei zur Nahrungsmittelproduktion bestimmten Tieren kann die Biotechnologie zur Entwicklung neuer Impfstoffe und zur Züchtung krankheits- und parasitenresistenter Tiere beitragen. Trotz der strengen gesetzlichen Kontrolle gentechnisch veränderter Erzeugnisse gibt es Bedenken, dass hier bislang nicht genügend Forschungsergebnisse vorliegen. In einigen Ländern herrscht Kennzeichnungspflicht für gentechnisch veränderte Nahrungsmittel.

BIOLOGISCH ANGEBAUTE NAHRUNGSMITTEL

Wer Nahrungsmittel verzehren möchte, die ohne chemische Substanzen erzeugt wurden, greift zur Bioware. Im biologischen Landbau ist die Verwendung von genetisch veränderten Sorten, künstlichen Düngemitteln und Pestiziden verboten. Für die artgerechte Tierhaltung gibt es strenge Auflagen, und es muss auf Futterzusätze und wachstumsfördernde Mittel verzichtet werden. Die Einhaltung der gesetzlichen Bestimmungen für die biologische Nahrungsmittelproduktion wird behördlich kontrolliert. Die dem Standard entsprechenden Waren tragen das Symbol eines anerkannten Anbauverbandes.

AUSTERN

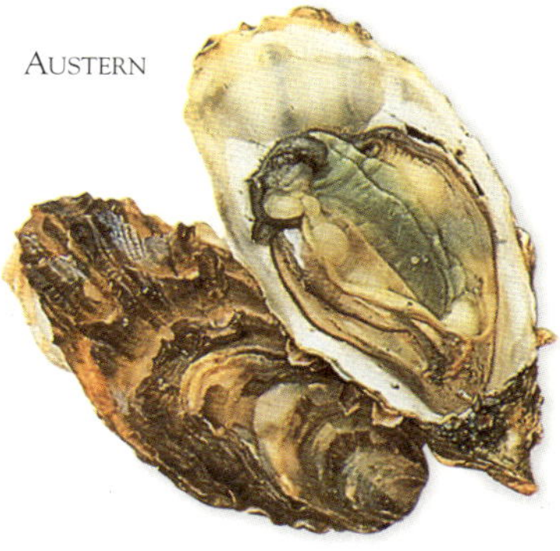

NAHRUNGSMITTELVERGIFTUNG

Im Folgenden sind die am meisten verbreiteten Nahrungsmittelvergiftungen sowie ihre Ursachen und Symptome aufgeführt:

- **Listeriose** Die Symptome sind ähnlich wie bei einer Grippe; möglicherweise wird jedoch eine vorzeitige Geburt oder Fehlgeburt ausgelöst. Die Bakterien finden sich in nicht pasteurisierter Milch, infizierten Pasteten und vorgekochtem Geflügel. Lagern und verwerten Sie solche Nahrungsmittel sachgemäß und achten Sie auf das Verfallsdatum.
- **Salmonellen** Zu den Symptomen gehören Übelkeit, Magenschmerzen, Fieber, Durchfall und Erbrechen. Salmonellen kommen in Geflügel, Eiern, Fleischwaren und Milchprodukten vor. Achten Sie stets auf sachgemäße Lagerung und das Haltbarkeitsdatum.
- **Clostridium botulinum** Zu den Symptomen gehören Schluck- und Atembeschwerden, verschwommene Sicht sowie Atem- und Herzversagen. Der Bazillus ist in »aufgeblasenen« dosen- oder vakuumverpackten Nahrungsmitteln enthalten.
- **Escherichia coli** Zu den Symptomen gehören Magenschmerzen, Fieber, Durchfall und Erbrechen, die gewöhnlich innerhalb von 24 Stunden nach der Infektion auftreten. Ursache ist mangelnde Hygiene. Fertige Snacks wie belegte Brote, Salate und ungenügend gegartes Hähnchen stellen mitunter eine Gefahr dar. Achten Sie bei der Aufbewahrung und Zubereitung auf Sauberkeit, und kaufen Sie nichts in Läden, die einen unhygienischen Eindruck machen.
- **Staphylococcus aureus** Zu den Symptomen gehören übermäßige Speichelproduktion, Übelkeit, Erbrechen, Magenkrämpfe und Durchfall. Ursache ist mangelnde Hygiene. Achten Sie bei der Aufbewahrung und Zubereitung auf Sauberkeit, und kaufen Sie nichts in Läden, die einen unhygienischen Eindruck machen.
- **Schimmel** Die Pilze können Magenkrämpfe und Durchfall auslösen. Werfen Sie alle Waren fort, an denen Sie Schimmel entdecken und deren Haltbarkeitsdatum abgelaufen ist.

ERNÄHRUNGSBERATUNG

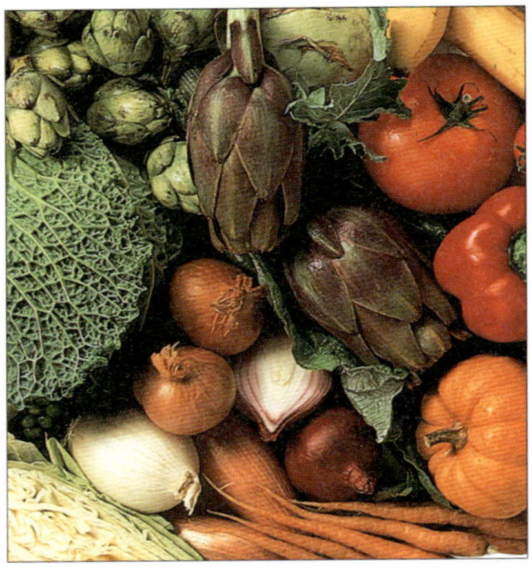

VEGETARISCHE ERNÄHRUNG

Bei sorgfältiger Auswahl und Planung kann eine vegetarische Ernährung durchaus nahrhaft und gesund sein. So haben bestimmte Studien sogar ergeben, dass die Wahrscheinlichkeit, Krankheiten wie Herzerkrankungen, Bluthochdruck und Dickdarmkrebs zu bekommen, bei vegetarischer Ernährung niedriger ist. Es gibt unterschiedliche vegetarische Ernährungsformen; einige schließen traditionelle Nährstoffquellen wie Milchprodukte aus. Wer vegetarisch lebt, muss besonders auf eine ausreichende Nährstoffversorgung achten.

- **Lacto-ovo-Vegetarismus** Bei dieser Ernährungsform sind Fleisch, Geflügel, Fisch, Meeresfrüchte und Produkte aus tierischen Quellen wie Gelatine ausgeschlossen; auf den Speiseplan gehören jedoch Milch, Milchprodukte wie Käse sowie Eier. Wer sich auf diese Weise ernährt, muss auf eine ausreichende Zufuhr eisenhaltiger pflanzlicher Produkte achten und dafür sorgen, dass nicht das gesamte Protein aus vollfetten Milchprodukten stammt.
- **Veganismus** Bei einer veganen Ernährung stehen keinerlei tierische Produkte auf dem Speiseplan, also auch keine Milch, keine Eier und kein Honig. Vermieden werden auch Produkte tierischer Herkunft wie Molke, Lecithin und aus Fischöl gewonnenes Vitamin D_3. Wer sich vegan ernährt, muss für eine ausreichende Protein- und Eisenzufuhr sorgen und Vitamin B_{12} entweder in Form von Ergänzungspräparaten oder angereicherten Nahrungsmitteln zu sich nehmen, da dieses Vitamin praktisch nur in tierischen Produkten vorkommt. Bei Menschen, die noch dazu wenig Zeit im Freien verbringen und ihre Haut somit selten dem Sonnenlicht aussetzen, könnte es zu einem Vitamin-D-Mangel kommen. Zuweilen wird Sojamilch und Sojakäse die nicht tierische Form dieses Vitamins, Vitamin D_2, zugesetzt.

Bei Fragen zum Thema Ernährung können Sie verschiedene Personen zu Rate ziehen, z.B. einen Arzt, Heilpraktiker oder Ernährungsspezialisten. Jede Vorgehensweise hat ihre Vorteile, und die Behandlungsmethoden sind mitunter ganz unterschiedlich – vom Verschreiben einer Diät bis zu einer Reihe von Kräuterrezepten zum Ausgleich eines eventuellen Nährstoffmangels.

DIÄTASSISTENT/IN

Die Diätassistenten konsultiert man gewöhnlich auf Empfehlung eines Arztes. Sie haben eine ernährungswissenschaftliche Ausbildung abgeschlossen und müssen eine Zeit lang unter Fachaufsicht in einem Krankenhaus in der Patientenberatung tätig gewesen sein, bevor sie selbstständig arbeiten dürfen. Zur praktischen Ausbildung eines Diätassistenten gehören die je nach Lebensalter unterschiedlichen Ernährungsformen und der Entwurf spezieller Diätpläne zur Vorbeugung oder Behandlung von Krankheiten.

Diätassistenten bieten bei einer Vielzahl von Problemen Rat und Hilfe, von akutem Nierenversagen und Leberkrankheiten bis zu Diabetes, Allergien und Gewichtsproblemen. Je nach den individuellen Umständen und dem Lebensstil der Betroffenen empfehlen sie bestimmte Ernährungsumstellungen. Ihre Arbeit verstehen sie als Ergänzung zur schulmedizinischen Behandlung. Bevor Sie sich an eine Diätassistentin oder einen Diätassistenten wenden, sollten Sie prüfen, ob er oder sie eine anerkannte Ausbildung absolviert hat.

ERNÄHRUNGS- ODER GESUNDHEITSBERATER/IN

Die Arbeit eines Ernährungsberaters unterscheidet sich von der eines Diätassistenten und auch vom Rat eines Ernährungwissenschaftlers. Ein/e Ernährungsberater/in hat während der Ausbildung nicht im Krankenhausbereich gearbeitet. Stattdessen besitzt er oder sie Kenntnisse in Bereichen wie Naturheilkunde, Ernährung, Physiologie und Biochemie. Die Inhalte der Ausbildung sind mitunter von Land zu Land unterschiedlich. Manche Ernährungsberater haben ein Studium absolviert, andere nicht.

Ernährungsberater sehen den Körper ganzheitlich und ziehen die Umstände, Symptome und Geisteshaltung der Betroffenen in Betracht, statt eine auf einzelne Leiden abzielende und auf Medikamente gestützte Behandlung zu empfehlen. Die Ratschläge einer Ernährungsberaterin basieren nicht unbedingt auf wissenschaftlichen Erkenntnissen und beziehen Elemente traditioneller medizinischer Praktiken mit ein, beispielsweise die der traditionellen chinesischen Medizin.

Ein Ernährungsberater kann unterschiedliche Diagnosemethoden anwenden, um ein Problem zu erkennen und Lösungsmöglichkeiten zu suchen. Hierzu gehören die Haaranalyse, die Augendiagnose, das Messen elektrischer Widerstände in der Haut, das Erstellen eines Hormonprofils, ein chemischer Test auf Candida-Antikörper, die auf eine Pilzinfektion hinweisen, die Kinesiologie, bei der die Energieströme erforscht werden, Blutdrucktests sowie Urin-, Schweiß- und Stuhluntersuchungen.

Eliminationsdiäten, hoch dosierte Nahrungsergänzungen und über die offiziellen Richtwerte hinausgehende Nährstoffempfehlungen *(siehe S. 13)* gehören zu den therapeutischen Optionen von Ernährungsberater(inne)n. Obwohl Schulmedizin und traditionelle Ernährungswissenschaft diesen Ansatz nicht anerkennen, werden damit zuweilen gute Erfolge erzielt. Vom konservativen Standpunkt aus gesehen gesteht man diesem Therapieansatz eher eine Rolle bei der Vorbeugung gegen Krankheiten zu als bei deren Behandlung.

Ernährungswissenschaftler/in

Ernährungswissenschaftler/innen haben ein Studium absolviert, aber nicht im Krankenhaus gearbeitet. Sie beschäftigen sich vorrangig mit der Ernährungswissenschaft, führen Studien durch und sind in Lehre und Forschung tätig. Ein Ernährungswissenschaftler wird beispielsweise beim Verfassen von Gesundheits- und Kochbüchern um Rat gefragt oder bei Gesundheitssendungen im Fernsehen als Experte eingeladen.

Gewöhnlich führt ein/e Ernährungswissenschaftler/in keine individuellen Beratungen durch, sondern gibt allgemeine Ratschläge zur optimalen Nährstoffversorgung bzw. rät bei offensichtlichem Vitamin- oder Mineralstoffmangel zu Nahrungsergänzungen. Viele Ernährungswissenschaftler forschen im Labor oder arbeiten in der Nahrungsmittelindustrie.

Berufe im Gesundheitsbereich

Einige Diätassistent(inn)en absolvieren eine Zusatzausbildung, die sie für die Ernährungsberatung von Amateur- und Berufssportlerinnen und -sportlern qualifiziert. Durch ihre Zusatzqualifikation wissen sie auch, welche Nahrungsmittel den sportlich trainierten Körper am Besten vor Krankheiten und Verletzungen schützen und welche den Heilungsprozess fördern.

Ärzte, Krankenschwestern und andere Fachleute im Gesundheitsbereich stehen ebenfalls für Auskünfte zur Verfügung. Auch wenn sie nicht speziell für Ernährungsfragen ausgebildet sind, können sie allgemeine Informationen über eine gesunde, ausgewogene Lebensweise geben.

Eliminationsdiäten

Sie eignen sich, um herauszufinden, ob bestimmte Nahrungsmittel Unverträglichkeiten auslösen.

- **Einfache Eliminationsdiät** Hier wird ein bestimmtes Nahrungsmittel oder ein Nahrungsmittelbestandteil vom Speiseplan gestrichen. Auf einiges lässt sich leicht verzichten, z. B. auf Erdbeeren oder Meeresfrüchte; schwieriger wird es bei Grundnahrungsmitteln wie Weizen, Milch oder Eiern, die in vielen Fertiggerichten enthalten sind.
- **Komplexe Eliminationsdiät** Bei dieser Diät verzichtet man auf Nahrungsmittel, die für ihre Allergie auslösenden Eigenschaften bekannt sind. Zu ihnen zählen Milch, Weizen, Nüsse, Fisch, Azofarbstoffe und manchmal auch Kaffee, Schokolade und Zitrusfrüchte.
- **Restriktive Diät** In diesem Fall nimmt man nur wenige Nahrungsmittel zu sich, die im Allgemeinen gut verträglich sind. Diese umfassen Putenfleisch und Kaninchen; magere Fleischsorten außer Schweinefleisch; Möhren, Blumenkohl und Brokkoli; Reis, Reiswaffeln und Puffreis; Süßkartoffeln, Tapioka, Sago und Buchweizen; Birnen und Pfirsiche; Sonnenblumen-, Färberdistel-, Oliven- und Rapsöl; milchfreie Margarine; Wasser; Salz; Zucker, Sirup, Melasse und Honig; sowie für Babys und Kinder einen angemessenen Milchersatz. Unter Umständen sind Vitamin- und Mineralstoffergänzungen erforderlich.
- **Extreme Eliminationsdiät** Hier erfolgt die Nährstoffversorgung ausschließlich über Spezialnahrung. Diese Methode ist unter Umständen für Menschen mit Morbus Crohn oder extremem Ekzem empfehlenswert, um Symptomveränderungen zu kontrollieren. Die Diätassistentin, die ein solches Programm beaufsichtigt, setzt Schritt für Schritt bestimmte Nahrungsmittel wieder auf den Speiseplan und entwickelt einen langfristigen Diätplan.

Zur restriktiven Diät gehören Olivenöl, Birnen und Fleisch

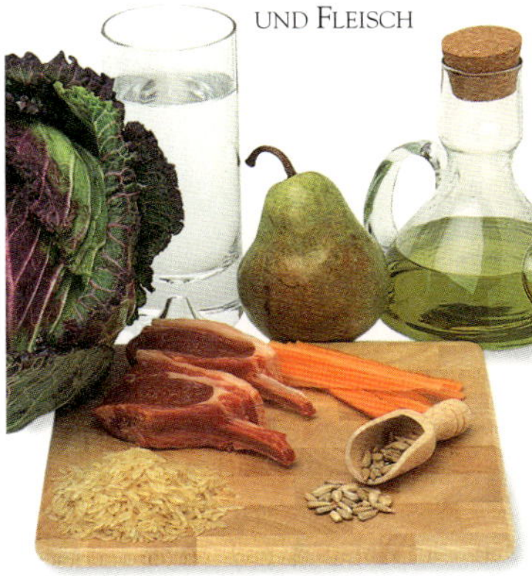

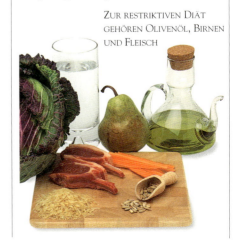

GLOSSAR

Kursiv geschriebene Begriffe sind an anderer Stelle im Glossar erklärt

A

Adrenalin Hormon, das der Körper in Stresssituationen ausschüttet

Ajon Knoblauchextrakt

Alginsäure in Algen vorkommendes *Polysaccharid*, das als Verdickungs- und Bindemittel verwendet wird

Alkaloid organische Substanz pflanzlichen Ursprungs, die zur Aufrechterhaltung verschiedener Körperfunktionen dient

Alkoholdehydrogenase Enzym, das im Magen und in der Leber Alkohol aufspaltet

Allicin in Knoblauch, Lauch und Zwiebeln enthaltener sekundärer Pflanzenstoff

Alpha-Linolensäure Bezeichnung der *Omega-3-Fettsäure*

Alpha-Tocopherol hauptsächliche Form des *Vitamins* E, das im menschlichen Gewebe enthalten ist

Alpha-Carotin Form des *Carotins*

Amin organische Basis chemischer Substanzen im Körper, beispielsweise Histamin

Aminosäuren Verbindungen aus Kohlenstoff, Wasserstoff, Sauerstoff und Stickstoff, aus denen *Proteine* bestehen

Anthocyanidin violettes, rotes oder blaues, wasserlösliches *antioxidatives* Pigment

Antigen Substanz, die die Bildung von *Antikörpern* anregt

Antikörper Substanz, die sich im Blut als Reaktion auf ein *Antigen* bildet

Antioxidans Substanz, die vor der Schädigung durch *freie Radikale* schützt

antioxidativ *siehe Antioxidans*

Äpfelsäure organische Säure, die in Obst wie beispielsweise Äpfeln enthalten ist

Arachidonsäure saures *Stoffwechselprodukt* der *Omega-3-* und *Omega-6-Fettsäuren*

Ascorbinsäure chemische Bezeichnung für Vitamin C

Ätherisches Öl Öl mit therapeutischer Wirkung, das in Kräutern und Gewürzen wie beispielsweise Ingwer enthalten ist

Äthylen von Bananen gebildetes Gas, das das Nachreifen von Früchten bewirkt

B

Bakterien Gruppe von *Mikroorganismen*, die einige Krankheiten auslösen

Ballaststoffe Form von *Kohlenhydraten* in Nahrungsmitteln; sie sind entweder löslich und werden verdaut, oder sie sind unlöslich und bleiben unverdaut

Beta-Carotin Pigment in orangegelben Gemüsesorten, z. B. Möhren, das in *Vitamin* A umgewandelt wird

Bifidobakterien nützliche *Bakterien*, die Nahrungsmitteln zugesetzt werden, um die Anzahl der *Mikroorganismen* im Darm zu erhöhen und das Immunsystem zu stärken

Bioflavonoide *siehe Flavonoide*

Biotin B-*Vitamin*, das der Körper für den *Stoffwechsel* braucht

Blutzucker in Form von *Glukose* im Blut vorhandener Zucker, der den Körper mit Energie versorgt

C

Calcitonin ein für die Knochengesundheit wichtiges *Hormon*

Calcium ein für einen gesunden Knochenaufbau wichtiger *Mineralstoff*

Capsaicin Bestandteil von Chilis, der für das scharfe Aroma verantwortlich ist

Carotin gelbrotes, in Pflanzen vorkommendes Pigment, z. B. *Beta-Carotin*

Carotinoide Gruppe gelbroter Pigmente, u. a. *Carotine*

Cellulose Halt gebende Zellstruktur von Pflanzen, die aus langkettigen *Glukose*-Einheiten besteht

Chinone aktive *sekundäre Pflanzenstoffe*

Chlorogensäure in verschiedenen Obst- und Gemüsesorten enthaltene Substanz mit Krebs hemmender Wirkung

Chlorophyll grünes *antioxidatives* Pigment in Pflanzen

Cholecalciferol chemische Bezeichnung für *Vitamin* D

Cholesterin fette, kristalline Substanz im Blut, die von *Proteinen* transportiert und für viele *Stoffwechsel*funktionen benötigt wird

Chylomikron Form von *Lipoprotein*

CLA konjugierte Linolensäure, ein *Fett*, das dem Krebswachstum und der Arterienverkalkung vorbeugen soll

Cobalamin chemische Bezeichnung für *Vitamin* B_{12}

Cumarine pflanzliche *Nährstoffe*, die zur Blutverdünnung beitragen und somit Krebs hemmend wirken sollen

Curcumin in Mais, Senf und Kurkuma enthaltenes *Antioxidans*

D

Daidzein ein *Isoflavon*

Desoxyribonucleinsäure *siehe DNA*

DHA Docosahexaensäure, eine in fettreichen Seefischen enthaltene *Omega-3-Fettsäure*

Diallyldisulfid in Knoblauch vorkommende antibakterielle Substanz

Diätetik Lehre von der richtigen Ernährung nach ernährungswissenschaftlichen Prinzipien

Diosgenin im Bockshornklee enthaltener, aktiver pflanzlicher *Nährstoff*

Diuretikum Substanz, die den Harnfluss erhöht

DNA Desoxyribonucleinsäure, Hauptbestandteil von Chromosomen und Träger der Erbinformation

Docosahexaensäure *siehe DHA*

Dopamin mit *Adrenalin* und *Noradrenalin* in Zusammenhang stehender *Neurotransmitter*

E

Echinacea Pflanzenextrakt mit antiviralen und antibakteriellen Eigenschaften

Eicosapentaensäure *siehe EPA*

Eisen essenzielles *Spurenelement*, das der Körper für den Sauerstofftransport im Blut und zur Vorbeugung gegen Anämie benötigt

Eiweiß *siehe Proteine*

Elektrolyt Lösung einer Substanz, die elektrische Leitfähigkeit besitzt

Ellagsäure in Beeren enthaltene *phenolische* Substanz mit *antioxidativen* Eigenschaften

Empfohlene Tagesdosis vorgeschlagene Zufuhr an *Nährstoffen*, die bei einem durchschnittlichen Menschen eine ausgewogene Ernährung gewährleisten soll

Endosperm der innere, stärkehaltige Teil eines Getreidekorns

Enterobakterien *Bakterien*, die über den Verdauungstrakt in den Körper gelangen

Enterokokken *Bakterien*, die häufig Nahrungsmittelvergiftungen auslösen

Enzyme Formen von *Protein*, die als Katalysator für bestimmte Körperreaktionen fungieren

EPA Eicosapentaensäure, eine in fettreichen Seefischen enthaltene *Omega-3-Fettsäure*

Ergocalciferol chemische Bezeichnung für *Vitamin* D_2

Escherichia coli (E. coli) *Bakterien*, die Nahrungsmittelvergiftungen und Harnwegsinfektionen auslösen

Essenzielle Fettsäuren die *Fette Linolensäure*, *Alpha-Linolensäure* und *Arachidonsäure*, die allesamt in der tierischen Ernährung enthalten sein müssen

Essigsäure einfache organische Säure, die zum Haltbarmachen von Nahrungsmitteln dient

Ester Derivat einer Reaktion zwischen Säure und Alkohol

Ethylalkohol oder **Ethanol** Form von Alkohol

F

Fette Gruppe von *Nährstoffen*, die den Körper mit der am höchsten konzentrierten Form von Energie versorgen

Fettsäuren Gruppe von mehr als 40 natürlichen Säuren, zu denen die drei *essenziellen Fettsäuren* gehören

Flavon in Pflanzen vorkommende Substanz

Flavonoide Gruppe von mehr als 4000 *Antioxidantien*, die in Obst, Gemüse und anderen Pflanzen vorkommen

Folat B-*Vitamin*, das für gutes Blut und gesundes Körpergewebe sorgt

Folsäure synthetische Form von *Folat*

Freie Radikale instabile, reaktionsfreudige Substanzen, die im Körper und in der Umwelt vorkommen und möglicherweise Krebs und Herzerkrankungen auslösen

Fructose in Obst enthaltener Zucker

G

Galanin *Neurotransmitter* im Gehirn, der offenbar das Verlangen nach *Fett* steigert

Gamma-Linolensäure *siehe GLA*

Gelatine wasserlösliches *Protein*

Genistein *Isoflavon* mit schwachen *östrogen*ähnlichen Eigenschaften

GI Glykämischer Index, eine Kategorisierung von Nahrungsmitteln nach ihrer Wirkung auf den *Blutzucker*spiegel

GLA Gamma-Linolensäure, ein *Stoffwechselprodukt* der *Omega-6-Fettsäure Linolensäure*

Glucose einfacher Zucker, der bei der Aufspaltung von Stärke entsteht

Glucosinolate pflanzliche *Nährstoffe* mit Krebs hemmenden Eigenschaften

Gluten in Weizen und Roggen vorkommender *Protein*komplex

Gluthathion-s-Transferase Enzym mit entgiftenden Eigenschaften

Glycerol farb- und geruchlose Flüssigkeit, die Nahrungsmitteln als Süßstoff zugesetzt wird

Glykämischer Index *siehe GI*

Glykogen die Form, in der *Kohlenhydrate* im Körper gespeichert werden

Grundumsatz Anzahl an *Kalorien*, die der menschliche Körper im Ruhezustand benötigt

H

Häm-Eisen eine Form von *Eisen*, die in rotem Fleisch und Fleischprodukten enthalten ist und vom Körper leicht aufgenommen wird

Hämoglobin Farbstoff der roten Blutkörperchen, der für den Sauerstofftransport sorgt

Harnsäure eine bei der Aufspaltung von *Nucleoproteinen* im Körpergewebe entstehende Säure, die mit dem Urin ausgeschieden wird

HDL Lipoprotein mit hoher Dichte (high-density lipoprotein), eine Form von *Lipoprotein*

Helicobacter pylori *Bakterium*, das Magengeschwüre hervorruft

Heparin eine in der Leber und der Lunge enthaltene Säure, die bei intravenöser Injektion die Blutgerinnung verhindert

Hesperidin *Flavonoid*, das offenbar zur Stärkung der Blutkapillarwände beiträgt

Heterozyklische aromatische Amine in zahlreichen gekochten Fleisch- und Fischsorten vorkommende Verbindungen, die möglicherweise Krebs auslösen

Homocystein eine Substanz, die der Körper aus *Methionin* bildet, um geschädigtes Gewebe zu erneuern

Hormon eine von den endokrinen Drüsen gebildete und vom Blut transportierte Substanz zur Regulierung von Gewebe- und Organfunktionen

Hydroxyphenylisatin in Pflaumen enthaltene Substanz, die die Eingeweidemuskelzellen der Dickdarmwand anregt

Hypericin *Johanniskraut*extrakt, der den *Serotonin*gehalt im Gehirn erhöht

Hypericum botanischer Name für *Johanniskraut*

IJ

Indole in einigen Gemüsesorten der Kreuzblütlerfamilie wie beispielsweise Brokkoli vorkommende Substanzen, die Krebs hemmend wirken sollen

Insulin von der Bauchspeicheldrüse gebildetes *Hormon*, das den *Blutzucker*gehalt reguliert

Interleukin eine wirkungsvolle, das Immunsystem stärkende Substanz

Intrinsic Factor ein vom Magen abgegebenes *Protein*, das für die Absorption von *Vitamin* B_{12} notwendig ist

Inulin komplexes Kohlenhydrat, das sich aus *Fructose*einheiten zusammensetzt

Isoflavone pflanzliche *Nährstoffe* mit leichten *östrogen*ähnlichen Eigenschaften

Isothiocyanate (ITCs) pflanzliche *Nährstoffe*, die offenbar das Risiko einiger Krebsarten vermindern

ITCs *siehe Isothiocyanate*

Jod in Meeresfrüchten enthaltenes *Spurenelement*, das der Körper zur Bildung des *Hormons* Thyroxin benötigt

Johanniskraut (Hypericum) Pflanze, aus der *Hypericin* gewonnen wird, das depressionsmindernd wirkt

K

Kaempferol in Gemüse enthaltenes *Flavonoid*

Kaffeesäure in vielen Pflanzen enthaltenes *Antioxidans*

Kalorie Maßeinheit für Energie

Karzinogen möglicherweise Krebs auslösende Substanz

Kohlenhydrate Gruppe einfacher oder komplexer Verbindungen in Nahrungsmitteln und hauptsächliche Energielieferanten in der Ernährung

Kollagen Hauptbestandteil des weißen, faserigen Gewebes im Körper

Konjugierte Linolensäure *siehe CLA*

Kreuzblütler Pflanzenfamilie, zu der u. a. Brokkoli, Weißkohl, Grünkohl, Kresse, Blumenkohl und Wasserrüben gehören

Kurzkettige Fettsäuren *Fettsäuren*, deren Kohlenstoffketten weniger Kohlenstoffatome aufweisen als die *langkettigen Fettsäuren*

L

L-Tyrosin eine *Aminosäure*

Lactalbumin das leichter verdauliche der beiden in Milch enthaltenen *Proteine*

Lactobacillus nützliches *Bakterium*

Lactose in Milch enthaltene *Kohlenhydrate*, auch Milchzucker genannt

Lactucarium in Salatrippen enthaltene Substanz mit beruhigender Wirkung

Langkettige Fettsäuren *essenzielle Fettsäuren*, z. B. *Linolensäure*, die aus Ketten mit 16 bis 18 Kohlenstoffatomen besteht

LDL Lipoprotein mit geringer Dichte (low-density lipoprotein), eine Form von *Lipoprotein*

Lecithin fetthaltige Substanz im Blut, die für den Transport der *Fette* zuständig ist

Lentinan in Pilzen enthaltener *sekundärer Pflanzenstoff* mit angeblich Krebs hemmender Wirkung

Leukotrien bei der Aufspaltung *essenzieller Fettsäuren* entstehende Substanz

Lignan *sekundärer Pflanzenstoff* mit *antioxidativen* Eigenschaften

Limonoid in Zitrusfrüchten, insbesondere in deren Kernen, enthaltenes *Flavon*

Linolsäure essenzielle *Omega-6-Fettsäure*, die in Kürbissen und Leinsamen enthalten ist

Linolensäure *siehe Alpha-Linolensäure*

Lipoprotein *fett-* und *protein*haltige Substanz, die im Blut für den Transport von *Cholesterin* zuständig ist

Lipoprotein mit geringer Dichte *siehe LDL*

Lipoprotein mit hoher Dichte *siehe HDL*

Lutein gelboranges *Carotin* mit *antioxidativer* Wirkung

Lycopin rotes *antioxidatives* Pigment, das in Tomaten enthalten ist

Lysin essenzielle *Aminosäure*

M

Makronährstoffe die hauptsächlichen *Nährstoffe*: *Proteine*, *Kohlenhydrate* und *Fette*

Methionin essenzielle *Aminosäure*

Mikrobe mikroskopisch kleiner Organismus, z. B. ein *Bakterium*

Mikronährstoffe *Vitamine*, *Mineralstoffe* oder *Spurenelemente*

Mikroorganismus mikroskopisch kleiner Organismus, z. B. ein *Bakterium*

Mineralstoffe lebenswichtige, in Nahrungsmitteln enthaltene Substanzen, die aus anorganischen Materialien entstanden sind

Molekül kleinste, einfachste Einheit einer chemischen Verbindung

Monosaccharide Form leicht verdaulicher *Kohlenhydrate*, die aus Einfachzucker wie *Glucose* bestehen

Mucin in Feigen enthaltene Substanz mit leicht abführender Wirkung

Myoglobin komplexes *Protein*, das Sauerstoff in den Muskelzellen speichert

N

N-Nitroso-Verbindungen in Nahrungsmitteln enthaltene Substanzen, die unter Umständen Magenkrebs auslösen

Nährstoffe essenzielle Bestandteile der Ernährung wie *Vitamine*, *Mineralstoffe*, *Proteine* und *Fette*

Natriumchlorid ein für die menschliche Gesundheit wichtiger Elektrolyt, bekannt als »Kochsalz«

Neurotransmitter chemische Substanzen, die der Signalübertragung zwischen den Nerven dienen

Niacin ein für den *Stoffwechsel* wichtiges B-*Vitamin*; der Name bezieht sich auf Nicotinsäure und Nicotinamid

Nitrat Pflanzenbestandteil

Nitrit in pflanzlichen Nahrungsmitteln vorkommende Substanz, die u.a. zur Haltbarmachung von Fleisch verwendet wird

Nitrosamine durch die Reaktion von *Aminen* und *Nitriten* oder *Nitraten* entstehende Substanzen, die möglicherweise Krebs erregend sind

Nitrosamino-Keton *siehe NNK*

NNK Nitrosamino-Keton, im Tabakrauch enthaltene kanzerogene Substanz

Nobiletin in Orangenschalen enthaltenes *Flavon* mit angeblich Krebs hemmenden Eigenschaften

Noradrenalin ein vom Nervensystem abgegebenes *Hormon*, das die Blutgefäße verengt

Nucleoprotein Verbindung innerhalb eines Zellkerns, die aus an eine Nucleinsäure gebundenen *Proteinen* besteht

O

Oleinsäure ungesättigte, langkettige Fettsäure, die in menschlichem Fettgewebe enthalten ist

Omega-3- und **Omega-6-Fettsäuren** für viele zelluläre Vorgänge und *Stoffwechsel*prozesse wichtige Fette

Organische Goitrogene pflanzliche Substanzen, die eine Vergrößerung der Schilddrüse (Kropf) bewirken

Östrogen ein von den Eierstöcken gebildetes Hormon

Oxalat Salz der *Oxalsäure*

Oxalsäure Säure, die die *Calcium*absorption behindert

P

P-Cumarinsäure *Polyphenol*, das der Bildung kanzerogener *Nitrosamine* entgegenwirkt

Pantothensäure ein für den *Stoffwechsel* erforderliches B-*Vitamin*

PEITC in Brunnenkresse enthaltenes *Isothiocyanat*, das *NNK* entgiftet

Pektin in Obst enthaltener löslicher *Ballaststoff*, der bei der Marmeladenherstellung als Geliermittel verwendet wird

pH-Wert standardisierte Maßeinheit dafür, ob eine Substanz sauer oder basisch ist

Phenolische Verbindungen in Obst und Gemüse enthaltene *antioxidative* Substanz

Phytate in Pflanzen enthaltene Substanzen, die *Calcium*, *Eisen* und *Zink* binden und somit deren Absorption aus Nahrungsmitteln vermindern

Phytoen in Kürbissen, Mangos und Papayas enthaltenes *Carotin*

Phytofluen in Aprikosen und Pfirsichen enthaltenes *Carotin*

Phytosterol Substanz, die ähnlich wirkt wie das *Hormon Östrogen*

Polyphenol in Pflanzen vorkommendes *Flavonoid*

Polyphenolisches Flavonol in Tee enthaltenes *Antioxidans*

Polysaccharide komplexe *Kohlenhydrate* wie *Cellulose*, die sich aus zahlreichen Zucker*molekülen* zusammensetzen

Proanthocyanidin in Beeren enthaltenes *Bioflavonoid*

Probiotische Bakterien sich im Darm vermehrende *Bakterien*

Proteine in jedem tierischen und pflanzlichen Gewebe vorkommende komplexe Stickstoffverbindungen, die in der menschlichen Ernährung enthalten sein müssen und die für das Wachstum und die Erneuerung von Körpergewebe und Organen zuständig sind

Psoralen in Petersilie enthaltener aktiver *sekundärer Pflanzenstoff*

Purin Bestandteil von *Nucleoproteinen*, aus dem sich *Harnsäure* bildet

Pyridoxin chemische Bezeichnung für *Vitamin* B_6

QR

Quercetin in Tee, Zwiebeln und Äpfeln enthaltenes *Polyphenol* mit *antioxidativen* Eigenschaften

Radio-Allergo-Sorbent-Test *siehe RAST*

Raffinose in Hülsenfrüchten enthaltene, schwer verdauliche *Kohlenhydrate*

RAST Radio-Allergo-Sorbent-Test, Test zum Nachweis von in Nahrungsmitteln enthaltenen Allergenen

Retinol chemische Bezeichnung von *Vitamin* A

Riboflavin chemische Bezeichnung von *Vitamin* B_{12}

Rutin ein *Flavonoid*

S

Salicylate in einigen Nahrungsmitteln enthaltene, dem Aspirin ähnliche Substanzen

Salmonellen Form von *Bakterien*, die im Allgemeinen Nahrungsmittelvergiftungen hervorrufen

Salzsäure vom Magen abgegebene Säure, die *Bakterien* abtötet

Saponine Gruppe von Substanzen in Pflanzen, die sich mit Ölen zu Emulsionen verbinden

Sekundäre Pflanzenstoffe in Pflanzen vorkommende chemische Verbindungen, die sich auf die menschliche Gesundheit nachweislich günstig auswirken

Selen *Spurenelement* mit *antioxidativen* Eigenschaften, das bei der Krebsvorsorge eine wichtige Rolle spielt

Serotonin chemische Substanz im Gehirn, die das Wohlbefinden steigert und zur Appetitkontrolle beiträgt

Silymarin Kraut, das die Erneuerung der Leberzellen anregt

Solanin ein in grünen Kartoffeln enthaltenes Alkaloid, das bei Verzehr zu Übelkeit und Erbrechen führt oder sogar tödlich sein kann

Spurenelemente für die menschliche Gesundheit wichtige, organische Substanzen, zu denen u.a. *Eisen*, *Zink* und *Selen* gehören

Stachyose in Hülsenfrüchten enthaltene, schwer verdauliche *Kohlenhydrate*

Staphylococcus *Bakterium*, das unter Umständen zu Nahrungsmittelvergiftungen führt

Stoffwechsel chemische Umwandlung von *Nährstoffen* im Körper

Stoffwechselprodukt beim *Stoffwechsel* entstehende Substanz

Stoffwechselrate die Geschwindigkeit, mit der der Körper Energie verbrennt

Sulforaphen *sekundärer Pflanzenstoff*, der möglicherweise das Tumorwachstum eindämmt

T

Tangeretin *Flavon* mit möglicherweise Krebs hemmenden Eigenschaften

Tannin Substanz, die Nahrungsmitteln eine adstringierende Wirkung im Mund verleiht

Terpen Bestandteil der in Zitrusfrüchten enthaltenen essenziellen Öle

Thiamin chemische Bezeichnung für *Vitamin* B_1

Tocopherol synthetische Form des *Vitamins* E

Trehalose in Pilzen enthaltener Zucker

Triglyceride mit *Fettsäuren* verbundene *Ester* aus *Glycerol*

Tryptophan essenzielle *Aminosäure*, die für die Bildung von *Serotonin* erforderlich ist

TVP »texturiertes vegetabiles Protein«, Sojaprotein, aus dem fleischähnliche Produkte erzeugt werden

Tyrosin vom Körper selbst hergestellte, nicht essenzielle *Aminosäure*, aus der *Dopamin* und *Noradrenalin* gebildet werden

V

Vasoaktive Amine *Amine*, die die Venenverengung und -weitung beeinflussen

Vitamine für die Gesundheit wichtige, in Nahrungsmitteln vorhandene organische Substanzen, die Kohlenstoff, Wasserstoff und Sauerstoff enthalten

W

Weinsäure in Obst enthaltene Säure, die Limonaden zur Aromatisierung zugesetzt wird

XZ

Xantophyll gelbes *Carotin* mit *antioxidativen* Eigenschaften

Xylitol Zuckerersatzstoff mit Karies hemmender Wirkung

Zeaxanthin in Mais und Eigelb enthaltenes *Carotin*

Zein aus Mais gewonnenes *Protein* mit geringem Nährwert

Zingerone Gruppe aktiver Bestandteile, die in Ingwer enthalten sind

Zingiberen Bestandteil eines in Ingwer enthaltenen *ätherischen Öls*

Zink ein für ein gesundes Immunsystem und für die Fortpflanzung wichtiges *Spurenelement*

Zitronensäure organische Säure, die in pflanzlichem und tierischem Gewebe vorkommt

REGISTER

I

J

K

L

M

N

P

Q

R

S

ZUM NACHSCHLAGEN

Hilfreiche Bücher

Bohlmann, F.: *Knoblauch & Bärlauch*, Knaur TB 82251, München 1999.

Bown, D.: *Dumonts große Kräuter-Enzyklopädie*. Dumont, Köln.

Burgerstein, L.: *Heilwirkung von Nährstoffen*, Heidelberg, Ausgabe 1994.

Carper, Jean: *Nahrung ist die beste Medizin*, Econ Verlag, Düsseldorf.

Cooper, Dr. K. H.: *Die neuen Gesundmacher Antioxidantien*, Deutscher Taschenbuchverlag, München.

Cooper, Dr. K. H.: *Gesundheitsfaktor Ernährung*, BLV, München.

Der kleine Souci, Fachmann, Kraut, Lebensmitteltabellen für die Praxis, Stuttgart 1987.

Die Nationale Verzehrsstudie, Bundesministerium für Forschung und Technologie, Bonn 1991.

Elmadfa, Prof. Dr. I./Aign, W./Muskat, Prof. Dr. E./ Fritzsche, D.: *Die große GU Nährwert-Tabelle*, Neuausgabe 1998/99, Gräfe und Unzer Verlag, München.

Ernährungsbericht 1992, Deutsche Gesellschaft für Ernährung, Frankfurt am Main, 1992.

Frohn, B.: *Anti-Aging-Food*, Midena Verlag, München 2000.

Hahnemann, S.: *Die chronischen Krankheiten*. Haug, Hamburg 1995.

Hohenberger, Dr. E.: *Heilpflanzen, die wirklich helfen*, Naturbuch Verlag, Augsburg 1994.

Holler, J.: *Iß dich klüger*. Das praktische Handbuch für die optimale Gehirnernährung, Umschau Verlag, Frankfurt.

Kaspar, H.: *Ernährungsmedizin und Diätetik*, Urban & Schwarzenberg, München 1991.

Kunzen, R./ Krämer, S.: *Vitalstoffe gegen Krebs*, Ralf Reglin Verlag, Köln.

Lockie, A.: *Frauen, Handbuch für Homöopathie*. Zabert/Sandmann, München 1994.

Lockie, A.: *Homöopathisches Handbuch für die ganze Familie*, Zabert/Sandmann, München 1998.

Mehnert, H.: *Der Mensch ist so gesund wie sein Stoffwechsel*, Midena Verlag, München.

Mühleib, Dr. F.: *Essen macht Laune*, Gräfe und Unzer Verlag, München 1999

Münzing-Ruef, I.: *Kursbuch gesunde Ernährung*. Zabert/Sandmann, München.

Oberbeil, K./Lentz, Dr. med. C.: *Obst und Gemüse als Medizin*, Südwest Verlag, München 1996.

Ody, P.: *Naturmedizin Heilkräuter*. Unipart, Recklinghausen, 1997.

Pelikan, W.: *Sieben Metalle*. Verlag am Goetheanum.

Polunin, M.: *Heilkräfte der Natur*. Unipart, Recklinghausen, 1997.

Pospisil, E.: *Knoblauch*, Gräfe und Unzer Verlag, München 1998.

Pschyrembel: *Wörterbuch Naturheilkunde*. Walter de Gruyter, Berlin 1996.

Roßmeier, A.: *Nährwerttabellen*, Südwest Verlag, München 1997.

Schaeffer, M.: *Apfel & Essig*, Knaur TB 82243, München 1999.

Schmiedel, Dr. med. V.: *Fit und gesund mit Vitalstoffen*, Gräfe und Unzer Verlag, München 2000.

Shepherd, D.: *Das Wunder der unsichtbaren Kraft*. Michaels, München 1995.

Strunz, U.: *Forever young. Das Erfolgsprogramm*, Gräfe und Unzer Verlag, München 1999.

Vithoulkas, G.: *Medizin der Zukunft*. Wenderoth, Köln 1997.

Wang, Q.: *Gesund durch chinesische Medizin*, Heidelberg 1995.

Watzl/Leitzmann: *Bioaktive Substanzen in Lebensmitteln*, Stuttgart 1995.

Weiss, R. F.: *Lehrbuch der Phytotherapie*, Stuttgart 1990.

Wigmore, A.: *Lebendige Nahrung ist die beste Medizin*, München 1990.

Wirths, W.: *Lebensmittel in ernährungsphysiologischer Bedeutung*, Paderborn 1985.

Zimmermann, W.: *Praktische Phytotherapie*, Stuttgart 1990.

Zumkley, H. (Hrsg.): *Spurenelemente*, Stuttgart 1990.

Zeitschriften

Naturheilpraxis mit Naturmedizin, Pflaum Verlag, München

Ernährungsumschau, Umschau Verlag, Frankfurt

Ernährungsmedizin, Umschau Verlag, Frankfurt

Nützliche Adressen

Deutsche Gesellschaft für Ernährung (DGE)
Im Vogelsang 40
D-60488 Frankfurt/Main

Gesellschaft für Naturheilkunde Deutschland
Postfach 402027
D-80720 München

Gesellschaft für Phytotherapie
Siebengebirgsallee 24
D-50939 Köln

Erzeugerring für Heil- und Gewürzpflanzen
Tal 35
D-80331 München

Arbeitskreis Jodmangel
Postfach 1541
D-64505 Groß-Gerau

Deutsche Gesellschaft für Orthomolekulare Medizin e. V.
Zur Bergwiese 7
D-82152 Planegg

Deutsches Institut für Ernährungsforschung
Potsdam-Rehbrücke
Arthur-Scheunert-Allee 114-116
D-14558 Bergholz-Rehbrücke

Auswertungs- und Informationsdienst für Ernährung, Landwirtschaft und Forsten (AID)
Konstantinstr. 124
D-53179 Bonn

Österreichische Gesellschaft für Ernährung
Zaunergasse 1-3
A-1030 Wien

Schweizer Vereinigung für Ernährung
Vernstr. 135
CH-3052 Zollikofen

DANK

Dank der Autorin Ich möchte Mrs. Chapman danken, meiner Hauswirtschaftslehrerin, die durch ihren inspirierenden Unterricht in den 70er-Jahren mein Interesse für Ernährung weckte, sowie allen, die mich bei meinem Vorhaben stets ermutigt haben – Professor Bender, Pat Judd, Edith Elliot, Kristina Zaremba, Peter Duckworth, Maurice Hanssen, Geoffrey Canon und meinen Eltern.

Weiterhin möchte ich Richard Norman und Jennifer Dickson danken; sie waren mir bei der Beschaffung so vieler der zahllosen medizinischen Schriften, die ich für meine Recherchen verwendet habe, eine außerordentliche Hilfe (Danke auch an meine Mutter, die sie so sorgfältig ordnete). Ihnen beiden alles Gute für die Zeit nach Abschluss Ihres Studiums. Ein Dankeschön auch an Julie Dean.

Healing Food – Die Heilkräfte unserer Lebensmittel entdecken wäre ohne die Unterstützung und Ermutigung durch Daphne Razazan und Krystyna Mayer bei Dorling Kindersley nicht möglich gewesen – vielen Dank. Ein besonderes Dankeschön richtet sich an Christiane Gunzi, meine schwer geprüfte Lektorin bei Picthall & Gunzi. Ihr Humor, ihre Geduld und ihr Verständnis waren mir sehr viel wert. Ohne sie hätte ich es nicht geschafft!

Mein besonderer Dank gilt wie immer Ian Wilson, dessen Weisheit, Meinung und Freundschaft mir unendlich viel bedeuten. Schließlich ein riesiges Dankeschön an Nick, der mich ermutigt hat, mich hinzusetzen und zu schreiben, wenn ich lieber mit ihm nach Griechenland oder Kuba gefahren wäre, und der stets so verständnisvoll reagierte, wenn die Wochenenden mal wieder keine waren.

Fotos Leslie J. Borg, A-Z Botanical Collection, S. 61 (Mitte); Ian O'Leary (Seiten 8-9, 40–41, 130–131, 148–149); Nigel Caitlin, Holt Studios, S. 92 (oben links); Inga Spence, Holt Studios, S. 72 (oben links). Alle anderen Fotos von Sarah Ashun, Martin Cameron, Andy Crawford, Philip Dowell, Philip Garward, Steve Gorton, Clive Streeter, Dave King, David Murray, Stephen Oliver, Stephen Shott, Jane Stockman und Andrew Whittuck.

Illustrationen AKG, London, Erich Lessing, S. 10 (oben links); Katz Pictures, Mansell Collection, S. 12 (oben links). Anatomie-Illustrationen von Phil Wilson und Debbie Maizels; Hauptnahrungsmittel-Illustrationen von Sarah Young; weiteres Bildmaterial aus dem *Praxishandbuch Medizin & Gesundheit* und *The DK Children's Illustrated Encyclopedia*, erschienen bei Dorling Kindersley.

Modelle für die Anatomie-Zeichnungen Natalie Creary, Julian Evans und Flavia Taylor.

Picthall & Gunzi möchten folgenden Dank aussprechen: Dominic Zwemmer für die Hilfe beim Design, John Bates, Anna Crago und Jill Sommerscales für die Hilfe bei der Redaktion sowie Lynn Bresler für den Index.

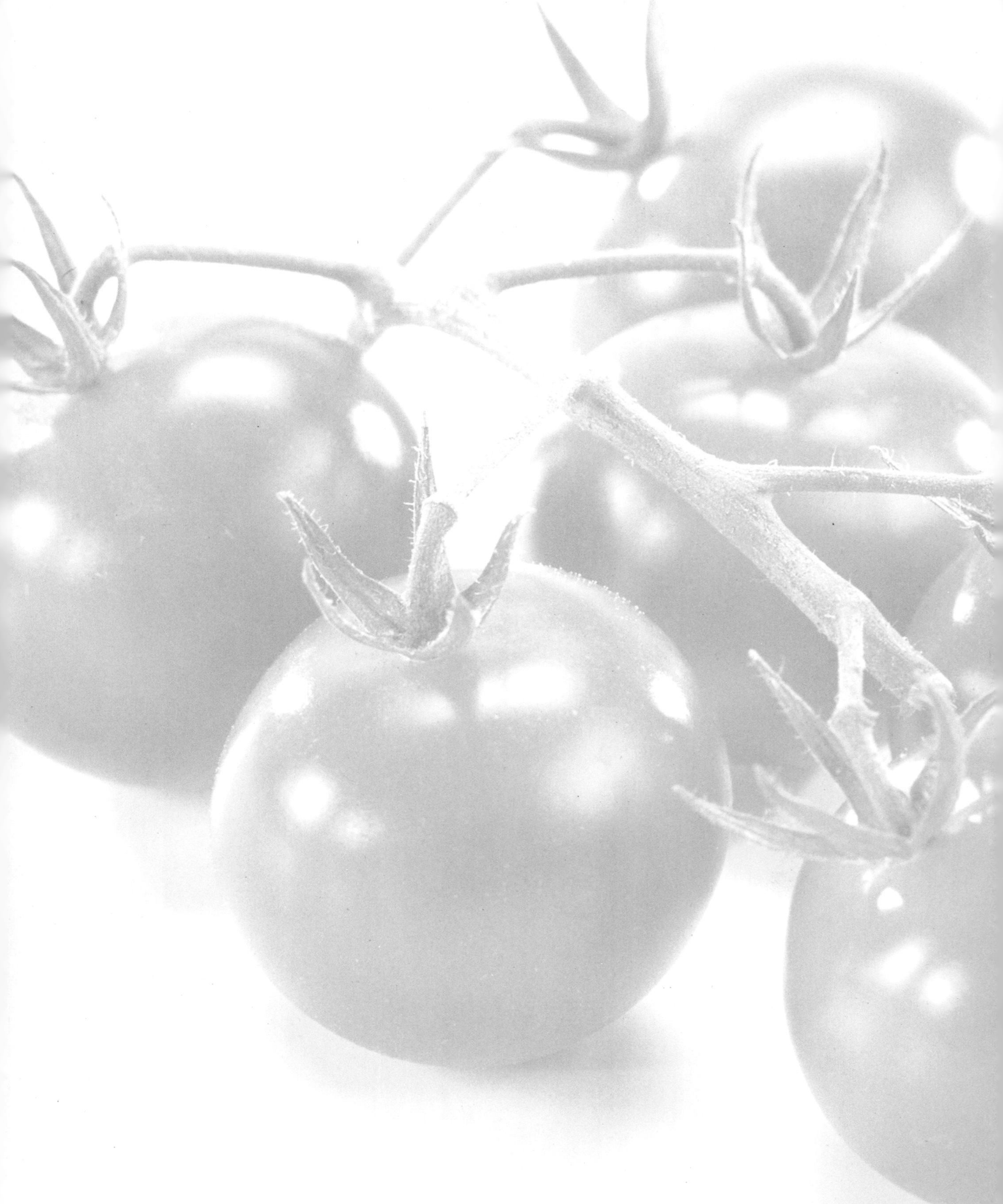